NEIFENMIKE ZHENLIAO GUIFAN

内分泌科诊疗规范

主编 徐美华 吴高峰 黄 桥 孙佩佩
郭 蓉 孙 金 卓 巍

黑龙江科学技术出版社

图书在版编目（CIP）数据

内分泌科诊疗规范 / 徐美华等主编. -- 哈尔滨：
黑龙江科学技术出版社，2022.7
ISBN 978-7-5719-1514-8

Ⅰ．①内… Ⅱ．①徐… Ⅲ．①内分泌病－诊疗 Ⅳ.
①R58

中国版本图书馆CIP数据核字（2022）第129840号

内分泌科诊疗规范
NEIFENMIKE ZHENLIAO GUIFAN

主　　编　徐美华　吴高峰　黄　桥　孙佩佩　郭　蓉　孙　金　卓　巍
责任编辑　陈兆红
封面设计　宗　宁
出　　版　黑龙江科学技术出版社
　　　　　地址：哈尔滨市南岗区公安街70-2号　邮编：150007
　　　　　电话：（0451）53642106　传真：（0451）53642143
　　　　　网址：www.lkcbs.cn
发　　行　全国新华书店
印　　刷　山东麦德森文化传媒有限公司
开　　本　787 mm×1092 mm　1/16
印　　张　27.5
字　　数　698千字
版　　次　2022年7月第1版
印　　次　2023年1月第1次印刷
书　　号　ISBN 978-7-5719-1514-8
定　　价　198.00元

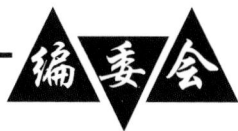

目录 contents

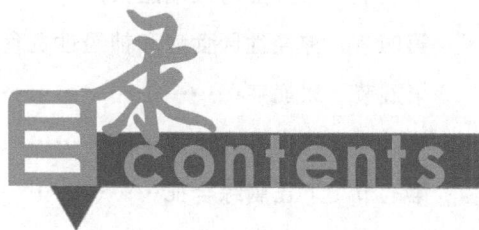

第一章

内分泌系统生理与病理生理

第一节 概 述

一、内分泌的现代概念

神经系统和内分泌系统从功能的角度来看,是相互联系、相互作用和相互配合的两大生物信息传递系统,对维持机体内环境相对稳定有极其重要的作用。近些年来发现,细胞因子作为免疫递质,是继神经递质和激素后体内第三大类调节因子,形成了神经-内分泌-免疫系统的轴心,参与多种生理活动。其缺乏还是亢进(细胞因子产生异常或受体表达异常)均会导致病理性改变。激素、神经活性物质及与免疫系统密切相关的某些信息分子均为化学信息物质。

随着内分泌研究的发展,关于传递激素方式的认识亦逐步深入。除大多数激素经血液运输,可达到远距离靶组织外("远距分泌"),还可通过扩散而作用于邻近细胞("旁分泌")。另外,也可沿轴突借轴浆流动而远送至所连接的组织(如神经垂体),或经垂体门脉流向腺垂体;这两种情况是丘脑神经激素传送的方式称为"神经分泌"方式。

内分泌细胞有的比较集中,形成腺体,如腺垂体、甲状腺、肾上腺、胰岛、甲状旁腺、卵巢及睾丸等,即所谓腺体内分泌系统。由弥漫性分布于各组织的内分泌细胞、旁分泌细胞、神经元或特殊组织细胞构成的神经内分泌功能的通信网络系统,其主要产物是肽类,也可是胺类介质及其他激素样物质,组成了弥漫性内分泌系统。

二、弥漫性内分泌系统

(一)胺前体摄取及脱羧细胞系统(APUD 系统)

具有摄取胺前体,进行脱羧而产生肽类或活性胺能的细胞,统称 APUD 细胞。APUD 细胞分布广泛,除主要见于神经系统和胃肠胰系统外,也散在分布在许多器官组织。

1.神经系统

在中枢及周围神经系统中,能分泌神经肽的神经元称为神经内分泌细胞。中枢内产肽神经元大多位于下丘脑的某些神经核内。近来发现肽能神经元是构成自主神经系统的重要部分。神经肽即存在于神经元胞体,也存在于末梢部,且可和经典递质共同存在于同一神经元中。神经肽可起着非胆碱能和非肾上腺素能的递质系统的作用。

2.消化系统

在胃肠道的黏膜层内,不仅存在多种外分泌腺体,还有多种内分泌细胞,这些细胞分泌的激素,统称胃肠激素,其化学结构上属于肽类。胃肠激素的主要功能是与神经系统一起,共同调节消化器官的运动、分泌、吸收等活动。胃肠黏膜内包含着20多种内分泌细胞。其总数超过了体内所有内分泌腺中内分泌细胞之总和(表1-1)。

表1-1 胃肠激素的分布

激素	内分泌	分布	位于消化道神经
促胃液素	G	胃窦,十二指肠	无
缩胆囊素	I	十二指肠,空肠	有
促胰液素	S	十二指肠,空肠	无
抑胃肽	K	小肠	无
血管活性肠肽	DL	胰	有
胃动素	EC_2	小肠	有
P物质	EC_1	全胃肠道	有
神经降压素	N	回肠	无
生长抑素	D	胃,十二指肠,胰	有
脑啡肽	未定名	胃,十二指肠,胆囊	有
促胃液释放肽	P	胃,十二指肠	有
胰多肽	D_2F	胰	无
胰高血糖素	A/L	胰或小肠	无
YY肽	未定名	小肠,结肠	无

(二)介质与生长因子系统

目前较明确的介质有肾上腺素、去甲肾上腺素(NA)、组胺、5-HT、肝素、缓激肽、血缓舒缓素、血管紧张素(AT)、前列腺素(PG)及白三烯等。神经肽中的血管活性肠肽(VIP)、P物质(SP)、生长抑素(SS)、脑排肽(ENK)等也归于传递介质。由于介质通常在浓度为激素的1/1 000时即有活性,虽然它们也可能释入血循环,但活性期很短,多数就地灭活,故一般起旁分泌或自分泌的作用。

生长因子是一类介于激素与介质之间的具有调节细胞增殖分化功能的生物活性物质。有人把生长因子与细胞因子、调节肽、细胞生物反应修饰物等视为同义词概念。较重要的生长因子主要为胰岛素样生长因子(IGF)、神经生长因子(NGF)、松弛素、表皮生长因子(EGF)、转化生长因子(TGF)、血小板衍生生长因子(FDGF)、肝细胞生长因子(HGF)、成纤维细胞生长因子(FGF)、内皮细胞生长因子(ECGF)、造血细胞集落刺激因子(CSF)、红细胞生成素、白细胞介素(IL)、肿瘤坏死因子(TNF)、骨衍生生长因子(BDGF)、软骨衍生生长因子(CDGF)、骨衍生骨吸收促进因子(BDRS)、乳腺衍生生长因子(MDGF)及卵巢生长因子(OGF)等。

三、激素的分类

按化学性质,激素可分为胺和氨基酸类、多肽蛋白类及类固醇三大类别。由于靶细胞从血管、淋巴管系统或细胞外间隙中选择某种激素起反应能力取决于其激素特异性受体的存在,依据它们的主要特征,三大类化学性质不同的激素可归为两大类别:①肽类和儿茶酚胺类,为水溶性,通过接触细胞表面受体自细胞外介导它们的作用。②类固醇类和甲状腺素,为脂溶性,进入细胞后起作用(表 1-2)。

表 1-2 激素的分类及其特点

特点	肽类和儿茶酚胺	类固醇和甲状腺素
合成和降解		
生物合成	单肽和激素原	复合酶
腺体外转化	罕见	少
形成前储存	较多	少
降解产物	不可逆灭活	可保留或重获活性
循环中状态	游离型,半衰期短(数分钟)	与血浆结合,半衰期长(数小时)
血浆浓度	波动快	变化慢
受体	细胞表面	细胞内
主要机制	激活预先形成的酶	刺激蛋白质重新合成
作用的开始	迅速(数秒钟~数分钟)	缓慢(数小时)

(一)胺和氨基酸类

本类激素有其类似信息物可分为三类。①腺体激素:甲状腺素(T_4)、三碘甲腺原氨酸(T_3)、肾上腺素、褪黑素。②兴奋性神经递质:乙酰胆碱(Ach)、多巴胺(DA)、去甲肾上腺素(NA)、肾上腺素、5-HT、组织胺、谷氨酸、天门冬氨酸等。③抑制性神经递质:5-HT、GABA、甘氨酸、牛磺酸、脯氨酸、丙氨酸、丝氨酸等。

(二)类固醇类

本类激素及其类似信息物包括:①肾上腺类固醇,糖皮质激素(皮质醇)、盐皮质激素(醛固酮)、肾上腺雄激素。②性激素,睾酮(T)、双氢睾酮(DHT)、雌二醇(E_2)、雌酮(E_1)、雌三醇(E_3)、孕酮等。③维生素 D,维生素 D_3、25(OH)D_3、1,25-(OH)$_2D_3$ 等。④花生四烯酸或不饱和脂肪酸代谢物,前列腺素(PG)及其衍生物、白三烯等,这类激素主要通过与胞浆外膜作用表现旁分泌素或自身分泌素的生物效应,故有别于类固醇激素。

(三)多肽蛋白类

本类激素及其类似信息物可分为四类。

1.神经递质或神经调节物

P 物质(SP)、K 物质(SK)、神经介素 B、神经介素 K、血管活性肠肽(VIP)、脑啡肽(ENK)、生长抑素(SS)、神经降压素(NT)、缩胆囊素(CCK)、促胃液素释放肽(GRP)、铃蟾肽、胰多肽(PP)、酪酪肽或 YY 肽(PYY)、酪 N 肽或 Y 神经肽(NPY)、组异亮氨酸肽(PHI)、β-内啡肽(β-END)、促肾上腺皮质激素(ACTH)、α-促黑激素(α-MSH)、Dynorphins、8-精催产素、升压素、血管紧张素Ⅱ(AT-Ⅱ)、降钙素基因相关肽等。

2.神经激素

催产素(OX)、升压素或抗利尿激素(VP 或 ADH)、下丘脑各类释放因子或释放抑制因子等。

3

3.内分泌激素

ACTH、促甲状腺激素（TSH）、促黄体生成素（LH）、促卵泡激素（FSH）、人绒毛膜促性腺激素（HCG）、生长激素（GH）、催乳素（PRL）、胰岛素、胰岛素样生长因子（IGF）、表皮生长因子（EGF）、松弛素、神经生长因子（NGF）、红细胞生成素、甘丙肽、胰释放抑制素、胰高血糖素、肠高血糖素、SS、抑胃多肽（GIP）、促胃液素、促胰液素、胃动素、CCK、甲状旁腺激素（PTH）、降钙素（CT）等。

4.旁分泌或自身分泌作用的信息物

SP、VIP、SS、AT、PP、PYY、激肽及各种生长因子等。

四、激素的作用及其机制

（一）激素的作用

激素的作用可归纳为五个方面。

1.维持内环境的稳定性

许多激素参与调节和稳定体液及其电解质含量、血压和心率、酸碱平衡，体温及骨骼、肌肉和脂肪团块的组成。

2.维持体内代谢的稳定性

通过调节蛋白质、糖和脂肪等物质的代谢与水盐代谢，维持代谢的稳定，并为生理活动提供能量和调整能量代谢。

3.促进细胞的分裂与分化

确保各组织、各器官的正常的发育，成熟及生长，并影响衰老过程，如生长素、甲状腺激素、性激素、胰岛素等便是以促进形态变化为主的激素。

4.促进生殖器官的发育与成熟

调节包括受精、受精卵运行、着床、怀孕及泌乳等生殖过程。

5.影响中枢神经系统及自主神经系统的发育及其活动

这主要与学习、记忆及行为有关。

以上五个方面的作用有时难以截然分开。而且不论是哪一种作用都只能对机体的生理过程起加速或减慢的作用。从本质上讲，激素仅仅起着"信使"的作用，传递信息而已。

（二）激素的作用机制

无论是含氮激素（肽类、胺类、蛋白质类），还是类固醇类，在血液中的浓度均很低，一般在毫克（mg/dL）甚至皮克（pg/dL）数量级，这样微小的数量能够产生明显的生物学作用，先决的条件是激素可以被靶细胞的接受位点或受体所识别。关于激素在分子水平起作用的问题含氮激素与类固醇的作用机制不尽相同。

1.含氮激素作用机制——第二信使学说

其主要内容包括：①激素可以看作第一信使，它可以与靶细胞膜的受体结合。②这一结合随即激活膜上的腺苷酸环化酶系统。③在 Mg^{2+} 存在的条件下，ATP 转变为环磷酸腺苷（cAMP）。cAMP 是第二信使，信息由第一信使传给第二信使。④cAMP 使无活性的蛋白激酶转为有活性，从而激活磷酸化酶，引起靶细胞的固有的反应，如腺细胞分泌、肌肉细胞收缩与舒张、神经细胞出现电位变化，细胞膜通透性改变，细胞分裂与分化及各种酶反应等。

由于 cAMP 与生物效应的关系不经常一致，人们一直致力于寻找其他的第二信使。现在已有环磷酸鸟苷酸(cGMP)、Ca^{2+} 与前列腺素等陆续被认为可能是第二信使。此问题有待进一步研究。近年来关于细胞膜内磷酸肌醇可能是第二信使的观点备受重视。根据这一学说,在激素作用下细胞膜的磷脂酰肌醇(PI)在磷脂酶 C 的催化下转变为三磷(1,4,5)肌醇(I)与甘油二酯(DG)。三磷肌醇可使细胞内储库的 Ca^{2+} 释放出来,而 DG 则转变为磷脂酸(PA)作为 Ca^{2+} 的载体,使细胞外的 Ca^{2+} 经钙离子通道流入细胞内,进一步提高脑浆内 Ca^{2+} 的浓度,增加的 Ca^{2+} 可与钙调蛋白结合,起激发细胞生物反应的作用。

2.类固醇激素作用机制——基因表达学说

类固醇激素分子小而有脂溶性,可透过细胞膜进入细胞,在进入细胞之后经过两个步骤影响基因表达而发挥生物学作用:①激素与脑浆受体结合,形成激素-胞浆受体复合物,此复合物在 37 ℃下发生变构,因而获得透过核膜的能力。②与核内受体相互结合,转变为激素-核受体复合物,进而启动或抑制 DNA 的转录过程,从而促进或抑制 mRNA 助形成,并诱导或减少新蛋白质的生成。

总之,类固醇激素可进入靶细胞内,刺激特异性 RNA 分子的积聚,使酶或酶群合成增加,从而催化某个特异性代谢途径。

(徐美华)

第二节　应激时神经内分泌反应

应激是指机体在受到各种内外环境因素刺激时所出现的非特异性全身反应。任何躯体的或心理的刺激,只要达到一定程度,除了引起与刺激因素直接相关的特异性变化外,都可以引起一组与刺激因素的性质无直接关系的全身性非特异性反应。如环境温度过低、过高、手术、中毒、恐怖的环境等,除引起原发因素的直接效应外(如会引起组织创伤,中毒毒物的特殊毒性作用,以及心理刺激所引起的恐怖、悲伤、抑郁等),还出现以交感-肾上腺髓质和下丘脑-垂体-肾上腺皮质轴兴奋为主的神经内分泌反应及一系列功能代谢的改变,如心跳加快、血压升高、肌肉紧张、胃肠松弛、分解代谢加快、负氮平衡、血浆中某些蛋白浓度升高等。不管刺激因素的性质如何,这一组反应都大致相似。这种对各种强烈刺激的非特异性反应称为应激或应激反应,而刺激因素则被称为应激原。

应激反应是机体提高对强烈刺激的适应、保护能力的机制之一。如一个人发生大出血,则机体的应激反应将有利于止血,并维持其血液循环。应激原过强,如失血过多,机体自身的应激反应无法战胜应激原时,则出现血压下降、循环衰竭以至死亡。过度的应激反应也可导致疾病,甚至死亡。如在严重的创伤、大手术等情况,强烈的应激反应常可导致上消化道的广泛糜烂、溃疡、渗血,使病情恶化。

如上所述,应激时,交感神经兴奋肾上腺髓质分泌增多(即下丘脑-交感-肾上腺髓质反应)和肾上腺皮质激素分泌增多(即下丘脑-垂体-肾上腺皮质反应)是最重要的。但除此之外,应激时还有许多激素增多或减少。应激时不仅有内分泌系统分泌的经典的激素变化,特别在损伤性应激时还有分散的细胞所分泌的"组织激素"或细胞因子(根据新的概念,这些也属于激素)的增多(表1-3)。

表 1-3　应激时血浆中激素水平的变化

分泌受抑制	胰岛素、促黄体生成素、睾酮
分泌增多	儿茶酚胺：肾上腺素、去甲肾上腺素、多巴胺
	CRF-ACTH-肾上腺糖皮质激素
	β-内啡肽、生长素、催乳素
	胰高血糖素
	抗利尿激素
	肾素-血管紧张素-醛固酮
	神经肽 Y
	组织激素：前列腺素、血栓烷、激肽
	细胞因子：白细胞介素-1

一、交感-肾上腺髓质系统

应激时交感神经兴奋,血浆肾上腺素、去甲肾上腺素和多巴胺的浓度都升高,其反应非常迅速。一旦刺激消除恢复得也很快。如运动员比赛结束后一个多小时,血浆儿茶酚胺浓度已恢复正常。对将执行的死刑犯的检测表明,其血浆去甲肾上腺素可升高 45 倍,肾上腺素升高 6 倍。低温、缺氧也可使去甲肾上腺素升高 10～20 倍,肾上腺素升高 4～5 倍。但在病理条件下,由于病理性刺激的持续作用,血浆儿茶酚胺可长期维持在高水平,如大面积烧伤患者,血浆中去甲肾上腺素和肾上腺素的浓度可分别高达(818±151)pg/mL 和(184±44)pg/mL,尿中去甲肾上腺素和肾上腺素的排出量也增多,这种变化一直持续到濒死期。

交感-肾上腺髓质反应的防御意义主要表现在三个方面。

(1)心跳加快,心收缩力加强,有利于提高每博量和每分输出量。外周小血管阻力增加,由于血液重新分配,有利于维持冠状循环和脑循环。

(2)促进糖原分解,升高血糖;促进脂肪动员,使血浆中游离脂酸增加。从而保证了应激时机体对热量需要的增加。创伤、烧伤患者的代谢率显著增高,其增高的程度和儿茶酚胺的分泌和排出量在一定范围内呈平行关系。

(3)儿茶酚胺对许多激素的分泌有促进或抑制作用。儿茶酚胺分泌增多是引起应激时多种激素出现变化的重要原因(表 1-4)。

表 1-4　儿茶酚胺对激素分泌的作用

激素	作用	受体
ACTH	促进	β、α
胰高血糖素	促进	β、α
胰岛素	抑制	β
生长素	促进	α
甲状腺素	促进	α
降钙素	促进	β
肾素	促进	β
促红细胞生成素	促进	β
胃泌素	促进	β

应激时儿茶酚胺分泌增多是一种防御反应，因此严重的创伤、烧伤患者，如果儿茶酚胺分泌不增加，预后不好。有报道个别儿茶酚胺排出不增加的严重烧伤病例，这些患者代谢率低，于1～2周全部死于感染。

交感-肾上腺髓质反应虽然是防御反应，但也有对机体不利的方面。①外周小血管收缩，微循环灌流量减少，导致组织细胞缺血。如果缺血严重，持续时间长，则引起组织细胞坏死，重要器官的严重缺血可导致功能衰竭。②高代谢率，消耗能源物质、蛋白质和维生素，使机体的特异性和非特异性免疫功能降低。③儿茶酚胺作用于血小板膜上的 α_2 受体，促使血小板聚集。儿茶酚胺动员脂肪分解，使血浆中游离脂酸增多，后者又可能通过活化Ⅻ因子和促进血小板聚集，使血液凝固性升高。

儿茶酚胺的这一作用对于损伤性应激的止血具有重要的防御意义，但在病理条件下，又可成为促使血管内凝血发生的因素。

近年发现，外源性的儿茶酚胺可使体内脂类氢过氧化物（POL）增多，POL 是多烯不饱和脂肪酸在氢氧自由基（OH·），以及其他自由基的作用下生成的过氧化产物，在体内 OH· 是超氧阴离子 O_2^- 和 H_2O_2 在 Fe^{3+} 的介导下生成的。外源性儿茶酚胺可以促进多烯不饱和脂肪酸的过氧化，使 POL 生成增多，其具体机制还不清楚，可能是通过肾上腺素的自动氧化生成 O_2^- 的结果。

POL 主要损害生物膜，特别是微粒体膜。原因如下：①多烯不饱和脂肪酸在生物膜内含量最高。②自由基在脂质中的寿命比在水溶液中要长。③微粒体内含铁的复合物较多。情绪疼痛应激大鼠血浆中酸性组织蛋白酶、谷丙转氨酶和谷草转氨酶的活性明显升高，给抗氧化剂后，组织中 POL 的含量减少，与此同时血浆中这些酶的活性也趋于正常，说明应激时溶酶体膜的损害和 POL 的增多有一定的关系，溶酶体又可进一步引起各种病理性损害。显然，病情越严重，交感-肾上腺髓质反应越强，持续时间越长，上述对机体不利的一面也就更为突出。

二、下丘脑-垂体-肾上腺糖皮质激素系统

（一）应激时糖皮质激素分泌增加

正常未应激的成人每天分泌糖皮质激素 25～37 mg。应激时糖皮质激素分泌迅速增加。如外科手术的应激可使每天皮质醇的分泌量超过 100 mg，达到正常分泌量的 3～5 倍。若应激原解除（手术完成无并发症），皮质醇通常于 24 小时内恢复至正常水平。但若应激原持续存在，则血浆皮质醇浓度持续升高，如大面积烧伤患者，血浆皮质醇维持于高水平可长达 2～3 个月。

（二）应激时植皮质激素分泌增加的机制

应激时糖皮质激素的分泌增加主要是通过下丘脑-垂体-肾上腺皮质轴的兴奋实现的。各种刺激通过传入神经通路进入大脑皮层及边缘系统，再由此发出信号进入下丘脑，内侧下丘脑促垂体区的一些神经元可将神经信号转换成激素信号，使促肾上腺皮质激素释放激素（CRH）分泌增加。CRH 经垂体门脉进入腺垂体，刺激 ACTH 的释放。后者作用于肾上腺皮质，使皮质醇分泌增加。皮质醇和 ACTH 的增多又反馈抑制 ACTH 和 CRH 的进一步增加，但在应激时，上述负反馈抑制效应减弱，从而出现 ACTH 和皮质醇的分泌高峰。

应激时，ACTH 和皮质醇的分泌增加还可通过其他途径。神经垂体分泌的血管升压素可加强 CRH 对 ACTH 的分泌效应；肾上腺素可直接作用于腺垂体使 ACTH 分泌增加。应激时血管升压素和肾上腺素的明显增加可能是皮质醇负反馈抑制 ACTH 机制减弱的原因之一。

(三)应激时糖皮质激素分泌增加的生理意义

糖皮质激素(GC)分泌增多是应激最重要的一个反应,对机体抵抗有害刺激起着极为重要的作用。动物实验表明,切除双侧肾上腺后,极小的有害刺激即可导致动物死亡,但若仅去肾上腺髓质而保留肾上腺皮质,则动物可以存活较长时间。应激时 GC 增加对机体的保护机制尚不完全清楚,目前认为与下列因素有关。

1.升高血糖

GC 促进蛋白质分解,使氨基酸转移至肝,糖异生过程得以大大加强。同时 GC 在外周组织抑制葡萄糖的利用,从而使血糖升高。GC 对儿茶酚胺、生长素及胰高血糖素的代谢功能起容许作用,即这些激素所引起的脂肪动员增加,糖原分解等代谢效应,必须要有足量 GC 的存在。缺乏糖皮质激素可致血糖降低,饥饿时更加严重,有发生致死性低血糖的危险。

2.维持循环系统对儿茶酚胺的反应性

心血管系统对儿茶酚胺的正常反应性有赖于 GC 的支持,这是 GC 对多种激素的容许作用。肾上腺皮质功能不全时,心血管系统对儿茶酚胺的反应明显降低,可出现心肌收缩力减低、心电图显示低电压、心排血量下降、外周血管扩张、血压下降,严重时可致循环衰竭。

3.抗炎、抗过敏

GC 对许多化学介质的生成、释放和激活具有抑制作用,包括前列腺素(PGs)、白三烯(LTs)、血栓素(TXA_2)、缓激肽、5-HT、纤溶酶原激活物、胶原酶、淋巴因子等。GC 和 GC 受体结合后,能诱导产生一种分子量为 40~45 的蛋白质,称为巨皮质素或脂调蛋白,它具有抑制磷脂酶 A_2 活性的作用,可减少溶酶体酶的外漏,保护细胞免受溶酶体酶的损害。过去认为,只有大剂量 GC 才有抗炎、抗过敏作用,但近年已证明,生理浓度的 GC 即有此作用。应激时 GC 的分泌增多对机体将产生哪些不利影响尚无明确的结论。但长期应用药理剂量的 GC 制剂可出现许多不良反应,如精神抑郁、自杀倾向、胃和十二指肠溃疡或急性穿孔、淋巴细胞减少、免疫力低下,易继发感染及水肿、代谢性碱中毒等。

此外,应激时细胞的 GC 受体(GCR)数目减少,亲和力降低,可以在 GC 浓度升高的情况下出现 GC 功能的不足。因为 GC 的效应不仅取决于血浆中 GC 的水平,还取决靶细胞上 GCR 的数量和亲和力。动物实验和休克患者的检测都显示出应激时 GCR 的数量和亲和力下降,因此在一些持续强烈的应激反应时,某些患者,特别是原有慢性肾上腺皮质功能减退的患者,可出现肾上腺皮质功能不全或肾上腺危象,对这些患者常常需要及时补充大剂量皮质醇。

三、调节水盐平衡的激素

(一)抗利尿激素

抗利尿激素(ADH)又称升压素,生成于下丘脑视上核,储存于神经垂体,根据机体的需要由神经垂体释放入血。ADH 主要受血浆渗透压和血量的调节,但应激时,即使没有血浆渗透压升高和血量减少,ADH 分泌也可能增加,如运动、情绪紧张、手术等,其具体机制还不十分清楚。手术及创伤患者,ADH 分泌增多,影响体内水分的排出,这是临床输液时要注意的问题。

(二)肾素、血管紧张素Ⅱ

肾素是一种蛋白水解酶,由肾小球旁器细胞分泌,其主要作用是将底物血管紧张素原水解生成血管紧张素Ⅰ(为十肽),后者经肺、肾循环中的转化酶的作用再水解成血管紧张素Ⅱ(AgⅡ,为八肽)。肾素的分泌受许多因素的调节,其中最重要的是有效循环血量减少使肾入球小动脉的灌注压降低,交感神经兴奋、儿茶酚胺也刺激肾素分泌。因此,应激时血浆肾素和 AgⅡ的水平都常常升高,AgⅡ有很强的生理活性:①刺激醛固酮和 ADH 分泌。②直接作用于下丘脑的摄水中枢引起口渴感。③收缩血管,升高血压。由此可见,肾素、AgⅡ的增多在创伤、烧伤及其他伴有血容量减少的应激时,具有重要的维持水盐平衡的作用。但肾素生成增多,肾内 AgⅡ增多,又是促使急性肾衰竭的一个因素。

(三)醛固酮

醛固酮是肾上腺皮质球状带分泌的盐皮质激素,其分泌除了受 AgⅡ的调节外,还受血钾和 ACTH 的影响。血钾增高、ACTH 分泌增多都刺激醛固酮的分泌。因此各种原因引起的应激,可伴有血浆醛固酮明显增多,使水盐排出减少。

四、其他激素

(一)胰高血糖素和胰岛素

应激时胰高血糖素分泌明显增加。胰高血糖素的正常血浆浓度为 $15 \sim 90$ pg/mL,烧伤患者可高达 300 pg/mL,且其升高程度与病情的严重程度有一定的平行关系。引起胰高血糖素分泌增加的主要原因是交感神经系统的兴奋,应激时交感兴奋通过 β 受体刺激胰岛 α 细胞,使胰高血糖素分泌增加。

应激时胰岛素的分泌不一。一方面应激时的血糖升高和胰高血糖素增加对胰岛 β 细胞的直接刺激作用使胰岛素分泌增加,另一方面,儿茶酚胺增多通过。受体抑制胰岛素分泌,使胰岛素分泌减少,总的结果表现为血中胰岛素和胰高血糖素的比值明显降低。这是应激时血糖升高的重要原因之一,它有利于向组织提供充足的能源。同时应激时外周胰岛素依赖组织对胰岛素的敏感性降低,对葡萄糖的利用减少,这有利于胰岛素非依赖性组织(脑、外周神经、骨髓、白细胞等)获得更充分的葡萄糖。

(二)β-内啡肽

β-内啡肽来源于腺垂体,其前体为阿片促黑激素皮质素原(POMC)。应激时 CRH 分泌增多,POMC 合成增加,经翻译后的蛋白水解生成 ACTH 和 β-内啡肽,因此应激时血浆中 ACTH 和 β-内啡肽的增加是平行的。已有许多实验报告,各种应激原(电刺激、注射内毒素、放血、脊髓损伤等)对各种动物(大鼠、猫、羊、猴、人)都可引起血浆 β-内啡肽明显增多,可达正常的 $5 \sim 10$ 倍。关于应激时 β-内啡肽释放增多的生理意义目前还只能是一些推测。β-内啡肽有很强的镇痛作用,应激镇痛(应激时痛阈升高,称为应激镇痛)可部分为纳洛酮(阿片样受体阻断剂)所逆转,因此推测应激镇痛和 β-内啡肽经血入脑有关。β-内啡肽还能促进生长素和催乳素分泌,应激时这两种激素都有不同程度的分泌增多。

内源性吗啡样物质对自主神经有广泛的影响。在心血管方面,可引起低血压、心排血量减少和心率减慢,因此提出了 β-内啡肽分泌增多是否和休克的发生有关的问题。Holaday 等首次报道给大鼠注射内毒素前或后注射纳洛酮可防止血压下降或使已降低的血压很快上升。到目前为止,类似的实验已经很多,证明纳洛酮对小鼠、大鼠、兔、豚鼠、猫、狗、羊、猪、马和猴的休克都有一定程度的治疗作用,所用的休克模型也多种多样,除内毒素休克外,还有出血性休克、烧伤性休克、败血症性休克、心源性休克、过敏性休克等。但纳洛酮的临床应用价值目前还不肯定。

(三)生长素和催乳素

手术、运动、烧伤等引起的应激伴有血浆生长素浓度的升高,可达正常血浆含量 10 倍以上。

应激时生长素分泌增多和儿茶酚胺、ACTH、β-内啡肽、升压素的分泌增多有关。这些激素都能刺激生长素的分泌。

生长素具有动员周围脂肪分解,抑制细胞利用葡萄糖的作用。这些正是应激的代谢特点。此外,生长素还能增加氨基酸和蛋白质的合成,促进正氮平衡,这对创伤、感染患者的恢复和创伤的愈合是有利的。应激时,不论是女性还是男性,催乳素分泌的增多十分明显,其机制和生理意义都还不十分清楚。

五、组织激素和细胞因子

组织激素和细胞因子是一类由分散的、不构成内分泌腺的细胞所分泌的活性物质,有许多名称,如自体活性物质、化学介质、组织激素、局部激素、细胞因子等,实质上都属于激素。

(一)花生四烯酸的代谢产物和激肽

损伤性应激时,由于组织细胞的缺氧和损伤、细菌及其毒素、溶酶体酶及局部炎症的作用等,激活磷脂酶 A_2,释放花生四烯酸,结果其代谢产物 PGs、LTs 和 TX 等的生成增加。这些物质生成于损伤局部,但也可进入血液循环,文献上已有烧伤患者血浆中血栓烷 B_2(TXB_2)增多的报道。

上述组织损伤等因素,加上 XII 因子的激活,可以使激肽原水解,生成缓激肽。有人测定了 9 例急性病(烧伤 5 例、外伤 1 例、急性感染 3 例)患者血浆的激肽原,结果发现血浆激肽原普遍降低,随着病情的好转激肽原水平基本恢复正常水平,但死亡病例血浆激肽原水平一直是低的。

(二)白细胞介素-1

白细胞介素-1(IL-1)是巨噬细胞受到病毒、细菌及其产物、组织坏死产物、淋巴因子等的刺激,而被激活时分泌的一类分子量为 12~16 的激素。损伤性应激时血浆中 IL-1 的含量增多。但有人报道,人运动后血浆中也可测出 IL-1,对这种非损伤性应激时 IL-1 的来源尚有待研究。

由于首先发现的 IL-1 的作用是使 T 淋巴细胞增殖,因而有了白细胞介素之称,但事实上 IL-1 的作用远不止于白细胞间传递信息,它具有许多方面的功能。

(1)引起发热。

(2)作用于肝细胞,使肝细胞从血浆中摄取微量元素锌和铁;摄取氨基酸增多;mRNA 合成增加;急性期蛋白质合成增加或减少。

(3)作用于骨骼肌细胞,PGE_2 的合成增加。可能通过 PGE_2 的介导,IL-1 使骨骼肌的蛋白质合成和分解都加速,但以分解加速占优势。

(4)作用于成纤维细胞,促进其增生,诱导 PGE_2 和胶原酶的合成。

(5)作用于滑膜细胞,诱导 PGE_2 和胶原酶的合成。

(6)免疫功能方面:①IL-1 作用于 IL-1 受体阳性的辅助性 T 淋巴细胞使其分泌 IL-2。②作用于杀伤性和抑制性 T 细胞,使 IL-2 受体表达。③T 细胞分泌 B 细胞生长因子(BCGF)和 T 细胞替换因子(TRF),都必须有 IL-1 的存在,而 BCGF 和 TRF 都是 B 细胞分化为浆细胞所必需。④IL-1 作用于幼稚的 B 细胞,促进 SIg(抗原受体)和补体受体的表达。总之,IL-1 对 T 细胞的增殖、B 细胞的成熟和分化都是必需的。

应激时还有其他激素的变化,如甲状腺激素、促性腺激素、胃泌素等,在此不一一赘述。总之,应激是个体处在“生死关头”,借以摆脱危险,保护个体安全的防御反应,因此机体动员全身一切可以动员的信息传递因子-神经递质和激素,以发动各系统、各器官的功能和代谢,这是完全可以理解的。

六、心理应激时神经内分泌反应的特点

心理应激时的神经内分泌反应在主要方面与躯体性应激相同。有人测定了大学生毕业考试和军人晋级口试前后血浆中激素水平的变化,发现皮质醇、催乳素、ACTH、β-LPH、β-内啡肽的浓度都升高。但心理应激的神经内分泌的反应又有一些重要的与躯体应激不同的特点。

(一)激素水平

躯体应激的交感-肾上腺髓质反应以去甲肾上腺素释放增多为主,而心理应激则以肾上腺髓质分泌肾上腺素增多为主。有人测定了 10 例健康志愿者中度运动和公开演讲时血浆儿茶酚胺的变化,结果运动使去甲肾上腺素水平升高了 2 倍,肾上腺素水平却变化不大;而演讲使肾上腺素增加了 2 倍,去甲肾上腺素仅增加了 50%。比较冷升压试验(将手浸入 4～5 ℃冷水 1～2 分钟)和心算算术时血浆中两种激素的浓度,结果也类似。

(二)心理因素

个体的心理特征对应激时的神经内分泌反应影响很大。应激时,A 型(特点是事业心强,竞争性强,时间紧迫感强)的人血浆肾上腺素水平升高的幅度明显大于 B 型的人(特点是遇事不慌不忙,对客观事物听其自然,随遇而安)。

有些动物有明显的等级关系,在格斗中胜者成为支配者,败者成为服从者,二者应激时的神经内分泌反应不完全相同。有人使两只雄性金黄色地鼠相遇、格斗,15 分钟时处死,测定血浆激素浓度,结果服从组的血浆皮质醇、ACTH、β-内啡肽都明显高于支配组,而血浆睾酮明显低于支配组。

对于应激,个体有两种应付方式:积极应付和消极应付。在动物,前者表现为进攻或逃跑,后者表现为不动、不逃、只是一味地哀鸣,这种行为表现文献上用无助无望一词来描述。有些实验结果提示,积极应付者,交感-肾上腺髓质反应明显,心血管反应突出;而无助、无望者以肾上腺皮质反应为主,对免疫功能的抑制比较突出。国内外的流行病学调查结果都表明:A 型的人冠心病发病率高,而 C 型(特点是消极、有悲观情绪)的人似易发生恶性肿瘤,或者可以由此得到解释。

(三)心理性侏儒

有些反应与躯体性应激完全不同,躯体性应激时,生长素分泌增多,但心理应激时生长素分泌受到抑制,至少儿童是如此,心理性侏儒就是一个例子。心理性侏儒(PSD)见于 2～4 岁生长在缺乏温暖的不幸家庭(如父母离婚、母亲患精神病等)的儿童,主要临床表现是身高明显低于同龄儿童,血中生长素和生长介素水平都低,但一旦让儿童离开这个家庭给予温暖和照顾,只要几天血中生长素就回升到正常水平,身高也逐渐赶上正常儿童。为了模拟 PSD,有人将新生的鼠仔和母鼠隔离放在温箱内,或者使母鼠一直处于麻醉状态,在保证鼠仔能获得足够营养的条件下,鼠仔发生了三个变化:①和母鼠分开后 1 小时和 3 小时,血清生长素降低 40% 和 47%,回到母鼠身旁后 15 分钟,血清生长素不仅恢复而且还超过正常水平。②与血清生长素降低的同时,生长素诱导的鸟氨酸脱羧酶在脏器中的含量也明显降低。③给正常鼠仔注射生长素后,组织中鸟氨酸脱羧酶的含量升高,和母鼠分开后 2 小时的鼠仔,这种反应消失,说明发生了生长素抵抗,回到母鼠身旁后 2 小时,反应恢复。

由于心理应激的研究起步晚,因此对心理应激时神经内分泌变化的研究在广度和深度上都

远不如躯体应激。以上零星的研究结果告诉人们,不能简单地将躯体应激的研究结果推测到心理应激,有必要对不同原因、不同心理特征的个体心理应激时各种神经内分泌的变化进行全面的研究,这将是一个很繁重的任务。

（徐美华）

第三节　腺体内分泌系统的病理生理

一、下丘脑-垂体

（一）腺垂体

腺垂体的作用极为广泛而复杂。腺垂体与下丘脑构成一个紧密联系的功能单位,它起着上连中枢神经系统,下接靶腺的"桥梁"作用。这一点对诊治内分泌疾病也有着重要的关系,因为疾病可能表现为靶腺功能失调,而病根却在腺垂体甚至下丘脑水平。生长素、催乳素则不通过靶腺,分别调节个体生长、乳腺发育的活动。

1.生长素（GH）

GH 分泌受下丘脑中央隆起部产生的生长激素释放激素（GHRH）和脑、下丘脑、胰岛、胃肠道及体内其他部位产生的生长抑素（GIH,或 SS）的调节。胺类物质可直接作用于下丘脑、垂体水平,增加 GH 分泌,而葡萄糖对 GH 分泌的影响主要取决于中枢对葡萄糖代谢的利用性,而非血糖水平。蛋白质-能量营养不良引起的 GH 增高,也和调节中枢对糖利用减少或受过多氨基酸的刺激有关。

生长是营养、合成代谢及分解代谢等因素和靶器官反应相互作用结果的显型表达。GH 具有泛组织作用的特点,它可直接或间接通过肝、肾及其他部位产生生长介素（SM）而表现其合成代谢效应,调节靶组织的生长和能量代谢。

SM 作为生长调节因子可表现 GH 的促蛋白合成刺激细胞分裂增殖、增加胶原的生成和转换、增加钙的吸收及许多离子或矿物质的潴留,促进硫酸加入软骨等功效。GH 通过 SM 间接影响身体生长的作用较缓慢。胰岛素、甲状腺及甲状旁腺激素、许多胃肠激素等具有协同作用。SM 的产生依赖 GH 水平,但可受多种激素及其他因素的影响。许多组织在 GH 的作用下能通过旁分泌或自身分泌的方式生成 SM,它们虽可能进入血液循环表现胰岛素样激素活性,但更多的是在局部起生长调节因子的作用,即间接促生长作用。

机体生长是受多因素影响的过程。然而,生长素是起关键作用的重要因素。幼年动物切除垂体后生长立即停止,如给切除了垂体的动物补充生长素仍可正常生长。临床观察也可说明生长素的促生长作用。人幼年时期缺乏 GH 将患侏儒症。

近年发现下丘脑分泌生长激素释放激素与生长激素释放抑制激素（生长抑素）,调节生长激素的释放。在特发性垂体侏儒症患者中,约半数患者给予生长激素释放激素后,可使血浆生长素升高,并使生长加速,说明其病变也可能在下丘脑。

GH 过多则发生巨人症,说明长骨发育出现障碍;成年后,长骨不再生长,此时如 GH 过多,将刺激肢端骨、面骨等增生,出现典型的肢端巨大症,内脏器官如肝、肾等也将增大,产生内脏巨大现象。

过多的生长素可过分促进细胞数增加,RNA、DNA 及蛋白质合成,促进机体合成性代谢旺盛,包括氮、磷、钾、钠的正平衡,钙吸收增加,表现于软组织、骨骼及内脏生长增大。据研究资料报道,生长素的生理作用并非直接刺激前述各组织,尚需在胰岛素存在的条件下与蛋白质在肝脏等内结合形成生长介素 A、生长介素 C 后方能刺激脯氨酸渗入胶原,在胶原分子内转化为羟脯氨酸使硫酸基渗入黏多糖,刺激软骨素合成与骨基质形成,致软骨骺板增宽。但其作用不限于骨骼,也见于肝、肾、肌肉。生长介素还促进脲嘧啶结合到 RNA、胸腺嘧啶结合到 DNA 中去,使软骨、纤维细胞及组织培养细胞等合成蛋白质增多。此外,还有"不可抑制性类胰岛素活力",即具有类胰岛素作用但不受抗胰岛素抗体抑制的因子。

生长素急性作用类似的胰岛素,能刺激葡萄糖利用而使血糖降低,脂肪合成增多;但长期大量生长素则有抗胰岛素作用,使血糖进入肌肉与脂肪而被利用发生困难,同时促进肝糖原异生,引起血糖升高,有致垂体性糖尿病与糖耐量减低的作用。在巨人症或肢端肥大症患者脂肪分解增多,血浆游离脂肪酸增高,生酮作用加强,对外来胰岛素有抵抗,胰岛素受体对胰岛素较不敏感。在此症中催乳素也升高。促性腺激素常被抑制而降低。

2.催乳素

催乳素(PRL)是腺垂体分泌的另一种蛋白质激素,作用极为广泛,主要引起并维持泌乳,故而得名。此外,PRL 可直接影响黄体功能。催乳素可能与 ACTH、生长素一样,是应激素反应中腺垂体分泌的三大激素之一。

在有功能的垂体瘤中,催乳素瘤最常见。尤以生育年龄妇女为多,起病较早,往往以溢乳及闭经为主要症状,常致不育。

(二)神经垂体

神经垂体主要由下丘脑-垂体束的无髓神经末梢与由神经胶质细胞分化而成的神经垂体细胞所组成,可以把神经垂体看作下丘脑的延伸部分。与腺垂体一起组成下丘脑-垂体功能单位。神经垂体激素分为催产素(OXT)与升压素(VP)两种。有资料表明,视上核与室旁核均可产生催产素与升压素,前者以产生升压素为主,而后者以催产素为主。

1.升压素

升压素对正常血压调节无重要作用,但在失血情况下则起一定作用。其抗利尿作用十分明显,因此又称抗利尿激素(ADH)。现在认为,ADH 可与肾集合管周膜上的 V_2 特异受体结合而激活腺苷酸环化酶,产生 cAMP,使管腔膜蛋白磷酸化,改变膜的构型,蛋白颗粒聚集成簇而开放"水分子通道",促进水分子的重吸收。

尿崩症是由于抗利尿激素缺乏。肾小管重吸收水的功能障碍,从而引起以多尿、烦渴、多饮与低比重尿为主要表现的一种病症。主要是由于下丘脑视上核与脑室旁核神经细胞明显减少或几乎消失所致。大多数患者主要是由于下丘脑垂体部位肿瘤、手术、颅脑损伤或脑部感染所致。

抗利尿激素分泌不当综合征(SIADH)是由于内源性 ADH 或类似抗利尿激素物质持续性分泌,使水排泄发生障碍,从而引起低钠血症等有关临床表现。最常见的原因是某些肿瘤组织(如肺燕麦细胞癌)合成并自主性释放 ADH 所引起,但也见于肺部感染。中枢神经病变(外伤、炎症、出血等)可影响下丘脑-神经垂体功能,促使 ADH 释放而不受渗透压等正常调节机制的控制,肾脏远曲小管与集合管对水的重吸收增加,尿液不能稀释,游离水不能排出体外,致使细胞外液容量扩张,血液稀释,血清钠浓度与渗透压下降。

2.催产素

催产素具有刺激乳腺及子宫的双重作用,以刺激乳腺为主。由于催产素与 ADH 的化学结构相似,它们的生理作用有一定程度的交叉。

二、甲状腺

甲状腺激素主要有甲状腺素又称四碘甲状腺原氨酸(T_4)和三碘甲状腺原氨酸(T_3)两种,都是酪氨酸碘化物,因此,甲状腺与碘代谢的关系极为密切。地区缺碘或食物中含抗甲状腺的成分过多,或因消化道疾病而影响碘的吸收,以及先天缺乏合成甲状腺激素的酶或脱碘酶,以致合成发生障碍或碘的再利用难以实现,均将不同程度地影响甲状腺激素的生物合成。甲状球蛋白分子上的 T_4 数量远远超过 T_3,因此,甲状腺分泌的激素主要是 T_4,约占总量的 90%;T_3 分泌量较少,但 T_3 生物活性比 T_4 约大 5 倍。甲状腺激素的主要生物学作用是促进物质与能量代谢及生长和发育过程。

(一)对代谢的影响

1.产热效应

甲状腺激素可提高绝大多数组织的耗氧率,增加产热。1 mg 甲状腺激素可增加产热 4 184 kJ,效果非常明显。甲状腺功能亢进时,产热增加,患者喜凉怕热;而甲状腺功能低下时产热减少,喜热恶寒,均不能很好地适应环境温度变化。

2.对糖代谢的作用

大剂量 T_4 或 T_3 可促进糖的吸收与肝糖原分解。因此甲状腺功能亢进患者吃糖稍多,便可出现血糖升高,甚至有糖尿。但由于 T_4 或 T_3 还可加速外周组织对糖的利用,降低血糖,血糖耐量试验可在正常范围内。

3.对脂肪代谢的作用

T_4 或 T_3 虽然促进肝组织片摄取醋酸,加速胆固醇的合成,但更明显的作用是增强胆固醇降解,故甲状腺功能亢进时血胆固醇低于正常。功能低下时则高于正常。甲状腺素使脂蛋白脂肪酶活性增加,LDL 分解增加。并可增加脂肪组织对儿茶酚胺、胰高血糖素的敏感性,促使细胞内脂肪水解,使游离脂酸的利用和消耗加速。

4.对蛋白质代谢的作用

T_4 或 T_3 通过刺激 mRNA 形成,促进蛋白质及各种酶的生成,肌肉、肝与肾蛋白质合成明显增加表现正氮平衡。相反,T_4 或 T_3 分泌不足时,蛋白质合成减少,肌肉无力,但细胞间的黏蛋白增多。黏蛋白为多价负离子,可结合大量正离子和水分子,使性腺、肾周组织及皮下组织间隙积水增多,引起浮肿,称为黏液水肿。黏液性水肿是成人甲状腺功能低下时的一项临床特征。T_4 或 T_3 分泌过多时蛋白质分解大大增强,尿氮大量增加,出现负氮平衡。肌肉蛋白质分解加强使肌酐含量降低,肌肉无力;但这时中枢神经系统兴奋性高,不断传来神经冲动,肌肉受到频繁的刺激,表现纤维震颤,因而消耗额外能量,是基础代谢率增加的重要原因之一。

(二)对发育与生长的影响

T_4(或 T_3)主要影响脑与长骨的发育与生长,特别是在出生后头 4 个月内,影响最大。在此之前,影响不明显,一个患先天性甲状腺发育不全的胎儿,出生时身长与发育基本正常,只是在数周至 3~4 个月之后才出现以智力迟钝,长骨生长停滞现象为主要症状的呆小病或克汀病。

这说明在这一段时间里甲状腺激素对脑与长骨的正常发育至关重要。研究资料表明,神经细胞树突与轴突的形成、髓鞘与胶质细胞的生长,神经系统功能发生与发展,以至脑的血流供应均有赖于适量的 T_4 或 T_3;缺乏 T_4 或 T_3 时,这些过程便不能发生,因而智力迟钝,长骨的生长也将停滞,各部位骨骼二次骨化中心出现时间、完全骨化及骨干连接的时间均大大推迟,体矮、上身与下身长度明显不成比例,牙齿发育不全。

(三)对神经系统的影响

上面谈的是 T_4 或 T_3 对未分化或正在分化的组织的作用。对成年人神经系统,由于已分化成熟,T_4 或 T_3 作用的性质有所改变,主要表现为兴奋中枢神经系统。甲状腺功能亢进时,患者注意力不集中、多愁善感、喜怒失常、烦躁不安、睡眠差而且梦幻,严重时可发生惊厥,不省人事。甲状腺功能低下时相反,中枢神经系统兴奋性降低,出现记忆力衰退,说话和行动迟缓,淡漠无情与终日思睡状态。产生兴奋性改变的原因,还不清楚。有人主张 T_4 或 T_3 可能通过对下丘脑TRH 神经元的正反馈作用,使 TRH 分泌增加,而 TRH 有促进脑内去甲肾上腺素更新的作用,可提高神经系统兴奋性。但有人不同意有上述正反馈现象,这一观点有待进一步证实。

前面提到过,T_4 和 T_3 对成人大脑没有刺激产热的作用,不增加氧耗,故兴奋性的提高与氧化代谢似无联系。

(四)其他作用

其他作用可分为两大类。第一类加强或调制其他激素作用,如对正常月经周期、排卵、受精及维持怀孕正常等均有一定的影响。第二类作用包括:①对心血管系统的作用。T_4 或 T_3 可使心率增快,心缩力增强,输出量与心做功增加。甲状腺功能亢进患者心肌可因此而逐渐变肥大,甚至出现充血性心力衰竭。曾一度认为这些变化与交感神经系统活动增强有关。新近资料表明,T_4 或 T_3 可直接作用于心肌,促进肌质网释放 Ca^{2+},从而激活与心肌收缩有关的蛋白质,增强收缩力。②对消化器官的作用。甲状腺功能亢进患者食欲旺盛,食量明显超过常人,但仍感饥饿,这是代谢消耗过盛的表现,而且有时明显消瘦。

(五)T_4、T_3 与 rT_3 的关系与作用

由于 T_4 在外周组织可能转变为 T_2,而且 T_3 活性较大,曾使人认为:可能 T_4 转变为 T_3 后才有作用,即 T_4 是 T_3 的激素原。现在知道,在甲状腺激素的全部作用中,T_3 约起 65% 的作用,其中 50% 是来自 T_4 产生的 T_3,从这一意义来讲,T_4 确是 T_3 的激素原,但是 T_4 本身也具有激素的作用,而且占全部激素作用中的 35%。在有些情况下,T_4 的作用显得比 T_3 重要:①部分甲状腺功能低下患者血清 T_3 浓度正常,T_4 浓度较正常为低。②新生儿甲状腺功能正常,血清 T_3 却偏低,此时 T_4 正常。③在细胞核中存在与 T_4 结合的位点。这些材料有力地说明 T_4 不仅可作为 T_3 的激素原,其本身也是重要的激素。

关于 rT_3 临床资料较少。在正常生理情况下,T_4 转变为 rT_3 的量较少,但在重病与饥饿等情况下,T_4 转变为 T_3 的过程发生障碍,此时 T_4 转变为 rT_3 的量增多。rT_3 产热作用只有 T_4 的5%。上述 T_4 转变的途径的变化,对减少能量消耗,应付紧急情况,颇有意义。

三、甲状旁腺

将动物的甲状旁腺摘除,血钙水平会逐渐下降,直至动物死亡,而血磷水平则往往呈相反变化,逐渐升高。在人类去除甲状旁腺可造成低血钙抽搐,这通常是由于外科手术摘除甲状腺时不慎造成的。

体内甲状旁腺素(PTH)过多,则出现高血钙、低血磷并可导致肾结石。PTH 升高血钙和降

低血磷的作用是由于动员骨钙入血,并影响肾小管对钙磷的重吸收。此外,PTH的另一重要作用就是促进1,25-二羟维生素 $D_3[1,25\text{-}(OH)_2\text{-}D_3]$ 的形成,后者进一步调节钙磷代谢。

(一)甲状旁腺功能亢进症

大体可分为原发与继发两种。原发性甲状旁腺功能亢进是由于甲状腺本身病变引起的甲状旁腺素合成与分泌过多。继发性则是由于多种原因所致的低钙血症,刺激甲状旁腺使之增生肥大,分泌过多PTH,常见于肾功能不全、骨软化症等。

由于PTH大量分泌,一方面作用于骨,使骨脱钙与磷而重吸收到血液中,严重时可形成纤维囊性骨炎;另一方面,作用于肾,使肾小管对钙的重吸收增加,对磷的重吸收减少,尿磷排出增多,因而形成高钙血症和低磷血症。PTH还可促进肾脏将 $25(OH)D_3$ 在 C1 位上羟基化为活性较高的 $1,25\text{-}(OH)_2D_3$,后者作用于肠道,使钙的吸收增加,进一步加重高钙血症。由于尿钙与尿磷排出增加常可引起肾结石和肾钙盐沉着症,影响肾脏功能,甚至发展为肾功能不全。血影响肾脏功能,甚至发展为肾功能不全。血钙过多还可发生钙在软组织沉积,导致迁徙性钙化,如发生在肌腱和软骨,可引起关节部分疼痛。由于PTH还可抑制肾小管重吸收碳酸氢盐,使尿呈碱性。因此,不仅可进一步促使肾结石形成,同时还可以引起高氯血症性酸中毒,后者使血浆白蛋白与钙结合减少,游离钙增加,加重了高钙血症,同时也增加骨盐的溶解,加重骨的吸收。

(二)甲状旁腺功能减退症

这是由于甲状旁腺分泌过少而引起的一组临床症候群,表现为神经肌肉兴奋性增高,低钙血症,高磷血症与血清PTH减少或不能测得。本症也可由于靶细胞对PTH反应缺陷所致。由于PTH缺乏,骨吸收降低,$1,25\text{-}(OH)_2D_3$ 形成减少,因而肠道吸收钙减少,同时,肾小管重吸收降低,尿钙排出增加,所以血清钙降低。同时,由于肾脏排磷减少,血清磷增高。低钙血症与高磷血症是甲状旁腺功能减退症的临床化学特征。由于PTH缺乏,尿cAMP降低,但注射外源性PTH后,尿cAMP立即上升。由于血清钙浓度降低,主要是由于钙离子浓度降低,神经兴奋性增加,可出现手足抽搐甚至惊厥。长期低钙血症可引起晶体白内障,基底神经节钙化,皮肤、毛发、指甲等外胚层病变,在儿童可影响智力发育。

四、肾上腺

肾上腺包括皮质和髓质两个在形态发生、生理功能很不相同的部分,实质上是两个内分泌腺。

(一)肾上腺皮质激素

自1885年 Addison 对肾上腺功能低下患者进行详细观察与分析以来已有百余年历史,然而直到最近30年,人们才知道对生命有关的两大类皮质激素为皮质醇与醛固酮,并对它们的生物学作用有所了解。皮质醇以影响糖代谢为主,是糖皮质激素的代表;醛固酮以影响水盐代谢为主,是盐皮质激素的代表。它们的作用有一定程度的交叉,上述分类主要为了便于叙述。动物去双侧肾上腺后,如不适当治疗,1~2周即死去,如仅去肾上腺髓质,动物可以活较长时间,说明肾上腺皮质是维持生命所必需。分析原因主要的两个方面:其一是水盐损失严重,导致血压降低,终于因循环衰竭而死,这主要是缺乏盐皮质素所致;其二是糖、蛋白质、脂肪等物质代谢发生严重紊乱,抵抗力降低,即使对极小有害刺激也无法承受,可虚脱而亡,这是由于缺乏糖皮质激素的缘故。若及时补充所缺激素,动物生命可以保存。

1.糖皮质激素

(1)对营养物质中间代谢的影响:糖皮质激素能促进蛋白质分解,抑制其合成,分解出来的氨基酸转移至肝,大大加强葡萄糖异生过程,同时肾上腺皮质激素的抗胰岛素作用,并使胰岛素与其受体的结合受抑制,以致外周葡萄糖的利用有所减少,脂肪与肌肉组织也减少摄取葡萄糖的数量,结果血糖增高。糖皮质激素对不同部位脂肪的作用不同。四肢脂肪组织分解增加,而腹、面、两肩及背部脂肪似乎合成反而增强,以致肾上腺皮质功能亢进时(库欣综合征),将呈现面圆、背厚而四肢消瘦的特殊体形,可作诊断此病的特征之一。

(2)对水盐代谢的影响:糖皮质激素对水的排出有一定的影响,在肾上腺皮质功能不足患者中可发现,排水能力明显发生障碍,严重者出现"水中毒",如补充适量糖皮质激素即可得到缓解而补充盐皮质激素无效。目前对此尚无满意的解释。糖皮激素可能对肾小管的滤过、集合管的水吸收或 ADH 的分泌起着一定的"允许作用"。

(3)对血细胞的影响:糖皮质激素可使红细胞、血小板和中性白细胞在血液中数目增加,使淋巴细胞和嗜酸性粒细胞减少,其原因各有不同。红细胞和血小板的增加是出于骨髓造血功能增强,中性白细胞的增加是由于附着在小血管壁的边缘粒细胞进入血液循环的增多所致。至于淋巴细胞的减少,据最近研究报道,可能是糖皮质激素使淋巴细胞 DNA 合成过程减弱的结果。

(4)对神经系统的影响:糖皮质激素降低大鼠对电休克的阈值,而盐皮质激素作用则相反。在人,小剂量糖皮质激素可引起欣快感,过多时则出现思维不能集中、烦躁不安及失眠等现象。

(5)对肌肉影响:去肾上腺动物的骨骼肌松弛无力,给予糖皮质激素可使肌力恢复。有学者报道,糖皮质激素对体外心脏有强心作用,但对在体心脏的作用不明显。

(6)对血管反应的影响:糖皮质激素有抑制儿茶酚-O-位甲基转移酶(COMT)的作用,使儿茶酚胺降解缓慢、减少。这对保持血管对左甲肾上腺素的正常反应有重要的意义。肾上腺功能低时,毛细血管扩张,通透性增加,补充糖皮质激素,可使血管反应性恢复。

(7)对免疫系统作用:已证实体内主要免疫活性细胞如 T 淋巴细胞、巨噬细胞、单核细胞及 B 淋巴细胞均有皮质激素受体。皮质激素主要抑制 T 淋巴细胞功能,表现于巨噬细胞、活化 T 淋巴细胞分泌的白细胞介素-1(IL-1),白细胞介素-2(IL-2)均降低;T 细胞分化成熟减慢;延迟型免疫反应降低;排异反应差等。皮质激素可降低外周血、淋巴结及脾、肠壁中的淋巴细胞,大剂量皮质激素可以直接杀伤淋巴细胞。由于 T 淋巴细胞功能抑制从而依赖于 T 细胞的 B 淋巴细胞的分化成熟受阻,免疫非蛋白合成降低。总之,皮质激素全面抑制 T、B 淋巴细胞、巨噬细胞、单核细胞的功能,抑制机体的免疫应答反应,减轻乃至消除炎症反应,但不清除病原因子,不改变抗原抗体结合反应,故临床只适用于免疫变态反应过高时的一些疾病。此外,由于皮质激素可以抑制白细胞合成并分泌 IL-1,故可减轻或消除发热反应。

2.盐皮质激素

机体产生的盐皮质激素以醛固酮为主。

(1)对盐代谢的影响:醛固酮及其类似物促进肾远曲小管及集合管重吸收 Na^+,与此同时,通过Na^+-K^+,与 Na^+-H^+ 置换而增加 K^+ 与 H^+ 的排出,因而产生轻度 K^+ 的丧失,尿酸度增加,可出现碱中毒。汗液、唾液与胃液中的 Na^+ 在醛固酮作用下也将减少排出。高温作业汗液中含 Na^+ 相对较少,即是这一结果,是机体适应功能的一种表现。以上所有作用概称为"保钠排钾"

作用。

在继续使用醛固酮时,随着 Na^+ 重吸收增加,水被潴留,细胞外液量增加,血压升高,但是当 Na^+ 保留达到一定程度后,由于细胞外液的增加远曲小管重吸收 Na^+ 减少,Na^+ 潴留停止,发生所谓"逃逸现象"。另一情况是,患肝硬化或极度心衰的患者远曲小管重吸收 Na^+ 后,小管内余留的 Na^+ 不足与 K^+ 交换,以至 K^+ 的排泄并不明显。

近年对醛固酮作用机制的研究主要集中在诱导蛋白如何发挥作用这一问题。有三派学说:其一是加强"钠泵"的作用,促进 Na^+ 的运转,增加 Na^+ 重吸收;其二是促进生物氧化,产生较多的 ATP 以提供钠泵所需能量;其三是增强肾上管管腔膜对 Na^+ 的通透性,促进重吸收。看来,三种作用都存在,可共同完成 Na^+ 的运转。

(2)增强血管对儿茶酚胺的敏感性:上面已提到糖皮质激素有这一作用;盐皮质激素的作用更强。醛固酮增多症分为原发性和继发性两大类。原发性醛固酮增多症是由于肾上腺皮质肿瘤或增生,醛固酮分泌增多,导致水钠潴留,体液容量扩张而抑制了肾素-血管紧张素系统;继发性醛固酮增多症的病因在肾上腺外,多固有效循环血量降低,肾血流量减少等原因致使肾素-血管紧张素-醛固酮系统功能亢进。

原发性醛固酮增多症多因醛固酮瘤或双侧肾上腺上球囊增生所致。由于大量醛固酮潴钠导致细胞外液扩张,血容量增多,加强了血管对去甲肾上腺素的反应,引起高血压。大量醛固酮引起失钾,出现一系列因缺钾而引起的神经、肌肉、心脏及肾脏的功能障碍。血钾愈低,肌肉受累愈重,可出现肌无力与周期性瘫痪。在低钾严重时由于神经肌肉应激性降低,手足抽搐可比较轻微或不出现,而在补钾、麻痹消失后,手足搐搦往往发作频繁,因大量失钾、肾小管上皮细胞呈空泡变性、浓缩功能减退,伴多尿,尤其夜尿多,继发口渴、多饮。常易并发尿路感染。由于缺钾常见期前收缩或阵发性室上性心动过速,最严重时可发生心室颤动。

在原发性醛固酮增多症时,虽然肾小管上皮细胞内缺钾,但在醛固酮作用下,继续失钾潴钠,故 Na^+-K^+ 交换仍被促进,于是尿不呈酸性,而呈中性,甚至碱性,但细胞内氢离子增多而呈酸性。细胞内大量钾离子丢失后,Na^+、H^+ 由细胞内排出的效能减低,细胞内钠、氢离子增加,细胞内 pH 下降,细胞外液 H^+ 减少,pH 上升呈碱血症。碱中毒时细胞外液游离钙减少,加上醛固酮促进尿镁排出,故可出现肢端麻木和手足搐搦。

(二)肾上腺髓系

肾上腺髓质受交感神经胆碱能节前纤维直接支配,相当于一个交感神经节,如神经垂体一样可以看作神经系统的延伸部分。胆碱能纤维与髓质中嗜铬细胞相接触,形成"突触"。嗜铬细胞是分泌和贮存两种儿茶酚胺激素:肾上腺素与去甲肾上腺素的场所。嗜铬细胞瘤起源于肾上腺髓质,交感神经节或其他部位的嗜铬组织,这种瘤持续或间断地释放大量儿茶酚胺,引起持续性或阵发性高血压和多个器官功能与代谢紊乱。嗜铬细胞瘤属于 APUD 系统肿瘤,可产生多种肽类激素,其中一部分可能引起嗜铬细胞瘤中一些不典型症状,如面部潮红(舒血管肠肽,P 物质)、便秘(鸦片肽,生长抑素)、面色苍白、血管收缩(神经肽 Y)等。

1.心血管系统表现

嗜铬细胞的临床表现主要由于大量儿茶酚胺作用于肾上腺能受体所致,以心血管症状为主。本病可发生阵发性或持续性高血压,也可发生低血压,甚至休克。其原因可能与血中游离的及结合的儿茶酚胺(肾上腺素、去甲肾上腺素、多巴胺)等多种浓度变化有关。血中结合型多巴胺高时血压低,游离型多巴胺高时心率慢。而本病中儿茶酚胺储存量多,又产生血压升高。大量儿茶酚胺可引起儿茶酚胺性心脏病伴心律失常,如期前收缩、阵发性心动过速,甚至心室颤动。

2.代谢紊乱

(1)基础代谢增高:肾上腺素可作用于中枢神经系统及交感神经系统控制下的代谢过程、耗氧量增加。代谢亢进可引起发热。

(2)糖代谢紊乱:肝糖原分解加速,胰岛素分泌受抑制而肝糖原异生加强,引起血糖过高,糖耐量减退及糖尿。

(3)脂肪代谢紊乱:脂肪分解加速、血游离脂肪酸增高引起消瘦。

(4)电解质代谢紊乱:儿茶酚胺促使 K^+ 进入细胞内,促进肾素、醛固酮分泌而出现低钾血症。

五、胰岛

人类的胰岛细胞至少可分为五类。α细胞约占胰岛细胞 20%,分泌胰高血糖素;β细胞占胰岛细胞的一半以上,分泌胰岛素;D 细胞占 1%～8%,分泌生长抑素;PP 细胞数量很少,分泌胰多肽;第五类 DL 细胞数量更少,分泌的物质尚未确定。

(一)胰岛素

胰岛素是促进合成代谢的激素。

1.对糖代谢

血糖浓度升高时,迅速引起胰岛素的分泌。胰岛素可使全身各组织加速摄取、贮存和利用葡萄糖,结果使血糖水平下降。胰岛素使进食后吸收的葡萄糖在肝脏大量转化成糖原贮存起来,并促使葡萄糖转化成脂肪酸,转运到脂肪组织贮存。它还能抑制葡萄糖异生。当胰岛素缺乏时,血糖浓度升高,可超过肾糖阈,大量的糖自尿中排出,发生糖尿病。

2.对脂肪代谢

胰岛素缺乏可造成脂类代谢的严重紊乱,血脂升高,引起动脉硬化,可导致心血管和脑血管系统的严重疾病。

3.对蛋白代谢

胰岛素对蛋白质的合成和贮存是不可缺少的。促进蛋白质合成,抑制蛋白质分解,抑制肝的葡萄糖异生而用于合成蛋白质。

胰岛β细胞瘤为器质性低血糖症中较常见的原因,正常时血糖下降,胰岛素的分泌减少甚至停止。胰岛素瘤组织缺乏这种调节机制,虽血糖明显下降而继续分泌胰岛素,致使血浆胰岛素浓度绝对过高,抑制肝糖原分解,减少糖原异生,促进肝、肌肉和脂肪组织利用葡萄糖,从而使血糖下降,出现临床症状。如血糖下降较快,则多先出现交感神经兴奋症状,然后发展为脑功能障碍症状;如血糖下降缓慢,则可以没有明显的交感神经兴奋症状,而只表现为脑功能障碍,甚至以精神行为异常、癫痫样发作、昏迷为首发症状。

情绪不稳定和神经质的人易发生待发性功能性低血糖症。其发病可能是神经体液对胰岛素分泌或及糖代谢调节欠稳定,或因迷走神经紧张性增高使胃排空加速及胰岛素分泌过多所改。一般多发生于早餐后 2～4 小时,临床表现以肾上腺素分泌过多症候群为主。一般无昏迷或抽搐。

(二)胰高血糖素

与胰岛素的作用相反,胰高血糖素是一种促进分解代谢的激素,具有强烈促进糖原分解和葡萄糖异生的作用,使血糖明显升高。胰高血糖素还促进脂肪分解,使酮体生成增多,并促使氨基酸在肝内经葡萄糖异生途经转化成糖。

六、性腺、睾丸的内分泌作用

(一)睾丸的内分泌作用

睾丸的间质细胞产生雄激素,主要是睾酮。睾酮主要有下列几方面的作用。

(1)刺激内生殖器的生长与 wollfian 管的分化。双氢睾酮刺激外生殖器的发育生长。

(2)刺激男性特征的出现,加快性征发育。

(3)促进蛋白质合成,从而使尿氮减少,呈现正氮平衡。青春期由于睾酮的促蛋白质合成作用,男子身体发生一次比较显著的增长。但睾酮可使骨骼融合过程增快,其促长骨成长的作用有时因骺板过早融合反而使个体矮小。

(二)卵巢的内分泌功能

1.雌激素

雌激素主要刺激副性器官的发育与生长,刺激女性副性特征的出现。另外,还影响代谢功能。

(1)对生殖器官的作用:雌激素是使青春期女性外生殖器、阴道、输卵管和子宫发育和生长的重要激素,过少将出现性功能不足,过多则有早熟现象。

(2)对副性特征的影响:雌激素刺激乳腺导管和结缔组织增生,产生乳晕;使脂肪和毛发分布具有女性特征,音调较高,骨盆宽大,臀部肥厚。

(3)对代谢的影响:雌激素促进肾小管重吸收钠,同时增加肾小管对 ADH 的敏感性,因此,有保钠保水效应,使细胞外液量增加,体重增加;临床资料表明,月经前期情绪不安可能与此有关。雌激素还有类似睾酮的作用,促进肌肉蛋白质合成;并加强钙盐沉着,对青春期发育与成长起促进作用。雌激素可减少主动脉的弹性硬蛋白,降低血浆胆固醇。

2.孕激素

孕激素往往是在雌激素作用的基础上产生效用的。孕激素使子宫内膜产生分泌期的变化,以利胚胎着床;还能使子宫不易兴奋,保持胚胎有较"安静"的环境,且可降低母体免疫排斥反应。缺乏孕激素时有早期流产危险。孕激素促使乳腺腺泡与导管发育,并在怀孕后为泌乳准备条件。

(三)肝病时性激素代谢紊乱

1.性功能减退

男性患慢性肝病患者有性欲缺乏、阳痿伴睾丸萎缩。肝功能代偿的男性其总睾酮在正常下限,随病情进展而下降。Valimaki 等比较了肝功能异常程度类似的一组男性嗜酒者和一组血友病患者,前者的睾酮、精液浓度、精液量明显下降,后者则正常。在垂体-性腺功能的其他方面,两组亦有显著差异,提示除肝病外的其他因素也对激素异常有重要作用。

2.女性化

男子女性型乳房是慢性肝病激素异常的突出表现,蜘蛛痣、肝掌亦被认为是女性化的证据。性腺功能不全在嗜酒者中常见,但女性化现象并不常见,除非有肝病存在,显然这种现象提示女性化与肝病有关。有报道,在门脉性肝硬化时雌二醇、雌酮的代谢清除率正常或接近正常,在血浆中的浓度也略有增高,不足以解释女性化的原因。

在大鼠实验中发现,在长期喂养酒精后,芳香化酶活性在肝与其他组织增高,该酶的功能是催化雄激素向雌激素转化。另有学者研究了门静脉高压症与女性化的关系。他们在动物中发现,门静脉高压症时雌二醇和雌酮水平均增高,因此认为引起女性化与门脉高压有关。在门静脉高压症情况下,因侧支循环,门-腔分流循环中的睾酮和雄烯二酮逃脱于肝脏代谢而直接进入外周性激素依赖组织。由于外周组织芳香化酶活力增高,在那里转变为雌激素也大大增加。因此在血浆雌激素浓度未有明显增加的情况下,女性化仍可发生。因此,在部分门静脉高压症患者,门-腔分流、肠-肝循环阻断及外周芳香化酶活性增高是女性化的基础。

(徐美华)

第二章

内分泌疾病的检查

第一节 病理检查

病理学是一门研究疾病的病因、发病机制、病理改变和转归的医学基础科学。组织病理学是内分泌疾病病理诊断的基础,病理标本的常规染色和光镜检查仍然是大多数内分泌疾病(尤其是炎症和肿瘤性疾病)的最常用诊断方法。

一、免疫组化染色方法

免疫组化具有特异性强、灵敏度高、定位准确等特点,且能将形态研究与功能研究有机地结合在一起,所以,这门新技术已被广泛地应用于生物学和医学研究的许多领域。在病理学研究中,免疫组化技术的作用和意义更为重要。以肿瘤研究为例,在免疫组化技术出现以前,对肿瘤的诊断和分类还局限于细胞水平,而引入免疫组化技术后,则使研究的深度提高到了生物化学水平、分子水平。

(一)免疫金法

免疫金法是将胶体金颗粒(直径>20 nm)作为呈色示踪物标记在第二抗体或 SPA(葡萄球菌 A 蛋白)上,反应过程中不需要经过显色步骤。但免疫金液的浓度要高,否则不易显示出光镜下可见的抗原抗体反应。

(二)多重免疫组化法

在内分泌病理中,应用最多的是多重免疫组化法。多重免疫组化法是根据多个染色系统显色剂的差异加以组合,以不同的颜色反应来代表不同的阳性定位和/或定量。激素分泌细胞的分布和激素种类等的鉴定,主要采用双重染色。近几年已有报道用三重或四重染色获得成功。各种免疫组化染色方法的敏感性和特异性直接影响着诊断的敏感度和特异度。SP 法(链霉菌抗生物素蛋白-过氧化物酶连结法)由于链霉菌抗生物素的等电点近中性,不与组织中的内源性物质发生非特异性结合,因此背景清晰,放大效果好,所需抗体量小,敏感性较 ABC(卵白素-生物素法)高 4~8 倍,比 PAP(辣根过氧化物酶-抗辣根过氧化物酶法)高 25~50 倍,其应用最为广泛。

二、免疫组织化学的应用

将病变组织制成切片,或将脱落细胞制成涂片,经不同的方法染色后用显微镜观察,从而千百倍地提高了肉眼观察的分辨能力,组织切片最常用伊红染色法(hematoxylin-eosin staining,HE 染色)。迄今,这种传统的方法仍然是研究和诊断疾病最常用的基本方法。如仍不能诊断或需进行更深一步的研究,可以采用一些特殊染色和新技术(如电子显微镜)。一般认为特殊染色的目的是通过应用某些能与组织细胞化学成分特异性结合的显色试剂(即组织化学染色),显示病变组织细胞的化学成分(如蛋白质、酶类、核酸、糖类、脂类等)的改变,特别是对一些代谢性疾病的诊断有一定的参考价值。如戈谢(Gaucher)病,是由于 β-葡萄糖脑苷脂酶缺乏,致使大量葡萄糖脑苷脂酶在细胞内堆积,可用组织化学染色证实。在肿瘤的诊断和鉴别诊断中有的特殊染色方法十分简单实用,如过碘酸 Schiff 反应可用来区别骨内 Ewing 肉瘤和恶性淋巴瘤。前者含有糖原而呈阳性,而后者不含糖原呈阴性;又如磷钨酸苏木素染色在横纹肌肉瘤中可显示瘤细胞胞浆内有横纹;多巴反应可诊断黑色素瘤等。

通过特定抗体标记出细胞内相应抗原成分,以确定细胞类型。如角蛋白是上皮性标记,前列腺特异性抗原仅见于前列腺上皮,甲状腺球蛋白抗体是甲状腺滤泡型癌的敏感标记,而降钙素抗体是甲状腺髓样癌的特有标记。表皮内朗格汉斯细胞、黑色素细胞、淋巴结内指突状和树突状网织细胞等细胞在光镜下不易辨认,但免疫组化标记却能清楚显示其形态。

利用某些细胞产物为抗原制备的抗体,可作为相应产物的特殊标记,如内分泌细胞产生的各种激素,大多数可用免疫组化技术标记出来,据此可对内分泌肿瘤作功能分类,检测分泌异位激素的肿瘤等。一些来源不明的肿瘤长期争论不休,最后通过免疫组化标记取得共识。如颗粒性肌母细胞瘤,曾被认为是肌源性的,但该肿瘤肌源性标记阴性,而神经性标记阳性,证明为神经来源(可能来自神经鞘细胞)。免疫组织化学被广泛应用于病理学研究和诊断,而且发展迅猛,它除了可用于病因学诊断(如病毒)和免疫性疾病的诊断外,更多的是用于肿瘤病理诊断。其原理是利用抗原与抗体的特异性结合反应来检测组织中的未知抗原或抗体,借以判断肿瘤的组织来源或分化方向,从而进行病理诊断和鉴别诊断。

将抗原-抗体结合、受体-配体结合、激素-激素结合蛋白结合、DNA(RNA)单链-配对链结合的原理,以及单克隆抗体和免疫 PCR(immuno polymerase chain reaction,IM-PCR)技术的原理应用于病理学诊断,迅速拓展了免疫组织化学的领域,也不断提高了免疫组化法的敏感性和特异性。过去对于肿瘤形态学有争议疑难病例,在应用免疫组化技术后大部分都可获得统一而正确的诊断。免疫组化还可用于肿瘤或其他疾病预后的判断与治疗指导。例如,雌激素受体阳性乳腺癌者的预后优于阴性者,阳性者对内分泌激素治疗有较好反应。类似的情况在所谓的"激素依赖性肿瘤"中屡见不鲜,如甲状腺癌、子宫内膜癌、乳腺癌、卵巢癌、前列腺癌、垂体瘤和睾丸肿瘤等。

三、病理学与 CT、MRI 及核素显像的联合应用

MRI 和 CT 具有分辨力强、空间定位准确等优点,但在同组织密度条件下,难以分辨轻微和微小病变。由于内分泌腺体积小,且多与周围组织缺乏密度差,故难以发挥其优点。增强对比可提高对部分病变的分辨力,若采用放射示踪剂标记特异的内分泌细胞或组织,则明显提高其对疾病的诊断率。如用 ^{131}I 联合 CT(或 MRI)可清晰地显示异位甲状腺、卵巢甲状腺肿组织,用 ^{111}铟造影剂可清晰显示胃、肠、胰的神经内分泌肿瘤。

将激素、激素结合蛋白、激素受体、癌基因蛋白等用核素标记做显像检查或定量分析,有助于内分泌肿瘤的分型、鉴别。甲状腺滤泡细胞癌对生长抑素受体有高的表达量,用¹¹¹铟造影剂显像可了解肿瘤所表达生长抑素受体的量,并对肿瘤病灶有放射治疗作用。

上皮细胞来源的癌肿与肿瘤细胞表达 EGF 受体和 TGF 受体有关,用放射核素标记的抗 EGF 受体抗体或抗 TGF 受体抗体与癌细胞结合,可达到靶向放疗的目的。同样,根据肿瘤细胞的表达特征,采用放射免疫靶向治疗可使许多患者的疗效明显提高。

四、超微病理

超微病理学是利用电镜研究细胞的超微结构及其病变,它不仅研究细胞超微结构的损伤和变化,而且还有助于临床对某些难以确诊的疾病作出诊断,其从亚细胞水平探讨疾病的发病机制、对未分化肿瘤的分类有协助作用。在确定瘤细胞的分化程度、鉴别肿瘤的类型和组织发生上,超微结构的研究常常起到重要作用。

虽然迅速发展的免疫组化病理在某些方面取代了电镜在病理学上的应用,但是,由于免疫病理有许多固有缺点(交叉免疫反应、假阳性和假阴性等),而电子显微镜较光学显微镜的分辨力高千倍以上,在观察亚细胞结构(如细胞器、细胞骨架等)或大分子水平的变化方面有明显优势。一般用电镜、免疫电镜来弥补单独免疫病理之不足。多数情况下可提供更多的诊断信息,如果常规病理检查怀疑的诊断需要超微结构特征来佐证,或缺乏特异的免疫组化标志物时,电镜可发挥独到的诊断作用。

(陈　晨)

第二节　实验室检查

内分泌疾病诊断的步骤首先是确定内分泌的功能状态。检测体内激素水平的高低,是确定内分泌功能状态的一项重要手段。但体液中绝大多数激素的含量很低,用一般的生物法和化学比色法很难检测到。1956 年,Yalow 和 Berson 建立的 RIA 应用于体液中的激素、微量蛋白质及药物等的测定。1966 年,Nakane 等首次建立了用酶取代放射性核素标记抗体与底物显色的方法,标志着 EIA 的诞生,为日后酶免疫分析法的发展奠定了基础。RIA 和 EIA 在临床内分泌代谢疾病诊断中的推广和应用,为内分泌等生命科学领域的发展起到巨大的推动作用。虽然 RIA 测定方法具有灵敏度高、测定方法特异性强等优点,但由于存在放射性污染、标记试剂的放射性强度随时间而衰变等因素的制约,近年来,RIA 已逐步被时间分辨荧光免疫分析法(time-resolved fluorescence immunoassay,TRFIA)、化学发光免疫分析法(chemiluminescence immunoassay,CLIA)、电化学发光免疫分析(electrochemiluminescence immunoassay,ECLIA)等方法所替代。

一、内分泌疾病实验室检查原理

(一)RIA 基本原理

RIA 的基本原理是放射性核素标记抗原和非标记抗原对限量的特异性抗体进行竞争性结合反应,RIA 反应式,图 2-1。

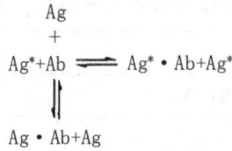

$$
\begin{array}{c}
Ag \\
+ \\
Ag^* + Ab \;\rightleftharpoons\; Ag^* \cdot Ab + Ag^* \\
\Updownarrow \\
Ag \cdot Ab + Ag
\end{array}
$$

Ag^* 为放射性核素标记抗原（试剂），Ag 为非标记抗原（待测成分），Ab 为限量抗体，

$Ag^* \cdot Ab$ 为标记抗原与抗体形成的复合物；$Ag \cdot Ab$ 为非标记抗原与抗体形成的复合物

图 2-1　RIA 反应式

在反应体系中 $Ag \cdot Ab$ 形成的量受 $Ag \cdot Ab$ 的量所制约。当待测样品中 Ag 含量高，则对限量抗体 Ab 的竞争能力强，未标记抗原抗体复合物的形成量就增多，标记抗原抗体复合物的形成量相对减少，反之亦然。

(二) ELISA 测定原理

酶联免疫吸附测定（enzyme-linked immunosorbent assay，ELISA）是在免疫酶技术的基础上发展起来的一种新型的免疫测定技术，ELISA 过程包括抗原（抗体）吸附在固相载体上称为包被，加待测抗体（抗原），再加相应酶标抗人 IgG 抗体（或相应抗体），生成抗原（抗体）-待测抗体（抗原）-酶标记抗体的复合物，再与该酶的底物反应生成有色产物。借助酶标仪计算抗体（抗原）的量。待测抗体（抗原）的量与有色产物的产生成正比。ELISA 的基础是抗原或抗体的固相化及抗原或抗体的酶标记。结合在固相载体表面的抗原或抗体仍保持其免疫学活性，酶标记的抗原或抗体既保留其免疫学活性，又保留酶的活性。在测定时，受检标本（测定其中的抗体或抗原）与固相载体表面的抗原或抗体起反应。用洗涤的方法使固相载体上形成的抗原抗体复合物与液体中的其他物质分开。再加入酶标记的抗原或抗体，也通过反应而结合在固相载体上。此时固相上的酶量与标本中受检物质的量呈一定的比例。加入酶反应的底物后，底物被酶催化成为有色产物，产物的量与标本中受检物质的量直接相关，故可根据呈色的深浅进行定性或定量分析。由于酶的催化效率很高，间接地放大了免疫反应的结果，使测定方法达到很高的敏感度。

(三) ECLIA 基本原理

ECLIA 是电化学发光和免疫测定相结合的产物，是一种在电极表面由电化学引发的特异性化学发光反应。ECLIA 测定具有检测灵敏度高、线性范围广、反应时间短的特点，是其他免疫分析技术无法比拟的。

(四) CLIA 基本原理

CLIA 是将具有高灵敏度的化学发光测定技术与高特异性的免疫反应相结合，用于各种抗原、半抗原、抗体、激素、酶、脂肪酸、维生素和药物等的检测分析技术。是继放免分析、酶免分析、荧光免疫分析和时间分辨荧光免疫分析之后发展起来的一项最新免疫测定技术。

二、激素的实验室测定

(一) 甲状腺激素的测定

甲状腺激素的测定方法及参考值，见表 2-1。血清中 99.9% 的 T_4 及 99.6% 的 T_3 与甲状腺结合球蛋白（thyroid-binding globulin，TBG）结合，不具生物活性。在 TBG 正常情况下，总 T_3（total T_3，TT_3）、总 T_4（total T_4，TT_4）浓度可反映甲状腺功能，TBG 浓度的增减均可影响其测定结果。游离 T_4（freeT_4，FT_4）和游离 T_3（freeT_3，FT_3）不受血清中 TBG 变化的影响，直接反映了甲状腺的功能状态。其敏感性和特异性均高于 TT_3 和 TT_4。

表 2-1　甲状腺激素的测定方法与参考值

项目	测定方法		
	TRFIA	CLIA	ECLIA
TT_3	$1.3\sim2.5^A$	$1.34\sim2.73^A$	$1.30\sim3.10^A$
TT_4	$69.0\sim141.0^A$	$78.4\sim157.4^A$	$66.0\sim181.0^A$
FT_3	$4.7\sim7.8^B$	$3.67\sim10.43^B$	$2.8\sim7.1^B$
FT_4	$8.7\sim17.3^B$	$1.2\sim20.1^B$	$12.0\sim22.0^B$
促甲状腺素（TSH）	$0.63\sim4.19^C$	$0.2\sim7.0^D$	$0.27\sim4.20^D$

注：浓度单位 A 为 nmol/L；B 为 pmol/L；C 为 μU/mI；D 为 mIU/L

（二）甲状旁腺激素（PTH）的测定

PTH 以 ECLIA 法测定，测定的参考值：$1.6\sim6.9$ pmol/L。在测 PTH 的同时应测钙离子，二者一并分析有助于临床诊断和治疗。由于厂商的产品不同及各地区的实验室差异，各实验室均建有自己的参考值。

（三）肾上腺激素的测定

由于 ACTH 和皮质醇的分泌有昼夜节律性，甲状腺激素的测定值因测定方法、测定时间不同而各异。在测定 ACTH 和皮质醇时，应准确记录取血时间（表 2-2）。

表 2-2　肾上腺激素的测定方法与参考值

项目	测定方法			
	RIA	CLIA	ECLIA	测定时间
醛固酮	$9.4\sim35.2^A$			24 小时
肾素	0.55 ± 0.09^E			1 小时
血管紧张素Ⅱ	26.0 ± 1.9^E			
ACTH	$2.64\sim13.2^E$			6~10 小时
皮质醇		$0.17\sim0.44^F$		8 小时
		$0.06\sim0.25^F$		16 小时
			$71.0\sim536.0^A$	7~10 小时
			$64.0\sim340.0^A$	16~20 小时

注：浓度单位 A 为 nmol/L；E 为 pg/mL；F 为 μmol/L

（四）性腺激素测定

不同生理状态黄体生成素（LH）、促卵泡激素（FSH）、雌二醇（E_2）、孕酮（P）采用 TRFIA、CLIA、ECLIA 三种方法测定的参考值，见表 2-3～表 2-5。

儿童及不同性别者睾酮（T）、催乳素（PRL）和绒毛膜促性腺激素（HCG）的参考值，见表 2-6。

（五）胃肠内分泌激素测定

以 RIA 法测定胃泌素和胰泌素时，空腹时的参考值分别是 $25\sim160$ pg/mL 和 $3\sim15$ pg/mL。

（六）胰腺内分泌激素测定

以 CLIA 方法测定空腹时胰岛素水平是 $4.0\sim15.6$ U/L，ECLIA 测定值为 $17.8\sim173.0$ pmol/L。ECLIA 法测定的 C 肽水平为 $250.0\sim600.0$ pmol/L。

表 2-3　TRFIA 测定的性腺激素参考值

性腺激素	生理状态					
	青春期	卵泡期	排卵期	黄体期	绝经期	成年男性
LH(V/L)		1.6～9.3	13.8～71.8	0.5～12.8	15～640	1.8～8.4
FSH(V/L)	<2.5	2.4～9.3	3.9～13.3	0.6～8.0	31～134	<2.0
E$_2$(nmol/L)		0.08～2.1	0.7～2.1	0.08～0.85	0～0.09	0～0.13
P(nmol/L)		1.3～3.4	1.7～2.4	11.6～68.9	0～3.0	0.7～3.0

表 2-4　CLIA 测定的性腺激素参考值

性腺激素	生理状态				
	卵泡期	排卵期	黄体期	绝经期	成年男性
LH/(nmol/L)	2～30	40～200	0～20	40～200	5～20
FSH/(nmol/L)	5～20	12～30	6～15	20～320	5～20
E$_2$/(U/L)	0.18～0.27	0.34～1.55	0.15～1.08	0.01～0.14	0.19～0.24
P/(μg/L)	0.2～1.2	0.6～2.6	5.8～22.1	0.2～0.9	0.4～1.1

表 2-5　ECLIA 测定的性腺激素参考值

性腺激素	各生理状态测定的参考值				
	卵泡期	排卵期	黄体期	绝经期	成年男性
LH/(nmol/L)	2.4～30	14.0～95.6	1.0～11.4	7.7～58.5	1.7～8.6
FSH/(nmol/L)	3.5～12.5	4.7～21.5	1.7～7.7	25.8～134.8	1.5～12.4
E$_2$/(U/L)	0.09～0.72	0.24～1.51	0.15～0.96	0.04～0.15	0.05～0.22
P/(μg/L)	0.6～4.7	2.4～9.4	5.3～86.0	0.3～2.5	0.7～4.3

表 2-6　三种性激素的测定方法与参考值

激素及测定方法		参考值		
		男	女	儿童
T/(nmol/L)	TRFIA	8.7～33	0～30	
	CLIA	9.4～37.0	0.18～1.78	
	ECLIA	9.0～27.8	0.22～2.9	0.42～38.5
PRL	TRFIA/(ng/mL)	2.3～11.5	2.5～14.6	
	ECLIA/(mIU/L)	86.0～390.0	72.0～511.0	
HCG/(nmol/L)	TRFIA		<50 岁:0～0.27 ≥50 岁:0～5.36	
	CLIA		<50(成年)	
	ECLIA		<6(成年)	

（孙　金）

第三节 超声检查

超声检查自 20 世纪 40～50 年代初开始应用于临床。由于超声显像技术具有实时动态、灵敏度高、无特殊禁忌证、可重复性强、无放射性损伤等优点,使得这一诊断技术成为现今内分泌疾病的检查、诊断和治疗中不可或缺的重要手段之一。随着电子技术和生物工程学的飞速发展,具有细微组织分辨力和高敏感血流检测能力的超声诊断仪研制成功,其功能越来越完善,提供的诊断信息也越来越丰富。超声显像检查与 CT、SPECT、MRI 和 PET 已成为内分泌疾病的五种重要的影像诊断技术,它们各有所长,取长补短,大大地提高了临床诊断水平。而超声检查在体外操作,观察体内脏器的结构及其活动规律,是一种操作简便、安全无痛的检查方法。

一、超声诊断原理

超声诊断仪是利用人体不同类型组织之间、病理组织与正常组织之间的声学特性差异,或生理结构在运动变化中的物理效应,经超声波扫描探查、接收、处理所得信息,并以图像、图形或数字形式为医学诊断提供依据的技术设备。

二、常用超声诊断法

(一)B 超诊断法

B 超诊断法是将人体组织器官界面的反射回声变成强弱不同的光点,根据超声探头的不断移动扫查,使反射光点连续出现在示波屏上,显示出组织脏器及其病变的切面图像。它是一种非侵入性诊断技术,已用于多种脏器病变的探测,对于肝脏疾病的诊断有较高的临床价值。

(二)多普勒超声诊断法

常用的多普勒超声诊断有脉冲波多普勒和连续波多普勒两种。脉冲波多普勒能定点检测血流,但无检测 2 m/s 以上高速血流的能力;连续波多普勒则能检测 10 m/s 以内的高速异常血流,但不能提供距离信息,无定位检测能力。临床一般两者并用,各取所长。

(三)彩色多普勒血流显像

彩色多普勒血流显像(color doppler flow image,CDFI)是在二维切面声像图的基础上,采用自相关技术将所获得的血流信息转变成可视影像,不同方向的血流以不同的颜色表示。

三、超声诊断检查前的准备

大多数内分泌腺的超声检查无需特殊准备,但有时为了获得内分泌腺更清晰的图像,需做好检查前的准备工作。

(一)胰腺检查

检查前,要求患者空腹 8～12 小时,即晨起禁食,前一天要少吃油腻食物,检查前 8 小时(即检查前一天晚餐后)不应再进食,以减少胃内食物引起过多气体,干扰超声传入。对腹腔胀气或便秘的患者,睡前可服缓泻剂,晨起排便或灌肠后进行超声检查。如检查时胃内仍有较多的气体,胰腺显示不清楚时,可饮水 500～800 mL,让胃内充满液体作为透声窗,便于显示胰腺。若患者同期还要接受胃肠或胆囊的 X 射线造影,超声检查应安排在它们之前,或在胃肠钡餐三天之后、胆管造影两天之后进行。

(二)卵巢与子宫检查

为了避免肠道内气体的影响,检查前 2～3 小时应停止排尿,必要时饮水 500～800 mL,必须使膀胱有发胀的感觉。必要时口服或注射利尿剂使膀胱快速充盈。适度充盈膀胱的标准以能显示子宫底部时为宜,过度充盈则可使子宫位置发生改变,不利于图像观察。如果是在怀孕初期,则不必饮水,以免膀胱过度充盈而压迫子宫。如果经腹壁扫查,卵巢显示不满意或肿块来源不明显时,可采用经阴道超声检查,此时则无需特别饮水。但对体积较大的盆腔肿块则不适于做经阴道超声检查,同时对未婚、月经期、阴道畸形、炎症等妇女的使用亦受限制。经阴道检查时,应严格注意消毒,防止交叉感染。

(三)睾丸检查

睾丸超声检查时,为了避免交叉感染,应在检查时将探头套一个极薄的塑料膜,在塑料膜与探头之间涂耦合剂,不影响图像质量。做睾丸检查时,可采用仰卧位或站立位。

(四)肾上腺检查

由于肾上腺位置较深,一般彩色多普勒血流图对深部组织的显示效果差,故对肾上腺的检查不必强调采用彩色超声仪。肾上腺的超声检查,也应在空腹 8 小时后进行,腹部胀气患者需用轻泻剂、灌肠或消胀片才能得到较好的效果。

(五)甲状腺检查

甲状腺的超声检查,无需做特殊的准备,必要时可嘱患者做吞咽动作,以确定甲状腺与病变的关系。

四、超声检查的优点与适应证

(一)超声检查的优点

超声诊断作为形态学检查方法之一,具有以下优点。

(1)超声声像图是切面图,其图像直观,对内部结构显示良好,即使腺体丰富,病灶仍清晰显示。

(2)属于非侵入性检查,对患者无痛苦。

(3)穿透性强、指向性好、分辨率高,且无 X 射线辐射,无需应用造影剂,一般无需特殊的检查前准备。

(4)操作时间短,诊断快速。

(5)实用、简便、无创伤并可重复检查反复用于追踪观察与疗效评价。

(6)容易鉴别囊性或实质性病变,对良恶性肿块的判断亦具有一定价值。

(7)可测量某些内分泌腺的大小,估测其体积,评价其功能并可以清晰地显示其病灶的轮廓和形态。

(8)可提供内分泌腺的血流信息。

(9)费用相对低廉,易于普及。

(二)超声检查主要适应证

(1)甲状腺:弥漫性甲状腺肿、非毒性甲状腺肿、结节性甲状腺肿、甲状腺功能低下、甲状腺炎、甲状腺肿块。

(2)甲状旁腺:甲状旁腺瘤、甲状旁腺增生、甲状旁腺癌。

(3)胰腺:胰岛素瘤、胰腺炎、胰腺囊肿、胰腺癌。

(4)肾上腺:皮质腺瘤和腺癌、肾上腺性征异常症、皮质功能不全、新生儿肾上腺血肿、嗜铬细胞瘤、髓样脂肪瘤、肾上腺囊肿。

(5)睾丸:睾丸肿瘤、睾丸萎缩、附睾炎、附睾结核。

(6)卵巢:多囊卵巢综合征、黄体囊肿、畸胎瘤、卵巢实质性肿块。

(7)异位甲状腺、肾上腺外嗜铬细胞瘤。

(8)甲亢性心脏病、糖尿病周围血管疾病和肾脏病变等。

（孙　金）

第四节　骨密度测量

骨密度测量是用来检查是否患有骨质疏松症,骨质疏松症(osteoporosis,OP)是一种以骨量降低、骨折风险增加为特征的疾病。通过骨密度测定,分析骨骼中骨矿物质含量的多少,了解早期骨量减少,预测骨折发生的可能性和检测给予防治药物或措施后的骨量改变。可为诊断、治疗及疗效观察提供依据。

一、骨密度测量概况与基本原理

常用的骨密度(bone mineral density,BMD)即骨矿盐量/骨面积测量方法有单光子吸收法(single photon absorptiometry,SPA)、双光子吸收法(dual photon absorptiometry,DPA)、双能X射线吸收法(dual energy X-ray absorptiometry,DEXA)和QCT等。骨量测定是目前准确性最高的骨折危险性的预测指标,测量任何部位的BMD,对身体各部位骨折都是一项有效的预测指标。

BMD测定仪主要有光子吸收法、定量超声法、X射线吸收法和定量CT测定法等类型,其原理是利用γ射线、超声波或X射线穿过人体骨骼后发生衰减或吸收,来测量穿透后射线或声波的强度变化,经过数据处理,将软组织的影响扣除,得到人体骨骼中矿物质的含量和人体骨骼的疏松程度。放射学方法测定体内骨矿物质含量(bone mineral content,BMC)和BMD是目前评估骨质疏松的重要手段。

光子吸收法是利用核素产生的单光子或双光子能量——γ射线作为放射源,通过放射源和探测器平行移动,探测晶体进行检测计数,计算机分析处理获得BMC和BMD。

超声骨密度仪是利用超声波穿过机体不同组织时发生衰减量不同进行测定。此种仪器通过超声波传导速度和振幅衰减来定量,以检测骨矿含量、骨结构及强度。其特点是无创,无辐射和携带方便。

X射线吸收法的原理基于X射线穿透人体骨组织时,对于不同骨矿含量组织X射线吸收量的不同,经计算机将穿透骨组织的X射线强度转换为骨矿含量数值。

定量CT测定法是利用常规CT机扫描,选择特定部位测量骨密度,放射剂量相对较大,价格高,临床上不常用。

二、DEXA 测量

DEXA 是一种能准确测量 BMD 的仪器,其根据 X 射线的差别吸收特性(即 X 射线穿过机体时,不同密度的组织对 X 射线吸收量不同)进行 BMD 测量。其具有测量准确性高、校正性稳定及辐射剂量低等优点。

DEXA 是目前公认测量 BMD 的最佳方法,选择性测量部位也较多,其结果可代表 80% 的 BMD 变化。

三、DEXA 的临床应用

(一)妇产科

(1)监测绝经后的妇女是否出现骨质疏松。

(2)检查早期子宫切除术或卵巢切除术的妇女是否因术后雌激素水平降低而导致骨量减少。

(3)未生育的妇女雌激素水平降低,重新建立骨形成的能力降低,测量 BMD 可观察骨丢失的程度,可帮助选择相应的治疗方案。

(二)骨科

(1)观察人工关节置换术后,与人工假体接触的骨组织密度,以了解患者是否能适应人工假体的安置及对不适应者的治疗效果进行观察。

(2)可用于骨延长术后患者的观察,帮助医师选择撤掉钢板的最佳时间。

(3)在临床使用钢丝固定术之前,一定要测量局部骨组织的 BMD,为医师提供手术的适应证。

(4)测量股骨颈中轴长度,预测髋部骨折的危险。

(5)X 射线片提示压缩性骨折、不明原因的骨折和骨量减少的患者,均需做 BMD 检查以判断骨疏松程度。

(三)内分泌科

过量使用糖皮质激素药物、性腺功能减退、脑垂体疾病、糖尿病、甲状腺毒症、甲状旁腺功能亢进的患者均有出现骨质疏松症的可能,利用骨密度测量仪可了解这类患者是否有骨质疏松症的发生。

(四)儿科

对患有某种可引起骨代谢疾病的病症或使用某些药物导致 BMD 降低时,需要使用骨密度测量仪定期观察骨量。

(五)内科

患有慢性肾脏疾病、慢性肺部疾病、肠道疾病、风湿性疾病的患者均有继发骨质疏松的可能,需要定期监测这些患者的骨量。DEXA 可早期发现关节炎受累关节的 BMD 改变,并可作为痛风性关节炎诊断与病情观察的评价指标。

DEXA 是 BMD 测定的金标准。BMD 检测对早期诊断骨质疏松症,预测骨折危险性和评估干预措施的效果有重要意义。

四、骨组织形态计量与微损伤分析

骨组织计量学是一种应用数学和几何的方法研究骨组织水平的质(骨结构)和量(骨量)等形

态学静态特性测量技术。是对骨组织形态进行定量分析的研究领域,属体视学、生物医学组织形态计量学中的一个特殊分支,这种方法能将形态学观察到的骨组织结构改变,用定性、定量的计量方法获得细胞水平、组织水平及器官水平上的活的信息。

骨形态计量学方法可测量骨小梁之间的距离、小梁的厚度及破骨细胞穿孔所留下的窗孔数量,以判定在显微结构水平上的骨丢失情况。此方法目前主要用于骨质疏松的研究,它是唯一能将细胞活性与细胞数量变化区分开来的方法,其测定的结果能提供骨组织中骨基质、骨小梁及细胞活动的各种参数值,为骨质疏松症作出正确的判断。

骨组织形态计量主要用于下列研究:①骨骼病变,如骨质软化等的诊断和骨转换率的评价;②评价骨质疏松症的发病机制和病变过程;③评估药物治疗的效果,与骨密度(BMD)或骨矿物质含量(BMC)测量相比,具有早期诊断和敏感性高等优越性;④骨量的评估;⑤骨组织工程和替代材料的研制与性能评价。另外,应用骨组织形态计量可明确骨病变的特征,为进一步的病因研究提供方向和思路。例如,髋关节病患者髋关节囊内股骨颈骨折的发病率要明显低于一般患者,提示髋关节病对股骨颈骨折有某种保护作用。

骨的微损伤分析用于临床,对损伤是否采取早期干预及预后有一定意义。骨具有应力-应变关系,骨的应力-应变特征取决于与负荷方向有关的骨微结构。皮质骨在纵向(骨单位的排列方向)的强度比横向要大,硬度也较强。负荷力与骨单位方向垂直时,易于发生骨损伤。疲劳性微损伤是一种正常现象,而且是促进骨重建的一种刺激因素,但如果负荷过大,负荷时间过长,或骨的微结构紊乱则可导致微损伤积蓄。无弹性的应力-应变曲线对于纵向排列的骨单位来说,可反映骨结构的不可逆性的微损伤。骨微损伤能启动骨重建,骨重建障碍而导致微损伤积蓄可引发骨折。长期应用二磷酸盐对骨的微结构和骨微损伤积蓄及骨小梁的生物力学特性有明显影响,由于骨吸收功能的长期抑制,微损伤积蓄增加,但也因为 BMD 增加和骨微结构的改善而使增多的微损伤被代偿,故骨的脆性和骨折风险不一定增加。

(孙 金)

第五节 诊断试验膳食

诊断试验膳食是指在临床诊断或治疗过程中,短期内暂时调整患者的膳食内容以避免膳食中某些因素的干扰,配合和辅助临床诊断或观察疗效的膳食,包括胆囊造影检查膳食、胃肠运动试验膳食、肌酐试验膳食、葡萄糖耐量试验膳食、潜血试验膳食,以及钙、磷代谢试验膳食等。另外,随着物理诊断仪的发展与改进,诊断试验膳食也在发生变化,如 CT 扫描检查膳食;胰腺 B 超检查膳食。诊断试验膳食的主要目的是排除膳食对试验结果的影响或限制某种营养素对试验结果的影响,而有利于临床医师对实验结果作出客观的评价。所以,诊断试验膳食总是伴随着临床实验项目而存在和发展的。

一、内分泌疾病诊断试验膳食

内分泌疾病诊断试验膳食较多,根据试验目的的不同,可分为反映胰腺内分泌功能的试验膳食,如葡萄糖耐量试验膳食及馒头餐试验;反映甲状腺功能检查的[131]I 试验膳食;反映甲状旁腺功能检查的低钙、正常磷膳食,低蛋白-无肌酐-正常钙、磷膳食,限磷代谢膳食及钙滴注试验膳食;反映肾上腺皮质功能的试验膳食如钾、钠定量试验膳食,限钠试验膳食及钠负荷试验膳食等。

二、胰腺功能试验膳食

葡萄糖耐量试验:适用于血糖高于正常范围而又未达到诊断糖尿病标准者。

膳食原则及方法:检查前三天碳水化合物摄入量不少于 250 g,有正常的体力活动至少 3 天。晨行检查前,过夜空腹 10～14 小时。上午 8:30 以前抽空腹血,然后饮用含 75 g 葡萄糖的水 250～300 mL,5 分钟内饮完。若空腹血糖＞15.0 mmol/L 或 1 型糖尿病、有酮症倾向者。以 100 g 面粉馒头替代,10～15 分钟吃完。分别于饮糖水或吃完馒头后 0.5 小时、1 小时、2 小时和 3 小时各抽血一次,测定血糖值。试验前禁用酒、咖啡和茶,保持情绪稳定。

三、甲状腺功能试验膳食

(1)吸碘试验膳食:用于甲状腺功能异常的诊断。适用于甲状腺功能亢进和甲状腺功能减退症。协助同位素检查,以排除干扰明确诊断,检查后恢复原膳食。

(2)膳食原则及方法:检查前 2 个月需禁食海带、海蜇、紫菜和贝类等海鲜类食物。检查前 2 周,停用一切影响甲状腺功能的药物如碘制剂、甲状腺激素、抗甲状腺药物。

四、甲状旁腺功能试验膳食

(一)低钙正常磷膳食

低钙正常磷膳食用于甲状旁腺功能亢进的诊断。

正常人服用低钙膳食后尿钙排出量迅速减少,而甲状旁腺功能亢进患者则不然。试验膳食为五天,前三天为适应期,后两天为试验期,每天膳食中钙含量不超过 150 mg,磷含量为 600～800 mg。试验最后一天测尿钙。

(二)低蛋白正常钙磷膳食

测肾小管回吸收磷功能。肾小管回吸收磷的正常值大于 80%,若低于此值则为不正常。试验膳五天,前三天为适应期,后两天试验期,每天膳食中钙含量为 500～800 mg,磷含量为 600～800 ng,蛋白含量不超过 40 g,忌食各种肉类用以测定内生肌酐清除率。

(三)限磷试验膳食

已有明显的高血钙、低血磷的甲状旁腺功能亢进症患者不宜做此试验。否则有诱发甲状旁腺危象的危险。

膳食原则及方法:限磷试验膳食为期 6 天。分别测试验膳食前 1 天及试验膳食第 1、3、6 天空腹血钙、磷及 24 小时尿磷进行比较。

五、肾上腺皮质功能试验

钾钠定量试验膳食:受试者接受正常钾、钠固定膳食 2 周,膳食适应 2～3 天后留 24 小时尿测定钾、钠,同时测定血钾、血钠及二氧化碳结合力。完成尿、血钾、钠等测定后即给予口服螺内酯,每次 80～100 mg,每天 4 次,连续服用 5 天。服药 5 天后留 24 小时尿测定钾、钠,并同时测定血钾、钠及二氧化碳结合力。要求每天膳食固定供给钾 60～100 mmol/L,钠 150～160 mmol。

六、其他试验膳食

(一)胰B超检查膳食

胰 B 超检查膳食用于检查胰腺有无病变及肿块。检查前三天膳食中不含动物性食物及其制品,烹调用油亦应严格限制。膳食原则是低脂肪、富碳水化合物及维生素。禁食有刺激性食物如辣椒、咖啡、浓茶、酒等。要求全日膳食中脂肪应小于 40 g,碳水化合物占全日总热能比例在 70％左右。

(二)CT 检查试验膳食

CT 检查试验膳食用于腹部各器官电子扫描检查。

腹部扫描前 4 小时禁食、扫描前三天不吃含金属元素的药物如铁、锌、钙、钠、钾和铋等制剂及含金属元素丰富的食物,如牛奶、豆腐、动物血和咸菜等;同时,应限制产气的食物,如黄豆、洋葱、薯类和甜食等,这些食物易产生人工伪影而影响检查结果,发生误诊。

(巩长进)

第三章

糖尿病及其并发症

第一节 糖 尿 病

一、糖尿病的分型

糖尿病的分型是依据对糖尿病的临床表现、病理生理及病因的认识而建立的综合分型。目前国际上通用的是 WHO 糖尿病专家委员会提出的分型标准。

（一）T1DM

该型又分免疫介导性（1A 型）和特发性（1B 型）。前者占绝大多数，为自身免疫性疾病，可能是有遗传易感性的个体在某些外在环境因素的作用下，机体发生了针对胰岛 β 细胞的自身免疫，导致胰岛 β 细胞破坏，胰岛素分泌减少。血中可发现针对胰岛 β 细胞的特异性抗体。后者发病临床表现与 1A 型相似，但无自身免疫证据。

（二）T2DM

其发病虽然与遗传因素有一定的关系，但环境因素，尤其生活方式起着主导作用。大部分发病从以胰岛素抵抗为主伴胰岛素进行性分泌不足，进展到以胰岛素分泌不足为主伴胰岛素抵抗。

（三）其他特殊类型糖尿病

其他特殊类型糖尿病病因学相对明确。

1.胰岛 β 细胞功能基因缺陷

青年人中的成年发病型糖尿病（maturity-onset diabetes of the young，MODY）、线粒体基因突变糖尿病、其他。

2.胰岛素作用基因缺陷

A 型胰岛素抵抗、妖精貌综合征、Rabson-Mendenhall 综合征、脂肪萎缩型糖尿病等。

3.胰腺疾病和胰腺外伤或手术切除

胰腺炎、创伤、胰腺切除术、胰腺肿瘤、胰腺囊性纤维化病、血色病、纤维钙化性胰腺病等。

4.内分泌疾病

肢端肥大症、库欣综合征、胰高糖素瘤、嗜铬细胞瘤、甲状腺功能亢进症、生长抑素瘤、醛固酮瘤及其他。

5.药物或化学品所致糖尿病

Vacor(N-3 吡啶甲基 N-P 硝基苯尿素)、喷他脒、烟酸、糖皮质激素、甲状腺激素、二氮嗪、β-肾上腺素能激动剂、噻嗪类利尿剂、苯妥英钠、α-干扰素等。

6.感染

先天性风疹、巨细胞病毒感染及其他。

7.不常见的免疫介导性糖尿病

僵人综合征、抗胰岛素受体抗体等。

8.其他与糖尿病相关的遗传综合征

Down 综合征、Klinefelter 综合征、Turner 综合征、Wolfram 综合征、Friedreich 共济失调、Huntington 舞蹈病、Laurence-Moon-Beidel 综合征、强直性肌营养不良、卟啉病、Prader-Willi 综合征等。

(四)妊娠期糖尿病(GDM)

GDM 指妊娠期间发生的糖尿病。不包括孕前已诊断或已患糖尿病的患者,后者称为糖尿病合并妊娠。

糖尿病患者中 T2DM 最多见,占 90%～95%。T1DM 在亚洲较少见,但在某些国家和地区则发病率较高;我国 T1DM 占糖尿病的比例<5%。

二、糖尿病的病因、发病机制和自然史

糖尿病的病因和发病机制较复杂,至今未完全阐明。不同类型其病因不尽相同,即使在同一类型中也存在着异质性。总的来说,遗传因素及环境因素共同参与其发病。胰岛素由胰岛 β 细胞合成和分泌,经血液循环到达体内各组织器官的靶细胞,与特异受体结合并引发细胞内物质代谢效应,这过程中任何一个环节发生异常均可导致糖尿病。

T2DM 在自然进程中,不论其病因如何,都会经历几个阶段:患者已存在糖尿病相关的病理生理改变(如胰岛素抵抗、胰岛 β 细胞功能缺陷)相当长时间,但糖耐量仍正常。随病情进展首先出现糖调节受损(IGR),包括空腹血糖受损(IFG)和糖耐量减低(IGT),两者可分别或同时存在;IGR 代表了正常葡萄糖稳态和糖尿病高血糖之间的中间代谢状态,是最重要的 T2DM 高危人群,其中 IGT 预测发展为糖尿病有更高的敏感性,每年有 1.5%～10.0% 的 IGT 患者进展为 T2DM;并且在大多数情况下,IGR 是糖尿病自然病程中的一部分,最后进展至糖尿病。糖尿病早期,部分患者可通过饮食控制、运动、减肥等使血糖得到控制,多数患者则需在此基础上使用口服降糖药使血糖达理想控制,但不需要用胰岛素治疗;随病情进展,β 细胞分泌胰岛素功能进行性下降,患者需应用胰岛素帮助控制高血糖,但不依赖外源胰岛素维持生命;随胰岛细胞破坏进一步加重,至胰岛 β 细胞功能完全衰竭时,则需要外源胰岛素维持生命。由于部分 T2DM 患者发病隐匿,至发现时 β 细胞功能已严重损害、血糖很高,这类患者即需应用胰岛素帮助控制高血糖。

(一)T1DM

T1DM 绝大多数是自身免疫性疾病,遗传因素和环境因素共同参与其发病。某些外界因素(如病毒感染、化学毒物和饮食等)作用于有遗传易感性的个体,激活 T 淋巴细胞介导的一系列自身免疫反应,引起选择性胰岛 β 细胞破坏和功能衰竭,体内胰岛素分泌不足进行性加重,最终

导致糖尿病。

1.遗传因素

在同卵双生子中 T1DM 同病率达 30％～40％,提示遗传因素在 T1DM 发病中起重要作用。T1DM 遗传易感性涉及多个基因,包括 HLA 基因和非 HLA 基因,现尚未被完全识别。已知位于 6 号染色体短臂的 HLA 基因为主效基因,其他为次效基因。HLA-Ⅰ、Ⅱ 类分子参与了 CD4+ T 淋巴细胞及 CD8+ 杀伤 T 淋巴细胞的免疫耐受,从而参与了 T1DM 的发病。

总而言之,T1DM 存在着遗传异质性,遗传背景不同的亚型其病因及临床表现不尽相同。

2.环境因素

(1)病毒感染:据报道与 T1DM 发病有关的病毒包括风疹病毒、腮腺炎病毒、柯萨奇病毒、脑心肌炎病毒和巨细胞病毒等。病毒感染可直接损伤 β 细胞,迅速、大量破坏 β 细胞或使细胞发生慢性损伤、数量逐渐减少。病毒感染还可损伤 β 细胞而暴露其抗原成分,从而触发自身免疫反应,现认为这是病毒感染导致 β 细胞损伤的主要机制。最近,基于 T1DM 动物模型的研究发现胃肠道中微生物失衡也可能与该病的发生有关。

(2)化学毒物和饮食因素:链脲佐菌素和四氧嘧啶糖尿病动物模型及灭鼠剂吡甲硝苯脲所造成的人类糖尿病属于非免疫介导性 β 细胞破坏(急性损伤)或免疫介导性 β 细胞破坏(小剂量、慢性损伤)。而过早接触牛奶或谷类蛋白,引起 T1DM 发病机会增大,可能与肠道免疫失衡有关。

3.自身免疫

许多证据支持 T1DM 为自身免疫性疾病:①遗传易感性与 HLA 区域密切相关,而 HLA 区域与免疫调节及自身免疫性疾病的发生有密切关系;②常伴发其他自身免疫性疾病,如桥本甲状腺炎、艾迪生病等;③早期病理改变为胰岛炎,表现为淋巴细胞浸润;④已发现近 90％新诊断的 T1DM 患者血清中存在针对 β 细胞的单株抗体;⑤动物研究表明,免疫抑制治疗可预防小剂量链脲佐菌素所致动物糖尿病。

(1)体液免疫:已发现 90％新诊断的 T1DM 患者血清中存在针对 β 细胞的抗体,比较重要的有多株胰岛细胞抗体(ICA)、胰岛素抗体(IAA)、谷氨酸脱羧酶抗体(GADA)、蛋白质酪氨酸磷酸酶样蛋白抗体、锌转运体 8 抗体等。胰岛细胞自身抗体检测可预测 T1DM 的发病及确定高危人群,并可协助糖尿病分型及指导治疗。

(2)细胞免疫:目前认为细胞免疫异常在 T1DM 发病中起更重要作用。细胞免疫失调表现为致病性和保护性 T 淋巴细胞比例失衡及其所分泌的细胞因子或其他递质相互作用紊乱,一般认为发病经历 3 个阶段:①免疫系统被激活;②免疫细胞释放各种细胞因子;③在激活的 T 淋巴细胞和各种细胞因子的作用下,胰岛 β 细胞受到直接或间接的高度特异性的自身免疫性攻击,导致胰岛炎和 β 细胞破坏。

(二)T2DM

T2DM 也是由遗传因素及环境因素共同作用而形成的多基因遗传性复杂病,是一组异质性疾病。目前对 T2DM 的病因和发病机制仍然认识不足,但环境因素扮演着重要角色。

1.遗传因素与环境因素

同卵双生子中 T2DM 的同病率接近 100％,但起病和病情进程则受环境因素的影响而变异甚大。其遗传特点为:①参与发病的基因很多,分别影响糖代谢有关过程中的某个中间环节;②每个基因参与发病的程度不等,大多数为次效基因,可能有个别为主效基因;③每个基因只是赋予个体某种程度的易感性,并不足以致病,也不一定是致病所必需;④多基因异常的总效应形成遗传易感性。现有资料显示遗传因素主要影响β细胞功能。

环境因素包括增龄、现代生活方式、营养过剩、体力活动不足、子宫内环境,以及应激、化学毒物等。在遗传因素和上述环境因素共同作用下所引起的肥胖,特别是中心性肥胖,与胰岛素抵抗和 T2DM 的发生密切相关。近几十年糖尿病发病率的急剧增高难以用遗传因素解释,以营养过剩和运动减少为主要参与因素的生活方式改变起着更为重要的作用。

2.胰岛素抵抗和β细胞功能缺陷

B细胞功能缺陷导致不同程度的胰岛素缺乏和组织(特别是骨骼肌和肝脏)胰岛素抵抗是 T2DM 发病的两个主要环节。不同个体其胰岛素抵抗和胰岛素分泌缺陷在发病中的重要性不同,同一患者在疾病进程中两者的相对重要性也可能发生变化。在存在胰岛素抵抗的情况下,如果 B 细胞能代偿性增加胰岛素分泌,则可维持血糖正常;当 B 细胞功能无法代偿胰岛素抵抗时,就会发生 T2DM。

(1)胰岛素抵抗:胰岛素降低血糖的主要机制包括抑制肝脏产生葡萄糖、刺激内脏组织(如肝脏)对葡萄糖的摄取,以及促进外周组织(骨骼肌、脂肪)对葡萄糖的利用。胰岛素抵抗指胰岛素作用的靶器官(主要是肝脏、肌肉和脂肪组织)对胰岛素作用的敏感性降低。

胰岛素抵抗是 T2DM 的重要特征,现认为可能是多数 T2DM 发病的始发因素,且产生胰岛素抵抗的遗传背景也会影响 B 细胞对胰岛素抵抗的代偿能力。但胰岛素抵抗的发生机制至今尚未阐明。目前主要有脂质超载和炎症两种论点:脂质过度负荷增多致血液循环中 FFA 及其代谢产物水平增高及在非脂肪细胞(主要是肌细胞、肝细胞、胰岛β细胞)内沉积,抑制胰岛素信号转导;增大的脂肪细胞吸引巨噬细胞,分泌炎症性信号分子(如 TNF-α、抵抗素、IL-6 等),通过 Jun 氨基端激酶阻断骨骼肌内的胰岛素信号转导。

(2)B 细胞功能缺陷:B 细胞功能缺陷在 T2DM 的发病中起关键作用,B 细胞对胰岛素抵抗的失代偿是导致 T2DM 发病的最后环节。现已证明从糖耐量正常到 IGT 到 T2DM 的进程中,B 细胞功能呈进行性下降,T2DM 诊断时其 B 细胞功能已降低约 50%。

T2DM B 细胞功能缺陷主要表现如下。①胰岛素分泌量的缺陷:T2DM 早期空腹胰岛素水平正常或升高,葡萄糖刺激后胰岛素分泌代偿性增多(但相对于血糖水平而言胰岛素分泌仍是不足的);随着疾病的进展和空腹血糖浓度增高,基础胰岛素分泌不再增加,甚至逐渐降低,而葡萄糖刺激后胰岛素分泌缺陷更明显。患者一般先出现对葡萄糖刺激反应缺陷,对非葡萄糖的刺激(如氨基酸、胰高糖素、化学药物等)尚有反应;至疾病后期胰岛β细胞衰竭时,则对葡萄糖和非葡萄糖的刺激反应均丧失。②胰岛素分泌模式异常:静脉注射葡萄糖后(IVGTT 或高糖钳夹试验)第一时相胰岛素分泌减弱或消失;口服葡萄糖胰岛素释放试验中早时相胰岛素分泌延迟、减弱或消失;疾病早期第二时相(或晚时相)胰岛素分泌呈代偿性升高及峰值后移,当病情进一步发展则第二时相(或晚时相)胰岛素分泌也渐减;且对葡萄糖和非葡萄糖刺激反应均减退。③胰岛素脉冲式分泌缺陷:正常胰岛素呈脉冲式分泌,涵盖基础和餐时状态;T2DM 胰岛素分泌谱紊乱,正常间隔脉冲消失,出现高频脉冲及昼夜节律紊乱;在 DM 的发生发展过程中,胰岛素脉冲式分泌异常可能比糖刺激的第一时相胰岛素分泌异常更早出现。④胰岛素质量缺陷:胰岛素原与胰岛素的比例增加,胰岛素原的生物活性仅约为胰岛素的 15%。

3.胰岛α细胞功能异常和胰高糖素样多肽-1(GLP-1)分泌缺陷

近年研究发现,与正常糖耐量者比较,T2DM 患者血 GLP-1 浓度降低,尤其进餐后更为明显。但目前尚不清楚这种现象是高血糖的诱发因素或是继发于高血糖。

GLP-1由肠道L细胞分泌,主要生物作用包括刺激β细胞葡萄糖介导的胰岛素合成和分泌、抑制胰高糖素。其他生物学效应包括延缓胃内容物排空、抑制食欲及摄食、促进β细胞增殖和减少凋亡、改善血管内皮功能和保护心脏功能等。GLP-1在体内迅速被DPP-Ⅳ降解而失去生物活性,其血浆半衰期不足2分钟。

已知胰岛中α细胞分泌胰高糖素在保持血糖稳态中起重要作用。正常情况下,进餐后血糖升高刺激早时相胰岛素分泌和GLP-1分泌,进而抑制α细胞分泌胰高糖素,从而使肝糖输出减少,防止出现餐后高血糖。研究发现,T2DM患者由于β细胞数量明显减少,α细胞数量无明显改变,致α/β细胞比例显著增加;另外T2DM患者普遍存在α细胞功能紊乱,主要表现为α细胞对葡萄糖敏感性下降(也即需要更高的血糖浓度才能实现对胰高糖素分泌的抑制作用),T2DM患者负荷后GLP-1的释放曲线低于正常个体;从而导致胰高糖素水平升高,肝糖输出增加。通过提高内源性GLP-1水平或补充外源GLP-1后,可观察到GLP-1以葡萄糖依赖方式促进T2DM的胰岛素分泌和抑制胰高血糖素分泌,并可恢复α细胞对葡萄糖的敏感性。

胰岛α细胞功能异常和GLP-1分泌缺陷可能在T2DM发病中也起重要作用。

4.T2DM的自然史

T2DM早期存在胰岛素抵抗而β细胞可代偿性增加胰岛素分泌时,血糖可维持正常;当β细胞无法分泌足够的胰岛素以代偿胰岛素抵抗时,则会进展为IGR和糖尿病。IGR和糖尿病早期不需胰岛素治疗的阶段较长,部分患者可通过生活方式干预使血糖得到控制,多数患者则需在此基础上使用口服降糖药使血糖达理想控制;随β细胞分泌胰岛素功能进行性下降,患者需应用胰岛素控制高血糖,但不依赖外源胰岛素维持生命;但随着病情进展,相当一部分患者需用胰岛素控制血糖或维持生命。

三、糖尿病的临床表现

(一)基本临床表现

血糖升高后因渗透性利尿引起多尿,继而口渴多饮;外周组织对葡萄糖利用障碍,脂肪分解增多,蛋白质代谢负平衡,渐见乏力、消瘦,儿童生长发育受阻;患者常有易饥、多食。故糖尿病的临床表现常被描述为"三多一少",即多尿、多饮、多食和体重减轻。可有皮肤瘙痒,尤其外阴瘙痒。血糖升高较快时可使眼房水、晶体渗透压改变而引起屈光改变致视力模糊。部分患者无任何症状,仅于健康检查或因各种疾病就诊化验时发现高血糖。

(二)常见类型糖尿病的临床特点

1.T1DM临床特点

(1)免疫介导性T1DM(1A型):诊断时临床表现变化很大,可以是轻度非特异性症状、典型三多一少症状或昏迷。多数青少年患者起病较急,症状较明显;如未及时诊断治疗,可出现糖尿病酮症酸中毒。多数T1DM患者起病初期都需要胰岛素治疗,使代谢恢复正常,但此后可能有持续数周至数月不等的时间需要的胰岛素剂量很小或不需要胰岛素,即所谓"蜜月期"现象,这是由于β细胞功能得到部分恢复。某些成年患者,起病缓慢,早期临床表现不明显,经历一段或长或短的不需胰岛素治疗的阶段,称为"成人隐匿性自身免疫糖尿病(LADA)"。尽管起病急缓不一,一般较快进展到糖尿病需依赖外源胰岛素控制血糖。这类患者很少肥胖,但肥胖不排除本病可能性。多数1A型患者血浆基础胰岛素水平低于正常,葡萄糖刺激后胰岛素分泌曲线低平。胰岛β细胞自身抗体或呈阳性。

(2)特发性 T1DM(1B 型):通常急性起病,β 细胞功能明显减退甚至衰竭,临床上表现为糖尿病酮症甚至酸中毒。β 细胞自身抗体检查阴性。病因未明。诊断时需排除单基因突变糖尿病。

2.T2DM 临床特点

流行病学调查显示,在我国糖尿病患者群中,T2DM 占 90% 以上。多见于成人,常在 40 岁以后起病,但也可发生于青少年;多数起病隐匿,症状相对较轻,半数以上无任何症状;不少患者因慢性并发症、伴发病或仅于健康检查时发现。很少自发性发生 DKA,但在应激、严重感染、中断治疗等诱因下也可发生 DKA。T2DM 常有家族史。临床上与肥胖症、血脂异常、脂肪肝、高血压、冠心病等疾病常同时或先后发生,并常伴有高胰岛素血症,目前认为这些均与胰岛素抵抗有关,称为代谢综合征。由于诊断时所处的病程阶段不同,其 β 细胞功能表现差异较大,有的早期患者进食后胰岛素分泌高峰延迟,餐后 3～5 小时血浆胰岛素水平不适当地升高,引起反应性低血糖,可成为这些患者的首发临床表现。

3.某些特殊类型糖尿病

(1)青年人中的成年发病型糖尿病:MODY 是一组高度异质性的单基因遗传病。主要临床特征:①有三代或以上家族发病史,且符合常染色体显性遗传规律;②先证者发病年龄<25 岁;③无酮症倾向。

(2)线粒体基因突变糖尿病临床特征:①母系遗传;②发病早,β 细胞功能逐渐减退,自身抗体阴性;③身材多消瘦;④常伴神经性耳聋或其他神经肌肉表现。

(3)糖皮质激素所致糖尿病:部分患者应用糖皮质激素后可诱发或加重糖尿病,常常与剂量和使用时间相关。多数患者停用后糖代谢可恢复正常。不管以往有否糖尿病,使用糖皮质激素时均应监测血糖,及时调整降糖方案,首选胰岛素控制高血糖。

4.妊娠糖尿病

GDM 通常是在妊娠中、末期出现,此时与妊娠相关的胰岛素拮抗激素的分泌亦达高峰。GDM 一般只有轻度无症状性血糖增高,但由于血糖轻度增高对胎儿发育亦可能有不利影响,因此妊娠期间应重视筛查。对所有孕妇,特别是 GDM 高风险的妇女(GDM 个人史、肥胖、尿糖阳性,或有糖尿病家族史者),最好在怀孕前进行筛查,若 FPG＞7.0 mmol/L、随机血糖＞11.1 mmol/L 或 HbA1c＞6.5% 则可确诊为显性糖尿病。

所有既往无糖尿病的孕妇应在妊娠 24～28 周时进行 OGTT。针对 GDM 的诊断方法和标准一直存在争议。就诊断方法而言,分为一步法及两步法。一步法是妊娠 24～28 周行 75 g OGTT;若 FPG ≥5.1 mmol/L,服糖后 1 小时血糖≥10.0 mmol/L、2 小时≥8.5 mmol/L,不再检测 3 小时血糖;血糖值超过上述任一指标即可诊断为 GDM。两步法是妊娠 24～28 周先做 50 g OGTT 初步筛查,即口服 50 g 葡萄糖,1 小时后抽血化验血糖,血糖水平≥7.8 mmol/L 为异常;异常者需进一步行 100 g OGTT 确诊,分别测定 FPG 及负荷后 1 小时、2 小时和 3 小时血糖水平;两项或两项以上异常即可确诊为 GDM。

一步法简单易行,对该法诊断的 GDM 进行治疗可能会改善母婴结局,但鉴于 OGTT 变异度较大,且根据现有一步法的诊断标准可大幅度增加 GDM 的患病率,由此增加的经济负担,以及诊断的 GDM 进行干预所带来的母婴益处尚需要更多的临床研究证实。故目前不同组织对一步法及两步法的推荐态度有所不同。NIH 及美国妇产科医师学会推荐两步法,国际糖尿病与妊娠研究组及世界卫生组织则支持采用一步法,而既往支持一步法的 ADA 2014 年发表声明称两种方法都可以选用,美国预防医学工作组、美国家庭医师协会和内分泌学会则并未就选择哪种方法做明确推荐。

对 GDM 和"糖尿病合并妊娠"均需积极有效处理,以降低围生期疾病相关的患病率和病死率。GDM 妇女分娩后血糖一般可恢复正常,但未来发生 T2DM 的风险显著增加。此外,由于某些 GDM 患者孕前可能已经存在未被诊断的各种类型的糖尿病,故 GDM 患者应在产后 6~12 周使用非妊娠 OGTT 标准筛查糖尿病,并长期追踪观察。

四、糖尿病的实验室检查

(一)糖代谢异常严重程度或控制程度的检查

1.尿糖测定

大多采用葡萄糖氧化酶法,测定的是尿葡萄糖,尿糖阳性是诊断糖尿病的重要线索。但尿糖阳性只是提示血糖值超过肾糖阈(大约 10 mmol/L),因而尿糖阴性不能排除糖尿病可能。并发肾脏病变时,肾糖阈升高,虽然血糖升高,但尿糖阴性。肾糖阈降低时,虽然血糖正常,尿糖可阳性。

2.血糖测定和 OGTT

血糖升高是诊断糖尿病的主要依据,又是判断糖尿病病情和控制情况的主要指标。血糖值反映的是瞬间血糖状态。常用葡萄糖氧化酶法测定。抽静脉血或取毛细血管血,可用血浆、血清或全血。如血细胞比容正常,血浆、血清血糖比全血血糖高 15%。诊断糖尿病时必须用静脉血浆测定血糖,治疗过程中随访血糖控制情况可用便携式血糖计测定末梢血糖。

当血糖高于正常范围而又未达到诊断糖尿病标准时,须进行 OGTT。OGTT 应在无摄入任何热量8 小时后,清晨空腹进行,成人口服 75 g 无水葡萄糖,溶于 250~300 mL 水中,5~10 分钟内饮完,空腹及开始饮葡萄糖水后 2 小时测静脉血浆葡萄糖。儿童服糖量按每千克体重 1.75 g 计算,总量不超过 75 g。

如下因素可影响 OGTT 结果的准确性:试验前连续 3 天膳食中糖类摄入过少、长期卧床或极少活动、应激情况、应用药物(如噻嗪类利尿剂、β 受体阻滞剂、糖皮质激素等)、吸烟等。因此急性疾病或应激情况时不宜行 OGTT;试验过程中,受试者不喝茶及咖啡、不吸烟、不做剧烈运动;试验前 3 天内摄入足量碳水化合物;试验前 3~7 天停用可能影响的药物。

3.糖化血红蛋白和糖化血浆白蛋白测定

糖化血红蛋白是葡萄糖或其他糖与血红蛋白的氨基发生非酶催化反应(一种不可逆的蛋白糖化反应)的产物,其量与血糖浓度呈正相关。糖化血红蛋白有 a、b、c 3 种,以糖化血红蛋白c 最为重要。正常人糖化血红蛋白 c 占血红蛋白总量的 3%~6%,不同实验室之间其参考值有一定差异。血糖控制不良者糖化血红蛋白 c 升高,并与血糖升高的程度和持续时间相关。由于红细胞在血液循环中的寿命约为 120 天,因此糖化血红蛋白 c 反映患者近 8~12 周平均血糖水平,为评价糖尿病长期血糖控制水平的主要监测指标之一。需要注意糖化血红蛋白 c 受检测方法、有无贫血和血红蛋白异常疾病、红细胞转换速度、年龄等因素的影响。另外,糖化血红蛋白 c 不能反映瞬时血糖水平及血糖波动情况,也不能确定是否发生过低血糖。

血浆蛋白(主要为白蛋白)同样也可与葡萄糖发生非酶催化的糖化反应而形成果糖胺,其形成的量也与血糖浓度和持续时间相关,正常值为 1.7~2.8 mmol/L。由于白蛋白在血中半衰期为 19 天,故果糖胺反映患者近 2~3 周内平均血糖水平,为糖尿病患者近期病情监测的指标。

(二)胰岛 β 细胞功能检查

1.胰岛素释放试验

正常人空腹基础血浆胰岛素为 35~145 pmol/L(5~20 mU/L),口服 75 g 无水葡萄糖(或 100 g 标准面粉制作的馒头)后,血浆胰岛素在 30~60 分钟上升至高峰,峰值为基础值的 5~10 倍,3~4 小时恢复到基础水平。本试验反映基础和葡萄糖介导的胰岛素释放功能。胰岛素测定受血清中胰岛素抗体和外源性胰岛素的干扰。

2.C 肽释放试验

C 肽释放试验方法同上。正常人空腹基础值不小于 400 pmol/L,高峰时间同上,峰值为基础值的 5~6 倍。也反映基础和葡萄糖介导的胰岛素释放功能。C 肽测定不受血清中的胰岛素抗体和外源性胰岛素的影响。

3.其他检测

β 细胞功能的方法如静脉注射葡萄糖-胰岛素释放试验和高糖钳夹试验可了解胰岛素释放第一时相;胰高糖素-C 肽刺激试验和精氨酸刺激试验可了解非糖介导的胰岛素分泌功能等。可根据患者的具体情况和检查目的而选用。

(三)其他检查

1.血脂水平检测

胆固醇,尤其是 LDL-C 在动脉粥样硬化发生和发展中发挥着关键作用。糖尿病患者发生动脉粥样硬化的危险度明显增高,故要严密监测血脂,并结合年龄、性别、吸烟与否、血压水平及有无血管病变等确定个体化血脂治疗方案及达标标准。

2.足底压力检测

有条件者可行足底压力分析,以指导糖尿病足患者的足部护理及对足矫形器的监测。

3.有关病因和发病机制的检查

GADA、ICA、IAA 及 IA-2A 的联合检测;胰岛素敏感性检查;基因分析等。

五、糖尿病的诊断与鉴别诊断

大多数早期 T2DM 患者并无明显症状,故容易漏诊和误诊。在临床工作中要善于发现糖尿病,尽可能早期诊断和治疗。糖尿病诊断以血糖升高为依据,血糖的正常值和糖代谢异常的诊断切点是依据血糖值与糖尿病特异性并发症(如视网膜病变)发生风险的关系来确定。应注意如单纯检查空腹血糖,糖尿病漏诊率高,应加测餐后血糖,必要时进行 OGTT。

(一)诊断线索

有多食、多饮、多尿及体重减轻(三多一少)症状者;以糖尿病各种急慢性并发症或伴发病首诊就诊者;原因不明的酸中毒、失水、昏迷、休克;反复发作的皮肤疖或痈、真菌性阴道炎等;手足麻木、视物模糊等。高危人群:有糖调节受损史(IFG 和/或 IGT);年龄≥45 岁;超重或肥胖;T2DM 的一级亲属;有巨大儿生产史或妊娠糖尿病史等。

(二)诊断标准

我国目前采用国际上通用 WHO 糖尿病专家委员会提出的诊断和分类标准(表 3-1、表 3-2),要点如下。

表 3-1　糖尿病诊断标准

诊断标准	静脉血浆葡萄糖水平（mmol/L）
（1）糖尿病症状＋随机血糖	≥11.1
（2）空腹血糖（FPG）	≥7.0
（3）OGTT 2 小时血糖	≥11.1

注：需再测一次予以证实，诊断才能成立。随机血糖指不考虑上次用餐时间，一天中任意时间的血糖，不能用来诊断 IFG 或 IGT

表 3-2　糖代谢状态分类

糖代谢分类	静脉血浆葡萄糖水平（mmol/L）	
	空腹血糖（FPG）	糖负荷后 2 小时血糖水平
正常血糖（NGR）	＜6.1	＜7.8
空腹血糖受损（IFG）	6.1～6.9	＜7.8
糖耐量减低（IGT）	＜7.0	7.8～11.0
糖尿病（DM）	≥7.0	≥11.1

注：2003 年 11 月国际糖尿病专家委员会建议将 IFG 的界限值修订为 5.6～6.9 mmol/L

（1）糖尿病诊断是基于空腹（FPG）、任意时间或 OGTT 中 2 小时血糖值。空腹指至少 8 小时内无任何热量摄入；任意时间指一天内任何时间，无论上一次进餐时间及食物摄入量。糖尿病症状指多尿、烦渴多饮和难于解释的体重减轻。FPG 3.9～6.0 mmol/L（70～108 mg/dL）为正常；6.1～6.9 mmol/L（110～125 mg/dL）为 IFG；≥7.0 mmol/L（126 mg/dL）应考虑糖尿病。OGTT 中 2 小时血糖值＜7.7 mmol/L（139 mg/dL）为正常糖耐量；7.8～11.0 mmol/L（140～199 mg/dL）为 IGT；≥11.1 mmol/L（200 mg/dL）应考虑糖尿病。

（2）糖尿病的临床诊断推荐采用葡萄糖氧化酶法测定静脉血浆葡萄糖。

（3）对于无糖尿病症状，仅一次血糖值达到糖尿病诊断标准者，必须在另一天复查核实而确定诊断；如复查结果未达到糖尿病诊断标准，应定期复查。IFG 或 IGT 的诊断应根据 3 个月内的两次 OGTT 结果，用其平均值来判断。严重疾病（急性严重感染、创伤）或其他应激情况下，可因拮抗胰岛素的激素（如儿茶酚胺、皮质醇等）分泌增多而发生应激性高血糖；但这种代谢紊乱常为暂时性和自限性，因此在应激因素消失前，不能据此时血糖诊断糖尿病，必须在应激消除后复查才能明确其糖代谢状况。

（4）儿童糖尿病诊断标准与成人相同。

（5）孕期首次产前检查时，使用普通糖尿病诊断标准筛查孕前未诊断的 T2DM，如达到糖尿病诊断标准即可判断孕前就患有糖尿病。如初次检查结果正常，则在孕 24～28 周筛查有无 GDM。

（6）近年对应用糖化血红蛋白作为糖尿病诊断指标的国内外研究很多，并得到了广泛的关注。糖化血红蛋白是评价长期血糖控制的金标准。流行病学和循证医学研究证明糖化血红蛋白能稳定和可靠地反映患者的预后。且糖化血红蛋白具有检测变异小、更稳定、可采用与 DCCT/UKPDS 一致的方法并进行标化、无须空腹或定时采血且受应激等急性状态影响小等优点。美国糖尿病协会（ADA）已经把糖化血红蛋白≥6.5％作为糖尿病的诊断标准，WHO 也建议在条件成熟的地方采用糖化血红蛋白作为诊断糖尿病的指标。然而由于我国有关糖化血红蛋白诊断糖尿病切点的相关资料尚不足,而且我国尚缺乏糖化血红蛋白检测方法的标准化,包括测定仪器和测定方法的质量控制存在着明显的地区差异,故目前在我国尚不推荐采用糖化血红蛋白诊断糖尿病。

(三)鉴别诊断

注意鉴别其他原因所致尿糖阳性。肾性糖尿因肾糖阈降低所致,尿糖阳性,但血糖及OGTT 正常。某些非葡萄糖的糖尿如果糖、乳糖、半乳糖尿,用班氏试剂(硫酸铜)检测呈阳性反应,用葡萄糖氧化酶试剂检测呈阴性反应。

甲状腺功能亢进症、胃空肠吻合术后,因碳水化合物在肠道吸收快,可引起进食后 0.5～1 小时血糖过高,出现糖尿,但 FPG 和餐后 2 小时血糖正常。严重弥漫性肝病患者,葡萄糖转化为肝糖原功能减弱,肝糖原贮存减少,进食后 0.5～1 小时血糖过高,出现糖尿,但 FPG 偏低,餐后 2～3 小时血糖正常或低于正常。急性应激状态时,胰岛素拮抗激素(如肾上腺素、ACTH、肾上腺皮质激素和生长激素)分泌增加,可使糖耐量减低,出现一过性血糖升高、尿糖阳性,应激过后可恢复正常。

(四)分型

最重要的是鉴别 T1DM 和 T2DM,由于两者缺乏明确的生化或遗传学标志,主要根据临床特点和发展过程,从发病年龄、起病急缓、症状轻重、体重、有否酮症酸中毒倾向、是否依赖外源胰岛素维持生命等方面,结合胰岛 β 细胞自身抗体和 β 细胞功能检查结果而进行临床综合分析判断。一般来说,T1DM 发病年龄轻,起病急、症状较重,明显消瘦,有酮症倾向,需要胰岛素治疗。但两者的区别都是相对的,临床单靠血糖水平不能区分 T1DM 还是 T2DM,有些患者诊断初期可能同时具有 T1DM 和 T2DM 的特点,如这些人发病年龄较小但进展慢、一般不胖、胰岛素分泌功能降低但尚未达容易发生酮症的程度、其中相当部分患者使用口服降糖药即可达良好血糖控制,这些患者确实暂时很难明确归为 T1DM 或 T2DM;这时可先做一个临时性分型,用于指导治疗。然后依据对治疗的初始反应和 β 细胞功能的动态变化再重新评估和分型。随着疾病的进展,诊断会越来越明确。从发病机制角度来讲,胰岛 β 细胞自身抗体是诊断 T1DM 的特异指标。

MODY 和线粒体基因突变糖尿病有一定临床特点,但确诊有赖于基因分析。

许多内分泌疾病,如肢端肥大症(或巨人症)、库欣综合征、嗜铬细胞瘤可分泌生长激素、皮质醇、儿茶酚胺,抵抗胰岛素而引起继发性糖尿病。还要注意药物影响和其他特殊类型糖尿病。

(五)并发症和伴发病的诊断

对糖尿病的各种并发症及经常伴随出现的肥胖、高血压、血脂异常等也须进行相应检查和诊断以便及时治疗。

T1DM 应根据体征和症状考虑自身免疫性甲状腺疾病、系统性红斑狼疮等的筛查。

六、糖尿病的治疗

由于糖尿病的病因和发病机制尚未完全阐明,目前仍缺乏病因治疗。

糖尿病治疗的近期目标是通过控制高血糖和相关代谢紊乱以消除糖尿病症状和防止出现急性严重代谢紊乱;远期目标是通过良好的代谢控制达到预防和/或延缓糖尿病慢性并发症的发生和发展,维持良好健康和学习、劳动能力,提高患者的生活质量、降低病死率和延长寿命。保障儿童患者的正常生长发育。

近年循证医学的发展促进了糖尿病治疗观念的进步,糖尿病的控制已从传统意义上的治疗转变为系统管理,最好的管理模式是以患者为中心的团队式管理,团队主要成员包括全科和专科医师、糖尿病教员、营养师、运动康复师、患者及其家属等,并建立定期随访和评估系统。

近年临床研究证实:使新诊断的糖尿病患者达到良好血糖控制可延缓糖尿病微血管病变的发生、发展;早期有效控制血糖可能对大血管有较长期的保护作用(代谢记忆效应);全面控制 T2DM 的危险因素可明显降低大血管和微血管病变的发生风险和死亡风险。早期良好控制血糖尚可保护 β 细胞功能及改善胰岛素敏感性。故糖尿病管理须遵循早期和长期、积极而理性、综合治疗和全面达标、治疗措施个体化等原则。IDF 提出糖尿病综合管理 5 个要点(有"五驾马车"之称):糖尿病教育、医学营养治疗、运动治疗、血糖监测和药物治疗。

已有证据显示,将 HbA1c 降至 7% 左右或以下可显著减少糖尿病微血管并发症;如在诊断糖尿病后早期降低 HbA1c,可以减少慢性大血管病变风险。应对血糖控制的风险与获益、可行性和社会因素等进行综合评估,为患者制定合理的个体化 HbA1c 控制目标。对于大多数非妊娠成人,HbA1c 的合理控制目标为<7%。ADA 和 EASD 立场声明建议,对于某些患者(如病程短、预期寿命长、无明显的 CVD 等),在无明显的低血糖或其他不良反应的前提下,可考虑更严格的 HbA1c 目标(如 HbA1c 6.0%~6.5%)。而对于有严重低血糖病史,预期寿命有限,有显著的微血管或大血管并发症,或严重的并发症,糖尿病病程长,并且尽管进行了糖尿病自我管理教育、合适的血糖监测、接受有效剂量的多种降糖药物包括胰岛素治疗仍然很难达标的患者,应采用较为宽松的 HbA1c 目标(如 HbA1c 7.5%~8%,或甚至更高些)。即糖尿病患者血糖控制目标应该遵循个体化的原则。

(一)糖尿病健康教育

糖尿病健康教育是重要的基础管理措施之一。每位糖尿病患者一旦诊断即应规范接受糖尿病教育,目标是使患者充分认识糖尿病并掌握糖尿病的自我管理能力。健康教育被公认是决定糖尿病管理成败的关键。良好的健康教育可充分调动患者的主观能动性,积极配合治疗,有利于疾病控制达标,防止各种并发症的发生和发展,降低医疗费用和负担,使患者和国家均受益。健康教育包括糖尿病防治专业人员的培训,医务人员的继续医学教育,患者及其家属和公众的卫生保健教育。应对患者和家属耐心宣教,使其认识到糖尿病是终身疾病,治疗需持之以恒,充分认识自身的行为和自我管理能力是糖尿病能否成功控制的关键。同时促进患者治疗性生活方式改变,定期辅导并应将其纳入治疗方案,让患者了解糖尿病的基础知识和治疗控制要求,学会自我血糖监测,掌握医学营养治疗的具体措施和体育锻炼的具体要求,使用降血糖药物的注意事项,学会胰岛素注射技术,从而在医务人员指导下长期坚持合理治疗并达标,坚持随访,按需要调整治疗方案。同时,糖尿病健康教育应涉及社会心理问题,因为良好情感状态与糖尿病治疗效果密切相关。劝诫患者戒烟和烈性酒,讲求个人卫生,预防各种感染。

(二)医学营养治疗

医学营养治疗是糖尿病基础管理措施,是综合管理的重要组成部分。对医学营养治疗的依从性是决定患者能否达到理想代谢控制的关键影响因素。其主要目标是纠正代谢紊乱、达到良好的代谢控制、减少 CVD 的危险因素、提供最佳营养以改善患者健康状况、减缓 β 细胞功能障碍的进展。总的原则是确定合理的总能量摄入,合理、均衡地分配各种营养物质,恢复并维持理想体重。

1.计算总热量

首先按患者性别、年龄和身高查表或用简易公式计算理想体重[理想体重(kg)=身高(cm)

—105]，然后根据理想体重和工作性质，参照原来生活习惯等，计算每天所需总热量。成年人休息状态下每天每千克理想体重给予热量 25～30 kcal，轻体力劳动 30～35 kcal，中度体力劳动 35～40 kcal，重体力劳动 40 kcal 以上。儿童、孕妇、乳母、营养不良及伴有消耗性疾病者应酌情增加，肥胖者酌减，使体重逐渐恢复至理想体重的±5%左右。

2.膳食搭配

膳食中碳水化合物所提供的能量应占饮食总热量的 50%～60%。不同种类碳水化合物引起血糖增高的速度和程度有很大不同，可用食物生糖指数(GI)来衡量。GI 指进食恒量的食物(含 50 g 碳水化合物)后，2～3 小时内的血糖曲线下面积相比空腹时的增幅除以进食 50 g 葡萄糖后的相应增幅。GI≤55% 为低 GI 食物，55%～70% 为中 GI 食物，GI≥70% 为高 GI 食物。低 GI 食物有利于血糖控制和控制体重。应限制含糖饮料摄入；可适量摄入糖醇和非营养性甜味剂。肾功能正常的糖尿病个体，推荐蛋白质的摄入量占供能比的 10%～15%，成人每天每千克理想体重 0.8～1.2 g；孕妇、乳母、营养不良或伴消耗性疾病者增至 1.5～2.0 g；伴有糖尿病肾病而肾功能正常者应限制至 0.8 g，血尿素氮已升高者应限制在 0.6 g 以下；蛋白质应至少有 1/3 来自动物蛋白质，以保证必需氨基酸的供给。膳食中由脂肪提供的能量不超过总热量的 30%，其中饱和脂肪酸不应超过总热量的 7%；食物中胆固醇摄入量应＜300 mg/d。

此外，各种富含食用纤维的食品可延缓食物吸收，降低餐后血糖高峰，有利于改善糖、脂代谢紊乱，并促进胃肠蠕动、防止便秘。提倡食用绿叶蔬菜、豆类、块根类、粗谷物、含糖成分低的水果等。

3.糖尿病的营养补充治疗

没有明确的证据显示糖尿病患者群维生素或矿物质的补充是有益的(如果没有缺乏)。不建议常规补充抗氧化剂如维生素 E、维生素 C 和胡萝卜素，因为缺乏有效性和长期安全性的证据。目前的证据不支持糖尿病患者补充 n-3(EPA 和 DHA)预防或治疗心血管事件的建议。没有足够的证据支持糖尿病患者常规应用微量元素如铬、镁和维生素 D 以改善血糖控制。没有足够的证据支持应用肉桂或其他中草药/补充剂治疗糖尿病。

4.饮酒

成年糖尿病患者如果想饮酒，每天饮酒量应适度(成年女性每天饮酒的酒精量≤15 g，成年男性≤25 g)。饮酒或许使糖尿病患者发生迟发低血糖的风险增加，尤其是应用胰岛素或促胰岛素分泌剂的患者。教育并保证让患者知晓如何识别和治疗迟发低血糖。

5.钠摄入

普通人群减少钠摄入每天＜2 300 mg 的建议对糖尿病患者也是合适的。对糖尿病合并高血压的患者，应考虑进一步减少钠的摄入。

6.合理分配

确定每天饮食总热量和糖类、蛋白质、脂肪的组成后，按每克糖类、蛋白质产热 4 kcal，每克脂肪产热 9 kcal，将热量换算为食品后制订食谱，并根据生活习惯、病情和配合药物治疗需要进行安排。可按每天三餐分配为 1/5、2/5、2/5 或 1/3、1/3、1/3。

以上仅是原则估算，在治疗过程中要根据患者的具体情况进行调整。如肥胖患者在治疗措施适当的前提下，体重不下降，应进一步减少饮食总热量；体形消瘦的患者，经治疗体重已恢复者，其饮食方案也应适当调整，避免体重继续增加。

（三）运动治疗

体育运动在糖尿病患者的管理中占重要地位,尤其对肥胖的 T2DM 患者,运动可增加胰岛素敏感性,有助于控制血糖和体重。根据年龄、性别、体力、病情、有无并发症及既往运动情况等不同条件,在医师指导下开展有规律的合适运动,循序渐进,并长期坚持。建议糖尿病患者每周至少进行 150 分钟的中等强度的有氧体力活动(50%~70%最大心率),每周运动时间应该分布在 3 天以上,运动间隔时间一般不超过 2 天。若无禁忌证,应该鼓励 T2DM 患者每周至少进行 2 次阻力性肌肉运动。如果患者觉得达到所推荐的运动量和时间有困难,应鼓励他们尽可能进行适当的体育运动。运动前、中、后要监测血糖。运动量大或激烈运动时应建议患者调整食物及药物,以免发生低血糖。T1DM 患者为避免血糖波动过大,体育锻炼宜在餐后进行,运动量不宜过大,持续时间不宜过长。血糖>14 mmol/L,有明显的低血糖症状或者血糖波动较大、有糖尿病急性并发症和心眼脑肾等严重慢性并发症者暂不适宜运动。

（四）病情监测

糖尿病病情监测包括血糖监测、其他 CVD 危险因素和并发症的监测。

血糖监测基本指标包括空腹血糖、餐后血糖和 HbA1c。HbA1c 是评价长期血糖控制的金指标,也是指导临床调整治疗方案的重要依据之一,推荐糖尿病患者开始治疗时每 3 个月检测 1 次 HbA1c,血糖达标后每年也至少监测 2 次。也可用糖化血清蛋白来评价近 2~3 周的血糖控制情况。建议患者应用便携式血糖计进行自我监测血糖(SMBG),以了解血糖的控制水平和波动情况,指导调整治疗方案。自我血糖监测适用于所有糖尿病患者,尤其对妊娠和胰岛素治疗的患者更应加强自我血糖监测。SMBG 的方案、频率和时间安排应根据患者的病情、治疗目标和治疗方案决定。

患者每次就诊时均应测量血压;每年至少 1 次全面了解血脂及心、肾、神经、眼底等情况,以便尽早发现问题并给予相应处理。

（五）高血糖的药物治疗

1.口服降糖药物

高血糖的药物治疗多基于 2 型糖尿病的两个主要病理生理改变——胰岛素抵抗和胰岛素分泌受损。口服降糖药物根据作用效果的不同,可以分为促胰岛素分泌剂(磺脲类、格列奈类、DPP-Ⅳ抑制剂)和非促胰岛素分泌剂(双胍类、噻唑烷二酮类、α 糖苷酶抑制剂)。磺脲类药物、格列奈类药物直接刺激胰岛素分泌;DPP-Ⅳ抑制剂通过减少体内 GLP-1 的分解而增加 GLP-1 增加胰岛素分泌的作用;噻唑烷二酮类药物可改善胰岛素抵抗;双胍类药物主要减少肝脏葡萄糖的输出;α 糖苷酶抑制剂主要延缓碳水化合物在肠道内的吸收。

(1)二甲双胍:目前临床上使用的双胍类药物主要是盐酸二甲双胍。双胍类药物主要药理作用是通过减少肝脏葡萄糖的输出和改善外周胰岛素抵抗而降低血糖。许多国家和国际组织制定的糖尿病指南中推荐二甲双胍作为 2 型糖尿病患者控制高血糖的一线用药和联合用药中的基础用药。临床试验显示,二甲双胍可以使 HbA1c 下降 1%~2%并可使体重下降。单独使用二甲双胍类药物不导致低血糖,但二甲双胍与胰岛素或促胰岛素分泌剂联合使用时可增加低血糖发生的危险性。二甲双胍的主要不良反应为胃肠道反应。双胍类药物罕见的严重不良反应是诱发乳酸酸中毒。因此,双胍类药物禁用于肾功能不全[血肌酐水平男性>1.5 mg/dL,女性>1.4 mg/dL 或肾小球滤过率<60 mL/(min·1.73 m²)]、肝功能不全、严重感染、缺氧或接受大手术的患者。在做造影检查使用碘化造影剂时,应暂时停用二甲双胍。

（2）磺脲类药物：磺脲类药物属于促胰岛素分泌剂，主要药理作用是通过刺激胰岛 β 细胞分泌胰岛素，增加体内的胰岛素水平而降低血糖。临床试验显示，磺脲类药物可以使 HbA1c 降低 1%～2%，是目前许多国家和国际组织制定的糖尿病指南中推荐的控制 2 型糖尿病患者高血糖的主要用药。目前在我国上市的磺脲类药物主要为格列苯脲、格列苯脲、格列齐特、格列吡嗪和格列喹酮。磺脲类药物如果使用不当可以导致低血糖，特别是在老年患者和肝、肾功能不全者；磺脲类药物还可以导致体重增加。有肾功能轻度不全的患者，宜选择格列喹酮。患者依从性差时，建议服用每天一次的磺脲类药物。

（3）噻唑烷二酮类药物：噻唑烷二酮类药物主要通过增加靶细胞对胰岛素作用的敏感性而降低血糖。目前在我国上市的噻唑烷二酮类药物主要有罗格列酮和吡格列酮。临床试验显示，噻唑烷二酮类药物可以使 HbA1c 下降 1%～1.5%。噻唑烷二酮类药物单独使用时不导致低血糖，但与胰岛素或促胰岛素分泌剂联合使用时可增加发生低血糖的风险。体重增加和水肿是噻唑烷二酮类药物的常见不良反应，这种不良反应在与胰岛素联合使用时表现更加明显。噻唑烷二酮类药物的使用还与骨折和心力衰竭风险增加相关。在有心力衰竭（纽约心力衰竭分级 Ⅱ 以上）的患者、有活动性肝病或转氨酶增高超过正常上限2.5倍的患者，以及有严重骨质疏松和骨折病史的患者中应禁用本类药物。

（4）格列奈类药物：为非磺脲类的胰岛素促泌剂，我国上市的有瑞格列奈，那格列奈和米格列奈。本类药物主要通过刺激胰岛素的早期分泌而降低餐后血糖，具有吸收快、起效快和作用时间短的特点，可降低 HbA1c 0.3%～1.5%。此类药物需在餐前即刻服用，可单独使用或与其他降糖药物联合应用（磺脲类除外）。格列奈类药物的常见不良反应是低血糖和体重增加，但低血糖的发生频率和程度较磺脲类药物轻。

（5）α 糖苷酶抑制剂：α 糖苷酶抑制剂通过抑制碳水化合物在小肠上部的吸收而降低餐后血糖。适用于以碳水化合物为主要食物成分和餐后血糖升高的患者。国内上市的 α 糖苷酶抑制剂有阿卡波糖、伏格列波糖和米格列醇。α 糖苷酶抑制剂可使 HbA1c 下降 0.5%～0.8%，不增加体重，并且有使体重下降的趋势，可与磺脲类、双胍类、噻唑烷二酮类或胰岛素合用。α 糖苷酶抑制剂的常见不良反应为胃肠道反应。服药时从小剂量开始，逐渐加量是减少不良反应的有效方法。单独服用本类药物通常不会发生低血糖；合用 α 糖苷酶抑制剂的患者如果出现低血糖，治疗时需使用葡萄糖、牛奶或蜂蜜，而食用蔗糖或淀粉类食物纠正低血糖的效果差。

（6）二肽基肽酶-Ⅳ抑制剂（DPP-Ⅳ抑制剂）：DPP-Ⅳ抑制剂通过抑制二肽基肽酶-Ⅳ而减少 GLP-1 在体内的失活，增加 GLP-1 在体内的水平。GLP-1 以葡萄糖浓度依赖的方式增强胰岛素分泌，抑制胰高血糖素分泌。目前国内上市的 DPP-Ⅳ抑制剂为西格列汀。在包括中国 2 型糖尿病患者在内的临床试验显示 DPP-Ⅳ抑制剂可降低 HbA1c 0.5%～1.0%。DPP-Ⅳ抑制剂单独使用不增加低血糖发生的风险，不增加体重。目前在我国上市的西格列汀在有肾功能不全的患者中使用时应注意减少药物的剂量。

（7）GLP-1 受体激动剂：GLP-1 受体激动剂通过激动 GLP-1 受体而发挥降低血糖的作用。GLP-1 受体激动剂以葡萄糖浓度依赖的方式增强胰岛素分泌、抑制胰高血糖素分泌并能延缓胃排空和通过中枢性的抑制食欲而减少进食量。目前国内上市的 GLP-1 受体激动剂为艾塞那肽，需皮下注射。在包括中国 2 型糖尿病患者在内的临床试验显示 GLP-1 受体激动剂可以使 HbA1c 降低 0.5%～1%。GLP-1 受体激动剂可以单独使用或与其他口服降糖药物联合使用。GLP-1 受体激动剂有显著的体重降低作用，单独使用无明显导致低血糖发生的风险。GLP-1 受体激动剂的常见胃肠道不良反应,如恶心,程度多为轻到中度,主要见于刚开始治疗时,随治疗时间延长逐渐减少。

2.胰岛素治疗

胰岛素治疗是控制高血糖的重要手段。1型糖尿病患者需依赖胰岛素维持生命,也必须使用胰岛素控制高血糖。2型糖尿病患者虽然不需要胰岛素来维持生命,但由于口服降糖药的失效或出现口服药物使用的禁忌证时,仍需要使用胰岛素控制高血糖,以减少糖尿病急、慢性并发症发生的危险。在某些时候,尤其是病程较长时,胰岛素治疗可能会变成最佳的、甚至是必需的保持血糖控制的措施。

开始胰岛素治疗后应该继续坚持饮食控制和运动,并加强对患者的宣教,鼓励和指导患者进行自我血糖监测,以便于胰岛素剂量调整和预防低血糖的发生。所有开始胰岛素治疗的患者都应该接受低血糖危险因素、症状和自救措施的教育。

胰岛素的治疗方案应该模拟生理性胰岛素分泌的模式,包括基础胰岛素和餐时胰岛素两部分的补充。胰岛素根据其来源和化学结构可分为动物胰岛素、人胰岛素和胰岛素类似物。胰岛素根据其作用特点可分为超短效胰岛素类似物、常规(短效)胰岛素、中效胰岛素、长效胰岛素(包括长效胰岛素类似物)和预混胰岛素(包括预混胰岛素类似物)。临床试验证明,胰岛素类似物与人胰岛素相比控制血糖的能力相似,但在模拟生理性胰岛素分泌和减少低血糖发生的危险性方面胰岛素类似物优于人胰岛素。

(1)胰岛素的起始治疗:①1型糖尿病患者在发病时就需要胰岛素治疗,而且需终身胰岛素替代治疗。②2型糖尿病患者在生活方式和口服降糖药联合治疗的基础上,如果血糖仍然未达到控制目标,即可开始口服药物和胰岛素的联合治疗。一般经过较大剂量多种口服药物联合治疗后HbA1c仍>7%时,就可以考虑启动胰岛素治疗。③对新发病并与1型糖尿病鉴别困难的消瘦的糖尿病患者,应该把胰岛素作为一线治疗药物。④在糖尿病病程中(包括新诊断的2型糖尿病患者),出现无明显诱因的体重下降时,应该尽早使用胰岛素治疗。⑤根据患者的具体情况,可选用基础胰岛素或预混胰岛素起始胰岛素治疗。

胰岛素的起始治疗中基础胰岛素的使用:①基础胰岛素包括中效人胰岛素和长效胰岛素类似物。当仅使用基础胰岛素治疗时,不必停用胰岛素促分泌剂。②使用方法:继续口服降糖药物治疗,联合中效或长效胰岛素睡前注射。起始剂量为0.2 U/kg体重。根据患者空腹血糖水平调整胰岛素用量,通常每3~5天调整一次,根据血糖的水平每次调整1~4 U直至空腹血糖达标。如3个月后空腹血糖控制理想但HbA1c不达标,应考虑调整胰岛素治疗方案。

胰岛素的起始治疗中预混胰岛素的使用:①预混胰岛素包括预混人胰岛素和预混胰岛素类似物。根据患者的血糖水平,可选择每天一到两次的注射方案。当使用每天两次注射方案时,应停用胰岛素促泌剂。②使用方法包括以下2条。每天一次预混胰岛素:起始的胰岛素剂量一般为0.2 U/kg每天,晚餐前注射。根据患者空腹血糖水平调整胰岛素用量,通常每3~5天调整一次,根据血糖的水平每次调整1~4 U直至空腹血糖达标。每天两次预混胰岛素:起始的胰岛素剂量一般为每天0.4~0.6 U/kg,按1:1的比例分配到早餐前和晚餐前。根据空腹血糖,早餐后血糖和晚餐前后血糖分别调整早餐前和晚餐前的胰岛素用量,每3~5天调整一次,根据血糖水平每次调整的剂量为1~4 U,直到血糖达标。1型糖尿病在蜜月期阶段,可以短期使用预混胰岛素2~3次/天注射。

(2)胰岛素的强化治疗。

1）多次皮下注射：①在上述胰岛素起始治疗的基础上，经过充分的剂量调整，如患者的血糖水平仍未达标或出现反复的低血糖，需进一步优化治疗方案。可以采用餐时＋基础胰岛素或每天三次预混胰岛素类似物进行胰岛素强化治疗。②使用方法包括以下 2 条。餐时＋基础胰岛素：根据睡前和三餐前血糖的水平分别调整睡前和三餐前的胰岛素用量，每 3～5 天调整一次，根据血糖水平每次调整的剂量为 1～4 U，直到血糖达标；每天 3 次预混胰岛素类似物：根据睡前和三餐前血糖水平进行胰岛素剂量调整，每 3～5 天调整一次，直到血糖达标。

2）持续皮下胰岛素输注（CSII）：①是胰岛素强化治疗的一种形式，更接近生理性胰岛素分泌模式，在控制血糖方面优于多次皮下注射且低血糖发生的风险小。②需要胰岛素泵来实施治疗。③主要适用人群有：1 型糖尿病患者；计划受孕和已妊娠的糖尿病妇女；需要胰岛素强化治疗的 2 型糖尿病患者。

3）特殊情况下胰岛素的应用：对于血糖较高的初发 2 型糖尿病患者，由于口服药物很难使血糖得到满意的控制，而高血糖毒性的迅速缓解可以部分减轻胰岛素抵抗和逆转 β 细胞功能，故新诊断的 2 型糖尿病伴有明显高血糖时可以使用胰岛素强化治疗。方案可以选择各种胰岛素强化治疗方案。如多次皮下注射、胰岛素泵注射等。应注意加强血糖的监测，及时调整胰岛素剂量，使各点血糖在最短时间接近正常，同时尽量减少低血糖的发生。

4）胰岛素注射装置：可以根据个人需要和经济状况选择使用胰岛素注射笔（胰岛素笔或者特充装置）、胰岛素注射器或胰岛素泵。

（六）T2DM 高血糖的管理策略和治疗流程

应依据患者病情特点结合其经济、文化、对治疗的依从性、医疗条件等多种因素，制定个体化的治疗方案，且强调跟踪随访，根据病情变化调整治疗方案，力求达到安全平稳降糖、长期达标。

生活方式干预是 T2DM 的基础治疗措施，应该贯穿于糖尿病治疗的始终。如果单纯生活方式干预血糖不能达标，应开始药物治疗。选择降糖药物应考虑有效性、安全性及费用。首选二甲双胍，且如果没有禁忌证，其应一直保留在治疗方案中；不适合二甲双胍治疗者可选择其他种类药物。如单独使用二甲双胍治疗血糖未达标，可加用其他种类的降糖药物。基线 HbA1c 很高的患者（如≥9.0%），也可直接开始两种口服降糖药联合，或胰岛素治疗。两种口服药联合治疗而血糖仍不达标者，可加用胰岛素治疗（每天 1 次基础胰岛素或每天 1～2 次预混胰岛素）或采用 3 种口服药联合治疗。如血糖仍不达标，则应将治疗方案调整为多次胰岛素治疗或 CSII。

在选择治疗药物时也可根据患者血糖特点，如空腹血糖高时可选用双胍类、磺脲类和中长效胰岛素；餐后血糖升高为主时可选用格列奈类和/或 α-糖苷酶抑制剂、短效及超短效胰岛素；DPP-Ⅳ 抑制剂及 GLP-1 受体激动剂降低餐后血糖同时可降低空腹血糖，并且低血糖风险小。

（七）手术治疗糖尿病

近年证实减重手术可明显改善肥胖 T2DM 患者的血糖控制，甚至可使部分糖尿病患者"缓解"，术后 2～5 年的 T2DM 缓解率可达 60%～80%。故近年 IDF 和 ADA 已将减重手术（代谢手术）推荐为肥胖 T2DM 的可选择的治疗方法之一；我国也已开展这方面的治疗。2013 版《中国 2 型糖尿病防治指南》提出减重手术治疗的适应证：BMI＞32 kg/m² 为可选适应证，28～32 kg/m² 且合并糖尿病、其他心血管疾病为慎选适应证。但目前各国有关手术治疗的 BMI 切点不同，应规范手术的适应证，权衡利弊，避免手术扩大化和降低手术长、短期并发症发生的风险，并加强手术前后对患者的管理。目前还不适合大规模推广。

(八)胰腺移植和胰岛细胞移植

单独胰腺移植或胰肾联合移植可解除对胰岛素的依赖,改善生活质量。治疗对象主要为 T1DM 患者,目前尚局限于伴终末期肾病的 T1DM 患者;或经胰岛素强化治疗仍难达到控制目标,且反复发生严重代谢紊乱者。然而,由于移植后发生的免疫排斥反应,往往会导致移植失败,故必须长期应用免疫抑制剂。

同种异体胰岛移植可使部分 T1DM 患者血糖水平维持正常达数年。但供体来源的短缺和需要长期应用免疫抑制剂限制了该方案在临床上的广泛推广。且移植后患者体内功能性胰岛细胞的存活无法长期维持,移植后随访 5 年的患者中不依赖胰岛素治疗的比率低于 10%。近年还发现采用造血干细胞或间充质干细胞治疗糖尿病具有潜在的应用价值,但此治疗方法目前尚处于临床前研究阶段。

(九)糖尿病慢性并发症的防治原则

糖尿病慢性并发症是患者致残、致死的主要原因,强调早期防治。T1DM 病程≥5 年者及所有 T2DM 患者确诊后应每年进行慢性并发症筛查。现有证据显示:仅严格控制血糖对预防和延缓 T2DM 患者,特别是那些长病程、已发生 CVD 或伴有多个心血管危险因子患者慢性并发症的发生发展的作用有限,所以应早期和积极全面控制 CVD 危险因素。

在糖尿病合并高血压患者的血压目标值方面各指南有所不同。JNC8 将60 岁以下糖尿病高血压患者的血压目标值设定为＜18.7/12.0 kPa(140/90 mmHg)。2013 年和 2014 年美国糖尿病学会(ADA)糖尿病诊疗指南将糖尿病患者的血压目标值设定为＜18.7/10.7 kPa(140/80 mmHg),而欧洲心脏病学会(ESC)和欧洲糖尿病学会(EASD)联合发布的《2013 糖尿病、糖尿病前期和心血管疾病指南》则将这些目标值设定为＜18.7/11.3 kPa(140/85 mmHg),《2013 年中国 2 型糖尿病防治指南》在这一指标上与 ADA 指南保持一致。血压≥18.7/12.0 kPa(140/90 mmHg)者,除接受生活方式治疗外,还应立即接受药物治疗,并及时调整药物剂量使血压达标。糖尿病并高血压患者的药物治疗方案应包括一种血管紧张素转化酶(ACE)抑制剂或血管紧张素受体拮抗剂(ARB)。如果一类药物不能耐受,应该用另一类药物代替。避免 ACEI 和 ARB 联用。为使血压控制达标,常需联用多种药物(最大剂量的 2 种或多种药物)。如果已经应用 ACE 抑制剂、ARB 类或利尿剂,应监测血肌酐/估计肾小球滤过率(eGFR)和血钾水平。糖尿病并慢性高血压的孕妇,为了母亲长期健康和减少胎儿发育损害,建议血压目标值为 14.7～17.2/8.7～10.5 kPa(110～129/65～79 mmHg)。妊娠期间,ACE 抑制剂和 ARB 类均属禁忌。

治疗和管理血脂异常的目的是预防心血管终点事件的发生。LDL-C 是首要的治疗靶标,如果不能检测 LDL-C,那么总胆固醇应作为治疗的靶标。其他如 non-HDL-C 和 Apo B 亦可作为次要的治疗和管理靶标。

心血管风险增加的 T1DM 及 T2DM 患者(10 年风险＞10%),考虑阿司匹林一级预防治疗(剂量 75～162 mg/d)。这包括大部分＞50 岁男性或＞60 岁女性,并至少合并一项其他主要危险因素(CVD 家族史、高血压、吸烟、血脂异常或蛋白尿)。CVD 低危的成年糖尿病患者(10 年 CVD 风险＜5%,如＜50 岁男性或＜60 岁女性且无其他主要 CVD 危险因素者)不应推荐使用阿司匹林预防 CVD,因为出血的潜在不良反应可能抵消了其潜在益处。

严格的血糖控制可预防或延缓 T1DM 和 T2DM 蛋白尿的发生和进展。已有微量白蛋白尿而血压正常的早期肾病患者应用 ACEI 或 ARB 也可延缓肾病的进展;一旦进展至临床糖尿病肾病期,治疗的重点是矫正高血压和减慢 GFR 下降速度。ACEI 或 ARB 除可降低血压外,还可减轻蛋白尿和使 GFR 下降延缓。糖尿病肾病（Ⅳ期）饮食蛋白量为每天每千克体重 0.8 g，以优质动物蛋白为主；GFR 进一步下降后减至 0.6 g 并加用复方 α-酮酸。尽早使用促红细胞生成素纠正贫血，治疗维生素 D-钙磷失平衡可明显改善进展期患者的生活质量和预后。糖尿病肾病肾衰竭者需透析或移植治疗。

综合眼科检查包括散瞳后眼底检查、彩色眼底照相，必要时行荧光造影检查。有任何程度黄斑水肿、严重 NPDR 或任何 PDR 的患者，应该立即转诊给有治疗糖尿病视网膜病变丰富经验的眼科医师。高危 PDR、临床明显的黄斑水肿和部分严重 NPDR 患者，进行激光光凝治疗可以降低失明的危险。糖尿病黄斑水肿是抗血管内皮生长因子（VEGF）治疗的指征。由于阿司匹林不增加视网膜出血的风险且有心脏保护作用，视网膜病变的存在不是阿司匹林治疗的禁忌证。重度 NPDR 应尽早接受视网膜光凝治疗；PDR 患者存在威胁视力情况时（如玻璃体积血不吸收、视网膜前出现纤维增殖、黄斑水肿或视网膜脱离等）应尽早行玻璃体切割手术，争取尽可能保存视力。

所有 T2DM 确诊时和 T1DM 确诊 5 年后应该使用简单的临床检测手段（如 10 g 尼龙丝、音叉振动觉检查等）筛查糖尿病周围神经病变，只有当临床表现不典型时才需要进行电生理学检查；此后至少每年检查一次。除非临床特征不典型，一般不需要进行电生理学检查或转诊给神经病学专家。目前糖尿病周围神经病变尚缺乏有效治疗方法，早期严格控制血糖并保持血糖稳定是防治糖尿病神经病变最重要和有效的方法；其他如甲钴胺、α-硫辛酸、前列腺素类似物、醛糖还原酶抑制剂、神经营养因子等有一定的改善症状和促进神经修复的作用；对痛性糖尿病神经病变可选用抗惊厥药（卡马西平、普瑞巴林和加巴喷丁等）、选择性 5-羟色胺和去甲肾上腺素再摄取抑制剂（度洛西汀）、三环类抗忧郁药物（阿米替林、丙米嗪）减轻神经病变相关的特定症状，改善患者的生活质量。

对所有糖尿病患者每年进行全面的足部检查，以确定溃疡和截肢的危险因素。足部检查应该包括视诊、评估足动脉搏动、保护性感觉丢失的检查（10 g 单尼龙丝＋以下任何一项检查：128 Hz 音叉检查振动觉，针刺感、踝反射或振动觉阈值）。对所有糖尿病患者都应给予糖尿病足自我保护的教育并提供一般的足部自我管理的教育。对于足溃疡及高危足患者，尤其有足溃疡或截肢病史者，推荐多学科管理。吸烟、有 LOPS、畸形或既往有下肢并发症者，应该转诊给足病专家进行持续性预防治疗和终身监护。首次筛查外周动脉病变时，应该包括跛行的病史并评估足动脉搏动。明显跛行或踝肱指数异常者，应该进行进一步的血管评估。对高危足应防止外伤、感染，积极治疗血管和神经病变。对已发生足部溃疡者要鉴别溃疡的性质，给予规范化处理，以降低截肢率和医疗费用。对高足压患者的治疗，除根据引起足压增高的原因给予相应处理外，国外的临床经验已证明，治疗性鞋或鞋垫使压力负荷重新分配，有预防足溃疡发生的作用，尤其是对曾发生过足溃疡和有足畸形的患者效果更好。

所有糖尿病患者应行心理和社会状态评估和随访，及时发现和处理抑郁、焦虑、饮食紊乱和认知功能损害等。

（十）糖尿病合并妊娠及 GDM 的管理

糖尿病合并妊娠及 GDM 均与先兆子痫、大于胎龄儿、剖宫产及肩难产等母婴并发症有关，故整个妊娠期糖尿病控制对确保母婴安全至关重要。由于胎儿发生先天性畸形危险性最大的时期是停经 9 周前及受孕 7 周内，因而糖尿病妇女应在接受胰岛素治疗使血糖控制达标后才受孕。受孕前应进行全面检查，由糖尿病医师和妇产科医师共同评估是否合适妊娠。尽早对 GDM 进行诊断,确诊后即按诊疗常规进行管理。医学营养治疗原则与非妊娠患者相同,务使孕妇体重正常增长。应选用胰岛素控制血糖;虽然国外有文献报道二甲双胍和格列本脲应用于妊娠期患者有效、安全,但我国目前尚未批准任何口服降糖药用于妊娠期高血糖的治疗。密切监测血糖,GDM 患者妊娠期血糖应控制在餐前及餐后 2 小时血糖值分别≤5.3、6.7 mmol/L,特殊情况下可测餐后 1 小时血糖(≤7.8 mmol/L);夜间血糖不低于 3.3 mmol/L;妊娠期 HbA1c 宜<5.5%。糖尿病合并妊娠患者妊娠期血糖控制应达到下述目标:妊娠早期血糖控制勿过于严格,以防低血糖发生;妊娠期餐前、夜间血糖及 FPG 宜控制在 3.3～5.6 mmol/L,餐后峰值血糖 5.6～7.1 mmol/L,HbA1c<6.0%。无论 GDM 或糖尿病合并妊娠,经过饮食和运动管理,妊娠期血糖达不到上述标准时,应及时加用胰岛素进一步控制血糖。

密切监测胎儿情况和孕妇的血压、肾功能、眼底等。计划怀孕或已经怀孕的女性糖尿病患者应该进行综合性眼科检查,综合评价糖尿病视网膜病发生和/或发展风险。妊娠前 3 个月应进行眼科检查,随后整个妊娠期间和产后 1 年密切随访。根据胎儿和母亲的具体情况,选择分娩时间和方式。产后注意对新生儿低血糖症的预防和处理。GDM 患者应在产后 6～12 周用 OGTT 及非妊娠糖尿病诊断标准筛查是否有永久性糖尿病,如果血糖正常,应至少每 3 年进行一次糖尿病筛查。

(十一)围术期管理

糖尿病与手术应激之间有复杂的相互影响:糖尿病血管并发症可明显增加手术风险,糖尿病患者更易发生感染及伤口愈合延迟;而手术应激可显著升高血糖,甚至诱发糖尿病急性并发症,增加术后病死率。择期手术前应尽量将空腹血糖控制<7.8 mmol/L 及餐后血糖<10 mmol/L;接受大、中型手术者术前改为胰岛素治疗;并对可能影响手术预后的糖尿病并发症进行全面评估。需急诊手术而又存在酸碱、水电解质平衡紊乱者应及时纠正。术中、术后密切监测血糖,围术期患者血糖控制在 8.0～10.0 mmol/L 较安全。

(十二)免疫接种

年龄≥6 个月的糖尿病患者每年都要接种流感疫苗。所有≥2 岁的糖尿病患者须接种肺炎球菌多糖疫苗。年龄>65 岁的患者如果接种时间超过 5 年者需再接种一次。再接种指征还包括肾病综合征、慢性肾脏疾病及其他免疫功能低下状态,如移植术后。年龄在 19～59 岁的糖尿病患者如未曾接种乙肝疫苗,应该接种。年龄≥60 岁的糖尿病患者如未曾接种乙肝疫苗,也可以考虑接种。

(徐美华)

第二节　糖尿病酮症酸中毒

糖尿病酮症酸中毒(DKA)是由于胰岛素不足和升糖激素不适当升高引起的糖、脂肪、蛋白质和水盐与酸碱代谢严重紊乱综合征。糖尿病酮症酸中毒的发生与糖尿病类型有关,T1DM 有发生糖尿病酮症酸中毒的倾向,有的 T1DM 患者以糖尿病酮症酸中毒为首发表现;T2DM 患者亦可被某些诱因诱发糖尿病酮症酸中毒。常见的诱因有急性感染、胰岛素不适当减量或突然中断治疗、饮食不当(如过量或不足、食品过甜和酗酒等)、胃肠疾病(如呕吐和腹泻等)、脑卒中、心肌梗死、创伤、手术、妊娠、分娩和精神刺激等。有时可无明显诱因,严重者有神志障碍,可因并发休克和急性肾衰竭等而导致死亡。

随着糖尿病防治水平的提高,糖尿病酮症酸中毒的总体发病率和发病密度逐年下降。除了年龄是影响发病密度的重要因素外,≤35 岁的年轻女性因糖尿病酮症酸中毒而住院者反而增加,其原因可能主要与糖尿病酮症酸中毒的预防不力有关。

一、病因与发病机制

糖尿病酮症酸中毒的发病机制主要涉及两个方面。一是胰岛素绝对缺乏(T2DM 发生糖尿病酮症酸中毒时与 T1DM 一样)。有人检测 T2DM 和 T1DM 患者发生糖尿病酮症酸中毒时的血清 C 肽,均为不可检出。二是拮抗胰岛素的升糖激素(如胰高血糖素、生长激素和皮质醇等)分泌增多。任何诱因均可使此两种情况进一步加重。

(一)T1DM 因严重胰岛素缺乏导致糖尿病酮症酸中毒

胰岛素缺乏是发生糖尿病酮症酸中毒的病因和发病基础。胰岛素缺乏时,伴随着胰高血糖素等升糖激素的不适当升高,葡萄糖对胰高血糖素分泌的抑制能力丧失,胰高血糖素对刺激(精氨酸和进食)的分泌反应增强,导致肝和肾葡萄糖生成增多和外周组织利用葡萄糖障碍,加剧血糖的进一步升高,并使肝脏的酮体生成旺盛,出现酮症或酮症酸中毒。除了胰高血糖素外,升高血糖的激素还包括儿茶酚胺、糖皮质激素和生长激素等,这些升糖激素在糖尿病酮症酸中毒的发生中起了重要作用。

T1DM 和 T2DM 均可发生糖尿病酮症酸中毒,但 T1DM 比 T2DM 常见。近年来的研究及临床观察发现,成人隐匿性自身免疫性糖尿病(LADA)可能以酮症起病。但 T1DM 和 T2DM 导致胰岛素缺乏的原因有所不同。T1DM 本身即有胰岛素绝对缺乏,依赖胰岛素而生存,中断胰岛素治疗、胰岛素泵使用不当、胰岛素泵发生障碍而"停止"胰岛素治疗或加上诱发因素都可诱发糖尿病酮症酸中毒,严重患者可在无任何诱因的情况下发生糖尿病酮症酸中毒。

(二)T2DM 因急性应激诱发糖尿病酮症酸中毒

通常情况下,T2DM 的胰岛素分泌为相对不足,一般不会发生自发性糖尿病酮症酸中毒。T2DM 患者发生糖尿病酮症酸中毒时均存在 1 个或多个诱因,如严重外伤、手术、卒中、心肌梗死、器官移植和血液透析等,有时是因为使用了抑制胰岛素分泌或拮抗胰岛素作用的药物所致,如糖皮质激素、生长激素、二氮嗪、苯妥英钠、肾上腺素、氢氯噻嗪或奥曲肽等。

(三)其他原因引起或诱发糖尿病酮症酸中毒

引起糖尿病酮症酸中毒的其他原因均属少见。糖尿病与非糖尿病均可发生酮症酸中毒,但糖尿病患者发生的酮症酸中毒(即 DKA)往往更严重。

1.酮症倾向性糖尿病

酮症倾向性糖尿病(KPD)患者糖尿病酮症酸中毒发作时没有明确的诱因,主要见于 T1DM。

2.糖尿病酒精性酮症酸中毒

糖尿病患者饮用过量酒精而引起酒精性酮症酸中毒,伴或不伴糖尿病酮症酸中毒;而非糖尿病者亦可因饮酒过量而引起酒精性酮症酸中毒。因此,单纯的酒精性酮症酸中毒应与糖尿病患者的糖尿病酮症酸中毒鉴别,因为前者只需要补液即可,一般不必补充胰岛素。

3.月经相关性糖尿病酮症酸中毒

女性 T1DM 患者在每次月经期发生糖尿病酮症酸中毒和高血糖危象,糖尿病酮症酸中毒发作与月经周期一致而无诱发糖尿病酮症酸中毒的其他因素存在(月经性糖尿病酮症酸中毒/高血糖症)。

4.药物所致的代谢性酸中毒

该病可危及生命。引起代谢性酸中毒的药物很多,如抗病毒制剂和双胍类等。根据酸中毒的病理生理特征,一般可分为以下几种类型:①肾脏排 H^+ 障碍,如 I 型与 IV 型肾小管酸中毒;②H^+ 的负荷增加,如酸性药物和静脉营养支持治疗等;③HCO_3^- 丢失过多,如药物所致的严重呕吐与 II 型肾小管性酸中毒等。药物所致的代谢性酸中毒的病因诊断主要依赖于药物摄入史,一般可根据动脉血气分析、血清阴离子隙和血清渗透隙等确定诊断。

5.恶性生长抑素瘤

该病罕见,患者因大量分泌生长抑素而出现抑制综合征,表现为酮症酸中毒、低胃酸症、胆石症、脂肪泻、贫血和消瘦,酮症酸中毒的发生与肿瘤分泌大分子生长抑素有关。

(四)过度脂肪分解导致酮体堆积和代谢性酸中毒

由于脂肪动员和分解加速,血液和肝脏中的非酯化脂肪酸(游离脂肪酸,FFA)增加。在胰岛素绝对缺乏的情况下,FFA 在肝内重新酯化受阻而不能合成甘油三酯(TG);同时由于糖的氧化受阻,FFA 的氧化障碍而不能被机体利用;因此,大量 FFA 转变为酮体。糖尿病酮症酸中毒时,酮体被组织利用减少,肾脏因失水而使酮体排出困难,从而造成酮体在体内堆积。含产酮氨基酸的蛋白质分解也增加酮体的产生。血酮升高(酮血症)和尿酮排出增多(酮尿)统称为酮症。酮体中的乙酰乙酸(AcAc)和 β-羟丁酸(OHB)属有机酸性化合物,在机体代偿过程中消耗体内的碱储备。早期由于组织利用及体液缓冲系统和肺与肾的调节,pH 可保持正常;当代谢紊乱进一步加重,血酮浓度继续升高并超过机体的代偿能力时,血 pH 降低,出现失代偿性酮症酸中毒;当 pH<7.0 时,可致呼吸中枢麻痹和严重肌无力,甚至死亡。另一方面,酸中毒时,血 pH 下降使血红蛋白与氧亲和力降低(Bohr 效应),可使组织缺氧得到部分改善。如治疗时过快提高血 pH,反而加重组织缺氧,诱发脑水肿和中枢神经功能障碍,称为酮症酸中毒昏迷。所有以上因素均加重酮症。当酮体在体内堆积过多,血中存在的缓冲系统不能使其中和,则出现酸中毒和水、电解质代谢紊乱。

二、临床表现

酮体在体内堆积依程度的轻重分为酮症和糖尿病酮症酸中毒,前者为代偿期,后者为失代偿期。T1DM 合并糖尿病酮症酸中毒的患者多较年轻,可无诱因而自发;T2DM 合并糖尿病酮症酸中毒多为老年糖尿病患者,发病前多有诱发因素和多种并发症;酮症倾向性糖尿病和 LADA 患者可以糖尿病酮症酸中毒为首发临床表现。根据酸中毒的程度,糖尿病酮症酸中毒分为轻度、中度和重度 3 度。轻度仅有酮症而无酸中毒(糖尿病酮症);中度除酮症外,还有轻至中度酸中毒(DKA);重度是指酸中毒伴意识障碍(糖尿病酮症酸中毒昏迷),或虽无意识障碍,但二氧化碳结合力<10 mmol/L。

(一)糖尿病酮症酸中毒引起失水/电解质丢失/休克

糖尿病酮症酸中毒时,一方面使葡萄糖不能被组织利用;另一方面拮抗胰岛素作用的激素(其中主要是儿茶酚胺、胰高血糖素和糖皮质激素)分泌增多,肝糖原和肌糖原分解增多,肝内糖异生作用增强,肝脏和肌肉中糖释放增加。两者共同作用的后果是血糖升高。

1.失水

大量的葡萄糖从尿中排出,引起渗透性利尿,多尿症状加重,同时引起水和血清电解质丢失。严重失水使血容量减少,可导致休克和急性肾衰竭;失水还使肾血流量减少,酮体从尿中排泄减少而加重酮症。此外,失水使血渗透压升高,导致脑细胞脱水而引起神志改变,但糖尿病酮症酸中毒患者的神志改变与酸中毒程度无直接关系。一般认为,糖尿病酮症酸中毒是由下列因素的综合作用引起的:①血糖和血酮浓度增高使血浆渗透压上升,血糖升高的 mmol 值与血浆渗透压的增值(Δmmol)相等;细胞外液高渗时,细胞内液向细胞外转移,细胞脱水伴渗透性利尿。②蛋白质和脂肪分解加速,渗透性代谢物(经肾)与酮体(经肺)排泄带出水分,加之酸中毒失代偿时的厌食、恶心和呕吐,使水摄入量减少,丢失增多,故患者的水和电解质丢失往往相当严重。③在一般情况下,失水多于失盐;失水引起血容量不足,血压下降甚至循环衰竭。

2.电解质平衡紊乱

渗透性利尿、呕吐及摄入减少、细胞内外水分及电解质的转移及血液浓缩等因素均可导致电解质平衡紊乱。血钠正常或减低,早期由于细胞内液外移引起稀释性低钠血症;进而因多尿和酮体排出致血钠丢失增加,失钠多于失水而引起缺钠性低钠血症;严重高脂血症可出现假性低钠血症。如失水超过失钠,血钠也可增高(缺钠性高钠血症)。由于细胞分解代谢增加,磷在细胞内的有机结合障碍,磷自细胞释出后由尿排出,引起低磷血症。低磷血症导致红细胞 2,3-二磷酸甘油减少,使血红蛋白与氧的亲和力增加,引起组织缺氧。

3.血压下降和休克

多数患者的多尿、烦渴多饮和乏力症状加重,但亦可首次出现。如未及时治疗,病情继续恶化,于2~4 天发展至失代偿阶段,出现食欲减退、恶心和呕吐,常伴头痛、烦躁和嗜睡等症状,呼吸深快,呼气中有烂苹果味(丙酮气味)。病情进一步发展,出现严重失水,尿量减少、皮肤黏膜干燥和眼球下陷,脉快而弱,血压下降和四肢厥冷。到晚期,除食欲降低外,多饮、多尿和体重减轻的症状加重,患者常感显著乏力。失水较明显,血容量减少和酸中毒最终导致低血容量性休克。血压下降使肾灌注量降低,当收缩压<9.3 kPa(70 mmHg)时,肾滤过量减少引起少尿或无尿,严重时发生急性肾衰竭。各种反射迟钝甚至消失,终至昏迷。患者还可有感染等诱因引起的临床表现,但常被糖尿病酮症酸中毒的表现掩盖。

(二)其他临床表现依病情而定

1.消化道症状

多数患者有不同程度的消化道症状,如恶心、呕吐、腹痛或上消化道出血等。少数患者腹痛剧烈,酷似急腹症,以儿童及老年患者多见。易误诊,应予注意。其发病机制尚不明了,可能主要与酸中毒有关。

急性食管坏死综合征少见,但后果严重。病因与糖尿病酮症酸中毒、酒精摄入、血栓栓塞、组织低灌注状态、胃内容物腐蚀、胃肠-食管麻痹、幽门梗阻、感染和血管病变有关。主要表现为上消化道出血、上腹部疼痛、呕吐、厌食和发热等;实验室检查可见贫血和粒细胞升高。食管镜检可见黏膜变黑和糜烂,黑色的食管与胃贲门的界线清晰。活检组织可发现坏死黏膜组织。

2.感染表现

有些患者可有体温降低而潜在感染,需要警惕。如果入院时为低体温,经治疗后,体温升高,常提示合并有感染。

3.脑水肿

糖尿病酮症酸中毒时的脑水肿是患者死亡的主要原因之一（20％～60％），发病机制未明，主要有两种见解，一种观点认为，脑水肿是糖尿病酮症酸中毒本身的表现之一，可能主要与个体差异和代谢紊乱的严重程度有关；但更多的学者认为，脑水肿是糖尿病酮症酸中毒治疗过程中的并发症，过度使用胰岛素和补水，导致血清与脑组织的渗透压失平衡，水分随渗透压差进入脑组织。在形成糖尿病酮症酸中毒的过程中，脑细胞内产生了多种渗透型物质，同时下丘脑分泌的 AVP 亦增多，以保存脑细胞的水分，但当血清葡萄糖浓度和渗透压下降时，这些物质便成为驱使水分向脑细胞转移的主要因素。

糖尿病酮症酸中毒的患者发生神志模糊和昏迷有多种可能。除糖尿病酮症酸中毒外，最常见的原因为脑水肿。脑水肿可分为症状性和无症状性（亚临床型）两种，症状性脑水肿见于约1％的糖尿病酮症酸中毒患者，而无症状性脑水肿相当常见，经 MRI 证实（脑室变窄）者高达50％以上，而且绝大多数是在治疗中发生的，提示目前的糖尿病酮症酸中毒治疗措施有促发脑水肿可能。引起脑水肿的主要原因是无溶质的自由水增加。自由水一般有 3 个来源：一是饮水（如入院前）使胃内潴留的自由水进入循环；二是使用了较大剂量的无电解质的葡萄糖溶液（如 5％葡萄糖溶液）；三是糖尿病酮症酸中毒治疗后，原来依靠脂肪酸供能的脑组织突然改为葡萄糖供能，结果因代谢而产生较多的自由水。严重失水使血液黏稠度增加，在血渗透压升高、循环衰竭及脑细胞缺氧等多种因素的综合作用下，出现神经元自由基增多，信号传递途径障碍，甚至 DNA裂解和线粒体失活，细胞呼吸功能及代谢停滞，出现不同程度的意识障碍和脑水肿。

4.急性心血管事件和器官衰竭

老年人和病情严重或治疗不及时者，可诱发心肌梗死、脑卒中或心力衰竭。糖尿病酮症酸中毒所致的代谢紊乱和病理生理改变经及时、正确的治疗可以逆转。因此，糖尿病酮症酸中毒的预后在很大程度上取决于及时诊断和正确处理。但老年人、全身情况差和已有严重慢性并发症者的死亡率仍很高，主要原因为糖尿病所并发的心肌梗死、肠坏死、休克、脑卒中、严重感染和心肾衰竭等。妊娠并糖尿病酮症酸中毒时，胎儿和母亲的死亡率明显增高。妊娠期反复发作糖尿病酮症酸中毒是导致胎儿死亡或胎儿宫内发育迟滞的重要原因之一。

5.严重低体温

糖尿病酮症酸中毒患者出现严重低体温往往提示其预后极差，死亡率极高。病理生理变化的一个显著特征是发生肾近曲小管上皮细胞糖原蓄积现象（阿-埃细胞现象），肾近曲小管上皮细胞糖原蓄积并伴有核下肾小管上皮细胞空泡变性，其发生机制未明。主要见于糖尿病酮症酸中毒，可能与低体温和糖代谢严重紊乱有关。

三、诊断

糖尿病酮症酸中毒的诊断并不困难。对昏迷、酸中毒、失水和休克的患者，要想到糖尿病酮症酸中毒的可能性，并作相应检查。如尿糖和酮体阳性伴血糖增高，血 pH 和/或二氧化碳结合力降低，无论有无糖尿病病史，都可诊断为糖尿病酮症酸中毒。糖尿病合并尿毒症和脑血管意外时，可出现酸中毒和/或意识障碍，并可诱发糖尿病酮症酸中毒，因此应注意两种情况同时存在的识别。

(一)从应激/饮酒/呕吐/表情淡漠患者中筛查糖尿病酮症酸中毒

临床上，当糖尿病患者遇有下列情况时要想到糖尿病酮症酸中毒的可能：①有加重胰岛素绝对或相对缺乏的因素,如胰岛素突然减量或停用、胰岛素失效、感染、应激、进食过多高糖、高脂肪食物或饮酒等;②恶心、呕吐和食欲减退;③呼吸加深和加快;④头昏、头痛、烦躁或表情淡漠;⑤失水;⑥心率加快、血压下降,甚至是休克;⑦血糖明显升高;⑧酸中毒;⑨昏迷。

(二)根据糖尿病病史/血糖-血酮明显升高/酸中毒确立糖尿病酮症酸中毒诊断

糖尿病酮症酸中毒临床诊断不难,诊断依据:①糖尿病病史,以酮症为首发临床表现者则无;②血糖和血酮或血 β-羟丁酸明显升高;③呼气中有酮味;④呼吸深快、有失水征和神志障碍等。糖尿病酮症酸中毒的诊断流程如图 3-1 所示。临床上遇有昏迷者要首先想到糖尿病酮症酸中毒可能。

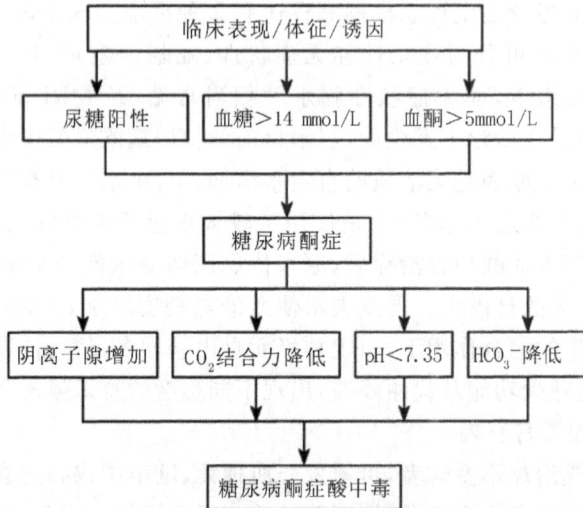

图 3-1　糖尿病酮症酸中毒的诊断流程

1.血酮明显升高

血酮明显升高伴 pH 和碳酸氢根降低是糖尿病酮症酸中毒典型特征。酮体包括乙酰乙酸(AcAc)、β-羟丁酸(OHB)和丙酮。正常情况下,葡萄糖无氧糖酵解的终产物为丙酮酸,在丙酮酸羧激酶的作用下,被氧化为乙酰乙酸。糖尿病酮症酸中毒时,三羧酸循环受阻,乙酰乙酸不能被氧化代谢,在还原型辅酶Ⅰ(NADH)的参与下被氧化为 β-羟丁酸,后者在肝细胞线粒体内自动地转化为丙酮,三者合称为酮体,其中,乙酰乙酸和 β-羟丁酸是强酸,可被血液中的缓冲系统所中和。如果所产生的酮体被全部中和,则只发生酮血症;如果不能被全部中和则引起酮症酸中毒。丙酮可经肺部排泄,使患者呼气中有酮味(烂苹果味)。血酮体升高定量检查常在 5 mmol/L 以上,严重病例可达 25~35 mmol/L。特别是 β-羟丁酸升高。正常时,血中 β-羟丁酸与乙酰乙酸比值为 1;而糖尿病酮症酸中毒时,则比值常在 10 以上。故直接测定血中 β-羟丁酸比测定酮体更为可靠。

目前糖尿病酮症酸中毒的诊断标准的定量指标(如血清 HCO_3^- 和 pH)和定性指标(如血酮体和尿酮体)均缺乏特异性,HCO_3^- 18 mEq/L 相当于 β-羟丁酸 3.0 mmol/L(儿童)和 3.8 mmol/L(成人)。如果用 β-羟丁酸诊断糖尿病酮症酸中毒,那么其与 HCO_3^-、pH 和血糖的不一致率在 20% 以上。糖尿病酮症酸中毒患者在入院时的 HCO_3^- 和血糖没有相关性,而血糖与 β-羟丁酸的相关性也不强。由于 HCO_3^-、pH 和血糖受许多因素(尤其是复合性酸碱平衡紊乱和高氯血症)的影响,因而只要可能,就应该用血清 β-羟丁酸(儿童 3.0 mmol/L,成人 3.8 mmol/L)作为糖尿病酮症酸中毒的诊断切割值。但是,硝基氢氰酸盐检测酮体不能测得 β-羟丁酸。急诊室一般只测 β-羟丁酸。糖尿病酮症酸中毒时,应同时测定酮体的 3 种组分或血 β-羟丁酸。酮症时要排除乙醇中毒可能。异丙醇中毒者的血丙酮明显升高,可致血酮体阳性反应,但患者无酮尿,β-羟丁酸和乙酰乙酸不升高,血糖正常。

2.血糖升高

一般在 16.7～33.3 mmol/L(300～600 mg/dL),如血糖>33.3 mmol/L 时多伴有高渗性高血糖状态或有肾功能障碍。

3.严重酸中毒

血二氧化碳结合力和 pH 降低,剩余碱负值(>-2.3 mmol/L)和阴离子间隙增大与碳酸盐的降低程度大致相等。糖尿病酮症酸中毒患者偶见碱血症,多因严重呕吐、摄入利尿药或碱性物质补充过多所致。碳酸氢根(HCO_3^-)常小于 10 mmol/L,阴离子间隙(AG)因酮体堆积或同时有高乳酸血症而增大。

(三)其他检查有助于糖尿病酮症酸中毒病情和并发症判断

1.血电解质

血钠降低(<135 mmol/L),但也可正常。当输入大量生理盐水后,常因高氯性酸中毒而加重糖尿病酮症酸中毒,因而建议使用平衡溶液。由于摄入不足和排出过多,糖尿病酮症酸中毒的钾缺乏显著,但由于酸中毒和组织分解加强,细胞内钾外移,故治疗前的血钾可正常或偏高,但在补充血容量、注射胰岛素和纠正酸中毒后,常发生严重的低钾血症,可引起心律失常或心搏骤停。糖尿病酮症酸中毒治疗前,因分解代谢旺盛、多尿和酸中毒等,虽然磷的丢失严重,但血磷多数正常。但是,在开始胰岛素治疗后至恢复饮食前的一段时间内,一方面因血磷得不到及时补充,另一方面又因血磷随葡萄糖一起进入细胞内,以及尿磷丢失,血磷可能迅速下降。血磷下降的程度与速度主要与以下因素有关:①禁食或饮食中缺乏磷的供应;②连续使用数天以上的大剂量葡萄糖液和胰岛素,如每天的胰岛素用量在 50～100 U 以上和葡萄糖在 200 g/d 以上;③肾功能相对较好,无肾衰竭并发症或严重感染等促进机体分解代谢的并发症(分解代谢时伴有软组织磷的输出);④酸中毒纠正过于迅速;⑤伴有临床型或亚临床型急性肾衰竭,且尿量在 2 500 mL/d 以上。

糖尿病酮症酸中毒产生过多的 β-羟丁酸、非酯化脂肪酸和乳酸等有机酸,抑制肾小管尿酸排泌,出现一过性高尿酸血症,但一般不会引起急性痛风性关节炎发作。

2.血白细胞计数

不论有无感染的存在,因为存在应激、酸中毒和脱水等情况,故糖尿病酮症酸中毒患者的周围血白细胞计数常升高,特别是中性粒细胞增高很明显,如无感染存在,治疗后常迅速恢复正常。

3.酶活性测定

血清淀粉酶、谷草转氨酶和谷丙转氨酶可呈一过性增高,一般在治疗后 2～3 天恢复正常。如果血清淀粉酶显著升高且伴有腹痛和血钙降低,提示糖尿病酮症酸中毒诱发了急性胰腺炎。肥胖、糖尿病神经病变、严重高甘油三酯血症和高脂肪饮食是急性胰腺炎的主要危险因素。

4.血尿素氮和肌酐

血尿素氮和肌酐可轻至中度升高(多为肾前性)或正常。一般为肾前性,经治疗后恢复正常。原有糖尿病肾病者可因糖尿病酮症酸中毒而加速肾损害的速度,恶化肾功能。

5.尿液检查

尿糖和尿酮阳性或强阳性。肾损害严重时,尿糖和尿酮阳性强度可与血糖和血酮值不相称,随糖尿病酮症酸中毒治疗恢复而下降,但肾脏有病变时可不下降或继续升高。此外,重度糖尿病酮症酸中毒缺氧时,有较多的乙酰乙酸被还原为 β-羟丁酸,此时尿酮反而阴性或仅为弱阳性,糖尿病酮症酸中毒病情减轻后,β-羟丁酸转化为乙酰乙酸,使尿酮再呈阳性或强阳性,对这种血糖-酸中毒-血酮分离现象应予认识,以免错误判断病情。部分患者可有蛋白尿和管型尿,随糖尿病酮症酸中毒治疗恢复可消失。

6.其他特殊检查

胸部 X 线检查有助于确定诱因或伴发的肺部疾病。心电图检查可发现低钾血症、心律失常或无痛性心肌梗死等病变,并有助于监测血钾水平。

四、鉴别诊断

(一)糖尿病酮症酸中毒与饥饿性酮症及酒精性酮症鉴别

糖尿病酮症酸中毒应与饥饿性酮症和酒精性酮症酸中毒鉴别,鉴别的要点是饥饿性酮症或酒精性酮症时,血糖不升高。饥饿性酮症者有进食少的病史,虽有酮症酸中毒,但无糖尿病史,血糖不高和尿糖阴性是其特征。酒精性酮症酸中毒有饮酒史,但无糖尿病病史,血糖不高,尿糖阴性,易于鉴别。妊娠合并糖尿病酮症酸中毒时的血糖水平不一,多数明显升高,少数患者的血糖稍微升高、正常甚至在发生糖尿病酮症酸中毒之前有过低血糖病史。鉴别的要点是血酮体(β-羟丁酸)测定。

(二)糖尿病酮症酸中毒与低血糖昏迷/高渗性高血糖状态/糖尿病乳酸性酸中毒/水杨酸盐中毒/腹部急性并发症/脑卒中鉴别

糖尿病酮症酸中毒患者昏迷只占少数,此时应与低血糖昏迷、高渗性高血糖状态及乳酸性酸中毒等相鉴别(表 3-3)。

表 3-3　糖尿病并发昏迷的鉴别

	酮症酸中毒	低血糖昏迷	高渗性高血糖状态	乳酸性酸中毒
病史	糖尿病及 DKA 诱因史	糖尿病,进餐少/活动过度史	多无糖尿病史,感染/呕吐/腹泻史	肝衰竭/心力衰竭/饮酒/苯乙双胍
起病症状	慢,1～4 天,厌食/恶心/口渴/多尿/嗜睡等	急,以小时计,饥饿/多汗/手抖等表现	慢,1～2 周,嗜睡/幻觉/抽搐等	较急,1～24 小时,厌食/恶心/昏睡
体征				
皮肤	失水/干燥	潮湿/多汗	失水	失水/潮红
呼吸	深而快	正常	快	深、快
脉搏	细速	速而饱满	细速	细速
血压	下降或正常	正常或稍高	下降	下降
化验				
尿糖	++++	阴性或+	++++	阴性或+
尿酮	+～+++	阴性	阴性或+	阴性或+
血糖	16.0～33.3 mmol/L	降低,<2.5 mmol/L	>33.3 mmol/L	正常或增高
血钠	降低或正常	正常	正常或显著升高	正常或增高
pH	降低	正常	正常或稍低	降低
CO_2CP	降低	正常	正常或降低	降低

续表

	酮症酸中毒	低血糖昏迷	高渗性高血糖状态	乳酸性酸中毒
乳酸	稍升高	正常	正常	显著升高
血浆渗透压	正常或稍高	正常	显著升高	正常
血渗透压隙	稍升高	正常	正常或稍升高	明显升高

1.高渗性高血糖状态

高渗性高血糖状态以血糖和血渗透压明显升高及中枢神经系统受损为特征。糖尿病酮症酸中毒和高渗性高血糖状态(HHS)是高血糖危象的两种不同表现。高渗性高血糖状态的特点有：①血糖和血浆渗透压明显高于糖尿病酮症酸中毒的患者；②血酮体阴性或仅轻度升高；③临床上中枢神经系统受损症状比糖尿病酮症酸中毒的患者明显，故不难鉴别,应当注意的是糖尿病酮症酸中毒可与高渗性昏迷合并存在(如高钠性高渗性昏迷)。此种情况时,血钠升高特别明显。

2.乳酸性酸中毒

乳酸性酸中毒一般发生在服用大量苯乙双胍或饮酒后。糖尿病乳酸性酸中毒(DLA)患者多有服用大量苯乙双胍(降糖灵)病史,有的患者在休克、缺氧、饮酒或感染等情况下,原有慢性肝病、肾病和心力衰竭史者更易发生。本病的临床表现常被各种原发病所掩盖。休克时,可见患者呼吸深大而快,但无酮味,皮肤潮红。实验室检查示血乳酸>5 mmol/L,pH<7.35 或阴离子隙>18 mmol/L,乳酸/丙酮酸(L/P)>3.0。血清渗透压隙升高提示急性酒精中毒或其他有毒渗透性物质中毒可能。

3.低血糖昏迷

患者有胰岛素、磺脲类药物使用过量或饮酒病史及 Whipple 三联症表现,即空腹和运动促使低血糖症发作、发作时血浆葡萄糖<2.8 mmol/L 和供糖后低血糖症状迅速缓解。患者亦无酸中毒和失水表现。低血糖症反复发作或持续时间较长时,中枢神经系统的神经元出现变性与坏死,可伴脑水肿、弥漫性出血或节段性脱髓鞘;肝脏和肌肉中的糖源耗竭。低血糖症纠正后,交感神经兴奋症状随血糖正常而很快消失,脑功能障碍症状则在数小时内逐渐消失。但如低血糖症较重,则需要数天或更长时间才能恢复;严重而持久的低血糖昏迷(>6 小时)可导致永久性脑功能障碍或死亡。

4.水杨酸盐中毒伴肾损害

老年人常因心血管疾病及其他疾病长期服用阿司匹林类解热止痛药,有的患者可发生慢性中毒(用量不一定很大)。主要原因可能是老年人对此类药物的代谢清除作用明显下降,或伴有肾功能不全时,其慢性蓄积程度急剧增加,后者又可导致水杨酸盐性肾损害。其临床表现可类似于糖尿病酮症酸中毒,测定血浆药物浓度有助于诊断。治疗同糖尿病酮症酸中毒,活性炭可吸附胃肠道内未吸收的残存药物,严重患者或急性中毒可考虑血液透析。

5.腹部急性并发症

腹痛可见于$1/3\sim1/2$的糖尿病酮症酸中毒患者,慢性酒精中毒和麻醉药物成瘾为糖尿病酮症酸中毒腹痛的高危因素。糖尿病酮症酸中毒患者出现急性腹痛可能有多种原因,必须认真鉴别。

(1)糖尿病酮症酸中毒所致的腹痛:腹痛较轻,位置不定,伴或不伴恶心、呕吐和腹泻,此可能是糖尿病酮症酸中毒本身(尤其是酸中毒)的一种表现,血常规检查和粪便常规检查无特殊发现,并随着糖尿病酮症酸中毒的缓解而消失。

（2）腹部急性疾病：如急性阑尾炎、急性胰腺炎（尤其多见于高甘油三酯血症患者）、腹膜炎、肠梗阻、功能性/器质性肠套叠、弧菌性胃肠炎和坏死性筋膜炎等；值得注意的是，糖尿病酮症酸中毒合并急腹症时，后者的临床表现往往很不典型，因此对任何可疑对象均需要进行必要的实验室检查（如超声、胰淀粉酶和脂肪酶等），早期确立诊断。

6.糖尿病酮症酸中毒伴脑卒中

老年或原有高血压的糖尿病患者可因糖尿病酮症酸中毒而诱发脑血管意外，如果患者的酸中毒、失水与神志改变不成比例，或酸中毒已经基本纠正而神志无改善，尤其是出现神经定位体征时，要想到脑卒中可能。可有失语、神志改变和肢体瘫痪等体征，伴脑萎缩可表现智力下降、记忆力差和反应迟钝等。病史、定位检查及脑脊液检查有助于鉴别。CT 和 MRI 有重要鉴别意义。

大约 10％的糖尿病酮症酸中毒患者合并有糖尿病酮症酸中毒相关性脑卒中，除了最常见的脑水肿外，还包括动脉出血性脑梗死和缺血性脑梗死。同时，糖尿病酮症酸中毒因炎症和凝血机制障碍可合并弥散性血管内凝血（DIC）。在目前报道的病例中，糖尿病酮症酸中毒相关性脑卒中的主要表现形式有动脉缺血性脑卒中、脑静脉血栓形成和出血性脑卒中；临床鉴别均较困难，出凝血指标检查可提供诊断线索，影像检查以 MRI 为首选，其敏感性近 100％。CT 诊断的主要缺点是对脑水肿不敏感。

五、治疗

糖尿病酮症酸中毒患者的抢救应该在专科医师的持续指导下进行。抢救的措施与病情监测项目需要做到目的明确，预见性强。糖尿病酮症酸中毒所引起的病理生理改变，经及时正确治疗是可以逆转的。因此，糖尿病酮症酸中毒的预后在很大程度上取决于早期诊断和正确治疗。对单有酮症者，仅需补充液体和胰岛素治疗，持续到酮体消失。糖尿病酮症酸中毒是糖尿病的一种急性并发症，一旦确诊应住院治疗，严重者应立即进行抢救。治疗措施包括：纠正失水与电解质平衡；补充胰岛素；纠正酸中毒；去除诱因；对症治疗与并发症的治疗；加强护理与监测。

（一）迅速纠正失水与电解质紊乱

糖尿病酮症酸中毒常有严重失水，血容量与微循环灌注不足，导致一些危及生命的并发症，故失水的纠正至关重要。首先是扩张血容量，以改善微循环灌注不足，恢复肾灌注，有助于降低血糖和清除酮体。

1.补液总量

补液总量可按发病前体重的 10％估计。补液速度应先快后慢，如无心力衰竭，在开始 2 小时内输入 1 000～2 000 mL，以便较快补充血容量，改善周围循环和肾功能；以后根据血压、心率、每小时尿量及周围循环状况决定输液量和输液速度，在第 3～6 小时内输入 1 000～2 000 mL；一般第 1 个 24 小时的输液总量为 4 000～5 000 mL，严重失水者可达 6 000～8 000 mL。如治疗前已有低血压或休克，快速补液不能有效升高血压时，应输入胶体溶液，并采用其他抗休克措施。老年或伴心脏病和心力衰竭患者，应在中心静脉压监护下调节输液速度及输液量。患者清醒后鼓励饮水（或盐水）。

2.补液种类

补液的原则仍是"先盐后糖、先晶体后胶体、见尿补钾"。治疗早期，在大量补液的基础上胰岛素才能发挥最大效应。一般患者的失水在 50～100 mL/kg,失钠在 7～10 mmol/kg,故开始补液阶段宜用等渗氯化钠溶液。如入院时血钠＞150 mmol/L 或补液过程中血钠逐渐升高(＞150 mmol/L)时,不用或停用等渗盐溶液,患者无休克可先输或改输 0.45% 半渗氯化钠溶液,输注速度应放慢。绝大多数伴有低血压的糖尿病酮症酸中毒患者输入等渗盐水 1 000～2 000 mL后,血压上升。如果血压仍＜12.0/8.0 kPa(90/60 mmHg),可给予血浆或其他胶体溶液100～200 mL,可获得明显改善。如果效果仍差,可静脉给予糖皮质激素(如地塞米松 10 mg 或氢化可的松 100 mg),甚至可适当予以血管活性药物(如多巴胺和多巴酚丁胺等),同时纠正酸中毒。应用糖皮质激素后,应适当增加胰岛素的剂量。当血糖降至 13.8 mmol/L,应改输 5% 葡萄糖液。糖尿病酮症酸中毒纠正后,患者又可口服,可停止输液。

3.输液速度

脑水肿是导致患者死亡的最重要原因,输液速度过快是诱发脑水肿的重要原因之一。有心、肺疾病及高龄或休克患者,输液速度不宜过快,有条件者可监测中心静脉压,以指导输液量和输液速度,防止发生肺水肿。如患者能口服水,则采取静脉与口服两条途径纠正失水。单纯输液本身可改善肾脏排泄葡萄糖的作用,即使在补液过程中不用胰岛素,也使血糖明显下降。在扩容阶段后,输液速度不宜过快,过快则因尿酮体排泄增快,可引起高氯性酸中毒和脑肿胀。

近年来,人们主张即使在严重失水情况下,也仅仅应用生理盐水(0.9%NaCl),并尽量少用或不用碱性液体纠正酸中毒。为了防止血糖的快速波动,可使用两套输液系统对血糖的下降速度进行控制,这是预防脑水肿的主要措施。

(二)合理补充小剂量胰岛素

糖尿病酮症酸中毒发病的主要病因是胰岛素缺乏,一般采用低剂量胰岛素治疗方案,既能有效抑制酮体生成,又可避免血糖、血钾和血浆渗透压下降过快带来的各种风险。给予胰岛素治疗前应评估患者的以下病情:①是否已经使用了胰岛素(与使用胰岛素的剂量相关);②患者的有效循环功能和缺血缺氧状态(与胰岛素的使用途径有关);③糖尿病酮症酸中毒的严重程度与血糖水平;④是否伴有乳酸性酸中毒或高渗性高血糖状态。有人用计算机系统来协助计算胰岛素的用量,认为有助于减少胰岛素用量和住院时间。

1.短效胰岛素持续静脉滴注

最常采用短效胰岛素持续静脉滴注。开始以 0.1 U/(kg·h)(成人 5～7 U/h)胰岛素加入生理盐水中持续静脉滴注,通常血糖可依 2.8～4.2 mmol/(L·h)的速度下降,如在第 1 小时内血糖下降不明显,且脱水已基本纠正,胰岛素剂量可加倍。每 1～2 小时测定血糖,根据血糖下降情况调整胰岛素用量。

当血糖降至 13.9 mmol/L(250 mg/dL)时,胰岛素剂量减至每小时 0.05～0.1 U/kg(3～6 U/h),至尿酮稳定转阴后,过渡到平时治疗。在停止静脉滴注胰岛素前 1 小时,皮下注射短效胰岛素1 次,或在餐前胰岛素注射后1～2 小时再停止静脉给药。如糖尿病酮症酸中毒的诱因尚未去除,应继续皮下注射胰岛素治疗,以避免糖尿病酮症酸中毒反复。胰岛素持续静脉滴注前是否加用冲击量(负荷量)无统一规定。一般情况下,不需要使用所谓的负荷量胰岛素,而持续性静脉滴注正规(普通,速效)胰岛素(每小时 0.1 U/kg)即可。如能排除低钾血症,可用 0.1～0.15 U/kg胰岛素静脉推注,继以上述持续静脉滴注方案治疗。

2.胰岛素泵治疗

按 T1DM 治疗与教育程序(DTTPs)给药,以取得更好疗效,降低低血糖的发生率。儿童患者在胰岛素泵治疗过程中,如反复发作糖尿病酮症酸中毒,建议检查胰岛素泵系统,排除泵失效的因素(如机械故障)。这样可达到安全控制血糖,避免糖尿病酮症酸中毒或低血糖的发作。目前应用的胰岛素泵大多采用持续性皮下胰岛素输注(CSII)技术。使用胰岛素或超短效胰岛素类似物,并可根据患者血糖变化规律个体化地设定1个持续的基础输注量及餐前追加剂量,以模拟人体生理性胰岛素分泌。新近发展的胰岛素泵采用螺旋管泵技术,体积更小,携带方便,有多种基础输注程序选择和报警装置,其安全性更高。

3.皮下或肌内注射胰岛素

轻度糖尿病酮症酸中毒患者也可采用皮下或肌内注射胰岛素。剂量视血糖和酮体测定结果而定。采用基因重组的快作用胰岛素类似物(如诺和锐等)治疗儿童无并发症的糖尿病酮症酸中毒也取得很好的效果。

4.5%葡萄糖液加胰岛素治疗

在补充胰岛素过程中,应每小时用快速法监测血糖1次。如果静脉滴注胰岛素2小时,血糖下降未达到滴注前血糖的30%,则胰岛素滴入速度加倍,达到目标后再减速。血糖下降也不宜过快,以血糖每小时下降3.9~6.1 mmol/L为宜,否则易引起脑肿胀。当血糖下降到13.8 mmol/L时,则改输5%葡萄糖液。在5%葡萄糖液中,按2:1[葡萄糖(g):胰岛素(U)]加入胰岛素。酮体消失或血糖下降至13.8 mmol/L时,或患者能够进食即可停止输液,胰岛素改为餐前皮下注射。根据血糖监测结果以调整胰岛素剂量。

(三)酌情补钾和补磷

糖尿病酮症酸中毒时的机体钾丢失严重,但血清钾浓度高低不一,经胰岛素和补液治疗后可加重钾缺乏,并出现低钾血症。一般在开始胰岛素及补液治疗后,只要患者的尿量正常,血钾<5.5 mmol/L即可静脉补钾,以预防低钾血症的发生。在心电图与血钾测定监护下,最初每小时可补充氯化钾1.0~1.5 g。若治疗前已有低钾血症,尿量≥40 mL/h时,在胰岛素及补液治疗同时必须补钾。严重低钾血症(<3.0 mmol/L)可危及生命,此时应立即补钾,当血钾升至3.5 mmol/L时,再开始胰岛素治疗,以免发生心律失常、心脏骤停和呼吸肌麻痹。

1.补钾

在输液中,只要患者没有高钾血症,每小时尿量在30 mL以上,即可在每500 mL液体中加入氯化钾(10%)溶液10 mL。每天补钾总量为4~6 g。在停止输液后还应口服钾制剂,每天3 g,连服1周以上,以完全纠正体内的缺钾状态。

2.补磷

糖尿病酮症酸中毒时,体内有磷缺乏,但血清磷可能降低、正常甚至升高。当血磷浓度<1.0 mg/dL时,可致心肌、骨骼肌无力和呼吸阻抑。如果患者的病情重,病史长且血磷明显降低应考虑补磷。补磷的方法主要是迅速恢复自然进食,尤其是及时进食富含无机磷的食物,如牛奶和水果等;如果血磷在0.4 mmol/L以下,可能诱发溶血和严重心律失常,应紧急口服中性磷制剂或静脉滴注无机磷。

国外有人主张补充磷酸钾,特别是儿童和青少年糖尿病酮症酸中毒患者。糖尿病酮症酸中毒患者的红细胞中因磷缺乏而有2,3-二磷酸甘油酸(2,3-DPG)缺乏,从而使红细胞氧离曲线右移,不利于组织获得氧供,但在糖尿病酮症酸中毒时存在的酸中毒可使血 pH 降低以代偿,一旦酸中毒被纠正,这种代偿功能即不存在而使组织缺氧加重。不过补磷未列为糖尿病酮症酸中毒的常规治疗。血磷显著降低,且在治疗过程中仍不上升者可一般每小时给予12.5 mmol/L 的缓冲性磷酸钾,由于磷酸盐可明显降低血钙。应在补磷过程中监测血清钙和磷,以免引起低钙血症或严重的高磷血症。

(四)严重酸中毒时小量补碱

酮体产生过多可发生酸中毒。轻度酸中毒(血 pH>7.0)时,一般不需补充碱性药物。经补液和胰岛素治疗后即可自行纠正,不必补碱。重度酸中毒时,外周血管扩张,心肌收缩力降低,可导致低体温和低血压,并降低胰岛素敏感性,当血 pH 低至 7.0 时,可抑制呼吸中枢和中枢神经功能,诱发脑损伤和心律失常,应予以抢救。

1.补碱原则和方法

补碱宜少、宜慢。符合前述补碱标准者,可静脉滴注 5％碳酸氢钠 200 mL,当血渗透压很高时,可考虑配用 1.25％碳酸氢钠等渗溶液(3 份注射用水加 1 份 5％碳酸氢钠溶液)输注。补碱过多和过快易发生不良结果:①增加尿钾丢失;②二氧化碳透过血-脑屏障比 HCO_3^- 快,二氧化碳与水结合后形成碳酸,使脑细胞发生酸中毒;③补碱过多,可使脑细胞内外渗透压失衡而引起脑水肿;④补碱后,红细胞释氧功能因血 pH 升高而下降,使组织缺氧加重;⑤治疗后酮体消失,原来与酮体结合血液中的缓冲系统特别是碳酸/碳酸氢钠缓冲系统重新释放,加上所补的碳酸氢钠,故可引起反跳性碱中毒。如果糖尿病酮症酸中毒患者在治疗前神志不清,经治疗后神志恢复,而在补碱过程中又出现神志不清,要考虑补碱过多过快而引起的脑水肿可能;⑥补液治疗容易发生高氯性酸中毒,其原因与大量生理盐水引起氯负荷和高氯性酸中毒有关,高氯性酸中毒可能进一步加重原有的酸中毒。

当血 pH 降至 6.9～7.0 时,50 mmol 碳酸氢钠(约为 5％碳酸氢钠 84 mL)稀释于 200 mL 注射用水中(pH<6.9 时,100 mmol 碳酸氢钠加 400 mL 注射用水),以 200 mL/h 的速度静脉滴注。此后,以 30 分钟至 2 小时的间隔时间监测血 pH,pH 上升至 7.0 以上停止补碱。

2.过多过快补碱的危害

过多过快补充碱性药物可产生不利影响:①二氧化碳透过血-脑屏障的弥散能力快于碳酸氢根,快速补碱后脑脊液 pH 呈反常性降低,引起脑细胞酸中毒,加重昏迷;②血 pH 骤然升高,而红细胞 2,3-二磷酸甘油降低和高糖化血红蛋白状态改变较慢,使血红蛋白与氧的亲和力增加,加重组织缺氧,有诱发和加重脑水肿的危险;③促进钾离子向细胞内转移,可加重低钾血症,并出现反跳性碱中毒,故补碱需十分慎重。

(五)抢救和处理其他并发症

1.休克、心力衰竭和心律失常

如休克严重且经快速输液后仍不能纠正,应考虑合并感染性休克或急性心肌梗死的可能,应仔细查找,给予相应处理。年老或合并冠状动脉病(尤其是急性心肌梗死)、输液过多等可导致心力衰竭和肺水肿,应注意预防,一旦出现,应予相应治疗。血钾过低和过高均可引起严重心律失常,应在心电监护下,尽早发现,及时治疗。

2.脑水肿

糖尿病酮症酸中毒性脑水肿可以发生于新诊断的 T2DM 治疗之前,但绝大多数的脑水肿是糖尿病酮症酸中毒的最严重并发症,病死率高,可能与脑缺氧、补碱过早过多过快、血糖下降过快和补液过多等因素有关。脑水肿易发生于儿童及青少年糖尿病并发糖尿病酮症酸中毒者。这些并发症在治疗过程中是可以避免的,如严密监测血糖、血钾、心电图及观察神志改变等。关于脑水肿发生的原因及机制目前尚不清楚。临床有学者观察到儿童发生脑水肿与基础状态的酸中毒、血钠和血钾的异常及氮质血症有关。糖尿病酮症酸中毒经治疗后,高血糖已下降,酸中毒改善,但昏迷反而加重,应警惕脑水肿的可能。可用脱水剂、呋塞米和地塞米松治疗。

严重的弥漫性脑水肿(恶性脑水肿)因最终形成脑疝而死亡。这些患者即使幸存,也多遗留广泛而严重的神经-精神-躯体并发症,如运动障碍、视力下降、健忘或植物人状态。因此,如果临床表现能确认存在严重的弥漫性脑水肿,并经 CT 证实,应该施行减压式双额颅骨切除术,紧急降低颅内压。

3.肾衰竭

糖尿病酮症酸中毒时失水和休克,或原来已有肾病变,以及治疗延误等,均可引起急性肾衰竭。强调预防,一旦发生,及时处理。

(六)防治和监测糖尿病酮症酸中毒并发症

1.对症治疗

酸中毒可引起急性胃扩张,用 5% 碳酸氢钠液洗胃,清除残留食物,以减轻呕吐等消化道症状,并防止发生吸入性肺炎和窒息。护理是抢救糖尿病酮症酸中毒的重要环节,按时清洁口腔和皮肤,预防压疮和继发性感染与院内交叉感染,必须仔细观察和监测病情变化,准确记录生命体征(呼吸、血压和心率),以及神志状态、瞳孔大小、神经反应和水出入量等。

2.抗感染

感染常为糖尿病酮症酸中毒的诱因,也可以是其伴发症;呼吸道及泌尿系统感染最常见,应积极治疗。因糖尿病酮症酸中毒可引起低体温和白细胞升高,故不能单靠有无发热或血常规来判断感染。糖尿病酮症酸中毒的诱因以感染最为常见,且有少数患者可以体温正常或低温,特别是昏迷者,不论有无感染的证据,均应采用适当的抗生素以预防和治疗感染。鼻-脑毛霉菌病虽罕见,但十分严重,应早期发现,积极治疗。

存在免疫缺陷的糖尿病酮症酸中毒患者可能发生致命的接合菌感染,早期受累的软组织主要是鼻、眼球和脑组织,继而扩散至肺部及全身,两性霉素 B、卡泊芬净和泊沙康唑有较好疗效,配合高压氧治疗和免疫调节剂可增强疗效。

3.输氧

糖尿病酮症酸中毒患者有组织缺氧,应给予输氧。如并发休克、急性肾衰竭或脑水肿,应采取措施进行治疗。在治疗过程中需避免发生低血糖症或低钾血症。少见的并发症有横纹肌溶解症,可导致急性肾衰竭。

4.护理及监测

在治疗糖尿病酮症酸中毒的同时,应积极控制感染、降低颅内压和防治脑功能障碍。如果并发了脑卒中,除了大量出血患者需要手术治疗外,急性(24～36 小时)缺血性脑梗死采用溶栓剂治疗可取得很好效果,但动脉出血性脑卒中患者属于禁忌。急性期后,动脉缺血性脑卒中和脑静脉栓塞的儿童患者应长期使用抗凝治疗,一般建议首选低分子量肝素,继而口服华法林 3 个月。成年患者应控制高血压,重组的人Ⅶa 因子可能降低复发率。一般糖尿病酮症酸中毒病例不建议进行预防性抗凝治疗。

昏迷者应监测生命体征和神志改变,注意口腔护理,勤翻身,以防压疮。定时监测血糖、酮体、血钾、CO_2CP 和经皮二氧化碳分压的变化,以便及时调整治疗措施。

(吴高峰)

第三节　糖尿病乳酸性酸中毒

体内的碳水化合物代谢产生两种乳酸同分异构体,即左旋乳酸(L-乳酸)和右旋乳酸(D-乳酸)(图 3-2)。因此,乳酸性酸中毒应分为 L-乳酸性酸中毒和 D-乳酸性酸中毒两类。但是,一般情况下的乳酸性酸中毒仅指 L-乳酸性酸中毒。机体乳酸产生过多和/或其清除减少引起血 L-乳酸明显升高($\geqslant 5$ mmol/L),导致代谢性酸中毒(血碳酸氢盐 $\leqslant 10$ mmol/L,动脉血气 pH $\leqslant 7.35$),称为 L-乳酸性酸中毒(简称乳酸性酸中毒),而 D-乳酸性酸中毒是指血清 D-乳酸 $\geqslant 3$ mmol/L 的临床状态。血乳酸增高而无血 pH 降低称为高乳酸血症。在糖尿病基础上发生的乳酸性酸中毒称为糖尿病乳酸性酸中毒(DLA),亦应包括糖尿病 L-乳酸性酸中毒(常见)和糖尿病 D-乳酸性酸中毒(少见)两种。糖尿病乳酸性酸中毒的发病率在 $0.25\% \sim 4\%$,多发生于服用大量苯乙双胍伴肝肾功能不全和心力衰竭等的糖尿病患者,虽不常见,但后果严重,死亡率高。

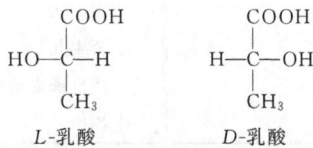

$$HO-\overset{\displaystyle COOH}{\underset{\displaystyle CH_3}{\overset{|}{\underset{|}{C}}}}-H \qquad\qquad H-\overset{\displaystyle COOH}{\underset{\displaystyle CH_3}{\overset{|}{\underset{|}{C}}}}-OH$$

L-乳酸　　　　　　　　　D-乳酸

图 3-2　乳酸的同分异构体

一、病因与分类

乳酸性酸中毒可分为 L-乳酸性酸中毒和 D-乳酸性酸中毒两类,其病因与分类见表 3-4。

(一)L-乳酸和 D-乳酸的来源和代谢不同

1.L-乳酸来源与代谢

正常人血清中的 L-乳酸来源于细胞代谢,以左旋乳酸为主,葡萄糖分解代谢生成的丙酮酸大部分经三羧酸循环氧化供能,但在缺氧或氧利用障碍时,大部分丙酮酸则在乳酸脱氢酶的作用下还原为乳酸。机体内产生乳酸的部位主要为红细胞(无线粒体)、骨骼肌、皮肤和神经等代谢活跃的组织;在氧供不充足时,人体绝大多数组织都能通过糖酵解途径生成乳酸。当人体在剧烈运动时,组织处于相对缺氧的生理状态;一些疾病(休克、心功能不全造成组织低灌注及窒息或严重贫血造成低氧状态)也可导致机体处于缺氧的病理状态,均可使体内无氧糖酵解增强,乳酸生成增多。

2.D-乳酸来源与代谢

人类缺乏 D-乳酸脱氢酶,仅能通过 D-α-羟酸脱氢酶生成丙酮酸(图 3-3)。由甲基乙二醛途径生成的 D-乳酸很少,仅 $11 \sim 70$nmol/L,尿 D-乳酸 < 0.1 μmol/h。但在某些情况下,肠道细菌可产生大量 D-乳酸,使血清 D-乳酸升高数百至数千倍。此外,外源性 D-乳酸或 L-乳酸可来源于发酵食品(如腌菜和酸奶等)。D-乳酸在组织中的转运依赖于质子-依赖性单羧酸盐转运体(MCT1~8),表达 MCT 的组织很多,如视网膜、骨骼肌、肾脏、肝脏、脑组织、胎盘、血细胞、毛细血管内皮细胞、心肌细胞和肠黏膜细胞等。

表 3-4　乳酸性酸中毒的病因与分类

L-乳酸性酸中毒(常见)	药物
组织缺氧型	双胍类
心力衰竭	果糖
心源性休克	山梨醇/木糖醇
窒息	反转录蛋白酶抑制剂(AIDS)
脓毒败血症	中毒
非组织缺氧型	甲醇/乙二醇
糖尿病	一氧化碳中毒
恶性肿瘤	D-乳酸性酸中毒(少见)
肝衰竭	生成过多
肾衰竭	胃肠手术
严重感染	短肠综合征
先天性代谢疾病	肠外营养
1 型糖原贮积症	代谢障碍(亚临床酸中毒)
丙酮酸脱氢酸缺陷症	糖尿病
丙酮酸羟化酶缺陷症	新生儿
果糖 1,6-二磷酸酶缺陷症	严重缺血缺氧
线粒体呼吸链病	创伤

(二)肝/肾是利用和清除 L-乳酸的主要器官

正常情况下,肝脏可利用机体代谢过程中产生的乳酸为底物,通过糖异生合成葡萄糖,即所谓的 Cori 循环,或转变为糖原加以储存,少量乳酸经肾自尿液排出,机体乳酸的产生和利用之间保持平衡,血乳酸浓度相对恒定。若血乳酸明显升高,大大超过肝脏的处理能力,同时超过乳酸肾阈值(7.7 mmol/L),则可通过肾脏由尿中排泄,因此在肝肾功能不全时,易出现高乳酸血症,严重时可发生乳酸性酸中毒。

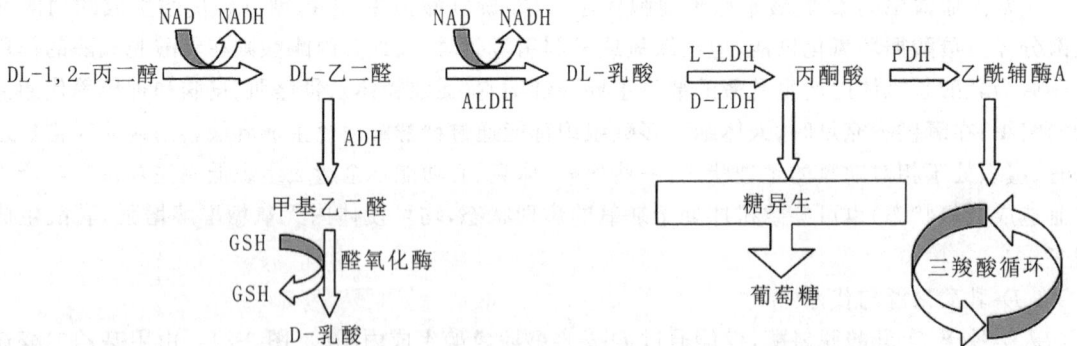

图 3-3　乙二醇代谢

注:glycol:乙二醇;ADH:alcohol dehydrogenase,醇脱氢酶;ALDH:aldehyde dehydrogenase,醛脱氢酶;GSH:reduced glutathione,还原型谷胱甘肽;PDH:pyruvate dehydrogenase,丙酮酸脱氢酶;L-LDH:L-lactate dehydrogenase,L-乳酸脱氢酶;D-LDH:D-lactate dehydrogenase,D-乳酸脱氢酶

乳酸产生过多见于:①休克和左心功能不全等病理状态造成组织低灌流;②呼吸衰竭和严重

贫血等导致动脉血氧合降低,组织缺氧;③某些与糖代谢有关的酶系(葡萄糖-6-磷酸脱氢酶、丙酮酸羧化酶和丙酮酸脱氢酶等)的先天性缺陷。乳酸清除减少主要见于肝肾功能不全。临床上,大多数的乳酸性酸中毒患者均不同程度地同时存在着乳酸生成过多及清除的障碍。

(三)缺氧/疾病/药物/中毒引起 L-乳酸性酸中毒

L-乳酸性酸中毒可分为组织缺氧型(A 类)和非组织缺氧型(B 类)两类。

1.组织缺氧型乳酸性酸中毒(A 类)

A 类常见于心力衰竭、心源性休克、窒息、一氧化碳中毒或脓毒败血症等,此时因缺氧导致了大量乳酸产生,远超过机体的清除能力,同时也可能伴有清除能力下降。T2DM 患者常并发心血管疾病,因此也可表现为此类。在各种休克的抢救过程中,常需使用较大剂量的儿茶酚胺类升压药。许多缩血管药物可恶化组织灌注,细胞缺血、缺氧更为严重。细胞内,尤其是线粒体的呼吸链缺氧可导致严重的高乳酸血症。有些患者的血乳酸升高不明显,但乳酸/丙酮酸或乳酸/酮体总量比值明显升高,这部分患者的死亡率更高。乳酸/丙酮酸比值升高及高乳酸血症持续的时间越长,多器官衰竭和死亡的概率也越高。

2.非组织缺氧型乳酸性酸中毒(B 类)

B 类即无明显低氧血症或循环血量不足。B 类又可分为 B-1、B-2 和 B-3 型。

(1)B-1 型:见于糖尿病、恶性肿瘤、肝功能衰竭、严重感染及肾衰竭等情况。

(2)B-2 型:多由于药物及毒物引起,主要见于双胍类口服降糖药、果糖、山梨醇、木糖醇、甲醇和乙二醇等的中毒。用反转录蛋白酶抑制剂治疗 HIV 感染时,常发生继发性脂肪营养不良(外周性脂肪萎缩伴中枢性肥胖)和肝损害,患者往往还并发乳酸性酸中毒(NRTI-LD 综合征)。长期使用抗反转录病毒治疗时,还可发生严重的多器官衰竭-乳酸性酸中毒综合征。有人用大剂量硫胺(维生素 B_1)治疗取得较好效果。

(3)B-3 型:由于先天性代谢疾病所致,常见者为葡萄糖-6-磷酸酶缺陷(Ⅰ型糖原贮积症)、丙酮酸脱氢酸缺陷、丙酮酸羟化酶缺陷、果糖 1,6-二磷酸酶缺陷及线粒体呼吸链的氧化磷酸化障碍等情况。细胞的氧化磷酸化在线粒体呼吸链上进行。参与呼吸链氧化磷酸化的酶类很多,这些酶可因先天性缺陷或后天性病变及毒物中毒而发生功能障碍。这类疾病是线粒体病中的一种类型——线粒体呼吸链病(MRCD)。线粒体呼吸链病可为局限性(如仅发生于肝脏)或泛发性(肝、脑和肌肉细胞等)。局限于肝脏的线粒体呼吸链病的最优治疗是肝移植,但必须选择好肝移植的受体对象。

此外,无论是儿童或成年人的短肠综合征患者均易发生乳酸性酸中毒,其发生机制未明。

二、常见诱因和临床表现

糖尿病存在乳酸利用缺陷。当感染、糖尿病酮症酸中毒、高渗性高血糖状态或缺氧时容易造成乳酸堆积和乳酸性酸中毒。糖尿病患者易发生糖尿病乳酸性酸中毒是因为:①糖尿病患者常伴有丙酮酸氧化障碍及乳酸利用缺陷,平时即有血乳酸轻度升高,因此在存在乳酸性酸中毒诱因时,更易发生乳酸性酸中毒;②糖尿病性急性并发症如感染、脓毒血症、糖尿病酮症酸中毒(DKA)和非酮症高渗性糖尿病昏迷等时可造成乳酸堆积,因此乳酸性酸中毒可与糖尿病酮症酸中毒或非酮症高渗性糖尿病昏迷同时存在;③糖尿病患者可合并心、肝、肾脏疾病和/或并发心、肝、肾脏损害,可造成组织器官血液灌注不良和低氧血症;同时由于糖化血红蛋白增高,血红蛋白携氧能力下降,更易造成局部缺氧,这些均可引起乳酸生成增加。此外,肝脏及肾脏功能障碍又可影响乳酸的代谢、转化及排出，进而导致乳酸性酸中毒。

(一)双胍类药物诱发 L-乳酸性酸中毒

糖尿病患者常服用双胍类药物，因其能增强糖的无氧酵解，抑制肝脏和肌肉对乳酸的摄取，抑制糖异生作用，故有致乳酸性酸中毒的作用，特别是高龄，合并心、肺、肝和肾疾病的糖尿病患者长期、大剂量服用苯乙双胍(用量>100 mg/d)时，易诱发乳酸性酸中毒，但在国内因苯乙双胍导致乳酸性酸中毒的报道较少，其原因可能与用量较小有关。二甲双胍仅使血乳酸轻度升高，多<2 mmol/L，二甲双胍致乳酸性酸中毒的发生率与死亡率分别为 0～0.8/1 000 和 0～0.024/10 000，仅为苯乙双胍的 1/20，两者的差异可能与二甲双胍的半衰期(1.5 小时)较苯乙双胍明显缩短(12 小时)有关。有研究表明，与接受其他降糖药治疗的糖尿病患者相比，服用二甲双胍的患者的血乳酸水平和乳酸性酸中毒的发病率并无显著差异。Pongwecharak 等在泰国南部的 Hatyai 观察了门诊糖尿病患者的二甲双胍使用情况，有 80% 以上的患者存在该药的禁忌证(如慢性肝病、心力衰竭和慢性肾病)，但并未增加乳酸性酸中毒的发生率，说明二甲双胍引起的乳酸性酸中毒并非常见。

鉴于苯乙双胍易诱发糖尿病乳酸性酸中毒，目前临床上已基本不用，而以二甲双胍代替。如用苯乙双胍，每天剂量最好≤75 mg。

糖尿病患者使用二甲双胍前，应首先评价肾功能，评价的方法：①如果血清肌酐高于 96.5 μmol/L，即列为二甲双胍的禁忌证；②因为肾功能正常者使用该药亦可诱发高乳酸血症，ALT 和 BMI 是引起高乳酸血症的独立相关因素，ALT 和 BMI 越高，发生高乳酸血症的可能性越大，因此应同时考查 ALT 和 BMI 状况；③肾小球滤过率(GFR)60～90 mL/min 者可以使用二甲双胍，但应减量，并避免使用经肾排泄的其他药物。

(二)缺氧/感染/糖尿病酮症酸中毒/高渗性高血糖状态/肺心病/酗酒/一氧化碳中毒诱发糖尿病乳酸性酸中毒

糖尿病伴有感染、各种休克、脓毒败血症、糖尿病酮症酸中毒和高渗性非酮症高血糖性昏迷综合征等急性并发症的糖尿病患者，常因微循环障碍、组织器官灌注不良、组织缺氧、乳酸生成增加和排泄减少而诱发糖尿病乳酸性酸中毒。糖尿病患者合并大血管和微血管慢性并发症，如心肌梗死、糖尿病肾病和脑血管意外，可造成或加重组织器官血液灌注不良，出现低氧血症及乳酸清除减少，导致乳酸性酸中毒。

此外，糖尿病合并严重肺气肿、肺心病、肺栓塞和白血病等也可引起组织缺氧，使血乳酸升高。或因酗酒、一氧化碳中毒、水杨酸、儿茶酚胺、硝普钠和乳糖过量诱发乳酸性酸中毒。二甲双胍中毒可因诱发顽固性 L-乳酸性酸中毒而导致死亡。

(三)糖尿病乳酸性酸中毒的表现常被基础疾病/糖尿病酮症酸中毒/高渗性高血糖状态掩盖

在临床上，糖尿病乳酸性酸中毒不如糖尿病酮症酸中毒常见，主要发生于长期或过量服用苯乙双胍(降糖灵)并伴有心、肝和肾疾病的老年糖尿病患者，在发病开始阶段，这些基础疾病的症状常掩盖了糖尿病乳酸性酸中毒的症状，以致难以确定。其临床症状和体征无特异性。一般发病较为迅速，主要表现为不同程度的代谢性酸中毒的临床特征，当血乳酸明显升高时，可对中枢神经、呼吸、消化和循环系统产生严重影响。

乏力、食欲降低、嗜睡、腹痛、头痛、血压下降、意识障碍、昏迷及休克是糖尿病乳酸性酸中毒的常见表现。轻症可仅有乏力、恶心、食欲降低、头昏、嗜睡和呼吸稍深快。中至重度可有腹痛、恶心、呕吐、头痛、头昏、疲劳加重、口唇发绀、无酮味的深大呼吸至潮式呼吸、血压下降、脱水表现、意识障碍、四肢反射减弱、肌张力下降、体温下降和瞳孔扩大，最后可导致昏迷及休克。值得注意的是糖尿病酮症酸中毒及高渗性非酮症高血糖性昏迷综合征的患者，尤其是老年患者也常同时并发乳酸性酸中毒，导致病情更加复杂和严重，治疗更加困难。糖尿病乳酸性酸中毒是糖尿病最严重的并发症之一，病死率高达 50% 以上。血乳酸越高，病死率越高。血乳酸＞9.0 mmol/L 者病死率高达 80%；血乳酸＞15 mmol/L，罕有抢救成功的患者。在治疗过程中血乳酸持续升高不降者，其存活后的预后也差。

三、诊断和鉴别诊断

(一)不能用糖尿病酮症酸中毒或高渗性高血糖状态解释的意识障碍提示糖尿病乳酸性酸中毒

临床上糖尿病患者出现意识障碍和昏迷，并有服用苯乙双胍史及伴有肝肾功能不全和慢性缺氧性疾病者，而不能用糖尿病酮症酸中毒或高渗性非酮症高血糖性昏迷综合征解释者，应高度怀疑本病的可能性，尽快作血乳酸测定以确诊。

(二)根据血乳酸明显升高和代谢性酸中毒确立诊断

诊断糖尿病乳酸性酸中毒的要点。①糖尿病：患者已经诊断为糖尿病或本次的临床资料能确立糖尿病的诊断；②血乳酸明显升高：血乳酸≥5 mmol/L 者可诊断为乳酸性酸中毒，血乳酸/丙酮酸≥30；血乳酸＞2 mmol/L 但小于 5 mmol/L 者可诊断为高乳酸血症；③代谢性酸中毒：动脉血气 pH＜7.35，血 HCO_3^- ＜10 mmol/L，阴离子隙＞18 mmol/L；④排除糖尿病酮症酸中毒和尿毒症。因此，为了早期明确诊断，应进行如下检测。

1.必检项目

作为代谢性酸中毒的病因鉴别依据，血糖、血酮体、尿酮体和血渗透压为必检项目。糖尿病乳酸性酸中毒时，血糖多偏低或正常，血酮体及尿酮体一般正常，若患者进食少及反复呕吐时，也可略高；若与糖尿病酮症酸中毒并存时，则可明显升高。血浆渗透压正常或略高。血 Na^+ 和 K^+ 正常或稍高，血 Cl^- 正常。血尿素氮和肌酐(Cr)常升高。血白细胞轻度增多。

2.阴离子隙和清蛋白校正的阴离子隙

应用碱缺乏（BD）和阴离子隙诊断乳酸性酸中毒不准确。阴离子隙的正常值为 10～12 mq/L，其预测乳酸性酸中毒的敏感性为 63%，特异性为 80%。在不能测定乳酸的情况下，清蛋白校正的阴离子隙（ACAG）预测乳酸性酸中毒有一定价值，其敏感性达94.4%，但特异性不足 30%。阴离子隙＝$[Na^+]-(Cl^-+HCO_3^-)$；计算的 ACAG（Figge 方程）＝{4.4－[测定的清蛋白(g/dL)]}×2.5 ＋AG。清蛋白和乳酸校正的阴离子隙（ALCAG）＝{[4.4－测定的清蛋白(g/dL)]×0.25}＋AG－[血乳酸(mmol/L)]。因此，阴离子隙和清蛋白校正的阴离子隙主要用于乳酸性酸中毒(尤其是 *D*-乳酸性酸中毒)的排除诊断。由于 AG、ACAG 和 BD 预测乳酸性酸中毒的敏感性不高，尤其存在低蛋白血症时仅能作为诊断的参考依据，因此应该强调直接测定血清乳酸含量。

3.血乳酸测定

正常情况下，乳酸是体内葡萄糖无氧酵解的终产物。正常情况下，机体代谢过程中产生的乳酸可由肝脏代谢及肾脏排泄，血乳酸为 0.5～1.6 mmol/L(5～15 mg/dL)，≤1.8 mmol/L。糖尿病乳酸性酸中毒时，血乳酸≥5 mmol/L，严重时可高达 20～40 mmol/L，血乳酸/丙酮酸≥30，血乳酸浓度显著升高是诊断糖尿病乳酸性酸中毒的决定因素。2 mmol/L<血乳酸<5 mmol/L，可认为是高乳酸血症。但是，通常用于检测 L-乳酸的方法不能测出 D-乳酸，因此，当血清乳酸值与临床表现不符时，应考虑 D-乳酸性酸中毒可能。

4.血气分析

动脉血气 pH<7.35，常在 7.0 以下，血 HCO_3^-<10 mmol/L，碱剩余（BE）为负值，缓冲碱（BB）降低，实际碳酸氢盐（AB）与标准碳酸氢盐（SB）均减少，阴离子间隙（AG）>18 mmol/L。

(三)L-乳酸性酸中毒与 D-乳酸性酸中毒鉴别

如果乳酸性酸中毒的临床表现典型，阴离子隙和清蛋白校正的阴离子隙均明显升高，但血清乳酸不升高或仅轻度升高时，应想到 D-乳酸性酸中毒可能。胃肠手术（尤其是空肠-回肠旁路术）后，容易发生 D-乳酸性酸中毒（血清 D-乳酸≥3 mmol/L）。由于手术切除了较多的肠段，摄入的碳水化合物不能被及时消化吸收，潴留在结肠。而结肠的厌氧菌（主要是乳酸杆菌）将这些碳水化合物分解为右旋乳酸（D-乳酸）。D-乳酸具有神经毒性，可引起中毒性脑病。在肾功能正常情况下，中毒性脑病症状较轻，且具有一定自限性；但严重肾衰竭患者可能出现 D-乳酸性酸中毒。此外，血清 D-乳酸升高而未达到 3 mmol/L 的现象称为亚临床 D-乳酸性酸中毒，多见于严重的糖尿病肾病、缺血缺氧或创伤性休克。

(四)糖尿病乳酸性酸中毒与糖尿病酮症酸中毒/酒精性酮症酸中毒/高渗性高血糖状态/低血糖症鉴别

1.糖尿病酮症酸中毒或糖尿病酮症酸中毒合并糖尿病乳酸性酸中毒

糖尿病酮症酸中毒患者有血糖控制不良病史，临床表现有明显脱水、呼气中可闻及酮味、血糖高、血酮明显升高及血乳酸<5 mmol/L，可资鉴别。另一方面，糖尿病酮症酸中毒合并糖尿病乳酸性酸中毒的情况并不少见，应引起高度重视。当糖尿病酮症酸中毒抢救后酮症已消失，而血 pH 仍低时要考虑糖尿病乳酸性酸中毒的合并存在。

2.高渗性高血糖状态或高渗性高血糖状态合并糖尿病乳酸性酸中毒

该病多见于老年人，起病较慢，主要表现为严重的脱水及进行性的精神障碍，血糖、血钠及血渗透压明显升高，但血 pH 正常或偏低，血乳酸正常。同样应注意少数患者也可同时伴有糖尿病乳酸性酸中毒，如果在无酮血症时，碳酸氢盐≤15 mmol/L，应该考虑到同时合并糖尿病乳酸性酸中毒的可能。

3.低血糖症

低血糖症也可有神志改变，但有过量应用降糖药和进食不及时等病史，出现饥饿感和出冷汗等交感神经兴奋症状，血糖≤2.8 mmol/L，补糖后症状好转，血乳酸不高，可资鉴别。

4.酒精性酮症酸中毒

有长期饮酒史，血阴离子间隙增大，动脉血 CO_2 分压降低而血酮和 β-羟丁酸/乙酰乙酸比值升高。酒精性糖尿病酮症酸中毒患者有长期饮酒史，血阴离子隙和血清渗透压隙增大，动脉血 CO_2 分压（$PaCO_2$）降低而血酮和 β-羟丁酸/乙酰乙酸比值升高。有的患者伴有肝功能异常、乳酸性酸中毒、急性胰腺炎、Wernicke 脑病和心力衰竭。

四、预防及治疗

糖尿病乳酸性酸中毒是糖尿病急性并发症之一。其在临床中发病率较低，易误诊，但一旦发生，病情严重，预后差，死亡率高达 50%，因为这些患者多伴有肝肾功能不全、感染和休克等严重并发症,目前尚无满意的治疗方法,加强糖尿病的宣传教育,加强医师与患者间的联系,注重预防,早期发现,及时治疗。

为安全考虑,在临床中严格掌握双胍类药物的适应证和禁忌证,尽可能不用苯乙双胍。糖尿病患者若并发心、肝和肾功能不全,或在缺氧、过度饮酒和脱水时,应尽量避免使用双胍类药物。美国糖尿病协会已建议当血肌酐(Cr)＞125 μmol/L 时,应避免使用双胍类药物。使用双胍类药物时,应定期监测肝肾功能。

(一)去除糖尿病乳酸性酸中毒诱因并治疗原发病

目前仍缺乏统一的诊疗指南,其治疗很不规范,疗效差异大。在连续监测血乳酸,及时判断疗效的前提下,进行如下治疗。

1.诱因和原发病治疗

一旦考虑糖尿病乳酸性酸中毒,应立即停用双胍类等可导致乳酸性酸中毒的药物、保持气道通畅和给氧。对于由肺部疾病导致缺氧者,应针对原发病因及时处理,必要时作气管切开或机械通气,以保证充分氧合;如血压偏低、有脱水或休克,应补液扩容改善组织灌注,纠正休克,利尿排酸,补充生理盐水维持足够的心排血量与组织灌注,必要时可予血管活性药及行中心静脉压监护,但尽量避免使用肾上腺素或去甲肾上腺素等强烈收缩血管药物,以防进一步减少组织的灌注量。补液量应根据患者的脱水情况和心肺功能等情况来决定;如病因不明的严重乳酸性酸中毒患者,应着重先考虑有感染性休克的可能,及早行病原体培养,并根据经验,尽早选用抗生素治疗。

西柚子汁似乎可改善胰岛素抵抗,降低体重,但可能增加二甲双胍致乳酸性酸中毒的风险。

2.糖尿病酮症酸中毒和高渗性高血糖状态治疗

当糖尿病酮症酸中毒或高渗性高血糖状态患者合并高乳酸血症时,一般按糖尿病酮症酸中毒或高渗性高血糖状态的治疗即可,高乳酸血症将在治疗过程中自然消退;如果糖尿病酮症酸中毒或高渗性高血糖状态患者合并有严重的乳酸性酸中毒,则应该在治疗的同时更积极地处理原发病、改善循环、控制血糖和维持水电解质平衡,但补碱的原则仍与糖尿病酮症酸中毒相同,禁忌大量补充碱性溶液。

3.糖尿病治疗

控制血糖采用小剂量胰岛素治疗,以 0.1 U/(kg·h)速度持续静脉滴注,不但可降低血糖,而且能促进三羧酸循环,减少乳酸的产生并促进乳酸的利用,如血糖正常或偏低,则应同时予葡萄糖及胰岛素,根据血糖水平调整糖及胰岛素比例。监测血钾和血钙,视情况酌情补钾和补钙,以防低血钾和低血钙。

(二)纠正酸中毒并维持水电解质平衡

1.纠正酸中毒

目前对乳酸性酸中毒使用碱性药物仍有争议。一般认为过度的血液碱化可使氧离曲线左移,加重组织缺氧,而且可以使细胞内液和脑脊液进一步酸化和诱发脑水肿,并无确切证据表明静脉应用碳酸氢钠可降低死亡率,故补碱不宜过多和过快。当 pH＜7.2 和 HCO_3^-＜10.05 mmol/L时,患者肺脏能维持有效的通气量以排出蓄积的二氧化碳,以及肾功能足以避免水钠潴留,应及时补充 5%碳酸氢钠 100～200 mL(5～10 g),用生理盐水稀释到 1.25%的浓度。酸中毒严重者(血 pH＜7.0,HCO_3^-＜5 mmol/L)可重复使用,直到血 pH＞7.2,则停止补碱。24 小时可用碳酸氢钠 4.0～170.0 g。如补碱过程中血钠升高,可予呋塞米,同时也将有助于乳酸及药物的排泄。若心功能不全或不能大量补钠,可选择使用三羟甲基氨基甲烷(THAM),应注意不可漏出血管。二氯乙酸盐(DCA)可通过增加氧摄取,激动丙酮酸脱氢酶复合物,促进乳酸氧化,降低血乳酸,缓解酸中毒症状,对多种原因引起的乳酸性酸中毒有较好的疗效,日剂量在100~1 500 mg/kg,短期应用无不良反应。

2.透析疗法

透析疗法多用于伴肾功能不全或严重心力衰竭及血钠较高的危重患者,应使用不含乳酸钠的透析液,可清除药物,加快乳酸的排泄,可采用血液透析或腹膜透析。

3.支持和对症处理

积极改善心功能、护肝、保护肾功能及加强营养和护理等综合治疗。

(吴高峰)

第四节　糖尿病视网膜病变

糖尿病视网膜病变(DR)是糖尿病微血管病变中最重要的表现,是糖尿病最常见和严重的微血管并发症之一,是成人后天性致盲的主要原因。在失明的糖尿病患者中,85%左右是由 DR 引起。DR 致盲的直接原因主要是视网膜前和玻璃体内出血,以及血块机化后,纤维组织牵拉引起视网膜剥脱,占盲眼总数的80.5%;其他尚有黄斑区大的脂质斑块和牵引性视网膜剥脱等;而造成视力轻、中度损害的最主要原因是黄斑部水肿(占63.4%),其次为新生血管形成和毛细血管闭塞等。糖尿病在眼部还可引起白内障、屈光改变、虹膜睫状体炎及青光眼等。虹膜面新生血管及前房角小梁新生纤维血管形成可导致周边虹膜前粘连,阻塞房水引流可致闭角型青光眼;虹膜静脉窦纤维化和瘢痕形成可致开角型青光眼。

一、流行病学

许多流行病学研究表明:DR 的发生发展与糖尿病病程直接相关,即病程越长,DR 的患病率越高且病情越严重。T1DM(30 岁以前发病)病程 15 年或更长的患者,视网膜病变的患病率为98%,其中 1/3 左右有黄斑水肿,1/3 有增殖性病变。T2DM(30 岁以后发病)病程 15 年或更长者视网膜病变的危险性达 78%,其中 1/3 左右有黄斑水肿,1/6 左右有增殖性病变。

美国的一组流行病学调查显示:病程 3~4 年者,T1DM 的 DR 患病率为 19%,T2DM 的 DR 患病率为 24%;病程 20 年者,几乎所有的 T1DM 及 60%的 T2DM 患者发生 DR;病程 20 年后约50%的 T1DM 患者为增殖型糖尿病视网膜病变(PDR),而 T2DM 患者发生 PDR 者不足 10%。另有一组数据表明:糖尿病病程 20 年以上者几乎均有背景型糖尿病视网膜病变(BDR)发生;青年型糖尿病患病 35 年后大约 2/3 发展为 PDR,1/3 发生黄斑水肿;成年型糖尿病患病 35 年后1/3 发展为 PDR,2/3 发生黄斑水肿。英国前瞻性糖尿病研究组(UKPDS)对 T2DM 患者在刚确诊时的 DR 情况进行了调查,发现 39%的男性和 35%的女性至少有一眼出现微血管瘤,8%的男性和 4%的女性出现棉絮斑或视网膜内微血管异常等明显的视网膜病变。

中国糖尿病患者中,DR 的发生率为 25.2%,且初诊的 T2DM 患者中,DR 的发生率就高达12.4%。

二、病因与发病机制

DR 的发病机制尚不完全清楚,一般认为本病是由于视网膜微血管系统受损所致。众多研究结果表明,DR 是多种因素相互作用、相互影响的结果。高血糖、蛋白质非酶糖基化、氧自由基的形成、多元醇-肌醇代谢异常、血流动力学障碍、凝血机制异常和各种增生性细胞因子的产生等,都与 DR 的发生发展相关。

(一)糖代谢紊乱

糖尿病控制与并发症试验(DCCT)及 UKPDS 均已证实严格的血糖控制可减少糖尿病慢性并发症的发生。UKPDS 报道,强化治疗组微血管病终点危险性减少 25%,眼激光治疗减少1/4,早期肾病减少1/3。UKPDS 流行病学资料显示,微血管并发症的发生与血糖水平呈连续性相关,HbA1c 降低 1%(即使血糖控制未达到正常水平,HbA1c 由 9% 降至 8%),微血管并发症的危险性降低 35%。另外,只要血糖超过正常水平(HbA1c>6.2%),各种并发症的发生并不存在血糖阈值,即高血糖的程度与并发症的危险性呈延缓性相关关系,只要血糖升高,即可发生微血管并发症,血糖的高低只是危险程度不同而已。因此,认为糖尿病患者的糖代谢紊乱是产生 DR 的根本原因。高血糖是糖尿病微血管并发症发生发展的重要危险因素。目前对于高血糖的致病机制存在多种学说,但没有一种学说能完全阐明这个问题。

1.非酶糖基化终产物

长期高血糖引起机体蛋白质非酶糖化所形成的糖基化终产物(AGEs)大量堆积是导致视网膜毛细血管周细胞衰亡和 DR 发生的主要原因。各种蛋白质非酶糖基化及其终末产物的积聚导致组织蛋白质结构和功能受损。非酶糖基化过程使红细胞携氧能力下降,供氧减少,对视网膜造成损害;同时又促进脂质过氧化增多,导致血小板活性增强,血栓素数量增加。视网膜毛细血管周细胞和内皮细胞存在一种特异性 AGEs 的受体(RAGE),它是将蛋白质的非酶糖化与 DR 及其有关组织细胞损害联系起来的重要媒介。AGEs 通过以下途径在 DR 发病中发挥作用:①在内皮细胞、周细胞及基底膜沉积。②产生氧化应激,引起核因子碱基对增加,诱导产生诱导型一氧化氮(NO)和肿瘤坏死因子-α(TNF-α)。③趋化白细胞,使之在视网膜毛细血管异常黏附和浸润,阻塞毛细血管,释放自由基及蛋白酶,损伤周细胞和内皮细胞。④诱导细胞因子如胰岛素样生长因子(IGF-1)等生成。⑤使内皮源性 NO 生成减少或灭活增加,增加内皮的促凝血活性,引起视网膜血流动力学异常。⑥作为活化蛋白激酶 C(PKC)的底物,通过活化 PKC 引起 DR 的发生有学者用酶联免疫法(ELISA)检测组织 AGEs,发现糖尿病患者的肾脏及视网膜组织中,AGEs 水平在微血管病变的最早临床阶段即显著升高。AGEs 还可引起内皮细胞的通透性增加,内皮细胞下的单核细胞一旦被激活,即产生一系列炎症介质,吸引并激活其他细胞,引起血管壁结构改变。

2.甘油二酯

甘油二酯(DAG)/PKC 信号传导通路 DAG/PKC 信号传导通路与高血糖及 DR 的关系日益受到人们的关注。研究表明,糖尿病动物如大鼠、狗的视网膜内 DAG 水平和细胞膜 PKC 的活性增加;视网膜血管内皮细胞内 DAG 水平增加而周细胞内 DAG 水平则无改变。血管细胞(包括大血管和微血管)在高糖环境下,细胞内 DAG 的水平明显升高。糖尿病状态下,DAG 介导PKC 活化。PKC 激活后可磷酸化蛋白质底物的丝氨酸和苏氨酸残基,调节蛋白质的功能,从而产生一系列生物学效应,对血管的渗透性和收缩性、细胞外基质、细胞生长、血管新生、细胞因子的功能及白细胞黏附产生影响。PKC 促进多种细胞因子的表达,如血管内皮生长因子(VEGF)、血小板衍化生长因子(PDGF)等,促进新生血管的形成;可使诱导型 NO 生成增加,损伤内皮细胞和周细胞;PKC 还可抑制 Na^+/K^+-ATP 酶的活性,引起血管内皮功能紊乱等。高血糖诱导 PKC 活性增强还表现出调节多种蛋白质的基因表达,以及影响微血管细胞中的生化代谢。因此,PKC 的活化可导致视网膜血流量下降、血管通透性增加及新生血管的形成,从而引起 DR。

3.多元醇-肌醇代谢异常

在高糖条件下,周细胞内过量葡萄糖在醛糖还原酶(AR)的作用下还原成山梨醇,进入葡萄糖代谢的山梨醇通路。糖代谢紊乱时,醛糖还原酶活性增高致多元醇代谢通路激活,产生大量的山梨醇在细胞内积聚引起组织结构和功能异常,影响血管通透性,使毛细血管基底膜增厚。由于山梨醇在细胞内很少进一步发生代谢,并因其极性而难于透出细胞膜,细胞内浓度增大而致渗透压升高,水分渗入细胞引起电解质平衡和代谢紊乱,引起细胞肿胀、细胞膜破坏等一系列病理改变。山梨醇通路的激活还可抑制磷酸己糖旁路,改变细胞膜功能,引起肌醇代谢异常。肌醇为磷脂酰肌醇的前体,后者可在胞内酶系统的作用下分解为二酰基甘油(DG)和三磷酸肌醇酯(IP_3),DG 和 IP_3 是周细胞增殖所必需的第二信使。持续的高糖状态,一方面直接抑制细胞对肌醇的摄取及周细胞肌醇的合成,另一方面通过山梨醇途径抑制周细胞对肌醇的摄取。上述情况引起细胞内肌醇耗竭。肌醇的耗竭使单磷酸肌醇酯(PI)、二磷酸肌醇酯(PIP2)、IP_3 的浓度下降,周细胞 DNA 合成障碍致周细胞增殖下降,同时还可使 Na^+/K^+-ATP 酶的活性下降,而后者可能与肌醇的摄取、血管内皮功能紊乱,以及对血管活性物质的反应异常有关。因此,肌醇的耗竭可使周细胞的 Na^+/K^+-ATP 酶活性降低和 DNA 的活性下降,从而导致周细胞死亡。由于周细胞的损害和消失降低了毛细血管的收缩力和调节毛细血管内血流量的作用,从而引起视网膜微血管的病变。同时有内皮细胞受损,出现无结构的毛细血管,最后可引起血管闭塞。研究表明,补充肌醇、DG、IP_3 均可对高糖状态下的周细胞起保护作用。这也说明肌醇的耗竭参与了周细胞选择性丢失这一过程。

4.自由基的作用

在蛋白非酶糖化的过程中,形成脱氧葡萄糖酮醛时,amadori 产物和葡萄糖都经历了自身氧化过程,此间伴随着氧自由基和 H_2O_2 的生成。有报道称,蛋白的非酶糖化可使自由基产生的速率增加 50 倍。自由基有一未配对电子极易引起邻近的蛋白质和脂质氧化,造成组织损伤。自由基可使膜发生脂质氧化,产生交链反应,使膜通透性增强,自由基通过攻击膜蛋白及胞内的酶系统和核酸,使细胞增殖周期延长,并可诱导细胞凋亡。DR 时,视网膜内自由基增加,脂质过氧化物(LPO)、丙二醛(MDA)增高,超氧化物歧化酶(SOD)减少。SOD 对氧化应激环境中的内皮细胞及周细胞有保护作用,而 LPO 及 MDA 则在糖尿病慢性并发症中起着重要作用。

(二)凝血机制和血流动力学异常

糖尿病患者存在全血异常,包括血浆黏度增加、血液凝固亢进、纤维素溶解能力下降、纤维蛋白原增加;红细胞异常有变形能力下降、凝集能力亢进;血小板异常有凝集、黏附功能亢进;白细胞异常有变形能力下降、黏着力亢进、活化亢进。这些变化,尤其是在微小血管,引起血管内皮损害和微小血管闭塞,导致 DR 的发生发展。

用彩色多普勒血流成像(CDFI)技术检测球后动脉血流动力学的改变,发现糖尿病患者眼动脉、视网膜中央动脉的血流动力学特点为:①眼动脉的改变比视网膜中央动脉明显;②呈低流速、低流量和高阻力型改变;③眼动脉呈缺血样改变。提示眼动脉缺血性改变比视网膜中央动脉明显。

(三)氧化应激

高血糖促进氧化应激产生的因素包括非酶促蛋白糖化使 AGEs 产生增多、糖化自身氧化、山梨醇旁路激活、炎症介质产生增多、抗氧化体系功能损害和脂质过氧化等。氧化应激中产生的氧自由基可以攻击其他不饱和脂肪酸,使视网膜的盘膜、线粒体膜和内层网膜内的脂类受到不可逆的破坏。自由基可使膜发生脂质过氧化,使膜通透性增高,通过攻击膜蛋白和胞内的酶系统和核酸,延长细胞增殖周期,诱导细胞凋亡。正常状态下,视网膜组织中存在完整的抗氧化酶系,其主要有 SOD、过氧化氢酶(CAT)和谷胱甘肽过氧化物酶(GSH-PX),它们在防御自由基的损伤中起着重要作用。研究证实:糖尿病大鼠视网膜组织中 SOD 和 CAT 的活性与正常组相比显著下降;LPO 则明显增多,提示其自由基防御功能下降。LPO 不仅使视网膜脂类受到不可逆的损害,还减少前列环素(PGI)的生成,破坏 PGI 和血栓素(TXA_2)之间的平衡,导致血管收缩及微血栓形成,是 DR 的病理基础之一。膜中磷脂发生过氧化,导致膜中蛋白质、酶和磷脂交联失活,使膜的流动性、通透性改变,多种功能受损,严重者导致这些生物膜溶解和细胞死亡,使视网膜病变进一步发展。Peter 等发现,高糖条件下,视网膜周细胞和主动脉平滑肌细胞在氧化应激时,周细胞内还原型谷胱甘肽下降,暴露于氧化型低密度脂蛋白(ox-LDL)可使内皮细胞减少 41%,周细胞减少 25%。还有研究发现,糖尿病大鼠视网膜中,己糖激酶的下游产物并没有增加,但葡萄糖的上游代谢产物如山梨醇通路(降低 NADPH)及多羟基化合物的合成增加。应用 α-生育酚、SOD 可对氧化应激环境中的内皮细胞及周细胞起保护作用。

(四)细胞因子

糖尿病由于血管本身和血液的因素可导致毛细血管闭塞。小范围的闭塞可引起毛细血管扩张,微动脉瘤形成;大范围的毛细血管闭塞,可引起视网膜缺血、缺氧,在缺氧的情况下,视网膜可释放一些生长因子导致新生血管形成,发展为 PDR。血管内皮生长因子(VEGF)、色素上皮细胞衍生因子(PEDF)、碱性成纤维细胞生长因子(bFGF)、胰岛素样生长因子(IGF-1)、表皮生长因子(EGF)、转化生长因子 β(TGF-β)、肿瘤坏死因子 α(TNF-α)和内皮素-1(ET-1)等均参与 PDR 的发生,其中 VEGF 是目前所知的参与 PDR 形成的最强细胞因子,在 PDR 形成中起关键作用。

1.VEGF

VEGF 是目前所知最强的内皮细胞选择性促有丝分裂因子和血管生成因子,能特异性地刺激血管内皮细胞增殖,参与新生血管的形成过程,被认为是与 PDR 新生血管形成联系最紧密的一个细胞因子。视网膜血管内皮细胞存在 VEGF 高亲和力受体,而且受体数目较其他组织内皮细胞多。大量研究表明,视网膜缺血时,释放的新生血管生长因子或血管源性生长因子是导致视网膜细胞异常增殖和新生血管生成的主要原因。多种生长因子参与了糖尿病性视网膜细胞增殖及新生血管形成,但很多因子都不是特异的新生血管形成因子,而只有 VEGF 可能是最直接的眼球内新生血管形成因子。因为它可特异性地作用于血管内皮细胞,而且缺氧可上调其 mRNA 和其蛋白质的表达。VEGF 是各种新生血管性视网膜病变的核心作用因子,各种致病因子都是通过 VEGF 促进新生血管形成的,而 VEGF 又能刺激各种细胞因子或生长因子的表达。近来的研究还表明,VEGF 不仅是新生血管生长因子,还是血管渗漏因子,具有破坏血-视网膜屏障,加剧 PDR 渗出的作用。血浆渗漏积聚于视网膜的神经纤维层,形成早期 DR 的硬性渗出或黄斑水肿。

2.PEDF

PEDF 在眼内组织分布广泛,在角膜上皮细胞、角膜内皮细胞、晶状体上皮细胞、睫状体上皮细胞、脉络膜、视网膜色素上皮细胞、感光细胞和神经节细胞均可检测到 PEDF mRNA 的表达和蛋白质的存在。在角膜,PEDF 抑制血管侵入,它也是玻璃体内主要的血管生成抑制因子。如果从玻璃体样本中取出 PEDF,玻璃体液的抗血管生成活性即丧失,而且反而会起刺激血管生长的作用。同样,房水检测也可获得相似的结果。这些研究提示 PEDF 是这些部位关键的血管生成抑制因子。Ogata 等研究发现,特发性黄斑裂孔患者玻璃体中 PEDF 的含量显著高于 DR 患者,而 VEGF 的含量,前者显著低于后者。活动性 DR 患者玻璃体中 PEDF 的含量显著低于非活动性 DR,而 VEGF 含量,前者显著高于后者。PDR 患者玻璃体中 PEDF 的含量显著低于无PDR 患者,而 VEGF 的含量,前者显著高于后者。该研究提出低水平的 PEDF 和高水平的VEGF 与 DR 的新生血管生成有关,导致了活动性 PDR。

3.bFGF

bFGF 存在于视网膜血管内皮细胞、色素上皮细胞、Müller 细胞及角膜内皮细胞的基底膜,能引起视网膜血管充血扩张、扭曲和出血,降低新生血管的血-视网膜屏障功能,其作用机制是刺激内皮细胞和周细胞增殖。在 DR 中,视网膜组织因缺血、缺氧而释放 bFGF,局部组织中的bFGF 含量增多,内皮细胞编码 bFGF mRNA 表达增强,一方面刺激内皮细胞增殖,使毛细血管狭窄和闭塞,加重视网膜微循环障碍;另一方面,通过自分泌和旁分泌方式,诱导毛细血管内皮细胞产生和分泌纤溶酶原激活物(PA)和胶原酶,分解基底膜和细胞间质等大分子,使形成毛细血管的细胞能穿过这些结构,进行迁移和增殖,导致新生血管的形成和增生。通过对活动期 PDR患者的玻璃体标本进行检测,发现 bFGF 含量明显升高,而在退行期或非 PDR 患者,bFGF 含量很低或检测不到,认为 PDR 患者玻璃体中 bFGF 的含量与纤维血管膜增殖的程度有相关关系。

4.IGF-1

IGF-1 能使毛细血管内皮细胞和周细胞合成 DNA 的能力增强,对内皮细胞有明显的趋化效应,在视网膜血管内皮细胞和周细胞上广泛、稠密地分布着 IGF-1 受体。在 DR 状态下,眼内IGF-1 升高与血-视网膜屏障损伤有关,一方面血清 IGF-1 可渗漏到眼内,另一方面单核细胞易侵入眼内,在局部释放 IGF-1;IGF-1 水平与 DR 的严重程度和糖尿病的病程呈正相关。IGF-1能使糖尿病患者视网膜血管内皮细胞释放 PA,但不能使非糖尿病患者释放 PA;PA 能使纤溶酶原激活,形成纤溶酶,使血管基底膜降解,从而诱发新生血管的形成。研究证实遗传因子也在DR 的发病中起一定作用,其中 IGF-1 基因是候选基因,在 DR 的发病和进展中起一定作用。

5.TNF-α 与 TGF-β

Yoshiora 等研究发现,PDR 患者玻璃体内 TNF-α 含量高于对照组。糖尿病患者长期高血糖状态可形成大量晚期 AGEs,AGEs 刺激单核细胞表达与释放 TNF-α,且随 AGEs 形成的增多而增加。TNF-α 可引起血-视网膜屏障的损伤,增加视网膜血管的通透性,刺激血管外基质过量产生和血管内皮细胞的增殖,导致眼内新生血管形成,促进 PDR 发生。TNF-α 还能提高靶细胞对其他细胞生长因子的反应性,间接刺激新生血管形成。有学者提出,在 PDR 中,TNF-α 是致病作用最强的诱导因子,其浓度高低与病程和病情严重程度呈正相关。在 DR 中,血-视网膜屏障受损,血小板和单核细胞侵入玻璃体和视网膜组织,血小板凝聚及单核细胞活化均可引起TGF-β 的释放。TGF-β 在 T2DM 中显著升高,其升高的水平与 DR 相关。TGF-β 一方面抑制纤溶酶系统,促进毛细血管内血栓的形成,引起毛细血管闭塞;另一方面通过增加眼内纤维连接蛋白(FN)的合成,使增加的 FN 在新生血管周围与胶原纤维一起形成基底膜样结构,引起纤维组织增生,从而加速 PDR 的进程。TNF-α 和 TGF-β 在很多方面相似,两者在体内均能促血管形成,在体外实验能促管腔形成,但抑制内皮细胞增殖,两者可能是内皮细胞某分化期的促动因子。

6.ET-1

ET-1 是视网膜局部微循环非神经机制调节的关键环节,一方面促进血管内皮细胞合成 NO 和 PGI 等舒血管物质,另一方面刺激周细胞收缩,通过控制血管的舒缩状态来调节视网膜局部的血流量和血管通透性。生理情况下,ET-1 很低,以旁分泌和胞内分泌方式,通过内皮细胞、周细胞间的相互作用调节网膜血管的管径和局部血流量;病理情况下,如糖代谢异常、血管内皮损伤、血小板功能障碍和内皮细胞增生等因素刺激下,ET-1 异常增多,强烈刺激周细胞收缩,内皮细胞和周细胞间的相互作用失调,导致视网膜局部血流动力学和血流量异常,局部微循环调节功能紊乱从而促进 DR 的发生发展。研究表明糖尿病患者血浆 ET-1 增高和血管内皮细胞损伤有密切关系,血管内皮细胞损伤越重,ET-1 增高越明显,随 DR 病情的加重,ET-1 逐步增高。

此外,白细胞介素-1(IL-1)、白细胞介素-6(IL-6)、PDGF 等均对 DR 的发生发展起重要作用。总之,视网膜、玻璃体等组织内存在多种血管生成因子及血管生成抑制因子,在正常情况下,两者之间处于动态平衡。糖尿病时,此平衡被打破,使内皮细胞持续增生,新生血管形成,促进了 DR 的发生。

(五)肾素-血管紧张素系统(RAAS)

RAAS 不仅存在于血循环系统,而且也存在于其他组织中,其中包括眼。眼组织的 RAAS 独立于血循环系统之外。Berka 等则发现,视网膜中的肾素产生于靠近血管旁的 Müller 细胞。糖尿病时,视网膜的 RAAS 活性增强,血管紧张素 Ⅱ(AT-2)产生增多,AT-2 不仅具有收缩血管,调节血压及通过醛固酮调节水电解质平衡的作用,而且可诱导 PDGF、bFGF、IGF-1、TGF-β 和 VEGF 等生成,从而调节细胞的生长。这些均可导致血管内皮功能紊乱、血管痉挛、血栓形成、视网膜组织缺血缺氧、新生血管形成和出现增殖性病变。另外,Ang Ⅱ结合于内皮细胞而刺激 Ⅰ型纤溶酶原激活物抑制剂(PAI-1)的产生,引起凝血机制平衡失调,导致血管性疾病发生。

实验显示,AT-2 可提高血管的通透性,增加血管内皮的氧分压,使交感神经系统张力增高,同时与视网膜血管的紧张度及视网膜细胞间质的变性有关。如果把 AT-2 直接注入猫的玻璃体中,眼底照相显示视网膜动脉分支血管收缩,并常常导致视网膜梗死。Otani 等体外试验发现,AT-2 可使体外培养的牛视网膜内皮细胞 VEGF 受体及其周细胞 VEGF 基因表达上调,从而促进新生血管的形成。当 AT-2 与 VEGF 在动物体内联合应用时,AT-2 可增强 VEGF 诱导新生血管形成的作用,其具体作用很可能是启动了新生血管的形成。Funatsu 等研究了 AT-2 和 VEGF 与 PDR 的关系。发现,PDR 患者玻璃体中 AT-2 和 VEGF 含量非常显著性地高于非糖尿病患者和非 DR 患者;活动性 PDR 患者玻璃体中 AT-2 和 VEGF 的含量也非常显著性地高于非活动性 PDR 患者;玻璃体中 AT-2 的含量与 VEGF 呈非常显著性的正相关。

(六)生长激素分泌异常

生长激素可能在 DR 的进展中起重要作用。先前进行的 100 例患者的研究表明:垂体切除可以逆转 DR 的进程。同样,糖尿病性侏儒患者,因生长激素缺乏体内具有较低的 IGF-1 水平,此类患者较年龄、病程匹配的其他糖尿病患者具有较低的 PDR 发生率。在开展视网膜光凝治疗前,切除垂体可有效控制 PDR,使患者视网膜新生血管减少,渗漏停止,视力提高。研究表明生长激素分泌增高可抑制糖代谢,导致细胞内山梨醇积聚,增加血管壁中糖蛋白和黏多糖的沉积,加速血管硬化,促进视网膜血管微血栓形成而引起 DR。

(七)遗传因素

DR 在孪生子中的一致率高、视网膜病变的程度在家系内呈一致趋向、有 DR 的糖尿病先证者其家属患者发生 DR 的危险性明显增高,均提示有遗传因素参与 DR 的发病。有学者对211例中国汉族人检测血管紧张素转换酶(ACE)基因、血管紧张素原基因(AGT)及 AT-2 受体 1 基因(AGTR1),结果发现,ACE 与病程早期(≤1 年)出现的 DR 相关,AGTR1 及 AGT 与病程>1 年者的 DR 相关。

(八)微量元素改变

研究发现缺锌、低镁可促使 DR 的发展。机体缺锌影响红细胞代谢,使红细胞脆性增加,变形能力降低,易于聚集,形成微血管病变。低镁使糖酵解途径有关酶类的活性降低,糖代谢发生紊乱。糖尿病性球结膜微血管瘤、白内障及视网膜病变与血清镁浓度均有密切关系,而且血清镁浓度减低,病变越严重。

三、病理与病理生理

视网膜毛细血管由内皮细胞、基底膜、周细胞三部分组成,其中周细胞对内皮细胞起支持作用。此外,周细胞具有收缩功能,可调节视网膜毛细血管局部的血流量和血管通透性,还可通过接触抑制对内皮细胞的增殖起抑制作用。DR 的基本病理改变包括:①周细胞选择性的丢失;②基底膜增厚;③微血管瘤的形成;④内皮细胞增生;⑤血管通透性增加,血浆渗出;⑥新生血管形成;⑦纤维增生。其中,周细胞选择性丢失是最早的病理改变。

根据 DR 的自然病程和转归,从临床和病理学角度观察,可将 DR 按是否形成新生血管这一标志分为 PDR 和非增殖型(NPDR)两类;并按临床病理表现轻重,两型内又各有不同时期的期别。

NPDR 系 DR 的早期阶段,在持续高糖及其所引起的各种异常代谢的作用下,周细胞的有丝分裂率和增殖活力下降,引起周细胞数目减少。同时,高糖状态下,周细胞收缩功能受抑制,毛细血管失去正常的张力,被动扩张形成短路血管,引起视网膜毛细血管通透性及血流量增加,使视网膜毛细血管的血流动力学发生异常。短路血管的形成引起邻近毛细血管血流减少,使毛细血管细胞成分减少或消失,形成无细胞性毛细血管。视网膜局部的血流动力学异常及局部凝血、纤溶系统的异常引起内皮损伤、血小板聚集和血栓形成,使视网膜毛细血管缺血,被动扩张,长期血管扩张导致微血管瘤和血管结构上的改变:周细胞变性、基底膜增厚和内皮细胞增生。这些改变为 NPDR 的特征性表现。视网膜毛细血管周细胞丧失是 DR 最早期的特征性组织学改变,这种变化在其他视网膜血管病变中未曾出现过。周细胞的存在可抑制内皮细胞增生,因此,周细胞的消失破坏了毛细血管的完整性,使血-视网膜屏障受到损害,最终导致一系列病理变化。毛细血管内皮细胞增生,基底膜增厚,继而引起管腔狭窄和血流改变,促进 DR 后期发生视网膜缺血、缺氧和新生血管形成,一旦出现新生血管则进入 PDR。

PDR 是 DR 中最严重的微血管并发症之一,以视网膜新生血管和纤维化为特征,可造成玻璃体内毛细血管因缺氧而产生增生,继而破裂。视网膜缺血使促血管生成的物质如 VEGF 等生成增加,引起视网膜内皮细胞增生,新生血管形成,引起 PDR 的发生。

四、临床表现

(一)临床症状

DR 患者可表现为视物模糊,视力下降,重者可失明,部分患者可有颜色识别能力障碍及眼内压增高引起的疼痛。

(二)眼底表现

DR 的临床特点有微血管瘤、出血、软性渗出(棉絮状斑)、硬性渗出、动脉改变、静脉管径改变、新生血管、纤维结缔组织增生和黄斑水肿等。NPDR 以视网膜血管(主要是微血管)的结构异常为特征,表现为视网膜微血管瘤(毛细血管壁外膨)、视网膜水肿、脂质渗出和视网膜内出血。PDR 在上述表现的基础上,在虹膜、视网膜内出现新生血管。新生血管内含血管和纤维组织,新生的血管可引起视网膜前和玻璃体出血,纤维组织收缩可引起视网膜剥脱。PDR 以新生血管形成为特征,这些新生血管的增长速度不一,可在视盘表面或在其周围 1 个视盘直径(PD)范围内生长(NVD),也可在其他部位的视网膜上生长(NVE)。半透明纤维组织在新生血管附近,而不透明的纤维组织黏附在玻璃体周围。眼科检查时需注意有无新生血管、新生血管存在的部位及其程度、有无视网膜前出血或玻璃体出血。

1.微血管瘤

在检眼镜下,可见大小不等、边界清楚、红或暗红的斑点,一般长期不消退,也可逐渐变成粉红色或边缘发白,最后形成小圆白点。早期糖尿病性视网膜病变治疗研究(ETDRS)小组规定:视网膜内最大直径<125 μm 的边界清楚的红色斑点为微血管瘤;而最大直径≥125 μm、边界光滑、清晰、圆形、中心有反光者则为大微血管瘤;所有其他红色斑点最大直径≥125 μm 或者看似微血管瘤而不符合上述条件者,均为视网膜内出血。

2.出血斑和渗出斑

出血斑和渗出斑可有 3 种主要表现:①出血斑一般多为圆形,位于深层,边界不清。少数病重者,可有浅层条状或火焰状出血斑。出血斑可于几周内吸收。破裂的微血管瘤、毛细血管失代偿和视网膜内微血管异常都会导致视网膜内出血。出血的眼底表现反映了出血所在视网膜层的结构。在神经纤维层的出血为火焰状,而在深层的出血则表现为点状或圆形斑块状。②"硬性"渗出斑为黄白色、边界清楚的小白斑点。数个或成堆出现。在黄斑处,可呈放射状排列。重者可互相融合成较大的脂样斑块,病情好转后经过长时间可逐渐吸收。③棉绒斑一般为 1/4~1/3 NVD,偶有>1/2 NVD 者,颜色灰白,边缘可见出血斑、微血管瘤。偶见迂曲扩张的毛细血管,个别绕有硬性渗出斑。

3.视网膜病变

视网膜病变主要有以下几种。

(1)视网膜水肿是血管通透性改变的主要后果。眼底荧光摄影(FFA)可见微血管瘤,有病变的毛细血管或小血管均可有渗漏。故视网膜呈现局限或广泛水肿。

(2)视网膜血管改变包括动脉硬化(多见于中年以上的糖尿病患者,有动静脉交叉压迹征,动脉管壁反光增强如铜丝状)和小动脉闭塞(大多数晚期及个别早期患者的视网膜动脉小分支细窄,有的只在分支开始一段呈白线,重者较大的分支动脉也呈白线状或白鞘)。早期静脉充盈曲张,常呈暗红色;晚期可出现梭形、串珠样或球形扩张,甚至呈扭曲圆绊状或局限性狭窄,伴有白鞘。最初表现为细的新生血管,有很少的纤维组织,以后新生血管与纤维组织均增加,最后新生血管退行性变,残留纤维组织与含较少血管的结缔组织膜片。

(3)视网膜前出血或玻璃体出血:当新生血管破裂,或来自视网膜静脉的较大量的出血,位于内界膜下或视网膜前玻璃体膜之后,常靠近后极,遮蔽该处视网膜结构,可为一片或几片大小不等的出血。根据出血多少,眼底可十分模糊,或发暗而不能看到眼底红光。

(4)视盘水肿:青年起病的 T1DM 患者可出现视盘水肿。视盘水肿时,并不都并发视力丧失或糖尿病的全身并发症,相应的视网膜病变、水肿在短期内可能吸收。

(5)黄斑病变:临床各个阶段均可出现黄斑病变。表现为相互关联而又有特点的 4 型。

1)病灶型黄斑病变:又名渗出性黄斑病变,主要特点为黄斑区轻度网膜水肿伴有"硬性"渗出;囊样黄斑病变:黄斑区可有微血管瘤和血斑,极少有"硬性"渗出,主要特征是弥漫性黄斑水肿。

2)缺血型黄斑病变:患者多为中心视力减退,但无明显的眼底改变,或检眼镜下只在黄斑附近有轻微病变,如棉绒斑、微血管瘤、出血斑,也许有极少"硬性"渗出点和白线状小分支动脉等。

3)混合性黄斑病变:具有以上 3 种类型的特征者。糖尿病性黄斑水肿以下列方式改变其结构而影响其功能:视网膜内液体集聚在黄斑区,伴有或不伴有脂性渗出和囊样改变;中央凹周围毛细血管无灌注,伴有或不伴有视网膜内液体;视网膜纤维组织牵拉黄斑,引起黄斑表面皱褶、脱离;黄斑部视网膜内或视网膜前出血;板层或全层视网膜孔形成;上述任何两者同时存在。临床上黄斑水肿是指黄斑中心 2PD 范围内视网膜增厚(并不是眼底荧光血管造影渗漏而无增厚)。

4)视网膜增厚:视网膜增厚或硬性渗出伴有周围视网膜增厚威胁或影响黄斑中心,这被认为有明显的临床意义,即有临床意义的黄斑水肿(CSME)。ETDRS 研究小组确定的 CSME 如下:黄斑区 500 μm 之内视网膜增厚;或者黄斑区 500 μm 之内有硬性渗出,伴有周围视网膜增厚;或者任何部位视网膜增厚,其中一处至少一个 PD,或至少一处距黄斑中心小于 1 个 PD 的距离者。

(6)视网膜脂血症:又叫脂质性视网膜炎,为少见的糖尿病并发症,多发生于糖尿病合并酸中毒的青年患者,是血内类脂质过高所引起。检眼镜下可见视网膜血管被乳化的脂质充盈呈橙色、黄色甚至是乳白色,乳头颜色变淡,脉络膜血管颜色也变淡,一般无视力障碍,经过降脂治疗,视网膜脂血症可迅速消失。

(三)DR 的分期与临床转归

1.分期与分级的意义

为了便于观察、记录及随访时对比,有必要按眼底表现作出分期。1984 年 6 月第一届全国眼底病学术会议提出"糖尿病视网膜分期标准(试行)草案",经第三届全国眼科学术会议讨论通过并公布实施,见表 3-5。DR 概括地分为 NPDR 期和 PDR 期,每期又能分成若干级。

表 3-5　糖尿病视网膜病变的分期标准

单纯型	I	有微动脉瘤或并有小出血点,(+)较少,易数,(++)较多,不易数
	II	有黄白色"硬性渗出"或并有出血斑,(+)较少,易数,(++)较多,不易数
	III	有白色"软性渗出"或并有出血斑,(+)较少,易数,(++)较多,不易数
增殖型	I	眼底有新生血管或并有玻璃体出血
	II	眼底有新生血管和纤维增殖
	III	眼底有新生血管和纤维增殖,并发视网膜剥脱

　　以上 DR 分型、分期只是形态分析,如加上视力性质分析,既可了解分型,又可了解黄斑功能,对病情了解比只利用分型、分期法更为全面。"中心视力眼"大致意味着单纯型;"偏心视力眼"意味着增殖型。PDR 的病变特点为:①NVD 或 NVE;②视网膜前出血或玻璃体出血;③纤维组织增殖。

　　2.改良的 Airlie House 分级法

　　ETDRS 小组改良的 Airlie House 分级法(NPDR 和 PDR 的分级)如下。A 级即轻度 NPDR:至少一个微血管瘤,而且无下述 B 级、C 级、D 级、E 级、F 级的情况。B 级即中度 NPDR:出血和/或微血管瘤,轻度软性渗出,静脉呈串珠状,视网膜内微血管异常者,无 C 级、D 级、E 级、F 级的情况。C 级即重度 NPDR:在 4 个象限中有出血和/或微血管瘤;或者静脉串珠状占 2 个或 2 个以上象限;或者至少在一个象限中出现视网膜内微血管异常。D 级即重重度 NPDR:有 C 级中任何两者或两者以上的表现,而无 E 级、F 级的状况。E 级即早期 PDR(即 PDR,无高危 PDR 的特征):新生血管,无 F 级情况。F 级即高危 PDR:NVD＞1/3～1/2 视盘区;或者 NVD 和玻璃体或视网膜前出血;或者 NVE＞1/2 视盘区和视网膜前或玻璃体出血。G 级即静止期 PDR。

　　3.ETDRS 分型法

　　ETDRS 分型法是目前公认的 DR 分型的金标准,被广泛地应用于临床研究与流行病学研究。由于该分型法过于细致,显得烦琐及复杂,不易被掌握,故临床实际应用价值有限,而且不便于眼科医师与其他相关部门沟通。因此,在临床实际工作中,急需一种能简便应用的 DR 的分级标准。鉴于此,2002 年悉尼国际眼科会议综合眼科医师、内分泌科医师及流行病学专家的意见制订了 DR 分型和糖尿病黄斑水肿分型的新标准(表 3-6、表 3-7)。新标准的制定以 2 个重要的循证医学临床研究为基础,即"ETDRS"及"Wisconsin 糖尿病性视网膜病变流行病学研究(WES-DR)",可为每一分型提供相应的治疗建议(表 3-8),从而为 DR 的治疗提供依据。

表 3-6　糖尿病性视网膜病变国际临床分型

分型	扩瞳眼底检查所见
无明显视网膜病变	无异常
轻度非增殖性糖尿病性视网膜病变	仅有微动脉瘤
中度非增殖性糖尿病性视网膜病变	除微动脉瘤外,还存在轻于重度非增殖性糖尿病性视网膜病变的改变
重度非增殖性糖尿病性视网膜病变	出现以下任一改变,但无增殖性视网膜病变的体征:①4 个象限中每一象限出现＞20 处视网膜内出血;②在＞2 个象限出现静脉串珠样改变;③至少有 1 个象限出现明显的视网膜内微血管异常
增殖性糖尿病性视网膜病变	出现下列 1 种或 1 种以上改变:①新生血管;②玻璃体出血或视网膜出血

表 3-7　糖尿病黄斑水肿国际临床分型

分型	扩瞳眼底检查所见
无明显黄斑水肿	在后极部无明显视网膜增厚或硬性渗出
存在明显黄斑水肿	在后极部存在视网膜增厚或硬性渗出
轻度糖尿病性黄斑水肿	后极部存在部分视网膜增厚或硬性渗出,但远离黄斑中心
中度糖尿病性黄斑水肿	视网膜增厚或硬性渗出接近但未累及黄斑中央凹

表 3-8　糖尿病性视网膜病变的治疗建议

分型	治疗建议
无明显视网膜病变	优化内科治疗,控制高血糖、高血压和高血脂
轻度非增殖性糖尿病性视网膜病变	优化内科治疗,控制高血糖、高血压和高血脂
中度非增殖性糖尿病性视网膜病变	通报眼科医师,优化内科治疗,控制高血糖、高血压和高血脂
重度非增殖性糖尿病性视网膜病变	考虑进行散在或全视网膜光凝,优化内科治疗,控制高血糖、高血压和高血脂
增殖性糖尿病性视网膜病变	强烈考虑在出现玻璃体出血和视盘新生血管出现之前进行播散或广泛视网膜光凝,优化内科治疗,控制高血糖、高血压和高血脂

4.临床转归

不同阶段的 NPDR 发展成 PDR 的危险性是不同的。当出现严重或非常严重的 NPDR,伴有或不伴有新生血管或者广泛新生血管,即使不符合高危 PDR 者,也都将视为接近高危期。视网膜病变有进展的危险性,即从 NPDR 期到早期 PDR,再到高危期 PDR。

(1)轻度 NPDR:在 1 年内发生 PDR 的危险性为 5%,而在 5 年内发生高危 PDR 的危险性为 15%;中度 NPDR 在 1 年内发生 PDR 的危险性为 12%～27%,而在 5 年内发生高危 PDR 的危险性为 38%。一般地说,轻度和中度 NPDR 患者不需要全视网膜光凝,可 6～12 个月随访 1 次。如果伴有黄斑水肿,随访间隔时间需缩短。如果出现 CSME,最好进行局部激光治疗。若有发生 DR 的危险性因素存在,随访间隔时间也需缩短。

(2)重度 NPDR:在 1 年内发生 PDR 的危险性为 52%,在 5 年内发生高危 PDR 的危险性为 60%,这些患者需每 2～4 个月随访 1 次。若伴有 CSME,必须行局部激光治疗,因为这些患者容易发展成 PDR。对于需进行全视网膜光凝者,即便无 CSME,而仅仅是黄斑水肿,也要局部激光治疗。

(3)重重度 NPDR:在 1 年内发生 PDR 的危险性为 75%,是全视网膜光凝的适应证。若有黄斑水肿,也需局部激光治疗,随访间隔时间为 2～3 个月。早期 PDR,具有 75% 的危险性在今后 5 年内发展成高危 PDR,需行全视网膜光凝。

(4)DR 伴黄斑水肿:对于有新生血管的重度或重重度 NPDR 或 NVD,若出现黄斑水肿,无论有无临床意义,为准备行全视网膜光凝,均需先行局部性激光治疗。早期治疗可使严重视力丧失的危险度、需行玻璃体切割的可能性下降 50%。

五、诊断

为了更好地防治 DR,一般要求 T1DM 者发病 5 年或者在青春期需要首次检查,以后每 1～2 年检查 1 次;T2DM 者在确诊时需首次检查,以后每 1～2 年检查 1 次;糖尿病妇女在妊娠之前需作全面的眼科检查,在受孕早期,再行检查,以后每 3 个月随访检查 1 次,产后 3～6 个月再检查 1 次。上述情况如伴有 DR 的危险性因素,随访间隔时间需缩短。如果发现有 DR,则按 DR 的要求进行眼科检查。

(一)一般眼科检查

DR 的诊断主要靠临床症状结合眼科检查的结果。眼科的一般检查包括视力检查、扩瞳后裂隙灯下三面镜或前置镜检查、直接或间接检眼镜检查等。糖尿病做眼底检查扩瞳前应注意询问患者有无青光眼病史及症状,必要时先测眼压,再扩瞳查眼底,否则有诱发青光眼的危险。

(二)眼底荧光血管造影和眼底照相

荧光血管造影结合眼底彩色照相可以提高对 DR 的认识和诊断率,帮助确定视网膜病变的严重程度及早期新生血管和无灌注区,了解黄斑中心血管区的面积大小,推测视力预后,并能指导激光治疗。临床上应用眼底荧光血管造影,动态地观察视网膜微循环和血管病变,阳性体征发现率较检眼镜检查高。早期病例可见荧光素不能灌注的毛细血管闭锁区,该闭锁区多位于后极部。在中等程度的视网膜病变患者,毛细血管闭锁范围较广泛,在其边缘或附近,毛细血管呈普遍扩张,有的呈环形或发针样纤曲,有荧光素渗漏,常可见硬性渗出物、微血管瘤或新生血管。造影所见视网膜毛细血管瘤远比检眼镜下所见的数目多。早期多在动脉侧,有的直接见于动脉上。进行荧光造影时应注意:少数患者可对荧光素过敏,甚至发生过敏性休克。另外,对严重心、脑血管疾病,肾功能不全,屈光介质混浊者慎用。

(三)激光扫描检眼镜检查

Wykes 等认为激光扫描检眼镜检查无须扩瞳,虽在检测棉絮状斑和细小的视网膜内微血管异常时不够理想,但不会遗漏活动性新生血管形成和所有需要治疗的病变。

(四)其他检查

1.彩色多普勒超声检查

应用彩色多普勒对糖尿病视网膜血流动力学进行检测,发现在临床视网膜病变出现前,视网膜血流动力学已有异常变化,主要表现为视网膜动脉系统灌注降低和静脉淤滞。

2.视网膜震荡电位(OPs)

随 DR 的发展,OPs 总和振幅和各子波振幅均逐渐下降,OPs 及其子波振幅与 DR 早期的相关性,有助于了解 DR 患者临床前期和早期病变的功能学状态,帮助临床前期和早期的诊断。

3.多焦视网膜电图(MERG)

MERG 检查能客观、准确、定位、定量,能精确、敏感、快速地测定后部视网膜 $23°$ 范围内的视功能,对于 DR 的早期诊断具有极其重要的价值。以 P_1 波反应密度最敏感,而且能检测病程的进展,判断疗效和预后,异常检出率最高。DR 时 MERG 的 P_1、N_1 波反应密度呈下降趋势、潜伏期呈延长趋势,并且与病程呈极显著相关($P<0.001$),N_1 波反应密度到晚期才出现异常。

4.视网膜电生理图检查

视网膜电生理图检查可发现早期 DR 的变化,对追踪病情、观察疗效、评价预后有一定的意义。

六、鉴别诊断

DR 应注意与高血压性视网膜病变鉴别,见表 3-9。

表 3-9 糖尿病视网膜病变与高血压性视网膜病变的鉴别

	高血压性视网膜病变	糖尿病视网膜病变
水肿	视盘及视网膜有水肿	轻或无
渗出物	常出现白色棉絮状渗出斑,在黄斑部呈星状排列	腊肠样棕黄色硬性渗出物或围绕黄斑呈环形排列
出血	多位于浅层,呈火焰状或线状	多位于深层,呈点状、圆形或不规则形
血管变化	最早的血管损害为小动脉病变,以动脉变化为主,可见痉挛和硬化	最早的血管损伤在毛细血管及静脉,以静脉变化为主,可见微血管病变和新生血管

七、治疗

(一)药物治疗

1.控制糖尿病

DR 的根本治疗是控制糖尿病。DCCT 和 UKPDS 已证实控制血糖可延缓微血管并发症的发生。目前控制糖尿病除了饮食治疗和运动疗法以外,胰岛素和口服降糖药是主要的药物治疗手段。糖尿病的微血管并发症是经过相当长的时间逐渐形成的,而试图通过降低血糖来控制 DR 也需要一个相当长的过程。由于"高血糖记忆"效应,血糖恢复正常后仍然存在高血糖导致的微血管改变的持续进展,即使将血糖恢复于正常血糖环境中,视网膜病变仍然进展,表明单纯控制好血糖并不能阻止晚期视网膜微血管病变的进展。在 DCCT 研究结束后,原常规治疗组与原强化治疗组对视网膜病变和肾病的发生与严重程度的影响的后续效应可达 4 年,尽管这 4 年中,两组几乎已经是同样的糖化血红蛋白值。有趣的是企图运用胰腺移植来达到血糖正常化的方法也未能有效阻止视网膜病变患者的病程。其他研究表明,病前的血糖(HbA1c)和第一次就诊时的血糖水平也影响视网膜病变的发展。这些研究提示在糖尿病开始阶段达到最佳血糖水平是至关重要的,因为 HbA1c 水平在糖尿病第一年就与以后 BDR 的发展密切相关了。因此,长期糖尿病控制并不应仅指血糖的控制,更重要的是如何通过全面措施最低限度地降低微血管和大血管并发症的危险。

2.ACEI/ARB

在体外试验中,ACEI(如卡托普利)可降低视网膜细胞的葡萄糖摄入量,ACEI 可通过钠依赖性葡萄糖转运蛋白减轻由高糖所致的视网膜细胞水肿,延缓或终止细胞死亡,提示 ACEI 有助于 DR 的防治。ACEI 用于治疗 DR 不是依赖于它降低血压的作用。它可能有多个作用途径:赖诺普利和雷米普利能降低糖尿病鼠 VEGF 和 2 型 VEGF 受体表达;培哚普利能降低糖尿病大鼠结缔组织生长因子的水平;卡托普利和赖诺普利分别能抑制葡萄糖在大鼠和猪视网膜中的积聚。Parving 及 Larsen 发现卡托普利可显著性地改善 BDR 患者血-视网膜屏障的功能,减少清蛋白的渗漏。Chaturwedi 等就利生普利对血压正常的 T1DM 患者 DR 的影响进行了研究,结果发现利生普利可抑制 DR 的发生和进展,其进展一级的抑制率达 50%,其研究结果显示,有效地控制血糖并联合应用 ACEI 可能是 DR 的最好治疗策略。ACEI 治疗可以改善糖尿病高血压患者眼底血流动力学环境,抑制 DR 的进展,而 β 受体阻滞剂则起相反的作用。

临床上,欧洲赖诺普利治疗胰岛素依赖型糖尿病对照试验(EUCLID)发现赖诺普利能减少正常血压 T1DM 患者发展为 PDR 的可能性,但是心脏后果预防评估研究(HOPE)、糖尿病适度血压控制(ABCD)和 UKPDS 大型试验却未能发现 ACEI 对 DR 的治疗作用。

血管紧张素受体阻断剂坎地沙坦能降低糖尿病大鼠 VEGF 的表达和改善视网膜血流异常,而氯沙坦未能减轻 DME 患者视网膜厚度使视力提高。一项评价坎地沙坦对 4 500 例 T1DM 或 T2DM 患者 DR 的作用的研究尚在进行中。

3.改善视网膜微循环的治疗

此类药物目前在临床上应用最广泛,相对较成熟。

(1)2,5-二羟基苯磺酸钙:导升明是其中的代表。导升明的应用为 DR 的药物治疗开辟了新前景。有关研究表明:①导升明主要是通过减少组胺、5-羟色胺、缓激肽、前列腺素和血栓素等血管活性物质的合成并抑制其作用来改善高血糖引起的视网膜微循环障碍,包括毛细血管通透性增高、血黏度增加和血小板的聚集力上升等,预防血管内皮细胞收缩和间隙形成,防止脂质过氧化,保护视网膜血管内皮细胞,减少过量的胶原蛋白,阻止毛细血管基底膜增厚,减少血浆外渗,防止血浆浓缩。②降低大分子血浆蛋白如纤维蛋白原和 α 球蛋白水平,调节清蛋白、球蛋白比值,降低红细胞刚性和聚集性,并增强纤维蛋白酶的活性,激活纤维蛋白溶解,从而降低全血和血浆的高黏滞性。③抑制醛糖还原酶,减少人红细胞和内皮细胞内山梨醇形成,减轻细胞渗透性和功能紊乱,降低毛细血管的高通透性,降低血细胞的高聚性。④减少血小板聚集因子的合成和释放,对多种聚集因子如 β-凝血蛋白、血栓素 A_2、血小板激活因子等引起的聚集反应和血小板自发性聚集反应有明显的抑制作用,并抑制腺嘌呤核苷二磷酸(ADP)诱导的血栓形成,从而改善视网膜的微循环状态,抑制血栓形成。新近的研究表明:羟苯磺酸钙有抗氧化、拮抗活性氧簇和增强内皮依赖性动脉舒张的作用,从而保护血管。每天 1 500 mg,分 3 次口服,连续 3 个月。早期应用(非增殖期和增殖前期)在阻止病变进一步发展方面,有一定效果。我们的研究表明:DR 患者用导升明治疗 2 个月后,血浆内皮素(ET)水平较治疗前显著下降,视物模糊症状明显改善。导升明只是对早期 DR 有一定的延缓作用,对于增殖期或增殖前期的 DR,应及时行光凝或手术治疗。目前国产药物多贝斯的主要成分和疗效与导升明一致。其剂量和用法同导升明。

(2)胰激肽原酶(TPK):TPK 是一种含有唾液酸的糖蛋白,它是组成机体内血管缓激肽-激肽系统(KKS)的重要成分,在胰激肽原酶的作用下,激肽原释放出激肽。激肽一方面具有松弛血管平滑肌、扩张血管、改善循环和一定的降血压作用;另一方面,激肽使微血管扩张,微血管内血流速度加快,使器官组织的血流灌注增加,代谢改善。胰激肽原酶还具有激活纤溶酶,提高纤溶系统活性,抑制血小板聚集,降低血液黏度,抑制血栓形成和防止微血管基底膜增厚等改善微循环的作用。可以改善视网膜血流,纠正缺氧,减少蛋白渗出,消除血管瘤。研究表明:DR 患者每次口服 TPK 240 U,每天 3 次,治疗 2 个月,治疗前后行眼底荧光素造影和检眼镜检查评价,总有效率为 82%;还有学者观察了糖尿病单纯型视网膜病变口服 TPK 3 个月的疗效,认为 TPK 对消除视网膜微血管瘤和促使渗血吸收的总有效率为 63.3%,优于潘生丁治疗组。TPK 可改善视网膜血流状态,纠正视网膜缺氧,减少微血管痉挛,阻止类脂质在视网膜上沉着而形成棉絮状白斑及边缘清楚的软性渗出斑,可改善视网膜上出现的大片毛细血管闭塞区,有利于视网膜微血管和出血灶的吸收。但在急性出血期应禁用。

(3)递法明:国外报道,递法明能够改善微循环,具有抗炎、抗渗出和抗出血的作用,在欧洲,用于临床治疗 DR 已多年,效果较好。它的主要成分为欧洲越橘花青苷和 β-胡萝卜素,能抑制胶原酶对胶原的降解,稳定基底膜和胶原纤维网,使毛细血管通透性恢复正常,增强血管的抗性,清除自由基,对抗过氧化,对早期 DR 有一定的疗效,可作为 DR 预防和治疗的药物。其用法为每天 300 mg,分 3 次口服,每月连用20 天,疗程 3 个月。

(4)前列腺素 E(PGE):能直接作用于血管平滑肌,扩张血管,提高血流量,抑制血小板聚集,增强红细胞变形能力,防止再灌注损伤及稳定溶酶体。对 ET 的作用具有抵抗作用。有关研究表明,PGE 能降低血管 ET、血脂、空腹血糖、餐后血糖、空腹胰岛素和餐后胰岛素的水平,从而改善血液流变学的高凝状态。

(5)改善血流黏滞度,减少毛细血管通透性的药物:这类药物有助于改善微循环,缓解视网膜缺氧。可用小剂量阿司匹林 75～100 mg/d 口服或维生素 C 等。阿司匹林能抑制环氧化酶活性,阻止促凝血素生成,对防止异常血小板凝集及血栓形成有强大作用,有利于包括视网膜在内的全身微循环的改善。但大剂量时,也能抑制血管内皮 PGI 的合成,而 PGI 恰恰又是阻止血小板凝集所必需的。因此常用其小剂量肠溶剂,每晚1次,100 mg睡前服用。

(6)抑制白细胞停滞的药物:近来对白细胞在DR微循环障碍中所起的作用有新的认识。由于白细胞本身细胞体积较大,常黏附于血管内皮细胞上,产生有细胞毒性的过氧化物、自由基和蛋白水解酶损伤内皮细胞。白细胞聚集栓塞血管与毛细血管无灌注、渗漏有着密切的关系。许多研究表明黏附分子的表达增多与毛细血管内白细胞停滞有关。利用抗黏附分子抗体能够减少白细胞停滞及其所带来的血管危害性。

(7)抗血栓治疗:DT-TX30是一种将血栓素合酶抑制剂和血栓素受体拮抗剂混合的一种新药。有动物实验表明它能降低毛细血管内血小板的聚集和血栓素B2的合成,增强前列腺素合成,改善微循环的血流量,为纠正DR患者视网膜的缺血状态和血管栓塞提供了一条新途径。但其是否同样能加重玻璃体出血,目前尚未定论。

(8)其他:其他改善微循环的治疗。①抗氧化剂如VE、烟酸等;②抗血小板聚集药,如抵克立得、波立维(硫酸氢氯吡格雷)等;③改善红细胞变形能力的药,如己酮可可碱;④加快出血硬性白斑分解吸收的药,如链激酶、蛋白酶等。

4.针对病因治疗的药物

(1)醛糖还原酶抑制剂(ARI):目前已报道一百余种有体外活性的ARI,按结构分主要有羧酸类和海因类。羧酸类ARI主要有托瑞司他和依帕司他等;海因类主要有索比尼尔和甲索比尼尔等。醛糖还原酶抑制剂通过抑制多元醇代谢途径中的醛糖还原酶来改善多元醇代谢途径的平衡,恢复神经传导速度,防止视网膜组织中蛋白异常渗漏。中药对这条通路的研究也较多,发现主要有密蒙花和蔓荆子中含的木犀草素是有效的ARI;黄芩苷、知母水提物、茵陈煎剂及茵陈中所含的6,7-二甲氧基香豆素和槲皮黄素具有强的醛糖还原酶(AR)抑制作用;茵陈色原酮也具AR抑制作用。另外,据报道甘草、金银花、旋覆花等很多中药对AR均有一定的抑制作用。但是否能延缓DR的发展还有一定的争议。

(2)AGEs抑制剂:目前,国外已报道的药物主要有以下几类。①氨基胍;②焦磷酸硫胺素和吡多胺;③OPB-9195,为四氢噻唑的一种衍生物;④替尼西坦;⑤LR系列化合物;⑥AGEs断裂剂N-phenacylthiazolium bromide和ALT-711(二甲基噻唑,4,5-dimethythiazolium)。中药有效成分及复方主要有水飞蓟宾、槲皮素、五味子、山茱萸、山楂、复方连竹胶囊和止消通脉宁等。动物实验或临床观察证明它们能在体内或体外抑制AGEs的形成,对糖尿病性微血管病变均有一定的改善作用。而AGEs抑制剂氨基胍已被证实对DR的发生具有一定的防治作用,其机制主要是氨基胍能抑制AGEs和胶原蛋白的交联,而且与抑制一氧化氮合酶活性有关。此外,氨基胍还能抑制脂质氧化,具有抗动脉硬化的作用。对于氨基胍是否有抑制山梨醇的作用,目前还有争议。尚处在临床前研究的AGE抑制剂还有ALT-462和ALT-482等。

(3)β型PKC抑制剂:目前许多学者对二酯酰甘油-蛋白激酶C(DAG-PKC)非常关注,认为β型PKC抑制剂可能是防治DR最具前景的药物之一。研究表明,持续高血糖是PKC,特别是β型PKC活化的直接作用或对VEGF、TNFα和NO产生亢进的间接作用,使血管通透性增强。另外,它还可使视网膜ET增加,导致视网膜血流障碍。选择性β型PKC抑制剂抑制DAG-PKC通路过度激活,能改善视网膜血流异常。

PKC412是口服型的非特异性蛋白激酶抑制剂,能阻断VEGF受体1,2、PDGF受体β和PKC-α、β、γ。在小鼠氧诱导的视网膜新生血管模型中,管饲PKC412组未见视网膜新生血管生长。一个有141例糖尿病性黄斑水肿(DME)患者参加的临床试验发现每天口服剂量为100 mg

或 150 mg，经 3 个月后视网膜厚度明显下降、水肿面积缩小、视力上升。该药有剂量依赖性的胃肠道反应如恶心、呕吐、腹泻，血糖升高和一过性的转氨酶升高等不良反应。另外一个可口服的特异性抑制 PKC-β 的药物是 LY333531，它能抑制 DAG-PKC 通路过度激活，改善糖尿病大鼠的视网膜微循环，减少白细胞在视网膜血管的聚集，抑制 VEGF 的血管生成作用。临床上，LY333531 也能改善早期 DR 患者的视网膜血流异常。该药口服后耐受性好，无明显的不良反应。一个有 252 例严重 NPDR 患者参加的评价该药对防止进展为 PDR 和出现临床显著性黄斑水肿的作用的临床研究表明其虽然不能阻止新生血管生长，但可能减少中等程度的视力丧失。灯盏花素是一种有效的 PKC 抑制剂，对糖尿病微血管病变有一定的改善作用。

（4）细胞因子阻断剂：主要包括 VEGF 的阻断剂和生长抑素两种。

1）VEGF 的阻断剂：VEGF 的阻断剂可溶性 VEGF 受体嵌合蛋白、反义寡核苷酸和单克隆中和抗体在鼠和猴的视网膜新生血管模型中能明显抑制新生血管生长。目前被临床深入研究的 VEGF 抑制剂有 2 种：①lucentis 是利用重组 DNA 技术获得的高亲合力人源化鼠抗体片段，可抑制任何 VEGF 的同源蛋白质；②macugen 是化学合成的寡核苷酸链，折叠成特殊的形状以抗体形式高亲和力、特异性结合 VEGF165。它们均用于玻璃体内注射。这两种药的临床试验表明它们安全、耐受性好，能稳定和提高渗出型老年性黄斑变性（AMD）患者的视力。对 lucentis 的Ⅲ期临床试验正在进行，macugen 已获美国食品及药品管理局（FDA）批准应用于临床治疗 AMD 的脉络膜新生血管。对 DR 作用的Ⅱ期临床试验表明 0.3 mg 的 macugen 玻璃体注射 36 周后患者视力和黄斑视网膜厚度均好于对照组。

2）生长抑素：生长抑素能抑制 IGF-1 引起的糖尿病鼠的 VEGF、ICAM-1 表达，从而抑制视网膜新生血管生长。氧诱导的小鼠视网膜新生血管也可被 IGF-1 受体抑制剂抑制。生长激素释放抑制剂类似物蓝乐肽应用于 8 例 PDR 患者中，眼底血管造影显示 1 例视盘新生血管退化，1 例视网膜无灌注区缩小；另一抑制剂奥曲肽能抑制 IGF-1 诱导的 VEGF 表达，皮下注射 400 μg/d 于 4 例 PDR 患者，6 个月后 2 例新生血管停止生长，2 例新生血管退化，视力上升；对 11 例（22 只眼）严重 NPDR 或早期 PDR 患者给予最大耐受剂量 200～5 000 μg/d 皮下注射，15 个月后 1 只眼发生进展，需要接受全视网膜光凝治疗，而另 12 例（24 只眼）类似患者未治疗组 11 只眼需要接受全视网膜光凝治疗。9 例高风险 PDR 患者接受 300 μg/d 皮下注射，36 个月后玻璃体积血及视力均好于对照组。然而一项针对生长激素受体拮抗剂培维索孟对 PDR 患者治疗作用的研究发并未得到阳性结果。分析其原因可能是治疗时机太晚。这同时也提示了应用生长激素拮抗剂的治疗应在进展为 PDR 之前进行。另外一项评价奥曲肽肌内注射对 PDR 的作用的临床试验结果显示：与传统治疗方法比较，生长抑素可以降低 NPDR 及早期 PDR 患者视网膜光凝术的发生率。一项大规模的评价奥曲肽对 PDR 治疗作用的临床试验正在进行中。

（5）基质金属蛋白酶（MMPs）抑制剂：基质金属蛋白酶能降解细胞外基质以便血管内皮细胞迁移、增生形成新生血管。DR 患者玻璃体和纤维血管膜中 MMP-2、MMP-9 和激活剂一增高。组织基质金属蛋白酶抑制剂以往被认为能抑制 MMPs 活性，现在的证据表明它能催化 MMP-2 酶原和 MT1-MMP 生成 MMP-2。已在 PDR 的纤维血管膜中发现组织 TIMP-2、MT1-MMP 和 MMP-2 均升高。MMPs 抑制剂普琳司他能抑制大鼠葡萄膜黑色素瘤的生长、增生性玻璃体视网膜病变的发展和氧诱导模型新生血管生长。此药口服能通过血-视网膜屏障，生物利用度高，无不良反应。

（6）促进视神经功能恢复的药物：弥可保在神经组织中迅速达到和维持较高浓度，通过增加神经细胞 DNA、蛋白质及卵磷脂的合成,改善轴浆运输,从而促进轴突的再生,修复损伤的神经纤维,可明显改善视网膜电图 α 波振幅。用法:1 000 μg 静脉注射或静脉滴注,1 次/天,连续 2~4 周,以后改用每次 500 μg 口服,3 次/天,维持 2 个月左右。可同维生素 B_1 联用,以增强其疗效。

(7)碘制剂:具有促进玻璃体混浊和积血吸收的作用,在眼科领域长期被用作抗炎和抗变性药,尤其在视网膜疾病中,显示出较好的临床效果。碘制剂对玻璃体混浊和玻璃体积血的作用机制不很明确。临床眼科常用的碘制剂包括:沃丽汀片剂、氨肽碘眼药水和普罗碘胺注射液。其中沃丽汀片剂的有效成分是卵磷脂络合碘。研究发现:对于初次玻璃体出血的糖尿病视网膜病患者,沃丽汀可以加快玻璃体积血的吸收。轻度(Ⅰ级、Ⅱ级)玻璃体积血患者,尽管是反复出血,沃丽汀也有一定的疗效,但没有预防再次出血的作用。出血早期(1 个月以内)应用沃丽汀效果较好。在应用沃丽汀(每片 1.5 mg,含碘 100 μg)治疗玻璃体积血的同时,如果血糖得到很好的控制,那么效果将更加明显。常规用法为每天 300~600 μg(以含碘量计算),分 3 次口服。

(8)控制血压:流行病学调查显示,高血压增加 DR 的风险,并且加速 DR 及黄斑水肿的进展。威斯康星糖尿病视网膜病变流行病学研究(WESDR)显示,视网膜病变的进展与基础舒张压增高相关,4 年的随访研究中,DR 的进展与舒张压的持续增高相关。其中,老年起病的患者,黄斑水肿的高发病率与舒张压增加相关。1998 年 UKPDS 研究组报道了严格控制血压对 DR 的治疗意义。ABCD 研究显示,即使对血压<18.7/12.0 kPa(140/90 mmHg)的糖尿病患者进行严格的血压控制,同样可以延缓 DR 的进展。EUCLID 研究同样发现,赖诺普利可以延缓血压及尿微量清蛋白正常的 T1DM 患者 DR 的进展。

(9)调脂治疗:ETDRS 报道视网膜脂质渗出与血胆固醇和低密度脂蛋白胆固醇密切相关,降低血脂有助于改变视网膜状态。

(10)糖尿病性黄斑水肿的治疗:其治疗方法主要有激光光凝、手术(玻璃体视网膜手术)及药物治疗。口服碳酸酐酶抑制剂治疗黄斑囊样水肿,可轻度增加视力。近来,对于光凝治疗和玻璃体切割治疗无效的病例,采用玻璃体腔内注射糖皮质激素治疗,取得了较好的疗效。在糖尿病性黄斑水肿(DME)的发生发展中,VEGF 升高起着至关重要的作用。VEGF 可通过增加紧密连接蛋白的磷酸化,减少 occludin 与 claudin 的含量及将细胞周围的紧密连接蛋白重新分布等机制破坏视网膜血管内皮的紧密连接,使血管通透性增加。

曲安奈德(TA)是一种糖皮质激素混悬液,可以逆转上述病理机制而改变视网膜血管内皮细胞的紧密连接,并且可下调 VEGF 的产生。前列腺素是与 DME 有关的另一重要因子,它亦是引起血管通透性增加的化学介质,皮质激素可以通过抑制花生四烯酸途径减少前列腺素的产生。因而,数十年来,糖皮质激素被用来抑制眼内炎症及减轻血管渗漏。最先用于球周注射治疗葡萄膜炎并发或内眼手术引起的黄斑水肿等。有报道,玻璃体内注射 TA 治疗 DME 后,患者视力改善比较明显。有学者认为,TA 注射对光凝治疗无效的弥漫性 DME 的疗效肯定,并可预测其并发症。玻璃体内注射 TA 25 mg 对弥漫性黄斑水肿患者视力提高是有益的。并认为第一次注射后视力提高,以后又出现视力下降者,可再次进行 TA 注射。玻璃体内注射糖皮质激素的并发症主要与注药过程和药物有关。与注射有关的并发症包括视网膜剥脱、玻璃体积血和眼内炎。药物不良反应主要有白内障和青光眼。一般注射后均有轻度的眼压升高,因此,对于高眼压或有青光眼病史者应为禁忌证。玻璃体内注射糖皮质激素也可和玻璃体切割术联合使用,手术中使用 TA 可增加玻璃体的可视性,便于术中玻璃体切割完全,增加手术的安全性,而且可阻止手术后血-视网膜屏障的破坏。

（二）局部手术治疗

进展性视网膜病变或已经进展为 PDR，单用药物治疗难以改善眼底情况，应考虑眼局部的手术治疗。

1.激光光凝治疗

激光光凝治疗是目前治疗 PDR 最有效的方法。光凝的作用原理是破坏缺氧的视网膜，使其耗氧量减少，避免产生新生血管，并使其消退，从而达到保护部分视网膜，挽救视力的作用。激光视网膜光凝是治疗 DR 增生前期及增殖期的有效方法，治疗的同时封闭新生血管，阻止或减退 DR 病变的发展。应用激光凝固治疗封闭视网膜新生血管、微血管瘤及有病变的毛细血管和小血管，以制止玻璃体内出血及视网膜水肿的发生。光凝治疗后，较大面积的视网膜血管被破坏，耗氧高的视网膜被耗氧低的瘢痕组织所替代，光凝后视网膜变薄，有利于来自脉络膜血循环的氧供应至视网膜内层，从而改善视网膜缺氧状态，以维持正常的氧张力。

（1）非增生期：光凝主要被用于黄斑水肿和环形渗出病灶。采用局部光凝治疗，包括局灶性与格栅样光凝两种形式。美国糖尿病视网膜病变早期治疗研究组推荐的黄斑水肿激光光凝治疗的适应证为：①黄斑中央凹或在离中央凹 500 μm 以内的视网膜水肿增厚者。②黄斑中央凹或在离中央凹 500 μm 以内有蜡样渗出斑或合并视网膜水肿增厚者。③视网膜水肿增厚区＞1PD，且距中央凹已不足 1PD 者。

（2）增殖前期：因此期视网膜已有广泛的毛细血管无灌注及大范围水肿增厚，局部或局限于某一象限的光凝已无济于事，应及早分次进行大范围视网膜光凝治疗（即所谓全视网膜光凝）。

（3）增殖期：美国糖尿病视网膜病变研究组提出的高危指征为：视盘面或离视盘缘 1PD 之内有中度或严重新生血管者；视盘面或离视盘缘 1PD 之内有轻度新生血管和有新鲜出血者；中度或严重视网膜新生血管并有新鲜出血者。出现高危指征之一，即使新生血管面积只有 1PD 左右，也必须进行大范围的视网膜光凝治疗。大范围视网膜光凝的部位是在眼底后极部（包括离视盘鼻侧缘 1PD）以外至赤道部宽阔的环形区内。光凝使大面积视网膜组织破坏，形成瘢痕，从而减少耗氧量，以保障眼底后极部血供，维持其正常氧分压。但激光也是一种破坏性治疗方法，光凝疗法有一定的适应范围，也有引起或加重黄斑水肿和玻璃体出血的可能，还有加速白内障进展之虑；DR 的光凝治疗对防止视力进一步损害有益，然而不能逆转其已损害的视力。而且，激光器价格昂贵，难以普及。单纯型一般不行光凝治疗。全视网膜激光凝固治疗可能出现下列一些不良反应：最常见的为眼部不适和疼痛、暗适应延长、周围视野显著降低、色觉降低及黄斑部水肿促使视力急剧下降，还有不经意的视网膜中央凹烧伤。但这些不良反应并不常见，术后给予口服达纳康能减轻不良反应。

2.冷凝治疗

由于光凝治疗不能达到视网膜前部，必要时可在眼球前表面的结膜、巩膜或巩膜表面作冷凝治疗，可对周边部视网膜达到与光凝类似的治疗目的。对有屈光间质混浊，不能采用光凝治疗的患者，也可采用冷凝疗法。广泛冷凝可导致玻璃体收缩引起出血或视网膜剥脱，因此，对有重度玻璃体视网膜牵引的患者应慎用。

3.玻璃体切割术

玻璃体切割术主要用于玻璃体严重出血无法进行光凝的患者及牵拉性视网膜剥脱者，是针对玻璃体收缩及其并发症治疗。目的在于解除黄斑及其他视网膜牵拉，恢复屈光间质的透明性，以利于视网膜光凝治疗。糖尿病玻璃体切割术的指征包括：不清楚的玻璃体出血；尽管行全视网膜光凝治疗仍出现进展性、严重纤维血管增殖性病变;牵拉性视网膜剥脱累及或威胁黄斑部;孔源性视网膜剥脱等。新的指征包括糖尿病黄斑部水肿伴玻璃体黄斑部牵拉和黄斑部玻璃体下出血。术前可作眼部 B 超以了解玻璃体内出血和机化的范围,是否已经发生视网膜剥脱,并作视网膜电图以估计术后视力恢复情况。其手术成功率为 50%～70%。严重玻璃体出血的 DR 患者应尽早行玻璃体切割术(3 个月内)。

（黄　桥）

第五节　糖尿病神经病变

糖尿病神经病变是糖尿病最常见的慢性并发症之一,病变可累及中枢神经及周围神经,后者尤为常见。但其患病率报道不一,为 10%～96%,造成这种差异的原因主要是由于缺乏统一的诊断标准和检测方法。

一、病因与发病机制

糖尿病神经病变的病因及发病机制尚不完全清楚,目前较为广泛接受的是代谢学说和血管学说,但任一学说都无法单独对糖尿病神经病变的发病机制作出圆满的解释。因此,多元论的发病观点正被大家所共识。

(一)代谢紊乱因素

1.高血糖的毒性作用

糖尿病慢性并发症的控制和治疗(DCCT)和英国前瞻性糖尿病研究(UKPDS)等研究均证实慢性高血糖是糖尿病神经病变发生的主要病因。高血糖在众多发病机制中起主导作用。高血糖及其后发的一系列代谢紊乱直接或间接作用于神经组织而引起神经病变。高糖可促进神经细胞凋亡,抑制细胞生长。用糖尿病患者的血清作实验,可导致 VSC4.1 神经母细胞瘤细胞和 NIE-115 细胞(分别代表运动神经元和感觉/自主神经元)的生长被抑制或死亡。患者血清神经毒性的强度与神经的振动觉阈值、年龄、病程及 HbA1c 有关。T1DM 患者血清对感觉/自主神经的毒性作用明显。患有运动神经病变的糖尿病患者血清对 VSC4.1 细胞有明显的毒性作用。这提示,糖尿病的类型不同,损害的神经类型亦有差异。

2.醛糖还原酶-多元醇-肌醇途径

高血糖状态下,醛糖还原酶活性增强,山梨醇旁路活跃,山梨醇的生成增加,通过山梨醇脱氢酶形成果糖。高血糖通过竞争抑制作用及细胞内增高的山梨醇使细胞外肌醇进入细胞内减少。细胞合成磷脂酰肌醇下降,其转化生成二酯酰甘油(DG)及三磷酸肌醇(IP_3)减少,最终结果是 Na^+/K^+-ATP 酶活性下降,细胞内钙离子积聚,神经传导速度减慢,有髓神经朗飞结肿胀,进一步发展为不可逆的轴突神经胶质病变及结旁脱髓鞘。Na^+/K^+-ATP 酶活性下降还可造成依赖钠离子转运的物质,如氨基酸、肌酸的细胞摄取过程受阻,从而导致细胞的功能及结构异常。

3.蛋白糖基化异常

高血糖可致蛋白质与葡萄糖结合,形成糖基化终产物(AGEs),当其发生于血管壁时,导致血管壁增厚,管腔狭窄,可使神经发生缺血、缺氧性损害。血红蛋白形成 HbA1c 时,影响其与

2,3-二磷酸甘油酸(2,3-DPG)的结合,造成氧与血红蛋白的亲和力增加,组织缺氧。非酶促糖基化异常可以影响神经纤维的结构蛋白,通过阻止微管蛋白的多聚过程而影响神经功能。AGEs还可造成有髓神经的髓鞘多层膜结构异常,使神经的再生修复受阻。此外,AGEs过多还使氧化应激增强,自由基生成增加,并激活核结合因子-κB(NF-κB)造成血管神经受损。但也有学者认为这些结论多来自动物实验(鼠、兔、狗),并不能很好地反映人类糖尿病神经病变的实际情况。Birrell 等用灵长类动物狒狒制成 T1DM 神经病变模型进行研究,用氨基胍治疗 3 年,对血糖控制无作用,神经传导速度和自主神经功能未见恢复,与大鼠的动物模型结果相反,认为 AGEs 积蓄不是神经病变的早期病因。因此,AGEs 在人类糖尿病进展中的作用还有待进一步证实。

4.氧化应激

氧化应激在糖尿病发病机制中的作用近年来引起人们的关注。糖尿病状态下,活性氧(ROS)的产生及氧化应激水平升高,同时机体抗氧化防御能力下降,可直接引起生物膜脂质过氧化、细胞内蛋白及酶变性、DNA 损害,最后导致细胞死亡或凋亡。研究提示 ROS 亦是重要的细胞内信使,可以活化几乎所有已知的信号传导通路。高糖状态下,线粒体电子传递链产生过多的 ROS,通过抑制还原型辅酶Ⅱ(NADPH)活性激活包括蛋白激酶(PKC)旁路、多元醇旁路、己糖胺旁路及 AGEs 形成等机制,进而促使糖尿病并发症的发生。ROS 还通过破坏细胞,改变特异性细胞功能来影响内皮功能,对外周神经元和施万细胞也有影响,并导致其出现轴突变性和脱髓鞘病变。

5.脂肪代谢异常

糖尿病状态下,亚油酸-6 脱饱和缺陷而致体内 γ-亚麻酸减少,进而花生四烯酸减少,由后者生成的扩血管性前列腺素 E_1(PGE$_1$)、前列腺素 E_2(PGE$_2$)及前列环素(PGI$_2$)下降。其结果是出现缺血、缺氧性神经损害。多不饱和脂肪酸的不足还造成生物膜的磷脂和与信号传导有关的磷脂酰肌醇合成减少,导致第二信使 IP$_3$ 和 DG 下降,从而出现代谢性神经病变。另外,糖尿病时,神经内的乙酰肉毒碱减少,该物质在脂肪代谢中起促进细胞液中长链脂肪酸转运至线粒体的作用,其量减少导致细胞液中长链脂肪酸蓄积,干扰神经细胞膜的正常功能,减少 PGI$_2$ 的生成,使神经血流减少。

6.低血糖

一般认为,高血糖(直接或间接)导致神经病变,但低血糖也同样可以引起显著的神经损害。糖尿病患者在治疗过程中,或在 T2DM 早期,可因各种原因发生低血糖症,如反复发作,将加重神经病变的病情或加速其发展,应予注意。

(二)微血管病变

微血管病变所致的神经缺血、缺氧是糖尿病神经病变发生发展的另一个重要因素。糖尿病神经病变可被视为微血管病变的一种。凝血和血小板激活的程度、纤维蛋白原的水平增高导致的高凝状态均与微血管病变和神经病变相关。细胞功能紊乱的测定,包括 von Willebrand 因子和细胞黏附分子能预测神经病变的发生。微血管结构异常表现为动脉变细,静脉扩张,动、静脉分流和新生血管形成,毛细血管内皮细胞增生、肥大,基底膜增厚,管腔狭窄。功能研究显示:用多普勒或荧光血管造影证实糖尿病神经病变患者神经内的血流量和氧张力降低,用 MRI 检查可发现神经水肿。现认为血管的改变与内皮功能缺陷有关。血管活性因子如一氧化氮(NO)和PGI$_2$ 的生成、释放减少或功能受损直接导致血管舒张障碍,局部血流灌注不足,造成神经组织的结构或功能损伤。有学者用乙酰胆碱离子灌注法证明 NO 介导的前臂内皮依赖性血流在糖尿病患者受损,并认为血流受损继发于氧化应激和自由基活性增加导致内皮受损后 NO 合成与释放的减少。其他血管活性因子如内皮素(ET)等也参与糖尿病神经病变的发生。

糖尿病性腰骶神经丛神经根病变(DLSRPN)是一种严重的神经病变。病理检查显示,主要为血管的缺血性损害。其特点是多灶性、节段性脱髓鞘。临床上出现相应的神经肌肉功能障碍,可累及大腿、小腿和臀部等处。病变可对称或不对称,严重者腰骶神经丛、神经根和周围神经均可受累,累及的神经种类可为运动神经、感觉神经和自主神经纤维。缺血性微血管炎导致神经缺血和缺血性病理变化,其中,多灶性、节段性脱髓鞘可能是神经轴突营养不良所致。另外,脑神经的微血管病变可导致神经性瘫痪,出现相应的表现,较多地发生于中东地区(如阿拉伯)的糖尿病患者群。

(三)其他因素

1.神经生长因子(NGF)

NGF 包括胰岛素样生长因子-1(IGF-1)、胰岛素样生长因子-2(IGF-2)和神经营养素(NT)等。这些生长因子来源于神经纤维支配的靶细胞或支持细胞,不同的生长因子作用于特定的受体,调节核酸和蛋白质的代谢,促进神经结构蛋白质的合成,因而对神经生长发育及保护有重要意义。糖尿病时,胰岛素缺乏和高血糖山梨醇相关的 Schwann 细胞损害,均使 NGF 合成减少,影响基因表达调控,使神经微丝、微管的 mRNA 水平下降而合成减少,最终导致神经轴索营养障碍,再生受损,严重者则纤维萎缩、脱落。IGF-1 可通过影响细胞信号转导通路,高表达 BCl-X_L、IP_3 激酶及 caspas es 级联反应,从而阻断氧化应激而保护神经。

2.神经轴突转运异常

神经纤维的营养及保护有赖于细胞体的给养作用。用核素标记的方法测定轴突转运功能,结果表明,糖尿病神经病变患者神经轴突转运的正向慢转运的慢成分 a(Sca)、慢成分 b(Scb)及逆向轴突转运异常,这些转运所提供的神经纤维的重要结构物质如纤维丝、微管等内源性神经生长因子的数量和生成速率下降,促使神经病变的发生。Schwann 细胞与神经元轴突之间的联系异常在糖尿病神经病变的发生中也起着重要作用。

3.C 肽对糖尿病神经病变的作用

C 肽能激活 Na^+/K^+-ATP 酶和 NO 合酶(NOS),通过改善神经营养、纠正代谢异常、促进神经纤维的再生和减轻神经细胞的凋亡等,延缓糖尿病神经病变的早期病理生理改变。临床方面观察到,T1DM 患者应用 C 肽治疗 3 个月后,深呼吸过程中的心率变异性明显好转,温度觉阈值下降,神经功能明显改善,并且基础 C 肽缺陷越严重者,治疗效果越明显。

4.青春期发育

于青春期前发病的糖尿病患者进入青春发育期,发生心脏神经病变的危险性明显增加,原因未明。许多患者无临床表现,但经仔细检查可有异常(亚临床型糖尿病性神经病变)。Massin 等发现,在青春发育早期(年龄≥11 岁),心率可变性(HRV)指数下降,HRV 与糖化血红蛋白(4 年的 GHb 均值)有相关关系;而更年轻的糖尿病患儿的 HRV 指数正常,HRV 与 4 年的 GHb 均值无明确关系;病期和微清蛋白尿也与 HRV 指数相关,但短期的代谢控制状况(近期的 GHb 浓度)与 HRV 指数无关,这提示在青春期发育的早期存在某种(些)危险因素,可促进心脏自主神经病变的发生发展,故青春期发育时期患病的糖尿病患者要用 HRV 分析来筛查心脏神经病变。

5.自身免疫因素

针对运动和感觉神经结构的循环自身抗体通过间接免疫荧光法已被发现,同时显示出抗体和补体在腓肠肌不同成分中沉积,相关的抗体包括谷氨酸脱羧酶 65(GAD65)抗体、神经节苷脂

GM3 抗体、抗胰岛素抗体和抗磷脂抗体。

二、病理

糖尿病神经病变的病理改变广泛,主要可累及周围神经、自主神经和脑神经,脑与脊髓也可受累。早期表现为神经纤维脱髓鞘、轴突变性及 Schwann 细胞增生。随着病程进展,表现为轴突变性和髓鞘纤维消失,在髓鞘纤维变性的同时有再生丛的产生,随着病变的进展,再生丛密度降低,提示为一种不恰当修复,此种现象尤其在 T2DM 中常见。有时,糖尿病神经病变的临床资料和电生理检查提示为慢性炎症性脱髓鞘性多神经病变(CIDP),其主要改变是炎性浸润、脱髓鞘和轴突丧失,与特发性 CIDP 很难鉴别。自主神经受累时,主要表现为内脏自主神经及交感神经节细胞的变性。

微血管受累的表现主要是内皮细胞增生肥大,血管壁增厚、管腔变窄、透明变性,毛细血管数目减少,严重者可发生小血管闭塞。脑部病变主要累及脑血管,易发生卒中,尤其是脑梗死,有些可发生脑萎缩和脑硬化。脊髓病变以后索损害为主,主要为变性改变。

三、临床表现

(一)临床分类

糖尿病神经病变的临床分类方法很多,在此介绍 Ward 等提出的分类方法。

1.慢性隐袭性感觉神经病变(CISN)

CISN 最常见(80%左右)。起病隐袭,与血糖控制不良无明显关系。患者诉感觉异常、感觉减退或有麻痛、刺痛、烧灼等感觉,症状以夜间为重,四肢裸露可使症状减轻。此型神经病变一般呈进行性发展。检查时可发现四肢的位置觉、振动觉受损,肌肉萎缩(以四肢的远端肌肉为明显,尤经拇指虎口肌肉最先受累而最严重)。并多伴有阳痿。

2.急性近端运动神经病变

急性近端运动神经病变为突然发病,常以一侧大腿出现严重的疼痛为多见,患者的糖代谢控制往往不良,一些患者双侧远端运动神经同时发病,伴迅速进展的肌无力与肌萎缩。此型对糖代谢控制治疗的反应良好。

3.弥漫性运动神经病变

弥漫性运动神经病变累及多处的运动神经,肌萎缩明显,常急性发病。老年人患 T2DM 时,其临床表现常与 CISN 相似,可起病隐袭,一般不易恢复。

4.急性痛性神经病变

此型少见,主要发生于病情控制不良的糖尿病患者,患者诉泛发性肢体或躯干疼痛。肌无力往往十分明显,有些患者呈神经病性恶病质。此型对胰岛素治疗的效果较好,但恢复的时间常较长。

5.胰岛素性神经病变

胰岛素性神经病变常发生于胰岛素治疗约 6 周后,起病突然,但无须因为神经炎发作而停用胰岛素,一般经对症处理,在继续胰岛素治疗过程中逐渐减轻。这些患者常伴有严重的微血管病变,血管床出现广泛的动、静脉短路,伴新生血管形成,类似于视网膜的微血管病变改变。

6.局限性单神经病变

其发病机制较为复杂。一般认为与下列因素有关:神经受压迫(如糖尿病足、糖尿病性腕管综合征、僵硬性关节病等);神经血管闭塞,单神经病变几乎可累及所有的外周和中枢脑神经纤维,如第Ⅲ对脑神经受累时,导致眼肌瘫痪、眼球疼痛和眼睑下垂,但瞳孔对光反射正常。

7.假性跛行

患者表现为间歇性跛行,伴步行时的局部疼痛,但足背动脉搏动正常。发生机制未明,可能与动-静脉分流、短路有关。因而,在活动时因血液供应减少而发生缺血性疼痛和运动障碍。

8.皮肤渐进性坏死

患者发生局限性逐渐加重的皮肤溃疡,可能是由于局部的神经病变而丧失功能,缺乏神经支配所致。病变多发生于下肢远端的前部,以女性多见。

9.足瘫痪

足瘫痪由于外周神经和自主神经病变所致,是引起神经病变性足部溃疡的重要原因。

临床上,时常会看到不同类型临床征象的重叠,它们是否存在相同或不同的发病机制,以及这些不同的临床类型究竟是否为不同的疾病病种,或仅仅只是反映疾病连续过程的不同侧面,这些问题还值得进一步思考。

(二)症状和体征

1.糖尿病的症状

患者可有多尿、多饮、多食、肥胖或体重减轻病史,部分患者可无典型的糖尿病症状而以神经病变为首发表现。

2.周围多神经病变

周围多神经病变以下肢对称性病变多见。起病隐匿,进展缓慢,表现为感觉障碍(对称性肢体麻木、疼痛、感觉异常、蚁走感、烧热感等),感觉过敏,呈手套或袜套样感觉,后期可表现为感觉减退甚至消失。少数患者的肢体疼痛剧烈难忍,严重影响工作和休息。这些患者的疼痛诉说具有明显的心理精神特征,机制未明。若为单一神经受累,则呈片状感觉障碍,但少见。也可表现运动障碍、肌无力、肌萎缩,以近端肌受累多见。

糖尿病痛性多神经病变(PDN)的疼痛性质多为烧灼样、电击样、针刺样或钝性疼痛,多数在夜间疲劳或兴奋时加重,而且似乎有明显的遗传倾向和家族发病倾向。

感觉神经功能的评价和病情的判断困难,主观诉说的差异很大,给临床诊断、治疗和疗效评判带来差异。Valk 等将神经功能检查与感觉主诉等结合起来进行反复试验。用皮肤热温差(TDTw)和皮肤冷温差(TDTc)判断神经纤维功能,用感觉和运动神经传导速度(SNCV 和 MNCV)和振动感觉阈值(VPT)来检查大神经纤维功能。发现神经病变性疼痛与小神经纤维无关,而感觉变化与大、小神经纤维的功能均有关。症状严重程度(标化后)、SNCV、MNCV 及 VPT 均是观察多神经病变的有用指标。

3.自主神经病变

自主神经病变主要表现为消化系统、泌尿生殖系统、心血管系统等的神经支配功能障碍。

(1)消化系统:最常见,表现为便秘、上腹饱胀、胃部不适等,严重者表现为顽固性便秘或腹泻,或便秘、腹泻交替,甚至大便失禁,较多地发生于糖尿病控制比较差的年轻男性 T1DM 病例,常伴有其他慢性并发症。胃电图有助于明确诊断,并为鉴别诊断提供依据。食管功能障碍表现为食管蠕动减少,食物通过时间延长,食管远端异常的蠕动压力波,并因此引起胸部不适、吞咽困难、呃逆等症状,食管测压可见压力波的振幅降低。胆囊功能障碍主要表现为脂肪餐后收缩减弱,一般无临床表现,仅在进行 B 超检查或胆囊造影时意外发现。肛门直肠功能紊乱的表现可多种多样,常见的症状为局部不适、大便不净、异物感、瘙痒、便秘或失控性"腹泻"等,严重者可伴下腹或骶部胀痛。最容易发生在晚间睡眠中。检查可发现静息与加压后肛门内压下降,肛门与直肠的抑制性反射、肛周皮肤反射减退或消失,肛门括约肌松弛或舒缩功能障碍。直肠对充盈与扩张不敏感,并可发现局部末梢神经病变的电生理异常。

(2)泌尿生殖系统:膀胱感觉减退、收缩力减弱是糖尿病膀胱病变(DC)最主要的表现。膀胱感觉的丧失是最早出现的症状,膀胱内尿量可以积到 1 000 mL 或以上而毫无尿意,排尿次数减少;其次是出现逼尿肌功能的减弱,排尿无力,残余尿量进行性增长,通过超声检查常可发现残余尿量在 150 mL 以上,晚期则出现大而无力的膀胱、排尿失禁、继发感染、膀胱输尿管反流,导致尿毒症。Mitsui 等的观察结果显示,神经传导速度是确立糖尿病尿道-膀胱功能障碍的最好指标。生殖系统表现为男性性欲减退、勃起障碍(ED)、逆行性射精等。有些患者甚至以 ED 为首发症状就诊,因此,遇男性 ED 患者建议常规查血糖。女性可表现为月经紊乱。糖尿病性 ED 主要是神经病变所致,尤其是阴茎自主神经病变,血管性因素往往也起重要作用。有人认为与内分泌紊乱有关,但尚有争论。

(3)心血管自主神经病变(CAN):CAN 常见于病程长,并发症多的糖尿病患者,以往认为它是糖尿病的晚期并发症,现认为在糖尿病确诊时就可能已存在,其发病及进展与糖尿病的类型和是否急性起病无关,其发病率较高但临床表现隐匿。典型的临床表现包括静息时心动过速、直立性低血压、对运动及某些药物耐受性差、无症状性心肌缺血或无痛性心肌梗死、心电图上心率变异小和 QT 间期延长等,其中以无痛性心肌梗死引起的后果最严重,可发生心律失常、心力衰竭,甚至猝死,故对其早期识别极为重要。如出现不能解释的疲乏、倦怠、水肿、恶心、呕吐、出汗、心律失常、咳嗽、咳血痰或呼吸困难均提示糖尿病患者有无痛性心肌梗死的可能性。用 24 小时动态心电图记录进行频域分析和时域分析,高频(HF)反映副交感神经兴奋,低频(LF)反映交感神经兴奋,LF/HF 则代表交感与副交感的平衡状态。有周围神经病变或自主神经病变的 T2DM 患者,LF 和 HF 明显受抑,而且 LF 和 HF 的昼夜节律性消失。其他诊断指标中,24 小时心率可变性(HRV)的意义较大,但必须考虑 HRV 的正常值、变化范围和评价的有效性等问题。表示 HRV 的方法很多,均较可靠,其中以几何参数的可重复性最好。用心率做判断时,因其特异性较差,故需先排除非糖尿病性心脏神经病变以外的其他原因。

4.脑神经病变

脑神经病变最常见的是动眼神经瘫痪,其典型表现是突然发病的眼肌瘫痪,眼球处于外展位置(如果展神经未受影响),眼球的垂直向与内收动作均发生障碍,而且还有眼睑下垂。大约 50% 病例在眼肌瘫痪出现前 1~7 天有剧烈的眶后疼痛。一般在 6~12 周自发恢复,但可以有复发或发生双侧的病变。其他如面神经、展神经、三叉神经麻痹及听力障碍(表现为神经性耳聋或突聋)较为少见。

5.中枢神经系统

糖尿病患者发生缺血性脑卒中的危险性较非糖尿病病例提高 2~4 倍。高血糖又可导致细胞内、外乳酸性酸中毒,引起蛋白质结构改变和细胞功能障碍,而加重缺血性脑卒中的严重程度。糖尿病还可引起认知障碍和大脑神经生理及结构的改变,称为糖尿病脑病。临床表现以获得性认知和行为缺陷为特征,也可表现为精神障碍、情绪易波动、焦虑、烦躁不安、苦闷、视力障碍、记忆力减退、注意力不集中等。其神经生理学和神经放射学的特点提示糖尿病脑病可能是大脑加速老化的一个过程。腱反射活跃,病理反射阳性。脊髓可表现为横贯性感觉障碍。在临床上,多数患者无中枢神经受损的症状和体征,但事实上不少患者存在中枢神经病变,而且经仔细检查可有阳性发现(亚临床型糖尿病中枢神经病变)。

6.呼吸系统

糖尿病神经病变很少累及呼吸功能。但有许多研究指出在糖尿病患者中,对缺氧、二氧化碳过高、吸入寒冷空气及吸入胆碱能药物的呼吸反应有所减弱,而对枸橼酸引起咳嗽反射的阈值却有所提高。这些呼吸功能障碍与全身麻醉意外、睡眠呼吸暂停及猝死之间的可能联系值得进一步探讨。

7.体温调节和出汗异常

50%T1DM患者有出汗障碍,而在患有周围神经病变的糖尿病患者中,83%~94%有出汗障碍,表现为少汗甚至无汗,可有发热,体温随外界温度波动,皮肤温度过低或过高,半身出汗而半身无汗等。出汗障碍可造成皮肤干燥,易裂开,最终发生溃疡。

8.神经内分泌障碍

在病史较长的病例中,针对低血糖症的胰高血糖素与肾上腺素反应会出现障碍,可以发生严重的低血糖症而毫无症状。因此,在糖尿病治疗当中应密切注意低血糖发生的危险性。

(三)临床转归与并发症

糖尿病神经病变的起病隐袭,病情一般呈进行性发展,不易恢复。

足瘫痪是引起神经病变性足部溃疡的重要原因。自主神经和中枢神经病变对生活质量的影响大,无痛性心肌梗死引起的心律失常、心力衰竭、缺血性脑卒中后果严重,甚至猝死。

(四)实验室检查和特殊检查

1.尼龙丝检查法

取特制的10 g尼龙丝,一头接触于患者的大足趾、足跟和前足底内外侧,用手按尼龙丝另一头轻轻施压,正好使尼龙丝弯曲,患者能感到足底尼龙丝,则为正常,否则为不正常。这是评价神经病变最简单的方法,可使其发现率达40%以上,并能发现早期病变。

2.神经肌电图检查

神经肌电图检查为非侵入性检查方法,其有良好的客观性、量化性和可靠性,在糖尿病早期,甚至在临床症状出现之前就已有明显的变化,故有早期诊断价值,同时也可用作临床疗效的评估。其中,感觉神经传导速度(SCV)较运动神经传导速度(MCV)减慢出现更早,且更为敏感。近端周围神经受累以应用M波及H波同时测定法较为方便,患者痛苦小,结果准确,且可及早发现病变。肌电图检测有助于区分神经源性和肌源性损害。有报道糖尿病患者肢体远端肌肉中以神经源性损害为主;在肢体近端肌肉中则以肌源性损害为主。除交感神经皮肤反应(SSR)试验外,肌电图上的RR间期变化(RRIV)为评价自主神经功能的简便而较可靠的方法。也有人认为,测量神经电兴奋的不应期比传导速度更敏感。

3.诱发电位(EP)检查

诱发电位检查包括有视觉诱发电位(VEP)、脑干听觉诱发电位(BAEP)、躯体感觉诱发电位(SEP)、运动诱发电位(MEP)。VEP记录视觉冲动经外侧膝状体投射到枕叶距状裂后部与枕后极的电活动。主要的视觉皮质电位有N_1、P_1(P100)和N_2三个主波,其中最有诊断价值的是P_1波潜伏期延长。VEP异常也可因屈光间质异常、侵及黄斑的视网膜病变、视神经通路及视区皮质损害引起。BAEP记录听神经(Ⅰ波)、脑干耳蜗神经核至中脑下丘(Ⅱ~Ⅴ波)、丘脑内膝状体(Ⅵ波)、听放射(Ⅶ波)的电活动。其中Ⅲ、Ⅴ波为最主要的波,凡Ⅰ波波峰潜伏期(PL)延长或波幅(AMP)降低,甚至分辨不清或不能显示波形者,表明有外周听力减退。波峰间期(IPL)延长常反映脑干病变导致其听觉通路传导受累。SEP 分别刺激左、右腕部正中神经及踝部胫后神经,由相应神经及脊髓后索传导至顶叶皮质,并在通路的不同部位直至颅顶部记录诱发电位。如潜伏期延长,常提示相应部位(从周围到中枢)的感觉传导功能受损,测定各波峰潜伏期可基本反映整个传导通路各部位的功能状态,明确病变部位,从而区分中枢神经病变还是外周神经病变。Varsik 等证实,用 SEP 测量中枢神经和周围神经的传导时间在诊断不显著的糖尿病神经病变方面具有重要作用。MEP 是用电流或磁场经颅或椎骨刺激人的大脑运动皮质或脊髓所记录到的肌肉动作电位。磁刺激无电刺激产生的疼痛不适,且操作方便,已逐渐应用于临床诊断。主要检查中枢运动传导功能。近年来,人们改用激光来诱发电位。糖尿病神经病变者常缺乏 EP,或 P_1 波潜伏期正常或延长,振幅下降,可能更有助于发现早期糖尿病神经病变。复合性神经动作电位(NAP)、复合性肌肉动作电位(CMAP)和多发性神经病变指数(PNI)之间存在一定的关系。PNI 和 CMAP 有密切关系。神经传导速度(以 PNI 代表)的下降与 CMAP 的振幅或其振幅的降低量呈正相关,以胫总神经为代表,可用 CMAP 振幅来判断糖尿病周围神经病变的严重程度。

4.神经定量感觉检查(QST)

与上述检查不同,QST 主要是针对细神经纤维功能。该检查通过温度觉测试细神经纤维(Aδ、C 类)的功能,通过振动觉测试 Aβ 类神经纤维的功能,因此能够准确判定感觉病变的特征和程度。QST 的其他优势还包括通过对不同部位的检测可以发现解剖学上节段性的感觉神经损伤,具有定位的价值。但由于它还只是一种半客观的检查方法,易受受试者的注意力、主观性及测试者期望值等影响,且对检测末梢神经功能缺乏特异性,故用于临床应需进一步完善。

5.病理活检

神经活检可帮助明确诊断、评估疗效及帮助判断病变的原因,多取外踝后方的腓肠神经活检。但由于是侵入性检查,故不作为糖尿病神经病变的常规检查手段。采用皮肤活检对神经轴性标志——蛋白基因产物 9.5 进行免疫组织化学定量来检查皮肤神经形态的方法已逐渐应用于临床。该法为微创性,仅需直径 3 mm 的活检皮肤便能观察到小神经纤维的改变。最近,这种方法还用于糖耐量低减合并早期神经病变的研究。

6.角膜共聚焦显微镜

Malik 等报道可用角膜共聚焦显微镜技术评估糖尿病周围神经病变。这是一种完全非侵入性的技术,在不使用活检的情况下,为活体神经结构的评价提出了一个研究方向。该技术通过检测角膜神经的损害和修复情况,间接反映了外周神经的功能状态。这种替代活检的技术为将来研究神经的损害和修复提供了一种选择。

7.胃肠自主神经功能检查

下述方法有助于胃肠道自主神经病变的检测。

(1)胃排空测量:包括闪烁图法——固体和/或液体餐、放射法——不透 X 线标记物(胃肠钡餐)、实时超声显像法、磁示踪法、电阻抗法、对乙酰氨基酚吸收率和插管法等。目前,以胃排空的闪烁图法最敏感且能用于临床。闪烁图扫描技术是胃排空测定的金标准,表现为对固体和液体食物排空延迟。钡餐可见胃扩张、钡剂存留时间延长和十二指肠部张力降低。对乙酰氨基酚吸收试验测定胃液体排空时间方法简便、可靠实用,易于在基层单位推广。实时超声显像法有容积法、胃窦面积法、胃窦体积法——沿胃长轴作一系列横切面,计算整个胃体积,用于测定胃液体排空,此法较烦琐,受气体干扰明显,较少应用。胃窦面积法——取平卧位或膝肘位,测得空腹胃窦面积,进餐后多时点测定胃窦面积直到胃窦面积恢复到空腹大小的时间距离,或进餐后至液餐图像完全消失的时间距离为胃全排空时间。胃窦体积法:测定 A、B、C 三径,算出胃窦体积,从胃窦体积变化观察排空时间。实时超声显像法方法学较可信,且方便、简单、廉价,为临床及科研较常用的方法,其局限性为不能观察固体排空。胃窦面积的测定,并不能完全代表当时胃窦真正的生理形态,因此在食物排空计量上,不如核素扫描精确。

(2)测压法:可发现近端胃和胃窦部动力降低,持续低幅胃窦运动,高幅幽门收缩。

(3)胃电图:空腹时消化间期的复合运动波胃窦成分缺失。

(4)胆囊收缩功能测定:禁食 12 小时,晨空腹,仰卧,平静呼吸,于右肋间或肋以下以 B 超检查胆囊最大长轴切面图像,然后口服胆囊收缩剂 20% 甘露醇 100 mL,于口服前及服药后 1 小时测量胆囊最大长轴切面面积,计算胆囊收缩率。收缩率<30% 为胆囊收缩不良。

8.膀胱功能检测

膀胱超声测定显示残余尿量增加。动力学测定有膀胱内压、尿流和尿道压力测量等。典型的 DC 患者中,膀胱内压测量显示一段长的感觉缺失曲线,直至达到逼尿肌低张力状况下的膀胱充盈量为止。肌电图也可用于 DC 的检查,呈现括约肌去神经样改变或难以恢复的括约肌松弛。

9.其他

(1)皮肤湿度测量:Kennedy 用Ⅲ型负离子透入法,刺激出汗后计数汗滴压痕。Low 提出更为精确的催汗轴反射定量试验(QSART),检查节后神经传导路径的完整性,有神经节或节后纤维损害者均不发生出汗。

(2)交感神经皮肤反应(SSR):是指通过刺激传入末梢神经并经传出交感神经无髓鞘细胞纤维的汗腺反应,汗腺反应为"体性"——交感神经反射。糖尿病自主神经病变患者与健康人相比,振波少,潜伏时间延长。有报道认为 SSR 比心脏自主神经检查能更早、更敏感地反映糖尿病是否有自主神经受累。

(3)瞳孔检查对光反射:瞳孔周期时间(PCT)是测定迷走神经功能的敏感方法,糖尿病自主神经病变者 PCT 明显延长。电子闪光人造偏光板摄影方法测量暗适应的暗孔直径为交感神经支配纤维的定量测量。如瞳孔对光反射结果用红外线瞳孔测量仪测量更能早期发现异常。

(4)磁共振成像(MRI):Eaton 采用 MRI 检查脊髓发现,与正常人相比,有周围神经病变的糖尿病患者在颈部和咽喉区域的脊髓有所改变。因此,MRI 可能有助于发现糖尿病中枢神经病变,但尚需大型的研究证实。

四、诊断与鉴别诊断

(一)诊断

1.早期诊断线索

在临床上,下列临床表现有助于糖尿病性神经病变的早期诊断:①感觉障碍或感觉异常;②肌肉萎缩;③糖尿病足、腕管综合征、僵硬性关节病;④眼肌瘫痪和眼睑下垂;⑤间歇性跛行;⑥皮肤溃疡;⑦足瘫痪;⑧消化、泌尿生殖和心血管系统功能障碍或体温调节和出汗异常;⑨脑缺血发作和认知障碍。

2.诊断依据

糖尿病性神经病变的临床表现、实验室检查与特殊检查均缺乏特异性,与其他原因引起的代谢性神经病相类似,故在作出诊断之前必须先排除非糖尿病性神经病变可能。诊断依据主要有以下几方面：①糖尿病或至少有糖调节异常的证据。②出现感觉、运动或自主神经病变的临床表现。其特点是通常在疾病的早期，下肢的周围神经最先受累，感觉纤维比运动纤维受累重，振动觉的障碍比触觉和温度觉更重。③神经电生理检查的异常改变，如运动或感觉神经传导速度延迟，波幅降低；肌电图出现颤动电位或正相电位等失神经电位；体感诱发电位发现早期的潜伏期延长；微神经图技术发现肌肉传入活动消失，交感神经活动低下或消失。

3.临床分类

糖尿病神经病变的临床分类包括快速可逆性神经病变、高血糖神经病变、持续对称性多发性神经病变、末梢躯体感觉运动病变（主要大的神经纤维）、自主神经病变、小纤维神经病变、病灶/多灶性神经病变、头面部神经病变、胸腹神经根病变、局限性肢体神经病变、肌萎缩、压迫性或嵌入性神经病变、混合性神经病变。

（二）鉴别诊断

1.对称性周围神经受损

应注意与中毒性末梢神经病变、感染性多发性神经根炎（如格林-巴利综合征）等鉴别。前者常有药物中毒（如呋喃类药物）或农药接触史，疼痛症状较突出。后者常急性或亚急性起病，病前多有呼吸道或肠道感染史，表现为四肢对称性弛缓性瘫痪，运动障碍重，感觉障碍轻，1周后有明显的肌萎缩。脑脊液蛋白定量增高，细胞数正常或轻度增高。

2.非对称性周围神经损伤

应注意与脊髓肿瘤、脊椎骨质增生压迫神经和转移癌等病变鉴别，相应节段脊椎照片或CT、MRI有助于诊断。

3.胃肠道症状方面的鉴别

糖尿病腹泻一般以"五更泻"明显，无黏液、脓血，腹泻前可有痉挛性腹痛伴肠鸣增多，排便后症状可好转，腹泻可持续数小时至数天或数周，然后自发缓解，缓解时间数周或数月不定。大便常规及培养无炎性成分及细菌生长。必要时，肠镜等检查有助于鉴别。胃动力瘫痪严重的病例可表现出厌食与体重减轻。在年轻的女性糖尿病患者当中，需注意与神经性厌食相鉴别。心脏自主神经功能紊乱应与其他心脏器质性病变鉴别，后者无糖尿病史，血糖正常而常存相应疾病的病状及体征。

五、治疗

治疗主要针对糖尿病神经病变的发病机制，应用纠正代谢紊乱、增加神经血流和改善神经营养等的药物。

（一）控制糖尿病

严格、稳定地控制血糖能够减轻症状，延缓糖尿病神经病变的进程。有报道血糖快速从低血糖升到高血糖可能诱导和加重糖尿病神经病变的疼痛，因此，提出稳定的血糖控制比快速血糖控制改善糖尿病神经病变的疼痛更重要。对中老年发病居多的T2DM患者，如饮食控制和口服降糖药能达到满意控制血糖，则不要用胰岛素治疗，以免发生低血糖而加重糖尿病神经病变。如口服降糖药不能满意控制血糖，应尽早应用胰岛素，尤其在出现急性近端运动神经病变、急性痛性神经病变和局限性单神经病变时，更要尽量使血糖控制在要求范围内，即使出现胰岛素神经炎也不要停用胰岛素。值得注意的是，将血糖控制到适当的水平虽不能立即引起神经病变症状的改善，但不要因为短期内的症状未见减轻而有所灰心，要坚持长期的血糖控制。

(二)其他药物治疗

1.醛糖还原酶抑制剂(ARIS)

ARIS通过阻断异常活跃的多元醇旁路,增加细胞外肌醇进入细胞内,并增加Na^+/K^+-ATP酶活性,从而阻止或减缓糖尿病神经病变。老一代ARIS由于毒性及疗效等因素已逐步终止研究。新型制剂如菲达瑞司(1 mg/d)经临床试验证明具有促进神经再生的作用,对减轻疼痛和行走时皮肤的感觉异常及改善电生理指标也有明显效果,且耐受性好。

2.蛋白糖化作用抑制剂氨基胍

动物实验发现氨基胍能提高糖尿病神经病变小鼠的神经传导速度。人类的临床对照实验因其毒性作用,已被迫终止。新的毒性小的蛋白糖化作用抑制剂亟待开发,这类药物仍有可能成为治疗糖尿病神经病变最有前景的药物之一。

3.抗氧化剂

普罗布考、维生素E、N-乙酰-L-半胱氨酸等在实验动物中有一定疗效,但临床效果却不尽人意。硫辛酸作为一种强抗氧化剂,近年来研究较多,在德国被广泛用于治疗痛性糖尿病神经病变数十年,近期完成的多个评估也证实无论是静脉或口服给药都可以改善神经病变的主要症状,而且具有良好的安全性。目前,"硫辛酸用于神经病变的评估研究(NATHAN)"的多中心临床研究正在欧洲及北美进行,目的在于评价口服α-硫辛酸延缓神经病变进展的效果。该研究采用了迄今为止最为严格的统计设计及临床疗效的定量表达方法。如果结果显示有效,那么α-硫辛酸将成为第一个美国FDA认证的用于糖尿病神经病变的治疗药物。国内市场供应的产品有奥力宝,推荐剂量:静脉600 mg,1次/天;口服每次600 mg,3次/天,可长期使用。

4.神经生长因子(NGF)

虽然动物实验显示补充外源性的NGF有利于神经轴索的修复和再生,但临床应用的效果同样不尽人意。Apfel等利用人重组NGF(rhNGF)进行第三阶段的临床随机双盲对照试验,共纳入1 019例患者,未发现rhNGF治疗组比安慰剂组对神经症状的改善有更好的疗效。但临床应用安全性较高,不良反应发生少。对NGF在人和动物中疗效上的差别,目前还没有合理的解释。国内使用较多的是鼠NGF(商品名:金路捷),20 μg/d,肌内注射,4周为1个疗程,对促进损伤神经的修复有一定作用。

5.PKC阻断剂

PKC阻断剂可抑制轴索输送与游离脊髓后根神经元神经突起的延长。糖尿病时,高血糖可使血管内皮及肾脏等许多组织中PKC活性亢进,以致引起以血管通透性增加为主的血管内皮功能异常、血管基底膜肥厚和新生血管,而成为微血管损伤的原因。现已确认在各种PKC异构体中,βⅡ异构体的活性增加起重要作用。有报道称PKCβ特异性阻断剂用于糖尿病大鼠时,神经传导速度和神经血流状况均有所改善。目前美国和日本正在进行PKC阻断剂治疗包括神经障碍在内的糖尿病并发症的临床试验。

6.γ-亚麻酸

神经病变时存在必需脂肪酸代谢紊乱,补充γ-亚麻酸能增加神经内血流,改善神经传导速度。临床多中心、双盲、安慰剂对照试验也证实1年的γ-亚麻酸补充治疗后,神经病变的临床指标和电生理测试均有显著提高。

7.血管紧张素转换酶抑制剂(ACEI)

神经病变与血管病变有关,两者可互为因果。故从理论上讲,ACEI可用于糖尿病神经病变的防治。Malik 等用群多普利拉治疗 12 个月,患者的神经功能好转,提示 ACEI 可用于神经病变的治疗,但疗效有待进一步证实。动物实验证明,ACEI 可抑制血管紧张素 Ⅱ 的产生,降低周围血管阻力,增加神经血流,改善神经传导速度。但临床改善症状的效果欠佳,有待进一步观察。

8.钙通道阻滞剂

尼莫地平能增加神经内毛细血管密度,促进微血管生长,阻滞钙内流,故可促进神经血流量的增加,提高神经传导速度,改善神经缺血、缺氧。常用剂量 30～60 mg/d,分 2～3 次服。

9.钴宾酰胺

钴宾酰胺又名甲钴胺,为维生素 B_{12} 的衍生物,是蛋氨酸合成酶的辅酶。外源性给药可顺利地渗入神经细胞及胞体内,促进细胞内核酸、蛋白和脂质的形成,从而修复受损的神经组织,并促进髓鞘形成和轴突再生。弥可保(商品名),500 μg 肌内注射,每天 1 次或 500 μg 口服,3 次/天,2 周为 1 个疗程,对改善患者自发性肢体疼痛、肢体麻木和皮肤感觉减退等症状效果较好。但尚需要大样本量的随机对照试验证实。国内开发的同类产品有腺苷钴胺(商品名:福欣康林),每次0.5～1.5 mg,1 次/天。

10.前列腺素 E_1(PGE_1)

PGE_1 可扩张血管,抑制血小板聚集,减轻血液黏滞度。常用剂量为 100～200 μg/d,10 天为 1 个疗程,该药在体内代谢快,产生的不良反应特别是血管疼痛常使患者难以忍受。凯时为 PGE_1 脂微球载体注射液,对病变血管有特殊亲和力,具有分解慢、用量小、作用持续时间长、不良反应少等特点。临床应用总有效率为 90% 左右。用法为 10 μg/d 静脉滴注,1 次/天,可重复使用。有研究用 PGE_1 治疗外周神经病变,观察到胫神经传导速度改善,并有促进远端顽固性溃疡愈合的作用,对双下肢神经病变有效率达 100%。近来 PGE_1 脂微球载体口服制剂也开始上市。

11.丁咯地尔

丁咯地尔为 α-肾上腺素能受体抑制剂,并具有较弱的非特异性钙离子拮抗作用。能通过抑制毛细血管前括约肌痉挛而改善大脑及四肢微循环血流,还具有抑制血小板聚集和改善红细胞变形性的功能。弗斯兰(活脑灵)常用剂量 200 mg 加入 250 mL 液体中静脉滴注,2 周为 1 个疗程,以后可改为口服。

12.神经节苷脂 1(GM1)

GM1 能改善轴索形态,提高 Na^+/K^+-ATP 酶的活性,促进损伤后的神经再生,改善神经功能。凯洛欣为多种神经节苷脂的复方制剂,常用剂量 2～4 mL,肌内注射,2 次/天。

13.肌醇

肌醇是神经髓鞘的组织成分,也是磷酸肌酸的前体,后者是影响 Na^+/K^+-ATP 酶活性的关键因素。动物研究的结果比较乐观,起效慢,临床应用还需要进一步研究。

14.C 肽

前面已述应用 C 肽替代治疗可以改善 T1DM 患者周围神经病变的早期症状。但只对 C 肽缺乏的糖尿病患者有效,在 C 肽正常人中,未发现 C 肽替代治疗的疗效。

15.乙酰-L-肉毒碱

应用乙酰-L-肉毒碱治疗能降低多元醇活动,使神经内膜的乙酰-L-肉毒碱恢复正常,神经生理功能改善,并能增强抗氧化剂的作用。有关其治疗糖尿病神经病变的多中心、双盲、安慰剂对照研究正在进行之中。

16.免疫冲击疗法

针对抗神经元自身抗体免疫反应性阳性的患者可静脉用人丙种球蛋白,必要时与皮质激素、硫唑嘌呤等合用,有一定的疗效。

在一些难治性病例中,由于代谢障碍与微血管病变已达到不可逆或逆转较难的地步,因此单独给药不一定能见效。考虑到多元性的发病机制,联合治疗的方式值得进一步探讨。

(三)自主神经病变的治疗

1.胃轻瘫

(1)多潘立酮(吗丁啉):多巴胺受体阻滞剂,10 mg,3 次/天,餐前 30 分钟服用。可引起泌乳等不良反应。

(2)西沙必利:为全消化道促胃肠动力学药物,通过刺激肠肌层神经丛,增加乙酰胆碱释放而起作用。5~15 mg,3~4 次/天。

(3)甲氧氯普胺(胃复安):5~10 mg,3 次/天,此药兼有胆碱能和抗多巴胺能作用,易透过血-脑屏障而出现锥体外系反应,不宜长用。

(4)红霉素:通过刺激胃动素释放和直接兴奋胃动素受体,促进胃排空,剂量 200~250 mg,3~4 次/天。

2.腹泻

腹泻可用洛哌丁胺(易蒙停),首剂 4 mg,以后每次 2 mg,同时加用维生素制剂或微生态调节剂,如双歧三联活菌、米雅、丽珠肠乐、肠泰口服液等。

3.直立性低血压

直立性低血压患者应注意缓慢起立,穿弹力袜,适当增加血容量,可用生脉散或补中益气汤。许多药物如降压药、利尿药、三环类抗抑郁药、吩噻嗪类药物、血管扩张剂和硝酸酯类药物等都有可能加重直立性低血压的症状。心脏与肾脏功能障碍引起的液体潴留也可能掩盖直立性低血压的症状。外源性的胰岛素注射或内源性的胰岛素分泌都能引起内脏血管扩张与自主性低血压的加重,均应引起注意。

4.尿潴留

尿潴留患者应尽量排空残余尿,可下腹热敷按摩,肌肉或皮下注射新斯的明 0.25~0.5 mg,也可肌内注射甲氧氯普胺(胃复安)或口服西沙比利,重症者可采用间歇性导尿。目前有采用神经营养因子或其他因子与靶向基因相结合治疗 DC,有望成为一种新的治疗手段。

5.ED

随着西地那非(万艾可)投入临床使用,口服药治疗现已成为 ED 的一线疗法。西地那非为一强有力的环磷酸鸟苷(cGMP)特异性 5 型磷酸二酯酶(PDE5)抑制剂,通过抑制海绵体平滑肌中 cGMP 的降解,从而升高 cGMP 水平,增强内源性一氧化氮(NO)的作用,松弛阴茎动脉平滑肌,使阴茎获得高血流量和血液充盈而达到充分勃起,总有效率>50%。同类产品伐地那非(艾力达)作用时间更短,强度更大,抑制 PDE5 酶活性的作用是西地那非的 10 倍,而且不影响 NO 释放和 cGMP 活性,但在没有性刺激的情况下不发挥药理作用。该类药可使体循环血管舒张和血压一过性下降,而且性生活对已有严重心血管疾病的患者有一定的危险性,故使用前应先作安全性评价。新近研发的多巴胺受体激动剂舌下剂型及选择性 PDE5 抑制剂亦取得满意疗效。其他如海绵体内注射血管活性药物、真空负压勃起系统、血管旁路手术治疗和阴茎假体插入等均可选用,而且应配合心理治疗。

6.泌汗异常

泌汗异常尚无特殊治疗,有报道使用水电离子透入疗法和脉冲直流电水离子导入法治疗局部性多汗症。

(四)痛性神经病变的治疗

1.三环类抗抑郁药

三环类抗抑郁药仍是治疗神经性疼痛的一线药物。机制可能是通过抑制神经轴突对 5-羟色胺或去甲肾上腺素的再摄取,提高疼痛的阈值而起止痛作用,并能阻止受损神经发放神经冲动。常用的有丙咪嗪 12.5 mg,2～3 次/天,1 周后增至 25 mg,2～3 次/天,也可用多塞平(多虑平)、阿米替林或去甲替林等。主要不良反应是嗜睡,因此,可于夜间给药,尤其适用于睡眠差、夜间疼痛的患者。

2.抗抑郁药

文拉法辛疗效较佳,且无抗胆碱及抗组胺的不良反应。卡巴番定经多中心、安慰剂、对照试验证明疗效更佳,不良反应发生更低,且在体内不代谢,无药物间交叉反应,有效剂量范围在 2 100～3 600 mg/d。

3.5-羟色胺和去甲肾上腺素双重再摄取抑制剂

盐酸度洛西汀较以往抗癫痫或抗抑郁药(卡巴番定、阿米替林、文拉法辛)效果安全、患者耐受性好。

4.抗惊厥药

抗惊厥药通过阻断钠/钙离子通道而稳定神经细胞膜,缓解疼痛,但疗效欠佳。常用的有苯妥英钠及卡马西平。其他新药如拉莫三嗪和托吡酯也被逐渐应用于临床。

5.其他药物

topiramate 能提高糖尿病患者的表皮内神经纤维密度,延长树突长度,提高振幅,改善 C 纤维的功能。蛋白激酶 Cβ 抑制剂 LY333531 的应用也在临床多中心观察中。值得注意的是局部用药如硝酸异山梨酯喷剂、利多卡因胶或贴皮剂、可乐定霜剂或贴皮剂,作为近年治疗中的一种创新,因其有直接对病处起作用、无全身不良反应、无药物之间的交互作用及无须调整剂量等优点,今后有望成为糖尿病痛性神经病变的第一线药物。

临床观察到疼痛的患者常伴有广泛而复杂的心理因素,有近半数的患者在获知被医师接受作为特殊药物治疗对象,但实际尚未开始真正的药物(或安慰剂)治疗之前,症状已开始有所改善。另外,有不少患者因疼痛一时不见好转,丧失信心,产生抑郁情绪,甚至于自杀。因此,配合心理治疗对缓解疼痛的症状也很有必要。

(五)各种继发并发症的防治

重点是防治足部溃疡的继发感染与坏死,减少截肢的发生。

(徐美华)

第六节 糖尿病心脑血管病变

糖尿病心脑血管病变是糖尿病致死最主要的原因。在男性,糖尿病合并冠心病、卒中、周围血管疾病的发生率约为非糖尿病患者群的 2.5 倍,而在女性则高达 3.5～4.5 倍,因而认为糖尿病是一种心血管病或冠心病的等危症。糖尿病心脑血管病变涉及糖尿病性心脏病、脑血管及外周血管疾病(PVD)。糖尿病性心脏病是指糖尿病患者在糖、脂肪等代谢紊乱的基础上发生冠状动脉病变、心肌微血管病变、代谢紊乱及心脏自主神经病变,从而所并发或伴发的心脏病,其中包括冠状动脉心脏病变、糖尿病心肌病变、糖尿病心血管自主神经病变和/或高血压。大量流行病学资料表明,无论 T1DM 或 T2DM 患者伴发冠心病者均较同年龄、同性别的非糖尿病对照组为高,在女性患者中高 4.5 倍,在男性患者中约高 2 倍。糖尿病患者心肌梗死的发生率相对于非糖尿病者要高出 3～5 倍,有 70% 以上的糖尿病患者死于心血管并发症或伴随症,心肌梗死是T2DM 患者的首要致死病因。在 T2DM 初诊时,约 50% 有冠心病。

糖尿病患者易并发脑血管意外。糖尿病已成为脑血管病(CVD)的独立危险因素,糖尿病合并 CVD 是非糖尿病的 4～8 倍,其中 88% 是脑梗死,尤以腔隙性脑梗死多见。糖尿病患者可使血液黏滞度增高,而且常伴有脂代谢紊乱合并高脂血症,这样使血液处于高凝状态,加速脑血管的动脉硬化。

糖尿病患者有易发血管闭塞性疾病的倾向。与非糖尿病患者比较,糖尿病患者发生外周血管病变(PVD)更常见,发生率至少是非糖尿病患者的 4 倍,且随着患者的年龄增长和病程延长,患病率逐渐增加。糖尿病患者 PVD 具有发病年龄早、进展快、病情重、无性别差异等特点。据报道,糖尿病患者中 62% 的足部难治性溃疡和 46% 的截肢与缺血有关。另外,PVD 引起下肢和足部的血液供应不足,使下肢对感染的抵抗力下降。

一、发病机制

糖尿病患者发生血管动脉粥样硬化的机制不仅包括传统的危险因素如高龄、女性、遗传、高血糖、血脂紊乱、高血压、吸烟和肥胖等,还包括胰岛素抵抗(IR)、内皮细胞功能受损、纤溶系统异常、氧化应激反应增强、慢性炎症反应因子和细胞因子增高、清蛋白尿等非传统危险因素。

(一)传统危险因素

1.高血糖

高血糖时,血红蛋白与葡萄糖结合成糖化血红蛋白(HbA1c),其输氧功能下降,尤其是葡萄糖酵解中,2,3-二磷酸甘油酸(2,3-DPG)下降,氧分离更困难,以至组织缺氧;高血糖还可通过醛糖还原酶生成更多的山梨醇,刺激动脉平滑肌细胞及成纤维细胞增生(体外培养)。英国前瞻性糖尿病研究(UKPDS)表明 HbA1c 的平均值是一个预测缺血性心肌病的指标。HbA1c 每增加1%,冠心病的危险性可增加 10%。

进餐后是血糖快速、大幅度上升的阶段,餐后血糖高峰(波动性高血糖)可能与糖尿病大血管并发症的关系更密切。流行病学调查及干预研究表明餐后高血糖是心血管疾病直接、独立的危险因素。预防非胰岛素依赖型糖尿病研究(STOP-NIDDM)发现,使用阿卡波糖对 IGT 人群进行干预,可以减少其心血管事件及新发高血压的危险,还可以延缓患者颈动脉内膜中层的增厚,从而延缓动脉硬化的发生。

餐后高血糖引起心血管疾病的机制是多方面的,而且是错综复杂的,目前认为即使是餐后血糖一过性的波动也可通过以下的机制产生心血管损害:①餐后高血糖的葡萄糖毒性作用,过高的餐后血糖加速蛋白非酶糖化,早期产物可由 HbA1c 表示,晚期产物由蛋白糖化终产物(AGEs)表示。蛋白非酶糖化可通过众多机制影响血管,如红细胞膜糖化后,红细胞变形能力受到影响;

糖化低密度脂蛋白(LDL)很难被 LDL 受体识别,导致吞噬细胞通过清除途径增加对 LDL 摄取,并形成泡沫细胞;LDL 更易氧化,并刺激血小板聚集;AGEs 通过细胞因子的增殖作用,促进血管壁基质增生,同样加剧动脉硬化。②餐后高血糖促使氧化应激反应增强,加剧血管病变的发展。③与短暂的高凝集有关,过高的餐后血糖在 T2DM 中,常伴随着 D-二聚体和凝血酶原片段释放入血增加,两者各代表着纤维蛋白及凝血酶分解的片段进入循环增加,提示高血糖可使凝血酶形成增加,继而导致纤溶增加,反复多次的进餐所引起的血糖过度升高可以导致反复的凝血过程激活。④血管内皮功能的损害,高血糖能激活内皮细胞中的蛋白激酶 C(PKC),特别是 PKCα 和 PKCβ。PKC 的激活还可刺激黏附因子的表达。在口服糖耐量试验(OGTT)中,可观察到细胞内黏附因子-1(ICAM-1)升高,ICAM-1 可促使白细胞黏附及摄取,并进入血管内皮细胞,损害血管内皮细胞的功能,减少释放舒血管的活性物质,如一氧化氮(NO)或前列环素(PGI),同时收缩血管并促使血管壁增殖的物质如内皮素和血小板源性生长因子(PDGF)释放增加,通过双重机制加剧血管收缩。

2.脂质代谢紊乱

糖尿病患者发生大血管疾病的概率是正常人的 2～4 倍,其中伴有脂代谢紊乱的发病率更高。美国国家胆固醇教育计划成人治疗方案第三次指南(NECP ATPⅢ)把糖尿病从冠心病的危险因素中删除,而将其视为冠心病的等危症,因为无冠心病史的糖尿病患者发生主要冠脉事件的危险与冠心病患者等同,其在 10 年内初次发生心肌梗死的危险＞20%,等同于患过心肌梗死的非糖尿病患者 10 年内再发心肌梗死的危险;指南还指出升高的低密度脂蛋白胆固醇(LDL-C)水平是冠心病的主要危险因子,应将糖尿病患者的血浆 LDL-C 水平严格控制在 100 mg/dL (2.6 mmol/L)之下。为此,建议应用他汀类降脂药以预防糖尿病患者冠心病的发生。

许多大规模的流行病学调查显示糖尿病患者脂代谢紊乱的特点为高甘油三酯(TG)血症、低高密度脂蛋白胆固醇(HDL-C)水平、餐后脂血症及小而致密的 LDL-C 颗粒,但是这些糖尿病患者的血清 LDL-C 并不一定升高。

(1)IR 和高 TG 血症:IR 是导致脂代谢紊乱的中心环节。IR 时,血中非酯化脂肪酸(FFA)增多,进入肝脏的 FFA 也增多,使肝脏合成释放极低密度脂蛋白(VLDL)及胆固醇酯(FFA 与胆固醇分子联合形成胆固醇酯),胆固醇酯浓度调节 VLDL 的产生,其浓度高时 VLDL 合成增加,同时富含 TG 的脂蛋白产生增多;另外 IR 时,脂蛋白脂酶(LPL)活性下降,使 VLDL、TG 清除率也下降。糖尿病患者高 TG 血症与冠心病的危险性增高呈正相关和独立相关。

(2)HDL-C 下降:HDL-C 下降是糖尿病患者血脂紊乱的另一特点。在糖尿病患者中,血浆 HDL-C 水平不论男女均低于正常,尤其女性患者降低更明显,经控制高血糖后血浆 HDL-C 上升,其降低程度还与 TG 增高相关,提示在 T2DM 中血浆 HDL-C 可能与病情控制有关。近来研究表明,TG 增高时,胆固醇酯酰基转运蛋白(CETP)将 HDL-C 中的胆固醇转到 VLDL 的交换增加,促进了 HDL-C 的分解。另外,VLDL 的清除障碍和 LPL 活性的降低也使 HDL3 向 HDL2 转换减少。所以有冠心病的糖尿病患者更常见血浆 TG 升高和 HDL-C 低下的类型,同时 HDL-C 的功能也有缺陷。血浆 HDL 浓度受下列 3 个因素的调节:①新生态 HDL 合成与进入血循环的速度;②周围毛细血管壁中脂蛋白脂酶的活力;③肝内脂肪酶的活力。此三者均受胰岛素调节,故 HDL 浓度与血浆胰岛素浓度亦有关系,糖尿病经胰岛素控制后 HDL 可恢复正常。

(3)小而密低密度脂蛋白(sLDL)增多:糖尿病患者血浆 LDL-C 正常或轻度升高,其重要特点是 LDL 质的异常即小而密低密度脂蛋白(sLDL)的增多。这种小而密的 LDL 最容易在动脉壁沉积和被单核巨噬细胞吞噬。sLDL 主要与高 TG 血症有关。在糖尿病患者,高 TG 和高 VLDL 刺激 CETP 活性,促进 TG 向 LDL 转移,从而形成小而密的 LDL。sLDL 与 LDL 受体亲和力下降,分解代谢减少伴巨噬细胞摄取增多,对氧化反应敏感性增强。因此,小而密的 LDL 较大而疏的 LDL 更具致动脉硬化的危险。许多横断面的研究均提示 T2DM 患者的 LDL 亚型中小而密的 LDL 明显占优势。Feingold 等的研究发现糖尿病患者小而密的 LDL 较年龄、性别、血脂水平相匹配的非糖尿病患者群高 2 倍。香港的一项研究发现非糖尿病患者群女性小而密的 LDL 显著低于男性,而在糖尿病组女性和男性小而密的 LDL 水平相似。在糖尿病患者中,小而密的 LDL 水平的性别差异的消失可能解释了女性糖尿病患者较女性非糖尿病者冠心病保护作用相对减弱的部分原因。T2DM 患者中肝脂酶(HL)活性明显增高,HL 可使富含 TG 的 LDL 脂解,形成小而密的 LDL 增多,血浆 TG、CETP 和 HL 的改变可分别解释小而密的 LDL 水平变异的 10%、5% 和 3%。LDL 中致动脉硬化作用最强的是小而密的 LDL。

小而密的 LDL 有以下特点:①较大而轻的 LDL 易被氧化修饰,更容易被巨噬细胞氧化、吞噬,促进细胞因子的级联反应,进一步引起血管内皮和平滑肌的损伤。②与糖蛋白亲和力增加,更易与糖蛋白结合并进一步沉积在内膜中。③小而密的 LDL 与 LDL 受体(apoB/E 受体)亲和力下降,使血浆 LDL 清除延迟,水平增加。

(4)载脂蛋白异常:载脂蛋白 A1(apoA1)的糖化与血糖直接相关。研究表明,apoA1 的糖化使 HDL-C 与 HDL 受体亲和力下降,可能影响细胞内胆固醇流动。由于新生态的 HDL-C 主要由肝脏产生,入血循环后其主要功能为清除胆固醇,与之结合后转运入肝脏而代谢,部分经胆汁排出,故可使总胆固醇下降,为动脉硬化和冠心病的保护因子。流行病学研究显示血浆 HDL-C 水平升高 1 mg/dL(0.026 mmol/L),可使发生冠心病的危险性下降 2%~3%。但在 T1DM 患者中 HDL 血浓度不一致,约有半数以上高于正常,其余正常。但在未治疗或未控制的 T1DM 患者中亦呈 HDL 偏低,经胰岛素治疗后可缓慢上升。

另一个重要的质的变化是 apoB 的糖化,它可能对 LDL 代谢起重要作用。资料显示,2%~5% 的 LDL 糖化可以减少 5%~25% 的 LDL 分解代谢,而且 apoB 的糖化使巨噬细胞摄取糖化 LDL 增多,刺激泡沫细胞形成和 LDL 氧化增多。另外,糖基化低密度脂蛋白(Gly-LDL)和氧化型低密度脂蛋白(ox-LDL)与糖尿病血管并发症关系密切,其可能的机制:①ox-LDL 能被巨噬细胞识别并吞噬,使细胞内胆固醇酯聚集,形成泡沫细胞,促进早期动脉硬化的形成。Gly-LDL 可直接与血管基质蛋白结合,使基底膜增厚,血管壁弹性降低,两者均能直接损伤血管内皮细胞,增加凝血酶原的活性,刺激血小板的聚集。②能引发免疫反应,使吞噬细胞释放白细胞介素-1β(IL-1β)、肿瘤坏死因子 α(TNFα)等,导致血管病变的发生。③T2DM 患者体内自动氧化糖基化过程增强,自由基产生增多,同时,T2DM 患者抗氧化防御系统如抗坏血酸、维生素 E 等活性及作用降低。体内典型的小颗粒致密 LDL 更容易被氧化。T2DM 患者血清 Gly-LDL 和 ox-LDL 显著高于对照组,糖尿病有血管病变组明显高于无血管病变组。ox-LDL 和 Gly-LDL 与 LDL-C、HDL-C、总胆固醇、TG、apoA1、apoB 及 apoA1/apoB 比值均无显著相关性,提示这些指标的异常虽然都是 T2DM 大血管病变的危险因素,但是不是相互独立的危险因素。

3.肥胖

糖尿病患者中肥胖占绝大多数,尤其以中心性肥胖明显。中心性肥胖和高胰岛素血症、IR、脂代谢紊乱、前炎症和前血栓状态相关联。脂肪组织已被证明是一巨大的内分泌器官,它可以合成和分泌许多生物活性物质,影响心血管的各种危险因素,包括脂联素、抵抗素、瘦素、纤溶酶原激活物抑制物(PAI-1)、TNFα、IL-6 等。

大量实验表明脂联素和动脉硬化具有明显相关性,冠心病患者血浆脂联素明显降低,糖尿病伴冠心病者脂联素更低。脂联素可以通过各种途径发挥其抗动脉硬化作用:①抑制 TNFα 诱导的单核细胞黏附和 E-选择素、VCAM-1、ICAM-1 等在内皮细胞上的表达。②激活环磷酸腺苷(cAMP)蛋白激酶 A 从而抑制核因子-κB(NF-κB)的信号传导,抑制内皮细胞的黏附。③直接与 PDGF-BB 结合并间接抑制 PDGF-BB 刺激的平滑肌细胞(P42/44)细胞外信号相关酶(ERK)从而抑制 PDGF-BB 诱导的血管平滑肌的增殖与迁移。④通过磷脂酰肌醇 3 激酶(PI3K)途径间接刺激内皮细胞产生 NO,改善内皮细胞舒张功能等。

4.遗传因素

T2DM、高血压、高脂血症、冠心病和肥胖症均被发现有家族聚集现象,目前认为这些疾病可能属多基因遗传病。并发现它们可能与红细胞膜钠-锂逆转换(SLC)、血管紧张素转换酶基因多态性、瘦素基因和载脂蛋白 E 基因的多态性等有关。

5.性激素异常

行经期妇女较少发生动脉硬化与冠心病,提示雌激素有保护作用。用雌激素可提高血 HDL 水平,可解释育龄期女性血 HDL 高于男性,较少发生冠心病。但给男性患者用雌激素反使冠心病恶化。1975 年,Philips 和 Entrican 等已发现男性冠心病患者的雌激素或其与睾酮之比值高于正常。在年轻女性给予避孕药后往往发生高胆固醇及高甘油三酯血症,这些又提示雌激素过多促使动脉硬化的发生。

(二)非传统危险因素

1.高胰岛素血症和 IR

高胰岛素血症使血压升高的作用机制可能有:①增加肾脏对钠及水的重吸收。②增加对食物中盐摄入的血压敏感性(盐敏感型高血压)。③加强血管紧张素 II(AT-2)的升压作用和对醛固酮的反应。④降低 Na^+/K^+-ATP 酶的活性,增加 Na^+/H^+ 泵的活性。⑤增加细胞内 Ca^{2+} 的潴留。⑥刺激血管平滑肌的生成及移行,胰岛素及胰岛素样生长因子-1(IGF-1)可能促进血管壁结构的变化伴有张力的增高。

在肥胖人群中,IR 很常见。体脂的分布较体质指数(BMI)可能能更好地预测 IR 及心血管危险性。还有研究发现,腰围是预测 IR 的最强的、独立的形态学指标,可解释 50% 以上 IR 的变异。高胰岛素血症促进动脉壁脂质的合成与摄取,阻止胆固醇的清除,促进动脉壁平滑肌细胞的增殖,形成高脂血症、高脂蛋白血症,诱发和加剧动脉硬化形成。IR 及其伴随的高胰岛素血症是冠心病的独立危险因子,但胰岛素本身对心血管疾病的特殊作用目前还不十分清楚。事实上,胰岛素有舒张血管和抗炎的作用,这一作用可延缓动脉硬化的形成,但是另一方面,胰岛素为一生长因子,能刺激血管细胞生长及合成细胞外基质。胰岛素信号通路在糖代谢失调时,可反应性增加 NO 的产生,当细胞外通路失调导致高胰岛素血症时,就会反应性地丧失其抗动脉硬化的作用。另外,胰岛素稳态水平的失调与各种肽、生长因子、细胞因子的表达及作用异常相关联。这些肽包括 AngII、内皮素-1、IGF-1。

总之,IR 是联系 T2DM 和冠心病的关键,它不但与传统的危险因子相关,而且与非传统的危险因子同样密切相关。

2.内皮细胞(EC)功能受损

血管内皮是一个复杂的内分泌器官,它对于动脉硬化的发生起到"第一道防线"的生理防御作用。近年来大量研究表明,血管 EC 功能异常在糖尿病前期就已存在,随着血糖升高,患者血管 EC 功能受损逐渐加重,高血糖、高 FFA 血症、IR、氧化应激及慢性炎症等多种因素相互影响、累加,使动脉硬化的病理改变不断恶化,最终导致心血管事件的发生。

3.纤溶凝血机制异常

纤维蛋白溶解系统稳定代表着纤溶酶原激活物与其抑制物(PAI-1)间的平衡。过度的抑制纤溶将会导致凝血和血栓的形成(心血管事件的重要过程)。糖尿病患者存在着纤溶、凝血机制的异常,其中最重要的归结于改变了组织型纤溶酶原激活物(t-PA)与 PAI-1 间的平衡。胰岛素、前胰岛素、VLDL-C 及各种细胞因子均可调节 PAI-1 的合成和释放。当存在高胰岛素血症、高血糖、IR,患者血 FFA 升高时,肝脏合成 PAI-1 增加,PAI-1 的含量和活性增高导致纤溶受抑,从而促进糖尿病患者高凝、低纤溶活性和高血黏度的发生和发展。Meigs 发现不论在健康人群还是糖尿病患者中,PAI-1 升高与胰岛素的升高密切相关,从糖尿病患者血管内皮提取的动脉粥样物质中,PAI-1 的含量明显升高。过高的 PAI-1 使血液凝固性增加,诱发血栓形成。凝血机制的失调同样增加了糖尿病患者发生心血管事件的危险。糖尿病患者的血小板对于聚集剂有着更高的敏感性而且还可以增加糖蛋白受体的数目和降低鸟苷酸活性。糖尿病患者的凝血异常还包括血浆纤维蛋白原、V 因子、Ⅱ 因子和Ⅶ 因子的改变,以及升高的 D-二聚体、血管性血友病因子抗原(vWF 抗原)、抗血纤维蛋白溶素和降低的抗凝血酶Ⅲ。

4.慢性炎症反应

T2DM 的发病机制主要是胰岛素抵抗和胰岛素分泌不足。大量的研究发现许多炎症因子与糖尿病及其并发症有一定关联。糖尿病其实也是一种慢性炎症性疾病。在糖尿病状态下,许多炎症因子如 C 反应蛋白(CRP)、TNFα、IL-6 等水平都会增高。动脉硬化也是一种慢性炎症性疾病,它的形成包括一系列病理过程:内皮损伤及功能不良、黏附分子表达增加、趋化因子的释放、单核细胞募集、白细胞黏附及迁移、ox-LDL 被巨噬细胞摄取、泡沫细胞形成、活化的单核细胞释放一系列细胞因子、平滑肌细胞增殖和迁移,最终形成动脉斑块。而在 T2DM 患者中,IR 和慢性高血糖均参与了这种炎症过程。

已有很多的研究发现血 CRP 水平在肥胖、IR、糖耐量减低及糖尿病患者群中升高。CRP 是目前研究最多的、与糖尿病及大血管病变相关的炎症标志物。CRP 作为独立于其他危险因素的炎症标志物,与糖尿病的发生直接相关并且随病情进展 CRP 水平逐步升高。近年的多项研究证明:CRP 与动脉硬化的发生、发展及预后密切相关。

(三)其他因素

其他的传统危险因子还有高龄、吸烟、种族等。非传统的危险因子还包括微量蛋白尿、高同型半胱氨酸血症和血管壁异常等。不管是传统的还是非传统的危险因子,它们都不是独立存在的,而是相互联系、共同导致动脉硬化的发生,促进其发展的。

二、病理

(一)血管病变

血管病变以冠状动脉、脑动脉、肾动脉和下肢动脉受累多见,基本病理变化为动脉粥样硬化、微血管基底膜增厚、糖原沉积、脂肪样变性和透明样变性。在动脉内膜损伤的最早期,血小板及其他物质在损伤处聚集,可见内膜下有黄色 $1 \sim 2$ mm 大小的粒块状突起物,并逐渐融合、增大,形成粥样斑块。斑块内有含有大量脂质的巨噬细胞、胆固醇、TG、LDL-C、磷脂和钙盐的沉积。

血管平滑肌细胞和成纤维细胞大量增殖。内膜向管腔面伸出使管腔变窄。病变严重时,斑块上出现溃疡、出血和血栓形成。血栓呈不规则的半月形,并有程度不等的、层次分明的机化或钙化。管腔狭窄、闭塞。动脉中层有不规则的增厚。中层及外膜均有纤维化和钙化。

(二)心脏病变

心肌细胞内有大量糖原、脂滴和糖蛋白沉积,严重者可有局灶性坏死,心肌间质有灶性纤维化。心肌微血管内皮细胞增生,PAS染色阳性的糖蛋白类物质和玻璃样物质沉积在血管壁内,血管壁增厚。心肌细胞超微结构可见肌原纤维收缩蛋白明显减少、肌浆网横管系统扩张、心肌有收缩带形成、线粒体肿胀及闰盘黏合膜处细胞间隙增宽等改变。冠状动脉受累病变范围广,多数累及多支血管,病变严重,Ⅲ～Ⅳ级病变多见。可伴发心肌梗死灶。

(三)脑病变

脑病变患者可发生脑梗死,以多发性腔隙性脑梗死多见,并可发生脑萎缩与脑软化。

三、临床表现

(一)症状

1.高血压

可有头昏、头痛。但有些患者无症状,仅体检发现。但应排除其他原因引起的血压升高,如嗜铬细胞瘤、原发性醛固酮增多症、皮质醇增多症及肾小球肾炎等。

2.心脏表现

可表现为胸闷、活动后气促、心绞痛,严重者可表现为心力衰竭、心肌梗死、心律失常甚至猝死。

3.脑

可有失语、神志改变、肢体瘫痪等定位体征,伴脑萎缩可表现智力下降、记忆力差、反应迟钝等。

4.下肢

因血管闭塞的水平、程度、部位和侧支循环建立情况的不同,糖尿病PVD的临床表现各异。可有小腿、足部发凉,软弱、困倦和行路不能持久,行路感乏力加重,休息2分钟后即消失,以后可出现间歇性跛行即在行走一段路程后,小腿腓肠肌、足部酸痛,痉挛性疼痛。如继续行走,疼痛更为加重,而被迫停步,或稍稍休息后,疼痛能缓解。随病变进展,可出现静息痛,肢体疼痛等在安静休息时出现持续性或间歇性加重,严重时,出现夜间和白昼持续疼痛与感觉异常。

(二)体征

血压升高,心界扩大,心率增快或固定,心音可低钝,可出现心功能不全的表现(颈静脉充盈、端坐呼吸、唇发绀、肝脾肿大及下肢水肿)。脑血管病变可表现出神经定位体征及神志改变。下肢病变可出现患肢皮肤温度降低,皮肤颜色改变,动脉搏动减弱或消失,下肢溃疡、坏死。足背动脉搏动消失是大血管病变的一个重要信息,但有约10%正常人足背动脉未能扪及。

(三)临床转归与并发症

1.高血压

其临床转归与并发症与一般高血压相同,但往往更严重,病情发展更迅速。因而,一旦诊断为糖尿病性高血压或原发性高血压者合并糖尿病后,均要求严格控制糖尿病和高血压。血压不达标或血压虽升高不明显,但波动过大,或者平均脉压过大,均是发生高血压心脑血管事件的高危因素。

2.心脏病变

目前的糖尿病及其并发症的处理远没有达到诊疗指南和循证医学的要求,这是糖尿病心血管病的发病率很高的根本原因。糖尿病是冠心病的等危症。病情较重和病程较长的糖尿病患者易发生无痛性心肌梗死、心力衰竭或猝死性心律失常,心脏病变较一般冠心病更复杂,更严重。肥胖和心血管疾病间的联系是复杂的,肥胖为冠心病的一个重要的危险因子。高胰岛素血症伴代谢综合征者的预后较差。有研究显示,小而密 LDL 升高与发生心肌梗死的危险性是大而轻的 LDL 的 3.18 倍。血 CRP 升高是心、脑血管疾病发生的独立危险因素,CRP 是临床预测心、脑血管疾病及其预后的最强有力的标志物。

在一项流行病学调查中发现,20%～30%的急性冠脉事件患者为糖尿病,而其余的患者多存在糖耐量异常,说明糖尿病或糖代谢异常是心血管病的最重要致病因素。

3.脑病变

多发性腔隙性脑梗死后可发生脑萎缩与脑软化。同样,绝大多数病情较重和病程较长的糖尿病患者也易并发脑血管病变,常导致失语、神志改变、肢体瘫痪等。糖尿病患者的脑萎缩发展快,表现为智力下降、记忆力差和反应迟钝等。

4.下肢血管

患者因血管闭塞,出现间歇性跛行。血管病变是糖尿病足的重要发病因素。部分患者需接受截肢治疗。糖尿病患者血管重建的预后取决于血管病变的严重程度和患者恢复的潜能。

(四)辅助检查

1.一般检查

(1)空腹及餐后 2 小时血糖、胰岛素、C 肽及血脂测定。

(2)心电图:无特异性。运动心电图和 24 小时动态心电图对无症状心肌缺血的检出有一定帮助。

(3)指压试验:正常时,用手指压迫甲床,表现为局部苍白,松开后迅速恢复粉红色,如解除压迫后局部充盈减慢或局部苍白,则提示局部动脉血供障碍。

(4)肢体抬高试验:患者仰卧,显露双小腿,双下肢伸直,足根部抬高使双下肢达 80 度 1 分钟,如肢体苍白,则提示肢体缺血。苍白程度与动脉狭窄严重程度呈正比。

(5)皮肤温度测定:温度觉的测定可分为定性测定和定量测定两种。定性测定很简单,如将音叉或一根细的不锈钢小棍置于温热水杯中,取出后测定患者不同部位的皮肤感觉,同时与正常人(检查者)的感觉进行比较。定量测定是利用皮肤温度测定仪,如红外线皮肤温度测定仪,这种仪器体积小,测试快捷、方便,准确性和重复性均较好。

(6)心脏超声检查:可表现为局限性或广泛性心肌壁收缩幅度降低;由于心肌慢性缺血,心肌纤维组织增生,心内膜处于冠状血管的末梢部更易因缺血而产生纤维性变。心肌和心内膜纤维组织增生在超声上表现为回声增强;还可有二尖瓣反流,因左心室受累使二尖瓣失去正常子弹头形态而呈葫芦形;左室舒张功能减退表现为 E/A(心室早期充盈血流峰速/心室晚期充盈血流峰速)比值下降等。

(7)颈、股动脉内膜中层厚度(IMT)测量:在动脉硬化发生发展的过程中,动脉内膜是最早受累及的部位。近年来研究表明,血管壁内膜中层增厚是动脉硬化的早期标志,而斑块形成是动脉硬化形成的明显特征,它可以反映动脉硬化的程度。有文献报道,颈动脉硬化程度与冠状动脉硬化程度密切相关,以 IMT>0.85 mm 和/或出现粥样斑块来预测冠心病,其特异性为 71.6%,敏感性为 85%,阳性预测率为 89.8%。国内研究表明,颈动脉、颈动脉窦部及股动脉的 IMT 与冠状动脉硬化的严重程度显著正相关。Logistic 回归分析中股动脉硬化的标化偏回归系数略大于颈动脉硬化,说明股动脉硬化比颈动脉硬化预测冠心病发生的能力略强些,分析可能与颈、股动脉所承受的血流剪切应力不同相关。

2.特殊检查

(1)血管内超声(IVUS)是利用安装在心导管尖端的微型超声探头由血管内探测管腔大小和管壁结构的介入性超声诊断技术。近年来,该技术得到迅速发展,已成为冠心病诊断和治疗的重要影像学手段。它可以判断粥样硬化斑块的稳定性、准确测定冠状动脉狭窄的程度、指导经皮冠脉介入治疗、评价介入治疗效果及阐明再狭窄机制等。

(2)冠脉造影:可发现受累部位管腔狭窄或闭塞,常弥漫累及多处血管,同一处血管常多处受累。冠状动脉造影是诊断冠心病的金标准,但有创,有一定的危险性,应合理选择,一般先应用非创伤性的冠心病诊断试验。①24 小时心电图监测 ST 段偏移:只能发现心肌缺血面积广泛者,对无症状者不能用作过筛试验。②冠状动脉钙化积分:用超高速 CT 进行检测。明显冠状动脉狭窄者可以不表现冠状动脉钙化,而且冠状动脉钙化积分和严重心血管突发事件之间的相关性各家报道不一。所以冠状动脉钙化积分不宜作为无症状人群的过筛试验。③平板运动心电图:该试验能发现绝大多数有主支病变或明显的多支冠状动脉病变的患者。运动试验完全正常者预后良好,但仍可漏诊单处血管病变。心室率须达到运动应激后最大期望值的 85% 或以上,否则有假阴性反应。④应激性心肌灌注显像:用铊或锝标记的甲基异丁基异腈(MIBI)作心肌显像,在运动期或药物扩冠期显示血流不足所致异质性血流分布,能定量说明灌注异常,便于比较,作预后和疗效推断,还可测定射血分数及能发现单处或多处冠状动脉病变。⑤应激性心动超声:在平板运动结束后 60 秒钟内获得无人工伪像的心动超声图像。它能发现缺血心室壁的运动异常,能显示心内壁。仅能发现多支冠状动脉病变,不能发现单支冠状动脉病变,也不能评估预后。

(3)放射性核素检查(SPECT):SPECT 可较早地提示亚临床期病变。在久病的 T1DM 患者,较多出现单独的舒张功能不全或伴有收缩功能不全,提示舒张功能异常可能早于收缩功能异常。

(4)经皮氧分压(TcPO$_2$):通过测量皮肤组织中的氧含量以了解皮肤组织的血流灌注量,从而反映微循环状态,因此也反映了周围动脉的供血状况。正常人足背皮肤氧张力>5.3 kPa(40 mmHg)。TcPO$_2$<4.0 kPa(30 mmHg)提示周围血液供应不足,足部易发生溃疡或已有溃疡形成。TcPO$_2$<2.7 kPa(20 mmHg),足溃疡愈合的可能性很小,需要进行血管手术。如吸入100%氧气后,TcPO$_2$提高 1.3 kPa(10 mmHg),则说明溃疡预后较好。

(5)多普勒踝动脉压测定和踝肱指数:踝肱指数即踝动脉-肱动脉血压比值(ABI)反映下肢血压与血管状态,正常值为 1~1.4;<0.9 为轻度缺血,0.5~0.7 为中度缺血,<0.5 为重度缺血。重度缺血的患者容易发生下肢(趾)坏疽。正常情况下,踝动脉收缩压稍高于或相等于肱动脉,但如果踝动脉收缩压过高[如高于 26.7 kPa(200 mmHg)],亦应高度怀疑患者有下肢动脉硬化性闭塞。此时应测定足趾的血压。通常认为,足趾动脉较少发生钙化。测定踝动脉或足趾动脉需要多普勒超声听诊器或特殊仪器(仅能测定收缩压)。如果用多普勒超声仍不能测得足趾收缩压,则可采用激光测定。

(6)彩色多普勒超声:可检测颅内和下肢血管血流动力学情况。经颅超声波(TCD)可诊断颅内血管痉挛、狭窄和闭塞。局部狭窄血流及异常增高的峰值流速(VS),则有力地提示该血管供血区可能有梗死灶。下肢彩色多普勒可发现血管壁增厚,内膜回声不均,动脉管腔狭窄、扭曲,其频谱呈单相波,血管内径及血流量降低,血流峰值流速及加速度/减速度高于正常。

(7)神经电生理检查:仅作为辅助诊断及病情观察。

1)脑电图(EEG):急性期异常率约为75%,大脑前、中、后动脉梗死,分别有病灶处α波消失或波幅、波率低,β和δ慢波增多。椎-基底动脉闭塞者,45%呈双侧低电活动,或有"α昏迷"电活动。

2)脑电地形图(BEAM):通过计算机对脑电信号进行分析。优点如下。①直观:以不同灰阶图显示脑功能状态。②敏感:对散在慢波检出优于EEG。③可定量分析:以UV2代表不同频段能量。因伪差识别困难,无统一标准等原因,应与EEG互补分析。

3)诱发电位:SEP、VEP、BAEP等急性期阳性率70%~90%(VEP为25%~30%),出现波潜伏期延长,波幅低或无典型波。对半球、视路、脑干病变有定位参考价值。

(8)正电子发射断层扫描(PET):回旋加速器产生的18F-去氧葡萄糖等能参与脑代谢并发射β射线,经探头摄取,计算出脑代谢、血流和氧耗量并成像,用于超早期诊断,但价格昂贵。

(9)CT或MRI:可确定病灶部位、大小、性质(出血或缺血)。脑梗死多在24小时后显示,3~7天最佳,呈底向外的扇形或三角形低密度灶,边界清楚。MRI可更早、更好显示病灶,T_1呈低信号,T_2呈高信号。检出率可达100%(而CT在中脑、脑桥、延髓的检出率分别为66%、13%及0),且可任选解剖平面成像。螺旋CT血管造影对血管病变,尤对Willis环显影敏感,扫描快且便宜,颅内有磁性物质者也可应用。磁共振血管显像(MRA)可发现闭塞血管及侧支循环情况。

(10)数字减影血管造影(DSA):可发现阻塞血管的部位、范围(长度)、程度及侧支循环情况。

(11)其他:血液流变学、血小板聚集功能、纤维蛋白原、纤维蛋白溶酶原激活物的抑制物、高敏C反应蛋白等的检测。

四、诊断和鉴别诊断

(一)诊断

有糖尿病病史或现能确诊为糖尿病者,结合心脑血管病变的病史、症状、体征及辅助检查诊断糖尿病心脑血管病变并不困难。如病史中曾出现心绞痛、心肌梗死或心力衰竭者(隐匿型冠心病可无症状),心电图、心彩超、SPECT等有相应的心肌缺血或梗死的表现,或冠状动脉造影、血管内超声检查有管腔狭窄(≥50%)者,可诊断为糖尿病伴冠心病。

糖尿病患者应进行冠状动脉检查的指征:①有典型或不典型心肌缺血症状者。②休息时ECG提示心肌缺血,其意义大于非糖尿病患者,预示将出现心脏突发事件。有心肌梗死大Q波者需进一步评估冠心病。③外周动脉或颈动脉有阻塞性疾病。④糖尿病患者有以下两条或更多冠心病危险因素者,如总胆固醇≥240 mg/dL(6.24 mmol/L),LDL-C≥160 mg/dL(4.16 mmol/L),或HDL-C<35 mg/dL(0.91 mmol/L);或血压>18.7/12.0 kPa(140/90 mmHg);或吸烟;家族中有中年发生冠心病者;或尿清蛋白≥20 μg/min。以上任意两条阳性者,心血管病死亡率由每年30人/1万人,增高到每年90人/1万人。脂蛋白α和同型半胱氨酸浓度升高也是冠心病的危险因素,至少每年评估一次。

糖尿病心脏病主要表现为糖尿病心肌病、糖尿病心脏自主神经病变、糖尿病伴冠心病。有糖尿病史,无高血压或冠心病,心脏增大,尤其女性患者左心室后壁和室间隔增厚,左心房扩大,左心功能减低,心率变异性减低或 MIBG 断层心肌显像异常表现,反映心脏自主神经病变的检查异常应诊断为糖尿病心肌病。

(二)鉴别诊断

1.糖尿病伴高血压

应注意与皮质醇增多症及嗜铬细胞瘤等鉴别。相应内分泌激素检查及定位检查有助于诊断。

2.糖尿病伴脑血管意外

应注意与脑栓塞、颅内肿瘤等鉴别。病史、定位检查及脑脊液检查有助于鉴别。脑栓塞多为心源性,发病急,年龄轻,意识多清醒,有风湿性心脏病病史及心脏体征等。颅内肿瘤则起病缓慢,病程进行性发展,CT 和 MRI 有重要诊断意义。

3.糖尿病并下肢疼痛

应注意与血栓闭塞性脉管炎、腰骶神经性病变等鉴别。血栓闭塞性脉管炎无糖尿病病史,血糖正常,发病年龄较轻,多在 40 岁以下,常有吸烟史。临床表现为游走性浅静脉血栓形成、手指溃疡。常无体内其他部位的动脉硬化,如脑动脉硬化、冠心病等。腰椎异常可影响下肢动脉,出现供血不足。腰椎照片、MRI 有助于诊断。糖尿病性心脑血管病变主要是糖尿病性大血管病变所致,但亦有微血管病变的参与。

五、治疗

由于糖尿病高血糖对于心血管系统的毒性作用与其对其他脏器的作用一样是一个非常缓慢而隐匿的过程,在出现症状之前已有一定的功能损害,因而一旦 T2DM 确诊,就应着手防治心脑血管病变。

(一)控制血糖

血糖改善能减少心血管事件的发生。血糖控制差将会导致心血管死亡率危险增加,HbA1c每升高 1%,心血管死亡率增加 11%。大量研究已证实餐后高血糖与心血管疾病的发病和死亡之间存在着密切的关系。STOP-NIDDM 的研究证实了阿卡波糖通过降低餐后高血糖从而降低了糖耐量低减(IGT)人群心血管疾病事件及新发高血压的危险。其中,阿卡波糖可使 IGT 人群心肌梗死的危险下降 91%,任何心血管事件的发病率降低 49%,新诊断高血压的发病率降低34%。该研究还表明阿卡波糖可以延缓患者颈动脉内膜中层的增厚,从而延缓了动脉硬化的发生,降低心血管疾病的危险。对合并心血管病变的患者控制血糖过程中要特别强调防止低血糖的发生,以免诱发心、脑血管意外。

(二)调脂治疗

1.调脂治疗的意义

糖尿病控制与并发症试验(DCCT)及英国前瞻性糖尿病研究(UKPDS)均认为降低血糖可使糖尿病微血管并发症发生率降低,但不能降低心血管事件的发生率。LDL-C 是糖尿病患者罹患 CHD 最重要的预测因子,LDL-C 每增加 1 mmol/L,CHD 危险就升高 57%。在 4S 研究发现辛伐他汀降低血胆固醇可使心血管病死亡率降低 42%,使冠心病突发事件减少 55%。NCEP ATPⅢ和美国糖尿病协会(ADA,2002)实用临床建议均强调,糖尿病是冠心病的等危症,降低 LDL-C 是治疗的首要目标。来自动物实验、实验室研究、流行病研究的结果均表明 LDL-C 是冠心病的主要原因,尤其是若干个大型循证医学研究显示降 LDL-C 治疗能够降低冠心病的风险。

2.调脂治疗方法

糖尿病患者调脂治疗包括治疗性生活方式(TLC)的改变和药物治疗。

(1)生活方式干预:TLC 包括合理饮食、运动、保持合适体重。饮食要求总脂肪的摄入量不高于每天总热量的 30%,其中饱和脂肪的摄入量不超过总热量的 10%。每天总胆固醇的摄入量应该＜200 mg,减少饮酒和戒烟。临床研究显示坚持有氧运动锻炼(例如,步行、游泳、慢跑或骑车)20～30 分钟,每周 4～5 次可显著提高 HDL-C 水平,降低 TG。除 TLC 干预外,大多数糖尿病患者需要进行药物调脂治疗。

(2)调脂药物治疗:糖尿病患者存在多种血脂异常,处理原则亦不同。

1)他汀类药物:首先应处理升高的血 LDL-C 和改变 LDL 的成分,治疗目标要使血 LDL-C ＜100 mg/dL(2.6 mmol/L)。他汀类药物是目前降低 LDL-C 最有效的药物。心脏保护研究(HPS)入选的 20 556 例患者中约 6 000 例为年龄 40～80 岁、总胆固醇(TC)＞3.5 mmol/L (135 mg/dL)的糖尿病患者(其中近 1/3 患者既往有 CHD 病史),分别给予辛伐他汀 40 mg/d 和安慰剂治疗,随访 5 年。亚组分析表明,辛伐他汀 40 mg/d 治疗使糖尿病患者主要血管事件的危险性降低 22%,与总人群的结果(24%)相似,而且不受基线 LDL-C、血糖、性别、年龄和 DM 病程的影响。CARDS 研究是第一项专门针对 T2DM 患者使用他汀类药物进行心血管疾病一级预防的预后试验。结果显示对无冠心病史、LDL-C 轻度升高的 T2DM 患者,阿托伐他汀可分别降低主要心血管事件、脑卒中、死亡的相对危险 37%、48% 和 27%。CARDS 研究结果还显示,对 T2DM 患者,在认真控制血糖、血压的同时,及早联合使用他汀类药物降胆固醇,对降低这一极高危人群的心血管事件具有重要意义。根据 ADA 推荐的治疗指南,T2DM 患者无论 LDL-C 水平如何,均应考虑使用他汀类药物治疗。另外,欧洲胆固醇指南也为糖尿病患者制定了更为严格的降脂治疗目标,并建议糖尿病患者的血脂治疗目标值应和已确诊为心脏病的患者相同。NCEP ATPⅢ指南新近推荐,极高危人群 LDL-C 应降至 1.8 mmol/L(70 mg/dL)以下。

LDL-C 达标后,应重点考虑的目标是升高血 HDL-C。T2DM 患者的血脂异常通常表现为血 HDL-C 浓度降低,而且血 HDL-C 可作为冠心病风险强有力的一个预测指标。尽管饮食、运动、减轻体重和戒烟等行为干预对升高血 HDL-C 有益,但若不同时进行药物治疗,效果可能不很理想。

2)贝特类:如血 HDL-C＜1.04 mmol/L(＜40 mg/dL),而 LDL-C 介于 2.6～3.3 mmol/L,可选用贝特类调脂药物,如非诺贝特治疗。烟酸升血 HDL-C 的效果在 4 类调脂药物中最强,但是由于它可使血糖升高而应用受限。必须应用时可采用小剂量(≤2 g/d),首选短效制剂,并密切检测血糖。

高 TG 血症是 T2DM 患者最常见的脂代谢异常表现形式之一,治疗高 TG 血症首选应是控制血糖及 TLC。良好的血糖控制会明显降低 TG,如果血糖控制满意而 TG 仍未达标,就要选用贝特类药物,如非诺贝特、吉非贝齐等。贝特类药物不仅升高 HDL-C 的作用优于他汀类,而且降低 TG 的作用更加突出,同时还可降低纤维蛋白原和 PAI-1 等其他冠心病危险因素。正因为贝特类的调脂作用与 T2DM 及代谢综合征患者的血脂异常谱相吻合,所以对于 T2DM 患者来说,应用贝特类药物调脂治疗在降低冠心病发生率和病死率方面所发挥的作用似乎更为重要。退伍军人高密度脂蛋白干预试验(VAHIT)和糖尿病动脉粥样硬化干预研究(DAIS)结果也已分别显现出应用吉非贝齐和微粒化非诺贝特对 T2DM 患者降低冠心病死亡和延缓动脉硬化进程的功效。

对于同时伴有血 LDL-C 升高和 TG 升高的 T2DM 患者则应选用大剂量他汀类药物,既能收到中等疗效,又可避免联合应用贝特类和他汀类药物可能引起肌炎的危险,但对于血 TG ≥11.3 mmol/L(≥1 000 mg/dL)的严重高 TG 血症患者,必须严格限制饮食中的脂肪含量(＜总热量的 10％),并配合贝特类降脂药物治疗,以避免发生胰腺炎。对于混合性高脂血症,首选是改善血糖控制加用大剂量他汀类,并根据实验室结果,每 4～6 周调整治疗剂量,应注意避免将 LDL-C 降低至 2.08 mmol/L(80 mg/dL)或更低水平,如此低的血 LDL-C 水平是否安全,尚不清楚。但对于血 TG≥11.3 mmol/L(≥1 000 mg/dL)的混合性高脂血症患者,必须严格限制饮食中的脂肪含量(＜总热量的 10％),并配合贝特类降脂药物治疗,以避免发生胰腺炎。次选为改善血糖控制加用他汀类和贝特类,应注意有增加肌炎的危险。第三选择是可采用血糖控制,加用胆酸结合树脂和贝特类;或改善血糖控制加用他汀类和烟酸,这时需密切监测血糖变化。

总之,T2DM 患者是冠心病的高危人群,血脂异常又是糖尿病患者发生冠心病的重要危险因素。血脂达标对于 T2DM 患者降低心血管疾病的发生率和病死率具有重要意义。

(三)降压治疗

1.降压治疗的意义

高血压是糖尿病患者发生心脑血管病变的重要危险因素,显著增加糖尿病患者的病死率。冠心病患者易并发高血压。UKPDS 发现,对于糖尿病合并高血压患者严格控制血压可以使任何糖尿病相关终点事件的发生率下降 24％、心肌梗死下降 44％、微血管病变下降 37％;因此,对于糖尿病性患者,降压治疗尤其重要。

2.降压治疗目标

目标血压应＜17.3/10.7 kPa(130/80 mmHg),老年人则应＜18.7/12.0 kPa (140/90 mmHg)。若 24 小时尿蛋白＞1 g,血压应＜16.7/10.0 kPa(125/75 mmHg),24 小时内的谷峰比应超过 50％。糖尿病患者应从血压超过 17.3/10.7 kPa(130/80 mmHg)开始干预,开始干预后应密切监测血压的控制情况,以确保血压达标。对糖尿病伴高血压,首选血管紧张素转换酶抑制剂(ACEI)和 AT-2 受体拮抗剂,钙通道阻滞剂、β受体阻滞剂、α受体阻滞剂和利尿剂也可选用。

3.降压药物

(1)ACEI 和 AT-2 受体拮抗剂:不但可降低血压,还可防止糖尿病肾病,减少尿清蛋白排泄。此外,ACEI 还能改善胰岛素的敏感性,但 ACEI 有致部分患者干咳的不良反应。AT-2 受体拮抗剂降压效果温和,单独应用一般要在用药 4 周左右后才可见到降压效果,因此对血压较高者最好能在钙通道阻滞剂或利尿剂应用的基础上选用。

(2)钙通道阻滞剂:对糖尿病高血压具有较好的作用,尤其是一些不适宜选用 ACEI 的患者。有冠心病的患者应首选钙通道阻滞剂。近年认为服用短效钙通道阻滞剂的高血压患者心肌梗死的危险性比用利尿剂或 β受体阻滞剂的患者高 60％(与血压的谷峰比值增大有关),因此,主张应用长效钙通道阻滞剂。钙通道阻滞剂对糖代谢的影响报道不一,有人认为胰岛素的合成需要钙离子参与,故该药有减少胰岛素分泌使糖代谢恶化的可能。

(3)β受体阻滞剂:通过降低心排血量和抑制肾素-血管紧张素系统而起降压作用。其对年轻、心率较快、无其他并发症的糖尿病伴高血压的患者或伴有冠心病心绞痛而无充血性心力衰竭的患者适用。以前曾认为这类药物有影响糖代谢、脂代谢和胰岛素分泌等不良反应,因此建议对糖尿病患者慎用。但 UKPDS 对 ACEI 与 β受体阻滞剂(阿替洛尔)的降压效果进行了比较,结果显示效果基本相同,β受体阻滞剂还略优。这两种降压药物对研究终点,如糖尿病相关死亡、心肌梗死和所有微血管并发症的影响无优劣之分。另外,这两种药物对微蛋白尿和显性蛋白尿的影响亦无差别,因此,认为 ACEI 与 β 受体阻滞剂用于治疗 T2DM 伴高血压同样安全有效。

(4)利尿剂:糖尿病伴高血压因有钠潴留,故应用利尿剂可减低钠和体液容量,同时降低血管紧张度,纠正血管对加压物质的高反应,有较好的降压作用。但噻嗪类及襻利尿剂可加重糖及脂代谢紊乱及电解质紊乱,因此应慎用。合并心、肾功能不全,明显尿少者可短期选用呋塞米加保钾利尿剂。吲达帕胺是一种磺胺类利尿剂,通过抑制肾皮质稀释部分对钠的重吸收而发挥作用,通过改变离子交换(特别是钙),减低心血管平滑肌纤维的收缩能力;刺激舒血管前列腺素(PGE2和 PGI)的合成,该药不影响血脂及糖类的代谢,因此糖尿病伴高血压较适宜。

(5)α受体阻滞剂:可扩张血管,降低外周阻力,使血压下降,对糖及脂代谢无不利影响,对糖尿病伴高血压者适宜。但由于糖尿病患者常伴有心脏交感神经病变,肾素分泌不足,主动脉和颈动脉窦的压力感受器不敏感,末梢血管的敏感性降低,常可发生直立性低血压。

(四)降低血流黏滞度

阿司匹林治疗可减低糖尿病患者心肌梗死、脑卒中、冠状动脉暂时缺血的发生率,阿司匹林可用于高危人群的一级预防,也可用于已有大血管患者群的二级预防,常用剂量为每晚 100 mg。其他尚有低分子肝素、噻氯匹定、低分子右旋糖苷、山莨菪碱和地诺前列酮等药物。

(五)糖尿病伴心绞痛的治疗

在控制糖尿病的基础上,按照冠心病心绞痛的处理原则进行治疗,即改善冠状动脉的供血和减轻心肌的耗氧。

(六)糖尿病伴急性心肌梗死的治疗

糖尿病发生急性心肌梗死的治疗原则同非糖尿病急性心肌梗死。但糖尿病患者的预后较非糖尿病患者要差,其原因可能与糖尿病急性心肌梗死患者冠脉病变范围较广泛有关。

(七)糖尿病合并心力衰竭治疗

糖尿病合并心力衰竭治疗与一般心力衰竭的处理原则相同,包括扩血管、利尿和强心治疗等。

(八)介入治疗

介入治疗是冠心病不可缺少的治疗手段,包括经皮冠脉内血管成形术(PTCA)、血管内直接支架术、斑块旋切术(DCA)、斑块旋磨术(ROTA)和血管内超声(IVUS)等。研究表明,糖尿病患者接受 PTCA 后较非糖尿病患者更易发生死亡和再梗等;胰岛素治疗的糖尿病患者 PTCA 后心血管事件和血管重建危险性增加 2 倍;糖尿病患者外科血管重建术预后较差。BARI 研究显示糖尿病患者外科血管重建术后 5 年生存率(73.3%)较非糖尿病患者低(91.3%),需胰岛素治疗的糖尿病患者外科手术治疗的效果好于 PTCA。

(九)糖尿病合并脑梗死的治疗

严格控制血糖,降低血液黏滞度,纠正脂代谢紊乱等。脑梗死的治疗与非糖尿病患者发生脑梗死的治疗原则相同,在脱水、降压的治疗过程中要注意观察电解质、血糖、血渗透压,以免诱发非酮症高渗性昏迷。

(十)糖尿病合并 PVD 的治疗

糖尿病 PVD 的预后取决于血管病变的严重程度和患者恢复的潜能。轻到中度动脉闭塞的治疗包括控制危险因素(包括戒烟酒,减轻体重),抗血小板聚集,改善血凝,血管重建,改善血供及在运动过程中保护足部和每天仔细检查足部。血管重建的适应证包括间歇性跛行（尤其是进行性加重者）、缺血性静息痛、夜间痛、溃疡、坏疽、外科手术不能治愈的缺血。根据血管病变的部位、程度、临床表现的不同，而采用不同的术式。糖尿病患者对血管重建术耐受性好，预后好，死亡率与非糖尿病患者相当，不高于截肢。

（徐美华）

第七节　糖尿病胃肠病变

糖尿病胃肠病变发生率占糖尿病患者的 1/2 左右，有报道其中胃部病变占 10％左右，腹泻和便秘各约占 20％，因部分患者无临床表现，故临床就诊发病率比实际发病率低。

一、发病机制

(一)自主神经病变

内脏自主神经包括迷走神经和交感神经两种，糖尿病患者自主神经病变发生率为 20％～40％，常与以下几方面相关：①迷走神经和交感神经节发生退行性改变，进而引起胃肠蠕动功能和分泌功能下降，导致胃轻瘫、胃潴留、便秘等；同时，因为内脏神经节的病变，导致迷走神经与交感神经电耦联异常，电耦联增强时使肠蠕动增加，产生腹泻；电耦联减弱时，则表现为便秘。②胃肠暴发峰电位减弱，影响胃肠的协调性运动，导致便秘等发生。

目前，有多种关于自主神经病变学说。

1.多元醇通路学说

糖尿病时，多元醇通路活性增加，在醛糖还原酶作用下，产生一系列酶联反应，使神经细胞内山梨醇通路代谢上升，果糖生成增加，易致神经细胞水肿。

2.山梨醇-肌醇失常学说

糖尿病患者常有肌醇水平降低，代谢产物磷酸肌醇生成减少，致使神经元细胞膜上 K^+-Na^+-ATP 酶活性下降，Na^+ 在细胞内增加，导致神经节去极化减弱，神经传导速度下降或失去。

3.氧自由基学说

糖尿病患者糖代谢过程中可产生大量的超氧化物和过氧化氢，这些高度活性物质在神经组织中的增加使神经细胞膜磷脂内不饱和磷脂酸发生过氧化反应，导致一系列生化反应和结构改变，引起胃肠神经功能异常。

4.蛋白质非酶糖化学说

由于糖尿病晚期糖化终末产物（AGEs）生成增加，并参与修饰神经细胞内蛋白质表达，引起神经元细胞功能障碍。

(二)胃肠内分泌功能失调

1.胃泌素

胃泌素是一种简明结构的胃-肠-胰（GEP）激素，为血清中主要的循环激素之一，其生理作用包括促进胃酸分泌和营养胃黏膜并刺激胃黏膜生长、修复。当糖尿病患者伴有自主神经病变，迷走神经对胃泌素分泌调控作用减弱，致使出现高胃泌素血症，诱发胃炎和溃疡等。

2.胃动素

胃动素由 22 个氨基酸多肽组成,主要由十二指肠及空肠黏膜分泌,结肠和远端小肠也有少量分泌,在消化间期时血中含量最高,以促进胃肠内未消化食物残渣排空。糖尿病患者迷走神经病变时,胃动素分泌下降,导致胃动力障碍发生。

3.胰升糖素

胰升糖素是胰岛 α 细胞分泌的一种 29 氨基酸残基单链多肽,参与抑制胃、小肠。结肠张力及蠕动,抑制胆囊收缩和胰外分泌,以及抑制肠道对水、盐的吸收。自主神经病变引起其分泌量改变,容易导致腹泻和便秘等肠道并发症的发生。

4.缩胆囊素(CCK)

CCK 由十二指肠和空肠黏膜中 I 细胞或 CCK 细胞分泌,有刺激胰岛素、胰消化酶合成和分泌、胆囊收缩、Oddi 括约肌舒张等作用,同时 CCK 也参与胃肠道功能调节。糖尿病自主神经病变时,缩胆囊素分泌障碍,引起和加重相关消化系统症状或疾病。

5.胰多肽

胰多肽为 36 氨基酸多肽,由胰岛 PP 细胞分泌,是胰腺外分泌强抑制剂,对胰液外分泌起重要的负调控作用。糖尿病患者常有胃多肽分泌障碍。

6.生长抑素

其活性成分为小环状 14 肽,主要由神经核分泌合成,少量由胰岛 D 细胞分泌,参与抑制胃液、胃酸、胰液、肝胆汁、消化酶等分泌,抑制消化道多肽类激素的分泌,抑制胃肠蠕动和对葡萄糖、果糖的吸收。糖尿病患者大多有生长抑素分泌下降。

(三)胃肠微血管病变和血流变异常及血液理化改变

糖尿病患者微血管病变主要表现为血管基底膜糖蛋白沉积引起血管壁增厚,伴有内皮细胞增生,使血管管腔狭窄,形态扭曲,加上高血糖引起的血黏滞度升高和血小板、红细胞聚集增加,容易引起血流减慢,甚而导致血栓形成或血管闭塞,胃肠黏膜水肿、糜烂和溃疡。

胃肠微血管病变和血流变异常发生与蛋白激酶 C(PKC)活性增加有关。PKC 活化是糖尿病血管并发症的重要生化机制:①细胞内 PKC 通路参与血管功能调节,包括血管舒缩、通透性、基底膜再生、内皮细胞生长、血管再生、血流动力学和血凝机制等。②参与 NO 生成调节,一方面抑制 NO 合酶的活性,使 NO 生成减少;另一方面又可抑制 NO 介导的 cGMP 生成,导致微血管动力学改变。③通过调节 V-W 因子的分泌,增加 PAI-1 含量和活性,增强血小板功能,使糖尿病患者产生血液高凝和高黏滞度。

AGEs 在血管中长期蓄积,以共价键的形式与蛋白质相结合,在微血管和血流异常时,使胶原蛋白质和血浆蛋白质之间发生不可逆性交联,导致微血管基底膜增厚,血流更加异常,甚至于血管腔阻塞。

糖尿病血液易产生高凝状态,进一步加重了器官和组织的缺氧,这主要与血液理化改变有关,如高血脂、高血糖、低氧血症、血小板黏附增加等。

(四)幽门螺杆菌感染

有研究表明,糖尿病胃轻瘫患者幽门螺杆菌感染率为 75.56%,远高于糖尿病无胃轻瘫患者的幽门螺杆菌感染率的 43.85%,后者感染率与普通正常人群接近,提示幽门螺杆菌感染与糖尿病胃轻瘫相关。

(五)胆酸吸收障碍

因糖尿病患者胆汁酸吸收不良,排泄增加,加之其有刺激肠道蠕动作用,故常易导致腹泻。

(六)胰腺外分泌功能障碍

胰腺内分泌激素有促进胰腺腺泡生长的作用,特别是胰岛素。当胰岛素分泌不足时,糖尿病患者常有不同程度的外分泌功能障碍,表现为脂肪吸收不良性腹泻。

(七)酮症酸中毒

酮症酸中毒时,患者常伴有中毒产物增加、低氧血症、水电解质平衡紊乱等,使胃黏膜微发生循环障碍,产生缺血缺氧,引起胃黏膜广泛充血、水肿、糜烂、出血,甚至产生溃疡。

二、临床表现

(一)食管

大多数患者无食管症状,为亚临床表现。有症状者,与食管动力障碍有关,通常表现为胸骨后不适、返酸、嗳气,更有甚者发生吞咽困难。

(二)胃

1.糖尿病性胃轻瘫

1/3 左右的糖尿病患者出现胃轻瘫,老年糖尿病患者发病率更高,可达 70％左右。主要表现为胃动力障碍、排空延迟所致的上腹胀、早饱、嗳气或模糊不清的上腹不适感,严重者出现恶心、呕吐,表现为胃潴留、胃扩张等。Jones 等研究发现上腹饱胀感与胃轻瘫明显相关,且胃排空延迟,女性患者明显高于男性。

2.应激性溃疡

在应激状态(如感染、创伤、手术等)下,患者因胃黏膜缺血、血流量下降、胃黏膜黏液分泌下降、上皮更新速度减慢、前列腺素生成减少、胃酸作用等可导致上腹痛、呕吐咖啡色液体、黑便并伴有头晕、乏力出汗、口干等表现,严重者可发生失血性休克。

3.消化性溃疡

在糖尿病患者中,可发生消化性溃疡,主要为胃溃疡,十二指肠溃疡发生率低,这可能与低胃酸分泌有关。

(三)肠道

1.糖尿病性腹泻

糖尿病性腹泻主要与糖尿病所致内脏自主神经变性有关,也可因小肠内细菌异常繁殖所致。多表现为间歇性水样泻或脂肪泻,有时腹泻与便秘交替出现,也可表现为顽固性水样泻,往往无明显诱因且以夜间多发。大多数患者伴有周围神经性病变(包括肌张力下降、腱反射减弱、四肢末梢感觉异常等)和自主神经病变(瞳孔对光反射减弱、多汗、尿潴留、大便失禁等),多发生于长期胰岛素依赖型糖尿病患者,且血糖控制不良者。

2.糖尿病性便秘

糖尿病性便秘是糖尿病患者中常见的消化道症状之一,约 2/3 的糖尿病患者有便秘史,糖尿病并发广泛神经病变患者便秘发生率约 90％,主要因结肠动力障碍所致,有的患者表现为结肠扩张,甚至产生肠梗阻。

三、诊断与鉴别诊断

(一)诊断原则

有明确的糖尿病病史,需除外胃肠道自身的器质性病变、其他系统疾病和药物反应、精神因素等影响。

(二)食管运动障碍

通过食管测压确诊并需胸部 X 线或 CT、食管吞钡或胃镜检查除外食管本身及其周围占位性病变或者器质性病变,如食管炎、食管癌、纵隔肿瘤等。

(三)胃轻瘫

双核素固体和液体食物排空时间检查被认为是诊断本病的金标准,有报道 B 超和胃肠电图也可作出诊断,但首先需经上消化道钡餐或胃镜等检查排外消化道器质性病变和其他全身性疾病。

(四)应激性溃疡和消化性溃疡

应激性溃疡和消化性溃疡均需通过胃镜检查确诊。应激性溃疡镜下表现为胃窦或胃角及胃体充血、水肿、糜烂、出血;消化性溃疡应注意与胃癌、胃淋巴瘤等相鉴别。

(五)糖尿病性腹泻

因糖尿病性腹泻无特异性,故诊断需除外其他原因所致,如肠源性、胰源性、肝胆源性和其他全身性疾病。必要时行小肠镜或胶囊内镜检查除外小肠病变。

(六)糖尿病性便秘

糖尿病性便秘诊断为排除性,钡剂灌肠、大肠镜检查除外结肠器质性病变,如克罗恩病、结肠炎、结肠癌等后方可确诊。

四、治疗

(一)治疗原则

由于糖尿病胃肠病变的发生与血糖控制不良、微循环病变、自主神经变性等密切相关,故治疗上需考虑:积极控制血糖,改善微循环,控制和改普内脏神经病变。

(二)食管运动障碍

(1)积极控制血糖。

(2)饮食治疗:采用低脂低糖高纤维素饮食。

(3)药物治疗:上腹烧灼感者,可加用抗酸剂(H_2受体抑制剂或质子泵抑制剂);上腹饱胀感者,可加用胃动力药(如多潘立酮、莫沙比利等),若并发真菌感染需加用抗真菌药等。

(三)胃轻瘫

(1)控制血糖。

(2)饮食治疗。

(3)营养神经:可用 B 族维生素、肌醇片等。

(4)对症治疗:中枢和外周多巴胺受体拮抗剂,如甲氧氯普胺,一般采用 10～20 mg,每天 3 次;多潘立酮,常用剂量 10～20 mg,每天 3 次。胃动素受体激动剂,一般采用红霉素,200 mg,每天 1 次。

(5)呕吐剧烈伴有脱水患者,应积极纠正水电解质平衡。

（6）手术：Watkins 等发现胃切除术能明显缓解糖尿病胃轻瘫所致的难治性呕吐且无反弹。

(四)应激性溃疡

积极去除诱因,加用抗酸类针剂药物（H_2受体抑制剂或质子泵抑制剂）,病情严重者,应禁食、胃肠减压、补液、输血等抗休克治疗。

(五)消化性溃疡

治疗以抑酸、保护胃黏膜为主,有饱胀者,加用胃动力药（多潘立酮等）,幽门螺杆菌阳性者,需根除治疗：一般采用质子泵抑制剂加甲硝唑、阿莫西林和克拉霉素等 3 种抗生素中的任意两种组成三联方案的 2 周疗法,青霉素过敏者,采用除外阿莫西林的三联方案,根治失败者,可加用铋制剂等组成四联用药方案。

(六)糖尿病性腹泻

除积极控制血糖、营养神经、饮食治疗外,并发感染者需加用抗生素,一般选用抗革兰氏阴性菌和厌氧菌类药物,如青霉素、甲硝唑等。其他药物治疗包括思密达、达吉胶囊、考来烯胺、生长抑素等。

(七)糖尿病性便秘

高纤维素饮食配合促动力药（西沙比利等）及改善大便性状类药物（福松等）进行治疗,效果欠佳和顽固性便秘者可结合直肠电生理反馈治疗。

五、预防

糖尿病胃肠病变患者应积极进行二级和三级预防,在积极控制血糖的情况下,尽量避免诱发因素,如感染、外伤等,同时患者应在医师的指导下合理饮食、用药控制体重等,以有效控制疾病进展。

（董 敏）

第八节 糖尿病肾脏疾病

一、发病机制

1936 年,Kimmelestiel 和 Wilson 首先报道了糖尿病（DM）患者特有的肾脏损害,由于糖尿病本身的病情进展累及肾脏,故定名为糖尿病肾病（DN）。2007 年美国全国肾脏病基金会（NKF）在其 K/DOQI 指南中第一次推出关于糖尿病和慢性肾脏疾病的临床诊疗手册,建议把由于糖尿病导致的慢性肾脏疾病命名为糖尿病肾脏疾病（DKD）以取代目前使用的糖尿病肾病。目前公认,DKD 是糖尿病最主要的微血管并发症之一,以持续蛋白尿、高血压和进行性肾功能丧失为特征,可在 1 型和 2 型糖尿病中发生。随着糖尿病发病率在全球范围内迅速增加,以及糖尿病患者生存时间的延长,DKD 在糖尿病中的患病比例也逐年增加。1978 年美国国家糖尿病委员会统计,糖尿病患者比非糖尿病患者肾衰竭的发生率高 17 倍。1990 年糖尿病引起的 DKD 占终末期肾病（ESRD）的 26%,花费达 10 亿美元。美国 Joslin Clinic 曾总结了美国和日本 4 000 例糖尿病死亡病例,从中得出结论：心、脑、肾病变死亡率占糖尿病总死亡人数的 75%,其中 ESRD

的死亡率在美国占 10.8%，在日本则高达 51.6%。目前 DKD 已成为西方国家 ESRD 及进行肾替代治疗的最主要原因。在我国，中华医学会糖尿病分会糖尿病慢性并发症课题组于 2001 年对除西藏外 30 个省市的糖尿病住院患者慢性并发症调查发现，患者中 1/3 合并有肾脏损害。迄今为止，DKD 发生、发展的机制尚未完全明了。因此，探讨 DKD 的发病机制，寻求预防和治疗 DKD 进展的方法具有重要的社会意义和经济价值。

(一)DKD 肾小球损害机制

DKD 既往被称为糖尿病肾小球硬化症。Kimmelstiel 和 Wilson 报道的糖尿病患者伴有蛋白尿时其肾脏的典型损害为肾小球结节状硬化（Kimmelstiel-Wilson 结节，以下简为 K-W 结节），因而 DKD 被认为是起源于肾小球的病变，肾小管间质的损害是继发于肾小球病变的结果。其后的研究虽认识到并非所有 DKD 患者的病理表现均存在 K-W 结节，但大量的研究仍围绕 DKD 时肾小球病变进行。目前较完善和公认的 DKD 发病机制也以肾小球为中心环节。

肾小球是包裹在肾小囊内的一团卷曲的毛细血管，与肾小囊一同构成肾小体，是肾单位的重要组成部分。肾小球结构复杂而独特，其固有细胞包括肾小球内皮细胞、系膜细胞和上皮细胞，它们在结构和功能上密切联系，相互关联。由于系膜细胞分离、纯化、培养相对容易，在一个相当长的时期内，对 DKD 发病机制的研究主要集中在系膜细胞，以此为对象，人们进行了大量的研究工作，对糖尿病状态下系膜细胞肥大、增殖，细胞外基质（ECM）产生与降解失衡有了较全面的认识。如目前公认转化生长因子-β（TGF-β）是 DKD 发病的中心环节，研究证实，DKD 时 TGF-β 在系膜细胞表达增加，通过调节 ECM 蛋白的基因表达，增加 ECM 积聚。细胞肥大，被认为与细胞周期蛋白、细胞周期蛋白激酶和细胞周期蛋白激酶抑制剂调控有关。P_{21} 和 P_{27} 是目前已知的具有最广泛活性的细胞周期蛋白激酶抑制剂，DKD 时 P_{21} 和 P_{27} 在系膜细胞表达增加，导致细胞周期停滞，引起细胞肥大。此外，公认的 DKD 发病机制中己糖激酶途径、醛糖还原酶途径、蛋白激酶 C（PKC）途径激活，以及糖基化终末产物（AGEs）形成也主要在系膜细胞中有较为深入的研究。

肾小球脏层上皮细胞是一种高度分化的贴附于肾小球基底膜（GBM）外侧面的特殊上皮，电镜下可见自胞体伸出许多突起，故又称足细胞。其足突间的滤过裂孔是构成肾小球滤过屏障的结构之一。既往认为足细胞损伤是蛋白尿增加的晚期继发性结果，但是来自人类的肾活检结果提示在 DKD 自然病史非常早的时候足细胞的功能和结构就发生损害，表现为足细胞足突蛋白 nephrin 表达下降、足突增宽、足突融合和足细胞数量减少。目前认为代谢和血流动力学因素是 DKD 足细胞损伤的始动因素。糖尿病状态下高糖、非酶糖基化蛋白引起足细胞裂孔膜蛋白 nephrin 表达下调，导致足细胞足突病变。血管紧张素Ⅱ（AngⅡ）是下调 nephrin 的关键因子，并激活其他细胞因子如 TGF-β 和血管内皮生长因子（VEGF），引起系膜基质沉积增加、GBM 增厚和足细胞凋亡、脱落；另一方面，肾小球高滤过、高灌注、高压力造成的机械牵张力进一步影响足细胞功能，削弱足细胞与 GBM 的附着，进而加速足细胞的凋亡、脱落，导致大量蛋白尿。蛋白尿的出现进一步加重足细胞的损伤，由此构成的恶性循环最终导致肾小球硬化的发生。虽然，将 DKD 归为足细胞病尚存争议，但足细胞病变在 DKD 发病机制中的作用已为人们公认。图 3-4 总结了目前公认的足细胞损伤导致 DKD 的机制。

已证实，在大鼠肾小球中，内皮细胞、系膜细胞和上皮细胞 3 种细胞的数量比为 3：2：1。糖尿病血糖异常持续升高引发细胞功能紊乱，内皮细胞是首当其冲的受害者。DKD 时肾活检病理损害中，出球小动脉和入球小动脉透明样变性是其特征性形态学改变之一。K-W 结节既往认为是肾小球系膜高度增生的表现,目前却认为是内皮细胞受损导致系膜溶解的结果。肾小球的渗出性病变(球囊滴、纤维蛋白帽等)同样反映的是内皮细胞的问题。近年来的研究证实微量蛋白尿是 DKD 中肾小球广泛内皮细胞损害的标志之一。由于肾小球内皮细胞难以分离、纯化和培养,因此对内皮细胞参与 DKD 发病机制的研究起步较晚。目前认为代谢性因素(糖代谢通路异常、AGEs 形成)和血流动力学因素(肾素-血管紧张素系统、内皮素、一氧化氮)影响内皮细胞。此外,上述两方面因素可激活多种细胞因子如 VEGF、血小板源性生长因子(PDGF)、血管生成素直接作用于内皮细胞。其中,VEGF 表达和功能异常发挥了重要作用。研究表明 VEGF 与内皮细胞上的受体联结后,激活 PI_3K/Akt 通路,增强肾小球血管内皮的通透性,促进 DKD 早期新生血管的形成和肾小球高滤过;在 2 型糖尿病鼠模型中,予 VEGF 抗体可减轻肾小球高滤过和蛋白尿的程度,预防肾小球肥大。

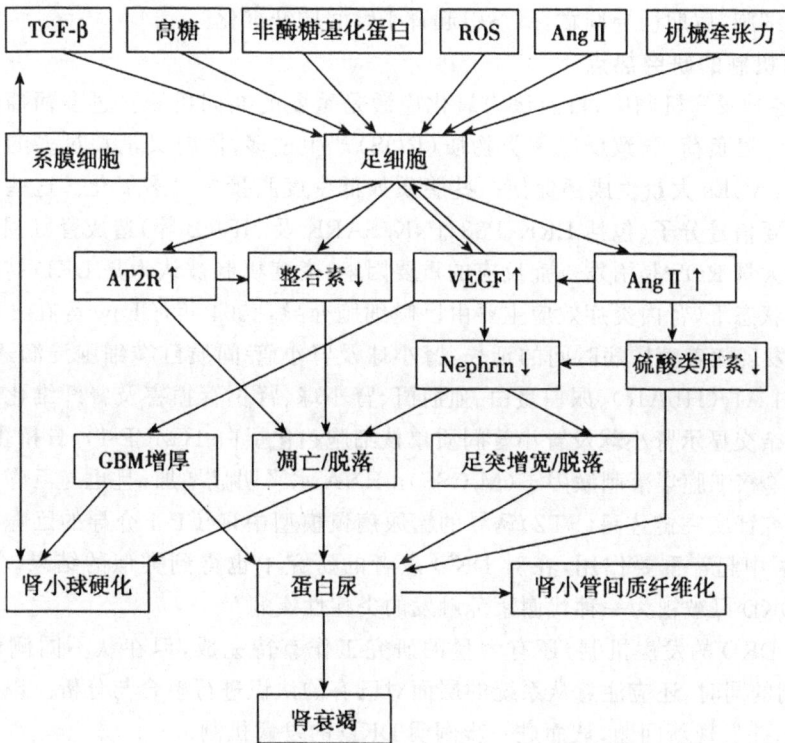

图 3-4 足细胞损伤导致糖尿病肾病的发病机制

总之,肾小球 3 种固有细胞——内皮细胞、系膜细胞和上皮细胞均参与 DKD 的发生、发展。3 种细胞之间又相互联系、相互影响。如前所述,内皮细胞很多功能均依赖于 VEGF,而肾小球内 VEGF 主要是足细胞分泌。此外,应用特异性细胞基因打靶技术证实足细胞分泌的 VEGF 也对系膜细胞的生存和分化起关键作用。进一步全面阐明肾小球固有细胞之间的相互联系和作用将有助于加深对 DKD 发病机制的认识。

(二)DKD 肾小管间质损害机制

在 DKD 中,对占肾脏体积 90% 的肾小管间质病变的研究甚少。至 1999 年 Gilbert 提出DKD 的肾小管间质损害并不依赖肾小球病变,是导致 DKD 进展的一个独立因素后,对肾小管间质在 DKD 发生、发展中的作用才逐渐得以重视。事实上,DKD 早期其病理特征之一的肾脏肥大在很大程度上反映了肾组织中最为丰富的肾小管上皮细胞肥大及肾小管基底膜增厚,早期发生的这些结构改变被认为正是启动和促进小管间质纤维化进程的关键因素。进一步研究更证实,糖尿病状态下肾小管间质病变的严重程度与蛋白尿排泄量和肾功能进行性下降密切相关,并直接影响其预后。因此,更多的关注 DKD 的肾小管间质病变具有非常重要的临床意义。已有的研究证实,高血糖是引起 DKD 肾小管间质损害的始动因素,高糖时肾小管 Na^+-K^+-ATP 酶活性逐渐增强,此酶活性的改变在一定程度上参与了肾小管间质功能和结构改变。另外,高糖环境使阻止细胞凋亡的 $Bcl2$ 基因的表达下降,促进细胞凋亡的 Bax 基因表达增加,从而引起肾小管上皮细胞凋亡,促进间质纤维化。近年来特别指出,Ang II 通过其不同的受体在肾小管间质纤维化和修复的过程中扮演重要的角色。Ang II 通过 AT1 受体刺激肾小管细胞肥大、胶原纤维分泌,诱导成纤维细胞增生、胶原沉积和 TGF-β_1 的合成,使间质成纤维细胞、肾小管上皮细胞转分化为成肌纤维细胞,后期诱导凋亡,最终引起肾小管间质纤维化。

(三)发病机制的研究热点

在 DKD 各种发病机制中,目前认为氧化应激是重要的共同机制。过多葡萄糖自身氧化作用造成线粒体过度负荷,导致反应氧类物质(ROS)产生过多,同时又消耗过多的抗氧化作用物质。另一方面,AGEs 大量生成还促使一些脂质如低密度脂蛋白过多氧化。这些作用最终均通过激活一些重要信号分子(包括 ERK、P38/JNK/SARK 及 NF-κB 等)造成肾脏损害。氧化应激过程中产生的大量 ROS 是引发炎症反应的重要因素,炎症机制被认为是 DKD 持续发展的关键因素。糖尿病状态下,肾内炎症效应主要由巨噬细胞介导,2004 年,Chow 等在 2 型糖尿病模型db/db 小鼠中发现随着糖尿病时间的延长,肾小球及肾小管-间质巨噬细胞浸润逐渐增多,并与血糖、血红蛋白 A1c(HbA1c)、尿白蛋白、血肌酐、肾小球、肾小管损害及肾纤维化等水平呈正相关,同时,原位杂交显示肾小球及肾小管间质单核细胞趋化蛋白-1(MCP-1)、骨桥蛋白、移动抑制因子(MIF)及单核细胞集落刺激因子(M-CSF)mRNA 水平明显增加,且也与巨噬细胞浸润呈正相关。新近研究证实在链佐星(STZ)诱导的糖尿病鼠模型中,MCP-1 介导的巨噬细胞积聚和活化在 DKD 进展中起着重要作用,在对 DKD 患者的研究中也得到类似的结果。因此,2005 年Tuttle 提出"DKD 可被视为一种代谢紊乱触发的炎症性疾病"。

为了阐明 DKD 的发病机制,还有大量的研究工作有待完成,但在从不同侧面和深度探讨DKD 发病机制的同时,还应注意从系统的层面对已有的认识进行整合与分析。以便得出一个相对完整的概念,并发现新问题,从而进一步阐明 DKD 的发病机制。

二、糖尿病肾病早期的检测

由于 1 型 DKD 自然史比较清晰,丹麦 Mogensen 医师将其分为如下 5 期:Ⅰ期,肾小球高滤过和肾脏肥大期;Ⅱ期,正常白蛋白尿期;Ⅲ期,早期糖尿病肾病期;Ⅳ期,临床糖尿病肾病期;Ⅴ期,终末期肾衰竭。2 型糖尿病 50% 的病例是由于偶然的血糖检查或患其他疾病时才被发现,对其 DKD 自然史所知甚少,因此对 2 型 DKD 进行分期时,Mogensen 的分期仅供参照。临床比较实用的 2 型 DKD 分期:早期 DKD,隐性或微量白蛋白尿期;临床期 DKD,持续蛋白尿期;终末期 DKD,分别相当于 1 型中的Ⅲ、Ⅳ、Ⅴ期。

DKD 的Ⅰ、Ⅱ、Ⅲ期病变有不同程度的可逆性;Ⅳ、Ⅴ期病变为不可逆改变。然而 DKD 早期症状不明显,一经发现往往已进入Ⅳ期,多数患者在 5 年左右发展到Ⅴ期。因此,DKD 的早期诊断就成为延缓 DKD 病程、提高 DKD 患者生活质量的关键环节。

理论上可以在 DKD 患者肾活检标本中,对发病机制中已认识的各种细胞因子、生长因子等应用分子生物学方法进行测定并推测进展趋势。但是由于取材不便,且需细胞分离等复杂程序才可准确判断,尚要避免取材过程中血液对标本的污染,因此仅少数机构在进行探索性研究。DKD 早期肾脏体积增大,可以应用 X 线、B 超等影像学手段检出,但也因个体差异而难下定论。高滤过可以通过测定肾小球滤过率检出,但该法准确度较差,因此也难以用于 DKD 的早期诊断。肾穿刺病理检查观察 GBM 及系膜病变,特别是 GBM 增厚出现早(用电镜观察),结合临床有助早期诊断。肾小球体积的测定,结合血糖检查对于诊断早期 DKD 有一定帮助,但难以广泛开展。典型的结节性肾小球硬化等,固然可帮助 DKD 确诊,但此时 DKD 的临床表现常常已足以诊断。

(一)尿微量白蛋白检测

传统观念认为,微量白蛋白尿(MA)是诊断 DKD 的标志;MA 不仅反映了肾脏的损害,也反映了全身血管内皮的损害。若在这一阶段积极有效地控制血糖、降压、降脂、减少蛋白摄入量、改善生活方式,仍有希望阻止病情向大量蛋白尿发展或延缓其发展速度,同时也能减少心血管事件的发生。美国糖尿病协会(ADA)于 2002 年建议,并于 2007 年再次确定对于发病时间较肯定的 1 型糖尿病患者,要求起病 5 年后就要进行尿微量白蛋白的筛查;对于 2 型糖尿病则在确诊糖尿病时就要同时进行尿微量白蛋白的检查,同年 NKF 的指南中也同意上述观点。MA 的筛检顺序如图 3-5。

既往对微量白蛋白尿的诊断标准为 $20\sim200\ \mu g/min$ 或 $30\sim300\ mg/d$。其筛查方法有 3 种:①留取任何时间点的尿液,测定尿白蛋白和尿肌酐比值(ACR);②留取 24 小时尿液,测定 24 小时尿白蛋白排泄率;③留取一段时间内的尿液(4 小时或过夜),测定尿白蛋白排泄率。由于尿微量白蛋白与尿肌酐的排出量均受到相同因素的影响而出现波动,对于个体而言,尿 ACR 保持相对的恒定。所以,单独观察某一个指标会产生一定的片面性,而观察尿 ACR 能更准确地诊断出糖尿病早期肾损害。新近几个临床研究也均以尿 ACR 代替尿白蛋白排泄率作为诊断 DKD 和观察疗效的指标。因此,2007 年 NKF 指南提出微量白蛋白尿的定义应确定为 ACR 在 $30\sim300\ mg/g$,大量白蛋白尿为 $ACR>300\ mg/g$。

但是近来对 MA 的出现是否就代表肾脏损害,同时 MA 的出现是否必然预示着疾病将进展至明显蛋白尿并最终导致慢性肾衰竭尚存在一些争议。在几个较大系列、较长时间的观察中发现,出现 MA 的患者 10 年中仅有 30%～45% 转为蛋白尿,有 30%MA 消失,这种现象在 2 型 DKD 中更为明显。因此,尽管认为 MA 是诊断 DKD 的有力指标,但需多次检查及连续随访才可判定。由于 MA 并不能完全作为诊断 DKD 的指标,因此人们仍在寻找其他可以预测早期肾脏损害的临床和实验室指标。

(二)尿转铁蛋白检测

转铁蛋白(trf)的分子量(77 000)与白蛋白近似,但所带电荷比白蛋白少得多,因而较易通过带负电荷的肾小球滤过膜。因此当糖尿病患者的肾小球滤过膜上出现电荷改变时,转铁蛋白较白蛋白更易从肾小球滤过。有报道认为:trf 是一项比 MA 更敏感的 DKD 早期诊断指标,检测尿 trf 可以从另一侧面发现尿 MA 正常的 DKD 患者,使之早期得到诊断,尽早防止 DKD 的发展。

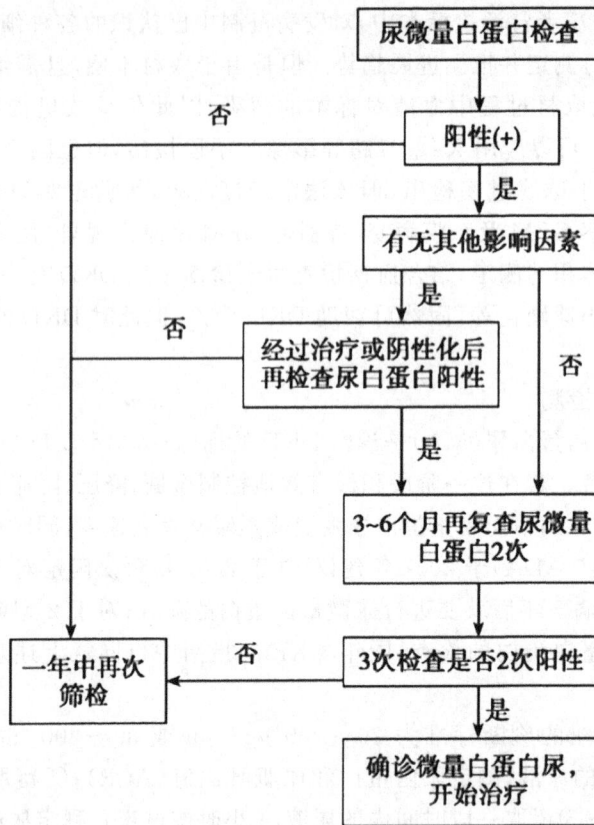

图 3-5　微量白蛋白尿的筛查诊断程序

（三）尿 α_1-微球蛋白检测

α_1-微球蛋白（α_1-MG）分子量为 26 000～33 000，可自由通过肾小球并被近端肾小管全部吸收和降解，血、尿 α_1-MG 测定分别是肾小球滤过功能和近端肾小管重吸收功能的检测指标。研究表明，当糖尿病肾损害患者内生肌酐清除率还在正常范围时，尿中 α_1-MG 即可明显升高。2003 年新加坡对 590 名 2 型糖尿病患者的交叉研究证实：尿 α_1-MG 与糖尿病病程、严重程度和病情控制相关，且与尿白蛋白排泄直接相关，在糖尿病患者中检测尿 α_1-MG，对确定早期肾病是否存在具有重要意义。

（四）尿 β_2-微球蛋白检测

由于 DKD 肾小管间质病变越来越得到广泛重视，所以更多的反映肾小管损伤的指标也逐渐被应用于早期 DKD 检测。β_2-微球蛋白（β_2-MG）是 100 个氨基酸残基组成的低分子蛋白，分子量为 11 800，存在于人的血液内。正常人体内 β_2-MG 非常恒定，合成与降解平衡，能自由通过肾小球滤过膜，99.9% 由近端肾小管重吸收和降解，因此正常尿中含量极微。当肾小球滤过功能或近端肾小管重吸收功能受损时，可分别使血、尿中 β_2-MG 升高。临床试验证明，常规尿蛋白阴性的 DM 患者运动后尿 β_2-MG 较非 DM 对照组明显增加，随诊 5 年后 78.6% 出现大量白蛋白尿，尿蛋白定性试验阳性。因此，对于无白血病、淋巴瘤、胶原病等全身性疾病的患者测定血和尿中的 β_2-MG 改变也可作为 DKD 的一项临床检查指标。但是 β_2-MG 稳定性差，在酸性尿中特别容易分解,在尿 pH$<$5.5 时 β_2-MG 就开始降解,而且 β_2-MG 需要放射免疫法测定,仪器设备复杂,操作不便,限制了其在临床的广泛应用。

(五)尿视黄醇结合蛋白检测

尿视黄醇结合蛋白(RBP)是血液中视黄醇的转运蛋白,为一种低分子蛋白,分子质量为 21 200,在体内主要由肝脏细胞合成,受全反式视黄醇刺激并与之特异结合,即形成视黄醇-RBP 复合物(Holo-RBP)。正常时 RBP 仅有少量从尿中排出,为 0.1 μg/min 以下,当肾近曲小管受损时,RBP 排泄量明显增加。近年来研究表明,糖尿病患者在持续性微量白蛋白尿出现前 RBP 排泄量已明显增加,提示 DKD 早期,肾小管病变甚至早于肾小球病变。由于 RBP 在酸性尿中的稳定性强,是一种较 β_2-MG 更实用的近端肾小管重吸收功能检测指标,因此,尿 RBP 排泄率的增加可作为早期 DKD 的诊断指标之一。

(六)N-乙酰-β-D 氨基葡萄糖苷酶检测

N-乙酰-β-D 氨基葡萄糖苷酶(NAG)是一高分子糖蛋白,分子量为 110 000~140 000,属于溶酶体水解酶,在人体内广泛存在,肾脏也是合成和贮存 NAG 的主要器官,近曲小管上皮细胞中含量尤高,因此尿 NAG 升高主要见于肾小管损伤,是反映肾小管损伤最灵敏的可靠指标之一。有不少研究认为尿 NAG 检测是诊断早期 DKD 的一项敏感指标。

(七)肿瘤坏死因子-α 检测

炎症反应在 DKD 发病机制中的作用近来受到重视,炎症标记物在检测早期 DKD 中所起的作用也受到研究者的关注。肿瘤坏死因子-α(TNF-α)是细胞因子网络中重要的炎症因子之一,可由肾脏系膜细胞、肾小管上皮细胞及浸润的单核巨噬细胞产生。研究证实在 2 型糖尿病患者中,尿 TNF-α 排泄增加且与肾小球和肾小管间质损害及其严重程度独立相关,可考虑作为早期 DKD 的诊断指标。

三、治疗

对 DKD 发病机制的认识和早期诊断指标的探索离不开基础研究和临床验证,如何将这两方面的成果用于指导临床治疗、确定治疗方案是医学研究真正需要解决的问题,也是每一个临床医师所关注的问题。面对 DKD 患者日渐增多的趋势及 DKD 对人类健康的危害,加强对 DKD 的防治是必需的,也是必要的。由于 DKD 治疗依不同病期、不同对象而异,因此依据 DKD 分期制订防治策略就具有重要意义。近年来人们最为熟知的 DN 防治策略就是三级预防:①一级预防,患者一经发现糖耐量减低(IGT)或诊断为 DM 就应积极治疗。仅为 IGT 者,则应纠正 IGT 状态,防范糖尿病的发生;已诊断为 DM 者,应竭力阻止微量白蛋白尿的出现。这一阶段的防治措施主要是改变生活方式(饮食管理、运动、降低体重)和严格控制血糖(合理选择和使用降糖药物)。②二级预防,DKD 早期出现微量白蛋白尿是进一步发展为临床 DN 的最大隐患,积极加以干预可减少和延缓大量蛋白尿的产生,这一阶段的危险因素还包括尿白蛋白水平、糖化血红蛋白(HbA1c)、血压、血清胆固醇水平等,相应地防治措施应包括饮食管理、控制血压、控制血糖及调脂治疗。③三级预防,此阶段的血压、尿蛋白、血糖是导致肾小球滤过率(GFR)进行性下降的重要危险因素,尽力延缓 DKD 的进程,预防肾功能不全的发生、发展是本阶段的重要目标,除饮食管理之外降低蛋白尿及控制血压与 DN 的进展密切相关。

(一)饮食管理

低蛋白饮食(LPD)能减少蛋白尿,减轻胰岛素抵抗,延缓 DN 进展,改善蛋白、糖及脂肪三大代谢,减轻肾功能不全症状及并发症。1989 年 Walker 等对 19 例 1 型糖尿病肾损害Ⅳ期患者进行了 30 个月的自身对照临床试验,证实 LPD 时期的 GFR 下降速率显著减慢,仅为正常蛋白饮食时期的 1/4,并伴随尿白蛋白排泄减少。1991 年 Zeller 等对 1 型糖尿病肾损害Ⅳ期的患者进行了前瞻、对照临床研究,平均观察 35 个月,结果与 Walker 的研究一致。2002 年 Hansen 等对 1 型糖尿病肾损害Ⅳ期的患者做了进一步的前瞻、随机、对照临床试验,观察 4 年,证实 LPD 组患者进入 ESRD 或死亡的人数明显低于对照组,差异有显著性。上述 3 个试验都是从糖尿病肾损害Ⅳ期才开始实施 LPD 治疗,虽然方案不尽相同,但是结果都一致显示 LPD 能延缓肾损害进展。

除临床观察外,1996 年 Pedrini 等对 5 个临床研究进行了荟萃分析(包括 108 例 1 型糖尿病患者,多数病例肾损害在第Ⅳ期),结果显示,LPD[处方入量为 0.5～0.85 g/(kg·d),多数在 0.6 g/(kg·d)左右]能有效延缓患者 GFR 或肌酐清除率的下降(相对危险 0.56,CI＝0.40～0.77,$P<0.001$)。2001 年 Zarazaga 等所作的另一个更大样本荟萃分析,对 1 型糖尿病肾损害患者也获得了同样结论。在对各种临床试验及荟萃分析资料进行综合分析后,2003 年 ADA 对 DKD 的 LPD 治疗作了如下建议:在 DKD 第Ⅳ期应开始 LPD 治疗,肾功能正常的患者饮食蛋白入量为 0.8 g/(kg·d);当 GFR 下降后,饮食蛋白入量为 0.6 g/(kg·d)。2007 年 ADA 糖尿病诊疗指南则修订为:在 DKD 早期(Ⅲ期以前)饮食蛋白入量为 0.8～1 g/(kg·d);DN 后期(Ⅳ、Ⅴ期)饮食蛋白入量为 0.8 g/(kg·d)(B 级证据)。2007 年 NKF 的指南则推荐糖尿病伴 DKD Ⅰ～Ⅳ期患者饮食蛋白摄入为 0.8 g/(kg·d)(B 级证据)与 ADA 糖尿病诊疗指南基本一致。

实施 LPD 治疗均需防止营养不良发生,除保证患者起码的蛋白质入量及足够热量,密切监测患者依从性及各种营养指标外,可加用 α-酮酸制剂——开同。开同除提供肾功能不全患者常缺乏的 10 种氨基酸(8 种必需氨基酸及组氨酸和酪氨酸),保证患者营养外,还有如下优点:开同成分中的 α-酮酸及 α-羟酸进入体内后,在转氨酶作用下能与氮结合生成相应氨基酸,故能减少体内尿素氮;不扩张肾小球入球小动脉,因而不会增加肾小球内"三高"症状;此外,α-酮酸及 α-羟酸是以钙盐形式存在,有利于改善高磷血症及继发性甲状旁腺功能亢进症。

(二)控制血糖

纠正异常糖代谢,控制血糖是治疗 DKD 的最根本手段。在控制 DM 及其并发症试验(DCCT)中,对 1 441 例 1 型糖尿病患者经过平均 6.5 年的观察,强化血糖控制组(HbA1c 7%)微量白蛋白尿的发生危险性降低 34%～43%,而大量蛋白尿的发生危险性降低了 56%。在英国前瞻性糖尿病研究(UKPDS)试验中,2 型糖尿病患者经过 12 年的强化降血糖治疗,HbA1c 下降 0.9%,蛋白尿的发生危险性降低 34%。2007 年 ADA 糖尿病诊疗指南依然认为强化控制血糖并维持 HbA1c<7%可推迟 1 型和 2 型糖尿病患者微量白蛋白尿的发生、发展(A 级证据)。同年的 NKF 指南也认为强化控制血糖可预防 DKD,延缓已存在的肾脏疾病的进展;DM 患者 HbA1c 的靶目标值是<7%,无论是否存在 DKD(A 级证据)。但在 DCCT 试验中也发现,尽管严格控制血糖,仍有 16%的患者 9 年后出现微量白蛋白尿。因此,单纯严格控制血糖,还不足以完全控制肾病的发生,应该同时控制其他危险因素。

临床常用的口服降糖药物包括五大类:磺脲类、双胍类、α-葡萄糖苷酶抑制剂、噻唑烷二酮类及格列奈类。胰岛素按作用快慢和持续时间分为超速效、速效、中效、长效和预混胰岛素。对新诊断为 2 型糖尿病的患者建议先进行 3 个月饮食和运动疗法,若代谢控制不满意即开始口服降糖药治疗;对那些确诊为 DM 时已有症状或随机血糖 15～17 mmol/L 者,宜将饮食和运动疗法缩短在 6～8 周内,若随机血糖仍然＞17 mmol/L(无酮症)或临床症状严重者,宜口服药物治疗。发现早期微量蛋白尿诊断为早期 DKD 者宜选用格列喹酮(商品名糖适平,30～180 mg/d,2～3 次/天)、格列吡嗪(商品名美吡达,2.5～40 mg/d,2～3 次/天;控释片商品名为瑞怡宁,5～20 mg/d,1～2 次/天)、格列齐特(商品名达美康,40～320 mg/d,1～2 次/天)进行治疗。以上药物应餐前半小时口服,但 GFR 下降至 30% 的患者禁用。若发生继发性磺脲类药物失效,可加用 α-葡萄糖苷酶抑制剂(商品名拜糖平,50～300 mg/d,3 次/天),该药与磺脲类药物作用互补,可减轻餐后血糖负荷,对肥胖者列为首选,注意在进餐第一口时服用有效。噻唑烷二酮类的匹格列酮(商品名爱迪,30 mg/d,1 次/天)和罗格列酮(商品名文迪雅,2～4 mg/d,1 次/天)可降低胰岛素抵抗,两者均可通过与过氧化物酶增殖体激活体受体 γ(PPARγ)结合而改善胰岛 β 细胞的功能。双胍类的药物因以原形从肾脏排出,肾功能减退时易在血中蓄积,引起乳酸酸中毒,因此不推荐使用。格列奈类主要是血糖调节剂瑞格列奈(商品名诺和龙)可单独应用,也可与其他降糖药物合用,初始剂量餐前 0.5 mg,最大量剂量餐前 4 mg,每天总量不超过 16 mg。瑞格列奈刺激胰岛素分泌作用呈葡萄糖依赖性,因此低血糖的发生率明显降低,是 2 型 DKD 治疗中的一种全新的药物。

　　对于 1 型糖尿病及 DKD 进入临床糖尿病肾病期或 ESRD 的患者,必须选用胰岛素治疗。根据起效快慢及作用时间长短,胰岛素制剂可分为如下三大类:短效果胰岛素、中效胰岛素(NPH)、长效胰岛素(PZI)。常用制剂有:①常规胰岛素(RI);②精蛋白锌胰岛素(PZI);③常规胰岛素混合精蛋白锌胰岛素[RI∶PZI 一般为(2～3)∶1];④中性短效可溶性人胰岛素(如诺和灵 R、优必林 R);⑤低精蛋白胰岛素(NPH,如诺和灵 N、优必林 N);⑥中性预混型人胰岛素(如诺和灵 30R、优必林 70/30,30% 为中性短效可溶性人胰岛素,70% 为 NPH 人胰岛素);⑦中性预混型人胰岛素(如诺和灵 50R,50% 为中性短效可溶性人胰岛素,50% 为 NPH 人胰岛素)等。丹麦诺和诺德公司生产的诺和灵系列与美国礼来公司生产的优必林系列同为基因重组人胰岛素,两者仅基因工程的受体菌不同,一为酵母菌,一为大肠埃希菌。使用胰岛素时应注意个体化,从小剂量开始;短效或预混型胰岛素应在餐前 15～30 分钟皮下注射,中效应餐前 1 小时给药;自行混合的胰岛素应先抽吸短效胰岛素,再抽吸中、长效胰岛素;动物胰岛素不与基因重组人胰岛素相混,不同厂家生产的胰岛素不能相混;动物胰岛素换用基因重组人胰岛素时,总量需减少 20%～30%。近年有主张强化胰岛素治疗,认为可严格控制血糖、减少并发症,但 2 型糖尿病发生低血糖的机会将增加,因此需密切观察,随时注意调整剂量。

(三)应用肾素-血管紧张素系统阻断剂

　　虽然 DKD 发生和发展的分子机制尚未完全阐明,但是目前认为,肾素-血管紧张素系统(RAS)的激活和 AGEs 的生成是参与 DKD 发病机制的主要因素。除降压作用外,RAS 阻断剂已经被公认为对肾脏有保护作用的一线药物,因此血管紧张素转化酶抑制剂(ACEI)、血管紧张素Ⅱ受体拮抗剂(ARB)用于 DKD 的治疗越来越受到重视。20 世纪 80 年代至 21 世纪初的各大临床研究均证实 ACEI 和 ARB 对 DKD 患者除控制血压外还具有独立于降压效果外的肾脏保护作用,防止从微量白蛋白尿进展至临床白蛋白尿,减少心血管事件的发生。2007 年 ADA 最新糖尿病诊疗指南指出:1 型糖尿病伴高血压患者,无论蛋白尿的程度如何,ACEI 均可延缓肾病进展(A 级证据);2 型糖尿病伴高血压、微量白蛋白尿患者,ACEI 和 ARB 均可延缓微量白蛋白尿进展至临床白蛋白尿(A 级证据);2 型糖尿病伴高血压、明显蛋白尿和肾功能受损(血肌酐＞132.6 μmol/L)的患者,ARB 能够延缓肾病的进展(A 级证据)。

近年来,ACEI 和 ARB 两者联合治疗 DKD 的价值已成为人们十分关注的研究热点。理论上,ACEI 和 ARB 联合应用可更完全阻断 RAS,尤其大量临床试验也表明联合用药的降压效果比单一用药更理想,且能更有效地减少蛋白尿,显著延缓肾功能减退进程,但尚未达成共识。目前尚缺乏联合应用两类药物长期观察的资料,Jacobsen 等研究表明,在 2 型糖尿病患者中联合应用 ARB 及 ACEI 阻断 RAS 比单一应用 ARB 或 ACEI 具有更强的降压及降低蛋白尿的作用;亦有报道联合使用两者并不能进一步减少尿蛋白。2000 年完成的 CALM 试验是一项针对 199 例有微量白蛋白尿和高血压的 2 型糖尿病患者的短期、小规模研究。该研究随机分为坎地沙坦组、赖诺普利组及两组联合应用组,共治疗 24 周。结果显示,坎地沙坦和赖诺普利联合治疗较任何一种药物单独治疗能产生更明显的降血压和降低白蛋白尿的作用,而不良反应并未明显增加,提示了联合用药的优越性。2002 年开始的 ONTARGET 试验是一项迄今为止全球规模最大的 ACEI 及 ARB 单用及联合应用对心血管事件终点影响的试验,通过对 28 400 例心血管高危患者,其中 DM 患者 9 940 例,随机分为雷米普利组、替米沙坦组及两药联合组,随访 5.5 年。这一试验的结果将能证实 ACEI 和 ARB 联合应用对心血管疾病(也包括 DKD)的后果是否具有更为显著的疗效。

在应用 ACEI 或 ARB 的过程中应该注意监测肾功能及血钾水平,尤其对肾功能不全的患者更为重要。由于应用 ACEI 或 ARB 后 AngⅡ效应被阻断,出球小动脉扩张,球内"三高"症状降低,导致血肌酐水平一定程度上升。上升幅度<35%是正常反应,不应停药。但是,如果血肌酐上升幅度>35%则为异常反应,主要见于肾脏有效血容量不足时(如脱水、肾病综合征、左心衰竭及肾动脉狭窄),此时需及时停药,并设法改善肾脏有效血容量。如果血容量改善,血肌酐回落到用药前水平,ACEI 或 ARB 仍能重新应用;如血容量不能改善(如肾动脉狭窄未行血管成形术),则不可再用。肾功能不全时,肾脏排钾受限,此时若用 ACEI 或 ARB 可导致醛固酮生成减少,肾脏排钾进一步受阻,即很易发生高钾血症,因此,整个用药过程均应密切监测血钾水平,一旦血钾增高必须及时处理。

(四)控制高血压

高血压在 DKD 中不仅常见,同时是导致 DKD 发生、发展的重要因素,实验动物模型表明高血压加剧肾脏病变的进展,有效的抗高血压治疗能延缓 DKD 的进展并改善心血管疾病的预后。因此应严格控制血压。NKF、ADA 及中国糖尿病防治指南推荐血压控制目标为低于 17.3/10.7 kPa(130/80 mmHg)。在临床 DKD 患者的治疗中,达到上述靶目标血压时,大多需要多种药物综合治疗,常用的降压药物有 RAS 阻断剂(ACEI、ARB)、钙通道阻滞剂(CCB)、β 受体阻滞剂及利尿剂等。2007 年 NKF 的指南推荐在糖尿病伴 DKDⅠ~Ⅳ期的患者应使用 ACEI 或 ARB 治疗,并常与利尿剂合用(A 级证据)。

1.RAS 阻断剂

详见前文叙述。

2.钙通道阻滞剂

钙通道阻滞剂(CCB)的降压特点是作用强,不受摄盐的影响,无咳嗽的不良反应,对血脂代谢无不良影响。CCB 虽能降低系统高血压,但由于其扩张入球小动脉作用强于扩张出球小动脉,故降低肾小球高压、高灌注及高滤过不明显。因此,该药不适宜单独用于 DKD 早期。ADA 推荐:二氢吡啶类钙离子拮抗剂(DCCB)在延缓 DKD 进展方面效果并不优于安慰剂,用于 ACEI 和 ARB 治疗后需进一步降压的患者(B 级证据)。另有研究表明,非二氢吡啶类钙离子拮抗剂维拉帕米、地尔硫䓬具有减少蛋白尿、保护肾功能的作用(E级证据)。2007年NKF的指南则认为非二氢吡啶类钙离子拮抗剂与ACEI和ARB一样,在DKD高血压患者中减少尿蛋白的作用胜过其他降压药物(A级证据)。

3.利尿剂

60％～90％的DKD高血压患者治疗时除使用ACEI或ARB外还使用噻嗪类或髓襻利尿剂。有些研究显示联用噻嗪类利尿剂和RAS阻断剂在降压方面比单独使用一种药物更有效。由于大多数DKD高血压患者需要应用超过1种降压药以使血压的目标值<17.3/10.7 kPa(130/80 mmHg),2007年NKF的指南建议使用利尿剂联用ACEI或ARB以达到目标血压,并且认为利尿剂可增强ACEI和ARB对DKD高血压患者的有益作用(B级证据)。

4.β受体阻滞剂

一般认为β受体阻滞剂有降低胰岛素敏感性的作用并对血脂代谢产生不良影响,从而影响血糖控制、掩盖低血糖反应。但β受体阻滞剂能够降低冠心病的死亡率,改善心力衰竭,对糖尿病伴心血管并发症患者有益。近来的一项研究表明,β受体阻滞剂,特别是具有$β_1$选择性的β受体阻滞剂对糖尿病患者并没有产生严重影响血糖代谢的作用,并且对DKD具有保护作用。因此,β受体阻滞剂仍是DKD并发高血压患者的治疗选择之一。

(五)调节血脂

糖尿病患者常伴脂肪代谢紊乱,同时高脂血症可加速DKD的GFR下降及增加病死率。纠正脂肪代谢紊乱,尤其是控制高胆固醇血症可降低蛋白尿,延缓肾小球硬化的发生与发展,因此应积极治疗。降脂的靶目标,总胆固醇<4.5 mmol/L,低密度脂蛋白<2.5 mmol/L(降脂治疗的首要目标),高密度脂蛋白>1.1 mmol/L,甘油三酯<1.5 mmol/L。治疗中强调饮食管理,脂肪摄入占总能量的25％,高胆固醇血症患者首选用羟甲基戊二酰辅酶A还原酶抑制剂(即他汀类药)治疗,如普伐他汀(商品名普拉固)、阿托伐他汀(商品名立普妥)等。但目前尚缺乏对控制血脂在延缓DKD进展方面的大规模临床研究。

(六)应用过氧化物酶体增生物激活受体γ激动剂

噻唑烷二酮类药是过氧化物酶体增生物激活受体γ(PPAR-γ)激动剂,已成为临床可供选择的治疗胰岛素抵抗的降糖药物。除降糖作用外,此类药还可能通过多种机制防止2型糖尿病DKD的发生和发展,如改善内皮功能、改善炎症状态、减少反应氧类产物和对血管平滑肌细胞的直接作用等。临床随机双盲对照试验证实罗格列酮能改善2型糖尿病患者初期DKD的肾小球高滤过、肾脏内皮功能不良,及减少尿白蛋白。

(七)抗感染治疗

炎症反应参与DKD的发生和发展,目前已有学者在动物模型和临床试验中尝试抗感染治疗,并取得了一定的成效。

1.吗替麦考酚酯

吗替麦考酚酯(MMF)是一种新型、高效的免疫抑制剂,随着对MMF药理作用研究的深入,发现它除了高度选择性地抑制淋巴细胞的增殖外,还可抑制系膜细胞,近、远曲肾小管细胞的增殖及减少细胞间黏附分子的表达和细胞外基质的沉积,降低肾内诸多细胞因子的表达。Fujihara等将STZ所致实验性DM大鼠分成两组:一组单用胰岛素治疗;另一组用相同剂量的胰岛素加MMF治疗。单用胰岛素治疗的大鼠6周后出现高血压、蛋白尿、肾小球高滤过、巨噬细胞浸润和广泛的肾小球硬化,而用MMF加胰岛素治疗的糖尿病大鼠则上述表现明显减轻。

MMF有抑制单核/巨噬细胞增殖、限制黏附因子表达等抗感染作用,对血糖影响不明显,认为MMF正是通过抗感染作用延缓了DKD的进展。国内研究也有类似的结果。

2.阿司匹林

2001年Yuan等用大剂量的水杨酸类制剂逆转了肥胖啮齿动物的高血糖、高胰岛素血症和血脂异常,开始了经典非甾体抗炎药阿司匹林或水杨酸制剂在DKD治疗中的作用研究。Makino等的研究发现,在STZ诱导糖尿病大鼠模型中,阿司匹林可显著改善系膜区增宽,并抑制TGF-β、结缔组织生长因子(CTGF)和纤连蛋白的表达;体外系膜细胞培养也证明阿司匹林可抑制高糖诱导的CTGF表达上调。而且,Hundal等用大剂量阿司匹林对2型糖尿病患者进行为期2周的治疗发现,空腹葡萄糖水平下降25%、甘油三酯下降50%、C反应蛋白浓度下降15%,而血浆胰岛素水平无显著变化。

3.全反式维A酸

Han等的研究发现,在STZ诱导糖尿病大鼠模型中,全反式维A酸可显著降低DM组尿白蛋白排泄率、尿MCP-1排泄率,抑制肾组织中MCP-1和ED-1的表达,认为在DKD早期,全反式维A酸通过其抗感染效应发挥一定的肾脏保护作用。

(八)醛固酮拮抗剂治疗

近10年很多研究表明醛固酮有经典机制以外的作用,其促炎症反应和促纤维化作用是一个非常重要的方面。2型糖尿病动物模型研究显示,应用醛固酮拮抗剂螺内酯治疗对血糖和血压水平无显著影响,但能显著抑制尿白蛋白排泄。螺内酯可抑制MCP-1mRNA表达和MCP-1分泌,以及MIF在肾内的合成,防止肾小球硬化、胶原沉着和CTGF的表达,表明醛固酮拮抗剂通过抗炎症反应及抗纤维化机制在防治DKD发展过程中起一定作用。一项随机双盲临床试验证实在最大推荐剂量的ACEI或ARB基础上加用螺内酯可以减少2型糖尿病患者的蛋白尿。

(九)蛋白激酶C抑制剂治疗

蛋白激酶C(PKC)途径激活是DKD发病的重要机制之一。动物实验证实蛋白激酶C-β抑制剂ruboxistaurin能减弱巨噬细胞浸润、肾小管间质纤维化和TGF-β的活性,减少肾小管间质损伤。Tuttle等通过多中心随机双盲对照研究发现ruboxistaurin可减轻2型DKD患者的蛋白尿,维持肾小球滤过率。该研究对123例使用了RAS抑制剂治疗仍有持续蛋白尿的2型糖尿病患者,使用ruboxistaurin治疗,随访1年,其ACR降低了24%,安慰剂组仅降低了9%。ruboxistaurin治疗组患者肾小球滤过率无显著降低,安慰剂组患者肾小球滤过率显著降低。

(十)糖胺聚糖类药物治疗

有学者对DM肾小球硬化大鼠模型给予糖胺聚糖(GAG)治疗,如低分子肝素,可减少白蛋白尿、肾小球和肾小管间质沉积及TGF-β1 mRNA高表达。抑制VEGF表达可能是低分子肝素对早期糖尿病肾病保护作用的机制之一。舒洛地特是由肝素片段(硫酸艾杜糖糖胺聚糖,占80%)及硫酸皮肤素(占20%)组成的GAG类药物,能够口服或肌内注射给药,已有动物试验显示,它能改善DM大鼠模型GBM和系膜基质的异常。临床试验证舒洛地特能影响肾血管功能,减少尿NAG排泄并减少Ⅲ、Ⅳ期1型和2型糖尿病患者的白蛋白尿排泄。目前该药已正式投放市场。

(十一)肾脏替代治疗

越来越多的学者认为,当DKD患者内生肌酐清除率降至20~30 mL/min时即可开始准备实施肾脏替代治疗RRT(包括血液透析、腹膜透析及肾移植);当肌酐清除率进一步下降达10~

15 mL/min 和/或血肌酐＞442 μmol/L 时即应开始透析。DKD 移植包括单独肾移植、胰腺移植及胰肾联合移植。单独的胰腺移植能使空腹血糖、HbA1c 及 C 肽浓度恢复正常水平,降低蛋白尿,改善早期 DKD。Martins 等报道胰肾联合移植、单独肾移植 5 年存活率分别为 82％、60％；因此胰肾联合移植比单纯肾移植具有更好的效果,应作为 1 型 DKD 肾衰竭患者的首选治疗。

(十二)其他治疗探索

此外,针对 DKD 发病机制的各主要环节,为减缓 DKD 的发展,曾有一些针对性的干预试验,但大多限于试验动物观察,在人类 DKD 试验中,或结果不满意或不良反应过大,大多未能实际应用。例如,应用醛糖还原酶抑制剂在大鼠 DKD 模型中可以减轻 DKD 病变；但在人类试验中因所需剂量过大,不良反应过强而不能耐受。针对阻碍 AGE 形成或干预 AGE 与其受体结合的药物在试验动物中曾有过十分令人鼓舞的结果,但在人体试验中,效果远不如动物试验。大剂量维生素 E 等抗氧化剂的应用在 DKD 人群中虽有一定的好处,但效果尚不理想。基因治疗(反义基因和基因转染)虽在动物模型上取得一定疗效,但存在并发症,故临床应用也备受争议。

总之,随着对 DKD 发病机制认识的不断深入和完善,防治 DKD 发生、发展的措施已取得了较大进步。早期诊断 DKD,应用肾脏保护药物能减缓 DKD 的发展,降低死亡率。随着研究的日益深入,更多更有效的药物将被认识,并应用于临床。

(卓　巍)

第九节　糖　尿　病　足

糖尿病足是指发生于糖尿病患者,与局部神经异常和下肢远端血管病变相关的足部感染、溃疡和/或深层组织破坏,它是糖尿病下肢神经病变和血管病变的结果。病变累及从皮肤到骨与关节的各层组织,严重者可发生局部或全足坏疽,需要截肢。国际糖尿病足工作组(IWGDF)将糖尿病足定义为糖尿病累及的踝以下全层皮肤创面,而与这种创面的病程无关。糖尿病患者因足病而造成截肢者比非糖尿病者高5～10 倍,糖尿病足是引起糖尿病患者肢体残废的主要原因,严重地威胁着糖尿病患者的健康。

一、发病率和危险因素

(一)糖尿病足发病率与病期/年龄/吸烟/高血压/冠心病/血脂异常相关

2004 年,全国 14 所三甲医院协作,对糖尿病足患者进行了调查,634 例糖尿病足与周围血管病变患者中,男性占 57.7％,女性 42.3％；平均年龄(65.65±10.99)岁,70～80 岁的足病发生率最高,达37.60％。这些患者大多有糖尿病并发症或者心血管病的危险因素,如吸烟率 37％、高血压57％、冠心病 28％和血脂异常 29％；脑血管病 26％；下肢动脉病 27％；肾病 40％；眼底病 42％；周围神经病 69％。386 例合并足溃疡,47％为皮肤表面溃疡；35％的溃疡累及肌肉；18％的溃疡累及骨组织；70％合并感染。平均住院(25.70±19.67)天。我国北方地区的糖尿病足患者较南方地区更重,截肢率更高。最近报道的 17 家三甲医院联合调查了 2007 年 1 月至 2008 年 12 月期间住院的慢性足溃疡患者,结果发现住院慢性溃疡患者中糖尿病患者占到 33％,是2006 年多家医院调查住院慢性溃疡患者中糖尿病(4.9％)的 8 倍多。据国外调查,85％的糖尿病截肢起因于足溃疡。糖尿病患者截肢的预后较差,有学者报道了截肢患者随访 5 年,其死亡率将近 40%。下肢血管病变、感染和营养不良是截肢的主要原因。

糖尿病足及截肢的治疗和护理给个人、家庭和社会带来沉重的经济负担。美国 2007 年的糖尿病医疗费用高达 1 160 亿美元,其中糖尿病足溃疡的治疗费用占 33%。国内 2004 年调查的糖尿病足与下肢血管病变患者的平均住院费用约 1.5 万元。未来 20 年中,发展中国家 T2DM 的发病率将急剧升高,糖尿病足和截肢防治的任务繁重。

(二)神经病变/血管病变/足畸形/胼胝是糖尿病足的高危因素

病史和临床体检发现有下列情况(危险因素)时,应特别加强足病的筛查和随访:①既往足溃疡史;②周围神经病变和自主神经病变(足部麻木、触觉或痛觉减退或消失、足部发热、皮肤无汗、肌肉萎缩、腹泻、便秘和心动过速)和/或缺血性血管病(运动引起的腓肠肌疼痛或足部发凉);③周围血管病(足部发凉和足背动脉搏动消失);④足部畸形(如鹰爪足、压力点的皮肤增厚和 Charcot 关节病)和胼胝;⑤糖尿病的其他慢性并发症(严重肾脏病变,特别是肾衰竭及视力严重减退或失明);⑥鞋袜不合适;⑦个人因素(社会经济条件差、独居老年人、糖尿病知识缺乏者和不能进行有效足保护者)。其中,糖尿病足溃疡最重要的危险因素是神经病变、足部畸形和反复应力作用(创伤),糖尿病足部伤口不愈合的重要因素是伤口深度感染和缺血。

二、发病机制

发病机制未完全阐明,糖尿病足与下列因素有密切关系。

(一)感觉神经病是糖尿病足的重要诱因

60%~70%的糖尿病患者有神经病变,多呈袜套样分布的感觉异常、感觉减退或消失,不能对不合适因素进行调整,如袜子过紧、鞋子过小和水温过高等。自主神经病使皮肤出汗和温度调节异常,造成足畸形、皮肤干燥、足跟烫伤、坏疽和皲裂,皮肤裂口成为感染的入口,自主神经病变常与 Charcot 关节病相关。运动神经病变引起跖骨和足尖变形,增加足底压力,还可使肌肉萎缩。当足底脂肪垫因变形异位时,足底局部的缓冲力降低,压力增大,指间关节弯曲变形,使鞋内压力增加导致足溃疡。

(二)下肢动脉闭塞引起足溃疡和坏疽

糖尿病患者外周血管动脉粥样硬化的发生率增加,血管疾病发生年龄早,病变较弥漫。下肢中、小动脉粥样硬化闭塞,血栓形成,微血管基底膜增厚,管腔狭窄,微循环障碍引起皮肤-神经营养障碍,加重神经功能损伤。足病合并血管病变者较单纯神经病变所致的足病预后差。缺血使已有溃疡的足病难以恢复。

(三)免疫功能障碍导致足感染

多核细胞的移动趋化功能降低,噬菌能力下降,感染使代谢紊乱加重,导致血糖增高,酮症又进一步损害免疫功能。80%以上的足病患者至少合并 3 种糖尿病慢性并发症或心血管危险因素。一旦发生足的感染,往往难以控制,用药时间长,花费大而疗效差。有时仅仅是皮肤水疱就可并发局部感染,严重者需要截肢(趾)。

(四)生长因子调节紊乱和慢性缺氧参与发病过程

糖尿病足溃疡患者一氧化氮合酶及精氨酸酶活性增加,而转化生长因子-β(TGF-β)浓度降低,一氧化氮合酶的代谢增强损伤组织,精氨酸酶活性增强使基质沉积。有学者发现,IGF-2 在正常人、糖尿病和糖尿病患者有并发症 3 组患者的上皮细胞中均可见,在溃疡边缘最明显,而

IGF-1 在非糖尿病的上皮细胞可见，在糖尿病未损伤的皮肤颗粒层和棘层表达减少，而在溃疡的基底层缺乏，成纤维细胞缺乏 IGF-1。基底层和成纤维细胞缺乏 IGF-1 使溃疡延迟愈合。高血糖引起慢性缺氧，与大血管和微血管病变造成的慢性缺氧一起损害溃疡愈合，是糖尿病足溃疡经久不愈的原因之一。Catrina 等将皮肤细胞和从糖尿病足溃疡及非糖尿病溃疡的活检标本置入不同糖浓度和不同氧张力条件下培养，发现高糖阻止了细胞对缺氧的感知与反应。这种机制可能也是糖尿病足溃疡持久不愈的重要解释。糖尿病足的形成与转归见图 3-6。

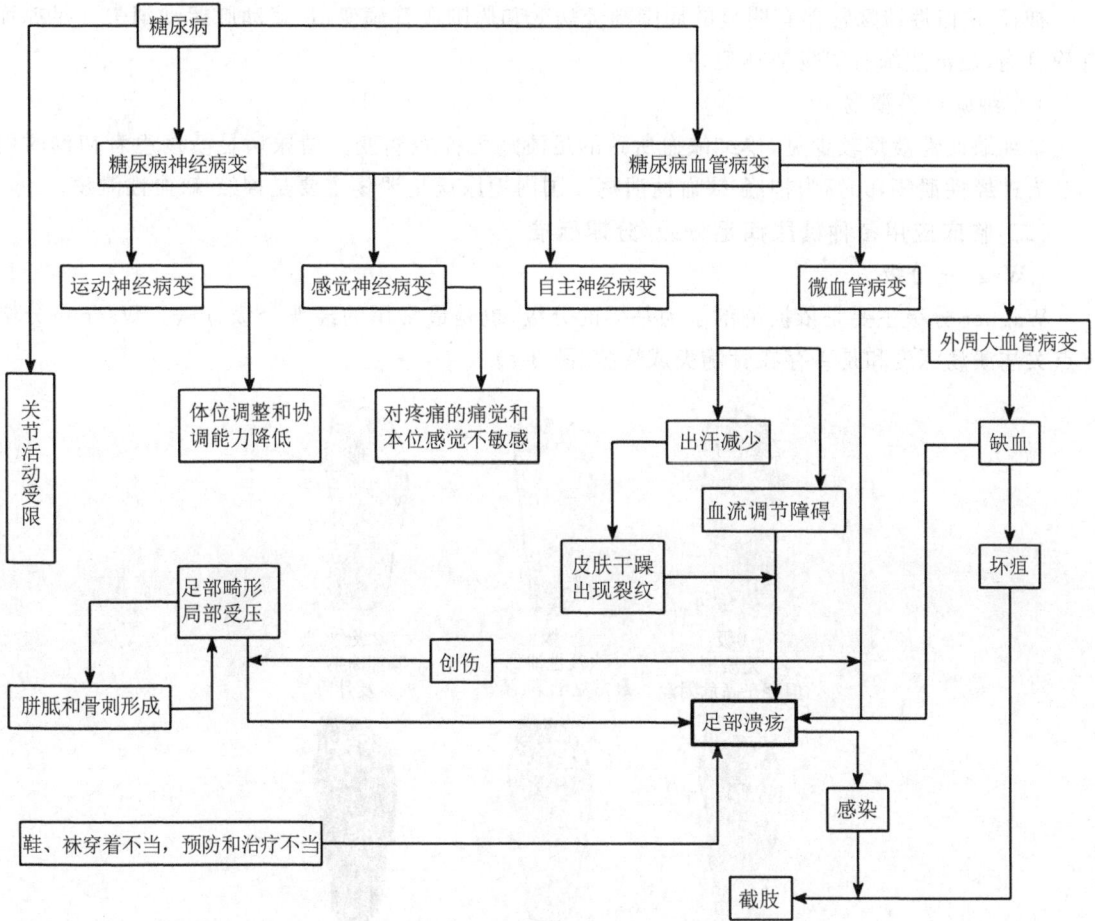

图 3-6　糖尿病足发病机制与转归

三、分级和临床表现

神经病变、血管病变和感染导致糖尿病足溃疡和坏疽，根据病因或病变性质分为神经性、缺血性和混合性。根据病情的严重程度进行分级，使用标准方法分类以促进交流、随访和再次评估。

（一）根据病因分为神经性/神经-缺血性/单纯缺血性溃疡三类

最常见足溃疡的部位是前足底，常为反复机械压力所致，由于周围神经病变引起的保护性感觉缺失，患者不能感觉到异常的压力变化，没有采取相应的预防措施，发生溃疡后极易并发感染，溃疡难以愈合，最后发生坏疽。因此，足溃疡和坏疽往往是神经病变、压力改变、血液循环障碍和感染等多种因素共同作用的结果。

1.神经性溃疡

神经病变起主要作用,血液循环良好。足病通常是温暖的,但有麻木感,皮肤干燥,痛觉不明显,足部动脉搏动良好。神经病变性足病的后果是神经性溃疡(主要发生于足底)和神经性关节病(Charcot 关节病)。

2.神经-缺血性溃疡

神经-缺血性溃疡常伴有明显的周围神经病变和周围血管病变,足背动脉搏动消失。足凉而有静息痛,足部边缘有溃疡或坏疽。

3.单纯缺血性溃疡

单纯缺血性溃疡较少见,单纯缺血所致的足溃疡无神经病变。糖尿病足溃疡患者初诊时约50%为神经性溃疡,50%为神经-缺血性溃疡。国内糖尿病足溃疡主要是神经-缺血性溃疡。

(二)临床应用多种糖尿病足分级/分期标准

1.Wagner 分级

Wagner 分级主要是依据解剖学为基础的分级,也是最常用的经典分级方法。Wagner 分级重点关注溃疡深度和是否存在骨髓炎或坏疽(图 3-7)。

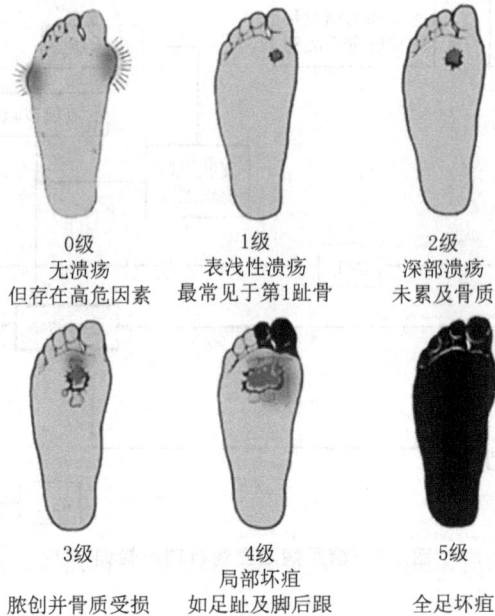

图 3-7　糖尿病足溃疡的 Wagner 分级

1.鹰爪趾(呈鹰爪样足趾);2.凸出;3.踇囊炎;4.踇囊网状炎;

5.夏科关节/骨性突出;6.感觉异常,皮肤干燥,血管疾病

(1)0 级:存在足溃疡的危险因素。常见的危险因素为周围神经和自主神经病变、周围血管病变、以往足溃疡史、足畸形(如鹰爪足和夏科关节足)、胼胝、失明或视力严重减退、合并肾脏病变特别是肾衰竭、独立生活的老年人、糖尿病知识缺乏者和不能进行有效的足保护者。目前无足溃疡的患者应定期随访、加强足保护教育、必要时请足病医师给予具体指导,以防止足溃疡的发生。

(2)1级:足部皮肤表面溃疡而无感染。突出表现为神经性溃疡,好发于足的突出部位,即压力承受点(如足跟部、足或趾底部),溃疡多被胼胝包围。

(3)2级:表现为较深的穿透性溃疡,常合并软组织感染,但无骨髓炎或深部脓肿,致病菌多为厌氧菌或产气菌。

(4)3级:深部溃疡常波及骨组织,并有深部脓肿或骨髓炎。

(5)4级:局限性坏疽(趾、足跟或前足背),其特征为缺血性溃疡伴坏疽,常合并神经病变(无严重疼痛的坏疽提示神经病变),坏死组织表面可有感染。

(6)5级:全足坏疽,坏疽影响到整个足部,病变广泛而严重。

2.Texas 分级与分期

Texas 分级与分期强调组织血液灌注和感染因素。德州大学(University of Texas)分类是在解剖学分类的基础上加入了分期,无感染无缺血的溃疡(A 级)、感染溃疡(B 级)、缺血性非感染溃疡(C 级)、缺血性感染溃疡(D 级)。该分类分期方法评估了溃疡深度、感染和缺血程度,考虑了病因与程度两方面的因素。截肢率随溃疡深度和分期严重程度而增加,随访期间的非感染非缺血性溃疡无一截肢。溃疡深及骨组织者的截肢率高 11 倍。感染与缺血并存,截肢增加近 90 倍。从更好反映临床病情程度上考虑,推荐采用该分类方法,但在实际应用中,多数仍然采用 Wagner 分类。

3.Foster 分类

Foster 等提出一种简单易记的糖尿病足分类方法。1 级:正常足;2 级:高危足;3 级:溃疡足;4 级:感染足;5 级:坏死足。3~5 级还可进一步分为神经性和缺血性。1~2 级主要是预防,3~5 级需要积极治疗。3 级神经性溃疡患者需要支具和特制鞋;4 级患者需要静脉用抗生素,缺血患者需要血管重建;5 级患者需要应用抗生素和外科处理,缺血患者需要血管重建。

我国习惯上将糖尿病足坏疽分为湿性坏疽和干性坏疽,国外则不如此分类。湿性坏疽指的是感染渗出较多的坏疽,其供血良好;干性坏疽是缺血性坏疽,由于动脉供血差,而静脉回流良好,因此坏疽呈干性。处理上,前者相对容易,以抗感染为主;后者必须在改善血液供应基础上采取局部措施。

4.PEDIS 分类

国际糖尿病足工作组从 2007 年起推荐采用 PEDIS 分类。P 指的是血液灌注,E 是溃疡面积,D 是溃疡深度,I 是感染,S 是感觉。该分类清楚地描述了足溃疡的程度和性质,特别适合用于临床科研。

四、辅助检查与诊断

(一)辅助检查协助糖尿病足诊断

糖尿病足的辅助检查主要包括足溃疡检查、影像检查、神经功能检查、动脉供血检查和足压力测定等。建立一种能够实际操作的、适合当地卫生医疗条件的筛查程序,登记每例糖尿病足患者。筛查能及时发现有危险因素的患者,筛查项目既包括糖尿病相关的全身性检查如眼底、血压、尿蛋白、神经功能和心血管系统等,也包括足的重点局部检查等。筛查本身不需要复杂的技术,但应该由训练有素的人员完成,需要对患者下肢和足病作出精确诊断。

电生理测定和定量检测振动觉与温度觉阈值对于糖尿病足的诊断有重要价值,但难以用于临床常规筛查。简单的音叉检查可用于诊断神经病变,缺血性糖尿病足应接受多普勒超声和血管造影。认真查找所有足溃疡及其可能的病因,评价神经病变、缺血性病变和感染因素的相对重要性,因为不同类型的防治方法是不同的。需要强调的是,临床上常规的物理检查基本能够帮助作出正确诊断和判断预后。如果患者的足背动脉和胫后动脉均搏动良好,皮肤温度正常,足的血供应无严重障碍。关键是要求患者脱鞋检查,而这点在繁忙的门诊往往难以做到。

合并感染时,需明确感染的程度、范围、窦道大小、深度及有无骨髓炎。通常情况下,一般体格检查很难判定足溃疡是否合并感染及感染的程度和范围。局部感染的征象包括红肿、疼痛和触痛。但这些体征可以不明显甚至缺乏;更可靠的感染表现是脓性分泌物渗出、捻发音(产气细菌所致)或深部窦道。应用探针探查感染性溃疡时,如发现窦道,探及骨组织,要考虑骨髓炎,并用探针取出溃疡深部的标本作细菌培养。新近的研究证实,探针触及骨组织基本上可以诊断为骨髓炎,具有很高的诊断敏感性和特异性。针吸取样具有特异性,但缺乏敏感性。皮肤表面溃疡培养的细菌常是污染菌,缺乏特异性。特殊检查的目的是确定有无深部感染及骨髓炎。X线片发现局部组织内气体说明有深部感染,X线片上见到骨组织被侵蚀,提示存在骨髓炎。判断困难时应行 MRI 检查。

(二)Charcot 关节病增加糖尿病足溃疡危险性

Charcot 关节病患者常有长期的糖尿病病史,且伴有周围神经病变和自主神经病变,如直立性低血压和麻痹性胃扩张。Charcot 关节病的病因未明,其起病与神经病变有关,诱因是创伤。创伤可较轻微,但可能伴有小骨折。Charcot 关节病好发于骨质疏松者。创伤后成骨细胞活性增加,骨组织破坏成小碎片,在修复过程中导致畸形,进而引起慢性关节病。反复损伤导致关节面与骨组织破坏,足溃疡危险性增加。急性 Charcot 关节病可与局部感染或炎症性关节病混淆。Charcot 关节病造成的畸形和功能丧失是可预防的,因此需要及早发现和早期治疗。在 X 线片上,可见到 Charcot 关节病的特征性改变,但病变早期很难识别。由于局部血流增加,骨扫描常显示早期骨摄入^{99m}Tc增加;MRI 能早期发现应力性骨损伤。

(三)影像检查显示糖尿病足的性质与程度

一般表现为动脉内膜粗糙,不光滑,管壁增厚。管腔不规则、狭窄伴节段性扩张,管径小,管腔内有大小不等的斑块或附壁血栓。血管迂曲狭窄处的血流变细,频谱增宽;严重狭窄处可见湍流及彩色镶嵌血流,血流波形异常。收缩期峰值流速增快,狭窄远端的血流减慢;静脉血流障碍。

X线检查和核素扫描显示局部骨质破坏、骨髓炎、骨关节病、软组织肿胀、脓肿和气性坏疽等病变。足骨骨髓炎可行^{99m}Tc-ciprofloxacin 闪烁扫描检查,以确定病变的程度与性质。

(四)神经系统检查评价足保护性感觉

较为简便的方法是采用10 g尼龙丝检查。取 1 根特制的 10 g 尼龙丝,一头接触于患者的大足趾、足跟和前足底外侧,用手按住尼龙丝的另一头,并轻轻施压,正好使尼龙丝弯曲,患者足底或足趾此时能感到足底尼龙丝,则为正常,否则为异常。异常者往往是糖尿病足溃疡的高危者,并有周围神经病变。准确使用 10 g 尼龙丝测定的方法为:在正式测试前,在检查者手掌上试验2~3 次,尼龙丝不可过于僵硬;测试时尼龙丝应垂直于测试处的皮肤,施压使尼龙丝弯曲约 1 cm,去除对尼龙丝的压力;测定下一点前应暂停 2~3 秒,测定时应避开胼胝,但应包括容易发生溃疡的部位;建议测试的部位是大足趾,跖骨头 1、2、3、5 处及足跟和足背。如测定 10 个点,患者仅感觉到 8 个点或不足 8 个点,则视为异常。另一种检查周围神经的方法是利用音叉或Biothesiometer 测定振动觉。Biothesiometer 的功能类似于音叉,其探头接触于皮肤(通常为大足趾),然后调整电压,振动觉随电压增大而增强,由此可以定量测出振动觉。

　　神经电生理检查可了解神经传导速度和肌肉功能。甲襞微循环测定简便、无创,出结果快,但特异性不高,微循环障碍表现为:①管襻减少,动脉端变细、异形管襻及襻顶淤血(>30%);②血流速度缓慢,呈颗粒样、流沙样或为串珠样断流;③管襻周边有出血和渗出。

　　目前有多种糖尿病足分类和计分系统,多数已经得到临床验证,使用方便。简单的分类计分主要用于临床诊疗,而详细的分类和计分系统更适合于临床研究。

　　周围感觉定性测定很简单,如将音叉或一根细的不锈钢小棍置于温热水杯中,取出后测定患者不同部位的皮肤感觉,同时与正常人(检查者)的感觉进行比较。定量测定是利用皮肤温度测定仪如红外线皮肤温度测定仪,这种仪器体积小,测试快捷、方便,准确性和重复性均较好。

　　现已研制出多种测试系统测定足部不同部位的压力,如 MatScan 系统或 FootScan 系统等。这些系统测定足部压力的原理是让受试者站在有多点压力敏感器的平板上,或在平板上行走,通过扫描成像,传送给计算机,在屏幕上显示出颜色不同的脚印,如红色部分为主要受力区域,蓝色部分为非受力区域,以了解患者有无足部压力异常。此法还可用于步态分析,糖尿病足的步态分析可为足部压力异常的矫正提供依据。

　　(五)血管检查确定缺血性足病的程度与范围

　　踝动脉-肱动脉血压比值(ABI)是非常有价值的反映下肢血压与血管状态的指标,正常值 $0.9\sim1.3$;<0.9 为轻度缺血,$0.5\sim0.7$ 为中度缺血,<0.5 为重度缺血。重度缺血容易发生下肢(趾)坏疽。正常情况下,踝动脉收缩压稍高于或相等于肱动脉,如果踝动脉收缩压过高[高于 $29.3\ kPa(220\ mmHg)$ 或 ABI>1.3],应高度怀疑下肢动脉粥样硬化性闭塞。此时,应测定足趾血压。足趾动脉较少发生钙化,测定踝动脉或足趾动脉需要多普勒超声听诊器或特殊仪器(仅能测定收缩压)。如果用多普勒超声仍不能测得足趾收缩压,则可采用激光测定。多功能血管病变诊断仪检查包括趾压指数(TBI,即趾动脉压/踝动脉压比值)和踝压指数(ABI,即踝动脉压/肱动脉压比值)。评判标准:以 ABI 或 TBI 值为标准,<0.9 为轻度供血不足;$0.5\sim0.7$ 易出现间歇性跛行;$0.3\sim0.5$ 可产生静息性足痛;<0.3 提示肢端坏疽的可能性大。如果有足溃疡,这种溃疡在周围血供未得到改善之前不能愈合。

　　血管超声和造影检查均可用于了解下肢血管闭塞程度、部位和有无斑块,既可为决定截肢平面提供依据,又可为血管旁路手术做准备。糖尿病患者下肢动脉血管造影的特点是下肢动脉病变的患病率高和病变范围广。如果严重足坏疽患者行踝以下截肢手术后,创面持久不愈,应该采用血管减数造影,明确踝动脉以下血管是否完全闭塞。踝动脉以下血管闭塞者应从膝以下截肢。有的患者长期夜间下肢剧痛,其最常见的病因是动脉闭塞。

　　踝部血管网(内踝血管网、外踝血管网和足底深支吻合)是否开通及其开通血管的数目影响足溃疡的预后。畅坚等发现,当 3 组踝部血管网均参与侧支形成时,足溃疡引起的截肢率明显降低;较少的踝部血管网参与侧支循环是与糖尿病足截肢率和大截肢率相关密切的危险因素。

　　经皮氧分压(transcutaneous oxygen tension,$TcPO_2$)的测定方法为采用热敏感探头置于足背皮肤。正常人足背皮肤氧张力>$5.3\ kPa(40\ mmHg)$。$TcPO_2$<$4.0\ kPa(30\ mmHg)$ 提示周围血液供应不足,足部易发生溃疡或已有的溃疡难以愈合。$TcPO_2$<$2.7\ kPa(20\ mmHg)$ 者的足溃疡无愈合可能,需要进行血管外科手术以改善周围血供。如吸入 100% 氧气后,$TcPO_2$ 提高 $1.3\ kPa(10\ mmHg)$,说明溃疡的预后较好。

五、预防

　　糖尿病足的处理涉及糖尿病专科、骨科、血管外科、普通外科、放射科和感染科等多个专科,需要医师和护士的密切配合,在国外,还有专门的足病师。糖尿病足患者的相关知识教育十分重要,可降低患病率,预防严重并发症,避免截肢。糖尿病足防治中需要多学科合作、专业化处理和预防为主。糖尿病足部溃疡和截肢的预防开始于糖尿病确诊时,且应坚持始终。患者每年应检查1次,如有并发症,则应每季度检查1次。如有足部溃疡,应立即治疗使溃疡愈合。

(一)足部护理和定期检查是预防的关键措施

具体的足部保健措施有:①避免赤脚行走。②每天以温水洗脚和按摩,局部按摩不要用力揉搓。洗脚时,先用手试试水温,以免水温高而引起足的烫伤。洗脚后用毛巾将趾间擦干。足部用热水袋保暖时,切记用毛巾包好热水袋,不能使热水袋与患者皮肤直接接触。③修剪趾甲或厚茧、鸡眼时,避免剪切太深或涂擦腐蚀性强的膏药。④出现皮肤大疱和血疱时,不要用非无菌针头等随意刺破,应在无菌条件下处理。请专业人员修剪足底胼胝。⑤足部皮肤干燥时可涂搽少许油脂。⑥鞋跟不可过高,宜穿宽大(尤其是鞋头部)透气的软底鞋。有足病危险因素尤其是有足底压力异常者应着特制的糖尿病鞋,使足底压力分布科学合理,避免局部高压,降低足溃疡的发生。避免异物进入鞋内。

(二)矫正足压力异常和增加足底接触面积有良好预防效果

尽量减少局部受压点的压力和局部的机械应力,避免发生局部压力性溃疡。

六、治疗

糖尿病足溃疡不愈主要与神经血管病变和早期处理不当有关,患者的感染、截肢和死亡概率明显增加。糖尿病足的治疗包括基础治疗和局部治疗。基础治疗包括控制血糖和血压、纠正血脂异常和营养不良及戒烟等。局部治疗包括抗感染、改善下肢供血、局部减压和促进创面愈合,严重足病需要进行外科手术治疗,甚至截肢。

(一)控制代谢紊乱是足病处理的基础治疗

糖尿病治疗的基本原则和方法与一般糖尿病相同,但是需要注意的是足部严重感染时,患者的能量消耗大,所以饮食治疗在一段时期内可以适当放宽。应用胰岛素使血糖控制在正常或接近正常范围内。由于患者往往合并有多种糖尿病慢性并发症,如自主神经病、肾病和心血管疾病,特别需要注意在血糖监测的基础上调整胰岛素剂量,注意教育和管理患者的饮食,避免低血糖症。营养不良如低蛋白血症、贫血和低脂血症常见于严重足病的患者,是足溃疡乃至截肢的重要因素,因此应加强支持治疗,必要时输注血浆、清蛋白或复方氨基酸液。营养不良和低蛋白血症所致水肿的治疗主要是纠正营养不良状态,必要时采用利尿剂治疗。

高血压和血脂异常的治疗原则与一般糖尿病相似。但是,严重足病患者往往因营养不良而合并有低脂血症。

(二)神经性溃疡处理的关键是减轻局部压力

90%的神经性溃疡可以通过保守治疗而愈合。处理的关键是减轻局部压力,如特殊的矫形鞋或全接触石膏托(TCC)。处理胼胝可以减轻局部压力和改善血液循环,是促使神经性溃疡愈合的有效手段。糖尿病患者的胼胝处理需要专业化,如果胼胝中间有溃疡,应该将溃疡周围的胼胝予以剔除,因为局部隆起的过度角化组织不利于溃疡愈合。

(三)多种措施改善下肢血液供应

一般用扩张血管、活血化瘀、抗血小板和抗凝等药物改善微循环功能:①口服 PGE_1 制剂的临床疗效确切。脂微球包裹的前列腺素 E_1(PGE_1)制剂:具有作用时间长和靶向性好的优势,可扩张血管,改善循环功能。一般以 10~20 μg 加入生理盐水 250~500 mL 中静脉滴注,1 次/天,2~4 周为 1 个疗程。②西洛他唑和沙格雷酯:治疗轻中度的下肢动脉病变均有一定的疗效。③低分子右旋糖苷:250~500 mL 静脉滴注,1 次/天。④山莨菪碱(654-2):使小静脉舒张,减少毛细血管阻力,增强微血管自律运动,加快血流速度;减轻红细胞聚集,降低血液黏滞度,减少微小血栓的形成,同时还降低微血管的通透性,减少渗出。但该药可诱发尿潴留及青光眼,应用时应注意观察。由于新近已经有多种疗效较为确切和不良反应小的抗血小板和扩血管药物,山莨菪碱制剂临床上已经很少应用。

介入治疗已经广泛地应用于治疗下肢动脉闭塞症。膝以下的动脉闭塞一般可采用深部球囊扩张术。膝以上的局限性动脉狭窄可采用支架植入治疗。尽管部分患者在接受介入治疗后有发生再狭窄的可能,但不妨碍血管介入治疗糖尿病合并下肢动脉闭塞症,因为介入治疗后的血管开通和下肢循环的改善可促使足溃疡愈合和避免截肢。手术后患肢可形成侧支循环,从而避免下肢的再次截肢。但是,10%~15%的患者治疗效果不理想,仍然需要截肢。截肢手术后要给予康复治疗,帮助患者尽快利用假肢恢复行走。由于一侧截肢后,另一侧发生溃疡或坏疽的可能性增加,因而必须对患者加强有关足保护的教育和预防。

一些研究认为,自体骨髓或外周血干细胞移植能促进缺血下肢的新生血管生成,适用于内科疗效不佳、下肢远端动脉流出道差而无法进行下肢搭桥的患者及年老体弱或伴发其他疾病不能接受手术的患者,这种方法操作简单,无明显不良反应,具有良好的应用前景。根据中华医学会糖尿病学分会的立场声明,干细胞移植治疗糖尿病等下肢动脉缺血性病变的安全性和有效性需要更有力的循证医学证据来验证和支持,目前尚未将干细胞移植治疗作为糖尿病下肢血管病变的常规治疗。

(四)根据病情处理糖尿病足溃疡

根据溃疡的深度、面积大小、渗出物多少及是否合并感染来决定换药的次数和局部用药。如神经-缺血性溃疡通常没有大量渗出物,因此不能选用吸收性很强的敷料;如合并感染而渗出较多时,敷料选择错误可以使创面泡软,病情恶化,引起严重后果。一般可以应用负压吸引治疗(VAC)清除渗液。或者应用具有强吸收力的藻酸盐敷料。为了保持伤口湿润,可选择水凝胶敷料处理干燥的伤口,逐步清创。尽量不要选择棉纱敷料,否则会引起伤口干燥和换药时疼痛。合并感染的伤口应该选择银离子敷料。

1.伤口床一般处理

在溃疡的治疗中起重要作用。治疗原则是将慢性伤口转变为急性伤口。利用刀和剪等手术器械清除坏死组织是正确治疗的第一步。缺血性溃疡和大面积溃疡需要逐步清除坏死组织。缺血性溃疡伤口干燥,需要用水凝胶湿润,蚕食清创。需要在充分的支持治疗下进行彻底清创。坏死的韧带和脂肪需要清除,骨髓炎时需要通过外科手术清除感染骨。无感染和肉芽组织生长良好的大面积溃疡可以进行皮瓣移植治疗。

当发生严重软组织感染,尤其是危及生命的感染时,清创、引流和控制感染是第一位的。在清除感染组织后应解决局部供血问题。如果清创面积大,而解决局部缺血不及时有力,有可能造成大面积组织坏死甚至坏疽,此时必须根据下肢血管造影结果尽早决定截肢平面。经典的足溃疡感染征象是局部红肿热痛、大量渗出、皮肤色泽变化和溃疡持久不愈合。糖尿病患者由于存在血管神经并发症,感染的临床表现可能不明显。

处理溃疡时,局部应用生理盐水清洁是正确的方法,避免用其他消毒药物,如雷氟诺尔等。

厌氧菌感染可以局部使用过氧化氢溶液,然后用生理盐水清洗。局部庆大霉素等抗生素治疗和654-2治疗缺乏有效的循证医学根据。严重葡萄球菌感染时,可以局部短期用碘伏直至出现肉芽组织生长。

2.抗感染治疗

合并有严重感染、威胁肢体和生命的感染,即有骨髓炎和深部脓肿者,常需住院治疗。在血糖监测的基础上胰岛素强化治疗。可采用三联抗生素治疗,如静脉用第二和第三代头孢菌素、喹诺酮类抗菌药和克林霉素等。待细菌培养结果出来后,再根据药物敏感试验选用合适的抗生素。表浅的感染可采取口服广谱抗生素,如头孢霉素加克林达霉素。不应单独使用头孢霉素或喹诺酮类药物,因为这些药物的抗菌谱并不包括厌氧菌和一些其他革兰氏阳性细菌。深部感染治疗应首先静脉给药,以后再口服维持用药数周(最长达12周)。深部感染可能需要外科引流,包括切除感染的骨组织和截肢。在治疗效果不满意时,需要重新评估溃疡情况,包括感染的深度、微生物的种类、药物敏感和下肢血液供应情况,以及时调整治疗措施。

国际糖尿病足工作组推荐的静脉联合应用抗生素治疗的方案为:①氨苄西林/头孢哌酮(舒巴坦);②替卡西林/克拉维酸;③阿莫西林/克拉维酸;④克林霉素加一种喹诺酮;⑤克林霉素和第二代或第三代头孢类抗生素;⑥甲硝唑加一种喹诺酮。多重耐药增加和耐甲氧西林的金黄色葡萄球菌(MRSA)的增加意味着需要选择新的抗生素。

3.辅助药物和其他措施

难以治愈的足溃疡可采用生物制剂或生长因子类物质治疗。Dermagraft含有表皮生长因子、胰岛素样生长因子、角化细胞生长因子、血小板衍生生长因子、血管内皮生长因子、α-转运生长因子和β-转运生长因子,以及基质蛋白如胶原1和胶原2、纤维连接素和其他皮肤成分,是一种人皮肤替代品,可用以治疗神经性足溃疡,促进溃疡愈合,改善患者的生活质量。愈合困难的足溃疡宜采用自体血提取的富含血小板凝胶治疗。这种凝胶不仅具有加速止血和封闭创面的特点,而且含有丰富的生长因子,能加速创面愈合。

2011年,国际糖尿病工作组公布新版糖尿病足溃疡感染诊治指南,专家小组复习了7 517篇文献,其中25篇属于随机对照研究,4篇为队列研究。专家组的结论是,已经报道的多种治疗方法如创面用抗生素、新型敷料、高压氧、负压吸引、创面用生物合成材料(包括血小板和干细胞在内的细胞材料),以及激光、电磁和微波等措施,只有负压吸引技术有足够的循证医学证据证明其有效性,高压氧治疗也有统计学意义的治疗效果。其他措施均缺乏循证依据。

高压氧治疗有利于改善缺氧状况,当下肢血管闭塞时,氧合作用指数下降,血乳酸升高,且代偿性血管舒张等加重水肿。此时若在3个绝对大气压下吸入100%氧气可提高组织氧含量,降低血乳酸。高压氧适用于Wagner分级中3、4级或较严重、不易愈合的2级溃疡,但高压氧治疗的长期效果不明。对于非厌氧菌的严重感染患者,尤其是合并肺部感染者不宜用高压氧治疗。用带有真空装置的创面负压治疗有较好疗效,并对创面负压治疗的适应证、方法和评估作出了详细规定。

(五)严重糖尿病足需要外科处理

1.严重足趾-跖趾关节感染

严重足趾-跖趾关节感染一般需要进行半掌或其他方式截肢。截肢前需要进行下肢血管造影检查,以了解血管病变水平。年轻患者的截肢位置应尽可能低,尽可能保留肢体功能。而老年患者的重点是保存生命,保证截肢创面的一期愈合。截肢手术后要给予康复治疗。老年糖尿病足患者合并多种疾病,发生急性下肢动脉栓塞的风险高,需要及时给予溶栓治疗。

当糖尿病足感染或坏疽影响到足中部和后跟,必须在截肢或保守治疗中进行选择。Caravaggi等报道,采取夏科关节手术(跗中切断术),经过1次或2次手术后取得了良好效果。该种手术可以避免足病变患者大截肢。如果患者的病变严重,应该行重建手术,如血管置换、血管成形或血管旁路术。但糖尿病患者下肢血管重建(特别是血管成形)术有争议。坏疽患者在休息时有疼痛及广泛的病变不能手术者要给予截肢。截肢前应行血管造影,以决定截肢水平。重建术包括受损关节的复位及融合术,但不能用于有坏疽或感染未控制者。术后约需5个月的时间达到固定,此期间患肢避免负重,术后加强一般治疗和支持治疗。全层皮肤缺损较大的溃疡可考虑皮肤移植,但要求伤口无坏死组织及感染,无暴露的肌腱、骨或关节,无不可清除的瘘或窦道。

2.难治性溃疡

难治性溃疡可以采用外科手术治疗。手术的目的是减少足部畸形,改善足的外观,减轻疼痛,改善血循环,减少溃疡形成,避免或减少截肢范围,尽量保留功能。趾伸肌腱延长术主要适用于跖趾关节过伸畸形或背侧脱位者。屈肌腱移位术主要适用于可屈性锤状趾畸形矫正。趾间关节成形术主要适用于固定性锤状趾畸形伴趾背或趾尖胼胝形成的治疗。跖骨头截骨短缩跖趾关节成形术主要适用于固定性锤状趾畸形伴跖趾关节脱位、跖底胼胝或溃疡的治疗。但是,这种治疗有严重的局部并发症。有学者认为,如果足跟溃疡能被避免,肌腱延长手术是治疗糖尿病前足和第1足趾处神经性溃疡的可选择方法。坏疽患者在休息时有疼痛及广泛的病变不能手术者,要给予有效的截肢。

3.神经压迫

感觉运动性周围神经病变患者常合并有神经压迫,下肢神经手术减压可降低高危糖尿病足和深部窦道的发生率。

4.夏科关节病

夏科关节病的治疗主要是长期制动。患者可以用矫形器具,鞋子内用特殊的垫子。如足底反复发生溃疡,可以给予多种适用于神经性糖尿病足溃疡和夏科关节的关节石膏支具,以减轻局部压力,同时又可在支具上开窗,使溃疡面暴露易于换药。支具不但可以使病变关节制动,还可以改变和纠正神经病变所致的足部压力异常。外科手术治疗夏科关节病是治疗的重要手段。手术方式包括切除踝骨和踝关节的残余物、松弛软组织、足的重排列和固定。6周后除去手术处理的固定物,再用石膏支具6周。3个月后,以矫正器替代石膏支具并让患者穿特制的鞋。

5.血管严重缺血

血管严重缺血治疗主要有经皮腔气囊血管成形术(PTA)和分流术(BGP)两种。前者是用带扩张球的导管逆行插入病变的血管以成形血管。当管腔完全闭塞或狭窄长度>10 cm,严重肝肾功能障碍时禁用该方法。BGP是用血管重建的方法恢复肢体灌注指数,多采用逆向隐静脉分流术,流入动脉多为周围动脉,流出动脉为足背动脉,适用于丧失行走能力的患者及不愈合的溃疡或坏疽。禁忌证为严重末端肢体缺血、器质性脑病长期卧床和膝部严重屈曲挛缩等。对于不稳定型心绞痛或充血性心力衰竭和急性肾功能不全的患者,应待病情稳定后再进行手术。总体上,糖尿病患者的下肢动脉闭塞性病变往往是多节段和远端病变更重,膝以下的动脉狭窄一般采取深部球囊扩张治疗。

6.钙化性小动脉病

钙化性小动脉病(calcific arteriolopathy,CAP)又称钙化性尿毒症性小动脉病(CUA),是动脉钙化的严重并发症。糖尿病是引起动脉钙化和CAP的常见原因,如果体格检查时发现局部组织缺血、淤血、血管扩张、小动脉钙化结节形成、四肢近端皮肤溃疡和组织坏死等,应想到CAP可能,并采用合适的影像检查予以证实。

(卓　巍)

第十节　糖尿病合并感染

糖尿病患者免疫功能低下,易发生感染,其发生率为 $35\%\sim90\%$,糖尿病合并感染多较严重,不易控制,而且感染还往往加剧糖尿病的糖、脂肪和蛋白质等的代谢紊乱,易诱发高血糖危象,如酮症酸中毒(DKA)和非酮症高渗性昏迷,严重降低糖尿病患者的生活质量和生存。据统计,住院的糖尿病酮症酸中毒患者中,77% 是感染所致。有学者报道,在糖尿病患者死因中,感染占第3位。

一、病因与病原菌

(一)糖尿病易并发各类感染

T1DM 的病因主要与自身免疫有关,发生糖尿病后又伴有免疫功能紊乱。易并发疖和痈等化脓性感染,常反复发生,愈合能力差,有时可引起败血症和脓毒血症。

糖尿病患者机体免疫功能降低表现在:①皮肤的完整性是机体抵御细菌侵犯的第一道防线。由于糖尿病的血管病变及周围神经病变的广泛存在,使皮肤易损和易裂,成为细菌侵入的缝隙。自主神经病变致膀胱肌无力和尿潴留,血、尿糖增高,有利于泌尿道的细菌繁殖。②高浓度血糖有利于细菌的生长繁殖,且可抑制白细胞(包括多形核白细胞、单核细胞和巨噬细胞)的趋化性、移动性、黏附能力、吞噬能力及杀菌能力。此外,糖尿病易并发大、中血管病变,血流缓慢和血液供应减少时,可妨碍白细胞的动员和移动。所有这些都将降低糖尿病患者细胞免疫功能抵御感染的能力。③糖尿病伴营养不良与低蛋白血症时,免疫球蛋白、抗体及补体生成明显减少。对沙门菌、大肠埃希菌和金黄色葡萄球菌的凝集素显著减少。④糖尿病患者常伴有失水,失水有利于细胞的生长繁殖。⑤由于血管硬化,血流减少,组织缺血和缺氧,有利于厌氧菌的生长。

(二)感染部位有助于估计病原菌的种类与性质

糖尿病并发感染以泌尿系统感染最常见(43.4%),其次为肺结核(17%)、肺炎(9%)、糖尿病性坏疽(9%)、胆囊炎(5.4%)、蜂窝织炎(4.5%)、带状疱疹(4.5%)、败血症(2.7%)、中耳炎(1.8%)及其他各种感染(2.7%)。

泌尿系统和肺部感染的病原菌主要是肺炎链球菌、金黄色葡萄球菌、流感嗜血杆菌、克雷伯杆菌、军团菌、大肠埃希菌、肠杆菌属、假单胞菌属和厌氧菌,有时可为病毒感染或支原体等其他病原体所致。糖尿病结核杆菌感染的特点是结核杆菌易出现高度耐药。胆囊胆道感染的病原菌主要是厌氧菌中的梭状芽孢杆菌,其次为大肠埃希菌。毛囊和皮脂腺的急性化脓性感染由金黄色葡萄球菌引起。

二、临床表现

(一)糖尿病并发寻常感染

1.泌尿系统感染

糖尿病易并发泌尿系统感染,其中女性更常见,约为男性的 8 倍,而糖尿病妇女又比非糖尿病妇女高2~3 倍。其原因主要与糖尿病患者尿中葡萄糖较多,有利于细菌生长,同时与女性泌尿生殖道的解剖生理特点及妊娠、导尿等诱发感染的机会较多有关。老年糖尿病患者若并发自主神经病变,常发生尿潴留,促进泌尿系统感染的发生,住院时间延长,死亡率增加。女性糖尿病患者中,60%～80%有泌尿系统感染。血糖得到长期满意控制的糖尿病患者,其泌尿系统感染的发生率显著降低。糖尿病患者并发的泌尿系统感染以肾盂肾炎和膀胱炎最常见,易发展成败血症。偶可并发急性肾乳头坏死或气肿性肾盂肾炎,10%～20%的泌尿系统感染表现为无症状性菌尿。泌尿系统感染的细菌以革兰氏阴性菌为主,其中以大肠埃希菌最常见,其次是副大肠埃希菌、克雷伯杆菌、变形杆菌、产气杆菌和铜绿假单胞菌。革兰氏阳性菌较少见,主要是粪链球菌和葡萄球菌。真菌感染也可见到。当糖尿病患者尿细菌培养菌落计数≥10^5/mL,而无临床症状时,即可诊断为无症状性菌尿,这是糖尿病患者最常见的尿路感染形式。Vejlsgaard 等提出,血管病变的存在是引起无症状性菌尿的最重要因素。

肾盂肾炎患者可有尿频、尿急、尿痛、排尿不适和烧灼样疼痛等。若为下尿路感染(膀胱炎),多数无发热和腰痛等中毒症状。患者出现发热、寒战、头痛、恶心和呕吐等全身中毒症状及肾区叩痛(尿常规可发现管型),则考虑为肾盂肾炎。尿常规检查可发现尿液混浊,管型尿,尿蛋白微量,约半数患者可有镜下血尿,较有诊断意义的是白细胞尿,镜检白细胞>5 个/HP 则有意义。用血细胞计数盘检查,如≥10 个/mL 为脓尿,其特异性和敏感性约为 75%。尿白细胞排泄率是较尿沉渣涂片检查更为准确的检测方法,阳性率可达 88.1%。正常人白细胞<20 万/小时。白细胞>30 万/小时为阳性;介于 20 万/小时～30 万/小时者为可疑。尿细菌培养和菌落计数对确定是否为真性菌尿有鉴别意义。尿菌落计数的标准:尿菌落计数≥10^5/mL 为阳性;<10^4/mL 为污染;在 10^4～10^5/mL 时,应结合临床确定其意义或重复检查。

由于尿细菌培养的结果与尿标本收集的方法有密切关系,故必须严格按照无菌操作规程留取中段尿标本,尽量争取在应用抗生素之前或停药后 5 天以上留尿标本。以清晨第 1 次尿或在膀胱内停留 6~8 小时以上的尿为宜。但许多患者因尿频和尿急明显,不能收集到膀胱内停留 6 小时以上的尿作细菌培养。因此,有人认为对有明显尿频、排尿不适伴白细胞尿的女性患者,如尿菌落计数在 10^2～10^4/mL,则可拟诊为尿路感染。B 超和 X 线检查有助于发现泌尿系统的器质性病变(如结石和畸形等)。静脉肾盂造影、尿浓缩稀释试验、血肌酐和血尿素氮的测定有助于了解肾功能状况。反复发作肾盂肾炎,最终可致肾衰竭。

女性糖尿病患者易并发真菌性阴道炎。有些老年女性糖尿病患者常以外阴瘙痒为首发症状就诊。皮肤真菌感染也常见,如脚癣和体癣。某些糖尿病酮症酸中毒患者可并发罕见的鼻脑毛真菌病。死亡率极高。致病菌为毛真菌、根真菌及犁头真菌属。病菌先由鼻部开始,发生化脓性炎症,以后迅速扩展至眼眶及中枢神经系统。患者可出现黑色坏死性鼻甲伴鼻周围肿胀,单侧眼肌瘫痪或失明及发热、头痛和谵妄等脑膜脑炎等症状。若有单侧眼球突出、球结膜水肿及视网膜静脉充血,则可能出现海绵窦血栓形成。早期诊断有赖于鼻黏膜刮除物涂片、培养或活组织检查,如见形态不规则、分支的无中隔厚壁菌丝即可明确判断。其发病机制可能与酸中毒及高血糖状态有利于该类真菌的生长有关。在酸中毒时,与转铁蛋白结合的铁离子解离,使血清铁浓度增加,促使真菌的生长。

2.呼吸道感染

患者最常表现为上呼吸道感染和肺炎,可表现为咳嗽、咳痰、胸痛、呼吸困难、畏寒和发热,部分患者无典型临床表现。常见致病菌为肺炎链球菌、金黄色葡萄球菌、流感嗜血杆菌、克雷伯杆菌、军团菌、大肠埃希菌、肠杆菌属、假单胞菌属和厌氧菌,有时可为病毒感染或支原体等其他病原体所致。体格检查可发现咽喉部充血,扁桃体肿大,呼吸音增粗及干湿啰音,甚至可出现胸腔积液体征。痰革兰氏染色、细菌培养、胸片和血常规检查有助于诊断和鉴别诊断,痰培养加药敏试验有助于指导用药。分枝杆菌感染在糖尿病患者也易发生。

3.结核感染

结核感染以糖尿病合并肺结核多见,发病率明显高于非糖尿病患者群,肺结核病变多呈渗出性或干酪样坏死,易形成空洞,病变的扩展与播散较快。

糖尿病易伴发结核感染的原因可能:①糖尿病患者常有糖、蛋白质和脂肪代谢紊乱,造成营养不良,易感染结核菌,使病情恶化;②当血糖升高及组织内糖含量增高时,形成的酸性环境减弱了组织抵抗力,使抗体形成减少,免疫功能下降,均有利于细菌繁殖生长;③糖尿病患者维生素 A 缺乏,使呼吸道黏膜上皮的感染抵抗力下降,易致结核菌感染。糖尿病患者伴发肺结核的机会较正常人高 3～5 倍。有学者曾对 256 例住院肺结核患者进行糖耐量检查,发现 41% 患者糖耐量降低(包括糖尿病)。糖尿病患者伴肺结核病的症状表现各异,并发肺结核的特点是结核中毒症状少,多数患者无发热、咯血及盗汗,也很少有咳痰。当应用胰岛素改善代谢及其他相应治疗后,可出现结核中毒症状。糖尿病患者结核病临床症状不仅取决于糖尿病病情程度,也取决于机体的代偿情况。代偿良好的糖尿病患者,肺结核的临床、X 线表现和治疗效果与一般肺结核患者无区别,多表现为局限性病变。代偿不良的老年糖尿病患者患肺结核时,以慢性纤维空洞型肺结核相对较多,病变性质以增殖和干酪样改变为主。青年患者多以渗出性和坏死性等混合性病变为主,病灶扩展和播散较快,并以下叶病灶多见。由于患者机体免疫力下降,结核菌素试验可呈假阴性,若不及时进行 X 线检查和痰液结核菌检查,极易漏诊,在老年患者中尤应注意,必要时可行诊断性抗结核治疗。

结素是结核菌的代谢产物,从长出结核菌的液体培养基提炼而成,主要成分为结核蛋白,目前国内均采用国产结素纯蛋白衍生物(purified protein derivative,PPD)。我国推广的试验方法是国际通用的皮内注射法(Mantoux 法)。将 PPD 5 U(0.1 mL)注入左前臂内侧上中 1/3 交界处皮内,使局部形成皮丘。48～96 小时(一般为 72 小时)观察局部硬结大小,判断标准为:硬结直径<5 mm阴性反应,5～9 mm 一般阳性反应,10～19 mm 中度阳性反应,≥20 mm 或不足 20 mm但有水疱或坏死为强阳性反应。美国则根据不同年龄、免疫状态、本土居民还是移民(来自何地)等对 TST 判断有不同标准。结素试验的主要用途:①社区结核菌感染的流行病学调查或接触者的随访;②监测阳转者,适用于儿童和易感高危对象;③协助诊断。目前所用结素(抗原)并非高度特异。许多因素可以影响反应结果,如急性病毒感染或疫苗注射、免疫抑制性疾病或药物、营养不良、结节病、肿瘤、其他难治性感染和老年人迟发变态反应衰退者可以出现假阴性。尚有少数患者已证明活动性结核病,并无前述因素影响,但结素反应阴性,即"无反应性"(anergy)。尽管结素试验在理论和解释上尚存在困惑,但在流行病学和临床上仍是有用的。阳性反应表示感染,在 3 岁以下婴幼儿按活动性结核病论;成人强阳性反应提示活动性结核病可

能,应进一步检查;阴性反应特别是较高浓度试验仍阴性则可排除结核病;菌阴肺结核诊断除典型 X 线征象外,必须辅以结素阳性以佐证。

4.胆囊-胆道感染

急性气肿性胆囊炎多见于糖尿病患者,病情较重,致病菌以梭形芽孢杆菌最常见,大肠埃希菌和链球菌次之。糖尿病易并发胆囊炎和胆囊结石,其原因可能与糖尿病脂代谢紊乱、自主神经病变、胆囊舒缩功能障碍和胆汁排泄障碍有关。胆囊结石又易并发胆源性胰腺炎,加重糖尿病。糖尿病易并发气肿性胆囊炎,病原菌为厌氧菌中的梭状芽孢杆菌,其次为大肠埃希菌。除有普通胆囊炎症状外,其特点:①腹膜炎症状通常缺如;②腹部触诊可触到捻发感,腹部 CT 或 B 超发现胆囊、胆囊腔壁或胆周间隙存在气体。其发病机制可能与糖尿病血管病变有关。

5.牙周炎

糖尿病患者牙周病的发生率也较非糖尿病患者群高,且病情严重,可能与牙周组织的微血管病变等有关。Iughetti 等报道 T1DM 儿童口腔唾液 pH 及缓冲碱较健康儿童低,而糖含量、过氧化物酶、IgA、Mg^{2+} 和 Ca^{2+} 浓度较健康儿童高。因此,患儿要特别注意口腔卫生。血糖控制良好的患者,龋齿比正常人低。牙周病常在青春期开始,表现为轻微牙龈出血和牙龈萎缩,可以表现为严重的牙周炎,尤其是血糖控制不佳者,其微血管病变、免疫抑制、菌群失调和胶原代谢异常是导致糖尿病牙周病的主要原因。牙龈炎的常见致病菌为革兰氏阴性菌和厌氧菌。控制不良的糖尿病患者可发生化脓性牙周炎、牙齿松动和牙周流脓,甚至牙周膜和牙槽骨被吸收。

6.皮肤黏膜感染

疖是单个毛囊及其所属皮脂腺的急性化脓性感染,常发生于毛囊和皮脂腺丰富的部位,如头、面、颈和背等处。痈则为多个相邻的毛囊及其所属附件的急性化脓性感染。另外,糖尿病易发生急性蜂窝织炎、指头炎、甲沟炎或皮肤黏膜脓肿。

丹毒多为 β-溶血性链球菌所致的皮肤及其网状淋巴管的急性炎症,好发部位为下肢及面部。起病急,常有畏寒、发热及头痛等全身症状,局部呈片状红疹,边界清楚,颜色鲜红,中心稍淡,略显隆起,红肿区有时可出现水疱,局部有烧灼样疼痛,手指轻压可使红色消退,但在解除压迫后即很快恢复。急性蜂窝织炎是皮下、筋膜下、肌间隙或深部蜂窝组织的一种弥漫性化脓感染,其特点是病变不易局限,扩散迅速,与正常组织无明显界限。致病菌主要是溶血性链球菌,其次为金黄色葡萄球菌。由于链激酶和透明质酸酶的作用,病变迅速扩展,脓液稀薄,呈血性,有时能引起败血症。葡萄球菌引起者则较易局限为脓肿,脓液稠厚。化脓性指头炎、甲沟炎和皮肤脓肿则较易诊断。有些患者在发生皮肤感染前常无糖尿病病史,而以皮肤感染为首发症状就诊,如对本病无认识,则极易漏诊糖尿病,甚至造成误治,加重病情。

7.术后感染

糖尿病患者的任何部位手术均增加感染机会,术后的伤口感染率较正常人群高 5~10 倍,而且感染的严重程度重,预后差。

(二)糖尿病并发特异性感染和严重感染

1.血培养阴性感染性心内膜炎及苛养微生物感染

血培养结果出来之前不恰当地使用抗生素是血培养阴性感染性心内膜炎的最常见原因。另一种常见病因是苛养菌——考克斯体、巴尔通体、HACEK 组菌群(嗜血杆菌)、伴放线菌放线杆菌、人心杆菌、啮蚀埃肯菌、金格杆菌或真菌(如念珠菌或曲霉菌等),检验需要特殊的培养技术或培养方式。在人工瓣膜、人工管道、留置输液管道或起搏器上,或在宿主免疫功能低下和肾衰竭时,苛养微生物尤为常见。其中许多微生物的治疗很棘手。

抗生素治疗前,应获得血培养结果,以确定病原微生物。血培养阴性感染性心内膜炎的常见原因是在抽取血培养标本前应用了抗生素。

2.气肿性膀胱炎

气肿性膀胱炎是一种罕见的膀胱感染,膀胱黏膜与肌层出现含气小泡,气肿由膀胱壁内细菌发酵产生,大部分患者出现肉眼血尿,偶尔还可伴有气肿性肌炎。常见于女性,尤其是并发自主神经病变者,常因反复发作而转为慢性。

3.气肿性肾盂肾炎

气肿性肾盂肾炎的典型表现为寒战高热、肾绞痛、血尿和肾乳头坏死组织碎片从尿中排出,常并发急性肾衰竭,病死率高;亚临床型肾乳头坏死常在影像检查时发现,可使肾实质全部破坏,死亡率高达33%。该病可通过CT扫描确定诊断。CT扫描的特征为:肾外形增大,肾实质多处破坏,肾内及肾周弥漫性气体与低密度软组织影合并存在,肾周及肾筋膜增厚。患者肾功能明显减退或消失。有学者统计分析了48例,其中10例(22%)患者还出现泌尿道阻塞。大肠埃希菌(69%)和克雷伯杆菌(29%)是主要致病菌。单用抗生素治疗者死亡率为40%,经皮导管引流加抗生素治疗的成功率为66%。14例患者中有8例因用经皮导管引流不成功而被迫行肾切除,7例患者存活。48例患者中,总死亡率是18.8%(9例死亡)。肾切除标本活检(大部分)发现有广泛性肾损害,主要包括阻塞、栓塞、肾动脉硬化和肾小球硬化等。

50%~60%的急性肾乳头坏死由糖尿病引起,糖尿病患者尤其是发生糖尿病昏迷、伴低血压或休克者,肾髓质血流量减少,导致缺血性坏死。肾乳头坏死主要分为髓质型和乳头型,常累及双侧肾脏。临床表现取决于坏死累及的部位、受累的乳头数目及坏死发展的速度。临床表现除有明显的泌尿系统感染症状外,大多数患者有严重感染的全身中毒症状,如寒战、高热、乏力和衰竭等,还可有败血症表现及进行性加重的氮质血症。常有肉眼血尿,尿中有肾乳头碎片,坏死的肾乳头组织脱落可引起肾绞痛。如双肾发生广泛性急性肾乳头坏死,可出现急性肾衰竭。抗生素治疗效果差。

4.毛霉菌感染

毛霉菌感染的发病率增加可能与广泛使用抗霉菌药物预防感染有关。主要的发病对象是糖尿病和免疫缺损患者,累及的部位主要是肺部、皮肤和消化道、鼻和脑。或以弥散性毛霉菌病形式出现,是糖尿病合并真菌感染的最严重类型。毛霉菌容易侵犯血管,引起血管栓塞,继而导致大块组织感染坏死。鼻-脑型毛霉菌病可并发酮症酸中毒,其病情严重,病死率高。感染常首发于鼻甲和鼻副窦,导致严重的蜂窝织炎和组织坏死;炎症可由筛窦扩展至眼球后及中枢神经,引起剧烈头痛、鼻出血、流泪和突眼等症状,或导致脑血管及海绵窦血栓形成。鼻腔分泌物呈黑色、带血,鼻甲和中隔可坏死甚至穿孔。皮肤和软组织的毛霉菌感染可采用高压氧治疗。

5.丙型肝炎

糖尿病容易并发丙型肝炎,可能与肝脏的糖代谢异常和免疫力降低有关,丙型肝炎的特点是慢性肝病伴有脂肪肝、胰岛素抵抗和T2DM,肝细胞癌的风险增高。

6.恶性中耳炎

恶性中耳炎主要发生于糖尿病患者,在其他人群中罕见。患者年龄较大,90%发生于35岁以上的糖尿病患者。患者诉持续性耳痛,并有分泌物流出,常无发热和白细胞计数升高。约半数患者有面瘫,若感染扩展至深部组织,可侵犯腮腺、乳突、下颌关节及脑神经,可引起其他脑神经瘫痪。其常见致病菌为铜绿假单胞菌。发病机制可能与局部的微血管病变,致血液供应减少有关。游泳和戴助听器常是诱因。病死率50％以上,故称之为"恶性"。及早诊断很重要。抗生素和手术清创是主要的治疗措施。

7.肠球菌脑膜炎

肠球菌脑膜炎患者常缺乏脑膜炎的典型症状,有发热,诊断依据是脑脊液检查及细菌培养。

8.化脓性汗腺炎和红癣

化脓性汗腺炎和红癣是大汗腺的慢性化脓性感染伴瘢痕形成,好发于腋窝和肛周。红癣系微小棒状杆菌引起的皮肤感染,表现为境界清楚的红褐色皮肤斑,广泛分布于躯干和四肢。

9.龟头包皮炎和巴氏腺炎

龟头包皮炎多为白色念珠菌感染,好发于包皮过长者。真菌性阴道炎和巴氏腺炎是女性患者的常见并发症,多为白色念珠菌感染,血糖控制不佳时易反复发生,突出的表现是外阴瘙痒和白带过多,并可能成为糖尿病的首发症状。

10.坏死性筋膜炎

坏死性筋膜炎的致病菌主要是酿脓链球菌、副溶血弧菌或多种化脓菌的混合感染,死亡率30％以上,死亡的原因为心衰。

11.幽门螺杆菌感染

幽门螺杆菌通常只感染胃十二指肠,但近年发现,幽门螺杆菌感染还有胃肠外组织受累的表现,或者说甚至可感染胃肠外组织,幽门螺杆菌感染与糖尿病的关系未明,但糖尿病患者的幽门螺杆菌根除率明显降低,复发率高。

三、预防与治疗

(一)局部卫生和避免皮肤黏膜损伤是预防感染的有效措施

如无特殊禁忌,应鼓励患者多运动,增强机体抵抗力。保持皮肤、口腔和会阴部清洁卫生。避免皮肤损伤。重视糖尿病足的护理,防止外伤及褥疮的发生。老年患者或伴有维生素D不足的患者应适当补充,提高机体抵抗力。

(二)多饮水并避免使用器械是预防泌尿系统感染的有效方法

对于泌尿道易感染患者,应鼓励患者多饮水,多排尿(可每2～3小时排尿1次)以冲洗膀胱和尿路,避免细菌在尿路中停留和繁殖。尽量避免使用尿路器械,对于糖尿病神经源性膀胱者必须导尿时,应严格消毒,闭式引流,定期冲洗,尽早撤除导尿管。拔管后作尿细菌培养,以便及时发现泌尿系统感染。在必须持续留置导尿管时,在插导尿管的同时给予抗生素药物,可延缓泌尿系统感染的发生。但3天以后虽继续用抗生素,亦无预防作用,应定期作尿细菌检查,以便及时发现泌尿系统感染。

(三)纠正代谢紊乱是预防感染的基本措施

糖尿病患者易感染。预防感染的基本措施是控制血糖,纠正代谢紊乱和加强支持治疗。平时应积极控制高血糖状态和/或酮血症,病情较重时应选用胰岛素治疗,并根据病情随时调整胰岛素用量。纠正水电解质平衡紊乱及营养不良状态,必要时可输入血浆和清蛋白加强支持治疗。

(四)局部感染灶处理

皮肤和口腔黏膜感染应及时清创和换药,切开引流,切不可盲目挤压,以免引起感染扩散。恶性外耳道炎应尽早施行外耳道的冲洗和引流术,选用强有力的抗生素,必要时行扩创术。胆道感染并胆结石对反复发作者应选择外科手术切除,尤其对于气肿性胞囊炎应选择早期胆囊切除(诊断明确后 48 小时内),以免发生胆囊坏死或穿孔。鼻脑毛真菌病除积极应用抗真菌药两性霉素 B 以外,应及早切除坏死组织。两性霉素 B 推荐剂量一般为每天 1 mg/kg,重者每天 1.5 mg/kg,累积量 2～4 g。氟康唑和伊曲康唑体外抗毛真菌的活性低,尚无临床评价。对于神经源性膀胱可采取非手术疗法——持续尿液引流、膀胱训练、针灸、按摩、膀胱穿刺和促进排尿药物,如氯贝胆碱 10～20 mg,每天 3 次。手术疗法常用的有膀胱造瘘术和膀胱颈部 Y-V 成形术。

(五)合理使用抗生素

病情较严重感染时,如不及时处理,可导致糖尿病酮症酸中毒、高渗综合征或乳酸性酸中毒等急性代谢紊乱综合征。一般病情较急,常不能等待细菌培养等检查结果。因此,在采集血和尿等标本后,应根据经验、感染发生的部位及药物的吸收和分布特性尽快进行抗菌治疗。

以后再根据细菌培养及药敏试验选择有效的抗生素,如青霉素类、头孢菌素类及氨基糖苷类在尿液中浓度甚高,对敏感细菌所致泌尿系统感染应首选。大环内酯类抗生素在胆汁中浓度高于血清浓度,对胆道感染控制有利。还应考虑到抗厌氧菌抗生素和抗真菌药物的应用。由于糖尿病常并发肾脏病变,故在应用对肾脏有毒性或由肾脏排出的抗生素时应特别慎重。

由于糖尿病患者肝和肾等器官功能障碍,使患者对化疗药物不良反应增多。因此,治疗应根据结核类型、病情轻重程度和曾用化疗药物情况,尽量选用一线敏感药物,现多主张短程化疗,9 个月为宜,少用二线药物。短程化疗分两个阶段:强化阶段不少于 2 个月或 3 个月,巩固阶段 7 个月或 6 个月。具体方案为强化阶段必须保持用异烟肼(H)、利福平(R)、吡嗪酰胺(I)、乙胺丁醇(E)和链霉素(S)等,2HRE/7HR 或 3HRE/6HR(字母前数字为治疗月数)。强化阶段可 4 药联用(2SHRI 或 3SHRE)。对于某些糖尿病患者虽未找到明显结核感染灶,但结核菌素试验强阳性者,提示有结核感染,可用 1 个疗程化疗。糖尿病并结核病的抗结核效果不如单纯性结核病。而且,抗结核药物可升高血糖,增加血糖控制的难度,应引起注意。浅表部位的感染,尤其是厌氧菌感染可用高压氧治疗。

糖尿病患者肌内注射青霉素后的反应与正常人有很大差异,肌内注射后的药物吸收慢,血药浓度曲线明显低平,达高峰时间延迟。平均峰浓度降低,药物吸收减慢,改用静脉注射可明显提高疗效,故糖尿病合并感染患者应尽可能行静脉途径给药。

必须注意,氟喹诺酮类抗生素(如氟喹诺酮、左氧氟沙星、加替沙星)可导致低血糖症,应尽量避免使用。严重低血糖症可进一步导致中心性脑桥髓鞘溶解症(central pontine myelinolysis,CPM)。如果同时使用了口服降糖药,则可导致严重的血糖下降。另一方面,氟喹诺酮类抗生素导致低血糖症需与脓毒血症引起的低血糖症鉴别,脓毒血症也可致低血糖症。脓毒血症时,糖的利用和产生均增加。当血糖来源减少时,可发生低血糖症。脓毒血症患者发生低血糖症一般合并肝功能不全和进食过少等诱因,患者发生低血糖症表示病情危重,预后不良。长期的脓毒败血症导致恶病质和营养不良,此时的低血糖症主要与营养不良有关。

(董　敏)

下丘脑-垂体疾病

第一节 腺垂体功能减退症

腺垂体功能减退症指由不同病因引起腺垂体全部或大部分受损,导致一种或多种腺垂体激素分泌不足或绝对缺乏所致的临床综合征。腺垂体功能减退症是临床上较常见的内分泌疾病,其病因和临床表现多种多样。发生在成年人的腺垂体功能减退症又称为西蒙病。妇女因产后大出血引起腺垂体缺血性坏死所致的腺垂体功能减退症由英国医师 Sheehan 在 1953 最先报道,称为希恩综合征,其临床表现最为典型。严重的病例可在某些诱因促发下,或因治疗不当而诱发垂体危象。该病发病年龄以 21～40 岁最为多见,也可发生于儿童期。本节主要介绍成人腺垂体功能减退症。

一、病因与发病机制

腺垂体功能减退症是一种多病因的疾病。按照发病部位不同,一般将由腺垂体本身病变引起者称为原发性,由下丘脑、中枢神经系统病变及垂体门脉系统受损等导致的各种释放激素分泌不足引起者称为继发性。常见的病因为垂体瘤及产后垂体缺血性坏死。在发达国家,Sheehan 综合征发生率较低,仅占垂体功能低下患者的 5%。在发展中国家,过去 Sheehan 综合征较为多见,近年来由于医疗水平的提高,在城市中该病因所引起者已减少,但在农村和偏远地区仍非少见。目前,垂体瘤是造成腺垂体功能减退症的最常见病因,约占该病的 50%。

(一)垂体、下丘脑等附近肿瘤

体积较大的腺瘤常压迫正常垂体组织,或压迫到垂体柄而妨碍垂体正常组织的血液供应,或影响下丘脑释放或抑制激素的分泌而造成腺垂体功能减退。如巨大的垂体瘤、颅咽管瘤、脑膜瘤、松果体瘤,以及下丘脑、视交叉附近的胶质瘤和错钩瘤等。转移癌、白血病、淋巴瘤和组织细胞增多症引起的本症少见。部分患者的垂体肿瘤切除后,其腺垂体功能减退症状可以恢复,但如病程较长,正常垂体组织已发生不可逆变化,则不可恢复。由垂体肿瘤发生急性出血导致垂体卒中而引起的功能减退也不少见。成人最常见者为垂体腺瘤,其造成的腺垂体功能减退症常同时伴有肿瘤分泌的激素水平升高及其相应靶腺器官功能亢进的表现。

(二)产后腺垂体萎缩及坏死

常由于与分娩相关的产后大出血(胎盘滞留、前置胎盘)、产褥感染、羊水栓塞或感染性休克等病因所引起,垂体血管痉挛或发生弥散性血管内凝血(DIC),继而垂体门脉系统缺血而导致垂体坏死。病变发生的病理基础目前认为仍然与妊娠时的生理改变相关。在妊娠时,雌激素刺激垂体分泌催乳素增加,垂体明显增生肥大,较孕前增长 2~3 倍。增生肥大的垂体受蝶鞍骨性限制,在急性缺血肿胀时极易损伤,加以垂体门脉血管无交叉重叠,缺血时不易建立侧支循环,因此当发生分娩大出血,供应垂体前叶及垂体柄的动脉发生痉挛而闭塞,使垂体门脉系统缺血而导致垂体坏死萎缩。另一种观点认为,垂体坏死的发生与 DIC 有关,子痫、羊水栓塞、胎盘早期剥离和产褥热等都可以引起弥散性血管内凝血。由于神经垂体的血流供应不依赖门脉系统,故产后出血所引起者一般不伴有神经垂体坏死。腺垂体缺血性坏死也可发生于有血管病变的糖尿病或妊娠期糖尿病患者,其他血管病变如结缔组织病、镰形细胞性贫血、颞动脉炎、海绵窦栓塞、颈动脉瘤等亦可引起本病。

(三)手术、创伤或放射性损伤

严重颅脑外伤可直接损伤到垂体组织或造成垂体柄断裂,引起腺垂体功能减退,可同时累及神经垂体而并发尿崩症。手术切除,如垂体瘤术后等发生的急性垂体前叶功能减退往往由于垂体或垂体柄损伤所致。垂体瘤放疗或鼻咽癌等颅底及颈部放疗后均可引起本症。在放疗若干年后,部分患者可出现垂体功能减退。文献报道垂体手术加放疗 5 年内垂体功能减退的发生率高达 67.55%。本病也可见于电离辐射 10 年后,可能由门脉血管炎所致。近年来随着显微外科、立体定向外科技术的发展,放疗中垂体正常组织受损的机会明显降低,从而垂体功能减退症的发生率及严重性也有明显改善。

(四)感染和浸润性疾病

各种病毒性、结核性、化脓性脑膜炎、脑膜脑炎、流行性出血热、病毒、真菌和梅毒等均可直接破坏腺垂体或影响下丘脑,引起下丘脑-垂体损伤而导致功能减退。结节病、组织细胞增多症、嗜酸性肉芽肿病、白血病、血色病及各种脂质累积病,甚至转移性肿瘤(较常见的有乳癌和肺癌)侵犯到下丘脑和脑垂体前叶也可引起腺垂体功能减退。

(五)自身免疫性疾病

自 1962 年首次报道淋巴细胞性垂体炎以来,已有近百例此类病例,好发于女性,男女比例约为 1:7,多发生于妊娠期或产后,是一种自身免疫性疾病,也可伴有其他内分泌腺体的自身免疫性损伤(如甲状腺炎、肾上腺炎、卵巢炎、睾丸炎、萎缩性胃炎和淋巴细胞性甲状旁腺炎等)。病变垂体有大量淋巴细胞和浆细胞浸润,偶见淋巴滤泡形成,初有垂体肿大,继而纤维化和萎缩等。其临床表现类似垂体肿瘤。

(六)遗传性(先天性)腺垂体功能减退

临床报道较罕见,主要有两种。一种是由于调节垂体发育的基因突变或缺失导致垂体先天性发育不良。在腺垂体的胚胎发育中,由于同源框转录因子突变导致一种或多种垂体分泌的激素异常。PIT1 基因显性突变引起生长激素(GH)、催乳素(PRL)和促甲状腺激素(TSH)缺乏,POUF1 的突变可致严重的腺垂体功能减退。另一种是由于先天性下丘脑、垂体或其附近的脑组织畸形累及垂体所致,其特点是有新生儿低血糖,出生时矮小,鞍鼻,外生殖器小,伴多种垂体前叶激素缺失,完全性 GH 缺如,可伴视神经发育不全,下丘脑垂体发育异常等。

(七)特发性腺垂体功能减退症

确切病因尚不明确,可能是由于某种自身免疫现象引起,有些患者具有遗传背景。发病多与营养、心理、精神和环境因素有关。

(八)其他

一些血管病变亦可累及垂体前叶,如广泛性动脉硬化,糖尿病性血管病变可引起垂体缺血坏死,颞动脉炎、海绵窦血栓常导致垂体缺血,引起垂体梗死。

二、临床表现

本病的临床症状可分为与病因有关的表现和腺垂体功能减退的表现。本病患者如未获得及时诊断和治疗,发展至后期容易在各种诱因的促发下发生垂体危象。

(一)与病因有关的临床表现

因原发疾病不同临床表现多变。Sheehan 综合征病例有难产而产后大出血、休克或其他感染等并发症。产后患者极度虚弱,无乳汁分泌,可有低血糖症状,产后全身状态恢复差,无月经来潮。

垂体内或其附近肿瘤引起者可出现压迫症状,症状随被压迫的组织功能损伤情况而定。最常见为头痛和视神经交叉受压引起的视野缺损。X 射线示蝶鞍扩大,床突被侵蚀与钙化点等病变,有时可出现颅内压增高的症状。病变累及下丘脑时可出现下丘脑综合征,如厌食或多食,睡眠节律改变,体温异常等。垂体瘤或垂体柄受损,门脉阻断时,由于多巴胺作用减弱,PRL 分泌增多,女性呈乳溢、闭经与不育,男性诉阳痿。

其他由手术、感染和创伤等引起者各有其相关病史及表现。

(二)腺垂体功能减退的表现

腺垂体功能减退的临床表现取决于患者的发病年龄、性别、腺垂体组织的毁坏程度、各种垂体激素减退的速度及相应靶腺萎缩的程度。一般认为,腺垂体组织毁坏 50% 以下时,可无任何临床表现;破坏 75% 时,症状明显;达 95% 以上时,则出现完全性、持续性严重的腺垂体功能减退表现。但上述关系并非绝对。

腺垂体激素分泌不足的表现大多是逐步出现,催乳素(PRL)和生长激素(GH)是最易累及的激素,其次为促性腺激素(LH 和 FSH)及促甲状腺激素(TSH)。促肾上腺皮质激素(ACTH)缺乏较少见。以 Sheehan 综合征为例,最早是 PRL 分泌不足而出现产后无乳、乳房萎缩,以及 GH 分泌不足出现乏力、低血糖。这是因为 PRL 和 GH 不经过靶腺,而是直接作用于器官组织的缘故。继之,LH 和 FSH 分泌不足,出现闭经、不育、性欲减退、乳房及生殖器官萎缩等。最后,往往于若干年后才出现 TSH 和 ACTH 的分泌不足的症状。ACTH 明显不足时可危及生命,而促性腺激素不足不易引起人们的注意。因此,相当一部分轻症患者仅表现为疲乏无力、体力衰退、胃纳减退、月经少和产后无乳等不易引人注意的症状,若干年后因应激诱发危象而就诊。

1.促性腺激素和催乳素分泌不足综合征

女性患者产后无乳、乳腺萎缩、长期闭经与不育为本症的特征。毛发常脱落,尤以腋毛、阴毛为明显,眉毛稀少或脱落。女性生殖器萎缩,宫体缩小,会阴部和阴部黏膜萎缩,常伴阴道炎。男性胡须稀少,伴阳痿,睾丸松软缩小,体力衰弱,易于疲乏,精神不振等症状。性欲减退或消失,如发生在青春期前可有第二性征发育不全。雌激素不足还会导致骨质疏松,并增加冠状动脉疾病的危险性。雄激素不足使肌肉萎缩、无力。

2.促甲状腺激素分泌不足综合征

促甲状腺激素分泌不足综合征属继发性甲状腺功能减退，临床表现常较原发性甲状腺功能减退症轻，患者常诉畏寒、乏力、皮肤干燥而粗糙、苍黄、弹性差、少光泽和少汗等，但出现典型的黏液性水肿者较少。较重病例可有食欲减退、便秘、反应迟钝、表情淡漠和记忆力减退等。部分患者可出现精神异常，表现为幻觉、妄想、木僵或躁狂，严重者可发生精神分裂症等。

3.促肾上腺皮质激素分泌不足综合征

促肾上腺皮质激素分泌不足主要影响糖皮质激素，表现为继发性皮质醇分泌不足，而盐皮质激素醛固酮所受影响较小。早期或轻症患者的症状往往不明显。患者常见症状有极度疲乏、体力衰弱。有时，食欲缺乏、恶心、呕吐、体重减轻、脉搏细弱、血压低和体质孱弱。患者的机体免疫力、防御和监护系统功能较差，故易发生感染。重症病例有低血糖症发作，对外源性胰岛素的敏感性增加。肤色变浅，面容及乳晕等处苍白，这是由于促肾上腺皮质激素-促脂素（ACTH-βLPH）中黑色素细胞刺激素（MSH）分泌减少所致，与原发性肾上腺皮质功能减退症的皮肤色素沉着迥然不同。

4.生长激素（GH）不足综合征

本病患者生长激素缺乏在儿童可引起生长障碍，表现为矮小症。但是成人生长激素不足，由于没有特征性临床表现，过去一直未受到应有的重视。垂体腺瘤及其手术和放射治疗，以及其他原因所导致垂体功能减退，生长激素是最易累及的激素，许多患者甚至在垂体其他激素分泌减少不是很明显时，实际上已伴有垂体 GH 的缺乏。生长激素不足表现为身体组分的改变，包括肌肉组织异常减少，肌肉张力和运动能力常常减弱，以及腹部脂肪组织增加，引起腰围/臀围比率增加；骨密度尤其是小梁骨减少；血总胆固醇、低密度脂蛋白胆固醇水平升高；心理和行为异常；同时可使成年人纤溶酶原活性抑制剂（PAI-1）的活性增加和血纤维蛋白原升高，从而增加动脉血栓形成的概率。患者心血管疾病的发生率增高，寿命缩短。

（三）垂体危象

腺垂体功能减退危象多发生在较严重的病例。由于机体对各种刺激的应激能力下降，各种应激，如感染、劳累、腹泻、呕吐、失水、饥饿、受寒、停药、创伤、手术、麻醉及服用镇静安眠类药物、降血糖药物等常可诱发垂体危象及昏迷。

临床上可分以下几种类型：①低血糖性昏迷，最常见，在糖皮质激素和生长激素同时缺乏的患者更易发生。其原因可能是自发性的，即由于进食过少引起，或由于胰岛素所诱发。②感染性昏迷患者由于机体抵抗力低下，易于发生感染，且感染后易于发生休克、昏迷。体温可高达 40 ℃以上，脉搏往往不相应地增加，血压降低。③低体温性昏迷，此类危象常发生于冬季，起病缓慢，逐渐进入昏迷，体温很低，可在 26～30 ℃。④水中毒性昏迷，由于患者缺乏皮质醇，利尿功能减退，常因摄入水过多发生，细胞外液呈低渗状态，引起细胞内水分过多，细胞代谢和功能发生障碍。患者表现为淡漠、嗜睡、恶心、呕吐、精神紊乱和抽搐，最后陷入昏迷。⑤低钠性昏迷，因胃肠紊乱、手术、感染等所致钠丢失而机体无法代偿，患者可出现周围循环衰竭、昏迷等。⑥镇静、麻醉药物性昏迷患者对镇静、麻醉剂甚为敏感，一般常用剂量即可使患者陷入昏睡，甚至昏迷。⑦垂体卒中，由垂体肿瘤急性出血所致，起病急，患者突发严重头痛、颈项强直、眩晕和呕吐，很快陷入昏迷。临床上往往呈混合型，表现为精神失常、谵妄、高热或低温、恶心、呕吐、低血糖症状、低体温、低血压、昏厥、昏迷和惊厥等一系列症状。

三、实验室检查

下丘脑、垂体与靶腺激素测定有助于了解内分泌功能,兴奋试验进一步明确相应靶腺激素的储备及反应性,可帮助判断病变部位在下丘脑或垂体。

(一)下丘脑-垂体-性腺轴功能检查

女性需测定血促卵泡激素(FSH)、黄体生成激素(LH)及雌二醇(E_2);男性测定血 FSH、LH和睾酮(T)。由于 FSH 和 LH 都是脉冲式分泌的,所以单次测定并不能反映垂体的功能状态。临床上性腺功能低下的患者,如女性检测其 E_2 水平低下,男性 T 水平降低,但 FSH 和 LH 水平在正常范围或偏低,则提示垂体储备能力降低。黄体生成激素释放激素(LHRH)兴奋试验有助于定位诊断,方法为静脉注射 LHRH 100～200 μg 后于 0 分钟、30 分钟、45 分钟和 60 分钟分别抽血测 FSH、LH,在 30～45 分钟时出现分泌高峰为正常。如反应较弱或高峰延迟出现提示病变位于下丘脑,如对 LHRH 无反应,则提示病变部位在腺垂体。

(二)下丘脑-垂体-甲状腺轴功能检查

激素测定包括 TSH、T_3、T_4、FT_3 和 FT_4,此病由于是垂体 TSH 减少引起 T_3、T_4、FT_3、FT_4水平低下,可与原发性甲状腺功能减退相区别,后者 TSH 增高。疑为下丘脑病变所致时,需做促甲状腺释放激素(TRH)兴奋试验进行鉴别。

(三)下丘脑-垂体-肾上腺皮质轴功能检查

24 小时尿游离皮质醇及血皮质醇均低于正常时,血 ACTH 仍在正常范围或降低。24 小时尿游离皮质醇测定优于单次血清皮质醇测定。CRH 兴奋试验有助于判断病变部位,静脉注射CRH 1 μg/kg 后,垂体分泌 ACTH 功能正常者,15 分钟 ACTH 可达高峰,ACTH 分泌功能减退患者则反应减退或无反应。

(四)生长激素测定

80%以上的腺垂体功能减退患者 GH 储备降低。由于正常人 GH 的分泌呈脉冲式,有昼夜节律,且受年龄、饥饿和运动等因素的影响,故一次性测定血清 GH 水平并不能反映 GH 的储备能力。血清 IGF-1 浓度亦是反映生长激素水平的有价值指标。胰岛素、精氨酸、L-多巴等兴奋试验有助于评估垂体的储备能力。为确诊有无成人生长激素缺乏,应行 2 项 GH 兴奋试验,其中胰岛素低血糖试验虽最为可靠,但需谨慎进行,尤其对于严重腺垂体功能减退症患者、60 岁以上且存在心脑血管潜在疾病的患者不宜采用。进一步行生长激素释放激素(GHRH)兴奋试验有助于明确病变部位。

(五)催乳素测定

垂体组织破坏性病变时血清催乳素水平降低,而下丘脑疾病由于丧失多巴胺对 PRL 的抑制,催乳素很少降低,反而是升高的,因而催乳素的测定往往对病变的定位有帮助。TRH 及甲氧氯普胺兴奋试验可判断垂体分泌催乳素储备能力。

此外,本病患者生化检查常可发现低血糖,血钠、血氯常偏低,血钾大多正常。血常规检查多呈正常细胞正常色素型贫血,少数患者为巨幼红细胞型,一般为 300 万～400 万/mm^3,白细胞总数偏低,分类计数中淋巴细胞及嗜酸粒细胞常偏高。

四、影像学检查

高分辨率 CT 或 MRI(必要时进行增强)是首选方法。蝶鞍的头颅 X 射线和视野测定提示有无肿瘤存在。无高分辨率 CT 或 MRI 时，可采用蝶鞍多分层摄片。怀疑鞍旁血管异常或血管瘤时可行脑血管造影。

五、诊断与鉴别诊断

本病诊断包括病因确定和对内分泌功能状态的评价，主要根据临床表现结合实验室功能检测和影像学检查，但须与以下疾病鉴别。

(一)神经性厌食

好发于年轻女性，表现为厌食、对体形观念异常、消瘦、乏力和畏寒，常伴有抑郁、固执，并出现性功能减退，闭经或月经稀少，第二性征发育差，乳腺萎缩，阴毛、腋毛稀少等症状。实验室检查除性腺功能减退(促性腺激素和性激素下降)较明显外，其余的垂体功能基本正常。

(二)多靶腺功能减退

患者由于多个垂体激素的靶腺出现功能低下易与本症混淆。如 Schimidt 综合征患者，常有皮肤色素加深及黏液性水肿。但本症患者往往皮肤苍白，黏液性水肿罕见。实验室检查可发现垂体激素水平升高，有助于鉴别。

此外，本病在临床上还需注意与原发性甲状腺功能减退症、慢性肾上腺皮质功能减退症及一些慢性消耗性疾病相鉴别。本病误诊的原因往往是只注意到本病的某一较突出的症状，而忽略了对整体病情的全面考虑。尤其部分患者因应激发生垂体危象昏迷而首次就诊，易误诊为脑血管意外、脑膜炎和心源性疾病等。当临床上遇到原因不明的昏迷患者，应考虑到腺垂体功能减退的可能，进行详细的病史询问和全面的体检。

六、治疗

首先积极行病因治疗，如颅内肿瘤，可行手术切除或放射治疗，因感染引起者，选用有效安全的抗生素治疗。防治产后大出血及产褥热等均可防止本病的发生。近年来，在积极推广妇幼卫生和围生期保健的基础上，发病率已显著下降。垂体瘤手术、放疗中也须注意预防此症。

(一)营养及护理

患者以高热量、高蛋白质及富含维生素的膳食为宜，饮食中适量注意钠、钾和氯的补充。尽量预防感染、劳累等应激刺激。若严重贫血，则可给予输血，加强支持治疗。

(二)激素替代治疗

本病一经诊断，需马上开始进行激素替代治疗。理论上以选择腺垂体激素最为合理，但此类激素属肽类，不易补充，且价格昂贵，长期应用易产生相应抗体而失效，故目前本病仍以靶腺激素替代治疗为主。根据检查结果，在了解患者肾上腺皮质、甲状腺和性腺激素水平减退情况的基础上，选择相应的激素替代治疗。由于替代激素的药代动力学与自身分泌的激素特性之间存在差异，以及各种病因的病理生理情况不同，要求替代激素的选择和给药方法必须个体化。临床上多为混合型，因此大多应用多种靶腺激素生理性剂量联合替代治疗。

1.补充糖皮质激素

糖皮质激素是需要首先补充的激素，尤其应优先于甲状腺激素，以免诱发肾上腺危象。首选氢化可的松，也可选用可的松、泼尼松等(需经肝脏转化为氢化可的松)。剂量应个体化，一般所需剂量为氢化可的松每天 12.5～37.5 mg，或泼尼松每天 2.5～7.5 mg，服用方法应模仿生理分泌的时间，以每天上午 8:00 服全日量 2/3，下午 14:00 服 1/3 较为合理。应注意，剂量需随病情而调节,当有感染、创伤等应激时,应加大剂量。根据应激刺激的大小,临时增加剂量,轻度应激(如感冒、轻度外伤等)原口服剂量加倍;中度应激(如中等手术、较重创伤等)增用氢化可的松100 mg/d,静脉滴注,分2～3次给药;重度应激(大手术、严重感染和重度外伤等)增用氢化可的松200～400 mg/d,静脉滴注,分3～4次给药。应激消除后在数天内逐渐递减至平时剂量。

在皮质激素替代治疗过程中,需要定期监测患者的体质指数、腰围、血压、血糖、血电解质及血脂水平,警惕皮质激素过量引起代谢紊乱。疗效的判定主要根据临床表现评估。测定血浆ACTH、皮质醇和尿游离皮质醇对疗效评估无意义。

2.补充甲状腺激素

该激素的补充须从小剂量开始,逐渐增加剂量,以免起始剂量过大而加重肾上腺皮质负担,诱发危象。可用干甲状腺片,从每天10～20 mg开始,数周内逐渐增加到60～120 mg,分次口服。如用左甲状腺素(LT_4),开始每天25 μg,每1～2周增加25 μg直至每天用量75～100 μg。对老年、心脏功能欠佳者,如初始应用大量甲状腺激素,可诱发心绞痛。对同时伴有肾上腺皮质功能减退者,应用甲状腺激素宜慎重,最好同时补充小量糖皮质激素及甲状腺激素。应强调的是,本病与原发性甲状腺功能减退治疗有所不同,应先补充肾上腺皮质激素,然后再用甲状腺激素或两种药物同时使用,这对于低体温的患者尤为重要。若单用甲状腺激素,可加重肾上腺皮质功能不全,甚至诱发垂体危象。当遇有严寒或病情加重时,应适当增加甲状腺激素用量,但同时也要相应调整皮质激素用量,以免导致肾上腺皮质功能不全。监测血清FT_3、FT_4水平来调节剂量,使FT_4水平在正常值范围的上半部分,TSH水平对继发性甲状腺功能减退判断替代治疗剂量是否合适没有帮助。

3.补充性激素

育龄期妇女可采用人工月经周期治疗,已烯雌酚0.5～1.0 mg或炔雌醇每天口服0.02～0.05 mg,连续服用25天,在最后5天(21～25天),同时每天加用甲羟孕酮(甲羟孕酮)4～8 mg口服,或每天加黄体酮10 mg肌内注射,共5天。停药1周。在停用黄体酮后,患者可出现撤退性子宫出血。现亦有多种固定配方的雌孕激素制剂便于患者使用。雌孕激素周期使用可维持第二性征和性功能。如患者有生育要求,可用人绝经期促性素(HMG)或绒毛膜促性素(HCG)以促进生育。如下丘脑疾病引起者还可用LHRH(以微泵做脉冲式给药),以促进排卵。男性患者可用雄性激素补充,有益于促进第二性征发育,改善性欲,增强体力。常用十一酸睾酮胶囊(如安特尔)口服,通常起始剂量每天120～160 mg,连续服用2～3周,然后服用维持剂量,每天40～120 mg,应根据个体反应适当调整剂量。亦有针剂十一酸睾酮注射液(如思特珑),每月1次,肌内注射250 mg。

4.补充生长激素

补充生长激素过去一直未受到应有的重视,近十余年来,对于腺垂体功能减退症患者进行生长激素治疗有相当多的文献报道。1996年,美国FDA已正式批准基因重组人生长激素(rHGH)用于治疗成人生长激素缺乏症(AGHD)。但至今GH替代治疗剂量尚无统一的标准,具有高度个体化的特点。rHGH能提高患者的生活质量、显著改善骨密度及降低心血管疾病的危险,但是否会导致肿瘤的复发及恶性肿瘤的发生,目前尚存争议。

(三)病因治疗

病因治疗包括垂体瘤手术切除或放疗等。

(四)垂体危象处理

去除诱因,适当加强营养,注意保暖,避免应激刺激,纠正水和电解质紊乱。对于可疑病例慎用或禁用巴比妥类安眠药、氯丙嗪等中枢神经抑制药、吗啡等麻醉剂,尽可能限制胰岛素和口服降糖药的使用。

1.补液

周围循环衰竭患者需及时补充生理盐水,对于低血糖患者需快速静脉注射50%葡萄糖溶液40～60 mL,继以10%葡萄糖生理盐水静脉滴注。液体中加入氢化可的松,每天100～200 mg,或用地塞米松注射液做静脉或肌内注射,亦可加入液体内滴入。

2.低温或高热

低温者须注意保暖,可用热水浴疗法,或用电热毯等使患者体温逐渐回升至35 ℃以上,并给予小剂量甲状腺激素(需注意与糖皮质激素同用)。高热者用物理降温,并及时去除诱因,药物降温需慎用。

3.水中毒

水中毒可口服泼尼松10～25 mg,或可的松50～100 mg,或氢化可的松40～80 mg,每6小时1次。不能口服者可补充氢化可的松50～200 mg(或地塞米松1～5 mg),缓慢静脉注射。

七、预后

极重症患者可因产后大出血休克或重度感染而死亡;轻症患者可带病生活数十年,但体质虚弱,体力明显下降,由于表现不明显,易延误诊断。经确诊并予以适当治疗者可维持较好的生活质量。

（吴高峰）

第二节 侏 儒 症

一、垂体性侏儒症

垂体性侏儒症是指在青春期生长发育以前,因下丘脑-垂体功能缺陷,生长激素释放激素(GHRH)-生长激素(GH)-生长介素(SM)任一环节分泌缺乏或生物效应不足所致的生长发育障碍,又称GH缺乏症(GHD)。按病因可分为特发性和继发性两类;按病变部位可分为垂体性和下丘脑性两种;按受累激素的多少可分为单一性GH缺乏和伴垂体其他激素缺乏症的不同类型。

(一)病因及发病机制

1.特发性

特发性占60%～70%,男性多见,原因不明,可分为单一性GH缺乏和伴垂体其他激素缺乏症的不同类型。

2.继发性

继发于下丘脑-垂体及其附近肿瘤、感染、创伤和手术等。使下丘脑-腺垂体或垂体门脉系统中断,GHRH 不能到达腺垂体,致 GH 释放减少。儿童期长期大剂量应用肾上腺皮质激素也可引起。

3.遗传性

遗传性可分为遗传性单一 GH 缺乏,遗传性多种腺垂体激素缺乏,GH 增多性侏儒症(如 Laron 综合征)等。

(二)临床表现

1.生长迟缓

大多数患儿出生时身高、体重正常,1～2 岁后生长节律逐渐变慢,与同龄正常人平均身高的差距随年龄增长而越来越明显。至成年时低于 130 cm。骨龄延迟 2 年以上,身体比例似儿童,即上半身长于下半身。垂体性矮小者的智力与年龄相符,学习成绩与同龄者无差别。垂体性矮小症者的身材矮小,匀称协调,至成人后仍保持儿童外貌和矮小体型,皮肤较细腻而干燥,有皱纹,皮下脂肪丰满,身高不到 130 cm。

2.骨骼发育不全

长骨短小,骨化中心发育迟缓,骨龄相当于身高年龄,比年龄晚 4 年以上。骨骼延迟融合,常至 30 岁仍不融合,有的患者甚至终身不融合。

3.性器官不发育

至青春期后仍无第二性征出现,男性生殖器小似幼儿,睾丸小而软,常伴有隐睾;女性有原发性闭经,乳房不发育,臀部不发达,无女性体型,无腋毛及阴毛,外阴幼稚,子宫小。

4.特殊面容

面容幼稚,皮下脂肪丰富,成年后呈特征性"老小孩"模样。

5.智力

智力与年龄相等,虽然身材短小,性器官发育不良,但智力发育正常,学习成绩与同龄同学相仿。但久病后可有少数患者出现抑郁、反应迟钝和长期血糖偏低,可使智力减退。

6.垂体病变表现

特发性患者无垂体压迫症状表现,如系肿瘤引起,可有垂体、垂体周围组织或下丘脑受压的临床表现,如头痛、视力下降或视野缺损、尿崩、嗜睡、肥胖及垂体功能低下等表现。

(三)实验室检查

1.一般常规检查

其主要包括血常规、尿常规及相关生化检查,以了解全身基本情况。注意有无血吸虫病和肠寄生虫病。由于 GH 分泌呈脉冲式,峰值与谷值相差较大,故不能仅靠基础 GH 值来诊断本病。一般可根据需要和重点怀疑的病因选择必要的检查,如 T_3、T_4、FT_3、FT_4、TSH、ACTH、皮质醇、LH、FSH、PRL、睾酮和雌二醇等。

2.糖代谢紊乱

在口服糖耐量试验(OGTT)中,不少患者在服糖后 2～3 小时血糖偏低。部分患者可表现为糖耐量减退。OGTT 示糖尿病样曲线,血浆胰岛素分泌反应较正常差。用 GH 治疗后,糖耐量改善,胰岛素分泌增加。

3.垂体功能检查

对垂体性矮小症的诊断,常须做 GH 兴奋试验,如胰岛素低血糖试验、精氨酸兴奋试验、左旋多巴试验和可乐定试验等,一般选择两项。精氨酸和精氨酸与 GHRH 序贯联合试验。血清 IGF-1、IGFBP-3 测定对本病诊断亦有一定帮助。

(1)胰岛素低血糖-GH 刺激试验。①原理:低血糖刺激脑内葡萄糖受体,激活单胺类神经元通过 α 受体促进 GHRH 分泌,同时抑制 SS 分泌;②方法:普通胰岛素 0.1 U/kg 体重加入 2 mL 生理盐水中 1 次静脉注射。采血测 GH 的同时测血糖,血糖低于 2.78 mmol/L 或比注射前血糖值降低 50% 以上为有效刺激。试验前试验后 30、60 和 90 分钟采血测 GH、血糖;③结果判断:刺激后 GH 峰值 10 μg/L 以上时为正常反应,<5 μg/L 为反应低下。

(2)左旋多巴-GH 刺激试验。①原理:左旋多巴通过刺激 GHRH 促进 GH 的分泌;②方法:患者餐后服左旋多巴制剂 500 mg,体重 15～30 kg 者服 250 mg;服药前及服药后 30、60、90 和120 分钟分别采血测 GH 值;③结果判断:正常人 60～120 分钟时 GH≥7 μg/L,垂体性矮小者无反应。于口服左旋多巴前 20 分钟内上下楼梯 20 次左右可提高试验的反应性,称运动-左旋多巴试验。

4.其他检查

特发性侏儒症垂体可缩小,或垂体不发育;肿瘤引起者可有蝶鞍扩大、鞍上钙化;骨化中心发育迟缓,骨龄幼稚,一般延迟 4 年以上,有 TSH 和 GnH 缺乏者至 30 岁骨骺仍不融合。

(四)诊断依据

垂体性矮小症主要依据其临床特点和血清 GH 明显降低作出诊断,必要时可进行 GH 兴奋试验,如血清 GH 仍无明显升高(<7 μg/L)则符合本病的诊断。在临床上,本病须与其他疾病相鉴别。

1.全身性疾病所致的矮小症

患者在儿童时期患有心、肝、肾、胃和肠等慢性疾病或各种慢性感染,如结核病、血吸虫病和钩虫病等都可因生长发育障碍而致身材矮小。

2.呆小症(克汀病)

甲减发病于胎儿或新生儿,可引起患者的生长发育障碍。患儿除身材矮小外,常伴甲减表现及智力低下。

3.Turner 综合征

Turner 综合征为性染色体异常所致的女性分化异常,其性染色体核型常为 45,XO。除身材矮小外,伴有生殖器官发育不全,原发性闭经,亦可伴有颈蹼、肘外翻、盾形胸等畸形,患者血清 GH 正常。

4.青春期延迟

生长发育较同龄儿童延迟,常到 16～17 岁以后才开始第二性征发育,智力正常,无内分泌系统或慢性疾病依据。一旦开始发育,骨骼生长迅速,性成熟良好,最终身高可达正常人标准。

5.Laron 矮小症

患者的血清 GH 免疫活性测定正常或升高,但 IGF-1 低下(由于 GH 受体缺陷)。先天性 IGF-1 抵抗患者的血清 GH 基础值及兴奋试验均为正常反应。

(五)治疗

肿瘤引起者或有明显病因者应进行病因治疗。特发性病因不明者应进行内分泌治疗。垂体性侏儒症的治疗目的是使患儿尽量达到正常身高。

1.GH 治疗

对 GHD 最理想的治疗是用 GH 替代治疗。早期应用可使生长发育恢复正常。身高及体重增加,使骨纵向生长,但骨龄及性征不变。rhGH 治疗剂量多按临床经验决定。近年来用药剂量已至每周0.5～0.7 U/kg体重。增加剂量会提高生长反应。多数医师认为,每天给药疗效优于每周注射治疗,间歇治疗(治疗 6 个月停药 3~6 个月)效果不如连续治疗好。临睡前注射使血中 GH 浓度如正常入睡后升高,采用夜晚注射具有更佳的效果。

2.GHRH 治疗

目前认为,GHRH 治疗仅应用于 GH 分泌障碍较轻的下丘脑性 GHD 患儿,但其剂量、用药途径,包括鼻吸用药及注射频率尚未确定,严重的 GHD 儿童仍用 rhGH 治疗。

3.性激素

多年来临床试用合成类固醇来促进患儿的生长,常用人工合成的蛋白同化苯丙酸诺龙,对蛋白质合成有强大的促进作用,能促进骨的纵向生长,对性征和骨骼融合影响小。一般 14 岁开始治疗,剂量为每月 1.0~1.5 mg/kg 体重,每 1~2 周肌内注射 1 次,连用 3 个月后停用 3 个月,共用 1~3 年。女性患者剂量不宜过大。治疗 2~3 年后生长减慢,并最终因骨骺融合而停止生长,开始治疗时一般 1 年可增高 10 cm 左右。

4.绒促性素(HCG)

在接近发育年龄后开始应用,每周 2 次,每次 500~1 000 U,以后可增至 1 500~2 000 U,连用 2~3 个月为 1 个疗程,停药 3 个月后再开始第二疗程,可用 4~6 个疗程,对性腺及第二性征有促进作用。多与雄性激素交替使用。

5.甲状腺素

对于伴有甲状腺功能低下者应用甲状腺片,在补足 GH 的同时,补充小量的甲状腺片,有促进生长和骨骺融合的作用,剂量从每天 15 mg 开始,1~2 周后加量至 30~60 mg 维持,并长期应用。

6.其他

部分 GHD 患者可有多发性垂体激素缺乏。GH 治疗可使潜在的下丘脑性甲减病情加重。若患儿对 GH 反应不理想,或血清 T_4 水平降至正常值以下,应及时补充甲状腺素。确有肾上腺皮质功能减退者应长期补充可的松。必要时,可给小剂量的促性腺激素或性激素以诱发青春发育。近年来,又研制了可口服或鼻内吸入的 GHRH 制剂,它们的促 GH 分泌作用是特异的,不激活垂体的腺苷环化酶,不抑制 GH 的分泌。但其效果有待进一步观察。

二、特殊类型侏儒症

(一)原基因性侏儒症

原基因性侏儒症属遗传性疾病,可能由隐性基因遗传。患儿在出生时即有体重轻、瘦小,酷似早产儿,出生后生长缓慢,比同龄儿童小,全身成比例的矮小,骨龄、骨骼比例、外貌、智力和性发育与年龄大致相一致。成年以后呈特征性的"缩小成人"。各内分泌腺功能、激素水平正常。个别患者可能有"鸟头"等其他畸形。

(二)家族性侏儒症

本病身材矮小,骨骼比例、骨龄、智力、牙龄成熟和性发育等与年龄一致,内分泌功能正常,家族中有类似患者。

(三)体质性矮小症

本病患者的身高和性发育比正常儿童略晚 2~3 年,而有的同正常人无区别,为矮小的成年人,一旦青春期发动,身高、体格发育及性发育迅速加快,最终一切同正常人,仅在家族中有类似生长发育延迟的家族史。

(吴高峰)

第三节 巨人症与肢端肥大症

一、巨人症

(一)病因及发病机制

主要是由于腺垂体 GH 细胞瘤或细胞增生发生在青少年期,由于骨骺未融合,在大量生长激素的作用下,引起机体迅速生长而形成巨人症。在少年期起病的巨人症患者,有的病例在骨骺融合后可继续发展,成为肢端肥大性巨人症。该病在本质上与肢端肥大症发病时间不同,而病因及发病机制一致。

(二)临床表现

本病较少见,病程可分为形成期和衰退期两个阶段,临床特点如下。

1.形成期

(1)过度生长:从儿童期起生长非常迅速,至 20 岁时身高可超过 2 m。由于骨龄多延迟,骨骺一直不融合,可持续至 30 岁,此时身高可达 2.5 m,肌肉发达,臂力过人,由于四肢生长快,指距大于身长,内脏器官如心、肝、脾、胃、肠、胰和肾均呈肥大。

(2)内分泌代谢变化:①大部分患者由于促性腺激素不足,引起性腺发育不良,男性表现睾丸、阴茎小,女性表现为乳房、阴道发育不良,阴毛稀少;②甲状腺和肾上腺早期功能正常,晚期可有继发性减低;③糖代谢的形成期糖耐量一般在正常范围内,部分患者晚期可有糖耐量减低甚至发生糖尿病。

2.衰退期

患者生长至最高峰期以后,逐渐开始过早衰退,表现为精神不振、疲乏无力、肌肉松弛、毛发脱落、性腺萎缩、性欲减退、不育、智力低下、体温低、心率慢、血糖异常及合并显性糖尿病。此期历时 4～5 年后,患者一般早年死亡,平均寿命 20 岁左右。由于抵抗力下降,患者多因感染而死亡。

(三)实验室检查

GH 明显升高,大多数患者在 10 μg/L 以上,个别高达 100 μg/L 以上,且不被高血糖所抑制;血磷、血钙升高,尿钙排泄增加;基础代谢率升高。

(四)诊断依据

凡具备以下特点可确诊:①过度生长或合并肢端肥大;②蝶鞍扩大,骨龄延迟;③GH 在 20 μg/L 以上且不被高血糖抑制;④12 岁以后仍有高血磷。

(五)治疗

同肢端肥大症。

有人主张女性患者身高超过 1.65 m 者即应开始性激素治疗,14 岁以后再用性激素治疗一般疗效不理想。

二、肢端肥大症

肢端肥大症是由于腺垂体持久地分泌过多生长激素(GH)引起的疾病,其病理基础为垂体前叶 GH 瘤或垂体 GH 细胞增生,但肿瘤或增生的病因未明。也有少数为下丘脑分泌生长激素抑制激素(SS)不足所致。多在青春期以后骨骼已融合者表现为肢端肥大症,发展慢,以骨骼、软组织、内脏的增生肥大为主要特征;少数患者起病于青春期,至成人后继续发展形成肢端肥大性巨人症。本症早期体格、内脏普遍性肥大,垂体前叶功能亢进,晚期多有体力衰退,腺垂体受 GH 瘤压迫而引起继发性垂体前叶功能减退,尤其是促性腺激素受累最为明显。

(一)病因及发病机制

1.垂体前叶 GH 瘤

本病多数为 GH 腺瘤,少数为腺癌,肿瘤导致 GH 分泌过多。很多证据支持垂体腺瘤为单克隆来源。一些证据提示,约 40% 的 GH 瘤与体细胞的 G 蛋白(Gs)异常有关。

2.增生

垂体前叶 GH 细胞增生。

3.下丘脑功能紊乱

下丘脑分泌 GIH 不足或 GHRH 过多,也可引起肢端肥大症。

4.异源性 GHRH 分泌综合征

近几年来,报道了数例无垂体肿瘤,但有胰腺、肺、肾上腺、乳腺、卵巢和神经节等部位肿瘤的肢端肥大症患者。经过手术切除这些肿瘤后,GH 过度分泌状况及由此产生的临床表现(如过度出汗、肥胖和关节增大)随之缓解。这些垂体外肿瘤大多数能分泌 GHRH。

(二)临床表现

1.特殊体貌

(1)头面部:面部增长变阔,眉弓及双颧隆突,巨鼻大耳,厚唇肥舌,下颌突出,牙列稀疏,鼻旁窦与喉头增大,言语不清,浊音明显。

(2)四肢:手指足趾明显增粗、肥大,掌跖肥厚,渐觉手套、鞋子小。

(3)其他:全身皮肤粗厚,多汗,多脂,皮肤毛孔增大,胸椎后凸,脊柱活动受限,胸廓增大,晚期因骨质疏松而成佝偻。因肋骨与肋软骨交界处增生而成明显串珠样改变。

2.内分泌代谢变化

(1)甲状腺:约 20% 的患者有弥漫性甲状腺肿大,个别呈结节样肿大,基础代谢率增高,但 ^{131}I 吸收率、T_3 和 T_4 正常,少数患者有甲状腺功能亢进症表现。晚期可因垂体功能低下出现继发性甲减。

(2)肾上腺:皮质肥大而髓质正常,皮质束状带及网状带增生,个别可有腺瘤形成,尿 17-酮升高,17-羟正常。女性可有多毛和阴蒂增大,但一般无肾上腺皮质功能亢进表现。晚期亦可出现继发性肾上腺皮质功能减退症。

(3)性腺:男性睾丸肥大,疾病早期性欲亢进,但以后多逐渐减退,发展成阳痿。女性性欲减退、月经紊乱、闭经不孕。性腺功能减退主要是垂体肿瘤压迫所致,促性腺激素的分泌减少。

(4)催乳:肢端肥大症患者有 20%~50%PRL 水平升高,催乳者占 4% 左右。男性可有乳房发育。高 PRL 血症可能是由于肿瘤压迫垂体柄及垂体门脉系统,使 PRL 抑制素不能到达腺垂体而导致腺垂体分泌 PRL 增加,也可能是由于同时合并有 PRL 瘤所致。另外,GH 的分子结构同 PRL 存在一定的同源性,故 GH 有溢乳活性。

(5)糖代谢:肢端肥大症患者常伴有糖代谢异常。50% 患者表现为糖耐量减低,25%~35% 出现继发性糖尿病。

3.内脏肥大

在过度 GH 的作用下,心、肝、肾、胃和肠等脏器均呈肥大性改变,尤其是心血管系统病变如心脏肥大、高血压、高血脂、动脉硬化及心力衰竭是本病致死致残的主要原因之一。

4.肿瘤压迫症状

(1)头痛:约 60% 的患者诉头痛,多为两颞侧或额部的胀痛。后期肿瘤增大致颅内压升高,可有全头痛,并伴有恶心、呕吐和视盘水肿等颅内高压表现。

(2)视力障碍及视野缺损:40% 左右的患者存在视力改变,以视野缺损多见,最常见的视野缺损为双眼颞侧半盲(视交叉中心受压)、单眼颞侧半盲或全盲,久之另一眼颞侧半盲(视交叉前方受压)、双眼同侧半盲(视交叉后方受压)等。常由肿瘤对视神经或血管的压迫,视神经萎缩导致。

(3)下丘脑受损症状:若肿瘤增大,下丘脑受压时即有尿崩症、嗜睡、多食和肥胖等表现。

(三)实验室检查

1.血清 GH 测定

人 GH 呈脉冲式分泌,具昼夜节律分泌特征,受运动、应激及代谢变化的影响,正常人一般在 5 μg/L 以内。肢端肥大症患者的 GH 分泌丧失昼夜节律性,血 GH 基础值增高,可在 15 μg/L 以上,活动期可高达 100~1 000 μg/L,且不受高血糖抑制,甚至高血糖抑制后反常升高。

2.血 IGF-1 测定

GH 通过促进肝脏合成 IGF-1,而一般认为肢端肥大的临床表现主要是由于 IGF-1 的作用增强所致;IGF 呈持续性分泌,半衰期长,不受取血时间、进餐与否、睾酮和地塞米松等的影响;因此血清 IGF-1 水平是反映慢性 GH 过度分泌的最优指标。当血清 IGF-1 水平高于同性别、同年龄的正常人均值 2 个标准差以上时,判断为血清 IGF-1 水平升高。

3.其他垂体激素测定

ACTH、TSH 多为正常,PRL 正常或升高,GnRH 下降。血 PRL 升高提示肿瘤分泌 PRL 或压迫了垂体柄。

4.钙、磷测定

少数患者血清钙、磷升高,尿排钙增多,尿磷减少,AKP 一般正常。PTH 和降钙素水平正常。若有持续高钙血症者应警惕合并甲状旁腺功能亢进或多发性内分泌腺瘤的可能。

5.其他靶腺激素测定

约 50% 的患者有基础代谢率升高,但 T_3、T_4、血皮质醇、17-羟和 17-酮均正常,疾病晚期可有各种促激素及相应靶腺激素水平低下。

6.血糖

本病患者血糖可高于正常,可出现糖耐量曲线异常,甚至出现显性糖尿病的血糖改变。

7.血 IGF 结合蛋白-3(IGFBP-3)

IGFBP-3 的分子量为 150×10^3D 的三元复合物,由于 IGFBP-3 是由 GH 通过 IGF-1 诱导产生的,因此 IGFBP-3 的浓度有助于肢端肥大症和巨人症的生化评估。大多数正常成人的血 IGFBP-3 浓度为 2~4 mg/L,而病情活动的本病患者常超过 10 mg/L。

8.血 GH 结合蛋白(GHBP)持续低血 GHBP 水平

其提示肢端肥大症处于活动期。

9.口服葡萄糖抑制试验

该试验为临床确诊肢端肥大症和巨人症最常用的试验,亦为目前判断各种药物、手术及放射治疗疗效的金标准。患者口服 75 g 葡萄糖,分别于口服葡萄糖前 30 分钟,服葡萄糖后 30、60、90、120 分钟采血测 GH 浓度。正常人于服糖 120 分钟后,GH 降至 2 μg/L 或更低。多数肢端肥大症患者 GH 水平不降低,呈矛盾性升高,GH 水平对葡萄糖无反应或部分被抑制。

10.影像学表现

巨人症 X 射线检查示全身骨骼均匀性增长变粗,二次骨化中心出现及愈合均可延迟,但骨皮质与骨松质密度及结构一般正常。该病在颅骨及手足骨具有较典型的 X 射线表现。前者表现为内外板增厚、以板障增厚为著;后者以末节指骨骨丛增生呈花簇状为特征,可并有手足骨增粗、骨皮质增厚、关节间隙增宽和掌骨与近侧指骨头部小的外生骨疣。其他尚可见椎体增大、椎体边缘骨质增生,肋骨呈串珠样改变。MRI 和 CT 扫描可了解垂体 GH 腺瘤的大小和腺瘤与邻近组织的关系,MRI 优于 CT。

(四)诊断依据

肢端肥大症凭临床征象及 X 射线表现即能确诊,不必再行其他影像学检查来协助诊断。但因其大部分患者系垂体肿瘤所致,为了发现较小的垂体肿瘤,应尽早行垂体 CT 或 MRI 检查。

凡有以下表现者证明病情处于活动期:①肢端呈进行性增大;②视野呈进行性缩小;③持久或进行性头痛加重;④糖耐量试验异常或合并糖尿病;⑤GH 水平明显升高,且不被高血糖抑制;⑥高血磷或高血钙;⑦基础代谢升高;⑧多汗、溢乳。

(五)治疗

主要治疗方案是手术、放射、药物和联合治疗。本病的治疗需要多学科专家小组权衡利弊和风险,制订个体化治疗方案,并遵循规范的治疗流程:多数患者将手术作为一线治疗,如果手术未能治愈,则可接受药物治疗。如果最大剂量的 SSA 或多巴胺受体激动药仍不能充分地控制病情,则应根据疾病的临床活动性和生化指标,考虑进行放射治疗,或者再次手术。肢端肥大症的治疗目的主要是根除 GH 瘤,解除垂体肿瘤对正常组织的压迫症状,减少生长激素的过度分泌,以及对糖尿病等内分泌紊乱的相应治疗和处理。

1.手术治疗

大部分垂体 GH 腺瘤的首选治疗方法。主要手术方法为经蝶窦腺瘤切除术,主要适用于肿瘤较小者,经 CT 扫描定位并诊断为微腺瘤者,术后并发症少。部分患者可达根治效果。对于向鞍上或鞍外生长的巨大肿瘤、有严重而发展迅速的视力障碍和垂体卒中,可考虑采用经额入路方式摘除垂体肿瘤。确诊患者原则上均适于手术治疗;部分患者经药物治疗后可适合手术治疗,改善手术效果。手术禁忌证:①鼻部感染、蝶窦炎和鼻中隔手术史(相对);②巨大垂体腺瘤明显向侧方侵入海绵窦、颅中窝,向额叶底、向鞍背后方斜坡发展者(相对);③有凝血机制障碍或其他严重疾病而不能耐受手术者。

2.放射治疗

目前,不建议作为垂体 GH 腺瘤的首选治疗方法,最常用于术后病情缓解不全和残余肿瘤的辅助治疗。目前,采用垂体放射治疗方法有超高压放射治疗、α 粒子放射治疗、伽马(γ)刀、^{90}Y 丸植入治疗或立体成像放射治疗(SCRT)等。其中,以 SCRT 效果最好,治疗效果与手术相近。垂体放射治疗的主要不良反应是在放射治疗后可出现垂体前叶功能减退症,有时,对视交叉和下丘脑腹侧有损害。垂体放射的剂量为 4～5 周内给予 40～50 Gy,每周放疗 5 天。

3.药物治疗

药物治疗包括生长抑素类似物(SSA)、多巴胺受体激动药及 GH 受体拮抗剂。SSA 是目前药物治疗的首选,在本病治疗中的 5 个阶段均发挥作用:一线治疗;术前治疗,以缩小肿瘤体积;肿瘤切除后残余肿瘤的辅助治疗;放射治疗后的过渡治疗;并发症治疗。

(1)多巴胺能药物:多巴胺能药物对正常人可兴奋 GH 的释放,对肢端肥大症患者可使血浆 GH 下降。约半数肢端肥大症患者的 GH 分泌可被多巴胺及其激动药所抑制,其抑制机制尚不清楚。临床上应用的多巴胺能激动药有溴隐亭、长效溴隐亭、培高利特(硫丙麦林,pergolide)、麦角乙胺、卡麦角林及 CV209-502。国内主要应用溴隐亭,一般小剂量渐加至每次 5 mg,每天 3～4 次。可有恶心、呕吐、腹痛和直立性低血压等不良反应,治疗一段时间后可消失。溴隐亭只是通过抑制 GH 的分泌而起治疗作用,并不破坏肿瘤,所以停药后,患者 GH 可迅速上升,肿瘤增大,若同时用放射治疗,复发率要低得多。故建议应用溴隐亭治疗同时给予放射治疗。

(2)SSA:生长抑素对 GH 释放具有抑制作用,可抑制垂体瘤分泌 GH。天然生长抑素的半衰期太短,并抑制胰岛素、胰高血糖素和促胃液素等多种激素的分泌,停用后 GH 分泌有反跳,不适于临床应用。八肽生长抑素类似物(奥曲肽)是一种长效生长抑素类似物,对 GH 的释放抑制作用强而持久,适合临床应用治疗肢端肥大症。起始剂量 50 μg,每天 2～3 次,以后根据血 GH 水平调整剂量,最高剂量可达每天 1 500 μg,治疗 1～2 周后多数患者症状可明显改善,GH 浓度不同程度地减少,75％病例可达正常值。

(3)赛庚啶:是 9-羟色胺拮抗剂,20 世纪 90 年代用于治疗肢端肥大症,其药理机制不十分清楚。可能使血 GH 水平降低,推测可能是通过直接抑制垂体分泌 GH,也可能作用于下丘脑,减少 GHRH 的分泌或增加 GH 释放抑制激素的分泌。一般每天服用 4～32 mg,可使症状好转,糖代谢有所改善,但对较严重者及伴有重型糖尿病者的效果不理想。

(4)性激素:性激素有对抗 GH 的外周作用,并且还可抑制 GH 的释放,对部分患者的病情有一定程度的缓解。常用甲羟孕酮 10 mg,每天 3～4 次,可与雌激素交替使用。雌激素不能减少 GH 的分泌,但长期使用可使症状有所改善。

(5)其他治疗:合并糖尿病等按并发症予以相应治疗。疾病晚期并发垂体前叶功能减退时,应以相应激素进行替代治疗。

(吴高峰)

第四节　神经性厌食症和神经性贪食症

神经性厌食症(AN)和神经性贪食症(BN)是以古怪地进食状态为特点的常见综合征。AN 和 BN 是同一种慢性进食障碍的两种不同临床表现的疾病。虽然这两个综合征的临床表现和结局是有区别的,但是,这些特点指出了两种疾病的病因是相同的。他们都是恐惧肥胖。因此,这些患者把这种摄食作为他们生活中的焦点。

AN 和 BN 两种病的主要特点是某些青少年的特殊的心理变态,以瘦为美的躯体形象障碍,而采取拒食、导吐和腹泻方法减少体重,使自体出现极度的营养不良和消瘦、闭经甚至死亡。AN 患者严格地控制食物的摄取,BN 患者则失去对进食的控制,以至于以拒食、导吐来补偿。

1689 年,由 Morton 首次报告 1 例 17 岁骨瘦如柴继发闭经的女孩,此女孩由于精神过度焦虑以致引起进食障碍。1873 年,Goll 把具备上述临床表现的精神性消耗症命名为"神经性厌食

第四章 下丘脑-垂体疾病

症"。1930年,Berkman强调指出,AN及BN的生理性异常是由于精神心理紊乱引起的。目前,估计在英国的青少年女性中AN有1‰的发病率。南非的在校女孩2.9%患AN。AN及BN患者多见于富裕家庭中的青春女性,较高发病的年龄段为13~14岁及17~18岁,白种人比黑种人多。国外资料报道,青少年及青年女性AN患病率分别为1%和10%;BN患者的患病率可达4%及10%。实际上BN患者大部分有AN的病史,跳芭蕾舞女孩发病率可高达20%。在AN患者中,男性仅占5%~10%。

一、病因与发病机制

300多年来,内分泌及精神病学家分析认为,本病是遗传、家庭和社会文化背景多方面共同作用的结果。

(一)社会文化背景的影响

在20世纪中叶,许多学者开始注意到AN的流行多为青年女性,多见于发达国家和中上层人群,多见于某些特殊行业(如芭蕾舞演员、模特)。流行病学的特征提示社会文化因素可能起着重要作用。由于社会的发展,人们的审美观发生变化。青春期的少女思想活跃,追求苗条,加之在男性为主导的社会中,女性很容易以男性的审美观约束自己。于是在女性中节食就开始流行,AN的发病率也逐年增高。

(二)精神及心理因素

流行病学发现80%以上的AN患者在月经来潮的7年内发病。在青春期生理上发生各种变化(如月经来潮、乳房隆起和臀围增大等),若一个少女不能适应这一变化,心理压力过重就可能发生AN。这些患者多具有性格孤僻、内向和上进心强,或者精神创伤(如失恋、学习成绩下降等)引起失落感都可成为诱发因素。患者对自我体像评价障碍、失真。有人提出,AN、BN是不典型的精神病。在AN、BN的家庭中,情感性疾病发生率高,其发生率与原发性精神病家庭相似。AN、BN患者普遍存在着抑郁,这一症状是无法单从饮食障碍所致的营养不良解释的。所以,情感障碍很可能是原发的,甚至是病因。

(三)生物学因素

遗传因素对本症可能有一定作用,比较一致地认为下丘脑的功能异常与本病的发生有关。人的摄食行为受下丘脑摄食中枢及饱食中枢的控制。虽然下丘脑功能紊乱是AN、BN的病因目前尚难确切肯定,但临床的证据表明与原发于下丘脑的功能紊乱有关。①约有20%的患者,闭经为首发症状,闭经的发生说明下丘脑-垂体-性腺轴功能紊乱;②抗利尿激素分泌不稳定;③垂体兴奋试验提示垂体激素储备功能正常,但反应延迟。

二、临床表现

(一)神经性厌食

1.心理变态及精神异常

(1)AN患者多否认自己有病,拒绝治疗,此表现令人费解。

(2)自我体像判断障碍,以致判断严重失误。虽然体形已很消瘦,但仍觉得自己在继续发胖。

(3)性格孤僻,精神抑郁,不信任别人,难以与人交往,情绪低落,往往有自杀倾向。

(4)精力与体重下降程度不相称,虽极度消瘦仍能坚持日常工作。

169

2.厌食

日进食量≤150 g,严重者仅以少量的蔬菜或菜汤度日,AN患者在整个病程中表现失去食欲,无饥饿感,或拒绝、忽视饥饿感;严格地控制自己食物的摄取,以尽量限制热量的摄入。其实,AN患者不时地控制饮食,已在此病发作前一年就发生了。

3.消瘦

在发病后数月内体重下降,多在标准体重15%以下。AN患者还参加超重的运动,更有助于体重的下降。部分患者可发展成恶病质。若合并发作性贪食者,体重也可正常或偏胖。

4.消化道症状

AN患者经常诉说腹痛、腹胀、餐后早饱和胃肠排空减慢导致便秘,也有因用泻药引起腹泻者。少数AN者伴有发作性贪食也可导致胃扩张或胃破裂,或食后后悔而自引催吐。

5.营养不良及低代谢

皮肤干燥、毳毛增多,皮肤皱褶多深。对AN患者进行冷水试验,血管对降体温异常敏感,呈现雷诺现象。用CT检测发现,皮下脂肪的丢失大于深部脂肪的丢失。因此,AN者怕冷,体温可降低于36 ℃。基础代谢率较病前明显降低。呼吸缓慢、低血压;左心室排血量减少,二尖瓣反流。由于严重的营养不良,常出现四肢水肿,半数患者发生肌肉无力。累及周围神经病变者也有报道。

6.闭经及第二性征退化

几乎100%的AN患者发生闭经。多数患者闭经发生在厌食及消瘦之后,但也有少数发生在厌食前。性功能减退,阴毛、腋毛脱落,乳房、子宫萎缩,阴道涂片雌激素呈中度或高度低落。

7.可伴有低血糖、多尿

抵抗力明显降低,常伴发感染。

(二)神经性贪食

1.贪食

BN这个术语包含着极度饥饿感,贪婪的食欲,对多食行为具有不可被冲击的力量。通常也发生在AN的女性中,在短时间内可怕地摄取大量的食物,食后又以多种方式导吐,呕吐出大量的胃内容物的一种综合征。BN患者要满足饥饿感就不停地吃,1~2小时吃1次,每次可获热量4 810 kJ(1 150 kcal)。每天食物大量地被消化,可摄取热量高达20 920 kJ(5 000 kcal)。在病程中,平均每天热量获得14 230 kJ(3 400 kcal)。主要食物为冰激凌、面包、薯片、糕点、果仁及软饮料等。通常一顿饭一种食物。经常一个人晚上到外边吃,通常都是暴饮暴食高热量食品。BN者暴食后经常用牙刷、手指等物引吐。部分BN者用吐根,吐根可引起肌病和心血管病。这些患者恐惧肥胖,将引吐作为控制体重的一种方式,直到都吐出来才感到满意。在一部分BN患者中可能有偷吃的行为,而AN患者则不发生这种行为。其他控制体重的方式,如过度锻炼、利尿剂及泻药的使用也是常见的。

2.恐惧症

害怕身体变胖,对肥胖具有恐惧感。非贪食性神经性厌食由害怕胖而表现在控制饮食上有惊人毅力以致拒食。相反BN患者对摄食失去控制的能力,表现贪婪的食欲,而暴饮暴食;食后引吐、催吐及使用泻药。

3.心理、精神异常

AN 与 BN 的家庭背景差不多,其发病与家庭状况有关。BN 患者的母亲多半有肥胖,BN 患者对吃食物的驱动力是不可抗拒的,对吃东西的想法是持续的,甚至在梦中都是以吃为中心。要满足吃的欲望就不停地吃,以致有偷吃行为、精神压抑、强迫观念等。

4.其他表现

BN 患者体重减轻不严重,有的呈肥胖型;有的患者面部呈满月面伴腮腺的增大,瘢痕体质及龋齿。BN 患者通常不消瘦,因此,发生闭经者少见,偶有月经过少。常伴腹泻、腹胀、腹鸣及便秘,因频繁剧烈的呕吐而致低钾血症、肌无力及痉挛。

三、实验室与辅助检查

在严重的 AN 患者中血液生化学变化明显,BN 患者变化较小。

(一)贫血、白细胞计数减少及骨髓有不同程度抑制

血纤维蛋白水平降低,低钾血症及血脂异常。部分 AN 患者 IgG、IgM 降低。

(二)血管紧张素水平在血浆及脑脊液中均升高

血浆锌、钙降低,发中锌、钙正常。铁结合力降低,但血清铁正常。血清淀粉酶升高,BN 比 AN 患者更常见。

(三)内分泌激素水平与功能试验

在 AN 及 BN 患者中,也有热点问题:①需要证实下丘脑神经-垂体轴的功能如何;②在AN 及 BN 人群伴闭经者需证实有无各靶腺的原发性功能紊乱(表 4-1)。

表 4-1 AN 与 BN 患者内分泌激素水平与功能试验

	AN	BN
下丘脑垂体功能		
LHRH		
LH	↓	↓
FSH	↓	↓
GH	↑→	↑→
PRL	→	→
IGF	↓	↓
TRH	→延迟	→延迟
CRH	→↓	→↓ 或有反应
甲状腺		
T$_4$	↓	→
T$_3$	↓	↓
rT$_3$	↑	0
肾上腺		
Cor	→↑	→↑
尿 Fcor	↑	→↑
地塞米松试验	不正常	不正常

	AN	BN
卵巢、睾丸		
雌二醇	↓	→↓
雌酮	↓	→↓
孕酮	↓	→↓
睾酮	↓	→↓

注：↓减少；↑升高；→正常

AN 患者约有半数伴有继发性闭经及发作性多食，随着体重的快速下降，垂体对外源性 LHRH 反应异常，下丘脑对氯米芬试验无反应。当体重增加时，上述反应常逆转为正常。用少量的 LHRH 治疗可以看到垂体的储备功能。在 AN 时下丘脑为什么表现 LHRH 不足目前尚不清楚。

(四)心电图检查

心电图检查可见心率减慢、低电压、Q-T 时间延长，ST 段非特异性改变，出现 U 波及心律失常。

(五)X 射线检查

X 射线检查可发现骨质疏松和肾结石。

(六)脑电图检查

有的 AN 患者伴有癫痫发作，呈现异常脑电图。随着饮食正常后脑电图可恢复正常。有人认为是由于饥饿引起血中特异氨基酸减少，而这些氨基酸正是保持脑功能的必要神经递质。另外，饥饿引起微量元素，如锌、铜、硒和镁的不足，影响脑中酶、激素功能。缺锌的症状与 AN 症状极为相似，也表现为厌食、发音变粗、精神抑郁等。

(七)影像学检查

头颅 CT 和 MRI 检查无下丘脑、垂体占位性病变。可有脑萎缩、脑室扩大。

四、诊断

(一)AN 的诊断标准

(1)拒绝维持体重高于同年龄、同身高正常儿童及青少年的低限值，致体重低于预期体重的 85%。

(2)尽管低体重，仍惧怕体重增加变胖。

(3)自我体像评价障碍，以致判断严重失误(尽管骨瘦如柴，仍认为太胖)。

(4)继发闭经，即连续 3 个月未自行来月经。

国内有人认为年龄≤25 岁的女性；厌食、每天进食量<150 g 及体重减轻在标准体重 80% 以下；伴严重的营养不良，不伴有内科及精神科疾病者，应考虑有 AN 诊断的可能，AN 可分成约束型和贪食清除型。

(二)BN 的诊断标准

(1)反复发作性大吃，即在固定的时间内进食量远远多于同等情况下一般人的进食量；发作期不能控制进食种类及进食量；也无法控制自己停止饮食。

（2）反复使用不正当的方法防止体重增加（如导吐、泻药、利尿剂、灌肠、减肥药及有意的禁食或过度锻炼）。

（3）平均每周至少 2 次发作贪食及不正当地清除胃内容物行为，连续 3 个月以上。

（4）自我体像评价障碍。

（5）在 AN 发作期，无 BN 的表现。

BN 分为清除型及非清除型。前者应用各种方法清除胃内容物；后者用饥饿感或过度锻炼来消除多食的后果。若体重降到预期体重的 85% 以下，应属于 AN 的贪食清除型。

五、治疗

AN 与 BN 无特效的治疗方法。目前，主要靠精神行为治疗与饮食治疗，佐以药物治疗。

（一）精神行为治疗

（1）以诚恳、耐心、严肃的态度对待患者，充分取得患者信任。

（2）调节好家庭关系，帮助建立与他人的良好关系。

（3）做好细微的心理工作，纠正患者对体重与进食的错误认识和顽固的偏见。

（二）饮食治疗

以良好的精神行为治疗为基础，进行合理的饮食治疗会迅速获得明显效果。护理及饮食比药物更重要。

1.AN

儿童按正常体重生长曲线，成人用体质指数作为治疗指标。治疗目标是每周体重增加225～1 350 g。治疗开始时在维持体重所需要的基础上，每天加 2 134 J（510 cal）热量的食物。体重增长期每天每千克体重需要 293～418 J（70～100 cal）热量；体重维持期需要 167～251 J（40～60 cal）热量。另一方法是在维持标准体重所需要的热量上加 10%～20%。

对严重营养不良及危及生命者可用鼻饲或静脉营养方法。给患者液体食物可使之多进热量。

2.BN

BN 患者饮食调配应注意多变换食物种类。应以碳水化合物为主，间断吃些蔬菜和水果以延长进食时间，以适当脂肪食延后胃排空时间。BN 者应坐位进食，进热食，做进餐记录。

（三）药物治疗

治疗 AN 的药物主要针对患者对食物的焦虑，改善胃排空的功能及恢复下丘脑-垂体-性腺轴的功能。体重恢复后，抑郁症常可改善，故应观察一阶段后再决定是否用抗抑郁药物治疗。

1.抗精神抑郁药

（1）氯丙嗪：能阻断中枢多巴胺受体的抗精神病药，一般每次 20～100 mg，每天 2～3 次。目前认为，AN 的心理异常可能是中枢神经系统多巴胺活性增强的结果，服后对饮食的焦虑减轻。

（2）丙米嗪：为三环抗抑郁药，每次 25～35 mg，每天 3 次。抑郁症在 AN 患者中相当普遍。部分 AN 患者在恢复正常饮食后，仍有抑郁症，丙米嗪能防止 AN 正常饮食后仍处在抑郁状态。

（3）劳拉西泮：为短效的苯二氮䓬类，每次 0.5～1.0 mg 或奥沙西泮 15 mg 服用。此药有抗焦虑、增强食欲的作用。

2.促进胃肠运动药

（1）多巴胺受体阻滞剂，如甲氧氯普胺。

（2）胆碱能制剂，如氯贝胆碱。服用后促进胃排空，缓解餐后饱胀、胃部不适等症状。

3.锌制剂（硫酸锌）

锌缺乏症与 AN 的临床症状相似，以硫酸锌每天 45～90 mg，治疗 8～16 个月后，部分患者月经来潮。

4.促黄体素释放激素（LHRH）

泵输注，每 90 分钟自动皮下注射 12.5 mg。经短期治疗后，食欲得到改善，体重增加，精神好转，月经来潮。

（吴高峰）

第五节 尿 崩 症

尿崩症是由于抗利尿激素（ADH）分泌和释放不足，或肾远曲小管、集合管上皮细胞对 ADH 失去反应所导致的以多尿、低比重尿和低渗尿为特征的临床综合征。由于下丘脑-神经垂体病变导致 ADH 分泌不足者称为中枢性尿崩症（CDI），肾脏病变导致 ADH 受体不敏感或受体后信息传导障碍者称为肾性尿崩症（NDI）。

一、发病机制

抗利尿激素也称为精氨酸升压素（AVP），是自由水排泄的主要决定因素。抗利尿激素由下丘脑的视上核及室旁核合成，然后经由核神经元的轴突向下延伸进入垂体后叶，以囊泡形式存储到神经垂体束末梢中，在血浆渗透压升高等刺激下，神经冲动下传至神经垂体的神经末梢，囊泡以胞吐方式将 AVP 释放到血循环中发挥抗利尿作用。

研究表明，视上核与室旁核合成的最初产物为 AVP 的前体分子（AVP-NPⅡ），包括信号肽、AVP 序列、神经垂体后叶素转运蛋白Ⅱ（NPⅡ）序列及一个由 39 个氨基酸残基组成的多肽。信号肽在信号肽酶作用下从前体裂解下来后，AVP 和 NPⅡ结合形成分泌颗粒沿着轴突向垂体后叶运输。AVP 和 NPⅡ基因异常可导致产生变异型 AVP-NPⅡ蛋白，变异型 AVP-NPⅡ蛋白生物活性下降，而且不被正常降解而具有毒性，可导致细胞死亡。AVP 和 NPⅡ基因异常为常染色体显性遗传，其引起的尿崩症属中枢性尿崩症之一。

AVP 的受体是一类 G 蛋白偶联受体，根据其结构和功能情况，分为 V1、V2 受体，V1 受体主要分布于血管和垂体 ACTH 细胞，介导血管收缩，促进 ACTH 释放；V2 受体主要分布于肾小管，参与调节体内水代谢。抗利尿激素与肾脏远曲小管和集合管细胞膜上的 V2 受体结合后，使 Gs 蛋白与腺苷酸环化酶耦联，导致细胞内的 cAMP 增加，从而激活蛋白激酶 A。蛋白激酶 A 活化水通道蛋白 2（AQP-2），使其附着在管腔膜上，形成水通道，使水分顺着渗透压差从管腔进入渗透压较高的肾间质中，从而保留水分，浓缩尿液。当抗利尿激素缺乏时，管腔膜上的水通道蛋白可在细胞膜的衣被凹陷处集中，后者形成吞饮小泡进入胞浆，导致管腔膜上的水通道消失，对水再吸收作用消失。近年来发现肾小管上皮细胞膜上至少存在 5 种水通道蛋白，其中水通道蛋白 2（AQP-2）基因突变导致 AQP-2 生成减少或活性下降是肾性尿崩症的主要原因之一，其他水通道蛋白突变也可能导致肾性尿崩症。

AVP 分泌的调节：①血浆渗透压感受性调节，动物研究显示，下丘脑前部的终板血管器

(OVLT)和穹隆下器细胞是主要的渗透压感受器。渗透压感受器以阈值或调定点形式控制 AVP 分泌。当禁水或失水时,血浆渗透压在调定点以上时,渗透压感受器细胞内水分外移,细胞脱水,导致神经冲动传导至视上核和室旁核,引起 AVP 释放及血浆 AVP 上升,使肾脏重吸收水增多,尿量减少,体液平衡得以维持或恢复。②容量或血压感受性调节,冠状动脉、主动脉、颈动脉窦和心房中存在压力感受器,血容量或血压发生剧烈变化时,压力感受器受刺激,发出神经冲动经由迷走神经和舌咽神经投射到下丘脑,从而促进 AVP 合成和释放,使血管收缩,产生升压作用。妊娠期,血压或血容量大幅度降低时,容量感受器调定点可下降。③化学感受性调节,颈动脉体存在化学感受器,当血氧分压低于 8.0 kPa(60 mmHg)或二氧化碳分压升高时,化学感受器兴奋,神经冲动传入下丘脑,促进 AVP 释放增加。④神经介质和药物调节,下丘脑乙酰胆碱、组织胺、缓激肽、去甲肾上腺素、前列腺素、血管紧张素Ⅱ等神经介质和神经肽调节 AVP 合成分泌,同时尼古丁、吗啡、长春新碱、环磷酰胺、氯贝丁酯、氯磺丙脲、氯丙嗪、苯妥英钠及一些三环类抗惊厥药和抗抑郁药也可影响 AVP 释放。⑤糖皮质激素具有拮抗 AVP 的作用,其增高 AVP 释放渗透压阈值。此外,糖皮质激素也能直接作用于肾小管,降低水的通透性,促进水的排泄。因此,尿崩症患者若合并糖皮质激素缺乏,则尿量减少,在糖皮质激素替代治疗后,尿量增多,症状加重。

综上所述,当某种原因导致下丘脑视上核、室旁核合成分泌 AVP 和 NPⅡ减少或异常,或视上核、室旁核的神经元到垂体后叶的轴突通路受损及垂体后叶受损时便引起中枢性尿崩症。而肾脏 AVP 受体或水通道蛋白作用减少引起肾性尿崩症。

二、病因

(一)中枢性尿崩症

中枢性尿崩症是指各种病因导致的下丘脑视上核和室旁核 AVP 合成、分泌与释放受损,具体病因如下。

1.特发性中枢性尿崩症

无明确病因的中枢性尿崩症定义为特发性尿崩症。现研究发现,特发性尿崩症患者血循环中存在针对下丘脑神经核团的自身抗体,导致下丘脑视上核及室旁核细胞功能损伤,Nissil 颗粒耗尽,AVP 合成、释放减少。采用针对 AVP 分泌细胞的抗体进行免疫组化染色和成像技术研究发现,特发性尿崩症发病率占中枢性尿崩症的 30% 左右。淋巴细胞性垂体炎患者存在针对 AVP 分泌细胞的抗体,可归为特发性尿崩症。

2.继发性中枢性尿崩症

肿瘤、手术和外伤是导致下丘脑垂体后叶损害的常见原因。其中,肿瘤所致的中枢性尿崩症约占 25%,常见肿瘤包括颅咽管瘤、生殖细胞瘤、松果体瘤和垂体瘤等。手术导致的尿崩症占中枢性尿崩症发病率的 20% 左右,经蝶手术腺瘤切除术术后发生中枢性尿崩症概率为 10%～20%,而传统开颅手术切除大腺瘤术后中枢性尿崩症发病概率为 60%～80%,但其中大部分为一过性中枢性尿崩症。如手术造成正中隆突以上的垂体柄受损,则可导致永久性中枢性尿崩症。头部外伤或蛛网膜下腔出血导致的尿崩症约占中枢性尿崩症的 15% 左右,其他引起中枢性尿崩症的原因包括肉芽肿、结节病、组织细胞增多症、脑炎、结核、梅毒、动脉瘤和淋巴瘤等。

3.遗传性中枢性尿崩症

约 10% 的中枢性尿崩症为家族遗传性尿崩症,可为 X 连锁隐性、常染色体显性或常染色体隐性遗传。研究表明,染色体 20p13 上的 AVP-NPⅡ基因突变可导致 AVP-NPⅡ变异蛋白产生,其对 AVP 神经元细胞具有毒性并破坏神经元。此外,编码 wolframin 四聚体蛋白的 WFS1 基因突变也可引起中枢性尿崩症。wolframin 作为一种新型的内质网钙通道蛋白存在于胰岛 β 细胞和下丘脑视上核和室旁核神经元中。WFS1 基因突变导致的尿崩症可以是 Wolfram 综合征或称 DID-MOAD 综合征的一部分,其临床综合征包括尿崩症、糖尿病、视神经萎缩和耳聋,极为罕见。AVP 前体基因突变,AVP 载体蛋白基因突变可产生无活性 AVP,也可导致中枢性尿崩症。

(二)肾性尿崩症

肾性尿崩症病因有遗传性和获得性两种。

1.遗传性肾性尿崩症

约 90%遗传性肾性尿崩症与 X 染色体 q28V2 受体基因突变有关,由于为 X 性连锁隐性遗传,大多患者为男性。女性携带者通常无症状,少数携带者尿渗透压下降。迄今为止,超过 200 个 V2 受体突变位点被报道。另外,10%遗传性肾性尿崩症是由于染色体 12q13 编码 AQP-2 的基因突变所致,可为常染色体隐性或显性遗传。

2.继发性肾性尿崩症

多种疾病导致的肾小管损害可导致肾性尿崩症,如多囊肾、阻塞性尿路疾病、镰状细胞性贫血、肾淀粉样变、慢性肾盂肾炎、干燥综合征、骨髓瘤等。代谢紊乱如低钾血症、高钙血症也可致肾性尿崩症。多种药物可导致肾性尿崩症,如锂盐、地美环素、两性霉素 B、西多福韦、庆大霉素、诺氟沙星、奥利司他等。其中用于治疗精神性疾病的锂盐可导致尿素转运蛋白和 AQP-2 减少,是最多见的引起肾性尿崩症的药物。

(三)妊娠性尿崩症

妇女妊娠时,血容量增加 1.4 倍,血浆渗透压降低 8~10 mmol/L,妊娠期分泌更多抗利尿激素,但胎盘会产生氨肽酶,这种酶水平第 10 周可增高,第 22~24 周达高峰。氨肽酶可降解 AVP 和催产素,由于 AVP 降解增多,患者出现尿崩症症状,在妊娠中晚期开始有多尿、口渴,直至妊娠终止。有人认为此类患者未妊娠时即有很轻的中枢性尿崩症,每天尿量为 2.0~2.5 L,妊娠时尿量可增加至 5~6 L/d。

三、临床表现

尿崩症的主要症状是多尿,同时伴有烦渴与多饮。一般起病缓慢,也有突然起病者。患者每天尿量多为 2.5~20.0 L,超过 20 L 的较少,同时夜尿显著增多。患者尿比重多在 1.001~1.005,不超过 1.010。多数患者因口渴中枢完整,除了因饮水、小便次数多、夜尿增多影响生活质量外,可正常生活。长期多尿可导致膀胱容量增大,因此排尿次数有所减少。若患者因呕吐、意识丧失、短期内断绝饮水供应或口渴障碍不能充分补充水分,可导致脱水和严重高钠血症,进一步损伤中枢神经系统,引发昏迷、癫痫、颅内出血等严重后果。

不同病因所致的尿崩症有不同的临床特点。遗传性中枢及肾性尿崩症常幼年起病,表现为尿布更换频繁,喝奶增加,若治疗不及时,饮水量不充分,可出现脱水及高钠血症,严重者可出现高渗性脑病,表现为呕吐、发热、呼吸困难、抽搐,重者昏迷以至死亡。如能幸存,多存在智力和体格发育迟缓,成年后多尿症状可减轻。

肿瘤导致的中枢性尿崩症有头痛、视野缺损等占位效应,若影响到下丘脑可产生睡眠障碍、体温改变、进食增加等下丘脑综合征表现。生殖细胞瘤可有性早熟。若压迫腺垂体可出现激素分泌低下表现,如畏寒、食欲缺乏、乏力等。若合并糖皮质激素或甲状腺激素缺乏则多尿症状减轻,使用上述激素替代后,多尿症状可加重。

下丘脑或垂体部位的手术、肿瘤及炎症等,导致中枢性尿崩症同时可能损伤下丘脑渴感中枢。由于渴感障碍,中枢性尿崩症患者不能及时摄入足够水分,极易导致严重脱水和高钠血症。慢性高钠血症可表现为淡漠、嗜睡、抽搐等。肿瘤还可能同时破坏下丘脑渗透压感受器,若强制摄入大量水分,可导致水中毒和低钠血症,出现头痛、恶心、呕吐、精神错乱、惊厥、昏迷以至死亡。

颅脑手术或外伤性中枢性尿崩症可为一过性尿崩症、永久性尿崩症或典型三相变化:多尿-抗利尿-多尿。第一期多尿是由于垂体柄阻断,AVP运输障碍,可在术后头2天发生,维持1天至数天。第二期抗利尿期是由于储存在神经垂体中的AVP释放入血,患者尿量减少,可维持1~2天。由于储存神经垂体的AVP分泌不受渗透压感受器调控,若此期大量输液可能会导致水中毒。第三期多尿期在储存AVP释放完毕后出现。多数三相性尿崩症在手术损伤导致的下丘脑垂体柄出血控制、炎性水肿消退后可恢复正常。少数患者由于手术导致视上核-神经束损毁,AVP分泌细胞坏死、萎缩,转为永久性尿崩症。

尿崩症患者合并妊娠时,由于糖皮质激素分泌增加,拮抗AVP作用,可使尿崩症的病情加重,分娩后尿崩症病情减轻。妊娠尿崩症多在妊娠中晚期出现多尿、低比重尿、烦渴、多饮、恶心、乏力等症状,主要由于氨肽酶分泌在中晚期更明显。

部分患者症状较轻,每天尿量在2.5 L左右,如限制水分致严重脱水时,尿比重可达1.010~1.016,尿渗透压可超过血浆渗透压,达290~600 mOsm/(kg·H$_2$O),称为部分性尿崩症。

甲状腺功能低下时,尿溶质的排泄减少,也可使多尿症状减轻。

四、实验室和辅助检查

(一)实验室检查

1.尿液检查

尿量超过2.5 L,可达10 L以上,中枢性尿崩症比重常在1.005以下,肾性尿崩症尿比重在1.010以下。部分性尿崩症患者尿比重有时可达1.016。

2.血、尿渗透压测定

患者血渗透压正常或稍高[血渗透压正常值为290~310 mOsm/(kg·H$_2$O)],中枢性尿崩症尿渗透压多低于200 mOsm/(kg·H$_2$O),尿渗透压/血渗透压比值<1.5。肾性尿崩症尿渗透压多低于300 mOsm/(kg·H$_2$O),尿渗透压/血渗透压比值<1.0,但严重脱水或部分性尿崩症患者可正常。

3.血生化检查

中枢性尿崩症患者严重脱水可导致血钠增高,尿素氮、肌酐升高。继发于肾脏疾病的肾性尿崩症也可出现尿素氮、肌酐、胱抑素升高或酸碱平衡障碍。

4.血浆AVP测定(放射免疫法)

正常人血浆AVP(随意饮水)为2.3~7.4 pmol/L,禁水后可明显升高。中枢性尿崩症患者AVP水平下降,禁水后无明显变化。肾性尿崩症患者AVP水平增高,禁水时可进一步升高。由于血浆AVP不稳定,且大多与血小板结合,致测定准确度不高。现推荐测定Copeptin反映AVP水平。Copeptin来源于AVP前体,前血管升压素原。由于血浆Copeptin稳定,故测定准确度高、敏感性好。

5.AVP 抗体和抗 AVP 细胞抗体测定

其有助于特发性尿崩症的诊断。

(二)禁水-升压素试验

禁水-升压素试验是尿崩症的确诊试验。试验原理为禁饮时血容量下降,血浆渗透压升高,刺激下丘脑 AVP 合成及垂体后叶释放 AVP 增加,使肾脏水重吸收增加,尿量减少,尿渗透压、尿比重升高,而血浆渗透压和血容量保持稳定。尿崩症患者因 AVP 缺乏或受体后通道障碍导致禁饮时远端肾小管对水分的重吸收障碍,尿量不减少,尿渗透压、尿比重没有明显升高。禁水试验可鉴别尿崩症与精神性烦渴多饮;阴性者,皮下注射血管升压素,可鉴别中枢性或肾性尿崩症。

试验方法:试验前先测体重、血压、心率、血尿渗透压。试验后不能喝水和进食,禁饮时间视患者多尿程度而定,一般试验前晚 8～10 pm 开始禁水,尿量大于 10 000 mL/24 h 者,可于清晨 0 点或 2 点开始禁饮。禁饮开始后每小时留尿,测尿量、比重、和尿渗透压,同时测体重和血压,当尿渗透压(或尿比重)达到平顶,即继续禁饮不再增加尿量时,此时再抽血测血渗透压、尿渗透压,然后皮下注射血管升压素 5 U,注射后仍继续每小时留尿,测尿量、尿比重、尿渗透压共 2 次,停止试验。禁水总时间 8～18 小时,但如患者排尿量甚多,虽禁饮不到 18 小时,体重已较原来下降 3%～5% 或血压明显下降,也应停止试验。

临床意义:正常人不出现明显的脱水症状,禁饮以后尿量明显减少,尿比重＞1.020,尿渗透压一般＞800 mOsm/L。精神性烦渴,禁饮前尿比重低,尿渗透压＜血渗透压,但禁饮-升压素反应如正常人。完全性中枢性尿崩症患者禁水后尿量仍多,尿比重多数＜1.010,尿渗透压＜血渗透压,部分性中枢性尿崩症患者尿比重有时可＞1.010,但＜1.016,尿渗透压＞血渗透压。注射血管升压素后,部分性尿崩症患者尿渗透压增加达注射前的 10%～50%,完全性尿崩症增加50% 以上。肾性尿崩症患者注射血管升压素后尿量不减少,尿比重、渗透压不增加。

(三)高渗盐水试验

正常人静脉滴注高渗盐水(2.5%～3.0% 氯化钠注射液)后,血浆渗透压升高,AVP 分泌增多,尿量减少,尿比重增加。中枢性尿崩症患者滴注高渗盐水后尿量不减少,尿比重不增加,注射升压素后,尿量明显减少,尿比重明显升高。肾性尿崩症则尿量减少。试验过程中注意血压监测,高血压和心脏病患者慎行此项检查。

(四)其他检查

继发性尿崩症需确立病因或原发病。考虑继发性中枢性尿崩症需要进行颅脑和垂体 MRI、CT 或 X 射线检查。MRI 对颅内肿瘤、感染、血管性病变都有很好的鉴别能力,而且可以发现垂体容积、垂体柄状态、垂体后叶高信号区变化。垂体后叶高信号区消失是中枢性尿崩症的特征性变化,有助于中枢性尿崩症诊断。继发性肾性尿崩症需要进行肾脏 B 超、CT,肾脏 ECT,血气分析等检查。考虑肾淀粉变时可行肾脏病理检查。

针对 AVP(包括 AVP-NPⅡ)基因、AVP 受体基因、AQP-2 基因等突变分析可明确部分遗传性尿崩症的分子机制。对 X 连锁的隐性遗传携带者胎儿进行基因检测有助于早期发现患儿,及时治疗,避免夭折。

五、诊断和鉴别诊断

(一)诊断

典型的尿崩症诊断不难,根据临床表现和禁水升压素试验及血尿渗透压测定多可明确诊断。

尿崩症诊断成立后,应进一步确立中枢性或肾性,确立尿崩症的病因或原发疾病,确立为部分性尿崩症或完全性尿崩症。其中禁水-升压素试验是确定诊断、鉴别中枢性尿崩症和肾性尿崩症,区分部分性或完全性的关键。

(二)鉴别诊断

尿崩症应与下列以多尿为主要表现的疾病相鉴别。

1.精神性烦渴

精神性烦渴可出现类似尿崩症症状,如烦渴、多饮、多尿与低比重尿等,但 AVP 并不缺乏,禁水-升压素试验正常。如果发现患者上述症状与精神因素相关,并伴有其他神经官能症状,可排除尿崩症。

2.糖尿病

糖尿病有多尿、烦渴症状,但血糖升高,尿糖阳性,容易鉴别。

3.慢性肾脏疾病

慢性肾脏疾病可影响肾脏浓缩功能而引起多尿、口渴等症状,同时也可引起 AVPV2 受体和 AQP-2 合成障碍导致肾性尿崩症,主要鉴别有赖于禁水-升压素试验。

4.干燥综合征

除明显口干、多饮、多尿外,同时合并眼干和其他外分泌腺及腺体外其他器官的受累而出现多系统损害的症状,其血清中有多种自身抗体和高免疫球蛋白血症,免疫学检查有助于诊断。

5.高尿钙症

高尿钙症见于甲状旁腺功能亢进症、结节病、维生素 D 中毒、多发性骨髓瘤、癌肿骨转移等病,有原发病症状和禁水-升压素试验有助鉴别。

6.高尿钾症

高尿钾症见于原发性醛固酮增多症、失钾性肾病、肾小管性酸中毒、Fanconi 综合征、Liddle 综合征、Bartter 综合征等,测定血尿电解质和禁水-升压素试验有助于诊断。

7.颅脑手术后液体滞留性多尿

颅脑手术时,患者因应激而分泌大量 AVP,当手术应激解除后,AVP 分泌减少,滞留于体内的液体自肾排出,如此时为平衡尿量而输入大量液体,即可导致持续性多尿而误认为尿崩症。限制液体入量,如尿量减少血钠仍正常,提示为液体滞留性多尿;如尿量不减少且血钠升高,给予 AVP 后尿量减少,血钠转为正常,尿渗透压增高,则符合损伤性尿崩症的诊断。此外,尿崩症患者因血液浓缩和 AVP V1 受体功能障碍而致尿酸清除减少,血尿酸升高,而液体滞留性多尿及精神性多饮患者血液被稀释,尿酸清除正常,所以尿酸无升高。据报道,血尿酸>50 μg/L 有助于两者的鉴别,并强烈提示为损伤性尿崩症。

六、治疗

(一)一般治疗

患者应摄入足够水分,并根据季节和气候进行调整,在可能导致水源供应障碍的场合应携带水。若患者同时存在渴感中枢障碍或渗透压感受器受损,应合并使用 AVP 替代治疗的同时通过血钠、血浆渗透压、尿量确定饮水量。若要经历手术及麻醉,应告知手术和麻醉医师尿崩症病史,以保证手术和麻醉期间足够液体输入,同时术中密切观察生命体征、血浆渗透压、血钠水平和尿量以调节液体输入量。宜低盐饮食,避免使用溶质性利尿剂,限制咖啡、茶和高渗饮料的摄入。

(二)去除诱因

部分获得性中枢性尿崩症和肾性尿崩症在原发病因解除后,多饮、多尿症状可缓解或减轻。如合并脑炎、脑膜炎、结核、真菌感染等,抗感染、抗病毒等,相应治疗可改善症状。下丘脑-垂体肿瘤通过手术治疗后,多尿症状缓解。淋巴性垂体炎采用激素治疗后,多数患者多尿症状减轻。肾盂肾炎、尿路梗阻疾病、药物导致的肾性尿崩症通过控制感染、解除梗阻、停用药物可缓解多尿症状。因此,应积极治疗获得性尿崩症的原发疾病。

(三)中枢性尿崩症可使用 AVP 替代疗法

1.1-脱氨-8-右旋-精氨酸血管升压素

1-脱氨-8-右旋-精氨酸血管升压素(DDAVP)是目前最常用的抗利尿剂替代方案。DDAVP为天然精氨盐升压素的结构类似物,系对天然激素的化学结构进行两处改动而得,即1-半胱氨酸脱去氨基和以8-D-精氨酸取代8-L-精氨酸。通过上述结构改变,DDAVP的血管加压作用只有天然 AVP 的 1/400,而抗利尿增强 3 倍,抗利尿/升压作用比从天然 AVP 的 1:1 变为2 400:1,抗利尿作用强,升压作用弱,是目前最理想的抗利尿剂。DDAVP 有口服、肌内注射、鼻喷 3 种给药方式。常用为口服制剂,用法为每天 1~3 次,每次 0.1~0.4 mg。剂量应个体化,具体剂量可根据尿量确定,调整药物剂量使尿量控制在 1~2.5 L。过量使用可导致水中毒,因此对于婴幼儿、渴感中枢障碍、渗透压感受器受损的患者还需要通过血钠、血浆渗透压、每天液体出入量精确调整药物剂量和饮水量,维持渗透压平衡。由于价格昂贵,也可采取睡前口服以减少夜尿,改善睡眠,白天通过饮水维持血浆渗透压。

2.垂体后叶素

作用仅维持 3~6 小时,皮下注射,每次 5~10 U,每天需要多次注射,主要用于脑损伤或神经外科术后尿崩症的治疗,长期应用不便。

3.长效尿崩停(鞣酸升压素油剂)

每毫升油剂含 AVP 5 U,深部肌内注射,从 0.1 mL 开始,可根据每天尿量情况逐步增加到每次0.5~0.7 mL,注射一次可维持 3~5 天。长期应用可产生抗体而减轻疗效,过量可引起水中毒。

(四)中枢性尿崩症可选用的其他药物

1.氢氯噻嗪

每次 25 mg,每天 2~3 次,可使尿量减少约一半。其作用机制可能是由于尿中排钠增加,体内缺钠,肾近曲小管水重吸收增加,到达远曲小管的原尿减少,因而尿量减少。长期服用可引起缺钾、高尿酸血症等,应适当补充钾盐。

2.卡马西平

其治疗机制可能为增加肾远曲小管 cAMP 的形成,也可能增加 AVP 释放。用量为每次0.125~0.25 g,每天 1~2 次,服药后 24 小时起作用,尿量减少。不良反应为低血糖、白细胞计数减少或肝功能损害,与氢氯噻嗪合用可减少低血糖反应。

3.氯磺丙脲

其治疗机制可能为刺激 AVP 合成和释放,同时有改善渴感中枢的功能,可用于合并有渴感障碍的中枢性尿崩症患者。用法为每次 0.125~0.25 g,每天 1~2 次,250 mg/d。不良反应为低血糖、白细胞计数减少、肝功能损害等。

4.氯贝丁酯

其治疗机制可能是增加 AVP 释放,与 DDAVP 合用可减少 DDAVP 耐药发生。用量为每次 0.2～0.5 g,每天 3 次。长期应用有肝损害、肌炎及胃肠道反应等不良反应。

由于 AVP 制剂的广泛使用,上述药物已经较少用于中枢性尿崩症的治疗。

(五)肾性尿崩症治疗

肾性尿崩症治疗困难,主要依赖充分水分摄入来预防脱水。少数患者对大剂量 AVP 有反应。低钠饮食和氢氯噻嗪对肾性尿崩症有帮助。在肾性尿崩症中,氢氯噻嗪抗利尿作用可能由于细胞外液容量体积减小,GFR 下降,肾近曲小管钠和水重吸收增加,到达远曲小管的原尿减少,从而降低尿量。此外,还发现氢氯噻嗪可增加 AQP2 表达。长期服用可引起缺钾、高尿酸血症等,应适当补充钾盐或合用保钾利尿剂。具体用法为每次 25 mg,每天 2～3 次,可使肾性尿崩症尿量减少约一半。同时使用非甾体类消炎药物,如吲哚美辛、布洛芬等可增加氢氯噻嗪疗效,这类药物可能是通过抑制肾脏中前列腺素合成,从而使腺苷环化酶活性增强,cAMP 生成增多而使 AVP 作用增强,但应注意长期使用的胃肠道不良反应。

吲达帕胺作用机制类似于氢氯噻嗪,每次 2.5～5 mg,每天 1～2 次。阿米洛利,氨苯蝶啶也可用于肾性尿崩症的治疗,机制不完全清楚,作用类似于氢氯噻嗪,可和氢氯噻嗪联用,防治低钾血症出现。

遗传性肾性尿崩症根据 V2 受体变异程度分为 5 种类型,其中二型变异 V2 受体仅有 1 个氨基酸错配,错误折叠的 V2 受体蛋白被陷于内质网中,使用 V2 受体拮抗剂可作为分子伴侣和错误折叠的受体结合,从而改变受体构象并稳定其结构,然后该受体可以通过内质网运输到质膜,被抗利尿激素激活发挥抗利尿作用。

(六)颅脑外伤或术后尿崩症治疗

未使用利尿剂情况下,颅脑外伤或手术后出现严重多尿(>250 mL/h)提示尿崩症可能。在第一期多尿期,需防止脱水和高钠血症,除适当补充液体,可根据病情注射垂体后叶素,每次 5～10 U,第二次升压素注射应在第一次升压素作用消失后使用。在第二期多尿期,则要控制补液量,以免引起水中毒。第三期多尿期,可用垂体后叶素或 DDAVP 治疗。外伤或手术后尿崩症多为一过性,可由于神经轴突末梢与毛细血管联系重建而自行缓解恢复。转为永久性尿崩症者需要长期服用 DDAVP。

(七)妊娠伴尿崩症治疗

妊娠中晚期出现多尿、多饮时应考虑尿崩症诊断。由于妊娠妇女不适合行禁水-升压素试验,诊断依赖临床表现、实验室检查和试验性治疗。若尿比重为 1.001～1.005,尿渗透压低于 200 nmol/L,并低于血浆渗透压,尿崩症可能性大。首选药物为 DDAVP,因其不被血浆中的氨肽酶降解。DDAVP 具有 5%～25% 的缩宫素活性,需注意子宫收缩状况。分娩后,血浆中的氨肽酶活性迅速下降,患者的多尿症状可明显减轻或消失,应及时减量或停药。若肾性尿崩症合并妊娠,可谨慎使用氢氯噻嗪,并注意补钾,维持电解质平衡。

(孙佩佩)

第六节　高催乳素血症

高催乳素血症是各种原因引起的垂体催乳素细胞分泌过多,导致血循环中催乳素(PRL)升高为主要特点,表现为非妊娠期或非哺乳期溢乳,月经紊乱或闭经。高催乳素血症在生殖功能失调中占 9%～17%。

一、PRL 生理功能

催乳素(PRL)是垂体前叶分泌的一种多肽激素,由于人催乳素单体的糖基化及单体的聚合呈多样性,所以人催乳素在体内以多种形式存在,包括小分子催乳素、糖基化催乳素、大分子催乳素、大大分子催乳素,其生物活性与免疫反应性由高至低以此类推。由于催乳素在体内呈多样性,因此出现血催乳素水平与临床表现不一致的现象。有些女性尽管体内血催乳素水平升高,但却无溢乳、月经失调等症状;而部分女性尽管血催乳素不升高,但出现溢乳、月经失调等症状。前者可能是大分子或大大分子催乳素增加所致,后者可能是小分子催乳素的分泌相对增加,而大分子或大大分子催乳素分泌相对减少所致。

催乳素的生理作用极为广泛复杂。在人类,主要是促进乳腺组织的发育和生长,启动和维持催乳、使乳腺细胞合成蛋白增多。催乳素能影响下丘脑-垂体-卵巢轴,正常水平的 PRL 对卵泡发育非常重要,然而过高水平 PRL 血症不仅对下丘脑 GnRH 及垂体 FSH、LH 的脉冲式分泌有抑制作用,而且还可直接抑制卵泡发育,导致排卵障碍,影响卵巢合成雌激素及孕激素,临床上表现为月经稀发或闭经。另外,PRL 和自身免疫相关。人类 B、T 细胞、脾细胞和 NK 细胞均有 PRL 受体,PRL 与受体结合调节细胞功能。PRL 在渗透压调节上也有重要作用。

二、PRL 生理变化

(一)昼夜变化
PRL 的分泌有昼夜节律,睡眠后逐渐升高,直到睡眠结束,因此,早晨睡醒前 PRL 可达到一天 24 小时峰值,醒后迅速下降,上午 10 点至下午 2 点降至一天中谷值。

(二)年龄和性别的变化
由于母体雌激素的影响,刚出生 1 周的婴儿血清 PRL 水平高达 100 $\mu g/L$ 左右,4 周之后逐渐下降,3～12 个月时 PRL 降至正常水平。青春期 PRL 水平轻度上升至成人水平,可能与雌激素分泌相关。成年女性的血 PRL 水平始终比同龄男性高。妇女绝经后的 18 个月内,体内的 PRL 水平逐渐下降 50%,但接受雌激素补充治疗的妇女下降较缓慢。在高 PRL 血症的妇女中,应用雌激素替代疗法不引起 PRL 水平的改变。

(三)月经周期中的变化
在月经周期中 PRL 水平有昼夜波动,但周期性变化不明显,卵泡期与黄体期相仿,没有明显排卵前高峰,正常 PRL 值<25 $\mu g/L$。

(四)妊娠期的变化
孕 8 周血中 PRL 值仍为 20 $\mu g/L$,随着孕周的增加,雌激素水平升高刺激垂体 PRL 细胞增殖和肥大,导致垂体增大及 PRL 分泌增多。在妊娠末期血清 PRL 水平可上升 10 倍,超过 200 $\mu g/L$。正常生理情况下,PRL 分泌细胞占腺垂体细胞的 15%～20%,妊娠末期可增加到 70%。

(五)产后催乳过程中的变化
分娩后血 PRL 仍维持在较高水平,无哺乳女性产后 2 周增大的垂体恢复正常大小,血清 PRL 水平下降,产后 4 周血清 PRL 水平降至正常。哺乳者由于经常乳头吸吮刺激,触发垂体 PRL 快速释放,产后4～6 周内哺乳妇女基础血清 PRL 水平持续升高。6～12 周基础 PRL 水平逐渐降至正常,随着每次哺乳发生的 PRL 升高幅度逐渐减小。产后 3～6 个月基础和哺乳刺激情况下 PRL 水平的下降主要是由于添加辅食导致的哺乳减少。如果坚持哺乳,基础 PRL 水平会持续升高,并有产后闭经。

(六)应激导致 PRL 的变化

PRL 的分泌还与精神状态有关,激动或紧张时催乳素明显增加。许多生理行为可影响体内催乳素的水平。高蛋白饮食、性交、哺乳及应激等均可使催乳素水平升高。情绪紧张、寒冷、运动时垂体释放的应激激素包括 PRL、促肾上腺皮质激素(ACTH)和生长激素(GH)。应激可以使得 PRL 水平升高数倍,通常持续时间不到 1 小时。

三、病因

(一)下丘脑疾病

下丘脑分泌的催乳素抑制因子(PIF)对催乳素分泌有抑制作用,PIF 主要是多巴胺。颅咽管瘤压迫第三脑室底部,影响 PIF 输送,导致催乳素过度分泌。其他肿瘤如胶质细胞瘤、脑膜炎症、颅外伤引起垂体柄被切断、脑部放疗治疗破坏、下丘脑功能失调性假孕等影响 PIF 的分泌和传递都可引起催乳素的增高。

(二)垂体疾病

垂体疾病是高催乳素血症最常见的原因。垂体催乳细胞肿瘤最多见,空蝶鞍综合征、肢端肥大症、垂体腺细胞增生都可致催乳素水平的异常增高。按肿瘤直径大小分微腺瘤(肿瘤直径 <1 cm)和大腺瘤(肿瘤直径 $\geqslant 1$ cm)。

(三)其他内分泌、全身疾病

原发性和/或继发性甲状腺功能减退症,如假性甲状旁腺功能减退、桥本甲状腺炎、多囊卵巢综合征、肾上腺瘤、GH 腺瘤、ACTH 腺瘤等,以及异位 PRL 分泌增加如未分化支气管肺癌、胚胎癌,子宫内膜异位症、肾癌可能有 PRL 升高。肾功能不全、肝硬化影响到全身内分泌稳定时也会出现 PRL 升高。乳腺手术、乳腺假体手术后、长期乳头刺激、妇产科手术如人工流产、引产、死胎、子宫切除术、输卵管结扎术、卵巢切除术等 PRL 也可异常增高。

(四)药物影响

长期服用多巴胺受体拮抗剂如吩噻嗪类镇静药(氯丙嗪、奋乃静)、儿茶酚胺耗竭剂抗高血压药(利舍平、甲基多巴)、甾体激素类(口服避孕药、雌激素)、鸦片类药物(吗啡)、抗胃酸药[H_2-R 拮抗剂-西咪替丁(甲氰咪胍)、多潘立酮(吗丁啉)],均可抑制多巴胺转换,促进 PRL 释放。药物引起的高 PRL 血症多数血清 PRL 水平在 100 $\mu g/L$ 以下,但也有报道长期服用一些药物使血清 PRL 水平升高达 500 $\mu g/L$,而引起大量催乳、闭经。

(五)胸部疾病

胸部疾病,如胸壁的外伤、手术、烧伤、带状疱疹等也可能通过反射引起 PRL 升高。

(六)特发性高催乳素血症

催乳素多为 60～100 $\mu g/L$,无明确原因。此类患者与妊娠、服药、垂体肿瘤或其他器质性病变无关,多因患者的下丘脑-垂体功能紊乱,从而导致 PRL 分泌增加。其中大多数 PRL 轻度升高,长期观察可恢复正常。血清 PRL 水平明显升高而无症状的特发性高 PRL 血症患者中,部分患者可能是巨分子 PRL 血症,这种巨分子 PRL 有免疫活性而无生物活性。临床上当无病因可循时,包括 MRI 或 CT 等各种检查后未能明确催乳素异常增高原因的患者可诊断为特发性高催乳素血症,但应注意对其长期随访,对部分伴月经紊乱而 PRL 高于 100 μg/L 者,需警惕潜隐性垂体微腺瘤的可能,应密切随访,脑部 CT 检查发现许多此类疾病患者数年后常发展为垂体微腺瘤。

四、临床表现

(一)溢乳

患者在非妊娠和非哺乳期出现溢乳或挤出乳汁,或断奶数月仍有乳汁分泌,轻者挤压乳房才有乳液溢出,重者自觉内衣有乳渍。分泌的乳汁通常是乳白、微黄色或透明液体,非血性。仅出现溢乳的占27.9%,同时出现闭经及溢乳者占 75.4%。这些患者血清 PRL 水平一般都显著升高。部分患者催乳素水平较高但无溢乳表现,可能与其分子结构有关。

(二)闭经或月经紊乱

高水平的催乳素可影响下丘脑-垂体-卵巢轴的功能,导致黄体期缩短或无排卵性月经失调、月经稀发甚至闭经,后者与溢乳表现合称为闭经-溢乳综合征。

(三)不育或流产

卵巢功能异常、排卵障碍或黄体不健可导致不育或流产。

(四)头痛及视觉障碍

微腺瘤一般无明显症状;大腺瘤可压迫蝶鞍隔出现头痛、头胀等;当腺瘤向前侵犯或压迫视交叉或影响脑脊液回流时,也可出现头痛、呕吐和眼花,甚至视野缺损和动眼神经麻痹。肿瘤压迫下丘脑可以表现为肥胖、嗜睡、食欲异常等。

(五)性功能改变

部分患者因卵巢功能障碍,表现低雌激素状态,阴道壁变薄或萎缩,分泌物减少,性欲减低。

五、辅助检查

(一)血清学检查

血清 PRL 水平持续异常升高,>1.14 nmol/L(25 μg/L),需除外由于应激引起的 PRL 升高。FSH 及 LH 水平通常偏低。必要时测定 TSH、FT_3、FT_4、肝、肾功能。

(二)影像学检查

当血清 PRL 水平高于 4.55 nmol/L(100 μg/L)时,应注意是否存在垂体腺瘤,CT 和 MRI 可明确下丘脑、垂体及蝶鞍情况,是有效的诊断方法。其中 MRI 对软组织的显影较 CT 清晰,因此对诊断空蝶鞍症最为有效,也可使视神经、海绵窦及颈动脉清楚显影。

(三)眼底、视野检查

垂体肿瘤增大可侵犯和/或压迫视交叉,引起视盘水肿;也可因肿瘤损伤视交叉不同部位而有不同类型视野缺损,因而眼底、视野检查有助于确定垂体腺瘤的部位和大小。

六、诊断

根据血清学检查 PRL 持续异常升高,同时出现溢乳、闭经及月经紊乱、不育、头痛、眼花、视觉障碍及性功能改变等临床表现,可诊断为高催乳素血症。诊断时应注意某些生理状态如妊娠、哺乳、夜间睡眠、长期刺激乳头、性交、过饱或饥饿、运动和精神应激等,PRL 会有轻度升高。因此,临床测定 PRL 时应避免生理性影响,在 10~11 时取血测定较为合理。PRL 水平显著高于正常者一次检查即可确定,当 PRL 测定结果在正常上限 3 倍以下时至少检测 2 次,以确定有无高 PRL 血症。诊断高催乳素血症后必须根据需要做必要的辅助检查,以进一步明确发病原因及病变程度,便于治疗。

七、治疗

应该遵循对因治疗原则。控制高 PRL 血症、恢复女性正常月经和排卵功能、减少乳汁分泌及改善其他症状(如头痛和视功能障碍等)。

(一)随访

对特发性高催乳素血症、催乳素轻微升高、月经规律、卵巢功能未受影响、无溢乳且未影响正常生活时,可不必治疗,应定期复查,观察临床表现和 PRL 的变化。

(二)药物治疗

垂体 PRL 大腺瘤及伴有闭经、催乳、不孕不育、头痛、骨质疏松等表现的微腺瘤都需要治疗,首选多巴胺激动剂治疗。

1.溴隐亭

溴隐亭为麦角类衍生物,为非特异性多巴胺受体激动剂,可直接作用于垂体催乳素细胞,与多巴胺受体结合,抑制肿瘤增殖,从而抑制 PRL 的合成分泌,是治疗高催乳素血症最常用的药物。为了减少药物不良反应,溴隐亭治疗从小剂量开始渐次增加,即从睡前 1.25 mg 开始,递增到需要的治疗剂量。如果反应不大,可在几天内增加到治疗量。常用剂量为每天 2.5~10 mg,分 2~3 次服用,大多数病例每天 5~7.5 mg 已显效。剂量的调整依据是血 PRL 水平。达到疗效后可分次减量到维持量,通常每天1.25~2.50 mg。溴隐亭治疗可以使 70%~90% 的患者获得较好疗效,表现为血 PRL 降至正常、催乳消失或减少、垂体腺瘤缩小、恢复规则月经和生育。若PRL 大腺瘤在多巴胺激动剂治疗后血 PRL 正常而垂体大腺瘤不缩小,应重新审视诊断是否为非 PRL 腺瘤或混合性垂体腺瘤、是否需改用其他治疗(如手术治疗)。溴隐亭治疗高 PRL 血症、垂体 PRL 腺瘤不论降低血 PRL 水平还是肿瘤体积缩小,都是可逆的,只是使垂体 PRL 腺瘤可逆性缩小,长期治疗后肿瘤出现纤维化,但停止治疗后垂体 PRL 腺瘤会恢复生长,导致高PRL 血症再现,因此需长期用药维持治疗。

溴隐亭不良反应主要有恶心、呕吐、眩晕、疲劳和直立性低血压等,故治疗应从小剂量开始,逐渐增加至有效维持剂量,如患者仍无法耐受其胃肠道反应,可改为阴道给药,经期则经肛门用药。阴道、直肠黏膜吸收可达到口服用药同样的治疗效果。约 10% 的患者对溴隐亭不敏感、疗效不满意,对于药物疗效欠佳,不能耐受药物不良反应及拒绝接受药物治疗的患者可以更换其他药物或手术治疗。

新型溴隐亭长效注射剂克服了因口服造成的胃肠道功能紊乱,用法是 50~100 mg,每 28 天一次,是治疗催乳素大腺瘤安全有效的方法,可长期控制肿瘤的生长并使瘤体缩小,不良反应较少,用药方便。

2.卡麦角林和喹高利特

若溴隐亭不良反应无法耐受或无效时可改用具有高度选择性的多巴胺 D_2 受体激动剂卡麦角林和喹高利特,它们抑制 PRL 的作用更强大而不良反应相对减少,作用时间更长。对溴隐亭抵抗(每天 15 mg 溴隐亭效果不满意)或不耐受溴隐亭治疗的 PRL 腺瘤患者改用这些新型多巴胺激动剂仍有 50% 以上有效。喹高利特每天服用一次 75~300 μg;卡麦角林每周只需服用 1~

2 次,常用剂量 0.5~2.0 mg,患者顺应性较溴隐亭更好。

3.维生素 B$_6$

作为辅酶在下丘脑中多巴向多巴胺转化时加强脱羧基及氨基转移作用,与多巴胺受体激动剂起协同作用。临床用量可达 60~100 mg,每天 2~3 次。

(三)手术治疗

若溴隐亭等药物治疗效果欠佳者,有观点认为由于多巴胺激动剂能使肿瘤纤维化形成粘连,可能增加手术的困难和风险,一般建议用药 3 个月内实施手术治疗。经蝶窦手术是最为常用的方法,开颅手术少用。手术适应证包括以下几点。①药物治疗无效或效果欠佳者。②药物治疗反应较大不能耐受者。③巨大垂体腺瘤伴有明显视力视野障碍,药物治疗一段时间后无明显改善者。④侵袭性垂体腺瘤伴有脑脊液鼻漏者。⑤拒绝长期服用药物治疗者。⑥复发的垂体腺瘤也可以手术治疗。

手术后,需要进行全面的垂体功能评估,存在垂体功能低下的患者需要给予相应的内分泌激素替代治疗。

(四)放射治疗

放射治疗分为传统放射治疗和立体定向放射外科治疗。传统放射治疗因照射野相对较大,易出现迟发性垂体功能低下等并发症,目前仅用于有广泛侵袭的肿瘤术后的治疗。立体定向放射外科治疗适用于边界清晰的中小型肿瘤。放射治疗主要适用于大的侵袭性肿瘤、术后残留或复发的肿瘤;药物治疗无效或不能坚持和耐受药物治疗不良反应的患者;有手术禁忌或拒绝手术的患者及部分不愿长期服药的患者。放射治疗疗效评价应包括肿瘤局部控制及异常增高的PRL 下降的情况。通常肿瘤局部控制率较高,而 PRL 恢复至正常则较为缓慢。即使采用立体定向放射外科治疗后,2 年内也仅有 25%~29%的患者 PRL 恢复正常,其余患者可能需要更长时间随访或需加用药物治疗。传统放射治疗后 2~10 年,有 12%~100%的患者出现垂体功能低下;1%~2%的患者可能出现视力障碍或放射性颞叶坏死。部分可能会影响瘤体周围的组织而影响垂体的其他功能,甚至诱发其他肿瘤,损伤周围神经等,因此,放射治疗一般不单独使用。

(五)其他治疗

由于甲状腺功能减退、肾衰竭、手术、外伤、药物等因素引起的高催乳素血症,则对因进行治疗。

八、高催乳素血症患者的妊娠相关处理

(一)基本的原则
基本的原则是将胎儿对药物的暴露限制在尽可能少的时间内。

(二)妊娠期间垂体肿瘤生长特点

妊娠期间 95%微腺肿瘤患者、70%~80%大腺瘤患者瘤体并不增大,虽然妊娠期催乳素腺瘤增大情况少见,但仍应该加强监测,垂体腺瘤患者怀孕后未用药物治疗者,约 5%的微腺瘤患者会发生视交叉压迫,而大腺瘤出现这种危险的可能性达 25%以上,因此,于妊娠 20 周、28 周、38 周定期复查视野,若有异常,应该及时行 MRI 检查。

(三)垂体肿瘤妊娠后处理

在妊娠前有微腺瘤的患者应在明确妊娠后停用溴隐亭,因为肿瘤增大的风险较小。停药后应定期测定血 PRL 水平和视野检查。正常人怀孕后 PRL 水平可以升高 10 倍左右,患者血 PRL

水平显著超过治疗前的 PRL 水平时要密切监测血 PRL 及增加视野检查频度;对于有生育要求的大腺瘤妇女,需在溴隐亭治疗腺瘤缩小后再妊娠较为安全。目前认为溴隐亭对妊娠是安全的,但仍主张一旦妊娠,应考虑停药。所有患垂体 PRL 腺瘤的妊娠患者,在妊娠期需要每 2 个月评估一次。妊娠期间肿瘤再次增大者给予溴隐亭仍能抑制肿瘤生长,一旦发现视野缺损或海绵窦综合征,立即加用溴隐亭可望在 1 周内改善缓解,但整个孕期须持续用药直至分娩。对于药物不能控制者及视力视野进行性恶化时,应该经蝶鞍手术治疗需要并根据产科原则选择分娩方式。高 PRL 血症、垂体 PRL 腺瘤妇女应用溴隐亭治疗,怀孕后自发流产、胎死宫内、胎儿畸形等发生率在 14% 左右,与正常妇女妊娠情况相似。

(四)垂体肿瘤哺乳期处理

没有证据支持哺乳会刺激肿瘤生长。对于有哺乳意愿的妇女,除非妊娠诱导的肿瘤生长需要治疗,一般要到患者想结束哺乳时再使用 DA 激动剂。

临床特殊情况的思考和建议如下。

(1)溴隐亭用药问题:在初始治疗时,血 PRL 水平正常、月经恢复后原剂量可维持不变 3～6 个月。微腺瘤患者即可开始减量;大腺瘤患者此时复查 MRI,确认 PRL 肿瘤已明显缩小(通常肿瘤越大,缩小越明显),PRL 正常后也可开始减量。减量应缓慢分次(2 个月左右一次)进行,通常每次 1.25 mg,用保持血 PRL 水平正常的最小剂量为维持量。每年至少 2 次血 PRL 随诊,以确认其正常。在维持治疗期间,一旦再次出现月经紊乱或 PRL 不能被控制,应查找原因,如药物的影响、怀孕等,必要时复查 MRI,决定是否调整用药剂量。对小剂量溴隐亭维持治疗 PRL 水平保持正常、肿瘤基本消失的病例 5 年后可试行停药,若停药后血 PRL 水平又升高者,仍需长期用药,只有少数病例在长期治疗后达到临床治愈。

(2)视野异常治疗问题:治疗前有视野缺损的患者,治疗初期即复查视野,视野缺损严重的在初始治疗时可每周查 2 次视野(已有视神经萎缩的相应区域的视野会永久性缺损)。药物治疗满意,通常在 2 周内可改善视野;但是对药物反应的时间,存在个体差异,视力视野进行性恶化时应该经蝶鞍手术治疗。

(3)手术治疗后随访问题:手术后 3 个月应行影像学检查,结合内分泌学变化,了解肿瘤切除程度。视情况每半年或一年再复查一次。手术成功的关键取决于手术者的经验和肿瘤的大小,微腺瘤的手术效果较大腺瘤好,60%～90% 的微腺瘤患者术后 PRL 水平可达到正常,而大腺瘤患者达到正常的比例则较低。手术后仍有肿瘤残余的患者,手术后 PRL 水平正常的患者中,长期观察有 20% 患者会出现复发,需要进一步采用药物或放射治疗。

(孙佩佩)

第七节　下丘脑综合征

下丘脑综合征是由多种病因累及下丘脑,使其结构、代谢及功能受损所致的疾病,可以因先天遗传或后天性、器质性(如颅咽管瘤)或功能性(如各种原因导致严重精神创伤)等多种原因引发。主要临床表现有内分泌代谢功能失调,自主神经功能紊乱,睡眠、体温调节和性功能障碍,尿崩症,多食肥胖或厌食消瘦,精神失常,癫痫等综合征。

一、病因病理

有先天性和后天性、器质性和功能性等病因,归纳如下。

(一)先天性或遗传因素

先天性或遗传因素如家族性嗅神经性发育不全征;性幼稚-色素性网膜炎-多指畸形综合征等;下丘脑激素缺乏,如下丘脑甲状腺功能低下、下丘脑性腺功能低下、多发性激素缺乏。

(二)肿瘤

肿瘤如颅咽管瘤、星状细胞瘤、漏斗瘤、垂体瘤(向鞍上生长)、异位松果体瘤、脑室膜瘤、神经节细胞瘤、浆细胞瘤、神经纤维瘤、髓母细胞瘤、白血病、转移性肿瘤、外皮肉瘤、血管瘤、恶性血管内皮瘤、脉络丛囊肿、第三脑室囊肿、脂肪瘤、错构瘤、畸胎瘤、脑膜瘤及肺癌下丘脑转移等。文献还曾报道1例下丘脑朗格汉斯细胞组织细胞增生症,表现为烦渴、厌食、头痛、疲乏等症。

(三)肉芽肿

肉芽肿见于结核瘤、结节病、网状内皮细胞增生症、慢性多发性黄色瘤、嗜酸性肉芽肿等。

(四)感染和炎症

感染和炎症如结核性或化脓性脑膜炎、脑脓肿、病毒性脑炎、流行性脑炎、脑脊髓膜炎、天花、麻疹、水痘、狂犬病疫苗接种、组织胞浆菌病。

(五)退行性变

退行性变主要为结节性硬化、脑软化、神经胶质增生。

(六)血管损害

脑动脉硬化、脑动脉瘤、脑出血、脑栓塞、系统性红斑狼疮和其他原因引起的脉管炎等。

(七)物理因素

颅脑外伤或脑外科手术,原发性颅高压或颅低压,放射治疗(脑、脑垂体区)。

(八)脑代谢病

急性间歇发作性血卟啉病、二氧化碳麻醉。

(九)药物

服氯丙嗪、利舍平及避孕药后均可引起溢乳-闭经综合征。

(十)功能性障碍

因环境变迁、精神创伤等因素可发生闭经或勃起功能障碍伴甲状腺功能和/或肾上腺皮质功能的低下,以及厌食、消瘦等症,可伴有下丘脑功能紊乱。

二、临床表现

由于下丘脑体积小,功能复杂,而且损害常不限于一个核群而累及多个生理调节中枢,因而下丘脑损害多表现为复杂的临床综合征。

(一)内分泌激素分泌紊乱

内分泌功能障碍可引起内分泌功能亢进或减退,可造成一种或数种激素分泌紊乱。

(1)全部下丘脑释放激素缺乏可引起全部垂体前叶功能降低,造成性腺、甲状腺和肾上腺皮质功能等减退。

(2)促性腺激素释放激素分泌失常:①女性,亢进者性早熟,减退者神经源性闭经。②男性,亢进者性早熟,减退者肥胖、生殖无能、营养不良症、性发育不全和嗅觉丧失。

(3)催乳素释放抑制因子(或释放因子)分泌失常:①催乳素过多发生溢乳症或溢乳闭经综合征及性腺功能减退。②催乳素缺乏症。

(4)促肾上腺皮质激素释放激素分泌失常引起肾上腺皮质增生出现皮质醇增多症,称为库欣病。

(5)促甲状腺素释放激素分泌失常:下丘脑性甲状腺功能亢进症或下丘脑性甲状腺功能减退症。

(6)生长激素释放激素(或抑制激素)分泌失常:①亢进者肢端肥大症或巨人症。②减退者侏儒症,表现为身材矮小。

(7)抗利尿激素分泌失常:①亢进者抗利尿激素分泌过多症。②减退者尿崩症。

(8)低 T_3/T_4 综合征。

(二)神经系统病变

下丘脑病变常伴有非下丘脑非内分泌损害的一种或多种表现。常见下丘脑症状如下。

1.嗜睡和失眠

下丘脑后部病变时,大多数患者表现嗜睡,少数患者有失眠。常见的嗜睡类型:①发作性睡眠,患者不分场合,可随时睡眠,持续数分钟至数小时,为最常见的一种形式。②深睡眠症,发作时可持续性睡眠数天至数周,但睡眠发作期常可喊醒吃饭、小便等,过后又睡。③发作性嗜睡贪食症,患者不可控制地出现发作性睡眠,每次睡眠持续数小时至数天,醒后暴饮暴食,食量较常量增加数倍甚至十倍,极易饥饿,患者多肥胖。除与下丘脑功能失常有关外,可能还与情感紊乱有关。

2.多食肥胖或顽固性厌食消瘦

病变累及腹内侧核或结节部附近(饱食中枢),患者因多食而肥胖,常伴生殖器官发育不良(称肥胖生殖无能营养不良综合征)。表现为进行性肥胖,脂肪分布以面部、颈及躯干最显著;其次为肢体近端,而皮肤细嫩、手指尖细,常伴骨骼过长现象,或为性早熟。智力发育不全或减退及尿崩症。

病变累及下丘脑外侧的腹外侧核(摄食中枢)时有厌食、体重下降、皮肤萎缩、毛发脱落、肌肉软弱、怕冷、心跳缓慢、基础代谢率降低等。当病变同时损害垂体时则表现为全垂体前叶功能减退症。

3.发热和体温过低

病变在下丘脑前部或后部时,可出现体温变化表现:①低热,一般在 37.5 ℃左右。②体温过低,体温可降到 36 ℃以下。③高热,可呈弛张型或不规则形,一天内体温多变,但高热时肢体冰冷,躯干温暖,有些患者甚至心率与呼吸可保持正常,高热时对一般退热药无效。

4.精神障碍

当后腹外核及视前区有病变时常可产生精神症状,主要表现为过度兴奋、哭笑无常、定向力障碍、幻觉及激怒等症。

5.其他

头痛是常见症状,患者又常可出现多汗或汗闭,手足发绀,括约肌功能障碍,可伴下丘脑性癫痫。当腹内侧部视交叉受损时可伴有视力减退、视野缺损或偏盲。血压忽高忽低,瞳孔散大、缩小或两侧不等。累及下丘脑前方及下行至延髓中的自主神经纤维时,可引起胃和十二指肠消化性溃疡或出血等表现。

三、实验室检查

（1）垂体靶腺内分泌功能测定，以期了解性腺、甲状腺和肾上腺皮质功能情况。

（2）垂体功能测定，以了解下丘脑-垂体的储备功能，鉴别下丘脑或垂体疾病引起的腺垂体功能减退。

（3）X 射线头颅平片可示蝶鞍扩大，鞍背、后床突吸收或破坏，鞍区病理性钙化等表现。必要时进一步做蝶鞍薄分层片、头颅 CT 或头颅磁共振检查，以显示颅内病变部位和性质。

（4）脑脊液检查除颅内占位病变有颅压增高、炎症有白细胞升高外，一般均属正常。

（5）脑电图检查可见弥漫性异常。

四、诊断要点

病史与症状体征：引起下丘脑综合征的病因很多，临床症状在不同的患者中可十分不同，有时诊断比较困难，必须详问病史，综合分析后作出诊断。以下几点可提供临床线索。

（1）用单一靶腺激素或垂体损害来解释的症状。

（2）内分泌功能紊乱症状伴无法解释的肥胖、多食、消瘦、厌食、嗜睡、精神异常、体温异常。

（3）颅内压增高伴视野改变、尿崩症、性腺功能减退及催乳等。

（4）伴发育异常、嗅觉异常或性腺功能不全等。

（5）伴自身免疫疾病或血皮质醇降低。

（6）低 T_3/T_4 综合征。

五、鉴别诊断

注意与原发性甲状腺、性腺、肾上腺、中枢性尿崩症、腺垂体功能减退、神经衰弱、精神分裂症等鉴别。

六、治疗

（一）病因治疗

对肿瘤可采取手术切除或放射治疗，对不能根治的肿瘤伴颅内压增高者可用减压术减轻症状。对炎症则选用适当的抗生素，以控制感染。由药物引起者则应立即停用有关药物。精神因素引起者需进行精神治疗。

（二）特殊治疗

对尿崩症的治疗见尿崩症章节。有垂体前叶功能减退者，则应根据靶腺受累的程度，予以补充替代治疗。有溢乳者可用溴隐亭 2.5～7.5 mg/d，或 L-多巴 1～2 mg/d。

（三）对症治疗

根据患者的临床表现进行个体化处理。属垂体功能低下者，应注意避免使用镇静药。发热者可予药物或物理降温。

（四）中医治疗

发热者可予中药（至宝丹等）治疗。

（孙佩佩）

第八节　空泡蝶鞍综合征

一、病因和发病率

空泡蝶鞍综合征(ESS)是指由于蛛网膜下腔突入鞍内,并被脑脊液填充,致使蝶鞍重建和体积扩大,使垂体扁平的一种解剖学变异。

由于鞍膈先天性闭锁不全所致的原发性空泡蝶鞍综合征是常见的解剖变异,尸检发现,其发生率5%~23%,是蝶鞍扩大最常见的原因。空泡蝶鞍也常见于垂体切除术或垂体部位放疗之后,产后垂体梗死也可出现空蝶鞍。另外垂体 PRL 瘤和 GH 瘤可发生亚临床出血后梗死,牵拉鞍上脑池,使之嵌入到鞍内。因此,任何导致空泡蝶鞍的情况均不能除外同时存在垂体肿瘤的可能。

二、临床表现

(一)症状和体征

患者多为中年肥胖女性,许多患者有高血压和良性颅内压增高。约有 48% 患者有头痛,常因此而行颅脑 X 射线检查,但头痛并不一定就是空泡蝶鞍所致。严重的临床表现很少见。罕有自发性脑脊液鼻漏和视野缺损。

(二)实验室检查

垂体前叶功能试验指标几乎都是正常的,但部分患者可伴有高催乳素血症。宜进行内分泌激素的测定以除外垂体前叶功能减退症或激素分泌过多性垂体微腺瘤。

三、诊断

空泡蝶鞍综合征的诊断很容易由 MRI 得以确诊。MRI 显示出鞍膈疝及鞍窝内有脑脊液征象。

四、治疗

空泡蝶鞍综合征的治疗主要根据临床表现,无任何症状的成年患者不必治疗,但需严密观察和随访,儿童患者必须定期追踪内分泌功能改变和视野变化。一旦发现有脑脊液鼻漏、视力障碍、颅内压增高者应立即进行手术。一般手术方式可采用经额进入途径,或采用经蝶进入途径的空鞍包裹术。目前还可采用鼻腔镜手术治疗。经手术治疗,多数病例临床症状均有不同程度改善,空泡蝶鞍合并垂体肿瘤可先经蝶手术切除肿瘤再修补空泡蝶鞍,手术激素检测正常。垂体功能低下时应用相应靶腺激素替代治疗。Sheehan 综合征患者发生产后垂体功能减退症,要强调糖皮质激素和甲状腺激素的替代治疗。

（黄　桥）

第九节　弗勒赫利希综合征

弗勒赫利希综合征又称肥胖-生殖无能综合征。本病的肥胖是由于下丘脑结节部中部核群损害,生殖无能是由于垂体促性腺素(GnRH)缺乏。病因多种多样,见于颅咽管瘤、嫌色细胞瘤、脑炎、结核性脑膜炎、神经胶质瘤、胆脂瘤或原因不明的特发性变性,少数发生于脑积水或颅底骨折。

一、诊断要点

(一)体态

不匀称肥胖,男孩呈女性脂肪分布,以颈、躯干及肢体近端为显著,尤其是乳房、耻骨联合及骨盆周围更明显。鼻、口、指、趾细小,皮肤苍白、细软,肌张力低,身材矮小、正常或过高。身材过高见于生长激素正常而骨骺融合延迟者。

(二)性幼稚和生殖无能

发育期前发病者性器官幼稚。发育期后发病者,阴毛、腋毛脱落,男性患者性功能减退,女性患者闭经,子宫、阴道发育不良。

(三)原发疾病症状

原发疾病症状如下丘脑综合征、视交叉压迫引起偏盲、颅内压升高等。

(四)实验室检查

尿 GnRH 减少或消失。有颅内疾病者需作 X 射线、CT 等特殊检查。

二、治疗

治疗分病原治疗及内分泌紊乱治疗两方面。

(一)病原治疗

病原治疗为下丘脑或垂体肿瘤、视神经肿瘤的性质,以及是否引起压迫症状考虑放射或外科手术治疗。

(二)内分泌紊乱方面的治疗

性腺功能减退可用 LHRH、HCG 或性激素替代治疗。

(1)雄激素替代治疗:每天口服甲睾酮制剂 30 mg 或肌内注射丙酮酸睾酮 25 mg,每周 3 次。还可以选用肌内注射长效睾酮制剂,如庚酮睾酮,第 1 年,每次 50 mg,1～2 次肌内注射,第 2 年 100 mg,第 3 年 200 mg。雄激素可使喉音变低沉,阴毛生长,外生殖器发育。女性患者可采用雌激素替代治疗。

(2)促性腺激素治疗:HCG 1 000～1 500 U,每周 3 次肌内注射。最恰当的方法是应用人工合成的 GnRH 10 肽脉冲型自动输注泵间歇输注治疗,每次 12.5 mg,间歇 90 分钟自动输注 1 次。

(3)甲状腺功能低下时以甲状腺激素制剂替代治疗。

(4)肥胖可用饮食控制及应用西布曲明。

（黄　桥）

第十节 Kallmann 综合征

一、概述

Kallmann 综合征(KS)又称性幼稚嗅觉丧失综合征,是一种先天性促性腺功能低下或合并有嗅觉缺失联合出现的病征。其发病率男性为 1∶10 000,女性为 1∶50 000,男性为女性的 5~6 倍,X 连锁形式最常见,可呈家族性发病,也可散发。1856 年 Maestre de saniuan 就开始报道存在性功能低下伴嗅觉障碍这一疾病。1944 年美国纽约的精神病遗传学家 Kallmann 首先报道了 3 个家族中的 12 例类无睾症,其中 9 例伴有嗅觉缺失,并开始提出这是一种遗传性疾病,此后各国相继有多个家族性和散发病例报道。Hamihonul 等根据嗅觉障碍程度将 KS 综合征分为Ⅰ型(嗅不出任何气味)和Ⅱ型(可嗅出部分强烈的刺激味)。KS 最主要的特点为促性腺激素分泌不足的性腺减退症,嗅觉减退或身体发育不全,第二性征不明显。

二、病因与发病机制

KS 的发病原因分为自发性和遗传性两种,后者具有常染色体显性、常染色体隐性、X 染色体隐性遗传等多种遗传方式。

KS 患者在出现第二性征低下、性功能障碍的同时常伴有嗅觉缺失的发生机制,与其先天性解剖学基础有关,即嗅觉器官与分泌 GnRH 的神经元组织学来源相同。KS 性腺功能低下是继发于下丘脑的促性腺激素释放激素(GnRH)不足或缺乏的结果,而嗅觉障碍则是由于嗅球、嗅束形成障碍所致。有研究表明,分泌 GnRH 的神经细胞和嗅神经细胞在发育过程中共同起源于嗅基板,即头外胚层散在性增厚部分,以后可形成嗅上皮,嗅神经细胞从嗅基板周围伸出轴突穿过筛状板和脑膜组织到达嗅球,与僧帽细胞的树突形成突触,而 GnRH 神经细胞则沿嗅神经迁移,穿过嗅球定位于下丘脑。因此,GnRH 神经细胞和嗅神经细胞轴突存在一条共同的迁移途径。正常情况下,在胚胎早期就有 Kallmann 基因(KAL 基因)表达,并翻译出一种与细胞黏附有关的 KAL 蛋白,后者在嗅神经轴突延长,嗅球和嗅束形成及 GnRH 神经细胞迁移过程中起重要作用。在 Kallmann 综合征时,由于胚胎早期 KAL 基因突变,不能翻译出 KAL 黏附蛋白,影响上述神经细胞迁移及嗅球、嗅束的形成,进而引起性腺功能低下及嗅觉障碍。

三、病理

(一)KAL-1 与 X 连锁型 KS

1992 年 Bick 等首次报道 KAL-1 基因是 X 连锁型 KS 的易感基因,由 14 个外显子组成,基因全长 120~200 kb。KAL-1 基因编码 680 个氨基酸残基组成的神经发育调节蛋白,即嗅因子(anosmin.1),其分子富含半胱氨酸区、乳清酸性蛋白(WAP)区、4 个Ⅲ型纤连素样(FnⅢ)重复序列。嗅因子具有抗丝氨酸蛋白酶及细胞黏附分子功能、调控神经轴突向外生长和识别靶组织或靶细胞的功能,并参与 GnRH 分泌神经元和嗅觉神经元的迁移。KAL-1 基因突变多见于基因编码嗅因子的 4 个 FnⅢ序列内,但未发现突变热点,也未发现表型关联,此进一步显现 KS 的遗传异质性。

(二)FGFR1 与常染色体显性遗传型 KS

成纤维细胞生长因子受体 1(FGFR1)基因亦称 KAL-2,定位于 8q12,毗邻 GnRH 编码基因,包含18 个外显子,全长达 57.7 kb。其编码蛋白 FGFRI 为一种跨膜蛋白受体,一旦 FGFR1 发生构象改变即可激活受体内信号传导。已知 FGF 在胚胎神经细胞发育中具有重要作用,其参与 GnRH 神经元和嗅神经发育。FGFR1 缺陷可造成 GnRH 神经迁移及嗅球发育异常。目前研究已证实 KAL-2 突变可致常染色体显性遗传型 KS 及 nlHH,其临床表型可类似 KAL-1 基因缺陷,除不同程度发育缺陷外,也可伴有嗅觉障碍等其他先天缺陷。

(三)PROK2/PROKR2 与常染色体隐性遗传型 KS

PROK2 基因定位于 3p21,包含 3 个外显子,基因全长 13.4 kb,其编码蛋白由 108 个氨基酸残基组成。PROK2 受体(PROKR2)基因定位于 20p13,包含 2 个外显子,基因全长 12.33 kb,编码 G 蛋白偶联激肽受体 2,f1 由 3 384 个氨基酸残基组成,被视为 KS 的又一候选基因。其表型可为不同程度的嗅觉障碍和性发育缺陷,但未见报道类似其他遗传模式 KS 的其他畸形。迄今为止尚无功能突变效应研究报道。

四、临床表现

KS 的临床表现差异甚大,不同分子缺陷可致相似临床表现,而同一缺陷其表现却又不尽相同。主要表现为:①无性发育或发育不良,表现为性幼稚体型,缺乏第二性征,青春期男孩睾丸容积常<4 mL,阴茎长度<5 cm,阴囊发育幼稚,无性毛发育。骨龄落后,臂长可大于身长,并缺乏青春期生长加速。②嗅觉丧失或减弱,X 连锁 KS 患者几乎均有不同程度的嗅觉缺陷。③合并多种先天畸形,如色盲、听力减退、高腭弓、腭裂、齿发育缺陷、隐睾或睾丸萎缩、肾脏发育不全和较常见的运动共济失调、先天性心脏病等。④头颅 MRI 可见缺乏嗅球和嗅管及不同程度的大脑嗅沟发育不全。⑤实验室检查可见外周血 LH、FSH 和性激素(雌二醇或睾酮)水平低下,男孩有抗苗氏管抑制激素(AMH)增高和抑制素 B(Inh B)降低等。

五、治疗与预后

(一)GnRH 肌内注射法

戈那瑞林(LHRH)每天 100～200 µg,或隔天用 200 µg 肌内注射,连续 60～90 天为 1 个疗程,休息 1 个月后再重复应用。初次用药时应观察患者是否有药物不良反应,若有必须考虑用其他方法。可以通过第二性征的改善来进行疗效判断。

(二)GnRH 脉冲式皮下给药

GnRH 脉冲式皮下给药是最接近生理效应的治疗方案,其方法是将含 1 500～2 000 µg 的戈那瑞林(LHRH)粉剂用 6～7 mL 注射液混匀后,经自动脉冲给药泵按程序给药,每 90 分钟注射 60～70 µL,每24 小时16 脉冲,每次换药可维持 6～7 天,然后重复下一次循环。1 个疗程至少半年至 1 年。

(三)HCG 和 FSH 或 HMG 联合用药

第 1 个月用 HCG 2 000 U,肌内注射,每周 2～3 次,然后用 FSH 或 HMG 150 U,肌内注射,每周20 次,连续3～6 个月,年龄大者可持续 1 年。以上治疗方法的目的主要是促进青春期启动,使性器官与第二性征正常发育,并获得生育能力。青春期以前 GnRH 类药物治疗可刺激睾丸的发育,促进第二性征的出现及产生生精功能,但青春期以后治疗效果较差,且年龄愈大疗效愈差。因此寻找 KS 致病基因的特征,建立早期、快速、敏感的检测方法,全面开展产前筛查,早期发现、早期治疗才是防治此病的有效方法。本病预后主要取决于如何采用适当的激素替代治疗,并可望诱导青春发育和保存生育功能。

(黄　桥)

第十一节　垂　体　瘤

一、概述

垂体瘤是一组来源于垂体和胚胎期颅咽管囊残余鳞状上皮细胞的肿瘤,约占全部颅内肿瘤的 15%,多在尸检时被发现。其中大多数是来自腺垂体的垂体腺瘤,来自神经垂体的肿瘤极少见。根据肿瘤大小可将垂体瘤分为微腺瘤(直径<10 mm)和大腺瘤(直径≥10 mm)两类。绝大多数垂体瘤是良性肿瘤。

二、病因及发病机制

垂体瘤的病因和发病机制尚未完全阐明,多种因素参与肿瘤形成。垂体瘤的发病可能与下列因素有关。

(一)基因功能异常

基因功能异常包括癌基因的激活及抑癌基因的失活。40%的生长激素(GH)分泌型肿瘤存在 Gsα 基因突变(R201C/H；Q277A),导致 cAMP 水平升高,PKA 活化,使 cAMP 反应原件结合蛋白(CREB)激活,从而促进生长激素细胞增殖。McCune-Albright 综合征是一种罕见的垂体激素过度分泌综合征,包括骨纤维发育不良、皮肤色素沉着、生长激素细胞增生、甲状腺功能亢进、皮质醇增多等。在该综合征患者的内分泌和非内分泌组织中可检测到 Gsα 基因突变。在侵袭性催乳素瘤和远处转移的垂体癌中,发现 Ras 基因突变,推测 Ras 基因突变在恶性肿瘤的形成和生长中发挥重要作用。垂体瘤转化基因(PTTG)在所有垂体瘤中高表达,尤其是催乳素瘤。

(二)其他

垂体富含碱性成纤维细胞生长因子(bFGF),它可刺激垂体细胞有丝分裂。垂体腺瘤表达 FGF-4,转染 FGF-4 能刺激肿瘤血管生成。外周靶腺功能不全、补充雌激素、辐射等因素也可能参与垂体肿瘤的发生。

三、病理生理

垂体瘤因其病理类型和激素分泌状态不同而呈现不同的病理生理变化和临床特征。GH 分泌型肿瘤可分泌过量 GH,发生于青春期前,骨骺未融合者引起巨人症;发生于青春期,骨骺已融合者为肢端肥大症。催乳素(PRL)分泌型肿瘤可分泌过量 PRL,通过抑制促性腺激素释放激素(GnRH)的分泌,减少黄体生成素(LH)和卵泡刺激素(FSH)的释放,造成患者性腺功能减退。促肾上腺皮质激素(ACTH)分泌型肿瘤分泌过量 ACTH,造成肾上腺皮质激素过度分泌,从而导致库欣综合征。促甲状腺激素(TSH)分泌型肿瘤很少见,可引起甲状腺激素过量分泌,造成甲状腺功能亢进症。另外,垂体肿瘤局部浸润,可引起肿瘤的占位效应。无功能腺瘤或促性腺激素分泌型肿瘤,常以肿瘤的占位效应为首发表现。其他垂体腺瘤可能来源于嗜酸性干细胞、催乳素生长激素细胞、嗜酸粒细胞、混合型生长激素和催乳素细胞或其他多激素细胞等。鞍区病变的占位效应取决于肿物的大小、解剖位置和扩展方向。侵袭性肿瘤主要向组织较疏松、局部压力较低的区域生长,常侵犯鞍上及鞍旁区。肿瘤最终会侵犯骨质,造成相应的临床表现。

四、临床表现

垂体腺瘤的临床表现常与激素的异常分泌和垂体肿物局部扩张有关。若垂体癌发生颅外转移,可产生相应的临床表现,较为罕见。

(一)肿瘤的占位效应

1.头痛

蝶鞍内肿瘤的主要特征是头痛。鞍内肿瘤生长造成鞍内压力的微小变化即可使硬脑膜受牵拉而产生头痛。头痛的严重程度与腺瘤的大小及局部扩张情况无必然联系。鞍膈或硬脑膜轻度受累即可引起持续性头痛。多巴胺受体激动剂或生长抑素类似物在治疗较小的功能性垂体肿瘤时常可使头痛得到显著改善。突发的严重头痛伴恶心、呕吐及意识状态改变可能是由于垂体腺瘤出血梗死引起,急需手术治疗。

2.视神经结构受累

肿瘤向鞍上侵犯压迫视交叉,会导致视野缺损。患者可表现为双颞侧上方视野缺损或双颞侧偏盲,进而鼻侧视野受累,严重时可导致失明。另外,视神经受到侵犯或脑脊液回流障碍也会导致视力减退。长期视交叉受压会导致视盘苍白。

3.垂体柄受压

垂体柄受压可阻断下丘脑激素及多巴胺到达垂体,导致垂体功能减退症。生长激素缺乏和低促性腺激素型性腺功能减退症较常见。而催乳素细胞失去多巴胺抑制,PRL 水平会轻度升高(一般<200 ng/mL)。多巴胺受体激动剂可以降低 PRL 水平,并使催乳素瘤体积减小,但不能缩小非催乳素分泌型肿瘤的体积,故应注意鉴别以免延误病情。对大腺瘤患者进行垂体减压术,其中约半数患者腺垂体功能减退症可得到改善。垂体肿瘤很少会直接引起中枢性尿崩症,后者如若发生,应怀疑有无颅咽管瘤或其他下丘脑病变存在。

4.其他

肿瘤向侧方侵袭累及海绵窦,可造成第Ⅲ、Ⅳ、Ⅵ对脑神经及第Ⅴ对脑神经的眼支及上颌支麻痹。患者可出现不同程度复视、上睑下垂、面部感觉减退等。垂体肿瘤侵犯鞍底可使蝶窦受累。若侵袭性肿瘤侵犯颚顶,可引起鼻咽部的梗阻、感染或脑脊液漏,但此情况较少发生。罕见颞叶和额叶受累,患者可出现沟回癫痫、人格障碍或嗅觉缺失。侵袭性垂体肿瘤直接侵犯下丘脑可能导致重要的代谢异常,包括体温异常、食欲异常、睡眠障碍、中枢性尿崩症、口渴、性早熟或性腺功能减退等。

(二)激素的分泌异常

功能性垂体瘤可分泌不同的垂体激素,导致相应的临床表现。激素分泌型腺瘤的特点是激素呈自主分泌,失去正常的反馈调节。一般而言,垂体肿瘤越大,其分泌的激素越多。但激素分泌量与肿瘤大小并不总是一致。此外,无功能腺瘤可能因其压迫周围的垂体组织只表现为垂体功能减退的症状,而无激素过度分泌表现。

五、实验室及影像学检查

(一)实验室检查

实验室检查主要包括检测腺垂体激素的分泌情况。如前所述,若鞍区占位没有明显的激素过多分泌而又使垂体柄受压,则可能导致垂体功能减退,如生长激素缺乏、促性腺激素缺乏等,同时可能导致 PRL 水平升高。功能性垂体瘤一般都有激素高分泌的生化表现,应行相应的激素检查。当怀疑垂体腺瘤时,初步的激素检查应包括:①血清 PRL;②胰岛素样生长因子-1(IGF-1);③血皮质醇分泌昼夜节律/24 小时尿游离皮质醇/隔夜小剂量地塞米松抑制试验;④FSH、LH、睾酮;⑤甲状腺功能。

(二)影像学检查

1.磁共振(MRI)检查

MRI 对垂体的评估优于其他显像技术,目前已成为垂体肿瘤首选影像诊断方法。如怀疑垂体肿瘤或其他鞍旁肿物,应进行垂体 MRI 而非全脑 MRI,因为常规脑部 MRI 精确度不足以发现小的垂体肿瘤。垂体 MRI 可清晰地显示下丘脑轮廓、垂体柄、垂体、海绵窦、蝶窦及视交叉。正常垂体表面呈平坦或轻度凹陷,而在青春期和妊娠期会轻度凸出。垂体高度在成人约 8 mm,儿童约 6 mm,在青春期、妊娠和产后会暂时的生理性增大。妊娠时,垂体通常不超过 12 mm,垂体柄直径不超过 4 mm。垂体密度在 MRI 显像上轻度不均。在 T_1 加权显像上,由于包含神经分泌颗粒和磷脂的原因,神经垂体成像明亮,成为垂体后叶高信号区。而腺垂体信号强度与脑组织相似。在 MRI 上,骨质显像低信号,蝶窦所含气体显像无信号,鞍背脂肪可显像明亮。T_2 加权显像常被用于显示血液或囊液等。使用钆造影剂增强显像后,正常垂体信号显著增强。增强 MRI 主要用于发现垂体微腺瘤及了解海绵窦内部情况。

在 T_1 加权显像上,垂体瘤较周围正常组织信号低,而在 T_2 加权显像上信号加强。应注意垂体瘤大小、范围及周围组织结构受累情况。较大肿瘤中出现低信号区提示坏死或囊性变,出现高信号区提示出血。垂体微腺瘤常常较难被发现,若出现垂体不对称提示微腺瘤可能。

鞍区占位性病变通常在行头部 MRI 检查时偶然被发现,其中多数是垂体腺瘤。而 MRI 也可较好地分辨垂体腺瘤和其他颅内肿物,包括颅咽管瘤、脑膜瘤、囊肿和转移瘤等。

2.计算机断层扫描(CT)

CT 可用来显示骨质结构及骨质破坏情况。同时也可显示肿瘤(如颅咽管瘤、脑膜瘤等)的钙化。

(三)眼科检查

由于视交叉易受扩张的肿物压迫而产生相应症状,若患者鞍区占位性病变毗邻视交叉,则应进行视野评估、视觉检测等。

(四)病理检查

对经鼻蝶窦手术获取的肿瘤标本进行病理检查可明确肿瘤类型及临床诊断,为进一步治疗提供依据。

六、诊断及鉴别诊断

垂体瘤的诊断依赖典型的临床表现、影像学及实验室检查发现。由于垂体腺瘤的治疗和预后与其他非垂体肿物截然不同,故鉴别诊断尤为重要。鞍区占位病变多是垂体腺瘤,如若 MRI 发现鞍区占位病变,诊断应首先考虑垂体腺瘤。

(一)垂体增大

妊娠可致催乳素细胞增生,长期原发性甲状腺或性腺功能减退可分别致促甲状腺细胞及促性腺激素细胞增殖。异位 CHRH 或 CRH 分泌会导致生长激素细胞或促肾上腺皮质激素细胞增生。上述情况均可导致垂体增大。

(二)Rathke 囊肿

胚胎发育过程中 Rathke 囊闭锁障碍可导致 Rathke 囊肿的发生。其尸检检出率约 20%。患者通常没有症状,部分患者依囊肿位置及大小不同可出现不同程度的头痛及视力障碍,女性患者可出现闭经。垂体功能减退及脑水肿较少见。MRI 可鉴别垂体腺瘤和 Rathke 囊肿。

(三)颅咽管瘤

颅咽管瘤为鞍旁肿瘤,常发生在垂体柄附近,可向鞍上池扩展,具有局部侵袭特性,但很少发生恶变。肿瘤起源于 Rathke 囊残迹的鳞状上皮,一般较大,呈囊性,常有钙化。颅咽管瘤约占全部颅内肿瘤的 3%,常在儿童或青春期被诊断。患者主要表现为颅内压增高,可出现头痛、喷射性呕吐、视盘水肿和脑积水等。患者还可出现视神经萎缩、视野缺损、腺垂体功能减退症、尿崩症等。其中尿崩症往往是颅咽管瘤最早出现的特征,这与垂体腺瘤不同,可资鉴别。另外,颅咽管瘤在 MRI 上与正常垂体组织之间有界限,多数患者 CT 显像可出现特征性絮状或凸起的钙化,亦可同垂体瘤相鉴别。

(四)淋巴细胞性垂体炎

本病多见于妊娠和产后女性,其病因不明,可能与自身免疫因素有关。该病的特征为垂体弥漫性淋巴细胞或浆细胞浸润,可造成暂时或永久性的垂体功能减退。偶尔可出现孤立性垂体激素缺乏,提示可能存在选择性特定类型垂体细胞自身免疫性疾病变。患者还可出现头痛、视野缺损、高催乳素血症等。MRI 显示垂体包块,常与垂体腺瘤难以区别。神经垂体高密度亮点消失支持淋巴细胞性垂体炎的诊断。红细胞沉降率(ESR)常常加快。糖皮质激素治疗有效。

(五)脊索瘤

脊索瘤是一种起源于胚胎脊索的肿瘤。它有局部侵袭性和转移性,进展迅速,常表现为斜坡骨质侵蚀,有时可有钙化。患者可出现头痛、视力障碍、垂体功能低下等。

(六)脑膜瘤

肿瘤通常界限清晰,体积较颅咽管瘤小。鞍上脑膜瘤可直接侵犯垂体,亦有报道称鞍旁脑膜瘤可合并功能性垂体腺瘤。部分患者可出现交叉综合征,表现为双眼视力下降,严重者甚至失明。另外,还可出现高催乳素血症、头痛、视力障碍等。鞍区脑膜瘤与无功能垂体腺瘤往往较难鉴别。MRI 上 T_1 加权显像显示脑膜瘤为均一密度,比垂体组织密度低,增强扫描可显示明显强化。CT 可示硬脑膜钙化。

(七)神经胶质瘤

神经胶质瘤来源于视交叉或视束,常常波及视神经,导致失明。肿瘤主要发生于儿童,80% 在 10 岁以下。成人发病者肿瘤的侵袭性更强,约 1/3 伴有神经纤维瘤病。肿瘤可产生局部占位效应,包括视力障碍、间脑综合征、中枢性尿崩症、脑积水等。鞍内起源者罕见,但可引起高催乳素血症,应与催乳素瘤相鉴别。

(八)鞍旁动脉瘤

患者可表现为眼痛、频发头痛、突发脑神经麻痹等。由于鞍旁动脉瘤破裂出血可导致严重后果,故术前诊断尤为重要,垂体瘤患者应仔细排查有无鞍旁动脉瘤。诊断有赖于 MRI 和血管造影。

(九)下丘脑错构瘤

下丘脑错构瘤为神经元和神经胶质细胞非新生物样过度生长,可来源于星形胶质细胞、少突胶质细胞或分化不一的神经元。肿瘤可分泌下丘脑激素,包括 GnRH、GHRH 和 CRH 等,引起儿童性早熟、痴笑样癫痫、精神性运动迟缓、生长异常或肢端肥大症等。MRI 对错构瘤诊断价值有限。

(十)垂体转移癌

垂体肿瘤有时来源于其他部位肿瘤转移,常见的原发肿瘤包括乳腺癌、肺癌、胃肠道肿瘤等。垂体转移癌约半数来源于乳腺癌。由于影像学较难区别垂体转移癌和垂体瘤,确诊需要术后病理检查。

七、治疗

垂体瘤的治疗目标是缓解局部压迫、维持正常垂体激素水平、保护正常垂体细胞功能、防止腺瘤复发。目前垂体瘤的治疗方法包括手术、放疗和药物治疗。应根据肿物性质、大小、局部压迫等情况综合判断选择合适的治疗方案。

(一)手术治疗

除催乳素瘤外,手术治疗通常是垂体瘤的首选治疗方式。手术治疗的目标是降低过度分泌的激素水平、去除肿物对周围组织结构的压迫、预防肿瘤进一步增大;同时,应尽可能保护残余垂体内分泌功能。

(二)放射治疗

单用放射治疗很少能使肿瘤完全缓解,因此很少作为垂体肿瘤的首选治疗方式,主要作为手术及药物治疗的辅助治疗。主要指征包括顽固性激素过度分泌、垂体肿瘤切除不全、有手术禁忌或术后肿瘤复发可能性大者。复发的库欣病较适合放疗,尤其是年轻患者。而催乳素瘤一般药物治疗有效,很少使用放疗。放疗的起效时间一般较长,有时需数年,立体定位技术的使用已大大缩短这一时间。立体定向放射是利用外部电离辐射束和立体定位系统,用高能放射线损伤或摧毁靶区域从而达到治疗目的,主要包括伽马刀、直线加速器和高能质子束。其中,伽马刀立体定向放射治疗最为常用。放疗的短期并发症主要包括一过性恶心、乏力、头痛、脱发等。50%~70%的患者后期可发生腺垂体功能减退,垂体后叶功能受损少见。放疗后应终身随访并进行垂体前叶激素水平测定。

(三)药物治疗

根据垂体肿瘤类型选用不同的药物治疗。多巴胺受体激动剂作为催乳素瘤的主要治疗方法,可使 PRL 水平迅速下降,并可缩小肿瘤体积。它还可用于肢端肥大症的治疗。常用多巴胺受体激动剂有溴隐亭、卡麦角林等。生长抑素类似物可抑制多种激素分泌,如 GH 和 TSH 等,目前已被用于治疗肢端肥大症和 TSH 分泌型肿瘤。另外,GH 受体拮抗剂(培维索孟)可阻断 GH 生物学作用,也可用于肢端肥大症的治疗。抑制类固醇生物合成的药物可用于库欣病的辅助治疗,如酮康唑、甲吡酮、米托坦等。米非司酮可拮抗皮质醇作用,也可用于库欣综合征的治疗。ACTH 瘤和无功能腺瘤一般对药物治疗无效,应选择手术和/或放疗。

八、预后

由于多数垂体瘤是良性肿瘤，生长缓慢。早期治疗可缩小肿瘤体积，缓解占位效应，并使激素水平得到恢复。患者常需终身随访及治疗。垂体瘤手术前视力受损严重者，术后恢复的可能性较小。无功能腺瘤的临床转归一般较好。垂体癌预后不佳。

（黄　桥）

第十二节　生长激素瘤

生长激素瘤是垂体功能性肿瘤的一种。由于生长激素（GH）持续过量分泌，引起 IGF-1 水平升高，可导致巨人症及肢端肥大症的发生。本病发病率较低，发病无明显性别差异。生长激素瘤以大腺瘤常见，常伴有局部浸润。恶性生长激素瘤罕见。本节主要介绍肢端肥大症。

一、病因及病理生理

绝大多数 GH 过度分泌是由生长激素瘤所致，占所有垂体肿瘤的 $10\%\sim15\%$。GH 分泌型肿瘤通常是混合瘤，可同时分泌多种激素。混合型 GH 细胞和 PRL 细胞腺瘤及嗜酸性粒细胞腺瘤可同时分泌 GH 和 PRL。其他可见分泌 ACTH、TSH 或糖蛋白激素 α 亚单位的混合腺瘤。异位 GHRH 分泌（如下丘脑、腹部、胸部的神经内分泌肿瘤）可导致生长激素细胞增生，有时发生腺瘤。有 $35\%\sim40\%$ 生长激素瘤发生 Gsα 基因突变，造成 G 蛋白功能异常，从而使其对生长激素细胞 GTP 酶活性的抑制作用降低，使激素分泌增多并促进肿瘤的生长。生长激素瘤也可见于多发性内分泌腺肿瘤综合征 1 型（MEN-1），该综合征是一种常染色体显性遗传病，还包括甲状旁腺肿瘤、胰腺肿瘤等。

二、临床表现

生长激素瘤分泌过量 GH，发生于青春期前、骨骺尚未融合者引起巨人症；而发生于青春期后，骨骺已融合者则导致肢端肥大症。

肢端肥大症的发生率无明显性别差异。本病起病缓慢，症状复杂，故临床诊断常常可延迟长达十年甚至更长。生长激素瘤的临床表现主要包括 GH 和 IGF-1 分泌过多造成的外周症状及肿瘤对中枢神经系统造成的占位效应。

（一）GH 和 IGF-1 分泌过多

肢端肥大症患者的特征性改变主要累及面部、手部及脚部。软组织肿胀导致面容粗糙、鼻子增大、巨舌。骨质过度生长导致前额突出、枕骨隆突增大、下颌前突变宽、牙间距增宽。手、脚骨质及软组织生长导致手脚增大，患者可能描述戒指变紧、鞋码增大。喉部软组织及鼻旁窦增大可导致声音洪亮、低沉。由于软骨和滑膜增生，约 75% 的患者合并有关节炎，可累及肩、肘、髋、膝、踝及腰骶关节等，出现关节肿胀、僵硬、变形、神经压迫，造成关节疼痛。脊椎骨质增生可使脊柱后凸，形成驼背。约半数患者出现腕管综合征。肢端肥大症还可影响神经肌肉系统，导致对称性周围神经病变和近端肌病。患者可出现肢端感觉异常，近端肌肉乏力、易疲劳。其他常见临床表现包括多汗（＞80％）、皮肤油腻、头痛、黑棘皮病、皮赘、雷诺现象等。

与对照人群相比，肢端肥大症患者的全因病死率增加 3 倍。心脑血管疾病、糖尿病、呼吸系统疾病和恶性肿瘤是导致患者死亡的主要病因，约 60％ 的患者死于心脏病。在肢端肥大症患者中，高血压的发病率为 25％～30％。无论患者有无高血压，左心室肥厚常见。15％～20％ 的患者可有冠心病或充血性心力衰竭。如果患者已存在心脏疾病，则即使药物治疗后心功能得到改善，病死率仍较高。由于 GH 可拮抗胰岛素的作用，多数患者出现糖耐量异常，糖尿病发病率为 20％～25％。若手术或药物使 GH 水平降低，糖尿病病情可迅速得到改善。约 60％ 的患者出现睡眠呼吸暂停，可能原因是口、鼻、咽喉等部位软组织肿胀导致气道阻塞，也可能是由于 GH 和 IGF-1 水平过高导致中枢性睡眠障碍所致。目前，尚无明显证据表明肢端肥大症与恶性肿瘤之间存在相关性，但有研究显示，肢端肥大症患者结肠息肉和结肠恶性肿瘤的患病风险可能增加。

（二）肿瘤的占位效应

肿瘤压迫垂体柄，使下丘脑多巴胺通路受阻，导致催乳素水平增高。约 30％ 的患者出现高催乳素血症，有时 PRL 水平可达到 100 μg/L 甚至更高。患者可能出现溢乳、性腺功能减退等症状。另外，由于 GH 与 PRL 一样有催乳作用，故即使 PRL 正常也可能存在溢乳。肿瘤压迫周围正常垂体组织，造成垂体功能低下，可能引起甲状腺功能减退、肾上腺皮质功能减退等。根据肿瘤位置、大小及生长方式不同，患者还可能出现头痛、视野缺损及其他中枢神经系统症状。

婴儿期或儿童早期生长激素瘤可引起巨人症。除以上表现外，巨人症患者还可表现为生长过快，骨龄延迟，身高明显高于同龄人平均水平。如果儿童的身高超过同龄人平均身高的 3 个标准差应注意排查有无巨人症。

三、实验室及特殊检查

（一）IGF-1

血清 IGF-1 水平与 24 小时 GH 分泌量与疾病活动程度密切相关，故可用于肢端肥大症的筛查及疗效评估。IGF-1 水平的衡量必须与年龄和性别匹配，其测定不受是否空腹等因素影响，可在一天的任意时刻进行。但应注意一些情况可能会影响 IGF-1 水平。妊娠期间，由于胎盘产生大量有生物活性的 GH 分子，IGF-1 会假阳性升高。肝脏或肾脏衰竭、营养不良、糖尿病和口服雌激素等，可以使 IGF-1 水平降低，出现假阴性结果。

（二）葡萄糖抑制试验

由于正常人 GH 呈脉冲式分泌且有昼夜节律，加之 GH 的半衰期很短（大约只有 20 分钟），正常人血清 GH 水平波动范围很大。因此，单次随机 GH 测定并不能用于肢端肥大症的诊断，也与疾病的严重程度不相关，其应用价值有限。活动期肢端肥大症患者血清 GH 水平升高并且不被高血糖抑制，因此，GH 瘤主要通过葡萄糖负荷后血清 GH 水平是否被抑制至正常来判断。测定基础 GH 水平后，进行 100 g 葡萄糖抑制试验，并在 120 分钟内每隔 30 分钟抽血检测 GH。一般认为，若 GH 不能被抑制在 1 ng/mL 以下，则可以诊断为肢端肥大症。近年来，随着更加敏感的 GH 检测方法的应用，新近指南推荐该诊断点降低为 0.4 ng/mL。

（三）垂体 MRI

在肢端肥大症确诊后应进行垂体 MRI 检查以明确有无垂体肿瘤。MRI 可以显示垂体瘤的位置、大小，以及鞍上区域或海绵窦等的受累情况。肢端肥大症患者确诊时大腺瘤更为常见。

(四)PRL

约有 30％的肢端肥大症患者同时伴有 PRL 水平升高。除肿瘤压迫垂体柄外，患者出现高催乳素血症的另外一个原因可能是存在 GH 和 PRL 混合瘤，故所有患者均应进行 PRL 测定。

(五)其他

由于可能存在继发性甲状腺功能减退、肾上腺皮质功能减退、高甘油三酯血症、高钙血症、高尿酸血症等，可进行相应检测。

四、诊断及鉴别诊断

依据典型临床表现，结合 IGF-1、葡萄糖抑制试验及影像学检查结果，可以作出生长激素瘤的诊断。由于肢端肥大症可造成患者发生外貌改变及代谢性疾病，增加患者病死率，故早期诊断尤为重要。肢端肥大症临床表现复杂，有以下病症者应疑及是否存在肢端肥大症：新发糖尿病、广泛关节痛、新发或难以控制的高血压、心脏病(包括心室肥大、舒张或收缩功能障碍)、疲劳、头痛、腕管综合征、睡眠呼吸暂停综合征、多汗、视力下降、结肠息肉、进行性下颌咬合不正。

生长激素瘤的鉴别诊断主要围绕肢端肥大症进行。绝大多数肢端肥大症患者由生长激素瘤所致，偶尔需要考虑垂体外原因。由于涉及治疗方案的选择，故鉴别诊断尤为重要。如果垂体 MRI 显示蝶鞍增大但未发现明显肿瘤，怀疑肢端肥大症时应进行 GHRH 测定，必要时进行胸片及腹部平片检查，以了解是否存在异位 GHRH 分泌型肿瘤，如支气管类癌等。周围型 GHRH 分泌型肿瘤患者血浆 GHRH 水平升高，而生长激素瘤患者 GHRH 水平正常或降低。但应注意，下丘脑性 GHRH 分泌型肿瘤血浆 GHRH 不升高，可能原因是 GHRH 分泌至垂体门脉系统而不进入体循环。若 GH 和 IGF-1 正常，但出现肢端肥大症的临床表现，应考虑垂体腺瘤梗死及分泌生长激素的细胞功能耗竭所致，患者常继发空泡蝶鞍。如果排除垂体及垂体外肿瘤，应考虑 Mc-Cune-Albright 综合征。该综合征主要包括骨纤维异常增殖、甲状腺功能亢进、皮质醇增多、肢端肥大症、性早熟等，较为罕见。一般而言，GH 与 IGF-1 相关性较好，但大约 30％的患者，GH 与 IGF-1 水平并不匹配。其中最常见的情况是 IGF-1 升高，而 GH 在正常水平，这可能提示疾病的早期阶段，使用更加敏感的检测方法可能会发现 GH 升高。若 OGTT 时 GH 升高，而 IGF-1 正常，则可能由于年龄和性别影响、应激、检验方法未标化等原因所导致，应注意鉴别。

五、治疗

生长激素瘤的治疗目标包括：①将 GH、IGF-1 水平控制在正常范围内；②消除或缩小肿瘤并防止复发；③消除或减轻临床症状及并发症；④尽可能保留垂体内分泌功能并对已有腺垂体功能减退患者进行相应靶腺激素替代治疗。高水平 GH 是患者病死率增加的主要原因，因此治疗应紧密围绕降低 GH 而进行。生长激素瘤的主要治疗方式有手术、药物和放射治疗。

(一)手术治疗

无论生长激素微腺瘤或是大腺瘤，手术切除肿瘤是首选治疗方法，可以长期有效控制肿瘤，并使相关的生化指标正常化。经鼻蝶窦手术安全有效，与传统开颅手术相比，并发症更少，病死率更低，有经验的外科医师可使约 80％的微腺瘤患者血清 GH 水平降低到 2.5 ng/mL 以下。如果此时葡萄糖抑制试验检查 GH 被抑制到 1 ng/mL 以下，IGF-1 恢复正常，则患者的病死率也会降低到正常水平。大腺瘤的手术治愈＜30％，但患者 GH 水平通常也会降低。如果手术成功，软组织肿胀和代谢功能异常会在术后迅速得到改善，GH 水平会在术后 1 小时内下降，IGF-1

水平在 3～4 天内恢复正常,肿瘤的压迫症状也会得到缓解。手术并发症主要包括垂体功能低下、尿崩症、脑脊液漏、脑出血、脑膜炎等。垂体功能低下的患者可能需要终身激素替代治疗。

(二)药物治疗

常用药物包括生长抑素受体配基、多巴胺受体激动剂及 GH 受体拮抗剂,主要用于术后疾病未缓解患者的辅助治疗,对于预期手术不能完全切除的大腺瘤且无肿瘤压迫症状的患者、因手术风险太高而不适合手术的患者也可以首选药物治疗,其中,生长抑素类似物是药物治疗的首选。

1.生长抑素类似物

生长激素细胞表达 SSTR2 和 SSTR5 受体,生长抑素类似物可与这两种受体结合而发挥治疗作用。奥曲肽作为一种八肽生长抑素类似物,在肢端肥大症的治疗中有许多优点。它对 GH 的抑制能力是天然生长抑素的 45 倍,拮抗胰岛素的能力是其 1.3 倍。另外,由于奥曲肽难以被降解酶降解,其在体内半衰期约为 2 小时。奥曲肽治疗的有效性与肿瘤大小、治疗前 GH 水平、给药频率和总药量等因素有关。长效奥曲肽和兰瑞肽几乎能使所有患者 GH 与 IGF-1 水平降低,有 50%～60% 的患者 IGF-1 会恢复正常。约半数患者肿瘤会有轻度减小。70% 的患者在治疗数天后头痛及软组织肿胀迅速缓解,多数患者心功能、睡眠呼吸暂停等也会逐渐得到改善。在 GH 与 IGF-1 恢复正常的患者中,有 10%～20% 的患者在停药后可持续缓解数年。多数患者对生长抑素类似物耐受良好。主要不良反应包括一过性腹泻、恶心、胃肠胀气、轻度吸收不良等。另外,胆结石发病率也会增加,但极少发生胆囊炎或需要胆囊手术治疗。不同的生长抑素类似物具有不同的给药方式及给药频率。奥曲肽常用剂量,50～500 μg,每天 3 次,皮下注射;长效奥曲肽制剂 LAR,可每月一次 20～30 mg,肌内注射;兰瑞肽每 10 天或 14 天一次,30 mg 肌内注射。

2.多巴胺受体激动剂

多巴胺受体激动剂可抑制 1/3 肢端肥大症患者 GH 的过度分泌,但通常需要较大剂量,如溴隐亭,每天≥20 mg。虽然药物可降低 GH 和 IGF-1 水平,但只有 10%～20% 的患者恢复正常,其疗效有限。且大剂量时,药物不良反应较为明显。多巴胺受体激动剂可与生长抑素类似物联合应用。

3.GH 受体拮抗剂

GH 受体拮抗剂培维索孟能阻断 GH 的外周作用,使 90% 以上患者血清 IGF-1 恢复正常,但其对生长激素瘤本身并无作用。虽然目前 GH 受体拮抗剂主要用于对其他治疗反应不佳的患者,但由于其生物有效性及临床效果较好,已被越来越多的用于较小腺瘤的初始治疗。

(三)放疗

由于放疗后 GH 恢复正常水平须较长时间(5～10 年),其间患者仍须服用药物降低 GH 水平,且放疗后垂体功能减退和其他并发症的发病率较高,故不推荐作为初始治疗。经鼻蝶窦手术或药物治疗后,若 GH 水平仍较高,或肿物效应仍较明显,以及残存肿瘤、复发肿瘤可行放疗。对药物不耐受或长期治疗依从性较差者,也可以选择放疗。最近研究显示高能量立体定位技术可能会提高疗效。

六、预后

在患者 GH 及 IGF-1 恢复正常以前,应至少每 3 个月复查一次;之后每半年复查一次。如果患者生化恢复正常且无肿瘤组织残留,可每 1～2 年进行一次垂体 MRI 检查。约 10% 的患者会在成功手术数年后复发。如前所述,与正常人相比,肢端肥大症患者的全因病死率增加 3 倍。如果 GH 水平未被控制,肢端肥大症患者平均寿命较同年龄对照组人群缩短 10 年。若手术或药物治疗将 GH 控制到 2.5 μg/L 以下,则可以显著降低病死率。

(黄 桥)

第十三节 催乳素瘤

催乳素瘤是最常见的功能性垂体肿瘤,约占所有垂体腺瘤的 40%,同时也是高催乳素血症最常见的病因。本病可发生于各个年龄阶段,多见于生育期女性,人群年发病率约为 3/10 万。

一、病因及病理生理

催乳素瘤的病因迄今不明。已知雌激素可刺激催乳素细胞增殖,妊娠期高雌激素水平可使约 30% 的催乳素大腺瘤体积增大,但目前尚无明显证据显示雌激素(包括口服避孕药)与催乳素瘤的形成有关。抗精神病类药物可通过抑制多巴胺分泌使催乳素(PRL)水平增高,但亦无证据表明该过程与催乳素瘤的形成有关。多发性内分泌腺肿瘤综合征(MEN)是一种常染色体显性遗传病,约 20% 的 MEN-1 患者出现催乳素微腺瘤,且比散发催乳素瘤更具侵袭性。恶性催乳素瘤罕见,可能与 RAS 基因突变有关。

催乳素瘤可分泌过量 PRL,导致高催乳素血症,PRL 与体内其他相关激素(如雌激素、孕酮、甲状腺激素、皮质醇和胰岛素等)协同作用,促进乳腺腺泡的生成及乳汁的分泌。高水平 PRL 可能抑制促性腺激素释放激素(GnRH)的分泌,减少黄体生成素(LH)和卵泡刺激素(FSH)的释放,使女性患者卵巢颗粒细胞减少、黄体期缩短、FSH 及 LH 水平降低、雌激素分泌减少,造成女性性腺功能减退,导致月经不调、性功能障碍并最终闭经。对男性患者而言,GnRH 分泌受抑制,LH 和 FSH 水平降低,睾酮分泌减少,精子数量及存活率降低,导致男性性功能障碍。降低高 PRL 水平可改善男性性欲减退等症状,而睾酮替代治疗效果不明显,说明 GnRH 分泌受抑制是其可能机制。高催乳素血症导致性激素减少,可引起骨密度降低,造成骨质疏松。绝大多数催乳素瘤是良性肿瘤,但其中约半数可对毗邻脑膜、骨骼或血管造成局部侵犯。若催乳素瘤出现远处转移,则为恶性肿瘤。催乳素微腺瘤主要见于绝经前女性,一般不侵犯蝶鞍旁区域,约 5% 的微腺瘤可发展为大腺瘤。催乳素大腺瘤可能对相邻组织造成局部侵犯,产生肿瘤的占位效应,这更常见于男性及绝经后妇女,且大腺瘤可能继续长大。

二、临床表现

催乳素瘤的临床表现与患者年龄、性别、高催乳素血症持续时间及肿瘤大小密切相关。主要包括高催乳素血症和中枢神经系统受压相关症状及体征。

(一)高催乳素血症

无论催乳素瘤大小,患者均可出现高催乳素血症相关临床表现。

1.溢乳

约有 50% 的女性及 35% 的男性高催乳素血症患者出现溢乳。性别差异可能是由于高 PRL

水平对女性乳腺的催乳效应更明显所致。由于雌激素可促进 PRL 诱导的溢乳反应,所以溢乳在绝经前女性中更为常见。值得注意的是,肢端肥大症、乳腺肿瘤等疾病时也有可能出现溢乳,应注意鉴别。

2.性腺功能障碍

高水平 PRL 可抑制 GnRH 释放,还可直接抑制卵巢和睾丸的功能。女性患者可出现初潮延迟、月经过少或过多、原发或继发性闭经及不孕。血清雌激素水平降低可引起性欲减退、阴道干涩及性交困难。应注意口服避孕药可掩盖上述部分症状,当停用避孕药时症状会再次出现。生育期女性患者常由于性腺功能障碍、溢乳等症状就诊,故可能较早发现催乳素瘤。男性患者出现性功能不全,可表现为性欲减低、勃起功能障碍、早泄、不育,而乳房发育者少见。$1\%\sim2\%$ 的男性性功能不全患者存在血催乳素水平增高。然而,对男性患者而言,催乳素瘤起病时的症状常常较隐匿,故多数患者直到发展为大腺瘤产生中枢神经系统症状时才被确诊。

3.骨密度降低

长期高催乳素血症时,性激素缺乏可致骨密度降低,发生骨质疏松。

(二)中枢神经系统受压

1.头痛

蝶鞍内压力改变会导致头痛。微腺瘤和大腺瘤头痛的发生率相似,严重而持续的头痛多见于大腺瘤。头痛的严重程度与 PRL 水平关系不大。

2.视交叉受压表现

较大或侵袭性肿瘤的症状和体征常常与视交叉受压有关,患者可出现单侧或双侧视野缺损、急性视力减退甚至失明。最常见双颞侧偏盲、双颞侧上方视野缺损、视觉锐度下降等。

3.颅神经受压表现

蝶鞍两侧海绵窦受侵可引起相应颅神经麻痹,出现复视、眼睑下垂、眼球运动障碍等相应症状。

4.其他中枢神经系统受压表现

颞叶受累可引起癫痫,但较少见。垂体柄受压时可能导致腺垂体功能减退。

三、实验室及特殊检查

(一)血清 PRL

由于血清 PRL 水平受许多因素影响,故应清晨空腹采血测定。若催乳素水平在正常上限 3 倍以下,应至少检测两次以确定有无高催乳素血症。正常女性血清 PRL 水平低于 $20~\mu g/L$,男性低于 $15~\mu g/L$。一般情况下,PRL 水平与肿瘤大小直接相关。如果 PRL$>200~\mu g/L$,高度提示催乳素瘤可能。如果 PRL$>300~\mu g/L$,可诊断为催乳素大腺瘤。但是其他原因所致高 PRL 水平可与催乳素瘤存在交叉。例如,PRL$>200~\mu g/L$ 可能存在催乳素瘤,也可能由药物(如利培酮等)引起;PRL$<100~\mu g/L$ 可能存在催乳素微腺瘤,也可能是垂体非 PRL 肿瘤压迫垂体柄,或生理性、医源性因素引起。因此,所有高催乳素血症患者都应行垂体 MRI 检查以排查有无催乳素瘤。另外应注意,当 PRL 水平远高于检测上限时,由于存在钩状效应(即当 PRL 浓度太高时,PRL 分别与固相抗体及酶标抗体相结合,而不再形成夹心复合物,从而使检测结果低于样品中实际含量),可能会造成假阴性的检查结果。

(二)垂体 MRI

催乳素微腺瘤在 T_1 加权相常表现为垂体内类圆形低密度影。必要时可进行增强扫描以发现微腺瘤。如果发现垂体柄移位或腺体不对称也提示微腺瘤的存在。大腺瘤一般在 T_1 加权象中呈等信号，T_2 加权象中呈等或高信号，当瘤体内部出现坏死囊变或出血时，信号不均。大腺瘤常伴骨质破坏和/或海绵窦侵犯。

(三)垂体 CT

高分辨率 CT 可用于垂体瘤的诊断，诊断效能不如 MRI。但是 CT 可显示鞍底骨质破坏，MRI 则不能。

四、诊断及鉴别诊断

(一)诊断

应详细询问患者有无溢乳、月经初潮时间、月经是否规律、是否闭经、生育能力、性欲及性功能等，同时应询问能揭示肿瘤占位效应的相关症状或体征，如视野缺损、复视或视物模糊、头痛，是否存在脑脊液漏、尿崩症、脑水肿或腺垂体功能减退等。另外，应注意患者有无骨折病史。典型的临床表现，结合血清 PRL 水平升高及垂体影像学发现，诊断催乳素瘤应不难。催乳素瘤的诊断流程，如图 4-1所示。

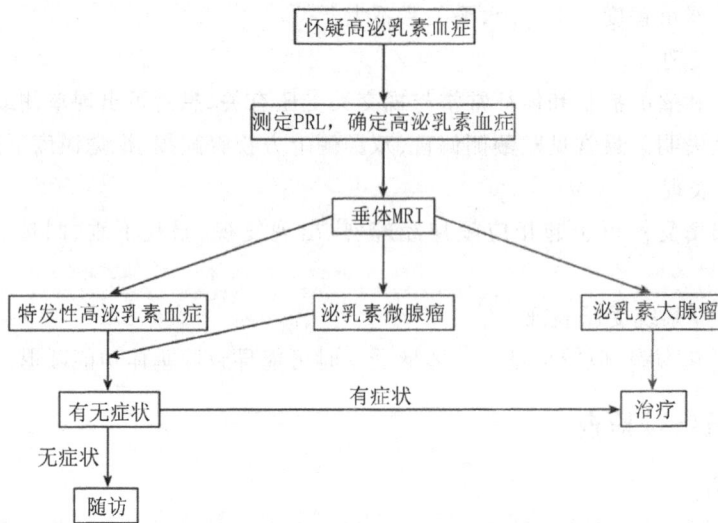

图 4-1　催乳素瘤诊断流程

(二)鉴别诊断

催乳素瘤的鉴别诊断主要是围绕高催乳素血症进行。高催乳素血症根据病因可分为以下 3 类。

1.生理性因素

妊娠、哺乳、运动、熟睡、性交、应激等均可引起高催乳素血症。除妊娠外，生理性因素导致的 PRL 升高一般低于 $50~\mu g/L$。手术等应激状态下 PRL 升高与应激程度相关，一旦应激解除，PRL 将恢复正常。

2.病理性因素

慢性肾功能不全患者，肾小球对 PRL 滤过率降低，可导致血清 PRL 中度升高，约 1/3 肾脏病患者存在高催乳素血症。甲状腺功能减退症患者中约有 20%PRL 水平轻度升高,系因 TRH 升高所致,TRH 除兴奋 TSH 外还可兴奋 PRL;也可能长期甲减或甲减治疗不充分,造成垂体增生,进而压迫垂体柄所致。此时补充甲状腺激素可降低 PRL 水平并使增生的垂体缩小。较大的非功能性垂体瘤、下丘脑肉芽肿性病变、颅咽管瘤、蝶鞍手术等因素使垂体柄受压或多巴胺神经元受损,造成到达催乳素细胞的多巴胺水平下降,均可导致高催乳素血症的发生,此时 PRL 水平一般为 20~100 μg/L,使用多巴胺受体激动剂可使 PRL 水平降低。特发性高催乳素血症病因不明,可能由于下丘脑调节功能异常所致,其中有不到 10%的患者可能存在较小的被影像学检查不能发现的催乳素微腺瘤。约 30%特发性高催乳素血症患者可自行缓解,10%~15%PRL 水平进一步升高,其余 PRL 水平保持稳定。特发性高催乳素血症在排除生理性、药物性及其他病理性因素后,方可确立诊断。由于催乳素细胞与生长激素细胞存在一定同源性,约 50%肢端肥大症患者存在高催乳素血症;另外,由于人体 GH 与 PRL 一样有催乳作用,故生长激素瘤患者的部分症状、体征可与催乳素瘤者重叠,应注意排除 GH 瘤或 PRL/GH 混合瘤。约 30%多囊卵巢综合征患者存在高催乳素血症。其他垂体病变,如淋巴细胞性垂体炎、TSH 瘤等,亦可伴有高催乳素血症。

3.药物因素

许多药物可促进 PRL 分泌,例如,抗精神病药物可通过降低多巴胺水平或拮抗其作用导致 PRL 水平升高。其他如某些麻醉药、抗抑郁药、抗组胺药物等亦可导致高催乳素血症。大多数药物引起的高催乳素血症患者 PRL<150 μg/L。

值得注意的是,由于催乳素瘤可能与其他引起高催乳素血症的因素同时存在,故即使 PRL 水平轻度升高,也应进行垂体影像学检查。

五、治疗

催乳素微腺瘤的治疗目标是使血清 PRL 水平降至正常,恢复性腺功能。而催乳素大腺瘤者还应缩小肿瘤体积,防止肿瘤增大。由于催乳素微腺瘤很少发展成大腺瘤(不足 7%),故如果没有高催乳素血症相关临床表现,微腺瘤患者可以不予药物治疗,但应严密观察血清 PRL 及垂体 MRI 变化。

(一)药物治疗

无论瘤体大小,口服多巴胺受体激动剂是治疗催乳素瘤的主要药物。多巴胺受体激动剂能抑制 PRL 的合成与分泌,并能抑制催乳素细胞增殖,使血清 PRL 水平恢复正常,纠正绝大部分女性患者月经不调、闭经等症状。值得注意的是,即使多巴胺受体激动剂能够降低患者 PRL 水平,也不能说明一定是催乳素瘤,因为该药物同样可使非催乳素分泌型肿瘤所致的高水平 PRL 降低。

目前,卡麦角林被推荐为治疗催乳素瘤的首选药物。卡麦角林是一种麦角衍生物,它对催乳素细胞的 D_2 受体有高度亲和力,且药物在垂体组织中停留的时间较长。因此,卡麦角林的作用较强,且作用时间长,每周用药 1~2 次即可。卡麦角林使用几天后,头痛、视力障碍等肿瘤占位表现即可得到明显好转,数周后性功能可以得到改善。80%~90%的催乳素大腺瘤患者在使用卡麦角林后,肿瘤体积缩小 50%以上。对溴隐亭不敏感的患者换用卡麦角林可能有效。卡麦角林比溴隐亭不良反应小,患者的耐受性较好。但应注意,由于接受多巴胺受体激动剂治疗的女性患者妊娠可能性会增加,所以如果患者准备妊娠,则不建议使用卡麦角林,而应使用溴隐亭,因为溴隐亭为短效制剂,确定妊娠后可立即停药,避免对胎儿造成不良影响。

溴隐亭作为多巴胺受体激动剂已经有多年安全使用经验,且价格便宜,故临床较为常用。如前所述,溴隐亭更适合有妊娠需求的患者。80%～90%的催乳素微腺瘤患者在使用溴隐亭后PRL 水平恢复正常、肿瘤体积缩小、性功能恢复。约 2/3 的催乳素大腺瘤患者使用溴隐亭后肿瘤体积缩小 50%以上。溴隐亭应从小剂量(每天 0.625～1.25 mg)开始,逐渐增加剂量。多数患者使用 5.0～7.5 mg/d时即可获得良好效果。

多巴胺受体激动剂的不良反应有呕吐、鼻塞、口干、抑郁、失眠等,发生率较高。最严重的不良反应是直立性低血压,可导致意识丧失,但其发生率不高,小剂量起始、睡前随餐服药、避免活动等措施可降低直立性低血压的风险。

(二)手术治疗

由于经鼻蝶窦手术治疗催乳素瘤的长期治愈率不确切且治疗后高催乳素血症复发率较高,故目前手术适应证只包括对多巴胺激动剂不敏感或不耐受者及大腺瘤伴明显视力视野损害而药物疗效差者。仅约有 30%的催乳素大腺瘤能够成功切除,故手术治愈率较低。约 70%接受手术治疗的催乳素微腺瘤患者可较早恢复 PRL 水平,但由于存在腺垂体功能减退及复发风险,故此类患者仍应首选药物治疗。药物治疗无明显疗效时,应在患者可耐受的情况下增加药物剂量,对溴隐亭抵抗者应尝试换成卡麦角林治疗,均无效者可考虑手术治疗。对于术后复发或侵袭性、恶性催乳素瘤,建议放射治疗。

(三)放射治疗

催乳素瘤患者很少需要放疗。放疗可控制和缩小催乳素瘤,并使血清 PRL 水平缓慢下降。约 1/3 患者 PRL 可恢复至正常水平。然而达到最佳疗效时间长达数年,有文献报道称需 20 年。且放疗的不良反应较多,如腺垂体功能减退、颅神经损伤或再发肿瘤等,故放疗应用较少。

(四)妊娠期处理

正常垂体在妊娠期间会增大,催乳素瘤也可能会在此过程中增大。肿瘤增大可能会导致孕妇出现头痛、视野缺损等症状。多巴胺受体激动剂可恢复患者生育能力,若正常月经 3～4 个月甚至更长时间后出现停经,提示可能妊娠。确定妊娠后应立即停止用药以尽可能减少药物对胎儿的影响。溴隐亭已安全应用多年,早期应用并未发现增加流产、早产、胎儿畸形等风险。故准备妊娠的患者应使用溴隐亭诱导正常月经周期,使用避孕工具 3 个月经周期后再考虑妊娠,证实妊娠后停用溴隐亭。应定期监测视野,尤其大腺瘤患者应增加监测频率,如出现严重头痛、明显视野缺损等症状时可进行垂体 MRI 检查。如果出现视野缺损或肿瘤增大征象,可重新启动溴隐亭治疗。

六、预后

约 17%的催乳素微腺瘤存在不同程度的体积增大。约 30%的微腺瘤患者,高催乳素血症可自行缓解。许多已进行规律药物治疗的患者在停药后,可获得长时间缓解。故用药治疗一段时间后可尝试停药,并定期监测患者的血清 PRL 及肿瘤增大情况。单用药物治疗的催乳素大腺瘤患者完全停药可能导致肿瘤再次增大。

(孟林燕)

第五章

甲状腺疾病

第一节　亚临床甲状腺功能亢进症

一、定义

亚临床甲状腺功能亢进症是一种 fT_3、fT_4 正常，而 TSH 低于正常的一种特殊类型的甲状腺功能亢进症。其临床表现不明显或非特异性，容易被忽视。随着甲状腺功能检测方法的进展和就诊意识的提高，亚临床甲状腺功能亢进症的病例日益增多。关于亚临床甲状腺功能亢进症可否作为一种疾病实体看待及其诊断治疗策略如何，国外文献争议甚多。由于亚临床甲状腺功能亢进症对心脏、骨骼甚至神经系统等具有潜在危害，正确处理显然具有重要临床意义。

二、流行病学

历时 20 年的英国 Whickhan 调查随访发现，有 2%～3% 的人群 TSH 受抑制但无明显临床症状。丹麦一组 480 例住院老年患者分析结果表明，亚临床甲状腺功能亢进症占 10.2%。在美国 1988—1994 年第三次全国健康及营养状况调查中，亚临床甲状腺功能亢进症仅占 0.8%。但最近美国科罗拉多流行病研究发现，所有成人的亚临床甲状腺功能亢进症发病率为 2.1%，其中 20% 是由于服用 $L\text{-}T_4$ 所致。亚临床甲状腺功能亢进症发病率男性多于女性，黑人多于白人，老年人多于年轻人。有报道 60 岁以上老人亚临床甲状腺功能亢进症甚至高达 20% 以上。在碘摄入异常的地区，亚临床甲状腺功能亢进症也较常见。内源性亚临床甲状腺功能亢进症发病主要和饮食中碘的摄入及甲状腺自身抗体的存在有关。我国水源性高碘地区亚临床甲状腺功能亢进症发病率为 1.12%，75% 的患者 TRAb 阳性。

三、病因

（一）外源性亚临床甲状腺功能亢进症

外源性亚临床甲状腺功能亢进症是指由药物（主要包括超生理剂量的甲状腺激素、胺碘酮及干扰素等）引起的亚临床甲状腺功能亢进症。另外，多结节性甲状腺肿患者服用碘剂而引起的甲状腺炎也可以表现为亚临床甲状腺功能亢进症。L-T_4替代治疗是外源性亚临床甲状腺功能亢进症最常见的原因。

(二)内源性亚临床甲状腺功能亢进症

内源性是指由于甲状腺疾病(主要包括 Graves 病、多结节性甲状腺肿及自主功能性甲状腺腺瘤)而引起的亚临床甲状腺功能亢进症。内源性亚临床甲状腺功能亢进症的发生与内源性甲状腺激素的产生有关。当甲状腺肿增大或自主性结节变大、变多时,发生亚临床甲状腺功能亢进症的风险逐渐增加。

四、临床表现

亚临床甲状腺功能亢进症临床症状多不明显或呈非特异性,可能有轻微精神症状或情绪紊乱,老年人也可能稍有抑郁、焦虑或类似轻型"淡漠型甲状腺功能亢进症"。近年 Munte 等对实验性亚临床甲状腺功能亢进症患者进行视觉搜寻试验,即令受试者扫视多项目阵列以发现遗漏或多余的特征,同时描记相关脑电位,测试反应时间。发现亚临床甲状腺功能亢进症患者有认知方面的脑电活动异常。此外,由于心悸、乏力、不耐疲劳等症状均无特异性,亚临床甲状腺功能亢进症易被忽略或归于神经衰弱或老年体衰。

亚临床甲状腺功能亢进症可以无任何症状,也可以有轻微的非特异性症状(如乏力、失眠等),或表现出某些隐蔽的甲状腺毒症的症状和体征。亚临床甲状腺功能亢进症的主要危害是引起骨骼系统、心血管系统及代谢等方面的异常。

(一)心血管系统

英格兰、威尔士两地 10 年的队列研究,发现 TSH<0.5 mIU/L 病死率增加 2.2 倍,心血管死亡增加 3.3 倍。Auer 等及 Sawin 等的研究均认为亚临床甲状腺功能亢进症是心房纤颤的危险因素,亚临床甲状腺功能亢进症者房颤发生率达 12.7%,接近于临床甲状腺功能亢进症的13.8%。目前认为亚临床甲状腺功能亢进症是心房颤动发生的危险因素之一。同时还发现亚临床甲状腺功能亢进症的其他一些心血管系统的异常。应用多普勒超声心动仪研究发现心脏收缩功能相关参数左室心肌重量(LVM)、室间隔厚度(IVS)、左室后壁厚度(LVPW)、左室射血分数(LVEF)等增加,而反映舒张功能的等容舒张时间(IVRT)延长、E/A 比值减少,并出现心率变异(HRV)异常(可较敏感地反映心脏自主神经病变)和早期心脏迷走神经调节功能受损。亚临床甲状腺功能亢进症可能影响心脏形态和功能,包括房性期外搏动增加、左室心肌重量增加(由于室中隔和室后壁厚度增加)、左室收缩功能增强、舒张功能受损。年龄在 60 岁或以上的患者中,单纯的低血清 TSH 可以增加死亡率,尤其是循环和心血管系统疾病导致的死亡。

(二)骨骼系统

女性亚临床甲状腺功能亢进症患者绝经前大多不存在骨代谢异常,也无骨密度(BMD)改变,但绝经后尤其最初几年,骨量丢失处于高危状态,亚临床和临床甲状腺功能亢进症的骨转换率均增高。尿钙排泄增多,骨吸收大于骨生成,骨量持续丢失,发生骨质疏松危险性增加。Kumeda 等研究发现亚临床甲状腺功能亢进症者骨吸收参数(尿胶原吡啶啉、尿脱氧吡啶啉)和骨生成参数(骨源性碱性磷酸酶,BALP)均增加,BALP 与 TSH 水平呈负相关,提示要恢复正常骨转换,使 TSH 水平正常化十分重要。对绝经后内源性亚临床甲状腺功能亢进症者进行随访,发现每年骨量丢失大约 2%。用[131]I 放射治疗有自主功能的甲状腺结节使 TSH 正常后,可阻止骨量丢失。亚临床甲状腺功能亢进症发生骨质疏松的风险可能是增加的。

(三)代谢和血液生化改变

亚临床甲状腺功能亢进症可能伴有某些少见的代谢和血液生化改变,包括静息时能量消耗、性激素结合球蛋白浓度及反映骨转换的指标(如骨钙素、尿吡啉啶和尿脱氧吡啶酚)轻度增加,血清总胆固醇和低密度脂蛋白胆固醇轻度降低,但这些改变似乎无临床意义。

(四)神经精神系统

亚临床甲状腺功能亢进症患者可能表现出某些神经精神症状如恐惧、敌意、疑病、思想难以集中,典型甲状腺功能亢进症缓解后的亚临床甲状腺功能亢进症患者常有抑郁表现,约25%的患者表现出神经心理功能的不健全。有人报道,年龄在55岁或以上的内源性亚临床甲状腺功能亢进症患者发生智力减退和阿尔茨海默病的风险增加,特别是TPO抗体阳性者。

五、诊断

亚临床甲状腺功能亢进症的实验室诊断十分关键,应确保检验的准确性和可重复性。美国达成的共识认为,TSH的检验敏感性至少应达0.02 mIU/L。临床上诊断亚临床甲状腺功能亢进症应符合以下条件:①血清TSH水平低于正常参考值下限,fT_3、fT_4在正常参考值范围内。②排除可引起血清TSH暂时降低的其他原因:如甲状腺功能亢进症治疗过程,正常妊娠,正常甲状腺功能病态综合征,下丘脑、垂体功能障碍,以及应用呋塞米、多巴胺、糖皮质激素等药物。③内源性亚临床甲状腺功能亢进症可查到明确的甲状腺病因;外源性亚临床甲状腺功能亢进症与服用过量的L-T_4有关。怀疑亚临床甲状腺功能亢进症应作详细的甲状腺体检及影像学检查,测定TGAb、MCA、TPOAb和TRAb,必要时进行细针抽吸活组织检查常可作出病因诊断。此外,依TSH水平还可分类诊断TSH显著降低的和TSH轻度降低的亚临床甲状腺功能亢进症。有认为其界定分别是TSH<0.1 mIU/L和TSH 0.1~0.45 mIU/L。而完全无临床表现,仅有低TSH,除外垂体病变及其他原因者才诊断为亚临床甲状腺功能亢进症。

六、鉴别诊断

亚临床甲状腺功能亢进症须和下列TSH浓度低于正常但甲状腺激素水平正常的情况相鉴别:①非甲状腺疾病,主要见于一些严重疾病,可能是由于疾病导致中枢性的TSH抑制(例如,生长抑素和其他一些神经递质),以及某些因素干扰了外周甲状腺激素的代谢和T_4向T_3的转化(如可的松)。②中心性(继发性)甲状腺功能减退(甲减)。③妊娠(3个月末),主要是由于此时人绒毛膜促性腺激素分泌达到峰值,可以抑制TSH的产生达几周。④老龄,由于老年人甲状腺素清除率减少,导致TSH受抑制。

七、治疗

(一)处理原则

亚临床甲状腺功能亢进症一般不需要积极的治疗,饮食治疗加上应激因素的去除,可以缓解亚临床甲状腺功能亢进的症状。如果有治疗指征存在,可以给予相应治疗。亚临床甲状腺功能亢进症治疗指征主要包括:①老龄。②甲状腺毒症(即使很轻微)。③骨质疏松危险因素。④房性心律失常。⑤较大甲状腺肿的存在。治疗方法要根据治疗的有效性、潜在的风险来选择。因临床症状不明显,甲状腺激素靶器官的损害证据不足,有些Graves病早期的患者可能转归正常呈自限性。故早期治疗的风险可能大于益处,建议暂不治疗,但应密切随访。

(二)外源性亚临床甲状腺功能亢进症的治疗

如果亚临床甲状腺功能亢进症是由于服用过量甲状腺素引起,则甲状腺素的量应该减少,但甲状腺癌患者服用过量甲状腺素应该排除在外,因为 TSH 被抑制对甲状腺癌患者是有利的。以下征象提示甲状腺激素替代过量:①新出现的心房颤动、心绞痛和心功能不全。②骨密度丢失加速。③月经稀少、闭经和不孕。④非特异性症状如疲劳、大便次数增多和心悸的出现。⑤血清 T_3 浓度在正常高值。其他药物引起的亚临床甲状腺功能亢进症一般是暂时性的,不需要特殊治疗,但仍需密切观察。对于干扰素引起的甲状腺功能失调包括亚临床甲状腺功能亢进症,有人主张密切观察血清 TSH 和甲状腺功能,而不需要其他特殊治疗。

(三)内源性亚临床甲状腺功能亢进症的治疗

建议内源性亚临床甲状腺功能亢进症患者如果没有结节性甲状腺疾病或甲状腺激素过量引起的并发症,一般不需要治疗,但甲状腺功能应每 6 个月检查一次,如果患者有可疑的症状如疲劳等出现,6 个月后的复查仍然符合亚临床甲状腺功能亢进症的表现,则可以进行治疗。开始可以用小剂量抗甲状腺药物如甲巯咪唑 5～10 mg/d 治疗 6～12 个月。打算妊娠的患者,则推荐使用丙硫氧嘧啶 50 mg,每天 2 次,主要是因为妊娠期间用甲巯咪唑可能会导致一种少见的先天性皮肤发育不全(一种头皮缺陷)的发生。如果患者伴房颤,建议首先使用抗甲状腺药物(如甲巯咪唑)尽快使血清 TSH 恢复正常,由于房颤有发生栓塞的危险,故主张同时加用抗凝剂(如华法林),但亚临床甲状腺功能亢进症患者对抗凝剂更加敏感,故要密切观察,如果血清 TSH 恢复正常后 4 个月内未能转为窦性心律,可以考虑心脏复律。

(四)持续亚临床甲状腺功能亢进症的治疗指征

持续亚临床甲状腺功能亢进症的治疗指征包括:①绝经后骨质疏松。②风湿性心瓣膜病伴左心房扩大或房颤。③新近出现的房颤或反复的心律失常。④充血性心力衰竭。⑤心绞痛。⑥不孕或月经紊乱。⑦非特异症状如疲劳、神经质、抑郁或胃肠疾病,尤其是 60 岁以上患者(考虑试验性治疗)。

八、预后

亚临床甲状腺功能亢进症的自然病程尚不清楚。总的来说,亚临床甲状腺功能亢进症进展到典型甲状腺功能亢进症的可能性较小;如果 TSH 持续被抑制,则进展到典型甲状腺功能亢进症的可能性较大;而 TSH 部分受抑制的患者,TSH 常可以自行恢复正常。有人对 60 岁以上亚临床甲状腺功能亢进症患者进行了 4 年的随访观察,发现仅有 2% 进展为临床甲状腺功能亢进症,很多人在 4 年后 TSH 都恢复了正常。

(卓　巍)

第二节　亚临床甲状腺功能减退症

亚临床甲状腺功能减退症(subclinical hypothyroidism,SCH,亚临床甲减)以往也称轻度甲状腺功能减退症、甲状腺储备功能受损或临床前甲状腺功能减退症。它是甲状腺功能减退症的早期阶段。随着血清促甲状腺激素放射免疫测定技术的不断改进,其诊断率越来越高。近年来,亚临床甲减对人类的潜在危害已被许多研究证实,尤其对脂代谢、心血管系统等危害较大。

一、定义

亚临床甲减为血清 TSH 升高、fT_3 和 fT_4 水平正常,而且无明显甲减症状、体征的一种状态。这虽然是大多数学者接受的定义形式,但仍有异议。一些学者认为该定义为一个生化指标的界定,比较含糊,可以指轻度甲状腺功能下降,也可以指早期的、代偿性的、症状极少的甲减临床前期。还有学者指出并不是所有的 TSH 升高、fT_4 正常的人均为无症状期,其中约 30% 人群有甲减的症状和体征。另有学者将 TSH、fT_4 正常,但其 TSH 对 TRH 的反应增大者也归于亚临床甲减的范畴。

二、流行病学

世界各地对亚临床甲减在普通人群中的患病率的报道不一,在 1.1%～9.0%,随年龄增加而逐渐增加,女性多于男性,男女比例约为 1:2,其中老年女性最多见。在老年人群中发病率为 5.0%～10.0%,而在 60 岁以上女性中发病率最高,可达 20.0%,>74 岁的男性发病率约为 16%,而同龄组女性发病率则约为 21%。美国全国抽样调查结果显示,亚临床甲减总患病率为 4.3%,白人女性患病率为 6.0%,白人男性患病率为 3.7%,60 岁以上老年女性的患病率达 20.0%。英国东北部调查结果类似,成年女性患病率 7.5%,成年男性患病率为 2.8%。韩国人群调查显示,亚临床甲减的总患病率为 6.4%。在所有亚临床甲减患者中,TSH 小于 10 mU/L 者占 75.0%,甲状腺自身抗体阳性者占 50.0%～80.0%,即大部分亚临床甲减患者自身抗体阳性而且其 TSH 水平仅轻度升高。每年大约 5.0% 的亚临床甲减会发展成为临床甲减,在老年人(≥65 岁)中更为明显,约 80.0% 患者在 4 年内发展成临床甲减。

三、病因、分类与分期

亚临床甲减的发病与很多因素有关,主要是自身免疫性甲状腺炎及临床甲减治疗不足,另外还有如甲状腺功能亢进症治疗后或颈部有外照射史,服用含碘药物(如胺碘酮等),服用免疫调节剂,患有其他自身免疫性疾病(如 1 型糖尿病),产后甲状腺炎等,但大多数无明显的危险因素。

一些学者依据发病原因的不同将亚临床甲减分为 5 类:①轻度未发现的甲状腺功能减退(慢性自身免疫性甲状腺炎,颈部外照射,其他原因)。②临床甲减治疗不足。③甲状腺功能亢进症治疗过度。④短暂的甲状腺功能紊乱。⑤确定 TSH 在正常参考范围内时,被排除在上限之外的甲状腺正常者。同时还将功能减退的全过程分为 4 期:第一期 TRH 兴奋实验阳性,TSH 位于正常上限,fT_4 正常;第二期 TSH 在 5～10 mU/L;第三期 TSH 明显增高,超过 10 mU/L;第四期明显甲减(TSH 升高、fT_4 下降)。显然,目前公认的亚临床甲减患者指第二、第三期甲状腺功能减退。

四、对机体的影响

(一)对血脂的影响

亚临床甲减可使血浆总胆固醇(TC)水平、低密度脂蛋白胆固醇(LDL-C)及脂蛋白(a)水平明显升高,而高密度脂蛋白胆固醇(HDL-C)及 TG(TG)水平无明显变化。经左甲状腺素(L-T_4)治疗后,当 TSH 下降至正常范围时,脂代谢紊乱可基本得到纠正。

(二)对心血管系统的影响

对亚临床甲减患者进行超声多普勒检查,未发现有心脏结构的异常,但左心室收缩和舒张功能存在轻度异常。具体表现为左心室收缩时间延长,而且 TSH 水平越高,延长的时间越长。左心室等容舒张期时间也明显延长,射血前期时间明显延长。9% 的亚临床甲减患者合并心包积液。最近,越来越多的研究显示,亚临床甲减患者内皮依赖性血管舒张功能降低,提示亚临床甲减患者存在血管内皮功能受损。

(三)对神经、肌肉的影响

亚临床甲减状态下可有骨骼肌的轻度受损。Uzzan 等观察到亚临床甲减患者肌酸激酶增高,其浓度与 TSH 水平呈正相关。并且亚临床甲减患者运动后血乳酸水平明显高于对照组,考虑亚临床甲减状态下存在着骨骼肌能量代谢障碍,及早应用 L-T_4 替代治疗,可纠正这种代谢障碍。

(四)其他

亚临床甲减患者抑郁症发生率明显增高,情感和认知障碍发生率也较高。L-T_4 替代治疗后,某些心理指标如记忆力、认知力等可明显改善。亚临床甲减母亲所生的儿童与健康母亲所生的儿童相比,智商评分较低。亚临床甲减母亲所生的儿童也可能发生神经、心理发育延迟或异常。另外,亚临床甲减的妊娠妇女可导致流产、早产、难产、先天畸形并增加围生期死亡率。

五、诊断与鉴别诊断

符合血清 TSH 升高而 fT_4 正常,就可以诊断为亚临床甲减,因 fT_3 的下降比 fT_4 晚,所以可不考虑在内。但必须排除非亚临床甲减所致 TSH 升高的情况,如临床甲状腺功能减退患者 L-T_4 替代剂量不足、严重疾病恢复期患者暂时性 TSH 升高,破坏性甲状腺炎恢复期,未经治疗的原发性肾上腺皮质功能不全、注射 TSH 者、慢性肾病、循环 TSH 抗体存在及 TSH 受体突变而失去活性等。

六、治疗

有关亚临床甲减是否需要替代治疗已争论 20 多年。越来越多的研究表明,亚临床甲减高TC 血症、高 LDL-C 血症及高脂蛋白(a)血症经 L-T_4 替代治疗后,TC、LDL-C 及脂蛋白(a)明显降低。因此,Molnr 等认为及时、有效地进行治疗可以阻止心血管系统的损伤,进而阻止心血管系统疾病的发生。而反对者认为相当多的患者经治疗后并没有感到健康状况比以前更好,如治疗通常需终身服药,治疗可引起明显的不良反应(亚临床甲状腺功能亢进症)。

目前大家推荐的经验是符合以下 3 个指标就需要治疗:①高胆固醇血症。②血清TSH>10 mU/L。③甲状腺自身抗体阳性。美国内分泌学会和甲状腺病专家小组建议采用L-T_4 替代治疗,可改善血脂异常,保护心功能,阻止动脉粥样硬化发生与发展,以及阻止发展成临床甲减。最近有学者报道,L-T_4 替代治疗不仅可以改善亚临床甲减患者脂代谢紊乱,而且还可改善血管内皮功能。其疗效与血清 TSH 及 fT_4 水平有关。L-T_4 替代治疗效果是肯定和有效的,治疗中每 4～6 周测定血清 TSH 值,同时调整 L-T_4 的剂量,以防止亚临床甲状腺功能亢进症的发生。

对于 TSH 为 5～10 mU/L 的患者,是否需要治疗可参考以下情况:①年轻、甲状腺相对大且甲状腺自身抗体阳性者需要治疗。②吸烟者需要治疗,因为吸烟是亚临床甲减向临床甲减发展的一个危险因素。③存在双向精神失常者需要治疗,因亚临床甲减可加重精神失常症状。④冠心病伴甲状腺自身抗体阴性者不宜予以替代治疗,但要监测 TSH 水平,定期随访观察,如果病情有进展则必须治疗。⑤儿童、青少年、妊娠妇女及不育的妇女需要治疗。

(卓 巍)

第三节 成人甲状腺功能减退症

一、流行病学

甲状腺功能减退症(简称甲减)是常见的内分泌疾病,可以发生于各个年龄。非缺碘地区甲减患病率为 0.3%～1.0%,60 岁以上的可达 2%。甲减发病以女性多见[男女比例为 1：(4～5)],随着年龄的增长,发病率逐渐增加。临床甲减患病率男性为 0.1%,女性为 1.9%。英国一项大型流行病学调查发现,自发性甲减每年发病率女性为每年 3.5/1 000 人,男性每年 0.8/1 000 人。

二、病因与发病机制

甲减的病因比较复杂,以原发性多见,其次为垂体性,其他较少见。原发性甲减中又以慢性淋巴细胞性甲状腺炎最常见。

(一)原发性甲减

TT_4 水平降低,在下丘脑-垂体-甲状腺轴的负反馈调节作用下,TSH 水平升高,这是原发性甲减的特点。

自身免疫性甲状腺炎致甲减,可分为甲状腺肿型甲状腺炎和萎缩型甲状腺炎。自身免疫性甲状腺炎血清甲状腺自身抗体阳性,主要包括甲状腺球蛋白抗体(TGAb)、甲状腺过氧化物酶抗体(TPOAb)。细胞因子 IL-2、TNF-α 治疗可导致一过性自身免疫性甲减,病因可能与 TPOAb 相关。

甲状腺手术、放射性[131]I 治疗和抗甲状腺功能亢进症药物是引起医源性甲减的主要原因。甲状腺大部切除术后甲减发生率,毒性/非毒性结节性甲状腺肿患者(15%)低于 Graves 病患者(术后 10 年后高达 40%);同样,放射性[131]I 治疗后甲减发生率,毒性结节性甲状腺肿(6%～13%)低于 Graves 病患者(治疗后 10 年后高达 70%)。因鼻咽癌、喉癌等头颈部肿瘤行外照射治疗引起的甲减发生率为 25%～50%,该比例与放射的时间、剂量、范围及随访年限等因素相关。抗甲状腺功能亢进症药物过量导致的甲减一般为可逆性,减量或停药后多可恢复。摄入富碘饮食(如海藻、海带)、含碘药物(如碘化钾、放射性显影剂)过多可引起甲减,原因为碘过多导致 Wolff-Chaikoff 效应"脱逸"不能。另外,锂盐抑制碘转运和甲状腺激素释放,长期锂盐治疗可导致 50%患者出现甲状腺肿,20%患者出现甲减。

亚急性甲状腺炎(简称亚甲炎)、无痛性甲状腺炎、产后甲状腺炎引起的甲减因多数为自限性病程,又称"一过性甲减"。一般认为,亚甲炎的发病与病毒或细菌感染有关,起病前 1～3 周常有病毒性感染的证据,颈前区疼痛或发热为首发症状,典型患者病程可经历甲状腺毒症期、甲减期和恢复期。无痛性甲状腺炎(亚急性淋巴细胞性甲状腺炎)以青中年女性患者较多,分为散发型和产后型两种,其临床表现和实验室检查特点与亚甲炎很相似,但甲状腺区无疼痛。该病的病因可能与自身免疫有关,但具体尚不明确,有研究者认为它可能是介于亚甲炎与慢性淋巴细胞性甲状腺炎的中间形式。产后甲状腺炎是发生在产后的一种自身免疫性甲状腺炎(产后 1 年内发生率为 4%～6%),与妊娠期母体免疫功能紊乱相关,甲状腺可出现轻中度肿大,但无触痛,病程呈自限性,预后良好。

(二)中枢性甲减

中枢性甲减是由于下丘脑-垂体或其邻近部位病变引起的 TRH 或 TSH 产生和分泌减少所致的甲状腺功能减退,也包括 TSH 生物活性下降引起的甲状腺功能减退。其中由垂体疾病引起的 TSH 分泌减少称为继发性甲减,由下丘脑疾病引起的 TRH 分泌减少称为三发性甲减。本病较少见,可发生于任何年龄,发病率为 1∶(80 000～120 000),无性别差异。

各种破坏下丘脑-垂体或门脉系统正常结构和/或损害其功能的病变均可致中枢性甲减,故其病因繁多。以垂体受累为主的病变直接损伤 TSH 分泌细胞致 TSH 缺乏,以下丘脑受累为主的病变则因 TRH 缺乏而致 TSH 分泌障碍或生物活性下降引起中枢性甲减。但二者常同时受累,因而临床上常难区分病因在下丘脑抑或垂体。其主要发病机制有:①TSH 分泌细胞破坏或萎缩:通常由垂体占位性病变引起,也可能由感染或炎症等导致。②TRH 分泌不足或缺陷:可能与下丘脑-垂体门脉系统的血流中断有关。③先天性遗传因素:TSH 分泌细胞发育或其分泌的 TSH 生物活性的先天缺陷。④TSH 分泌功能缺陷:夜间分泌峰明显降低。

(三)"外周型"甲减

"外周型"甲减为下丘脑-垂体-甲状腺以外病因导致的甲减,较为少见。可能的机制为甲状腺激素受体 TRβ1 染色体突变,不能传递正常的信号,甲状腺激素抵抗,导致靶组织出现甲状腺激素缺乏的症状和体征,常仅在成年期出现。实验室检查的特征是血清 TSH、TT_3、TT_4 均不同程度升高。

三、病理

原发性甲减由于甲状腺激素减少,对垂体的反馈抑制减弱导致 TSH 细胞增生肥大。嗜碱性细胞变性,久之腺垂体增生肥大,甚至发生腺瘤,可同时伴有高催乳素血症。垂体性甲减患者在致病因子作用下垂体萎缩,亦可发生肿瘤或肉芽肿等病变。

甲状腺萎缩性病变多见于慢性淋巴细胞性甲状腺炎,早期腺体有大量淋巴细胞、浆细胞等炎症性浸润,腺泡受损为纤维组织取代,滤泡萎缩,上皮细胞扁平,泡腔内充满胶质。地方性甲状腺肿患者由于缺碘,甲状腺肿大可伴大小不等结节;慢性淋巴细胞性甲状腺炎后期也可伴结节;药物性甲减患者甲状腺可呈代偿性弥漫性肿大。

四、临床表现

(一)原发性甲减

原发性甲减最早症状是出汗减少、不耐寒、动作缓慢、精神萎靡、疲乏、嗜睡、智力减退、体重增加、大便秘结等。

1.低代谢症群

疲乏、行动迟缓,嗜睡、记忆力明显减退,注意力不集中。因末梢血液循环差和机体产热减少,患者异常怕冷、无汗,体温低于正常。

2.黏液性水肿面容

表情淡漠,面颊及眼睑虚肿,垂体性黏液性水肿有时颜面胖圆,犹如满月。面色苍白,贫血或带黄色或陈旧性象牙色,有时可有颜面皮肤发绀。由于交感神经张力下降对 Mller 肌的作用减弱,故眼睑常下垂形或眼裂狭窄。部分患者有轻度突眼,可能和眼眶内球后组织有黏液性水肿有关,但对视力无威胁。鼻、唇增厚,舌大而发声不清,言语缓慢,音调低沉,头发干燥、稀疏、脆弱,睫毛和眉毛脱落(尤以眉梢为甚),男性胡须生长缓慢。

3.皮肤

患者常因贫血致皮肤苍白。因甲状腺激素缺乏使皮下胡萝卜素变为维生素 A 及维生素 A 生成视黄醛的功能减弱,血浆胡萝卜素的含量升高,常使皮肤呈现特殊的姜黄色,且粗糙、少光泽、干而厚、冷,多鳞屑和角化,尤以手、臂、大腿为明显,可有角化过度的皮肤表现。有非凹陷性黏液性水肿,有时下肢可出现凹陷性水肿。皮下脂肪因水分的积聚而增厚,2/3 的患者可出现体重增加。指甲生长缓慢,厚脆,表面常有裂纹。腋毛和阴毛脱落。

4.精神神经系统

甲状腺激素是维持神经系统正常功能及神经元正常兴奋性最重要的激素之一,脑细胞的很多代谢过程需要 T_3 调节,如果 T_3 缺乏将导致脑功能下降,出现精神迟钝,嗜睡,理解力和记忆力减退。视力、听觉、触觉、嗅觉均迟钝,伴有耳鸣,头晕。有时可呈神经质,发生妄想、幻觉、抑郁或躁狂。严重者可有精神失常,呈木僵、痴呆、昏睡状,20%～25%重病者可出现惊厥。久病未获治疗及刚接受治疗的患者易患精神病。一般认为精神症状与脑细胞对氧和葡萄糖的代谢减低有关。偶有小脑综合征,有共济失调等表现。还可有手足麻木,痛觉异常。

5.肌肉与骨骼

肌肉与骨骼主要表现为肌肉软弱无力。咬肌、胸锁乳突肌、股四头肌及手部肌肉可出现进行性肌萎缩,叩诊锤叩之有"肌丘"现象(肌肉局部肿胀)。肌肉收缩后迟缓延迟,深腱反射的收缩期多正常或延长,但迟缓期特征性延长,常超过 350 毫秒(正常 240～320 毫秒),其中跟腱反射的迟缓时间延长更明显,对本病有重要诊断价值。黏液性水肿患者可伴有关节病变,偶有关节腔积液。

6.心血管系统

脉搏缓慢,心动过缓,心音低弱,心排血量减低,常为正常的一半。由于组织耗氧量和心排血量的减低相平行,故心肌耗氧量减少,很少发生心绞痛。心力衰竭一旦发生,洋地黄疗效常不佳且易中毒,原因是药物在体内的半衰期延长,而且心肌纤维延长伴有黏液性水肿。全心扩大较常见,约 30%严重患者常伴有心包积液,心包积液中蛋白含量高,有胆固醇结晶,由于心包积液发生缓慢,一般不发生心脏压塞。中、老年妇女可有血压增高。久病者易并发动脉粥样硬化及冠心病,发生心绞痛和心律不齐。

7.消化系统

由于消化系统平滑肌张力减弱,胃肠蠕动缓慢,排空时间延长,可导致胃纳不振,畏食,腹胀,便秘,鼓肠,甚至发生巨结肠症及麻痹性肠梗阻。50%患者胃酸缺乏或无胃酸,血清抗胃壁细胞抗体阳性。肝功能中 AST、LDH 及 CPK 可增高。甲减患者消化系统吸收不良可导致叶酸、维生素 B_{12} 缺乏。

8.内分泌系统

肾上腺皮质功能一般比正常低,血、尿皮质醇降低,ACTH 分泌正常或降低,ACTH 兴奋反应延迟,但无肾上腺皮质功能减退的临床表现。原发性甲减伴特发性自身免疫性肾上腺皮质功能减退症和 1 型糖尿病称为多发性内分泌功能减退综合征(Schmidt 综合征)。长期患本病且病情严重者,垂体和肾上腺功能降低可能发生,在应激或快速甲状腺激素替代治疗时上述病情可加速产生。

9.呼吸系统

呼吸浅而弱,对缺氧和高碳酸血症引起的换气反应减弱,肺功能改变可能是甲减患者昏迷的主要原因之一。

10.血液系统

甲减患者中 2/3 可有轻、中度正常色素或低色素小红细胞型贫血,少数(约 14%)有恶性贫血(大红细胞型)。贫血原因:①甲状腺激素缺乏导致血红蛋白合成障碍。②肠道吸收铁障碍引起铁缺乏。③肠道吸收叶酸障碍引起叶酸缺乏。④恶性贫血是自身免疫性甲状腺炎伴发的器官特异性自身免疫性疾病。血沉可增快。Ⅷ和Ⅸ因子的缺乏导致机体凝血机制减弱,故易有出血倾向。

11.黏液性水肿昏迷

昏迷为黏液性水肿最严重的表现,多见于年老长期未获治疗者。大多在冬季寒冷时发病,受寒及感染是最常见的诱因,其他如创伤、手术及使用镇静剂等均可促发。临床表现为嗜睡,四肢松弛、反射消失,低体温(<35 ℃),呼吸徐缓,心动过缓,心音微弱,血压下降,甚至昏迷、休克,并可伴发心、肾衰竭而危及生命。

(二)中枢性甲减

原发性甲减的常见临床表现亦可出现,如易疲乏、怕冷、便秘、皮肤干燥和腱反射迟缓、颜面及眼睑皮肤水肿、毛发稀疏等,但总的说来中枢性甲减的临床表现较轻,且常不伴有甲状腺肿大。另外中枢性甲减尚有如下特点:①常有下丘脑-垂体病变本身所致症状如头痛、视力受损、向心性肥胖、溢乳等。②多合并下丘脑-垂体-肾上腺轴、下丘脑-垂体-性腺轴异常,表现出性欲减退、闭经、皮肤苍白、头晕或低血压等。③可出现下丘脑-神经垂体受损症状如多饮多尿。④原发性甲减中常见的体重增加、血脂增高者较少,而体重减轻、血脂正常者较多。⑤黏液性水肿、心包积液极少见。

五、辅助检查

(一)实验室检查

1.一般检查

(1)血红蛋白和红细胞:由于甲状腺激素不足,影响促红细胞生成素(EPO)的合成而骨髓造血功能减低,可致轻、中度正常细胞型正常色素性贫血;由于月经量多而致失血及铁缺乏可引起小细胞低色素性贫血;少数由于胃酸减少,缺乏内因子和维生素 B_{12} 或叶酸可致大细胞性贫血。

(2)生化指标:甲减患者血总胆固醇、TG 和 LDL-C 升高,β-脂蛋白增高,HDL-C 降低。同型半胱氨酸增高,血清 CK、LDH 增高。

(3)其他:基础代谢率降低,常在 30%～45% 以下;血中胡萝卜素增高;尿 17-酮类固醇、17-羟皮质类固醇降低;糖耐量试验呈低平曲线,胰岛素释放反应延迟。

2.甲状腺激素测定

(1)血清 TT_4 和 TT_3:T_4 正常值为 5～12 $\mu g/dL$,甲减患者 TT_4 常小于 4 $\mu g/dL$。较重甲减

患者的血清 TT_3 和 TT_4 均降低,而轻型甲减、中枢性甲减的 TT_3 不一定下降,故诊断轻型甲减、亚临床甲减和中枢性甲减时 TT_4 较 TT_3 敏感。

(2)血清 fT_4 和 fT_3:fT_4 正常值为 0.9~2.0 ng/dL,fT_3 正常值为 0.1~0.44 ng/dL。原发性甲减患者一般两者均下降,轻型甲减、甲减初期多以 fT_4 下降为主。中枢性甲减 fT_3 一般在正常水平,fT_4 对诊断中枢性甲减准确性最高,其他指标缺乏足够的敏感性或特异性。

(3)血清 TSH:原发性甲减 TSH 和甲状腺激素有着非常好的负相关关系,它比 fT_4 更能敏感地反映甲状腺的储备功能,血清 sTSH(敏感 TSH)和 uTSH(超敏 TSH)测定是诊断甲减的重要指标。中枢性甲减 TSH 约 35% 患者不能测得,41% 属正常,25% 轻度增高。尽管 TSH 水平往往正常,有时甚至高于正常,但其生物活性减低,这一改变可能源于 TRH 缺乏所致的 TSH 结构异常。

(4)TGAb 和 TPOAb:在自身免疫性甲状腺炎中,两种抗体的滴度很高,阳性率几乎达 100%。亚临床型甲减患者存在高滴度的 TGAb 和 TPOAb,预示为自身免疫性甲状腺病(AITD),进展为临床型甲减的可能性大;50%~90% 的 Graves 病患者也伴有滴度不等的 TGAb 和 TPOAb,同样,持续高滴度的 TGAb 和 TPOAb 常预示日后发生自发性甲减的可能性大。

3.动态试验

(1)TRH 兴奋试验:原发性甲减时血清 T_4 降低,TSH 基础值升高,对 TRH 的刺激反应增强。继发性甲减者的反应不一致,如病变在垂体,多无反应(呈现一条低平曲线,增高小于 2 倍或者增加小于等于4.0 mU/L);如病变来源于下丘脑,则多呈延迟反应(出现在注射后 60~90 分钟,并持续高分泌状态至 120 分钟)。然而,二者的区别可能只是在理论上存在,实际上这两个部位往往同时受到影响,因此作为鉴别诊断价值不大。除了用于甲减病因的鉴别诊断,TRH 兴奋试验也可用于甲减或轻度临界性甲减患者的病情追踪观察。

(2)垂体分泌功能检测:中枢性甲减者极少不伴有性腺轴功能障碍,因此促黄体激素释放激素(LHRH)兴奋试验和血浆性激素水平测定可作为本病的辅助诊断指标,但对青春期前患儿意义不大。必要时宜进行生长激素、抗利尿激素和催乳素的测定。

(3)过氯酸钾排泌试验:此试验适应于诊断酪氨酸碘化受阻的某些甲状腺疾病,阳性见于甲状腺过氧化物酶(TPO)缺陷所致甲减和 Pendred 综合征。

(二)心电图改变

心电图示低电压,窦性心动过缓,T 波低平或倒置,偶有 P-R 间期延长(A-V 传导阻滞)及 QRS 波时限增加。有时可出现房室分离节律、Q-T 间期延长等异常。

(三)影像学检查

头颅平片、CT、磁共振或脑室造影有助于鉴别垂体肿瘤、下丘脑或其他引起甲减症的颅内肿瘤。甲状腺核素扫描检查是发现和诊断异位甲状腺(舌骨后、胸骨后、纵隔内甲状腺、卵巢甲状腺等)的最佳方法;先天性一叶甲状腺缺如患者的对侧甲状腺因代偿而显像增强。

(四)脑电图检查

轻度甲减患者即可有中枢神经系统的功能改变。35% 的患者有脑电图改变,以弥散性背景性电波活动为最常见。甲减患者的睡眠异常主要表现在慢波的减少,发生黏液性水肿性昏迷时可出现三相波,经替代治疗后可恢复正常。

六、诊断

(一)症状和体征

临床上结合下列典型症状和体征,应考虑甲减可能:①怕冷、低体温、动作迟缓、精神萎靡、顽固性便秘。②皮肤苍白或姜黄色,表情淡漠。③唇厚、发声不清、声音低哑。④头发干燥稀疏,眉毛、睫毛脱落。

(二)实验室检查

血清 TSH 升高、fT_4 升高,诊断甲状腺激素抵抗;TSH 升高、fT_4 正常,诊断亚临床甲减;TSH 升高,fT_4 减低,诊断原发性甲减。TSH 减低或正常或稍增高(小于正常上界的 2 倍),TT_4、fT_4 减低,考虑中枢性甲减可能,必要时行 TRH 兴奋试验进一步明确。按照甲减的一般诊断流程(图 5-1),多数甲减可以作出定位诊断。

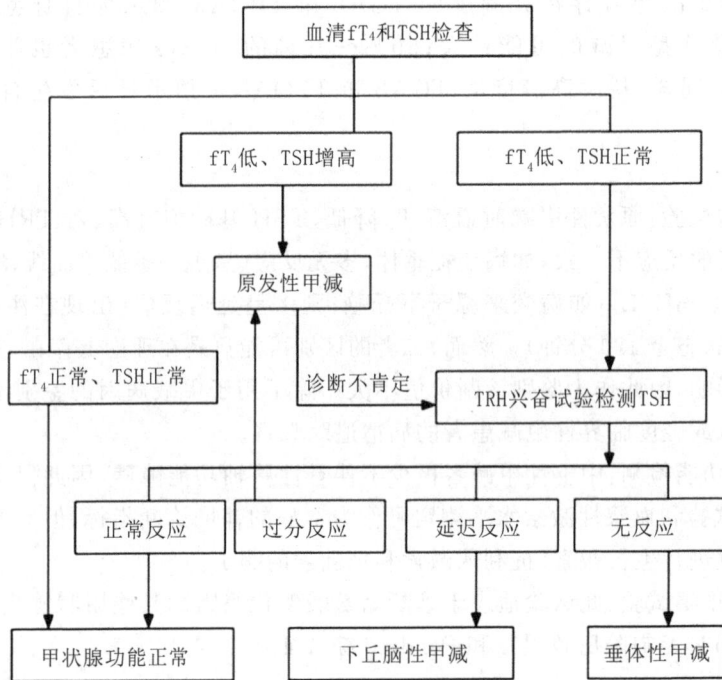

图 5-1　甲减的诊断流程图

(三)病因诊断

在确诊甲减及明确定位的基础上,应尽可能地作出病因诊断。具体措施有:①详细询问病史:如近期生育史,是否暴露于碘过多环境,有无自身免疫性甲状腺病家族史、服用抗甲状腺药物、甲状腺手术史或[131]I 治疗史等,中枢性甲减要有下丘脑-垂体部位的肿瘤或其他病变史,以及出血、手术、放疗史(罕见的特发性者除外);②全面体格检查:如体温、皮肤黏膜色泽、毛发分布、甲状腺触诊、心肺听诊、神经反射等对甲减病因的判断非常重要;③结合辅助检查:如血清 TPOAb 阳性提示慢性自身免疫性甲状腺炎,有时下丘脑和垂体性甲减的鉴别十分困难,可以借助头颅 CT、MRI 或 SPECT 检查及做 Pit-1 基因突变分析提供依据。异位甲状腺可以通过甲状腺核素扫描检查发现。

七、鉴别诊断

(一)原发性甲减与中枢性甲减鉴别

原发性甲减与中枢性甲减鉴别见表 5-1。

表 5-1　中枢性甲减与原发性甲减的区别

	中枢性甲减	原发性甲减
临床表现		
垂体激素缺乏症状	联合垂体激素缺乏表现(闭经、不孕、低血糖、低钠血症、厌食、体重减轻、尿崩症等)	少见
甲状腺肿	少见	通常存在
TSH	低、正常、轻度升高(低于 2 倍)	通常高于 4.5 mU/L
抗甲状腺抗体	无	有
TRH 兴奋试验	异常	正常

(二)甲减与其他疾病鉴别

1.低 T_3 综合征

低 T_3 综合征又称为甲状腺功能正常的病态综合征(euthyroid sick syndrome,ESS),指非甲状腺疾病原因引起的伴有低 T_3 的综合征。常见的病因有严重全身性疾病、创伤、心理应激等,反映了机体内分泌系统对疾病的适应性改变。主要表现在血清 TT_3、fT_3 水平降低,血清 rT_3 增高,血清 T_4、TSH 正常,病情危重时也可出现 T_4 水平降低。ESS 发生的机制:①5'脱碘酶活性抑制,在外周组织中 T_4 向 T_3 转换减少;②T_4 的内环脱碘酶被激活,T_4 转换为 rT_3 增加,故血清 T_3 降低,血清 rT_3 增高。

2.贫血

有 25%～30% 的甲减患者表现贫血,结合甲减特有的症状、体征及实验室检查特点,与其他原因导致的贫血应不难鉴别。

3.浆膜腔积液

甲减发生浆膜腔积液的原因是由于淋巴回流缓慢、毛细血管通透性增加、淋巴细胞分泌高亲水性的黏蛋白和黏多糖,引起腹水、心包积液、胸腔积液和关节腔积液,应注意与其他原因引起的浆膜腔积液相鉴别。

4.特发性水肿

甲减患者的成纤维细胞分泌透明质酸和黏多糖,具有亲水性,阻塞淋巴管,引起黏液性水肿,多数表现为非凹陷性水肿。特发性水肿多数表现为凹陷性水肿,其确切的发病原因尚不十分清楚,可能为水盐代谢紊乱导致细胞外液在皮下间隙有异常增多。常见于育龄期女性,水肿多为轻中度,往往呈周期性、自限性特点。患者常有自主神经功能失调,可有程度不同的神经过敏、情绪不安、多汗、潮热等表现,常于精神创伤、环境变更后起病。

5.垂体瘤

原发性甲减病程较长者,TRH 分泌增加可以导致高催乳素血症、溢乳,垂体 TSH 细胞增生肥大致蝶鞍增大,应注意与垂体催乳素瘤相鉴别,可行垂体 MRI 进一步明确。

八、治疗

各种类型的甲减的治疗目标是恢复和维持正常的甲状腺功能。理论上,中枢性甲减特异性疗法(口服 TRH 或 TSH)是理想的,但由于其成本昂贵及使用范围小,目前已被弃用。

(一)甲状腺素替代治疗

1.甲状腺激素制剂

甲减的替代治疗所采用的甲状腺激素制剂目前有 3 种,干燥甲状腺片、左甲状腺素($L\text{-}T_4$)和三碘甲腺原氨酸(T_3)。干燥甲状腺片为动物甲状腺(主要是猪和牛)提取物,含有 T_3 和 T_4,制作方便,价格便宜,但效价不稳定,常因制剂批次不同导致患者体内 T_4 浓度波动。$L\text{-}T_4$ 是人工合成的甲状腺制剂,药物进入人体后,部分在外周转化为 T_3,该制剂效价稳定,静脉用制剂可用于黏液性水肿昏迷的抢救,目前临床应用最为广泛(干燥甲状腺片和 $L\text{-}T_4$ 的剂量转化可参考表 5-2)。三碘甲腺原氨酸也是人工合成的甲状腺激素制剂,效价稳定,但因对心血管系统影响较大,目前临床上很少应用。

2.$L\text{-}T_4$ 替代治疗的方法

治疗的目标是将患者血清 TSH 和甲状腺激素水平恢复至正常范围,同时防止过度替代导致的房颤、骨质疏松症、心绞痛等不良反应。具体原则如下。

表 5-2　干甲状腺粉片与 TH 纯制剂对等剂量表

干甲状腺粉片(mg)	$L\text{-}T_4(\mu g)$	$L\text{-}T_3(\mu g)$
15	25	12.5
30	50	25
60	100	50
90	150	75
120	200	100
180	300	150

(1)剂量个体化:治疗剂量应根据患者病情、年龄、体重、合并用药等情况个体化制定。成年患者 $L\text{-}T_4$ 替代剂量 50～200 $\mu g/d$,平均 125 $\mu g/d$,按体重计算的剂量为 1.6～1.8 $\mu g/(kg \cdot d)$;老年患者则需要较小剂量,大约 1.0 $\mu g/(kg \cdot d)$;妊娠时为保障胎儿正常发育,剂量需要增加 30%～50%;甲状腺癌患者为防止复发,剂量较大,为 2.2 $\mu g/(kg \cdot d)$。$L\text{-}T_4$ 最好饭前服用,与其他药物的服用间隔应当>4 小时,因为一些药物和食物会影响 T_4 吸收和代谢。需要增加剂量的情况有以下几种。①合并用药:苯巴比妥、苯妥英、卡马西平、利福平、舍曲林。②合并用药:考来烯胺、硫糖铝、氢氧化铝凝胶、硫酸亚铁、碳酸钙、膳食纤维补充剂。③妊娠、雌激素治疗。④甲状腺手术或放射性[131]I 治疗。需要增加剂量的情况有高龄、合并严重缺血性心脏病。

(2)小剂量起始,逐渐加量:甲减替代治疗从起始剂量到达完全替代的时间取决于年龄、体重、病情、合并疾病等多种因素。小于 50 岁既往无心脏疾病者可尽快达到完全替代剂量;>50 岁患者服药前需常规评估心脏情况,一般从 25～50 $\mu g/d$ 起始,每 1～2 周增加 25 μg,直到达标;缺血性心脏病患者起始剂量宜小,调整剂量宜慢,防止诱发和加重心脏病情。

(3)定期复查,及时调量:补充甲状腺素,重建下丘脑-垂体-甲状腺轴平衡的时间需要 4～6 周,故治疗初期,每 4～6 周复查一次激素水平作为调整剂量的依据。完全替代后,可

6～12 个月复查一次,但出现病情变化应及时复查。

(4)不良反应:有些患者 $L\text{-}T_4$ 用量过大时可出现甲状腺功能亢进的表现,应及时减量。服用 $L\text{-}T_4$ 还可能诱发心脏疾病。一旦发现应立即停药,可用 β 受体阻滞剂、扩血管药等药治疗。停药一周后再考虑从小剂量开始服用。主要的原因有:①甲减患者心室功能受损,不能适应补充 $L\text{-}T_4$ 后组织耗氧量增加的需求。②甲减可引起脂类代谢紊乱,脂肪合成与分解均降低,体脂比例升高,导致动脉粥样硬化的风险增加。③甲状腺激素增加室上性心律失常的发生率。④甲减还与血凝状态改变、血小板黏着度及纤维蛋白溶解活性相关。$L\text{-}T_4$ 过量可能导致的不良反应还包括骨质疏松症和肌肉功能受损。因为 $L\text{-}T_4$ 过量时,致骨骼肌为主的外周组织蛋白分解加速,尿酸含量增加,尿氮排泄增加,肌肉收缩无力;骨骼蛋白分解,血钙升高,发生骨质疏松。

(二)甲状腺功能减退并发症的治疗

合并高脂血症的患者,可予调脂治疗。合并心包积液的患者,应及时补充甲状腺素,当甲状腺功能恢复正常时,大部分患者的心包积液量会随之减少,若心包积液仍不能消退或出现心脏压塞,可行心包穿刺,必要时考虑心包切开手术。合并心衰,应慎重使用洋地黄,因心脏对洋地黄耐受性差,且甲减时洋地黄分解代谢缓慢,易发生洋地黄中毒。

(三)黏液性水肿昏迷的抢救

黏液性水肿昏迷又称为甲状腺功能减退性昏迷或甲减危象,是长期未正规治疗的甲减患者晚期阶段,是内分泌系统常见的急危重症,预后差,死亡率高达 60%,一经诊断应全力抢救。

(1)全身支持治疗低体温的处理。只能保温,不能加温,因为用热水袋、电热毯等办法加温会增加外周血管扩张,加重低血容量性休克;吸氧,维持呼吸道通畅,必要时气管切开、机械通气;严密监测液体出入量及电解质动态变化,警惕容量过多、低钠血症;糖皮质激素静脉滴注增加应激能力,常用剂量为氢化可的松200～300 mg/d持续静脉滴注,待病情稳定后逐渐减量。

(2)补充甲状腺激素。首选 T_3 静脉注射,每 4 小时 10 μg,直至症状改善,清醒后改口服;或 $L\text{-}T_4$ 首次静脉注射 300 μg,以后每天 50 μg,至患者清醒后改口服;若无静脉制剂,可用 $L\text{-}T_4$ 口服片剂鼻饲,首次 100～200 μg,以后每天 50 μg,至患者清醒后改口服。

(3)控制感染,积极寻找诱因,积极治疗原发病。

(卓　巍)

第四节　甲状腺激素抵抗综合征

一、概念

甲状腺激素抵抗综合征又称甲状腺激素不应症或甲状腺激素不敏感症,它是由 Refetoff 于 1967 年首先报道。本病以家族性发病为多见,少数病例呈散发性。在本病中甲状腺激素本身的结构、转运和降解代谢及透过周围组织的能力均正常,循环中也无甲状腺激素的拮抗物存在。其病因可能是甲状腺激素作用位点异常,或甲状腺激素与受体结合后的某些作用环节有缺陷。甲状腺激素受体或受体后缺陷导致体内靶组织器官对甲状腺激素的反应性降低,从而产生一系列病理生理的变化。因此,本病属受体缺陷性疾病。迄今为止,国外已报道本症数百例。国内尚无正式报道。本病并非罕见,只是易与一些常见的甲状腺疾病相混淆,临床上常被误诊和漏诊。

二、临床表现和分型

本病以家族性发病者居多,散发性病例约占 1/3。发病年龄大都在儿童及青年,年龄最小者为新生儿。男女两性均可罹患。由于垂体和外周组织对甲状腺激素不反应的程度有很大差异,临床表现多种多样。典型表现包括甲状腺轻度肿大,身材矮小,智力发育落后,计算力差,骨骼发育延迟及点彩状骨骼,骨骼畸形,如翼状肩胛、脊柱畸形、鸽胸、鸟样面容、舟状颅及第四掌骨短等。尚有部分患者有先天性耳聋、少动、缄默、先天性鱼鳞癣、胱氨酸尿等。若发病年龄迟,则无听力障碍。若成年后起病,则无上述骨骼畸形。由于本病起病年龄不同,靶器官不反应程度各异,其临床表现有极大差别,个别患者表现不典型,以致无任何临床证据,只能依赖实验室生化检查才能作出诊断,此种情况被称化学性甲状腺激素抵抗综合征。目前有报道本病患者注意力不集中,多动症患病率增加。多数文献将该病分为 3 类,其中包括 5 种类型。

(一)全身性甲状腺激素抵抗综合征

垂体和周围组织皆受累,依病情又分为两型,即甲状腺功能正常型(简称代偿型)和甲状腺功能减退型(简称甲减型)。

1.代偿型

本型病情较轻,多数为家族性发病,少数为散发者。家系调查发现患者双亲非近亲结婚,属常染色体显性遗传;由于未观察到男性遗传给男性子代,故不能排除 X 伴性遗传的可能性。本型患者垂体和外周组织对甲状腺激素不敏感的程度较轻,甲状腺的功能被高浓度 T_3、T_4 代偿而维持正常的状态。本型的临床特征是血中甲状腺素浓度增高,而临床甲状腺功能表现正常,其智力正常,没有感觉神经性聋哑,无骨骺愈合延迟,有不同程度的甲状腺肿大和骨化中心的延迟。血清中 T_3、T_4、FT_3、FT_4 均增高,TS 基础值增高或正常。TSH 昼夜节律正常,对 TRH 反应正常或升高,但 TSH 分泌不受高浓度 T_3 或 T_4 所抑制。

2.甲减型

Refetoff 等 1967 年首次描述的家族性患者属本型,本型属常染色体隐性遗传。临床特征是血中甲状腺激素浓度显著性增高而伴有甲减表现。此种甲减与克汀病及黏液性水肿有区别,即代谢方面的临床表现不突出,可有智力发育落后,尤其对计算感到困难,尚有骨骼成熟的落后及点彩样骨骼,骨骼发育延迟。有时尚有一些无法解释的异常表现,如翼状肩胛、脊柱畸形、鸽胸、鸟样颜面、第四掌骨短及舟状颅等。此外,尚可有先天性聋哑、少动、缄默、眼球震颤。本型甲状腺肿大除基础代谢率正常外,其余的甲状腺功能实验均符合甲亢,其中包括血清蛋白结合碘、T_3、T_4、FT_3、FT_4 均显著升高,血清 TSH 可测到,TRH 兴奋试验后可使 TSH 分泌增加,外源性给予大量 T_3 后却不能抑制 TSH 的分泌,反而使 TSH 对 TRH 反应增强。

(二)选择性外周组织对甲状腺激素抵抗综合征

本病特征为仅外周组织受累,对甲状腺激素不敏感,而垂体不受累,对甲状腺激素反应正常。临床表现可有甲状腺肿大,无神经性耳聋及骨骺愈合延迟,血甲状腺激素和 TSH 正常但伴临床甲状腺功能减退,给予较大剂量甲状腺激素治疗可使病情好转,此病常易误诊。

(三)选择性垂体对甲状腺激素抵抗综合征

本型特征为垂体受累,对甲状腺激素反应不敏感,而外周组织不受累,对甲状腺激素反应正常。临床表现为明显的甲亢伴血中 TSH 浓度增高,但无垂体 TSH 肿瘤的证据。根据 TSH 对

TRH 及 T_3、T_4 反应性不同分为以下两型。

1.自主型

本病患者临床表现和实验室生化检查均符合典型甲亢,但伴血清 TSH 升高,垂体分泌 TSH 对 TRH 无显著反应,给高浓度 T_3 或 T_4 轻微抑制 TSH 浓度,予地塞米松亦轻微降低 TSH 浓度,但无垂体肿瘤证据。临床表现为甲状腺肿大,甲功亢进表现,但无神经性耳聋、骨骺愈合延迟。

2.部分型

本型患者临床表现为实验室生化检查符合甲亢,且 TSH 升高,垂体分泌 TSH 对 TRH、T_3 有反应,但垂体对 TRH 兴奋反应部分地被 T_3、T_4 抑制。临床表现同自主型。

三、发病机制

甲状腺激素抵抗综合征的确切发病机制尚不十分清楚。Refetoff 最初提出 3 种可能的发病机制:①甲状腺激素与 TBG 结合过多,造成有效的甲状腺激素不足。②甲状腺激素分子结构异常。③甲状腺激素不能自由进入靶组织。早期的研究均不支持这些推断,所以推测其发病原因可能是受体方面的缺陷。

Oppenheimer 等首先证实了大鼠肝、肾细胞核中存在高亲和力、有限结合容量的 T_3 特异性受体,以后在多种动物和人的组织细胞中发现了核 T_3 受体。T_3 与核受体结合是产生效应的始动环节,受体被 T_3 占据的饱和度、受体的容量、受体的亲和力都与细胞效应密切相关。不同组织中甲状腺激素受体(TRS)的亲和常数 Ka 相近,而 TRS 数量差异很大,如人外周血淋巴细胞和皮肤成纤维细胞均是对甲状腺激素敏感的靶细胞,但它们的每个细胞的受体数量却不相同,分别为 $100 \sim 300$ 个和 $3\,000 \sim 5\,000$ 个。发育成熟的各种组织的 TRS 数量与该组织对甲状腺激素的反应性密切相关。本病的发病机制与 TRS 缺陷有关,其缺陷的表现形式有多种。研究证明该病患者外周血中淋巴细胞 TRS 对 T_3 的亲和力仅为正常人的1/10,伴有 TRS 数量增加、结合容量增高。皮肤成纤维细胞的 TRS 缺陷表现为受体之间存在负协同效应,受体对激素的亲和力与饱和度呈函数关系,即随受体结合激素的增加,Ka 值降低。由此推测本病患者可能存在两种 TRS,其中异常的受体可抑制 T_3 核受体复合物与染色质 DNA 的合成。也有研究显示,患者淋巴细胞结合甲状腺素的 Ka 值正常,但结合容量相当低,提示家族性生化缺陷可能是 TRS 蛋白的轻度缺乏。还有一些研究发现,某些患者不存在淋巴细胞或成纤维细胞 TRS 的异常。但不能排除这些患者其他靶组织如垂体、肝、肾、心等存在 TRS 缺陷。另一种可能是缺陷不在受体水平,而在受体后水平。1986 年用分子生物学方法克隆出 TRS,此后有关 TRS 的研究进展十分迅速。

随着分子生物学技术的应用,对 TRS 基因结构的研究逐步深入,近几年来对本病的研究十分活跃。目前对它的认识已进入基因水平,初步揭示了其发病机制的分子缺陷及突变本质。在甲状腺激素抵抗综合征中 GRTH 病例最多,临床和实验室资料较完整,故对其受体基因的分析研究也较深入。此型患者受体基因改变仅出现在 TRβ 上,尚未发现有 TRα 基因异常。

大多数 GRTH 患者的遗传方式为常染色体显性遗传,基因分析发现是由于 TRβ 基因发生点突变所致,碱基替换多出现于 TRβ 的 B 结合区的中部及羟基端上,即外显子 6、7、8 上,导致受体与 β 亲和力减低。患者多为杂合子,说明一条等位基因的点突变即可引起甲状腺激素抵抗。少数 GRTH:患者遗传方式是常染色体隐性遗传,基因分析发现为 TRβ 基因的大片缺失,出现在受体 DNA 结合区 T_3 结合区上,患者均为纯合子,而仅有一条 TRβ 等位基因缺失的杂合子家族成员不发病。这些结果说明,在 GRTH 患者发病机制中最为重要的是点突变受体的显性抑制作用,而不是正常功能受体的数量减少。临床上患者的表现之所以复杂多样,可能是因为基因突变或缺失的多变性,导致了受体对 T_3 亲和力和/或对 DNA 结合力各不相同及受体表达和功能状态有年龄相关性或/和组织特异性的缘故。

对 PRTH 患者的研究也发现了 33～13 基因的突变,点突变出现在外显子 8 上,但是否这些突变就是 PRTtt 的病因尚未确立。一些学者认为 PRTH 系选择性 $TR\beta$ 缺陷所致,因为 $TR\beta$ 仅分布于垂体及某些神经组织中。由于 $TR\beta$ 与 IR 岛来源于一个基因 33313,这种异常可能是由于 mRNA 转录后过程异常所致。PRTH 发病的另一种可能的原因是非受体因素,即垂体中使 T_4 脱碘生成 T_3 的特异 II 型 5' 脱碘酶有缺陷。PerRTH 是由于 $TR\alpha_1$ 异常或 $TR\alpha_2$ 异体过度表达等多种原因所致。

甲状腺激素抵抗综合征起先被认为是各有特征性改变的,然而临床表现的多样性及 GRTH 与 PRTH 基因突变的相似,改变了这种观点。目前认为本病可能是 $TR\alpha$ 基因表达的多方面失调所致。总之,尽管本病确切的病因尚未完全明了,但已肯定甲状腺激素抵抗综合征发生在受体分子水平上,是一种典型的受体病。

四、诊断和鉴别诊断

本病临床差异较大,表现复杂多样,因此诊断常较困难。对有甲状腺轻度肿大、甲状腺素水平增高、临床甲状腺功能正常或反之有甲减表现者均应疑及本病。如 T_3、T_4 浓度增高,而 TSH 浓度正常或升高者,说明 T_3、T_4 对 TSH 分泌的负反馈作用减弱或消失,此类患者须进行 TRH 兴奋试验,以提高本病诊断率。测定血清性激素结合球蛋白(SHBG)可作为靶器官对甲状腺激素敏感性的一项体外试验,因为本病 SHBG 是正常的,而甲亢患者的 SHBG 是升高的。如患者有明显家族发病倾向,甲状腺轻度肿大,T_3、T_4、FT_3、FT_4 增高伴 TSH 水平升高,智力低下,骨骺成熟延迟,点彩状骨骼及先天性聋哑则属典型病例。STRH 须与下列疾病区别。

(1)普通甲亢:T_3、T_4、FT_3 及 FT_4 增高是甲亢最常见现象,但它对 TSH 的分泌呈明显负反馈作用,其 TSH 水平明显减低甚至测不到。而 SRTH 患者 TSH 水平多数明显升高。

(2)垂体性甲亢垂体性甲亢:是由 TSH 瘤引起的,其特征是 TSH 分泌过多伴甲亢的临床表现。TSH 瘤引起的 TSH 分泌是自主性的,TSH 分泌既不受 T_3、T_4 反馈性调节的抑制作用,亦不受 TRH 兴奋作用的调节。蝶鞍分层摄影、TRH 兴奋试验对两者有重要鉴别价值。

(3)遗传性或获得性甲状腺结合蛋白增多症:甲状腺结合蛋白有 3 种,即甲状腺结合球蛋白(TBG)、甲状腺结合前清蛋白(TBPA)和清蛋白(ALb),其中以 TBG 最重要,它可结合 70%～75% 的 T_3 和 T_4。遗传性 TBG 增高或雌激素水平增高均可引起高 T_3、T_4 现象,然而这些患者 FT_3、FT_4 浓度正常,因此不难鉴别。当然,甲状腺激素抵抗综合征最可靠的诊断方法是采用分子生物学技术,从分子水平上检查证实甲状腺激素受体及其基因结构的缺陷。

五、治疗

成人 SRTH 的代谢表现很少需要特殊处理,但由于对儿童的生长发育、智力的提高影响很大,因此应予以矫正。本病治疗是十分困难的,由于临床类型不同,表现又错综复杂,因此治疗方法不一致。对于高激素血症的本身无须治疗,但可能诱发 TSH 分泌细胞的功能亢进。抗甲状腺药物可阻断甲状腺激素的合成,使血中甲状腺激素水平下降,TSH 水平升高,但基于 SRTH

患者不是由于甲状腺素水平升高所引起，而是受体缺陷造成的，因此，甲状腺素水平升高具有代偿意义，如用抗甲状腺药物，可使甲减临床症状加重，垂体 TSH 分泌细胞增生，使甲状腺肿大程度加重，对青少年生长发育的损害是不可逆的，所以，多数学者不主张应用抗甲状腺药物。只有对部分靶器官不反应型者，可在严密观察下试用抗甲状腺药物。甲状腺激素的使用要根据患病的类型和病情而定，而且应视患者对甲状腺激素的反应加以调整。GRTH 患者一般不需治疗，只是在少数情况下可给予外源性 T_4 或 T_3，这对婴幼儿患者尤其有益，他们需要提高甲状腺激素浓度以保障智力和体力的发育，并能减弱 TSH 的分泌，从而使甲状腺肿大大减轻。天然的甲状腺激素常常无效，一般应用右旋 T_4，每天 2 次，每次 2～3 mg；应用 T_3 的一种代谢产物——三碘甲腺乙酸也有效。对 PRTH 的患者必须进行治疗，至少应控制类似甲亢的症状。应用抗甲状腺药物或 ^{131}I 治疗是合理的，但其弊利关系已如上述，因此，须持谨慎态度。糖皮质激素可选择性抑制 TSH 分泌，但长期应用易发生不良反应。给予普萘洛尔 40～160 mg/d，有助于阻断甲状腺素过多的外周效应，从而减轻临床症状。采用多巴胺协同剂溴隐亭 2.5 mg～7.5 mg/d，有时有效。生长抑制激素（SS）可选择性抑制 TSH 的分泌。三碘甲腺苷酸的结构与 T_3 相似，有对垂体 TSH 分泌的负反馈作用，且无高代谢的不良反应，亦可应用。对 PerRTH，应补充甲状腺激素以缓解甲减症状。

（郭　蓉）

第五节　甲状腺炎症

一、急性化脓性甲状腺炎

（一）定义

急性化脓性甲状腺炎（acute suppurative thyroiditis，AST）是甲状腺非特异性感染性疾病，是细菌或真菌经血液循环、淋巴道或邻近化脓病变蔓延侵犯甲状腺引起急性化脓性炎症，其中以邻近化脓性病灶蔓延最多见。

（二）病因

甲状腺本身因位置的特殊性及丰富的血供、组织内高浓度的碘等因素对感染有明显的抵抗力，但是一些情况下，也会发生感染。大部分病例来源于上呼吸道、口腔或颈部软组织化脓性感染的直接扩散，如急性咽炎、化脓性扁桃体炎等。少数病例继发于败血症或颈部开放性创伤。营养不良的婴儿、糖尿病患者、体质虚弱的老人或免疫缺陷患者为好发人群。

感染好发于甲状腺左叶，常见于结节性甲状腺肿，也可以发生在正常的腺体。引起急性甲状腺炎的常见细菌有链球菌、葡萄球菌、肺炎球菌、沙门菌、类杆菌、巴斯德菌、结核菌等。而免疫功能受损的患者，如恶性肿瘤、AIDS 及接受放疗的患者发生真菌感染的概率较大，常见菌种如粗球孢子菌、曲霉菌、白色念珠菌、诺卡菌等。病原菌可经血液、淋巴管、邻近组织器官感染蔓延或医源性途径如穿刺操作进入甲状腺。

（三）病理

起病前已有结节性甲状腺肿者易产生脓肿，如甲状腺本来正常者，广泛化脓多见。脓液可浸润颈部深层组织,甚至进入纵隔,破入气管、食管。典型的急性甲状腺炎的组织学变化为甲状腺内大量中性粒细胞浸润、组织坏死;甲状腺滤泡破坏,血管扩张充血,有时可见细菌菌落。炎症后期恢复阶段有大量纤维组织增生。

(四)临床表现

一般急性起病,具有化脓性感染的共同特征。甲状腺肿大、疼痛,局部发热、触痛,常为一侧肿大,质地较硬。因甲状腺有包膜,即便有脓肿形成,局部波动感可不明显。有时伴耳、下颌或头枕部放射痛。早期颈前区皮肤红肿不明显,触痛显著。可有声嘶、呼吸不畅、吞咽困难,头后仰或吞咽时出现"喉痛"。通常无甲亢和甲减的症状和体征。可有畏寒、寒战、发热、心动过速等全身症状。

(五)实验室检查

1.一般检查

外周血提示白细胞计数升高、伴核左移,血培养可阳性,血沉增快。

2.甲状腺相关检查

甲状腺摄碘率、甲状腺功能正常;甲状腺核素扫描可见局部放射性低减区;细针穿刺细胞学检查可吸出脓液,镜检可见大量脓细胞、坏死细胞及组织碎片。

3.其他检查

B超显示甲状腺肿大,有大小不等的低回声、无回声区,或大面积液性暗区(图 5-2);颈部 X 片提示左侧软组织包块;食管钡餐有助于发现来源于梨状窝的瘘管(图 5-3)。CT 扫描可评价邻近组织及感染向其他间隙蔓延的情况。

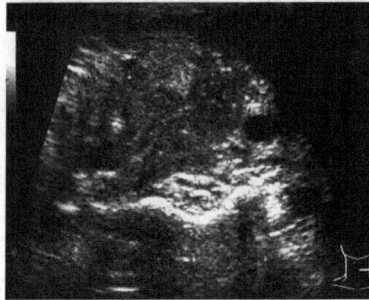

图 5-2 急性化脓性甲状腺炎

超声显示低回声区,提示甲状腺内存在一脓肿

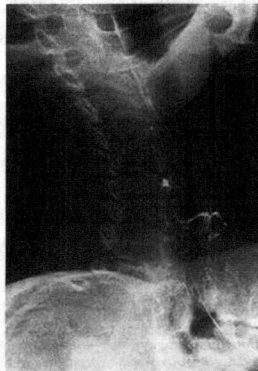

图 5-3 食管吞钡显示梨状隐窝瘘管(侧位)

(六)诊断与鉴别诊断

1.诊断

对急性起病,颈前区疼痛肿块患者应考虑急性甲状腺炎的可能性,结合临床表现、实验室检查进行诊断与鉴别诊断(图5-4)。诊断依据为:①全身败血症症状,白细胞及中性粒细胞总数增高。②原有颈部化脓性感染,之后出现甲状腺肿大、疼痛。③B超引导下行细针穿刺细胞学检查及脓液培养可进一步明确诊断。

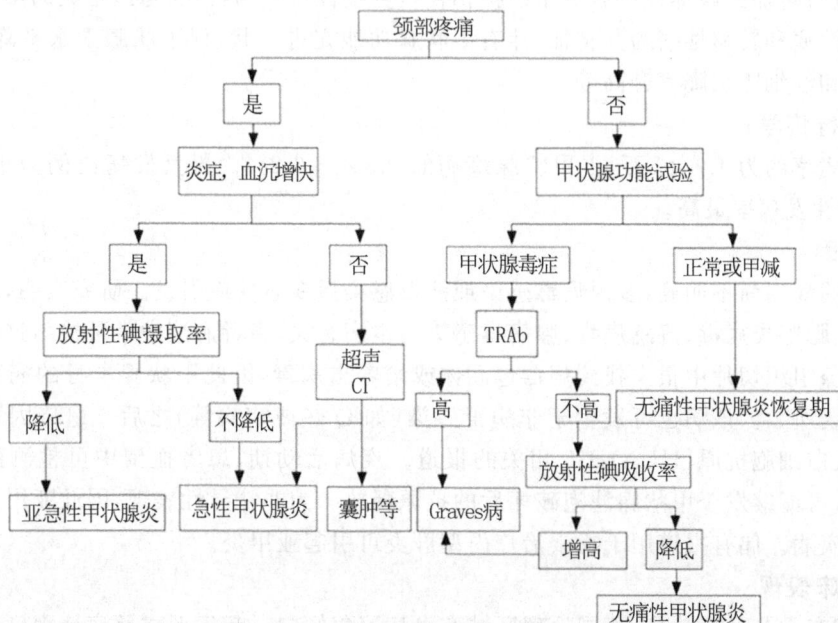

图 5-4 甲状腺炎诊断流程图

2.鉴别诊断

(1)亚急性甲状腺炎。鉴别要点:①亚甲炎甲状腺疼痛较轻,血沉明显升高,白细胞正常或轻度升高,甲状腺功能早期可升高。②亚甲炎甲状腺摄碘率降低,急性甲状腺炎摄碘率正常。若诊断有困难,可结合甲状腺细针穿刺活检。

(2)甲状腺肿瘤:应注意与甲状腺腺瘤、囊肿、甲状腺癌急性出血等情况相鉴别。迅速增长的未分化甲状腺癌也可出现颈前区疼痛、触痛等症状,但一般患者年龄较大,甲状腺穿刺液细菌培养阴性,抗生素治疗无效,甲状腺活检可明确诊断。

(七)治疗

一般对症处理包括卧床休息、补液、退热等。甲状腺局部处理原则为早期冷敷,晚期热敷。根据药敏结果,予以有效的抗生素、抗真菌药物抗感染治疗。必要时行外科探查和切开引流,清除炎性坏死甲状腺组织防止感染进一步扩散。

(八)预后

绝大多数患者经合理有效的抗感染治疗,预后良好,无后遗症。少数患者形成慢性甲状腺脓肿。若未治疗或治疗不彻底,甲状腺脓肿向周围组织穿破可形成严重并发症,如纵隔脓肿或气管/食管瘘,严重者脓肿可压迫气管导致窒息。

二、亚急性甲状腺炎

(一)定义

亚急性甲状腺炎(subacute thyroiditis,简称亚甲炎)由 De Quervain 于 1940 年首先描述,又称 de Quervain 甲状腺炎、巨细胞性甲状腺炎、肉芽肿性甲状腺炎,是一种可自行恢复的甲状腺非细菌感染性疾病,多认为是病毒(包括流感病毒、柯萨奇病毒、腮腺炎病毒等)感染后引起的变态反应,以短暂疼痛的破坏性甲状腺组织损伤伴全身炎性反应为特征,是最常见的甲状腺疼痛性疾病。放射性痛和转移性痛为其特征,伴有甲状腺功能亢进症状、促甲状腺素水平降低、甲状腺摄碘率降低和红细胞沉降率升高等。

(二)流行病学

临床发病率约为 4.9/10 万,占甲状腺疾病的 0.5%~6.2%。男女发病比例为 1 :(3~6),30~50 岁女性发病率最高。

(三)病因

亚甲炎的病因尚不明确,多由病毒感染或病毒感染后变态反应引发。研究表明,多种病毒如柯萨奇病毒、腮腺炎病毒、流感病毒、腺病毒感染与本病有关,患者血液中常可检出这些病毒的抗体。而甲状腺组织切片中很少找到病毒包涵体或培养出病毒,因此甲状腺本身的病变可能不是病毒直接侵袭所致。该病也可发生于非病毒感染(如 Q 热或疟疾等)之后。遗传因素可能参与发病,有与人白细胞抗原(HLA)B35 相关的报道。疾病活动期,患者血清中可检测到多种甲状腺自身抗体,可能继发于甲状腺滤泡破坏后的抗原释放。为非特异性表现,因此亚甲炎不是一种自身免疫性疾病。偶有报道用干扰素治疗丙型肝炎可引起亚甲炎。

(四)临床表现

(1)该病有季节发病趋势,不同地理区域有发病聚集倾向。起病形式及病情程度不一。

(2)常在病毒感染后 1~3 周发病,半数患者有近期上呼吸道感染病史。体温不同程度升高,起病 3~4 天达高峰。可伴有肌肉疼痛、咽痛等,颈部淋巴结可肿大。

(3)甲状腺区特征性疼痛及肿大逐渐或突然发生,放射性痛及转移性疼痛为其特征性表现。转颈、吞咽动作可加重,常放射至同侧耳、咽喉、下颌、颏、枕、胸背部等处。疼痛为迁移性,初始可表现为一叶疼痛,继而扩展或转移至另一叶。亦有少数患者首先表现为孤立无痛性硬结节或声音嘶哑。甲状腺弥漫或不对称性轻、中度增大,伴或不伴结节,质地较硬,触痛明显,无震颤及血管杂音。病变局部无红、热等类似于急性化脓性甲状腺炎的表现。

(4)与甲状腺功能变化相关的临床表现。①初期(甲状腺毒症阶段):历时 3~8 周;50%~75% 的患者出现甲状腺毒症的临床表现,但容易被甲状腺疼痛或触痛所掩盖;无突眼及胫骨前黏液性水肿。偶有报道本病患者表现为低钾性麻痹,因而误诊为甲状腺功能亢进症,其同样为细胞外钾向细胞内转移所致。②中期(甲状腺功能减退阶段):约 25% 的患者在甲状腺激素合成功能尚未恢复之前进入此阶段,出现水肿、怕冷、便秘等症状,历时数月。③后期(甲状腺功能恢复阶段):多数患者短时间(数周至数月)恢复正常功能。在甲状腺毒症向甲减转变过程中,可能检测到 TSH 和 fT_4 同时降低的情况,因而可能误诊为中枢性甲减。

(五)辅助检查

1.血细胞沉降率(ESR)

病程早期显著增快,可达 100 mm/h 以上;>50 mm/h 时是对本病的有力支持,但 ESR 不增快也不能除外本病。

2.甲状腺功能

血清中 TT_3、TT_4 增高,与甲状腺摄碘率降低呈双向分离是其特点,可与甲亢鉴别。随着甲状腺滤泡上皮细胞破坏加重,储存激素殆尽,可出现一过性甲减。当炎性反应消退,甲状腺滤泡上皮细胞恢复,甲状腺激素水平及甲状腺摄碘率逐渐恢复正常。

3.摄碘率及甲状腺核素显像

早期甲状腺对碘无摄取或摄取低下,24 小时摄碘率小于 5%。甲状腺显像受炎性反应严重程度影响,当炎性反应累及整个甲状腺时,表现为整个颈部放射性本底明显增高,甲状腺模糊、轮廓不清。当病变只累及甲状腺某一部位时,甲状腺显影可见局部呈放射性稀疏、缺损区。

4.甲状腺超声检查

灵敏度较高,但特异性较差。病初因甲状腺滤泡水肿、破坏,超声检查可见片状规则低回声区,病灶以中心部位最低,边界模糊不清,后方回声稍增强,所有回声减低部位均有明显压痛。在恢复期由于淋巴细胞和浆细胞的浸润及一定程度纤维化性增生,超声可见甲状腺内不均匀回声增强并伴有小片状低回声区或伴轻微血运增加的等回声区。彩色多普勒血流显像(CDFI)检查发现异常回声周边有较丰富的血流信号,而内部血流信号较少,甲状腺上动脉流速增高不明显。与之不同,肿瘤则表现为异常回声区内部血流信号丰富,边缘缺乏。

5.甲状腺针吸细胞学检查(FNAC)

以滤泡细胞破坏为特征,可见分叶细胞、单核细胞、多核巨细胞浸润,微脓肿形成和纤维化。病程晚期往往见不到典型表现,纤维化病变明显时也可出现"干抽"现象。FNAC 不作为诊断本病的常规检查,当诊断困难或合并其他甲状腺疾病时可考虑应用。

6.其他

该病导致甲状腺滤泡细胞破坏及甲状腺球蛋白(TG)水解,致使血清 TG 水平明显增高,与甲状腺破坏程度一致,且恢复很慢。C 反应蛋白可增高。少数患者轻度贫血,血小板升高,早期白细胞可增高。甲状腺球蛋白抗体(TGAb)、甲状腺过氧化物酶抗体(TPOAb)阴性或水平很低。在疾病后期甚至恢复后,TGAb、TPOAb 可一过性升高,但并不导致持续自身免疫反应。CT 与 MRI 可发现甲状腺肿大、结节,增强后组织呈不均匀改变,但灵敏度较低,主要用于排除其他疾病,不作为常规检查项目。

(六)诊断

依据病史、症状、体征和实验室检查,一般诊断多无困难,但不典型病例常易误诊,国内报道误诊率为 12%~48%。

(1)甲状腺肿大、疼痛、质硬、触痛,常伴上呼吸道感染的症状和体征(发热、乏力、食欲缺乏、颈淋巴结肿大等)。

(2)血沉增快。

(3)甲状腺摄碘率受抑制。

(4)一过性甲状腺毒症。

(5)血清 TGAb 和/或 TPOAb 阴性或低滴度。

(6)FNAC 或活组织检查可见多核巨细胞或肉芽肿改变。

符合上述 4 项即可诊断亚甲炎。对于临床表现不典型者,应进行 FNAC 以明确诊断,尤其病变局限于单个结节或者单个侧叶者。有淋巴瘤或未分化癌误诊为亚甲炎的病例报道。

(七)鉴别诊断

除急性化脓性甲状腺炎和结节性甲状腺肿出血以外,诊断该病时还需与以下疾病鉴别。

1.桥本甲状腺炎

少数病例可以有甲状腺疼痛、触痛,活动期 ESR 可轻度升高,并可出现短暂性甲状腺毒症和摄碘率降低,但该病无全身症状。既往患有甲状腺肿或自身免疫性甲状腺病、具有高滴度 TG-Ab 和/或 TPO-Ab 有助于疼痛性桥本甲状腺炎的诊断。两病可合并存在,FNAC 可明确诊断。

2.甲状腺癌

快速生长可出现局部疼痛,但无全身中毒症状,甲状腺质硬、表面不光滑,活动度差,可出现区域淋巴结肿大,FNAC 可见肿瘤细胞。

(八)治疗

1.早期治疗

早期治疗以减轻炎性反应及缓解疼痛为目的。轻症可用阿司匹林(1~3 g/d,分次口服)、非甾体抗炎药(如吲哚美辛 75~150 mg/d,分次口服)等。

2.急性期

急性期首选肾上腺皮质激素类药物,初始剂量:泼尼松 30~40 mg/d,维持 1~2 周,根据症状、体征及血沉的变化缓慢减少剂量,总疗程 6~8 周以上。过快减量、过早停药可使病情反复,根据红细胞沉降率调整激素用量,当红细胞沉降率下降或恢复正常时,泼尼松开始减量。

糖皮质激素使用注意事项如下。

(1)糖皮质激素虽适用于疼痛剧烈、体温持续显著升高、水杨酸或其他非甾体抗炎药物治疗无效者,可缓解疼痛(24~48 小时),但是并不能在早期或晚期防止甲状腺功能异常。

(2)有报道以甲状腺摄碘率恢复正常作为糖皮质激素停药指征的观察组较以血沉降至正常作为停用指征的对照组复发率低。文献报道霍奇金淋巴瘤误诊为亚甲炎的患者应用激素后疼痛症状也可得到缓解,因此需警惕。

(3)部分患者对糖皮质激素治疗的反应不敏感,需考虑以下处理:①加用非甾体抗炎药。②反复发作者宜增加糖皮质激素原有剂量。③超声检查,必要时行 FNAC 和 CT 检查,除外其他甲状腺疾病如甲状腺癌或脓肿。

3.甲状腺毒症明显者

甲状腺毒症明显者,可以使用 β 肾上腺素能受体阻滞剂。病程中当甲状腺滤泡组织遭受破坏后,释放大量甲状腺素,可出现一过性"甲状腺功能亢进期",可不处理或给予小剂量普萘洛尔,不用抗甲状腺功能亢进药物,症状缓解即停药,一般 2~3 周症状消失。甲状腺激素可应用于甲减症状明显、持续时间久者;由于 TSH 降低不利于甲状腺细胞恢复,故宜短期、小剂量使用,而大量应用甲状腺激素可能过度抑制 TSH,永久性甲减需长期替代治疗。

(九)预后

亚甲炎常在几周或几个月内自行缓解,整个病程为 6~12 个月。复发者罕见(2%~4%)。5%~10%的患者发生永久甲减,需终身替代治疗。文献报道超声检查所测低回声区体积并不能预测持续性甲减的发生。少数患者在本病之后又发生了 Graves 病。

三、慢性淋巴细胞性甲状腺炎

(一)定义与流行病学

慢性淋巴细胞性甲状腺炎(chronic lymphocytic thyroiditis,CLT)又称自身免疫性甲状腺炎,是一种以自身甲状腺组织为抗原的慢性炎症性自身免疫性疾病。包括两种类型:一为甲状腺肿型,即桥本甲状腺炎(Hashimoto thyroiditis,HT);另一为甲状腺萎缩型,即萎缩性甲状腺炎(atrophic thyroiditis,AT);临床上以 HT 常见。近年来 CLT 发病有增多趋势,在人群中的发病率可高达 22.5/10 万～40.7/10 万,西方国家 CLT 占甲状腺疾病的 10%,我国所占比例为 3%左右。各年龄段均可发病,但以 30～50 岁多见,90%发生于女性,且有家族多发倾向。

(二)病因与发病机制

病因目前尚不清楚,一般认为本病的发病是由多方面因素引起的。

1.遗传因素

CLT 具有一定的遗传倾向,10%～15%的 CLT 患者有家族史,目前肯定的遗传易感基因包括人类白细胞抗原(HLA)和细胞毒性 T 淋巴细胞相关抗原-4(CTLA-4)。

2.自身免疫因素

本病是公认的器官特异性自身免疫性疾病,特征是存在甲状腺过氧化物酶抗体(TPOAb)和甲状腺球蛋白抗体(TGAb)。TPOAb 通过抗体介导的细胞毒(ADCC)作用和补体介导的细胞毒作用影响甲状腺激素的合成。CLT 患者中 TGAb IgG 亚群的分布以 IgG1、IgG2、IgG4 为主,高滴度 IgG1、IgG2 的存在提示由亚临床甲减发展至临床甲减的可能。TSH 受体刺激阻断性抗体(TSBAb)占据 TSH 受体,亦是甲状腺萎缩和功能低下的原因。

3.环境因素

(1)高碘:长期摄入高碘可导致甲状腺球蛋白的碘化增加,致使其抗原性增加而诱发免疫反应。

(2)硒缺乏:硒在甲状腺抗氧化系统和免疫系统及甲状腺激素的合成、活化、代谢过程中发挥重要的作用,硒缺乏可降低谷胱甘肽过氧化物酶的活性,导致过氧化氢浓度升高而诱发炎症反应。

(3)感染:感染可诱导自身抗原表达。受感染的病毒或细菌又因含有同甲状腺抗原类似的氨基酸序列,可通过"分子模拟"激活特异性 CD_4^+ T 淋巴细胞,该细胞促使 CD_8^+ T 淋巴细胞及 B 淋巴细胞浸润甲状腺,CD_8^+ T 细胞可直接杀伤甲状腺细胞,B 细胞则产生抗甲状腺抗体导致甲状腺细胞的破坏。

(4)其他:应用胺碘酮、IFN-α 治疗、锂盐、吸烟等都与本病的发展有关。

4.凋亡

也有研究表明,CLT 甲状腺细胞的破坏可能是浸润淋巴细胞局部释放的细胞因子所诱导的 Fas 死亡路径分子的不恰当表达和凋亡调控蛋白 Bcl-2 下调所致细胞凋亡的结果。

(三)病理

CLT 腺体呈弥漫性肿大,色白或灰白,质地较硬韧,表面不平可稍呈结节状或可见一个至多个结节,切面均匀可呈分叶状。镜检可分为:①淋巴细胞型:滤泡上皮细胞多形性,有中至大量的淋巴细胞浸润。②嗜酸性粒细胞型:较多的胞浆丰富而红染的嗜酸性粒细胞及大量淋巴细胞浸润。③纤维型:显著的纤维化和浆细胞浸润。

(四)临床表现

本病的临床表现多种多样,可以甲状腺功能正常,也可表现为甲状腺功能减退、甲状腺功能亢进、颈痛和发热类似亚急性甲状腺炎症表现、有临床表现但甲状腺功能正常的假性甲状腺功能亢进或假性甲状腺功能减退、亚临床甲状腺功能减退、甲状腺弥漫性肿大、结节性肿大或只见甲状腺单个结节等多种类型。

1.病史及症状

多见于30~50岁女性,起病隐匿,发展缓慢病程较长,主要表现为甲状腺肿大,多数为弥漫性,少数可为局限性,部分以颜面、四肢肿胀感起病。

2.体格检查

甲状腺呈弥漫性或局限性肿大,质较硬但不坚且伴有韧感,边界清楚,无触痛,表面光滑,部分甲状腺可呈结节状,颈部淋巴结不肿大,部分可有四肢黏液性水肿。

(1)典型病例的临床表现:①发展缓慢,病程较长,早期可无症状,当出现甲状腺肿时,病程平均已达2~4年。②常见症状为全身乏力,许多患者没有咽喉部不适感,10%~20%患者有局部压迫感或甲状腺区的隐痛,偶尔有轻压痛。③甲状腺多为双侧对称性、弥漫性肿大,峡部及锥状叶常同时增大,也可单侧性肿大。甲状腺往往随病程发展而逐渐增大,但很少压迫颈部出现呼吸和吞咽困难。触诊时,甲状腺质地坚韧,表面可光滑或细砂粒状,也可呈大小不等的结节状,一般与周围组织无粘连,吞咽运动时可上下移动。④颈部淋巴结一般不肿大,少数病例也可伴颈部淋巴结肿大,但质软。

(2)不典型表现:值得注意的是,CLT 的临床表现往往并不典型,或与其他甲状腺疾病或自身免疫性疾病合并存在,主要的不典型表现有以下几点。①桥本甲亢:即 Graves 病和 CLT 合并存在,也可相互转化,患者可有甲亢的临床表现,高滴度 TGAb 和 TPOAb,可有 TSH 受体抗体(TSAb)阳性,甲状腺的^{131}I 吸收率增高,并且不受 T_3 所抑制,病理学同时有 Graves 病和 CLT 特征性改变。②突眼型:以浸润性突眼为主,可伴有甲状腺肿。甲状腺功能正常,TGAb、TPOAb 阳性,部分患者可测到 TSAb 及致突眼免疫球蛋白。③类亚急性甲状腺炎型:临床表现类似亚急性甲状腺炎,起病急,甲状腺增大伴疼痛,^{131}I 吸收率测定正常,T_3、T_4 正常,TGAb、TPOAb 高滴度阳性。④青少年型:CLT 约占青少年甲状腺肿大的 40%。青少年型 CLT 的甲状腺功能正常,TGAb、TPOAb 滴度较低,临床诊断比较困难。有部分患者甲状腺肿大较缓慢,称青少年增生型。甲状腺组织内缺乏嗜酸性粒细胞,往往无全身及其他局部症状,出现甲减的患者可影响生长发育。⑤伴发甲状腺肿瘤型:CLT 多伴发甲状腺癌,甚至为甲状腺癌的前兆,常表现为孤立性结节、质硬,TGAb、TPOAb 滴度较高,结节可能部分为甲状腺瘤或甲状腺癌,周围部分为 CLT。

故临床遇到下列情况时,应考虑合并肿瘤的可能,进行 FNAC 或切除活检:①甲状腺痛明显,甲状腺素治疗无效。②甲状腺素治疗后腺体不缩小反而增大。③甲状腺肿大伴颈部淋巴结肿大且有压迫症状。④腺体内有单个冷结节,不对称,质硬。⑤纤维化型(萎缩型):病程较长的患者,可出现甲状腺广泛或部分纤维化,表现为甲状腺萎缩,质地坚硬,TGAb 和 TPOAb 可因甲状腺破坏、纤维化而不高,甲状腺功能亦减退,组织切片显示与 CLT 相同。常误诊为原发性甲减或甲状腺癌,是导致成年人黏液性水肿的主要原因之一。⑥伴发其他自身免疫性疾病:表现为多发性自身免疫性疾病,如 CLT 伴白癜风、艾迪生病、糖尿病、恶性贫血、斑秃(图 5-5)、特发性甲状旁腺功能低下、重症肌无力、系统性红斑狼疮等疾病,也有人称"自身免疫性多腺体衰竭综合征"

或"多肉芽肿衰竭综合征"。如多发性内分泌腺瘤综合征Ⅱ型(艾迪生病,AITD,1型糖尿病,性腺功能减退症)的表现之一。⑦桥本脑病:严重而罕见,临床表现可为以下2种类型。血管炎型:以脑卒中样发作反复出现为特征。弥漫性进展型:可出现意识障碍、精神错乱、嗜睡或昏迷。脑脊液检查异常,表现为蛋白含量升高,单核细胞增多。甲状腺抗体阳性,尤其是TPOAb滴度高。甲状腺激素水平一般正常或偏低。脑电图可出现异常。本病治疗以皮质激素效果好,甲状腺素也有较好的疗效。

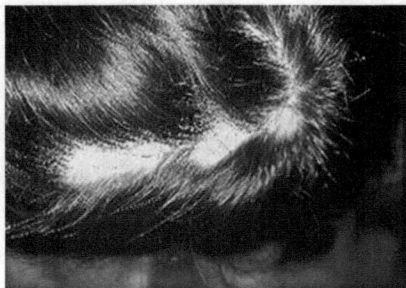

图 5-5　桥本甲状腺炎合并斑秃

(五)辅助检查

1.实验室检查

(1)早期甲状腺功能可正常,桥本甲亢者甲状腺功能轻度升高,随着病程进展,T_3、T_4可下降,TSH升高,TPOAb、TGAb阳性,二者(放射免疫双抗体测定法)大于50%有诊断意义,但自身抗体阴性不能否定CLT的诊断。

(2)过氯酸钾排泌试验约60%阳性。

(3)血清丙种球蛋白增高,清蛋白下降。

2.病理检查

FNAC或病理切片,可见淋巴细胞和浆细胞,甲状腺滤泡上皮细胞可表现增生、缩小、萎缩、结构破坏及间质纤维组织增生等不同改变。有时HE切片难以区别良、恶性,需采用免疫组化法染色进行鉴别。FNAC创伤小,不易造成穿刺道癌细胞脱落转移及容易被医师和患者接受的优点,是美国《甲状腺结节和分化型甲状腺癌诊治指南》中A级推荐方法,认为是最准确、最有效的方法,结果可分为良性、恶性、可疑恶性和不能诊断4种,对甲状腺疾病的敏感性达86%,精确率75%,但也存在一定的假阴性率,特别是对于甲状腺滤泡性疾病不能诊断。另外,细针穿刺细胞学检查必须具有以下3个条件:①样本的量足够。②由经验丰富的细胞学家读片。③穿刺到所指定的病变部位,否则常可误诊或漏诊。

3.影像学检查

(1)甲状腺超声:峡部增厚,弥漫性低回声内出现短线状强回声并形成分隔状或网格状改变,对本病诊断具有较高的特异性。

(2)甲状腺放射性核素显像:表现为显影密度不均,呈不规则的稀疏与浓集区,边界不清或为"冷"结节。

(3)甲状腺摄碘率:此病后期甲状腺摄^{131}I率逐渐降低,出现明显甲减表现。

(4)CT和MRI检查:除可了解甲状腺本身的情况外,还可明确其与周围组织的关系。CT扫描表现为甲状腺两叶对称性弥漫性增大或一叶腺体增大更为明显,密度均匀,明显减低,接近软组织密度,无腺内更低密度结节影及钙化影,边界清楚,增强扫描呈均匀强化。

(六)诊断

目前对 CLT 的诊断标准尚未统一,应用最多的还是 1975 年 Fisher 提出的 5 项诊断指标:①甲状腺弥漫性肿大,质坚韧,表面不平或有结节。②TGAb、TPOAb 阳性。③血 TSH 升高(正常者<10 ng/dL)。④甲状腺扫描有不规则浓聚或稀疏。⑤过氯酸钾排泌试验阳性。5 项中具有 2 项可拟诊,具有 4 项者可确诊。这个标准在多数情况下是适用的,诊断正确率为 70%~90%。

一般在临床中只要具有典型 CLT 临床表现,血清 TGAb、TPOAb 阳性即可临床诊断为 CLT。但具有典型表现者较少,非典型病例常被误诊为甲状腺其他疾病,据统计手术治疗的 CLT 术前误诊率可达 75%~100%,因此对临床表现不典型者,需要有高滴度的抗甲状腺抗体测定方能诊断。对这些患者如查血清 TGAb、TPOAb 为阳性,应给予必要的影像学检查协诊,并给予甲状腺素诊断性治疗,必要时应以 FNAC 或冷冻切片组织学检查确诊。

(七)鉴别诊断

该病需与以下疾病相鉴别。

1.Riedel 甲状腺炎

Riedel 甲状腺炎又称慢性纤维性甲状腺炎,可有不同程度的甲状腺肿大,甲状腺结构破坏被大量纤维组织取代。病变常超出甲状腺,侵袭周围组织,产生压迫症状,如吞咽、呼吸困难、声嘶、喉鸣等。压迫症状与甲状腺肿大程度不成正比。T_3、T_4、TSH、^{131}I 摄取率大多正常。当病变侵犯甲状腺两叶时,T_3、T_4、TSH、^{131}I 摄取率低于正常。主要确诊依赖于病检。

2.弥漫性毒性甲状腺肿(Graves 病)

桥本甲亢与 Graves 病临床均可见代谢亢进等表现,桥本甲亢的临床症状较轻微,不伴或较少出现突眼和胫前黏液性水肿。桥本甲亢患者可检出高效价的 TGAb 和 TPOAb,T_3、T_4 轻度升高;Graves 病亦可出现 TGAb 和 TPOAb,但滴度较低,T_3、T_4 明显升高。放射性核素显像桥本甲亢时甲状腺显影密度不均,呈不规则的浓集和稀疏;Graves 病时甲状腺呈均匀的放射性浓集区。甲状腺摄碘率桥本甲亢时正常或增高,但可被 T_3 抑制;而 Graves 病患者的摄碘率明显增高,且不能被 T_3 抑制。

3.甲状腺癌

CLT 中甲状腺癌的发生率为 5%~17%,比普通人群高 3 倍。二者均可有甲状腺结节样改变,但甲状腺癌结节质硬、固定,肿大的甲状腺或甲状腺结节在近期内显著增大,压迫喉返神经、声音嘶哑是甲状腺癌的晚期特征。甲状腺癌核素显像显示局部改变,而 CLT 核素显像的改变呈弥漫性。

4.甲状腺恶性淋巴瘤

病理学家观察到几乎所有恶性淋巴瘤患者的甲状腺组织都存在不同程度的 HT 表现。也有认为重度慢性淋巴细胞性甲状腺炎可向恶性淋巴瘤转变。多数甲状腺恶性淋巴瘤的肿块增大迅速,颈淋巴结肿大,很快出现压迫症状,甲状腺扫描为冷结节,两者鉴别并不困难。然而 HT 合并恶性淋巴瘤,尤其是无肿块的甲状腺恶性淋巴瘤的区别较难,需做病理学检测。

(八)治疗

从临床经验看,半数以上 CLT 患者不需要治疗,部分患者需应用甲状腺激素替代治疗,只有少数情况需要外科处理。

1.内科治疗

(1)限碘:限制碘摄入量在安全范围(尿碘 $100\sim200\ \mu g/L$)有助于阻止甲状腺自身免疫破坏进展。

(2)随诊观察:①甲状腺功能正常者。②合并亚临床甲减(仅有 TSH 升高),TSH $<10\ mU/L$。

(3)甲状腺激素替代治疗:①合并亚临床甲减,TSH$>10\ mU/L$。②合并临床甲减[TSH 升高且 T_3 和/或 T_4 降低]者。甲状腺激素替代治疗通常予 L-T_4 $50\sim100\ \mu g/d$,逐步增至 $200\sim300\ \mu g/d$,直至腺体缩小,TSH 降至正常,然后逐步调整至维持量。

(4)合并甲亢者:一般不用抗甲状腺药物,为控制甲亢症状可用 β 受体阻滞剂(如普萘洛尔)治疗,个别甲亢症状不能控制者可适当应用小剂量抗甲状腺药物,但时间不宜太长,并根据甲状腺功能监测情况及时调整剂量或停药,以免导致严重甲减。

(5)甲状腺迅速肿大、伴局部疼痛或压迫症状时,可给予糖皮质激素治疗(泼尼龙 30 mg/d,分 3 次口服,症状缓解后逐渐减量,代之以 L-T_4 口服)。

(6)细胞因子调节、基因治疗、补硒治疗等方法也为本病治疗展示了新的途径,但还未广泛应用于临床。

2.外科治疗

长期以来对 CLT 是否需要外科治疗一直存在争议。一种观点认为 CLT 是自身免疫性疾病,呈慢性经过,发展趋势是永久性甲减,任何不恰当的手术治疗都将加速甲减的进程,手术并不能从根本上治疗 CLT,因此主张首选药物治疗。另一种观点则认为切除部分甲状腺组织可降低免疫负荷,增加药物治疗效果,并取得病理诊断或早期发现并发癌,如果手术方式选择恰当,甲状腺功能减退发生率仅为4.7%～9.7%,手术治疗安全可行。目前多数学者认为对 CLT 手术指征应适当放宽,特别是对年轻女性,但应合理选择手术方式,即遵循个体化治疗方案。

手术指征:①甲状腺肿大,压迫症状明显,如呼吸困难,给予甲状腺素治疗 2～3 个月后无效(结节或甲状腺缩小不明显并有压迫症状)。②增大的甲状腺影响美容。③甲状腺结节大于 2 cm,扫描为冷结节、质硬高度怀疑癌(结节迅速增大、单发实性结节、结节有钙化或针吸怀疑有癌细胞)。④甲状腺疼痛明显,尤其是复发性疼痛,对症处理无效者。⑤并发甲亢反复发作,或并发重度甲亢者。

手术方式的选择应根据手术目的和冷冻切片检查结果确定,可遵循如下原则。

(1)单纯性 CLT,至少需完整保留一侧腺叶,或仅作峡部切除以缓解压迫症状。

(2)并发重度甲亢者,可做双侧甲状腺次全切除术。

(3)并发甲状腺腺瘤或结节性甲状腺肿者,需切除可见病灶,并尽量多保留甲状腺组织。

(4)CLT 并甲状腺癌的手术方式,既要考虑甲状腺癌的根治性原则,又要兼顾 CLT 的特殊性:①术前针吸细胞学检查或术中冷冻切片检查明确诊断并发甲状腺癌者,根据甲状腺癌的根治性原则选择手术方式。②术中冷冻切片排除并发甲状腺癌者,施行峡部和可疑结节切除术。③术中冷冻切片不能确诊或术中冷冻切片漏诊,术后石蜡切片确诊并发甲状腺癌者,根据甲状腺癌的根治性原则再手术。

(郭 蓉)

第六节　甲状腺结节

一、概述

甲状腺结节是临床常见疾病。流行病学调查显示,在一般人群中采用触诊的方法,甲状腺结节的检出率为 3%～7%,采用高分辨率超声,其检出率可达 19%～67%。甲状腺结节在女性和老年人群中多见。虽然甲状腺结节的患病率很高,但仅有约 5% 的甲状腺结节为恶性,因此甲状腺结节处理的重点在于良恶性的鉴别。

二、病因及分类

多种甲状腺疾病都可以表现为甲状腺结节,包括局灶性甲状腺炎症、甲状腺腺瘤、甲状腺囊肿、结节性甲状腺肿、甲状腺癌、甲状旁腺腺瘤或囊肿、甲状舌管囊肿等。此外,先天性一叶甲状腺发育不良而另一叶甲状腺增生,以及甲状腺手术后及放射性碘治疗后残留甲状腺组织的增生亦可以表现为甲状腺结节。

常见病因有:①局灶性甲状腺炎。②多结节性甲状腺肿的显著部分。③甲状腺囊肿,甲状旁腺囊肿,甲状舌管囊肿。④一叶甲状腺发育不良。⑤术后残留甲状腺的增生或瘢痕形成。⑥放射性碘治疗后残留甲状腺组织的增生。⑦良性腺瘤:滤泡性、单纯型、胶样型(大滤泡型)、胎儿型(小滤泡型)、胚胎型(梁状型)、Hurther 细胞(嗜酸性粒细胞型);甲状旁腺腺瘤;其他少见类型如畸胎瘤、脂肪瘤、血管瘤等。⑧甲状腺恶性肿瘤:乳头状甲状腺癌、滤泡状甲状腺癌、甲状腺髓样癌、未分化甲状腺癌、转移癌、甲状腺肉瘤、甲状腺淋巴瘤。

三、诊断

甲状腺结节诊断的首要目的是确定结节为良性还是恶性,可以通过询问病史、物理检查、甲状腺细针穿刺细胞学检查及超声、扫描等确定诊断(图 5-6)。

(一)病史及体格检查

目前已知的影响结节良恶性的因素包括年龄、性别、放射线照射史、家族史等。儿童及青少年甲状腺结节中恶性的比率明显高于成人。年龄＞60 岁以上者恶性的比率增加,且未分化癌的比例明显增高。成年男性甲状腺结节的患病率较低,但恶性的比例高于女性。与甲状腺癌发生相关的最重要的危险因素为放射线暴露,既往有头颈部放射照射史及核素辐射史者,甲状腺结节和甲状腺癌的发生率明显增高。患者的家族史对甲状腺结节的判定也有一定的帮助,有甲状腺肿家族史和地方性甲状腺肿地区居住史者甲状腺肿的发生率较高。有甲状腺癌家族史及近期出现的甲状腺结节增长较快,或伴有声音嘶哑、吞咽困难和呼吸道梗阻者提示可能为恶性。

大多数甲状腺结节患者没有临床症状,仅表现为无痛性颈部包块,合并甲状腺功能异常时,可出现相应的临床表现,部分患者由于结节侵犯周围组织出现声音嘶哑、压迫感、呼吸/吞咽困难等压迫症状。甲状腺的肿块有时较小,不易触及,容易漏诊。检查时要求患者充分暴露颈部,仔细触诊。正常的甲状腺轮廓视诊不易发现,若看到甲状腺的外形常提示甲状腺肿大。触诊检查时要注意甲状腺的大小、质地、有无肿块及肿块的数目、部位、边界、活动度、肿块有无压痛及颈部有无肿大的淋巴结等,提示恶性病变的体征包括结节较硬,与周围组织粘连固定,局部淋巴结肿大等。

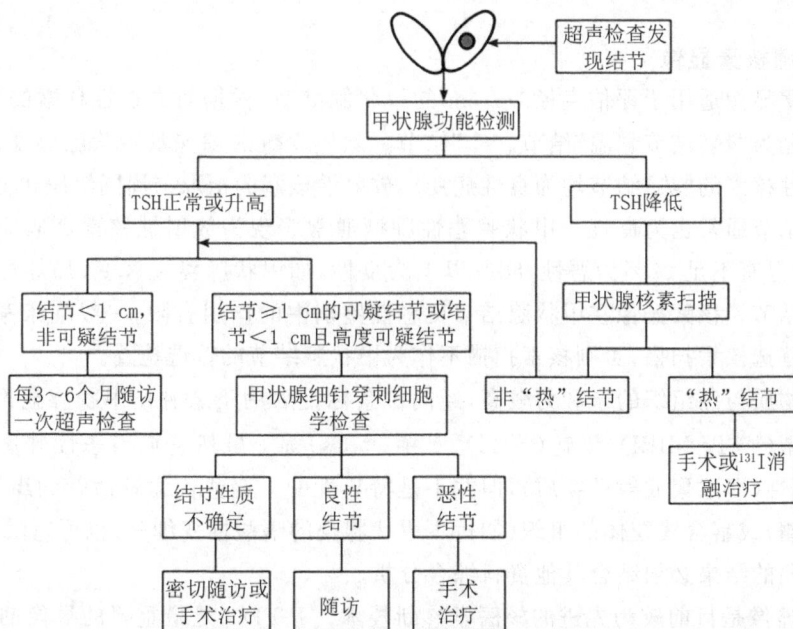

图 5-6 甲状腺结节的临床评估和处理流程

(二)实验室检查

甲状腺结节患者均应行甲状腺功能检测。血清促甲状腺激素(thyroid stimulating hormone,TSH)水平降低提示可能为自主功能性或高功能性甲状腺结节,需行甲状腺核素扫描进一步判断结节是否具有自主摄取功能,功能性或高功能性甲状腺结节中恶性的比例极低。甲状腺自身抗体阳性提示存在桥本甲状腺炎,但不排除同时伴有恶性疾病,因乳头状甲状腺癌和甲状腺淋巴瘤可与桥本甲状腺炎并存。甲状腺球蛋白(thyroglobulin,Tg)是甲状腺产生的特异性蛋白,由甲状腺滤泡上皮细胞分泌,多种甲状腺疾病可引起血清 Tg 水平升高,包括分化型甲状腺癌、甲状腺肿、甲状腺组织炎症或损伤、甲状腺功能亢进症等,因此血清 Tg 测定对甲状腺结节的良恶性鉴别没有帮助,临床主要用于分化型甲状腺癌手术及清甲治疗后的随访监测。分化型甲状腺癌行甲状腺全切及^{131}I 清甲治疗后,体内 Tg 很低或测不到,在随访过程中如果血清 Tg 升高提示肿瘤复发。降钙素由甲状腺滤泡旁细胞(C 细胞)分泌,降钙素升高是甲状腺髓样癌的特异性标志,如疑及甲状腺髓样癌应行血清降钙素测定。

(三)超声检查

高分辨率超声检查是评估甲状腺结节的首选方法,可以探及直径 2 mm 以上结节,已在甲状腺结节的诊断过程中广泛使用。颈部超声可确定甲状腺结节的大小、数量、位置、囊实性、形状及包膜是否完整、有无钙化、血供及与周围组织的关系等情况,同时可评估颈部有无肿大淋巴结及淋巴结的大小、形态和结构特点,是区分甲状腺囊性或实性病变的最好无创方法。此外对甲状腺良恶性病变的鉴别也有一定价值。以下超声征象提示甲状腺癌的可能性大:①实性低回声结节。②结节内血供丰富。③结节形态和边缘不规则,"晕征"缺如。④微小钙化。⑤同时伴有颈部淋巴结超声影像异常,如淋巴结呈圆形、边界不规则、内部回声不均或有钙化、皮髓质分界不清、淋巴门消失等。在随访过程中超声检查还可以较客观地监测甲状腺结节大小的变化。较小而不能触及的结节可在超声引导下进行细针穿刺。甲状腺癌术后患者定期颈部超声检查可以帮助确定有无局部复发。

(四)甲状腺核素显像

甲状腺核素显像适用于评估直径＞1 cm的甲状腺结节，根据对放射性核素的摄取情况，甲状腺结节可以分为"热"结节、"温"结节、"冷"结节。除极少数的滤泡状甲状腺癌外，绝大多数可自主摄取放射性核素的"热"结节均为良性病变。放射性核素的摄取与周围组织相似或略高于周围组织的"温"结节通常也为良性。甲状腺恶性肿瘤通常表现为放射性核素摄取极低的"冷"结节，但冷结节中只有不足20％为恶性，80％以上为良性，如甲状腺囊性病变、局灶性甲状腺炎等都表现为"冷"结节。核素显像在甲状腺结节良恶性鉴别中的作用有限，一般临床考虑甲状腺结节为高功能者首选核素扫描，否则核素扫描不作为甲状腺结节的首选检查。

有些化学物质与癌组织的亲和力较高，经同位素标记后用于亲肿瘤甲状腺显像，如^{99m}锝-甲氧基异丁基异腈（^{99m}Tc-MIBI）、^{201}铊（^{201}Tl）、^{131}铯（^{131}Cs）等。虽然它们与恶性肿瘤的亲和力较高，扫描常呈阳性（即浓聚放射性物质），但并不是特异性的。有些代谢较活跃的组织（如自主功能性甲状腺腺瘤）或富含线粒体的组织（如桥本甲状腺炎的嗜酸性变细胞）也可呈阳性。因此，对这些亲肿瘤现象的结果必须结合其他资料综合分析。

PET/CT显像是目前较为先进的核医学诊断技术，^{18}F-FDG是最重要的显像剂。PET显像能够反映甲状腺结节摄取和代谢葡萄糖的状态，但并非所有的甲状腺恶性结节都在^{18}F-FDG PET显像中表现为阳性，某些良性结节也会摄取^{18}F-FDG，因此单纯依靠^{18}F-FDG PET显像也不能准确鉴别甲状腺结节的良恶性。

(五)放射学诊断

CT和MRI作为甲状腺结节的诊断手段之一，可以显示结节与周围解剖结构的关系，明确病变的范围及其对邻近器官和组织的侵犯情况，如对气管、食管等有无压迫和破坏，颈部淋巴结有无转移等，但它们在评估甲状腺结节的良恶性方面并不优于超声。CT和MRI对微小病变的显示不及超声，但对胸骨后病变的显示较好。

(六)甲状腺细针抽吸细胞学检查

甲状腺细针抽吸细胞学检查（fine needle aspiration biopsy，FNAB）是甲状腺结节诊断过程中的首选检查方法，该方法简便、安全、结果可靠，对甲状腺结节的诊断及治疗有重要价值，被视为术前诊断甲状腺结节的金标准，通常分为恶性、可疑恶性、不确定性及良性。甲状腺细针穿刺对甲状腺乳头状癌、甲状腺髓样癌和未分化甲状腺癌等具有可靠的诊断价值，由于甲状腺滤泡状癌和滤泡细胞腺瘤的区别为有无包膜和血管浸润，因此细胞学检查一般无法区分甲状腺滤泡状癌和滤泡状腺瘤。

凡直径＞1 cm的甲状腺结节，均可考虑FNAB检查。直径小于1 cm的甲状腺结节，如存在下述情况可考虑超声引导下细针穿刺：①超声提示结节有恶性征象。②伴颈部淋巴结超声影像异常。③童年期有颈部放射线照射史或辐射暴露史。④有甲状腺癌病史或家族史。⑤^{18}F-FDG PET显像阳性。

甲状腺粗针穿刺也可以获得组织标本供常规病理检查所用。如细胞学不能确定诊断且结节较大者可行粗针穿刺病理检查，但不足之处是创伤较大。

(七)分子生物学检测

经 FNAB 仍不能确定良恶性的甲状腺结节,对穿刺标本或外周血进行甲状腺癌的分子标志物检测,如 BRAF 突变、Ras 突变、RET/PTC 重排等,能够提高诊断准确率。BRAF 基因突变和 RET/PTC 重排对甲状腺乳头状癌的诊断具有较好的特异性。RAS 基因突变虽然对甲状腺乳头状癌和甲状腺滤泡状癌并非特异,但其同样具有临床意义。如细胞学检查为"滤泡性病变"同时伴 RAS 突变阳性,提示为滤泡变异型乳头状甲状腺癌或甲状腺腺瘤。RET 基因突变与遗传性甲状腺髓样癌的发生有关。

四、治疗

甲状腺结节的临床评估和处理流程。这里主要讨论良性甲状腺结节的治疗原则,甲状腺癌的治疗见后文。一般来说,良性甲状腺结节可以通过以下方式处理。

(一)随访观察

多数良性甲状腺结节仅需定期随访,无须特殊治疗,如果无变化可以长期随访观察。少数情况下可选择下述方法治疗。

(二)手术治疗

良性甲状腺结节一般不需手术治疗。手术治疗的适应证包括:①出现与结节明显相关的局部压迫症状。②合并甲状腺功能亢进,内科治疗无效。③结节位于胸骨后或纵隔内。④结节进行性生长,临床考虑有恶变倾向或合并甲状腺癌高危因素者。因外观或思想顾虑过重影响正常生活而强烈要求手术者,可作为手术的相对适应证。

(三)甲状腺激素抑制治疗

良性病变可直接行甲状腺激素抑制治疗,也可用于随访过程中结节增大者。TSH 抑制治疗的原理是,应用 L-T_4 将血清 TSH 水平抑制到正常低限或低限以下,从而抑制和减弱 TSH 对甲状腺细胞的促生长作用,达到缩小甲状腺结节的目的。在抑制治疗过程中结节增大者停止治疗,直接手术或重新穿刺。抑制治疗 6 个月以上结节无变化者也停止治疗,仅随访观察。长期甲状腺激素抑制治疗可引发心脏不良反应(如心率增快、心房颤动、左心室增大、心肌收缩性增强、舒张功能受损等)和骨密度降低。男性和绝经前女性患者可在治疗起始阶段将 TSH 控制于<0.1 mU/L,1 年后若结节缩小则甲状腺激素减量使用,将 TSH 控制在正常范围下限。绝经后女性治疗目标为将 TSH 控制于正常范围下限。在治疗前应权衡利弊,不建议常规使用 TSH 抑制疗法治疗良性甲状腺结节,老年、有心脏疾病及骨质疏松者使用甲状腺激素抑制治疗更应慎重。

(四)^{131}I 治疗

^{131}I 主要用于治疗有自主摄取功能并伴有甲状腺功能亢进症的良性甲状腺结节。妊娠期或哺乳期是 ^{131}I 治疗的绝对禁忌证。^{131}I 治疗后 2~3 个月,有自主功能的结节可逐渐缩小,甲状腺体积平均减少 40%;伴有甲状腺功能亢进症者在结节缩小的同时,甲状腺功能亢进症症状、体征可逐渐改善,甲状腺功能指标可逐渐恢复正常。如 ^{131}I 治疗 4~6 个月后甲状腺功能亢进症仍未缓解、结节无缩小,应结合患者的临床表现和相关实验室检查结果,考虑再次给予 ^{131}I 治疗或采取其他治疗方法。^{131}I 治疗后,约 10% 的患者于 5 年内发生甲减,随时间延长甲减发生率逐渐增加。因此,建议治疗后每年至少检测一次甲状腺功能,如监测中发现甲减,要及时给予 L-T_4 替代治疗。

(五)其他治疗

治疗良性甲状腺结节的其他方法还包括：超声引导下经皮无水酒精注射、经皮激光消融术等。采用这些方法治疗前，必须先排除恶性结节的可能性。

（郭　蓉）

第七节　单纯性甲状腺肿

单纯性甲状腺肿多见于高原、山区地带。本病属世界性疾病，据 WHO 估计全世界有 10 亿人口生活于碘缺乏地区，有地甲肿患者 2 亿～3 亿。我国目前有约 4.25 亿人口生活于缺乏地区，占全国人口的 40%，20 世纪 70 年代的粗略统计，有地甲肿患者 3 500 万人，是发病最多的地方病。

一、病因

(1)碘缺乏：可以肯定碘缺乏是引起本病的主要因素，外环境缺碘时，机体通过增加激素合成，改变激素成分，提高肿大甲状腺组织对正常浓度促甲状腺素（TSH）的敏感性来维持甲状腺正常功能，这是机体代偿性机制，实际上是甲状腺功能不足现象。但是，这种代偿机能是有一定限度的，当机体长期处于严重缺碘而不能获得纠正时，就会因代偿失调发生甲状腺功能低下。青春期、妊娠期、哺乳期、绝经期妇女，全身代谢旺盛，对激素需要量相对增加，引起长期 TSH 过多分泌，促使甲状腺肿大，这种情况是暂时性的。

(2)化学物质致生物合成障碍：非流行地区是由于甲状腺激素生物合成、分泌过程中某一环节的障碍，过氯酸盐、硫氰酸盐等可妨碍甲状腺摄取无机碘化物，磺胺类药、硫脲类药、含有硫脲的萝卜、白菜等能阻止甲状腺激素的生物合成，引起甲状腺激素减少，也会增加 TSH 分泌增多促使甲状腺肿大。

(3)遗传性先天性缺陷：遗传性先天性缺陷，缺少过氧化酶、蛋白水解酶，也会造成甲状腺激素生物合成、分泌障碍，导致甲状腺肿大。

(4)结节性甲状腺肿继发甲亢：结节性甲状腺肿继发甲亢其原因尚不清楚。目前认为是由于甲状腺内自主功能组织增多，在外源性碘摄入条件下发生自主性分泌功能亢进。所以，甲状腺内自主功能组织增强是继发甲亢的基础。文献报道，绝大多数继发甲亢患者在发病前甲状腺内有结节存在，结节一旦形成即永久存在，对碘剂、抗甲状腺药物治疗无效。因此，绝大多数甲状腺结节有变为自主分泌倾向。据 N.D.查尔克斯报道，结节性甲状腺肿（结甲）66% 在功能组织内有自主区域，给予大剂量碘可能发展为 Plummer 病（结甲继发甲亢）。Plummer 病特有征象为功能组织是自主的，既不被 T_3、T_4 抑制，也不被 TSH 刺激，一旦供碘充足，就无节制的产生过多甲状腺激素。总之，摄取碘过多是继发甲亢发生的外因，甲状腺本身存在的结节，自主性功能组织增强，是继发甲亢发生的内因，外因通过内因而起作用，此时继发甲亢明显而持久。

(5)甲状腺疾病与心血管疾病的关系：甲状腺疾病与心血管疾病的关系早已被人们注意。多数人推荐，对所有后半生心脏不好的患者，血清 T_3、T_4 测定作为常规筛选过程。继发甲亢时儿茶酚胺产生增加，引起心肌肥厚、扩张、心律不齐、心肌变性，导致充血性心力衰竭，是患者死亡的原因。继发甲亢治愈后,心脏病的征象随之消失。有人认为,继发甲亢仅是原发心脏病的加剧因素。

(6)结甲合并高血压:结甲合并高血压发病率较高,继发甲亢治愈后血压多数能恢复正常。伴有高血压结甲患者,血液中有某种物质可能是 T_3,高血压是 T_3 毒血症的表现。T_3 毒血症是结甲继发甲亢的早期类型。T_3 引起高血压可能是通过抑制单胺氧化酶、N-甲基转移酶以减少儿茶酚胺的分解速度,使中枢、周围神经末梢儿茶酚胺蓄积,甲状腺激素可能增强心血管组织对儿茶酚胺的敏感性,T_3 可通过加压胺的作用使血压增高。T_3 增多,可能为病史较久的结甲自主性功能组织增加,摄碘量不足时优先分泌 T_3 之故。说明结甲合并高血压是隐性继发甲亢的表现形式。

(7)患者长期处于缺碘环境中,患病时间长,在此期间缺碘环境改变或给予某些治疗可使病理改变复杂化。由于机体长期严重缺碘,合成甲状腺激素不足,促使垂体前叶 TSH 反馈性增高,甲状腺滤泡上皮增生,胶质增多,胶质中存在不合格甲状腺球蛋白。缺碘暂时缓解时甲状腺滤泡上皮细胞可重新复原,但增多的胶质并不能完全消失。若是缺碘反复出现,则滤泡呈持续均匀性增大,形成胶质性弥漫性甲状腺肿。弥漫性增生、复原反复进行时,在甲状腺内有弥漫性小结节形成,这些胶质性结节胶质不断增多而形成潴留性结节。在肿大甲状腺内某些区域对 TSH 敏感性增高呈明显过度增生,这种局灶性增生发展成为可见的甲状腺结节,结节中央常因出血、变性、坏死发生中央性纤维化,并向包膜延伸形成纤维隔,将结节分隔成大小不等若干小结节,以右侧为多。在多数结节之间的甲状腺组织仍然有足够维持机体需要的甲状腺功能,在不缺碘的情况下一般不引起甲状腺功能低下(甲减),但处于临界点的低水平。结甲到晚期结节包膜增厚,血管病变,结节间甲状腺组织被结节压迫,发生血液供应障碍而变性、坏死、萎缩,失去功能,出现甲减症状。

(8)甲状腺激素过多、不足均可引起心血管病变,年老、久病的巨大结节性甲状腺肿患者,由于心脏负担过重,亦可致心脏增大、扩张、心力衰竭。

(9)结甲钙化发生率为 85%~97.8%,也可发生骨化。主要是由于过度增生、过度复原反复进行,结节间血管变性、纤维化、钙化。甲状腺组织内出血、供血不良、纤维增生是构成钙化的重要因素。

(10)结甲囊性变发生率为 22%,是种退行性变。按囊内容物分为胶性、血性、浆液性、坏死性、混合性。

(11)结甲继发血管瘤样变是晚期结甲的退行性改变,手术发现率为 14.4%。结节周围或整个腺体被扩张交错的致密血管网所代替,与海绵状血管瘤相似,有弹性感,加压体积略缩小,犹如海绵,无血管杂音,为无功能冷结节。

(12)结甲继发甲状腺炎。化脓性甲状腺炎见于结节坏死、囊肿合并感染,溃破后形成瘘管。慢性淋巴性甲状腺炎为免疫性甲状腺炎病理改变,病变分布极不均匀,主要存在于结节周围甲状腺组织中。

(13)结节巨大包块长期直接压迫,引起气管软骨环破坏、消失,由纤维膜代替,或软骨环变细、变薄,弹性减弱,导致气管软化。发生率为 2.7%。

二、诊断

(1)结节性甲状腺肿常继发甲减症状,临床表现皮肤苍白或蜡黄、粗糙、厚而干、多脱屑,四肢冷、黏液性水肿。毛发粗,少光泽,易脱落,睫毛、眉毛稀少,是由于黏多糖蛋白质含量增加所致。甲状腺肿大,且为多结节型较大甲状腺肿,先有甲状腺肿以后继发甲减。心肌收缩力减退,心动过缓,脉率缓慢,窦性心动过缓,低电压 T 波低平,肠蠕动变慢,故患者厌食、便秘、腹部胀气、胃酸缺乏等。肌肉松软无力,肌痉挛性疼痛,关节痛,骨密度增高。跟腱反射松弛时间延长。面容愚笨,缺乏表情,理解、记忆力减退。视力、听力、触觉、嗅觉迟钝,反应减慢,精神失常,痴呆,昏睡等。性欲减退,阳痿,月经失调,血崩,闭经,易流产,肾上腺功能减退,呼吸、泌尿、造血系统均有改变。在流行区任何昏迷患者,若无其他原因解释都应考虑甲减症所致昏迷。基础代谢率(BMR)-20%~-50%。除脑垂体性甲减症外,血清胆固醇值均有显著增高。甲状腺[131]I 摄取率显著降低。血清 FT_3 值低于 3 pmol/L,FT_4 值低于 9 pmol/L。TSH 可鉴别甲减的原因。轻度甲减 TSH 值升高。若 FT_3 值正常、TSH 值升高,甲状腺处于代偿阶段。TSH 值低或对促甲状腺激素释放激素(TRH)无反应,为脑垂体性甲减。甲状腺正常,TSH 偏低或正常,对 TRH 反应良好,为下丘脑性甲减。血清甲状腺球蛋白抗体(ATG)、甲状腺微粒抗体(ATM)阳性反应为原发性甲减。有黏液性水肿可除外其他原因甲减。甲减症经 X 线检查心脏扩大、心搏缓慢、心包积液,为黏液性水肿型心脏病。心电图检查有低电压、Q-T 间期延长、T 波异常、心动过缓、心肌供血不足等。

(2)结节性甲状腺肿合并高血压除有血压增高、甲状腺肿大、压迫症状外,还有心悸、气短、头晕等,无眼球突出、震颤。收缩压≥23.1 kPa(160 mmHg),舒张压≥12.7 kPa(95 mmHg),符合二者之一者可诊断为结甲合并高血压症,血压完全恢复正常水平为痊愈,收缩压、舒张压其中一项在可疑高血压范围为好转。

(3)临床上以 X 线摄片检查结节性甲状腺肿钙化较为方便可靠,并能显示钙化形态。以往甲状腺钙化被认为是良性结节退化,由于乳头状癌也可发生钙化,故引起学者们的重视。甲状腺癌钙化率约62.5%。良性肿瘤多呈斑片状、团块状、颗粒大、密度高、边缘清楚,圆形或弧形钙化表示肿块有囊性变。乳头状癌中有砂粒瘤形成,可发生在腺泡内或间质中,常见于乳头尖端,可能是乳头尖端组织发生纤维性变、透明样变。由于体液内外环境改变,表现为细胞外液相对碱性,降低了细胞呼吸,二氧化碳产物减少,可能改变钙、磷的浓度,产生钙盐沉积。近年来,提出糖蛋白理论,认为粘蛋白是一种糖蛋白,它对钙有很大亲和力,故甲状腺癌的钙化率相当高。钙化颗粒大小与肿瘤分化程度有关,颗粒越粗大肿瘤分化越好。砂粒样钙化为恶性肿瘤所特有,多是乳头状癌。粗大钙化中有 1/10~1/5 是恶性肿瘤,其中滤泡癌占比例较大。髓样癌是粗大钙化、砂粒钙化混合存在。坚硬如石的钙化、骨化灶直接长期压迫磨损气管壁,致无菌坏死,引起气管软化。胸骨后的钙化影像可作为诊断胸内甲状腺的佐证之一。

(4)结节性甲状腺肿囊变率57.9%。由于长期缺碘,甲状腺组织过度增生、过度复原,发生血管改变,出血、坏死导致功能丧失,形成囊肿。囊肿越大,对甲状腺破坏也越大,是不可逆的退行性变。囊肿生长较快,结节内出血可迅速扩大产生周围器官压迫症状,以呼吸系统症状最显著。结节内急性出血囊肿发生都很突然,增长迅速,伴有疼痛、颈部不适,触之张力大,有压痛。B超检查为实性或囊性,在鉴别诊断上有肯定的价值。针吸细胞学检查、X 线片均为重要诊断方法。

(5)结节性甲状腺肿合并血管瘤样退行性变的诊断,主要靠手术中观察、病理学检查。临床表现多种多样,常见有海绵状血管瘤样变、静脉瘤样变,手术前难以正确诊断。

三、治疗

(一)碘治疗

因长期严重缺碘的继发性病变,破坏甲状腺组织,导致机体代偿机能失调而发生甲减。由于机体碘摄入不足,产生甲状腺激素量不足,应当给予足量碘治疗,可获得治愈。必要时辅以甲状腺激素治疗,心脏病患者初治剂量宜小,甲状腺片 20~40 mg/d 或优甲乐 50~100 μg/d,根据治疗效果增加至甲状腺片 80~240 mg/d 或优甲乐 100~300 μg/d。治疗 2~3 周症状消失后,再适当减少剂量以维持。结节性甲状腺肿合并高血压,手术前给利血平、甲巯咪唑 3~5 天,手术后未用降压药者有效率 97.5%。手术后无效患者,高血压可能非结节性甲状腺肿所致。结节性甲状腺肿继发钙化用碘盐治疗,不能使甲状腺缩小而使钙化加重,不行手术切除很难治愈。结节性甲状腺肿继发囊性变碘剂治疗无效,还有可能发生多种并发症,并有发生癌变可能性,感染发生率 3.18%,恶变率 2%~3%。结节性甲状腺肿继发血管瘤样变不能被碘剂、其他药物治愈,放疗也难以奏效。

(二)手术治疗

(1)由于结节性甲状腺肿多数为大小不等结节、囊肿坏死、化脓成瘘等致甲状腺组织损害,使甲状腺功能不足,可以手术将压迫甲状腺组织的无功能结节切除,清除炎性病变,剩余甲状腺组织可以复原。手术后辅以甲状腺片或优甲乐治疗,以弥补甲状腺功能不足,对残留的小结节也有抑制作用以预防复发。将压迫甲状腺的结节,损害甲状腺组织的脓肿、瘘管尽量切除干净,但必须最大限度保留甲状腺结节、脓肿周围的甲状腺组织。有些患者手术后可出现永久性甲减。近年来,采用带血管同种异体甲状腺移植、胎儿甲状腺组织移植,有一定效果。但是技术复杂,难以达到长远疗效,还是应用药物替代治疗为宜。

(2)结节性甲状腺肿继发钙化,不行手术切除难以治愈。若整个腺叶钙化或钙化位于气管壁处时,应行包括钙化全部甲状腺肿的大部分切除,不可将钙化灶挖出,钙化灶、腺肿部分切除,难免造成较大的、坚硬的、无法结扎缝合的渗血创面。结节性甲状腺肿的血管变化以动脉变性、钙化最常见,常为甲状腺动脉颗粒状钙盐沉积、内弹力膜断裂、毛细血管广泛玻璃样变。由于血管钙化、变脆、易断裂,手术中处理血管,尤其动脉不可过分用力钳夹,以防动脉被夹断。结扎动脉用线、用力要合适,以防割断钙化血管。

(3)结节性甲状腺肿继发囊性变,囊肿直径不超过 1 cm 可以观察,直径超过 3 cm 以上穿刺抽液治疗易复发可行手术切除,较大囊性结节 5%~23% 为恶性,故应尽早手术切除。手术方式的选择视具体情况而定,手术中要注意保留甲状腺后包膜,以避免切除甲状旁腺,损伤喉返神经。

(4)结节性甲状腺肿继发血管瘤样变手术切除是唯一的治疗方法,手术中应防止大出血,手术中应先谨慎结扎甲状腺主要动脉、静脉,然后做包膜内甲状腺次全切除,可避免切除肿瘤时出血较多的危险。

(郭　蓉)

第八节　高碘性甲状腺肿

环境缺碘可引起甲状腺肿大,环境含碘过高也能使甲状腺肿大。高碘性甲状腺肿又称高碘致甲状腺肿,就是由于机体长期摄入超过生理需要量的碘所引起的甲状腺肿。大多数是服用高碘食物或高碘水所致,属于地方性甲状腺肿的特殊类型,也有长期服用含碘药物所致的甲状腺肿称为散发性高碘性甲状腺肿。

一、流行病学

(一)地方性高碘甲状腺肿

长期服用海产品或含碘量高的深井水引起的甲状腺肿,根据高碘摄入的途径,地方性高碘甲状腺肿可分为食物性及水源性两类。

1.食物性高碘甲状腺肿

含碘丰富的海产品,主要是海藻。国内的报道,山东日照县沿海居民常年服用含碘量较高的海藻类食物,其甲状腺肿发病率增高。广西北部湾沿海的居民高碘甲状腺肿,成人患病率高达7.5%,中小学生患病率为38.4%,据了解系食用含碘量高的海橄榄嫩叶及果实所致。

2.水源性高碘性甲状腺肿

水源性高碘性甲状腺肿是我国首次于1978年在河北省黄骅市沿海居民中发现。该地区居民原来吃含碘量不高的浅井水时甲状腺肿的患病率不高,后来改吃含碘量较高的深井水后甲状腺肿患病率增高达7.3%。此种高碘性甲状腺肿与海水无关,很可能是古代海洋中富碘的动、植物残体中的碘,经无机化溶于深层水中形成。除沿海地区外我国亦首次报道了内陆性高碘性甲状腺肿,新疆部分地区居民饮水含碘量高,居民高碘甲状腺肿患病率为8.0%。山西省孝义市、河北高碑店市亦有饮用高碘水所致的甲状腺肿发病率增高的报道。内陆高碘甲状腺肿流行区域系古代洪水冲刷,含碘丰富的水沉积于低洼地区。

(二)散发性(非地方性)高碘甲状腺肿

母亲在妊娠期服用大量碘剂所生婴儿可患先天性甲状腺肿。甲状腺功能正常的人,长期接受药理剂量的碘化物,如含碘止咳药物,则有3%~4%的人可发展为有或无甲状腺功能低下(甲低)的甲状腺肿。综合国内外报道,应用碘剂(含碘药物)后出现甲状腺肿时间短,一般数周,长者达30年,年龄自新生儿到70余岁,但半数以上为20岁以下年轻人,每天摄碘量为1~500 mg。

二、发病机制

碘过多引起甲状腺肿大的机制,目前所知甚少。一般认为主要由于碘阻断效应所致。无论是正常人或各种甲状腺疾病患者,给予大剂量的无机碘或有机碘时,可以阻止碘离子进入甲状腺组织,称为碘阻断现象。碘抑制了甲状腺内过氧化酶的活性,从而影响到甲状腺激素合成过程中原子碘的活化、酪氨酸的活化及其碘的有机化过程。甲状腺激素合成过程中,酪氨酸的碘化过程其酪氨酸与碘离子必须在过氧化酶的两个活性基上同时氧化才能结合,当碘离子过多时,过氧化酶的两个活性基,均被碘占据了。于是造成酪氨酸的氧化受阻,产生了碘阻断,不能形成一碘酪氨酸和二碘酪氨酸,进而使 T_3 及 T_4 合成减少。另外碘还有抑制甲状腺分泌(释放)甲状腺素的作用。其机制至今未完全阐明,有两种学说,一般认为过量的碘化物抑制谷胱甘肽还原酶,使甲状腺组织内谷胱甘肽减少,影响蛋白水解酶的生成,因而抑制了甲状腺素的释放。另有人认为是由于过量的碘化物抑制了甲状腺滤泡细胞内第二信使 cAMP 的作用所致,并提出这种作用的部位是在细胞膜上腺苷酸环化酶的激活。甲状腺素合成和释放的减少,反馈地使脑腺垂体分泌更多的 TSH,使甲状腺增生、肥大,形成高碘性甲状腺肿。

需要指出的是,碘阻断及碘对甲状腺分泌甲状腺素的抑制作用都是暂时的,而且机体可逐渐调节适应,这种现象称为"碘阻断的逸脱"。因此,我们见到许多甲状腺功能正常而患其他疾病的患者需要服用大量碘剂时,大多数并不产生甲状腺肿大,而且血中甲状腺素的水平也在正常范围。多数人认为在甲状腺本身有异常的患者,如慢性淋巴细胞性甲状腺炎(桥本甲状腺炎)、甲亢合并有长效甲状腺素(LATs)、甲状腺刺激抗体、抗微粒体抗体或甲状腺抑制抗体存在时,以及一些未知的原因,机体对碘阻断和对甲状腺分泌甲状腺素的抑制作用失去了适应能力,则可导致甲状腺功能减退症状的发生及引起"碘性甲状腺肿",即"高碘性甲状腺肿"。

三、病理表现

高碘性甲状腺肿,腺体表面光滑,切面呈胶冻状,琥珀色,有的略呈结节状。光镜下见甲状腺滤泡明显肿大,上皮细胞呈柱状或上皮增生 $2 \sim 4$ 层,有新生的筛孔状小滤泡。有的滤泡上皮断裂,滤泡融合、胶质多,呈深红色,上皮扁平。来惠明等用小鼠成功地复制了高碘性甲状腺肿的动物模型。电镜下可见极度扩大的泡腔中有中等电子密度的滤泡液,滤泡上皮细胞扁平,核变形,粗面内质网极度扩张,线粒体肿胀,溶酶体数量增多,细胞微绒毛变短且减少。

四、临床表现

高碘性甲状腺肿的临床表现特点为甲状腺肿大,绝大多数为弥漫性肿大,常呈 $I \sim II$ 度肿大。两侧大小不等,表面光滑,质地较坚韧,无血管杂音,无震颤,极少引起气管受压的表现,但新生儿高碘性甲状腺肿可压迫气管,重者可致窒息而死。高碘性甲状腺肿可继发甲亢,部分患者亦可出现甲状腺功能减退症状,但黏液性水肿极少见。

实验室检查:尿碘高,24 小时甲状腺摄碘率低,常在 10% 以下。过氯酸钾释放试验阳性($>10\%$)。血浆无机碘及甲状腺中碘含量均显著增高。血清中 T_3 稍高或正常,T_4 稍低或正常,T_3/T_4 比值增高。血清 TSH 测定大多数在正常范围,只有部分增高。

五、诊断

对有甲状腺肿大表现,有沿海地区或长期服用海产品或含碘高的深井水或含碘药物史,甲状腺摄碘率下降,过氯酸钾释放试验阳性,尿碘高即可诊断。

六、预防和治疗

对散发性高碘甲状腺肿,尽量避免应用碘剂或减少其用量并密切随访。对地方性高碘性甲状腺肿,先弄清楚是食物性还是水源性。对食物性者改进膳食,不吃含碘高的食物;对水源性者应离开高碘水源居住,或将高碘水用过滤吸附、电渗析法降碘后饮用。

治疗上一般多采用适量的甲状腺素制剂,以补充内生甲状腺素的不足,抑制过多的 TSH 分泌,缓解甲状腺增生。常用剂量:甲状腺素片,每次 40 mg,$2 \sim 3$ 次/天,口服。或左甲状腺素片(优甲乐)$50 \sim 150\ \mu g$,1 次/天,口服,可使甲状腺肿缩小或结节缩小,疗程 $3 \sim 6$ 个月。停药后如有复发可长期维持治疗。

对腺体过大产生压迫症状,影响工作和生活,或腺体上有结节疑有恶性变或伴有甲亢者,应采用手术治疗。术后为防止甲状腺肿复发及甲状腺功能减退可长期服用甲状腺素。对有心血管疾病的患者及老年人应慎重应用甲状腺制剂。

(郭 蓉)

第九节　甲状腺腺瘤

甲状腺结节是临床常见征象,发生率为 4%～7%,中年妇女占 11.3%,甲状腺腺瘤占其中的 70%～80%。因此,甲状腺腺瘤是常见的临床疾病。

一、病因

甲状腺腺瘤(简称甲瘤)是甲状腺组织的一种良性内分泌肿瘤,甲状腺局灶(小叶)区域增生,可以扩大并伴有进行性生长成为腺瘤。这种腺瘤,虽然开始依赖 TSH,但最终达到自主性生长。一个良性腺瘤伴有大小不同、组织学表现各异的滤泡细胞,分为滤泡状、乳头状囊性腺瘤及大滤泡状腺瘤。这些病变是腺瘤性甲状腺肿的多样性变化而不是各自特殊疾病。

二、诊断

甲瘤诊断的重要性在于如何从甲状腺结节中将甲瘤鉴别出来并排除甲癌。即使有经验的医师,采取常规检查、触诊、^{131}I 甲状腺扫描等,诊断不符合率可达 23.6%。单发、多发结节的判断,临床、手术、病理之间误差率也在 37.5%～50%。因此,提高甲瘤诊断符合率,正确判断单发、多发、囊性、实性,对治疗有重要意义。近 10 年来诊断技术的发展,已使甲瘤诊断,甲瘤、甲癌的鉴别诊断水平大有提高。B 超诊断甲状腺肿块囊性、实性结节正确率达 100%,单发、多发结节 99.4%,可显示 0.5 cm 以上病变,对鉴别甲瘤、甲癌有帮助,诊断甲瘤符合率达 94.0%。甲瘤为瘤体形态规则、边界清楚、有完整包膜,内部为均质低回声,不完全囊性图像,图像囊、实相间提示甲癌可能性 27.5%,完全囊性均为良性病变,部分囊性甲瘤 82.35%,甲癌 11.75%。B 超在定性诊断方面不及针吸活检,故不能作为最终诊断,可作为筛选性检查。针吸活检(FNA)未见有针道癌转移的报道,并发症也极少,临床应用日趋广泛。FNA 诊断甲瘤、甲癌准确率为 90%,冰冻切片为 95%,两者无显著差异。FNA 假阳性率为 0～3.3%,假阴性率为 1%～10%。造成假阴性原因有针头未穿刺到癌灶部位,以及单从细胞学角度不易鉴别甲瘤与甲癌。若固定专人抽吸、专人看片、若见到异型细胞及滤泡样瘤细胞要反复穿刺检查,可提高 FNA 的诊断符合率。FNA 作为一种补充诊断技术,还需结合临床与其他检查综合判断。冰冻切片与针吸活检鉴别甲瘤、甲癌的可信性均在 90% 左右。FNA 有假阴性和假阳性结果,而 FS 无假阳性结果,假阴性率为 5%。FS 可作为 FNA 的一种补充。甲状腺扫描可了解甲状腺肿块的功能和形态,而不能定性诊断。甲状腺淋巴造影为侵入性检查,准确率为 70%,且有并发症,已很少应用。甲癌的红外热象图表现为高温结节。流式细胞分析技术,分析 DNA 含量,倍体情况有助于鉴别,但技术要求太高不易推广。总之,在众多的甲瘤诊断技术中,FNA 为一种快速、安全、有效的诊断技术,优于其他检查。

三、治疗

甲瘤治疗涉及诊断的可靠性和病因等问题。过去认为 TSH 的慢性刺激是导致甲瘤增长的主要原因,甲状腺素可阻断其刺激达到治疗目的。但治疗效果并非理想,因为并不能改变甲瘤的自然病程,表明 TSH 刺激并不是导致甲瘤增长的主要原因。在激素治疗中甲瘤增大要警惕甲癌可能,甲瘤与甲状腺炎性疾病难以鉴别时,可试用激素治疗 1～3 个月。甲状腺单纯性囊肿可应用囊肿针吸注射治疗,利用刺激性药物造成囊内无菌性炎症,破坏泌液细胞,达到闭塞、硬化囊肿目的。常用硬化药物有四环素、碘酊、链霉素加地塞米松等。由于非手术治疗效果不确切,部分甲瘤可以恶变为甲癌,而手术切除效果确切,并发症少,所以多数学者推荐手术切除。腺瘤摘除可避免作过多的甲状腺体切除便于基层开展,由于隐匿性甲癌发生率日渐增多可达 15.7%,加上诊断技术的误差,若仅行腺瘤摘除,手术后病检为甲癌时则需再次手术,也要增加手术并发症。另外,腺瘤摘除手术后有一定复发率,尤其是多发腺瘤。因此,持腺瘤摘除观点者已逐渐减少。目前从基层医院转来需再次手术的患者看,在基层医院作腺瘤摘除的人不在少数。现在多数学者推荐做腺叶切除术,这样可避免因手术不彻底而行再次手术,腺瘤复发率极低。即使手术后发现为甲癌,大多数情况下腺叶切除已充分包括了整个原发癌瘤,可视为根治性治疗。部分学者推荐同时切除甲状腺峡部腺体,如因多中心性癌灶对侧腺叶需要再次手术时,可不要解剖气管前区。折中观点认为,甲瘤伴囊性变或囊腺瘤,发生甲癌的可能性低,浅表囊腺瘤可行腺瘤摘除,而对实性甲瘤则行腺叶切除。不论怎样还是行保留后包膜的腺叶切除为宜。单侧多发甲瘤行腺叶切除,双侧多发甲瘤行甲状腺次全切除,多发甲瘤也有漏诊甲癌可能,应予注意。自主功能性甲瘤宜行腺叶切除,因为有恶变成癌的可能。巨大甲瘤并不多见。瘤体上达下颌角,下极可延伸至胸骨后,两侧叶超过胸锁乳突肌后缘。手术中出血多,操作困难,可能损伤周围重要结构。因此,手术中应注意:采用气管内插管麻醉,切口要足够大,避免损伤颈部大血管;胸骨后甲状腺的切除可先将上部切除,再将手指向外侧伸入胸骨后将腺体托出,直视下处理下极血管,切除全部腺体,可不必切开胸骨;缝合腺体背面包膜时不宜过深,以避免损伤喉返神经;对已存在气管软化、狭窄者,应做预防性气管切开或悬吊。巨大腺瘤切除后常规行气管切开,对手术后呼吸道管理颇有好处。妊娠期甲瘤少见,除非必要手术应推迟到分娩以后。

(黄 桥)

第十节 甲状腺癌

甲状腺癌是最常见的内分泌系统恶性肿瘤,内分泌恶性肿瘤中占 89%,占内分泌恶性肿瘤病死率的 59%,占全身恶性肿瘤的 0.2%(男性)～1%(女性),约占甲状腺原发性上皮性肿瘤的 1/3。国内的普查报道,其发生率为 11.44/10 万,其中男性为 5.98/10 万,女性为 14.56/10 万。甲状腺癌的发病率一般随年龄的增大而增加,女子的发病率约较男子多 3 倍,地区差别亦较明显,一般在地方性甲状腺肿的流行区,甲状腺癌的发病率较高,而在地方性甲状腺肿的非流行区则甲状腺癌的发病率相对较低。近年来统计资料显示,男性发病率有逐渐上升的趋势,可能与外源性放射线有关。甲状腺癌的发病率虽不是很高,但由于其在临床上与结节性甲状腺肿、甲状腺腺瘤等常难以鉴别,在具体处理时常感到为难,同时,在诊断明确的甲状腺癌进行手术时,究竟应切除多少甲状腺组织,以及是否行颈淋巴结清扫及方式等方面尚存在诸多争议。

一、病因

与其他肿瘤一样,甲状腺癌的发生与发展过程至今尚未完全清楚。现代研究表明,肿瘤的发生与原癌基因序列的过度表达、突变或缺失有关。在甲状腺滤泡细胞中有多种原癌基因表达,对细胞生长及分化起重要作用。最近从人甲状腺乳头状癌细胞中分离出所谓 ptc 癌基因,被认为是核苷酸序列的突变,有研究发现,ptc 癌基因位于 Ⅱa 型多发性内分泌瘤(MEN-Ⅱa)基因染色体 11 的近侧长臂区,其机制尚不清,ptc 基因仅出现于少数甲状腺乳头状癌。H-ras、K-ras 及 N-ras 等癌基因的突变形式已被发现于多种甲状腺肿瘤。在髓样癌组织中发现高水平的 H-ras、c-myc 及 N-myc 等癌基因的表达,p53 多见于伴淋巴结或远处转移的甲状腺癌灶,但这些癌基因也可在其他癌肿或神经内分泌疾病中被检出。实际上甲状腺癌的发生和生长是复杂的生物过程,受不同的癌基因和多种生长因子的影响,同时还有其他多种致癌因素的作用。已知的可能致甲状腺癌的因素包括以下几种。

(一)缺碘

缺碘一直被认为与甲状腺的肿瘤发生有关,但这种观点在人类始终未被证实。一些流行病学调查资料提示,甲状腺癌不仅在地方性甲状腺肿地区较多发,即使沿海高碘地区,亦较常发。地方性甲状腺肿地区所发生的多为甲状腺滤泡或部分为间变癌,而高碘地区则多为乳头状癌;同时在地方性甲状腺肿流行区,食物中碘的增加降低了甲状腺滤泡癌的发病率,但乳头状癌的发病却呈上升趋势,其致癌因素有待研究。

(二)放射线的影响

放射线致癌的机制被认为是放射线诱导细胞突变,并促使其生长,在亚致死量下可杀灭部分细胞而致减少 TSH 分泌,反馈到脑垂体的促甲状腺细胞,增加 TSH 的产生,从而促进具有潜在恶性的细胞增殖、恶变。Winships 等(1961 年)收集的 562 例儿童甲状腺癌,其中 80% 过去曾有射线照射史,其后许多类似的报道相继出现。放射线作为致甲状腺癌的因素之一,已经广为接受。放射线致癌与放疗方式有关,放射线致癌皆产生于 X 线外照射之后;从放疗到发病的时间不一,有报道最短为 2 年,最长 14 年,平均 8.5 年。

(三)家族因素

在一些甲状腺癌患者中,可见到一个家庭中一个以上成员同患甲状腺乳头状癌者,Stoffer 等报道,甲状腺乳头状癌家族中 3.5%～6.2% 同患甲状腺癌;而甲状腺髓样癌,有 5%～10% 甚至 20% 有明显家族史,是常染色体显性遗传,多为双侧肿瘤。

(四)甲状腺癌与其他甲状腺疾病的关系

这方面尚难肯定。近年关于其他甲状腺病合并甲状腺癌的报道很多,据统计甲状腺腺瘤有 4%～17% 可以并发甲状腺癌;一些甲状腺增生性病变,如腺瘤样甲状腺肿和功能亢进性甲状腺肿,分别有约 5% 及 2% 合并甲状腺癌。另有报道,桥本甲状腺炎的甲状腺间质弥漫性局灶性淋巴细胞浸润超过 50% 的患者易伴发甲状腺乳头状癌。但甲状腺癌与甲状腺疾病是否有因果关系尚需进一步研究。

二、病理和临床表现

甲状腺癌按细胞来源可分为滤泡源性甲状腺癌和 C 细胞源性甲状腺癌两类。前者来自滤泡上皮细胞,包括乳头状癌、滤泡状癌和未分化癌等类型;后者来自滤泡旁(C)细胞,称甲状腺髓样癌。

乳头状癌和滤泡状癌又可归于"分化性癌",与未分化癌相区别。不同类型的甲状腺癌,其生物学行为包括恶性程度、发展速度、转移规律和最终预后等有较大差别,且病理变化和临床联系密切。

(一)乳头状癌

1.病理

乳头状癌为甲状腺癌中最常见类型,一般占总数的75%。此外,作为隐性癌,在尸检中屡被发现,一般占尸检的6%~13%,表明一定数量的病变,可较长时期保持隐性状态,而不发展为临床癌。乳头状癌根据癌瘤大小、浸润程度,分隐匿型、腺内型和腺外型三大类型。

小的隐匿型(直径≤1 cm),病变局限,质坚硬,呈显著浸润常伴有纤维化,状似"星状瘢痕",故又称为隐匿硬化型癌,常在其他良性甲状腺疾病手术时偶尔发现。

大的直径可超过10 cm,质硬或囊性感,肿瘤呈实质性时,切面粗糙、颗粒状,灰白色,几乎无包膜,约半数以上可见钙化的砂粒体。镜下癌组织由乳头状结构组成,乳头一般皆细长,常见三级以上分支,有时亦可粗大,间质水肿。乳头的中心为纤维血管束,覆盖紧密排列的单层或复层立方或低柱状上皮细胞。细胞大小不均匀,核间变一般不甚明显。

乳头状癌最重要的亚型是乳头状微小癌、滤泡状癌及弥漫性硬化型癌。新近的WHO分型,将乳头状微小癌代替隐匿型癌。该型指肿瘤直径<1 cm。其预后好,很少发生远处转移。

对甲状腺乳头状癌的病理组织学诊断标准,近年已基本取得一致意见,即乳头状癌病理组织中,虽常伴有滤泡癌成分,有时甚至占较大比重,但只要查见浸润性生长且有磨砂玻璃样核的乳头状癌结构,不论其所占成分多少,均应诊断为乳头状癌。

2.临床表现

甲状腺乳头状癌,好发于20~40岁,儿童及青年人常见,女性发病率明显高于男性。70%儿童甲状腺癌及50%以上成人甲状腺癌均属此型。肿瘤多为单发,亦有多发,不少病例与良性肿瘤难以区别,无症状,病程长,发展慢。肿瘤质硬,不规则,表面不光滑,边界欠清,活动度较差。呈腺内播散而成多发灶者可达20%~80%。淋巴转移为其特点,颈淋巴结转移率为50%~70%,而且往往较长时间局限于区域淋巴结系统。病程后期可发生血行转移。肺和其他远处转移少于5%。有时颈淋巴结转移可作为首发症状。由于生长缓慢,早期常可无症状,若癌组织侵犯周围组织,则出现声音嘶哑、呼吸困难、吞咽不适等症状。

(二)滤泡状癌

1.病理

滤泡状癌占全部甲状腺癌的11.6%~15%,占高分化癌中第二位。大体形态上,当局部侵犯不明显时,多不易与甲状腺腺瘤区别。瘤体大小不一,圆形或椭圆形,分叶或结节状,切面呈肉样,褐红色,常被结缔组织分隔成大小不一的小叶。中心区常呈纤维化或钙化。较大的肿瘤常合并出血、坏死或静脉内癌栓。

镜下本型以滤泡状结构为其主要组织学特征,瘤细胞仅轻或中度间变,无乳头状形成,无淀粉样物。癌细胞形成滤泡状或腺管状,有时呈片状。最近,世界卫生组织病理分类将胞浆内充满嗜酸性红染颗粒的嗜酸性粒细胞癌亦归入滤泡癌中。

滤泡状癌多见于中老年女性,病程长,生长慢,颈部淋巴转移较少。而较早出现血行转移,预后较乳头状癌差。

2.临床表现

此癌40~60岁多见。与乳头癌相比,男性患病相对较多,男与女之比为1:2,患病年龄以年龄较大者相对为多。一般病程较长,生长缓慢,少数近期生长较快,常缺乏明显的局部恶性表现,肿块直径一般为数厘米或更大,多为单发,少数可为多发或双侧,实性,硬韧,边界不清,较少发生淋巴结转移,血行转移相对较多,主要转移至肺,其次为骨。

(三)甲状腺髓样癌

在胚胎学上甲状腺滤泡旁细胞与甲状腺不是同源的。甲状腺髓样癌起源于甲状腺滤泡旁细胞,故又称滤泡旁细胞癌或 C 细胞癌,可分泌降钙素,产生淀粉样物质,也可分泌其他具有生物活性物质,如前列腺素、5-HT、促肾上腺皮质激素、组胺酶等。

甲状腺髓样癌分为散发型(80%～90%)、家族型(8%～14%)及多发性内分泌瘤(少于10%)三种。甲状腺髓样癌可以通过常染色体显性遗传发展为不同的类型。甲状腺髓样癌是甲状腺癌的一个重要类型,较少见,恶性度中等,存活率小于乳头状瘤,而远大于未分化癌。早期诊断、治疗可改善预后,甚至可以治愈。甲状腺髓样癌的发病率占甲状腺癌的 3%～10%,女性较多,中位年龄在 38 岁左右,其中散发型年龄在 50 岁;家族型年龄较轻,一般不超过 20 岁。

其发病机制、病理表现及临床表现均不同于一般甲状腺癌,独成一型。

1.病理

瘤体一般呈圆形或卵圆形,边界清楚,质硬或呈不规则形,伴周围甲状腺实质浸润,切面灰白色、浅色、淡红色,可伴有出血、坏死、纤维化及钙化。肿瘤直径平均 3～4 cm,小至数毫米,大至10 cm。镜下癌细胞多排列成实体性肿瘤,偶见滤泡,不含胶样物质。癌细胞呈圆形或多边形,体积稍大,大小较一致,间质有多少不等的淀粉样物质,番红花及刚果红染色皆阳性。淀粉样物质为肿瘤细胞产生的降钙素沉积,间质还可有钙沉积,似砂粒体,还有少量浆细胞和淋巴细胞,常见侵犯包膜和气管。在家族性甲状腺髓样癌中,总是呈现双侧肿瘤且呈多中心,大小变化很大,肿瘤具有分布在甲状腺中上部的特点。在散发性甲状腺髓样癌中一般局限于一叶,双侧多中心分布者低于 5%。

2.临床表现

所有的散发型甲状腺髓样癌及多数家族型甲状腺髓样癌都有临床症状和体征。通常甲状腺髓样癌表现为颈部肿块,70%～80%的散发型患者,因触及无痛性甲状腺结节而发现,近 10%可侵及周围组织出现声嘶、呼吸困难和吞咽困难。临床上男女发病率大致相仿。家族型为一种常染色体显性遗传性疾病,属多发性内分泌肿瘤 II 型(MEN-II),它又分为 IIa 型和 IIb 型,占10%～15%,发病多在 30 岁左右,往往累及两侧甲状腺。临床上大多数为散发型,发病在 40 岁以后,常累及一侧甲状腺。MTC 恶性程度介于分化型癌与未分化型癌之间,早期就发生淋巴结转移。临床上,MTC 常以甲状腺肿块和淋巴结肿大就诊,由于 MTC 产生的 5-HT 和前列腺素的影响,约 1/3 患者可发生腹泻和面部潮红的类癌综合征。本病可合并肾上腺嗜铬细胞瘤,多发性唇黏膜神经瘤和甲状腺瘤等疾病。有 B 型多发性内分泌瘤(MEN-II)和髓样癌家族史患者,不管触及甲状腺结节与否,应及时检测基础的五肽胃泌素激发反应时血清降钙素水平,以早期发现本病,明显升高时常强烈提示本病存在。此外,甲状腺结节患者伴 CEA 水平明显升高,也应考虑此病存在可能,甲状腺结节细针穿刺活检或淋巴结活检常可作出明确诊断。

(四)甲状腺未分化癌

未分化癌为甲状腺癌中恶性程度最高的一种,较少见,占全部甲状腺癌的 5%～14%,主要是指大细胞癌、小细胞癌和其他类型癌(鳞状细胞癌、巨细胞癌、腺样囊性癌、黏液腺癌及分化不良的乳头状癌、滤泡状癌等)。未分化癌以老年患者居多,中位年龄为 60 岁,女性中常见的是小细胞弥漫型,男性常是大细胞型。

1.病理

未分化癌生长迅速,往往早期侵犯周围组织。肉眼观癌肿无包膜,切面呈肉色、苍白,并有出血、坏死。镜下组织学检查未分化癌可分为大细胞型及小细胞型两种。前者主要由巨细胞组成,但有梭形细胞,巨细胞体积大,奇形怪状,核大、核分裂多;后者由圆形或椭圆形小细胞组成,体积小、胞浆少、核深染、核分裂多见。有资料提示表明,有的未分化癌中尚可见残留的形似乳头状或滤泡状的结构,提示这些分化型的甲状腺癌可能转变为未分化癌,小细胞型分化癌与恶性淋巴瘤在组织学上易发生混淆,可通过免疫过氧化酶染色作出鉴别。

2.临床表现

该病发病前常有甲状腺肿或甲状腺结节多年,在巨细胞癌此种表现尤为明显。肿块可于短期内急骤增大,发展迅速,形成双侧弥漫性甲状腺巨大肿块,质硬、固定、边界不清,往往伴有疼痛、呼吸或吞咽困难,早期即可出现淋巴结转移及血行播散。细针吸取细胞学检查可作出诊断,但需不同位置穿刺,因癌灶坏死、出血及水肿会造成假阴性。

三、诊断

声嘶、吞咽困难、哮喘、呼吸困难和疼痛是常见的症状。甲状腺癌的诊断是一个困难而复杂的问题,临床上甲状腺癌多以甲状腺结节为主要表现,而甲状腺多种良性疾病亦表现为甲状腺结节,两者之间无绝对的分界线。对一个甲状腺结节患者,在诊断的同时始终存在着鉴别诊断的问题,首先要确定它是非癌性的甲状腺结节、慢性甲状腺炎或良性腺瘤,还是甲状腺癌;其次由于不同的甲状腺癌、同种甲状腺癌的不同分期其治疗方法及预后差异很大,诊断时还要决定它是哪种甲状腺癌及它的病期(包括局部生长情况、淋巴结转移范围和有无远处转移)。由于目前所具备的辅助检查绝大多为影像学范围,对甲状腺癌的诊断并无绝对的诊断价值,而细胞组织学检查虽有较高的诊断符合率,但患者要遭受一定的痛苦,且因病理取材、检验师的实践经验等影响,存在一定的假阴性。故而,常规的询问病史、体格检查更显出其重要性。通过详细地询问病史、仔细体检获得一个初步的诊断,再结合必要的辅助检查以取得进一步的佐证是诊断甲状腺癌的正确思路。

(一)诊断要点

1.临床表现

患者有甲状腺结节性肿大病史,如有下述几点临床表现者,应考虑甲状腺癌的可能:①肿块突然迅速增大变硬。②颈部因其他疾病而行放射治疗者,尤其是青少年。③甲状腺结节质地硬、不平、固定、边界不清、活动差。④有颈部淋巴结肿大或其他组织转移。⑤有声音嘶哑、呼吸困难、吞咽障碍。⑥长期水样腹泻、面色潮红、伴其他内分泌肿瘤。

2.辅助检查

进一步明确结节的性质可行下列检查。

(1)B超检查:应列为首选。B超探测来区别结节的囊性或实性。实性结节形态不规则、钙化、结节内血流信号丰富等则恶性可能更大。

(2)核素扫描:对实性结节,应常规行核素扫描检查,如果为冷结节,则有 $10\% \sim 20\%$ 可能为癌肿。

(3)X线检查(包括 CT、MRI):主要用于甲状腺癌转移的发现、定位和诊断。在甲状腺内发现砂粒样钙化灶,则提示有恶性的可能。

(4)针吸细胞学检查:诊断正确率可高达 $60\%\sim85\%$ 以上,但最终确诊应由病理切片检查来决定。

(5)血清甲状腺球蛋白测定:采用放射免疫法测定血清中甲状腺球蛋白(Tg),在分化型腺癌其水平明显增高。

实际上,部分甲状腺结节虽经种种方法检查,仍无法确定其良恶性,需定期随访、反复检查,必要时可行手术探查,术中行快速冰冻病理学检查。

(二)甲状腺癌的临床分期

甲状腺癌的临床分期以往较杂,现统一采用国际抗癌学会关于甲状腺癌的 TNM 临床分类法,标准如下。

1.T——原发癌肿

T_0:甲状腺内无肿块触及。

T_1:甲状腺内有单个结节,腺体本身不变形,结节活动不受限制,同位素扫描甲腺内有缺损。

T_2:甲状腺内有多个结节,腺体本身变形,腺体活动不受限制。

T_3:甲状腺内肿块穿透甲状腺包膜,固定或侵及周围组织。

2.N——区域淋巴结

N_0:区域淋巴结未触及。

N_1:同侧颈淋巴结肿大,能活动。

N_{1a}:临床上认为肿大淋巴结不是转移。

N_{1b}:临床上认为肿大淋巴结是转移。

N_2:双侧或对侧淋巴结肿大,能活动。

N_{2a}:临床上认为肿大淋巴结不是转移。

N_{2b}:临床上认为肿大淋巴结是转移。

N_3:淋巴结肿大已固定不动。

3.M——远处转移

M_0:远处无转移。

M_1:远处有转移。

根据原发癌肿、淋巴结转移和远处转移情况,临床上常把甲状腺癌分为四期。

Ⅰ期:$T_{0\sim2}N_0M_0$(甲状腺内仅一个孤立结节)。

Ⅱ期:$T_{0\sim2}N_{0\sim2}M_0$(甲状腺内有肿块,颈淋巴结已肿大)。

Ⅲ期:$T_3N_3M_0$(甲状腺和颈淋巴结已经固定)。

Ⅳ期:$T_xN_xM_1$(甲状腺癌合并远处转移)。

四、治疗

甲状腺癌除未分化癌外,主要的治疗手段是外科手术。其他,如放射治疗、化学治疗、内分泌治疗和中医中药治疗等,仅是辅助性治疗措施。

(一)手术治疗

1.乳头状腺癌

手术切除是最佳方案。手术是分化型甲状腺癌的基本治疗方法,术后辅助应用核素,甲状腺素及外照射等综合治疗。手术能根治性切除原发灶和转移灶,达到治愈目的。甲状腺乳头状腺癌为临床上最常见的高分化型腺癌,具有恶性程度低、颈淋巴结转移率高等特点,在根治性切除的原则下,应兼顾功能与美观。手术治疗包括 3 个方面。

(1)原发灶切除范围:目前尚存在争论,主要是行甲状腺全切除或腺叶加峡部切除。

主张全切除的主要理由:①对侧多中心或微小转移灶可达 20%～80%,全切除可消除潜在复发。②有利于术后放射性碘检测复发或转移灶并及时治疗。③全切除可避免1%高分化癌转变为未分化癌。④全切除可增加甲状腺球蛋白检测复发或转移灶的敏感性。

持反对观点者认为,全切除会增加手术后并发症,喉返神经损伤及甲状腺功能减退发生率可高达 23%～29%,其次对侧微小转移灶,可长期处于隐匿状态,未必发展成临床肿瘤,一旦复发再切除也不影响预后。

目前多数学者认为,病灶限于腺叶内,对侧甲状腺检查无异常,行患侧腺叶、峡部加对侧次全切除,疗效与全切除术差不多,而术后并发症明显减少,是比较合理的术式。这种术式优点是可以避免因全甲状腺切除后所引起的永久性甲状腺功能减退的后遗症,又可减少或避免喉返神经及甲状旁腺损伤机会。如术中探查患侧腺叶已累及对侧或双侧腺叶均存在病灶,则改行甲状腺全切除术。Sarde 等报道,采用甲状腺近全切除术,喉返神经及甲状旁腺损伤发生率明显降低至4%和3.2%,或许是取代全切除术的一种较好的术式。

(2)颈淋巴结切除:乳头状腺癌颈淋巴结转移率可达 50%～70%。淋巴结转移是否影响预后曾有不同看法。甲状腺癌协作组大宗病例表明,淋巴结转移影响预后。颈淋巴结阳性的患者行颈淋巴结清扫术已达成共识。以往很多人主张包括原发灶在内的经典式颈淋巴结清扫术,曾作为根治性手术的一个重要组成部分,通过实践目前已被改良或功能性颈清扫术所取代。因这种手术同样能达到治疗目的,且能兼顾功能与美容,特别为年轻女子所乐于接受。但胸锁乳突肌、副神经和颈内静脉三者究竟能保留多少,则需视肿瘤大小、局部浸润和淋巴结转移等情况而定。颈淋巴结的清扫范围主要包括气管旁(气管食管沟及胸骨柄上区)及颈内静脉区淋巴结链。对乳头状腺癌无淋巴结转移的患者,预防性颈淋巴结清扫并不能改善预后,国内外多数学者均不主张采用。

近年来大宗回顾性研究资料提示,预防性颈淋巴结清扫组和对照组的预后无明显差异,甲状腺乳头状癌的淋巴结转移趋向局限在淋巴结内,即使以后发现淋巴结肿大时再手术,也不影响预后。

(3)对局部严重累及的乳头状癌的处理:有些乳头状癌局部浸润广泛,可累及气管、食管、喉返神经、双侧颈内静脉等。如患者全身情况允许,应争取行扩大手术。如双侧喉返神经受侵,可将入喉端找出与迷走神经中的喉返束直接吻合,效果良好。如气管侵累,要根据侵累范围,行全喉或部分气管切除修补。一侧颈内静脉受累,可予以切除;若双侧受累、确实无法保留,则一侧颈内静脉切除后行静脉移植,也可采用保留双侧颈外静脉代替颈内静脉回流。如果 CT 或 MRI 证实上纵隔有肿大淋巴结,也可将胸骨劈开至第二肋间平面,显露上纵隔再沿颈内静脉向下解剖,把部分胸腺和纵隔淋巴结一并切除,有时癌肿和气管固定,或累及食管肌层,只要未破坏气管壁和侵入食管腔内,可将癌肿从气管前筋膜下钝性剥离,并将食管肌层切除,仍可取得满意效果。

2.滤泡性腺癌

原发癌的治疗原则基本上同乳头状癌,颈淋巴结的处理与乳头状癌不同,因本型甚少发生淋巴结转移,所以除临床上已出现颈淋巴结转移时需行颈淋巴结清除术外,一般不做选择性颈清术。

3.髓样癌

MTC 对放疗和化疗均不敏感,主要用外科治疗。彻底手术是一种行之有效的办法,不少患者可因此治愈。采取甲状腺全切除,加淋巴结清扫术,但散发性甲状腺髓样癌也可根据探查情况行患侧腺叶加峡部切除。由于髓样癌隐匿性淋巴结转移癌发生率较高,即使无淋巴结转移也应做根治性颈淋巴结清扫;至于采取传统性或功能性颈清扫术,需视病灶及淋巴结浸润和转移程度而定。术中同时探查甲状旁腺,肿大时应予切除。术前发现合并嗜铬细胞瘤者,应先行肾上腺切除,否则术中会继发高血压,影响手术顺利进行,术后应定期复查血清降钙素、癌胚抗原,并做胸部 X 线片、CT、MRI 等检查以早期发现颈部、前纵隔淋巴结和其他脏器的复发或转移。

4.未分化癌

由于恶性程度高,就诊时多属晚期,已无手术指证,近年也采用手术、化疗、放疗等联合治疗本病。目前在延长存活率上尚无明显改善。但对局部控制癌肿还是有效的,可以降低死于局部压迫或窒息的危险。

(二)外放射治疗

不同病理类型的甲状腺癌放射治疗的敏感度不同,其中尤以未分化癌最为敏感,而其他类型癌较差。未分化癌由于早期既有广泛浸润或转移,手术治疗很难达到良好的疗效,因而放射治疗为其主要的治疗方法。即使少数未分化癌患者做手术治疗,也仅可达到使肿瘤减量的目的,手术后仍可继续放射治疗,否则复发率较高。部分有气管阻塞的患者,只要条件允许,仍可行放射治疗。分化型腺癌首选手术根治而无须放疗。对无法完全切除的髓样癌,术后可行放疗,虽然本病放疗不甚敏感,但放射治疗后,肿瘤仍可缓慢退缩,使病情得到缓解,有的甚至完全消除。甲状腺癌发生骨转移并不多见,局部疼痛剧烈,尤其在夜间。放射治疗可迅速缓解其症状,提高患者生活质量。

(三)放射性碘治疗

手术后应用放射性碘治疗可降低复发率,但不延长生命。应用放射性碘治疗甲状腺癌,其疗效完全视癌细胞摄取放射性碘的多少而定;而癌细胞摄取放射性碘的多少,多与其分化程度成正比。未分化癌已失去甲状腺细胞的构造和性质,摄取放射性碘量极少,因此疗效不良;对髓样癌,放射性碘也无效;分化程度高的乳头状腺癌和滤泡状腺癌,摄取放射性碘量较高,疗效较好;特别适用于手术后 45 岁以上的高危患者、多发性乳头状腺癌癌灶、包膜有明显侵犯的滤泡状腺癌及已有远处转移者。

如果已有远处转移,对局部可以全部切除的腺体,不但应将患者的腺体全部切除,颈淋巴结亦应加以清除,同时还应切除健叶的全部腺体。这样才可用放射性碘来治疗远处转移。腺癌的远处转移,只能在切除全部甲状腺后才能摄取放射性碘。但如果远处转移摄取放射性碘极微,则在切除全部甲状腺后,由于垂体前叶促甲状腺激素的分泌增多,反而促使远处转移的迅速发展。对这种试用放射性碘无效的病例,应早期给予足够量的甲状腺素片,远处转移可因此缩小,至少不再继续迅速发展。

(四)内分泌治疗

分化型甲状腺癌做次全、全切除者应该口服甲状腺素,以防甲状腺功能减退及抑制 TSH。乳头状和滤泡状癌均有 TSH 受体,TSH 通过其受体能影响分泌型甲状腺癌的功能及生长,一般剂量掌握在保持 TSH 低水平,但以不引起甲亢为宜。一般用甲状腺片每天 80～120 mg,也可选用左甲状腺素片每天100 μg,并定期检测血浆 T_3、T_4、TSH,以此调整用药剂量。甲状腺癌对激素的依赖现象早已被人们认识。某些分化性的甲状腺癌可受 TSH 的刺激而生长,故 TSH 可促使残留甲状腺增生、恶变,抑制 TSH 的产生,可减少甲状腺癌的复发率。任何甲状腺癌均应长期用抑制剂量的甲状腺素作维持治疗。对分化好的甲状腺癌尤为适用,其可达到预防复发的效果。即使是晚期分化型甲状腺癌,应用甲状腺素治疗,也可使病情有所缓解,甚至在治疗后病变消退。

(五)化学治疗

近年来化学治疗的疗效有显著提高。但至今尚缺少治疗甲状腺癌的有效药物,故而化疗的效果尚不够理想。目前临床上主要用化疗治疗复发者和病情迅速进展的病例。对分化差或未分化的甲状腺癌,尚可选作术后的辅助治疗。曾用于甲状腺癌的单药有多柔比星(阿霉素)、放线菌素 D(更生霉素)、甲氨蝶呤等。单药治疗的效果较差,故现常采用联合化疗,以求提高疗效。

五、预后

甲状腺癌的生物学行为存在巨大差异,发展迅速的低分化癌,侵袭性强,可短期致人死亡,而发展缓慢的高分化癌患者往往可长期带瘤生存。高分化型甲状腺癌,特别是乳头状癌术后预后良好,弥漫性硬化型乳头状癌预后较差,有时呈侵袭性。因此不能认为甲状腺乳头状癌的临床过程总是缓和的,各种亚型的组织学特点不同,其生物学特性有显著差异。对甲状腺癌预后的判断,常采用年龄、组织学分级、侵犯程度(即肿瘤分期)和大小分类方法及其他预测肿瘤生物学行为的指标。①癌瘤对放射性碘摄取能力:乳头状、滤泡状或乳头滤泡混合型癌能摄取碘者比不能摄取的预后要好。②腺苷酸环化酶对 TSH 有强反应的癌其预后似较低反应者好。③癌瘤DNA 呈双倍体比异倍体预后要好。④癌瘤细胞膜表皮生长因子(EGF)受体结合 EGF 的量越高,预后越差。

(黄　桥)

第六章

甲状旁腺疾病

第一节　原发性甲状旁腺功能亢进症

一、甲状旁腺功能亢进症分类

甲状旁腺功能亢进症(简称甲旁亢)可分为原发性、继发性、三发性和假性四类。

(一)原发性甲旁亢

原发性甲旁亢是由于甲状旁腺本身病变引起的甲状旁腺激素(PTH)合成、分泌过多。

(二)继发性甲旁亢

继发性甲旁亢是由于各种原因所致的低钙血症,刺激甲状旁腺,使之增生肥大,分泌过多的PTH所致,见于肾功能不全、骨质软化症和小肠吸收不良或维生素D缺乏与羟化障碍等疾病。

(三)三发性甲旁亢

三发性甲旁亢是在继发性甲旁亢的基础上,由于腺体受到持久和强烈的刺激,部分增生组织转变为腺瘤伴功能亢进,自主地分泌过多的PTH,常见于肾脏移植后。

(四)假性甲旁亢

假性甲旁亢是由于某些器官,如肺、肝、肾和卵巢等的恶性肿瘤,分泌PTH多肽物质,致血清钙增高。

二、病因及病理

原发性甲状旁腺功能亢进症(简称原发性甲旁亢)是由于甲状旁腺本身病变引起的甲状旁腺素合成、分泌过多,从而引起钙、磷和骨代谢紊乱的一种全身性疾病,表现为骨吸收增加的骨骼病变、泌尿系统结石、高钙血症和低磷血症等。其病理表现如下所述。

(一)甲状旁腺腺瘤

甲状旁腺腺瘤大多单个腺体受累,少数有2个或2个以上腺瘤。2个腺体异常,2个腺体正常的情况不到3%,多发性腺瘤为1%～5%。病变腺体中会存在部分正常组织或第二枚腺体正常者,可诊断为腺瘤。腺瘤大小相差悬殊。偶尔病变腺体很大,但血清钙及PTH不高,这种腺体通常有囊性变。腺瘤常呈椭圆形、球形或卵圆形。色泽特点似鲜牛肉色,切除时呈棕黄色。

(二)甲状旁腺增生

原发性增生占 7%~15%。所有腺体都受累(不论数目多少),但可以某腺体增大为主。原发性增生有两种类型,即透明主细胞和主细胞增生。肉眼所见腺体呈暗棕色,形状常不规则,有伪足。镜下所见腺体主要由大量透明细胞组成,偶尔含主细胞。主细胞或水样透明细胞增生亦伴有间质脂肪、细胞内脂质增多,常保存小叶结构,手术至少要活检一个以上的腺体,若第二枚腺体也有病变,则能确立原发性增生的诊断;相反如第二枚腺体正常,则增大的腺体为腺瘤。本病并非四枚腺体都同样大小,某些腺体可明显增大,某些腺体可仅稍大于正常。仅根据大小来确定甲状旁腺是否正常并不可靠。

(三)甲状旁腺腺癌

甲状旁腺腺癌少见。细胞排列成小梁状并为厚的纤维索所分割,细胞核大,深染,有核分裂相,镜下可见有丝分裂及无细胞小梁,伴有大的多形性主细胞。甲状旁腺癌呈典型的灰白色,坚硬,可有包膜和血管的浸润或局部淋巴结和远处转移(以肺部最常见,其次为肝和骨骼)。手术时可见结节周围有明显的局部反应,喉返神经、食管及气管常遭侵犯。若怀疑癌肿者不得切开活检。偶见甲状旁腺癌有较强的侵袭性,在首次手术时已发现有远处转移。在癌肿中有丝分裂象的增多和腺体基质纤维化的增加可能比肿瘤的浸润表现得更为明显。

(四)骨骼病理

早期仅有骨量减少,以后骨吸收日渐加重,可出现畸形、骨囊性变和多发性病理性骨折,易累及颅骨、四肢长骨和锁骨等部位。镜下见骨内膜和骨外膜的骨吸收部位增多,破骨细胞数量增加,骨皮质哈佛管腔变大且不规则,骨皮质明显变薄。骨形成部位也增多,矿化骨体积减小,但矿化沉积速率仅轻度下降。病程长和/或病情重者,在破坏的旧骨与膨大的新骨处形成囊肿状改变,囊腔中充满纤维细胞、钙化不良的新骨及大量毛细血管,巨大多核的破骨细胞衬于囊壁,形成纤维性囊性骨炎,较大的囊肿常有陈旧性出血而呈棕黄(棕色瘤)色。

三、临床表现

悲叹、呻吟、结石和骨病(moans,groans,stones and bones,4S)是本病的典型症状。以往的甲旁亢(PT)主要是骨骼和泌尿系统病变,患者可有多种症状和体征,包括复发性肾石病、消化性溃疡、精神改变及广泛的骨吸收。目前,大多数患者在发现时没有症状或诉说的症状相当含糊。精神神经的症状较前多见(尤其在老年病例)。约 50%无症状 PT 患者只表现为血清钙、磷生化改变和血 PTH 升高。具有显著高钙血症的患者可表现出前述高钙血症的症状和体征。

临床症状可分为高血清钙、骨骼病变和泌尿系统等三组,可单独出现或合并存在。一般,进展缓慢,常数月或数年才引起患者的注意,甚至不能叙述明确的发病时间。在极少数情况下,该病可以突然发病,患者可有严重的并发症,如明显的脱水和昏迷(高钙血症性甲状旁腺危象)。

(一)高钙血症

正常情况下,与正常的血清钙水平对应的是正常的 PTH 水平。并且,低血清钙常伴有PTH升高,而高血清钙常伴 PTH 降低。PT 时 PTH 升高,但血清钙亦高。血清钙增高所引起的症状可影响多个系统。中枢神经系统方面有淡漠、消沉、性格改变、反应迟钝、记忆力减退、烦躁、过敏、多疑多虑、失眠、情绪不稳定和老加速等。偶见明显的精神症状,如幻觉、狂躁,甚至昏迷。某些患者在甲状旁腺切除后,神经精神表现可逆转。近端肌无力、易疲劳和肌萎缩亦可完全消失，一般无感觉异常。消化系统表现一般不明显，可有腹部适及胃和胰腺功能紊乱。高血清钙致神经肌肉激惹性降低，胃肠道平滑肌张力降低，蠕动缓慢，引起食欲缺、腹胀和便秘，可有恶心、呕吐、反酸和上腹痛。高血清钙可刺激促胃液素分泌，胃酸增多，10%～24%患者有消化性溃疡，随着手术治疗后高血清钙症被纠正，高胃酸、高促胃液素血症和消化性溃疡亦缓解。钙离易沉着于有碱性胰液的胰管和胰腺内，激活胰蛋白酶原形成胰蛋白酶，5%～10%患者有急性或慢性胰腺炎作。临床上慢性胰腺炎为甲旁亢的一个重要诊断线索，一般胰腺炎时血清钙降低，如患者血清钙正常或增高应追查是否存在甲旁亢。高血清钙还可引起心血管症状，如心悸、气短、心律失常、心力衰竭及眼部病变(如结合膜钙化颗粒、角膜钙化及带状角膜炎)等。

(二)骨骼系统表现

1.骨骼广泛脱钙

骨骼受累的主要表现为广泛的骨关节疼痛，伴明显压痛。绝大多数患者有脱钙，骨密度低。开始症状是腰腿痛，逐渐发展到全身骨及关节，活动受限，严重时不能起床，不能触碰，甚至在床上翻身也引起难以忍耐的全身性疼痛。轻微外力冲撞可引起多发性病理性骨折，牙齿松动脱落，重者有骨畸形，如胸廓塌陷变窄、椎体变形、骨盆畸形、四肢弯曲和身材变矮。有囊样改变的骨骼常呈局限性膨隆并有压痛，好发于颌骨、肋骨、锁骨外 1/3 端及长骨。易误诊为有巨细胞瘤，该处常易发生骨折。病程长、肿瘤体积大及发病后仍生长发育的儿童或妊娠哺乳者骨病变更为严重。骨髓被纤维结缔组织填充而出现继发性贫血和白细胞计数减少等。80%以骨骼病变表现为主或与泌尿系统结石同时存在，但亦可以骨量减少和骨质疏松为主要表现，而纤维性囊性骨炎罕见。

2.骨质软化

骨质软化呈广泛性骨密度减低，程度不等，重者如软组织密度，骨皮质变薄、骨髓腔增大。骨小梁模糊不清，同时可合并长骨弯曲变形、三叶骨盆，双凹脊椎，胸部肋骨变形，致胸廓畸形，可有假骨折线形成。

3.骨膜下骨质吸收

骨膜下骨质吸收常发生于双手短管状骨，表现为骨皮质外缘呈花边状或毛刺状，失去骨皮质缘的光滑锐利外观，严重者呈局限性骨缺损。骨皮质内缘亦可有类似改变，为骨内膜下骨质吸收的表现。骨膜下骨质吸收是甲旁亢的可靠征象，但要注意以下两点：①轻型或早期患者可无此表现；②继发性甲旁亢(特别是肾性骨营养不良症)可有此种表现，诊断时应加以排除。

骨质吸收亦可见于关节软骨下、锁骨近端或远端的软骨下骨、后肋上、下缘骨膜下及指(趾)末节丛状部等处。掌指骨骨膜下骨质吸收以摄放大像(小焦点 0.3 mm)或普通照片用放大镜观察显示更清楚。

4.骨囊性病变

骨囊性病变包括破骨细胞瘤(或棕色瘤)和皮质囊肿。前者为较大的骨质密度减低区，圆形或不规则形，与正常骨分界清楚，可发生于骨盆骨，长骨、下颌骨和肋骨等处，直径为 2～8 cm，常为多发。手术切除甲状旁腺腺瘤后，此种病变可以消退，仅在原囊壁处残留条状高密度影。皮质囊肿为骨皮质膨起的多发小囊性改变。棕色瘤为甲旁亢的特异表现，具有较高的诊断价值，但常被误诊为骨巨细胞瘤、骨囊肿或骨纤维异常增生症。棕色瘤发生在骨软化的背景上，常呈分叶状，发生在长骨骨干呈多发性，有时棕色瘤巨大，伴骨折。当甲旁亢的病因去除后，棕色瘤可消失。这些特点可与骨肿瘤或骨的肿瘤样病变相区别。

5.颅骨颗粒状改变

在骨密度减低的情况下,颅骨出现大小不等、界限不清的颗粒状高密度影,使颅骨呈现密度不均的斑点状,并夹杂小圆形低密度区,以额骨明显。颅骨外板模糊不清。

6.病理性骨折

骨折往往发生在骨棕色瘤部位,有时表现为明显弯曲变形,有如小儿的青枝骨折,常见为四肢长骨、肋骨、脊椎骨、锁骨和骨盆骨,常为反复多发骨折,骨折处有骨痂生成。

7.牙周硬板膜消失

牙周硬板膜为牙的骨衣,为高密度白线样结构围绕在牙根周围,甲旁亢患者此膜消失。此征象并非本病的特征性表现,畸形性骨炎、佝偻病和维生素 D 缺乏症亦可有此表现。

(三)泌尿系统表现

长期高钙血症可影响肾小管的浓缩功能,同时尿钙和磷排量增多,因此,患者常有烦渴、多饮和多尿。可反复发生肾脏或输尿管结石,表现为肾绞痛或输尿管痉挛的症状,血尿或砂石尿等,也可有肾钙盐沉着症。结石一般由草酸钙或磷酸钙组成。结石反复发生或大结石形成可以引起尿路阻塞和感染,一般手术后可恢复正常,少数可发展为肾功能不全和尿毒症。肾钙质沉着也可引起肾功能下降和磷酸盐滞留。原发性甲旁亢患者肾石病的发生率国外为 $57\%\sim90\%$(国内为 $41\%\sim49\%$)。单纯肾石病而无骨病变的甲旁亢患者甚少见。

(四)软组织钙化(肌腱、软骨等处)

软组织钙化可引起非特异性关节痛,常先累及手指关节,有时主要在近端指间关节,皮肤钙盐沉积可引起皮肤瘙痒。新生儿出现低钙性手足抽搐应检查其母有无甲旁亢。软骨钙质沉着病和假痛风在原发性甲旁亢中较常见。对这些患者要仔细筛选。偶尔假痛风可以作为本病的首发表现。在老年人中常存在有其他疾病(如高血压、肾功能减退、抑郁症),选择手术治疗要慎重。

(五)特殊临床类型

1.急性型

少数甲旁亢发病急剧或病程凶险,血清钙迅速升高达 4.25 mmol/L(15~17 mg/dL)伴肾功能不全。患者食欲极差,顽固性恶心、呕吐、便秘、腹泻或腹痛、烦渴、多尿、脱水、氮质血症、虚弱无力、易激惹和嗜睡,最后高热、木僵、抽搐和昏迷,病死率达 60%。

2.无症状型

约 1/3 患者属此型,或仅有一些非本病特有的症状,经检查血清钙而发现本病。有些婴儿因低钙性搐搦症而发现为本病。

3.自发缓解型

甲状旁腺腺瘤发生梗死,PTH 分泌锐减,高血清钙症状消失或有暂时性甲旁减症状,血、尿的钙和磷水平恢复正常,但仍有纤维囊性骨炎表现。

4.儿童型

儿童型少见,多数为腺瘤。临床表现模糊,如乏力、生长延缓、反复恶心、呕吐和性格改变等。关节炎较多见,肾结石及消化性溃疡较多,血清钙水平较高。3/4 病例血清钙在3.75 mmol/L(15 mg/dL)以上。

5.母亲型

原发性甲旁亢不影响妇女受孕,但妊娠对母亲和胎儿均不利。母亲高钙血症导致新生儿血清钙低的情况罕见。患有甲旁亢的母亲,其产儿有低钙血症。而有家族性良性高钙血症母亲的婴儿也有低钙血症的报道。新生儿的低钙血症是源自患无症状型甲状旁腺瘤的母亲所致,妊娠期的甲旁亢患者胎儿病死率达 17%（1/6），并可危及母亲的安全。妊娠的甲旁亢患者手术治疗时机应在孕 6 个月时较安全合适。对母亲和胎儿造成死亡危险的因素是严重的高钙血症。

在妊娠期间,高血清钙有所下降,给本病的诊断带来一定困难,但羊水中总钙和离子钙仍明显升高。其分娩的新生儿易发生低钙性搐搦症。如忽视妊娠期营养补充或合并有慢性腹泻、吸收不良等情况时,母亲易伴发维生素 D 缺乏症。另一方面,妊娠期遇有应激情况时,又极易加重甲旁亢病情甚至导致高血清钙危象的发生。

6.正常血清钙型

患者血清总钙正常,但离子钙升高。这些患者的病情多较轻,有些患者可能合并有佝偻病或骨软化症,故血清钙可正常。

7.多发性内分泌肿瘤综合征（MEN）

MEN-Ⅰ型中约有 4/5 患者,MEN-Ⅱ型中约有 1/3 患者伴有甲状旁腺腺瘤或增生。其临床表现依累及的内分泌腺而异。

8.青少年型

长骨的干骺端钙化过度,类骨质钙化不良,其表现与佝偻病类似,常发生四肢弯曲畸形和青枝骨折。本型的血、尿生化检查所见与一般原发性甲旁亢相同。

四、诊断

(一)基本诊断依据

原发性甲旁亢的诊断主要依靠临床和实验室资料。临床上遇有以下情况者,应视为本病的疑诊对象。

(1)屡发性、活动性泌尿系统结石或肾钙盐沉积症者。

(2)原因未明的骨质疏松,尤其伴有骨膜下骨皮质吸收和/或牙槽骨板吸收及骨囊肿形成者。

(3)长骨骨干、肋骨、颌骨或锁骨巨细胞瘤,特别是多发性者。

(4)原因未明的恶心、呕吐,久治不愈的消化性溃疡,顽固性便秘和复发性胰腺炎者。

(5)无法解释的精神神经症状,尤其是伴有口渴、多尿和骨痛者。

(6)阳性家族史者及新生儿手足搐搦症者的母亲。

(7)长期应用抗惊厥药或噻嗪类利尿剂而发生较明显的高血清钙症者。

(8)高尿钙伴或不伴高钙血症者。

(二)定位诊断

PT 的定位诊断对于 PT 的手术治疗非常重要。诊断方法包括 B 超、CT、MRI、数字减影血管造影和核素扫描等。对有经验的外科医师第一次手术探查的成功率可达 90%~95%。第一次颈部探查前的定位诊断主要是仔细的颈部扣诊,符合率约为 30%。高分辨 B 超可显示甲状旁腺腺瘤,其阳性率也较高。如第一次手术失败,则再次手术前的定位诊断尤其重要。

1.颈部超声检查

B 超（10 Hz）可显示较大的病变腺体,定位的敏感性达 89%,阳性正确率达 94%。假阴性的原因是位置太高或太低,或藏在超声暗区,腺体太小等。检查时,患者取仰卧位,颈部后伸,肩部垫枕,做纵切面及横切面检查,对每枚腺体做 3 个方位测定。有时颈部斜位、头转向左或右侧,可帮助显露腺体。

2.放射性核素检查

(1)^{123}I 和^{99m}Tc-sestamibi 减影技术可发现 82% 的病变。

(2)^{99m}Tc和^{201}Tl 双重核素减影扫描（与手术符合率可达 92%）可检出直径>1 cm 的病变，对于甲状腺外病变也特别敏感，阳性率为 83%，敏感性为 75%。

3.颈部和纵隔 CT 检查

颈部和纵隔 CT 能发现纵隔内病变，对位于前上纵隔腺瘤的诊断符合率为 67%。可检出直径>1 cm 的病变。对手术失败的病例，可利用高分辨 CT 检查以排除纵隔病变。

4.选择性甲状腺静脉取血测免疫反应性甲状旁腺激素（iPTH）

血 iPTH 的峰值点反映病变甲状旁腺的位置，增生和位于纵隔的病变则双侧甲状腺上、中、下静脉血的 iPTH 值常无明显差异。虽为创伤性检查，但特异性强、操作较易，定位诊断率为 70%～90%。国内用此方法定位正确率为 83.3%。

5.选择性甲状腺动脉造影

选择性甲状腺动脉造影对其肿瘤染色的定位诊断率为 50%～70%。动脉造影可能发生严重的并发症，主要为短暂的脊髓缺血或脊髓损伤的危险性，有报道发生偏瘫、失明。因此，这项检查应慎用，造影剂的剂量不可过大、浓度不可过高和注射速度不可过快。手术探查前 1 小时静脉滴注亚甲蓝 5 mg/kg，可使腺体呈蓝色，有助于定位。再次探查的病例，亦可选择有创性检查方法：①静脉插管，在两侧不同水平抽血查 PTH；②动脉造影，可显示增大的腺体，有 70%～85% 患者可定位。

（三）诊断标准

(1)具备以下第①～⑧项即可诊断：①血清钙经常>2.5 mmol/L，且血清蛋白无显著变化，伴有口渴、多饮、多尿、尿浓缩功能减退、食欲缺乏、恶心、呕吐等症状；②血清无机磷低下或正常下限（小于1.13 mmol/L）；③血氯上升或正常上限（>10^6 mmol/L）；④血 ALP 升高或正常上限；⑤尿钙排泄增加或正常上限（>200 mg/d）；⑥复发性两侧尿路结石，骨吸收加速（广泛的纤维囊性骨炎，骨膜下骨吸收，齿槽硬线消失，病理骨折，弥漫性骨量减少）；⑦血 PTH 增高（>0.6 μg/L）或正常上限；⑧无恶性肿瘤。若偶然合并恶性肿瘤，则手术切除后上述症状依然存在。

(2)具备以下第①～③项及第④项中的 a 即可诊断，兼有第④项 b 及第⑤项可确诊，第⑥项可作为辅助诊断：①周身性骨质稀疏，以脊椎骨及扁平骨最为明显；②颅骨内外板模糊不清，板障增厚呈毛玻璃状或颗粒状改变；③纤维囊性骨炎样改变，可成网格状及囊状改变；④骨膜下骨吸收：a.皮质的外缘密度减低或不规则缺失，呈花边状或毛糙不整，失去原有清晰的边缘；b.指骨骨膜下骨吸收最为典型，尤常见中指中节骨皮质外面吸收，出现微细骨缺损区；⑤软骨下骨吸收，锁骨外端、耻骨联合等处；⑥常伴有异位钙化及泌尿系统结石。

五、鉴别诊断

原发性甲状旁亢与下列疾病的诊断进行鉴别。

（一）高钙血症

1.多发性骨髓瘤

多发性骨髓瘤可有局部和全身性骨痛、骨质破坏及高钙血症。通常球蛋白、特异性免疫球蛋白增高、血沉增快和尿中本-周（Bence-Jones）蛋白阳性，骨髓可见瘤细胞。血碱性磷酸酶（ALP）

正常或轻度增高,血 PTH 正常或降低。

2.恶性肿瘤

(1)肺、肝、甲状腺、肾、肾上腺、前列腺、乳腺和卵巢肿瘤的溶骨性转移。骨骼受损部位很少在肘和膝部位以下,血磷正常,血 PTH 正常或降低,临床上有原发肿瘤的特征性表现。

(2)假性甲旁亢(包括异位性 PTH 综合征),患者不存在溶骨性的骨转移癌,但肿瘤(非甲状旁腺)能分泌体液物质引起高血清钙。假性甲旁亢的病情进展快,症状严重,常有贫血。体液因素包括 PTH 类物质、前列腺素和破骨性细胞因子等。

3.结节病

结节病有高血清钙、高尿钙、低血磷和 ALP 增高,与甲旁亢颇相似,但无普遍性骨骼脱钙,血浆球蛋白升高,血 PTH 正常或降低。类固醇抑制试验有鉴别意义。

4.维生素 A 或 D 过量

有明确的病史可供鉴别,此症有轻度碱中毒,而甲旁亢有轻度酸中毒。皮质醇抑制试验有助鉴别。

5.甲状腺功能亢进症

由于过多的 T_3 使骨吸收增加,约 20% 的患者有高钙血症(轻度),尿钙亦增多,伴有骨质疏松。鉴别时甲状腺功能亢进症临床表现容易辨认,PTH 多数降低、部分正常。如果血清钙持续增高,血 PTH 亦升高,应注意甲状腺功能亢进症合并甲旁亢的可能。

6.继发性甲旁亢

继发性甲旁亢原因很多,主要有以下几条。

(1)各种原因引起低血清钙和血磷高,皆可刺激甲状旁腺增生、肥大,分泌过多的 PTH。如慢性肾功能不全、维生素 D 缺乏,胃、肠道及肝胆、胰疾病,长期磷酸盐缺乏和低磷血症等。

(2)假性甲状旁腺功能减退(由于 PTH 效应器官细胞缺乏反应,血清钙过低、血磷过高),刺激甲状旁腺,使 iPTH 增高。

(3)降钙素过多,如甲状腺髓样癌分泌降钙素过多。

(4)其他原因,如妊娠、哺乳和皮质醇增多症等。

7.三发性甲旁亢

三发性甲旁亢是在继发性甲旁亢的基础上,甲状旁腺相对持久而强烈的刺激反应过度,增生腺体中的一个或几个可转变为自主性腺瘤,引起高钙血症。本病仅在久病的肾衰竭患者中见到。

8.假性甲旁亢

假性甲旁亢是由全身各器官,特别是肺、肾、肝等恶性肿瘤引起血清钙升高,并非甲状旁腺本身病变,常有原发恶性肿瘤的临床表现,短期内体重明显下降、血清 iPTH 不增高。

9.良性家族性高钙血症

在年轻的无症状患者或血 PTH 仅轻度升高者,高钙血症很可能是家族性低尿钙性高钙血症而不是原发性甲旁亢。但该病较少见,为常染色体显性遗传,无症状,高血钙,低尿钙小于 2.5 mmol/24 h(100 mg/24 h),血 PTH 正常或降低。

(二)骨骼病变

1.骨质疏松症

血清钙、磷和 ALP 都正常,骨骼普遍性脱钙。牙硬板、头颅和手等 X 射线无甲旁亢的特征性骨吸收增加的改变。

2.骨质软化症

血清钙、磷正常或降低,血 ALP 和 PTH 均可增高,尿钙和磷排量减少。骨 X 射线有椎体双凹变形、假骨折等特征性表现。

3.肾性骨营养不良

骨骼病变有纤维性囊性骨炎、骨硬化、骨软化和骨质疏松四种。血清钙降低或正常,血清磷增高,尿钙排量减少或正常,有明显的肾功能损害。

4.骨纤维异常增生症(Albright 综合征)

骨 X 射线平片似纤维性骨炎,但只有局部骨骼改变,其余骨骼相对正常,临床有性早熟及皮肤色素痣。

(三)正常血清钙型原发性甲旁亢

现认为没有真正的正常血清钙性甲旁亢,这种病例可能发生在下列诸种情况中。

1.早期或轻型甲旁亢

早期或轻型甲旁亢只有血清钙离子的升高,或者 PTH 呈间歇性分泌状态,故其血清钙表现为间歇性增高,只有多次化验检查,才能发现血清钙升高。

2.钙和/或维生素 D 摄入不足

钙和/或维生素 D 摄入不足并发佝偻病或成人骨质软化症,此时 X 射线平片也很少发现纤维囊性骨炎的特点,造成 X 射线平片上的诊断困难。

3.病程长而严重的代谢性骨病患者

骨钙储存量已很少,即使在大量 PTH 的动员作用下,也难以有足量矿物质释放出来。此时表现为血清钙水平正常,而血清磷很低,与肾小管疾病所致低磷酸盐血症难以鉴别。但2和3两种情况在补充足量的钙及维生素 D 后,仍可出现高钙血症。

(四)原发性甲旁亢伴外胚层来源器官畸形

马方综合征患者兼有四肢长、蜘蛛样指(趾)、颚弓高、晶体脱位、漏斗胸、躯干瘦长、驼背及脊柱侧弯等骨骼畸形。可伴发外胚层来源器官的组织增生或肿瘤,如结节性硬化症多发性神经纤维瘤等。

(五)原发性甲旁亢伴某些免疫紊乱疾病

如副蛋白血症、单克隆 γ 病等。有报道用原发性甲旁亢患者的血浆可使正常人的 B 细胞增多,手术切除甲状旁腺腺瘤后,此效应消失,可能是患者的甲状旁腺产生了一种物质,兴奋了淋巴细胞的免疫能力。

(六)肾石病

本病尚需与肾石病鉴别,结石多为一侧,通常是草酸钙或磷酸钙结石。尿酸结石或胱氨酸盐结石较少见而且 X 射线不显影。原发性甲旁亢者的结石在双侧肾盂中常呈鹿角形,且反复发作。

六、治疗

(一)一般治疗

1.多饮水

限制食物中钙的摄入量,如忌饮牛奶、注意补充钠、钾和镁盐等,并禁用噻嗪类利尿剂、碱性药物和抗惊厥药物。慢性高血清钙者,可口服 H_2 受体拮抗剂,如西咪替丁(甲氰咪胍),0.2 g,

3 次/天;或肾上腺能阻滞剂,如普萘洛尔 10 mg,3 次/天;必要时加用雌激素、孕激素或结合雌激素治疗。

2.降钙素

鲑鱼降钙素 4～8 U/kg,肌内注射,每 6～12 小时 1 次,或酌情增减剂量。降钙素为人工合成的鲑鱼降钙素,50～100 U/次,肌内注射,每天或隔天 1 次。依降钙素为合成的鳗鱼降钙素益钙宁,每支 20 U,每周肌内注射 1 次既可以抑制骨吸收,与二磷酸盐共用时还可急速降低血清钙。

3.磷酸盐

磷酸盐常用制剂有多种,可根据需要选用,如磷酸钠或磷酸钾,1～2 g/d。如血清钙升高较明显,宜用中性磷酸盐溶液治疗。中性磷酸盐溶液含磷酸氢二钠($Na_2HPO_4 \cdot 12H_2O$)和磷酸二氢钾($KH_2PO_4 \cdot 2H_2O$)。配制方法:磷酸氢二钠 96.3 g,磷酸二氢钾 10.3 g,混合后加水至 500 mL(每 10 mL 含元素磷215 mg),每天口服 30～60 mL。近年来发现,二磷酸酯与内生焦磷酸盐的代谢关系密切,二磷酸酯与骨组织的亲和力大,并能抑制破骨细胞的功能,可望成为治疗本病的较佳磷酸盐类。其中,应用较多的有羟乙二磷酸盐(EHDP)和双氯甲基二磷酸盐(Cl_2MDP)。据报道,其疗效和耐受性均优于中性磷酸盐。应用磷酸盐治疗期间,应注意肾功能变化和导致异位钙化的可能。

(二)高血清钙危象的治疗

1.高血清钙危象的临床特点

血清钙高于 3.75 mmol/L(15 mg/mL)时,可发生高血清钙危象,若抢救不及时,常突然死亡。如血清钙高于 3.75 mmol/L,即使无症状或症状不明显,亦应按高血清钙危象处理。在高血清钙患者出现恶心、呕吐,应警惕发生危象可能。

2.高血清钙危象的诊断

诊断 PT 高血清钙危象要有 3 个条件:①存在 PT;②血清离子钙水平超过 1.87 mmol/L[正常人血清离子钙水平为 1.18 mmol/L±0.05 mmol/L,甲旁亢血清离子钙水平大于或等于 1.28 mmol/L];③临床出现危象症状。

3.高血清钙危象的治疗

(1)输液:高血清钙危象者因畏食、恶心、呕吐常伴有脱水,加重高血清钙及肾功能不全,故迅速扩充血容量至关重要。恢复血容量、增加尿量和促使肾脏排钙,静脉输注生理盐水,补充钠盐,产生渗透性利尿作用,随着尿钠的排出,钙也伴随排出体外。需输注大量 5%葡萄糖生理盐水,输液量控制在每 4 小时 1 000 mL。第 1 天需输注生理盐水 4～8 L,最初 6 小时输入总量的 1/2～1/3,小儿、老年人及心、肾和肺衰竭者应慎用,并将部分生理盐水用 5%葡萄糖液代替。

(2)利尿:血清钙过高,每天尿量过少者在补充血容量后予以利尿,使尿量保持在 100 mL/h 以上。可选用呋塞米 20～40 mg,3～4 次/天,或 40～100 mg 静脉注射。呋塞米能提高大量输液的安全性,既可避免发生心衰、肺水肿,又可抑制肾小管重吸收钙,有利于降低血清钙,利尿排钙。亦可选用其他利尿剂,如依地尼酸(利尿酸钠)50～200 mg 静脉推注等,血清钙过高患者每 1～2 小时可以重复注射。但应避免使用噻嗪类利尿剂。利尿仅能暂时降低血清钙,故应与其他治疗措施结合使用。

(3)补充电解质:每天监测血、尿电解质,以决定钠、钾、镁的补充量。治疗期间应每 4～6 小时测定血清钙、镁、钠和钾,注意维持电解质平衡。一般情况下,每排尿 1 000 mL 需补充

20 mmol/L氯化钾和500 mmol/L氯化钠。

(4)磷酸盐:每6小时口服1次,每次20～30 mL,可供230～645 mg元素磷,使血清钙下降。如果急需降低血清钙,可静脉注射中性磷溶液,其配方为 Na_2HPO_4 0.081 g分子,KH_2PO_4 0.019 g分子,加蒸馏水到1 000 mL,每升含磷元素3.1 g,常用量为每6～8小时静脉输入500 mL。血清磷高于0.97 mmol/L(3 mg/dL)者慎用,静脉注射过量磷酸盐可引起严重低血清钙。口服磷酸盐时禁服抗酸剂,以防与磷酸盐结合而妨碍吸收。若降低血清钙的效果不佳,可改用磷酸盐灌肠或静脉滴注。应用期间要监测血清钙磷和肾功能,防止低钙血症和异位钙化的发生。

(5)依地酸二钠(EDTA钠盐):仅在严重高血清钙或一般治疗无效时应用,常用量50 mg/kg,加入5％葡萄糖液500 mL中静脉滴注,4～6小时滴完。亦可用硫代硫酸钠1.0 g加入生理盐水100 mL中静脉滴注,紧急情况下可直接以5％浓度静脉推注。输液过程中要监测血清钙。

(6)二氯甲酯(二磷酸酯):可抑制破骨细胞活性,降低血清钙,对 PTH 或 cAMP 水平无影响,可口服或静脉注射,1 600 mg/d 或1～5 mg/kg。

(7)西咪替丁(甲氰米胍):慢性 PT 高血清钙者可用西咪替丁治疗,用于急性原发性甲旁亢危象,西咪替丁200 mg每6小时1次,可阻止 PTH 的合成和/或释放,降低血清钙,也可作为甲旁亢患者手术前的准备,或不宜手术治疗的甲状旁腺增生患者,或甲状旁腺癌已转移或复发的患者。服用西咪替丁后血浆肌酐上升,故肾功能不全或肾病继发甲旁亢高血清钙患者要慎用。

(8)透析:首选血液透析,无条件时亦可采用腹膜透析,但必须采用无钙透析液。

(9)普卡霉素(光辉霉素):降低血清钙作用可能与减缓肠钙吸收、抑制 PTH 对骨骼的溶解作用,或与抗肿瘤作用有关。常用量10～25 μg/kg,用适量生理盐水稀释后静脉滴注,若36小时后血清钙下降不明显,可再次应用。每周1～2次,用药后2～5天血清钙可降到正常水平。长期使用时,每周不得超过2次,必要时可与其他降血清钙药同用。应用期间,必须严密观察血清钙、磷变化和本药对骨髓、肝和肾等的毒性作用。此药为抗癌药,可抑制骨髓,对肝、肾毒性大,应慎用。

(10)糖皮质激素:病情允许时可口服,紧急情况下可用氢化可的松或地塞米松静脉滴注。

(11)降钙素:有助于降低血清钙,理论上12小时内可用400～1 000 U。实际降钙素的剂量应根据病情、药源及经济情况,并结合患者对大量输液及利尿剂的反应而定。

(12)急诊手术:甲状旁腺危象多数是腺瘤所致,且一般病程较晚,肿瘤体积较大,易定位,因而更趋向于作单侧探查。手术时机掌握在血清钙下降到相对安全的水平,或血清钙上升停止而开始下降,患者全身情况可以耐受手术时,施行急诊手术,一般效果良好。

(13)其他疗法:其他疗法有如下几种。①放射性保护有机磷制剂:WR-2721 具有迅速降低 PTH 分泌的作用,但有较明显的不良反应;②无升高血清钙的维生素 D 制剂:在慢性肾功能不全所致的甲旁亢中有较好的疗效,亦可用于 PT 的治疗。另一方面,PT 患者体内存在高 PTH、低 25-(OH)D_3 现象,提示 PT 患者伴有维生素 D 不足或缺乏;③二磷酸盐类:虽可迅速降低血清钙,但3个月后血清钙回升;④乙醇注射疗法:在 B 超引导下,将乙醇注入甲状旁腺腺瘤,在36小时或24小时内血清钙可以降到正常。每24小时可注射1～3次,在高血清钙危象时更显有用,但长期疗效尚有待观察;⑤钙感受器激动剂。NPSR-568已用于 PT 的治疗,但尚需进一步观察临床疗效。

(三)手术治疗

1.手术指征

(1)对所有明显高血清钙者(若无禁忌证),均应作颈部探查,理由如下:①可以明确诊断;②难以预料靶器官损害;③该病会导致骨质改变加速,特别是老年妇女;④26%患者在10年内可发生并发症;⑤手术安全,手术成功率高达95%以上。

(2)无症状的原发性甲旁亢需手术治疗的指征。一般认为,无症状而仅有轻度高钙血症的原发性甲旁亢病例需随访观察,如有以下情况则需手术治疗:①骨吸收病变的X射线表现;②肾功能减退;③活动性尿路结石;④血清钙水平超过或等于3 mmol/L(12 mg/dL);⑤血iPTH较正常增高2倍以上;⑥严重的精神病、溃疡病、胰腺炎和高血压等。

2.手术方式

射线引导下的甲状旁腺切除术可以治愈95%的患者,并大大降低了老式手术方式的危险性,故用福善美增加骨钙而放弃手术治疗的做法不妥。

(1)手术优点:射线引导下的微创性甲状旁腺切除术是近年来开展的新技术,可在局麻下施行。它的优点:①术前已知4个腺体中哪一个活性较高;②创伤小,对侧不受影响;③麻醉方式多为局麻;④切口只有2.5 cm,为时25分钟(常规1~2小时),术后即可进食,第2天即可恢复日常工作;⑤耐受性好;⑥治愈率为99%~100%(常规手术为90%~96%);⑦价格低廉;⑧甲旁减的风险为零,术后并发症少。但适宜本手术治疗的患者只包括那些sestamibi扫描证实为单个腺瘤的原发性甲旁亢患者(85%~90%的患者属于此类)。

(2)术前准备:对已确诊者,按一般术前处理即可。血清钙明显升高者,应先行内科治疗,将高血清钙控制在安全范围内,并加强支持治疗,改善营养,纠正酸中毒。其中要特别注意中性磷酸盐的补充,以增加骨盐沉积,缩短术后骨病和血生化的恢复时间。高钙血症易导致严重的心律失常,除采用有效措施降低血清钙外,还应根据病情和心律失常的性质给予相应治疗。

(3)手术步骤:手术常选用全身麻醉,横形切开颈部切口。在中线分离带状肌后,选择一叶甲状腺并向内侧翻转。清除甲状腺叶下方的组织直至气管以显示喉返神经和甲状腺下动脉。在大多数患者,喉返神经位于气管食管沟内,较少见的也可位于气管旁;在气管前侧方常见但特别容易造成损伤。喉返神经也可在颈部直接发出而不像往常那样环绕右锁骨下动脉。喉上神经外支是声带张力最重要的神经,它通常紧邻甲状腺上极血管束的内侧。游离甲状腺时应小心操作以免损伤该神经。可能存在4个以上的甲状旁腺,因此,颈部探查需要非常耐心。由于冰冻切片有助于判定甲状旁腺而需要一名有经验的病理学家的帮助。上甲状旁腺较易发现,通常位于甲状腺背侧表面的上2/3水平。下甲状旁腺较上甲状旁腺大,且位置常不固定,正常情况下可存在于自甲状腺上1/2水平至深入纵隔内。下甲状旁腺较上甲状旁腺位置更靠前。如果上甲状旁腺已被发现则应仔细检查另一侧的胸腺蒂并切除。从颈部切口可切除绝大多数位于纵隔内的甲状旁腺腺瘤。

(4)术中注意事项:①术中应做好高血清钙危象的抢救准备工作,包括各种降血清钙药物,进行血清钙、磷和心电图监测。②术中均应仔细探查所有的甲状旁腺,如属腺瘤,不论单发或多发,应全部切除,仅保留一枚正常腺体;如属增生,常为多枚腺体同时累及,故宜切除其中的三枚,第四枚切除50%左右,然后取小部分做甲状旁腺自体移植;如属异位腺瘤,多数位于纵隔,可沿甲状腺下动脉分支追踪搜寻。有时异位甲状旁腺包埋在甲状腺中,应避免遗漏。如属腺癌,则应作根治术。③首次手术未能发现病变而进行的二次颈部探查难度极大,所以应在首次手术时细心操作以避免二次手术。如果需二次手术,不仅甲状旁腺组织辨别更为困难,而且也更易损伤喉返神经。

3.术后处理

(1)手术成功:血磷常迅速恢复正常,血清钙和血 PTH 则多在术后 1 周内降至正常。伴有明显骨病者,由于术后钙、磷大量沉积于脱钙的骨组织,故术后数天内可发生手足搐搦症。有时血清钙迅速下降,可造成意外,故必须定期检查血生化指标。轻度低钙血症经钙盐补充和维生素 D 治疗可纠正,较重者应给予活性维生素 D 制剂如 $1\alpha\text{-}(OH)D_3$ 或 $1,25\text{-}(OH)_2D_3$。如低钙症状持续 1 个月以上,提示有永久性甲旁低。

(2)手术失败:患者如术后症状无缓解,血清钙和血 PTH 于 1 周后仍未能纠正,提示手术失败。其常见原因有:①腺瘤为多发性,探查中遗漏了能自主分泌 PTH 的腺瘤,被遗漏的腺瘤可能在甲状腺、食管旁、颈动脉附近甚至纵隔;②甲状旁腺有五枚以上,腺体切除相对不足;③甲状旁腺腺癌复发或已有远处转移;④非甲状旁腺来源的异位 PTH 综合征(假性甲旁亢)。

(3)术后低钙血症:甲状旁腺手术后可出现低钙血症,轻者手足和面部发麻,重则手足搐搦。一般术前 ALP 很高,又有纤维性囊性骨炎者则术后会有严重的低钙血症,常降至 1.75 mmol/L(7 mg/dL),甚至 1 mmol/L(4 mg/dL)。

引起低钙血症的原因:①骨饥饿和骨修复,切除病变的甲状旁腺组织后,血中 PTH 浓度骤降,大量钙和磷迅速沉积于骨中,致血清钙降低;②甲状旁腺功能减退,切除功能亢进的甲状旁腺组织后,剩余的甲状旁腺组织的功能受到长期高血清钙的抑制而功能减退(多数为暂时性);③由于部分骨骼或肾对 PTH 作用的抵抗,发生于原发性甲旁亢合并有肾衰竭、维生素 D 缺乏、肠吸收不良或严重的低镁血症。如有持续性和顽固性低钙血症,应想到同时存在低镁血症(血清镁低于 0.5 mmol/L,即 1.0 mEq/L)的可能。镁 40~60 mmol(80~120 mEq)静脉滴注 8~12 小时,或 20%硫酸镁分次深部肌内注射。如低钙血症由于低镁血症所致,当补充镁后,通常在24~48 小时之内血清钙恢复正常。当 PTH 恢复正常分泌率,激素的周围反应也转正常。

低钙血症的症状:可开始于术后 24 小时内,血清钙最低值出现在手术 2~3 天后,可出现手足搐搦,持续 1~2 天甚至 3~4 个月。但这种现象不一定损伤了甲状旁腺,可因骨骼的“钙饥饿”状态,术后钙质向骨基质内沉积而引起低血清钙。大部分患者在 1~2 个月内血清钙可恢复至2 mmol/L(8 mg/dL)以上。血磷浓度于术后近期进一步降低,尿磷排量甚少。

低钙血症的治疗:一般于低钙血症症状出现时,立即口服乳酸钙或葡萄糖酸钙(相当于元素钙 1~3 g)。口服 10%氯化钙溶液,每数小时服 10 mL 亦可逐渐恢复。手足抽搐明显者可以缓慢静脉注射 10%葡萄糖酸钙 10~20 mL,有时需要补充镁盐以缓解肌肉抽搐。难治顽固性低钙血症可以静脉滴注葡萄糖酸钙[溶于 5%或 10%葡萄糖液内,钙可按 0.5~3 mg/(kg·h)给予],常可缓解症状和体征,补充钙量是否足够,视神经肌肉应激性和血清钙值两方面而定。同时补充维生素 D_2 或 D_3,开始剂量 3 万~5 万 U/d,以后酌情减少用量。$1\alpha\text{-}(OH)D_3$ 和 $1,25\text{-}(OH)_2D_3$可在 24~96 小时内使血清钙升达正常,当合并有肾功能损害时,应优先采用此类药物。手术后完全恢复骨的正常矿化可能要 1~2 年,应持续补充钙剂及适量维生素 D 直至 X 射线摄片骨密度正常后,才可停药。

七、预后

血清钙水平是极好的指标,可证明手术是否成功。手术结果一般在手术后可以立即判断出来。如术中未发现病变腺体，术后仍持续存在高血清钙；如腺瘤或癌肿已切除，在术后 24～48 小时内血清钙会下降2～3 mg，然后在 3 天后恢复正常。手术切除病变的甲状旁腺组织后1～2 周，骨痛开始减轻，6～12 个月明显改善。骨结构明显修复需 1～2 年或更久。如术前活动受限者，大都术后 1～2 年可以正常活动并恢复工作。手术成功切除则高钙血症纠正，不再形成新的泌尿系统结石。X 射线检查显示有骨改变及 ALP 升高者，术后血清钙下降会更加严重，低血清钙重而持续时间长，需给予数周至数月或更久的钙及维生素 D 治疗。

PT 手术并发症很少，偶可发生甲状腺功能亢进症、胰腺炎，原因尚不清楚。胰腺炎临床表现很重。约1/2PT患者手术后出现低血清镁，由于长期低血清钙合并低血清镁，使这种并发症的处理极为复杂。

（孙　金）

第二节　继发性甲状旁腺功能亢进症

继发性甲状旁腺功能亢进症(SHPT)简称继发性甲旁亢，是指在慢性肾功能不全、肠吸收不良综合征、Fanconi 综合征和肾小管酸中毒、VD 缺乏或抵抗，以及妊娠、哺乳等情况下，甲状旁腺长期受到低血钙、低血镁或高血磷的刺激而分泌过量的PTH，以提高血钙、血镁和降低血磷的一种慢性代偿性临床综合征。伴有不同程度的甲状旁腺增生，但并非甲状旁腺本身疾病所致。

一、诊断

慢性肾衰竭及肌酐清除率低于 40 mL/分钟者均有不同程度的 SHPT，一般诊断不难，肾衰竭患者有 PTH 增高时即可诊断。骨痛和病理性骨折是重症 SHPT 的主要表现，但 SHPT 的多数症状及体征仅见于晚期肾衰竭患者；而在肾衰竭早期就有 SHPT 的生化改变。慢性肾衰竭开始时血钙正常或稍低，而血磷增高；有时血磷可正常或降低，这取决于饮食中钙、磷的摄取。以后，血磷及 ALP 升高，PTH 增高，钙升高，发生皮质下骨吸收及纤维囊性骨炎。

二、治疗

本病主要是针对原发病，并力图去除刺激 PTH 分泌的因素。治疗包括内科治疗和手术治疗，内科治疗的目的是纠正代谢紊乱，使血钙、磷和 PTH 浓度保持于正常范围内。一些人主张在发生严重的 SHPT 症状前，就给予适当治疗可使多数患者避免手术。一般，慢性肾衰竭患者当肌酐清除率约 40 mL/min 时，即应开始预防继发性甲旁亢的发生。

(一)内科处理

1.一般治疗

原发病的处理要积极保护肾功能，去除诱发肾功能进一步损害的因素，避免应用对肾脏有毒性的药物，必要时采用血液透析及肾移植。治疗影响 VD 吸收的消化系统疾病。对卧床者，要增加户外活动。尽可能减少糖皮质激素的用量，并缩短用药间期。

2.低磷饮食

每天磷摄取量保持在 0.6～0.9 g。

3.补充钙和维生素 D 制剂

元素钙摄入量应达到 $1.2\sim1.5$ g/d;对肾功能不全引起的继发性甲旁亢,宜选用骨化三醇 $[1,25\text{-}(OH)_2D_3]$,$0.25\sim2.0$ μg/d。

(二)甲状旁腺切除术

SHPT 的病理基础是甲状旁腺增生,手术采取甲状旁腺次全切除,或全切除后自体移植。

（孙　金）

第三节　甲状旁腺功能减退症

一、概述

甲状旁腺功能减退症(甲旁减)是由于血中甲状旁腺激素(PTH)缺乏或 PTH 不能充分发挥其生物效应所致。主要改变是骨吸收障碍,骨钙释放受阻,肾小管重吸收钙减少,因而尿钙排出增多;同时肠道吸收钙也减少,最终导致血钙降低。甲状旁腺至靶组织细胞之间任何一个环节的缺陷,均可引起甲状旁腺功能减退。根据病理生理分为血清免疫活性 PTH(iPTH)减少、正常和增多性甲状旁腺功能减退症。临床上也可分为继发性、特发性和假性甲状旁腺功能减退症,其中以继发性甲状旁腺功能减退症较为常见,最多见者为甲状腺手术时误伤甲状旁腺所致;也可因甲状旁腺增生,手术切除腺体过多引起本病;因甲状腺功能亢进而作放射性碘治疗,或恶性肿瘤转移至甲状旁腺而导致本病者较少见。特发性甲状旁腺功能减退症属自身免疫性疾病,可单独存在,也可与其他内分泌腺功能减退合并存在。假性甲状旁腺功能减退症少见,详见后节。

二、诊断依据

(一)病史

(1)由甲状腺或甲状旁腺手术引起者,一股起病较急,常于术后数天内发病,少数也可于术后数月开始逐渐起病。

(2)特发性者以儿童常见,也可见于成人。

(3)症状的轻重取决于低血钙的程度与持续时间。①神经肌肉应激性增加的表现:早期可仅有感觉异常、四肢麻木、刺痛和手足僵硬。当血钙明显下降(血总钙<1.80 mmol/L)时,常可出现典型的手足搐搦。发作时先有口周、四肢麻木和刺痛,继之手足僵硬,呈双侧对称性手腕及掌指关节屈曲,指间关节伸直,拇指内收,其余四指并拢呈鹰爪状;此时,双足常呈强直性伸展,足背呈弓形;严重时可累及全身骨骼肌和平滑肌,发生喉痉挛、支气管痉挛,甚至呼吸困难、发绀及窒息等。如累及心肌可发生心动过速等。②患者发作时可表现为精神异常如兴奋、焦虑、恐惧、烦躁不安,幻想、妄想和定向力失常等。慢性发作的患者,常有记忆力及智力减退。③除以上典型的发作表现外,部分患者可表现为局灶性癫痫发作,或类似癫痫大发作,甚至也可发展为癫痫持续状态。也有部分患者表现为舞蹈症。④发作常因寒冷,过劳、情绪激动等因素而诱发,女性在月经前后也易发作。

(二)查体

(1)病程较长者,多可发现皮肤粗糙、色素沉着,毛发脱落,指(趾)甲脆裂等改变。仔细检查眼晶状体,可发现不同程度白内障。小儿患者多有牙齿钙化不全、牙釉质发育不良,生长发育障碍,贫血等。

(2)神经肌肉应激性增高,常用下述方法检查。①面神经叩击试验(佛斯特征 Chvostek 征):检查者用中指弹击耳前面神经外表皮肤,可引起同侧口角、鼻翼抽动,重者同侧面肌亦可有抽动(弹击点应为自耳垂至同侧口角连线的外 1/3 与内 2/3 交界点);②束臂加压试验(陶瑟征 Trousseau 征):将血压计袖带包绕于上臂,将血压计气囊充气,使血压维持在收缩压与舒张压之间 2～3 分钟,同侧出现手搐搦为阳性。

上述试验有助于发现隐性搐搦。

(三)实验室及辅助检查

(1)血清钙降低,总钙<1.8 mmol/L,血清游离钙≤0.95 mmol/L,可出现症状。

(2)多数患者血清无机磷增高,可达 1.94 mmol/L,不典型的早期病例,血磷可以正常。

(3)血清碱性磷酸酶正常或稍低。

(4)血清免疫活性 PTH(iPTH)浓度,多数低于正常,也可在正常范围。

(5)尿钙、磷均下降。

(6)尿 cAMP 和羟脯氨酸减少。

(7)心电图:可呈现 QT 间期延长,T 波异常等低血钙表现。

(8)脑电图:表现为阵发性慢波,单个或多数极慢波。过度换气常可诱发异常脑电波。发作间歇期脑电图也可正常。

(9)X 射线检查:头颅 X 射线片或 CT,可见基底节钙化,骨质也较正常致密。骨骼 X 射线片可见骨密度增加,牙周硬板加宽和长骨骨膜下新骨形成。

三、诊断及鉴别诊断

凡有反复发作手足搐搦伴低血钙者,均应疑及本病。甲状腺或甲状旁腺手术后发生者,诊断较易,特发性者,常由于起病缓慢,症状隐匿易被忽略,或被误诊为神经官能症、癫痫、脑风湿病、癔症、精神病及智力发育不全等。但如能多次测定血、尿钙及磷,则大多数可获确诊。诊断的主要依据有以下几点。

(1)慢性反复发作的手足搐搦,且排除呼吸性或代谢性碱中毒、低血钾、低血镁及癔症。

(2)低血钙、高血磷。

(3)除低血钙的其他原因,如肾功能不全、慢性腹泻、低蛋白血症和维生素 D 缺乏及碱中毒等。

(4)除外佝偻病及软骨病。

(5)血清 iPTH 多数显著低于正常。

四、防治

(一)手术操作应仔细

当进行甲状腺、甲状旁腺或颈部其他手术时,应细致操作,避免切除或损伤甲状旁腺及血运,防治甲旁减的发生。

(二)搐搦发作时的处理

立即静脉注射 10％葡萄糖酸钙 10 mL,每天 1～3 次。对有脑损伤、喉痉挛、惊厥的严重患者,可在静脉注射后采用 10％葡萄糖酸钙 60～70 mL,加入 5％～10％葡萄糖液 500～1 000 mL 中,静脉滴注维持。如搐搦发作仍频繁,可辅以镇静剂、苯妥英钠等。

如属于术后暂时性甲旁减,一般在数天或 1～2 周可渐恢复,只需补钙,不需过早补充维生素 D 制剂。如症状持续 1 月以上且血钙低,则考虑为永久性甲旁减,需补充维生素 D。

(三)间歇期的处理

1.饮食

高钙、低磷饮食。

2.钙剂应长期口服

以元素钙为标准,每天需 1.0～1.58 μg,如葡萄糖酸钙、乳酸钙、氯化钙和碳酸钙中分别含元素钙 9％、13％、27％和 40％。氯化钙对胃的刺激性大,应加水稀释后服。碳酸钙在小肠内转换为可溶性钙后方可吸收,易导致便秘。钙剂宜每天分 3～4 次咬碎后服下。

3.维生素 D 及其衍生物

维生素 $D_2$5 万～10 万 IU/d 或维生素 $D_3$30 万 IU 肌内注射,1/2～1 个月注射 1 次;也可用双氢速甾醇(AT10),每毫升含 1.25 mg,每天 1 次,口服,以后渐增,每周根据血、尿钙调整,当血钙达 2.0 mmol/L 即不再增加。其作用较维生素 D_2 或 D_3 强,一般从小剂量开始,如 0.3 mg/d。如效果仍不佳,血钙仍低可用 1,25$(OH)_2D_3$(骨化三醇)0.25 μg,每 2 天加 0.25 μg,最大可用至 1.0 μg/d。上述维生素 D 制剂过量,均可引起血钙过高症,导致结石及异位钙化,故在用药期间应每月或定期复查血钙、磷及尿钙,调整药量维持血钙在 2～2.5 mmol/L 为宜。

4.氯噻酮

每天 50 mg,口服,配合低盐饮食,可减少尿钙排出,提高血钙水平。

5.其他

血磷过高者,应辅以低磷饮食,或短期用氢氧化铝 1.0 g,每天 3 次,口服。少数患者经上述治疗后血钙正常,但仍有搐搦发作,应疑及同时有低镁血症的可能,经血镁测定证实后可肌内注射 25％硫酸镁 5 mL,每天 2 次,必要时也可用 50％硫酸镁 10 mL,加入 5％葡萄糖盐水 500 mL 中,静脉滴注。需注意监测血镁,以防过量。

6.甲状旁腺移植

近年有报告采用同种异体或胎儿甲状旁腺移植治疗本症,并于近期取得一定疗效,但其远期疗效尚需进一步研究。

(孙佩佩)

第四节 假性甲状旁腺功能减退症

一、概述

假性甲状旁腺功能减退症(简称假性甲旁减)临床较少见,其特点在于甲状旁腺功能减退并非甲状旁腺激素(PTH)缺乏,而是靶器官(骨和肾)对 PTH 作用缺乏反应,或者是由于 PTH 前体转变为活性 PTH 过程发生障碍所致。有低血钙、高血磷、血中免疫活性 PTH(iPTH)水平高于正常。此症多为 X 染色体伴性显性遗传,也可能为常染色体显性或隐性遗传。临床可见有三种类型。

二、临床分型

假性甲状旁腺功能减退 I 型、II 型和假性甲状旁腺功能减退伴亢进症。此三型均具有:①遗传缺陷所导致的体态异常,如身材矮粗、体胖脸圆、颈短斜视、桡骨弯曲、短指(趾)与掌骨(跖)畸形(多见于第 4、5 掌骨或跖骨),还可有智力低下、软组织钙化,味觉与嗅觉不良等;②周围靶器官(骨和肾)对 PTH 完全或部分缺乏反应,导致甲状旁腺组织代偿性增生、肥大;③PTH 分泌增多,血中 iPTH 浓度增高。但三型的发生机理不完全相同,分述于下。

(一)假性甲旁减 I 型

此型患者的缺陷主要为靶器官(骨和肾)细胞膜受体功能缺陷,不能产生 cAMP 致使对 PTH 完全无反应。此型具有与真性甲旁减相同的生化改变,即使滴注外源性 PTH 也不能提高血钙,不增加尿羟脯氨酸和尿磷排出。

(二)假性甲旁减 II 型

此型更少见,患者的缺陷主要在于靶组织细胞对 cAMP 无反应。滴注外源性 PTH 时尿 cAMP 增加,但尿磷排出不增加或增加幅度很小,仅于滴注外源性 PTH 的同时滴注钙,才有尿磷排出增多的反应。

(三)假性甲旁减伴亢进症

此型又称假性甲旁减伴纤维囊性骨炎。此型的缺陷在于靶组织对 PTH 不完全性无反应,即肾脏无反应,而骨骼仍有反应。由于 PTH 不能引起肾脏排磷,故有高血磷、低血钙;而骨对 PTH 有反应,仍可发生纤维囊性骨炎。

三、治疗

假性甲旁减治疗的目的是纠正血生化异常,以减少代偿性 PTH 分泌增多。治疗措施与特发性甲旁减相同。但所需钙剂及维生素 D 剂量都较小,大多数需加服维生素 D 1 万～5 万 IU/d,部分病例单用钙剂即可。治疗后血、尿钙及磷正常的患者,血 iPTH 逐渐降低至正常。经长期治疗增生肥大的甲状旁腺也渐缩小。

(孙佩佩)

第五节　钙受体病与甲状旁腺素抵抗综合征

钙受体(calcium receptor,CaR)又称钙感受器(calcium sensor,CaS)或钙感受器受体(calcium-sensing receptor,CaSR),是一种以细胞外液钙离子为配体的受体蛋白。由于 CaR 是一种细胞外液钙离子浓度信号(相当于循环内分泌激素)的受体,CaR 病主要包括由于 CaR 基因突变所致的一组临床疾病,如家族性低尿钙性高钙血症、新生儿重症甲旁亢、遗传性高尿钙性低钙血症;PTH 抵抗综合征主要包括假性甲旁减和假-假性甲旁减。

一、家族性低尿钙性高钙血症和新生儿重症甲旁亢

家族性低尿钙性高钙血症(familial hypocalciuric hypercalcemia,FHH)和新生儿重症甲旁亢(neonatal severe hyperparathyroidism,NSHPT)的病因与 CaR 功能障碍有关。FHH 为常染色体显性或隐性遗传性疾病,其遗传缺陷是 CaR 发生突变或缺失。由于 CaR 结构与功能发生障碍,细胞外液中的 Ca^{2+} 变化不能通过 CaR 调节 PTH 的合成和分泌,从而导致 PTH 对钙浓度变化失敏或无反应。这些患者常有高钙血症,伴轻度高镁血症,血 PTH 正常或轻度升高,尿钙排出量低(尿 Ca^{2+}/尿肌酐清除率比值<0.01,尿钙<2.5 mmol/24 h),CT 和维生素 D_3 正常,且无临床症状。患者常伴软骨钙化和急性胰腺炎等并发症。有的病例可伴有遗传性间质性肺病。NSHPT 多表现为严重高钙血症,骨矿化不良,多发性骨折和骨畸形。由于 FHH 患者的后代常有 SNHPT 表现,所以一般认为,NSHPT 是 FHH 纯合子的一种表现型。现已发现的突变类型主要为胞膜外区的错义突变(如天冬氨酸和谷氨酸位点)。由于分子结构变化,钙结合位点减少或亲和力下降,导致细胞外 Ca^{2+} 的"调定点"(set-point)右移,Ca^{2+} 浓度调定点升高,肾小管钙重吸收显著增加,血钙升高,尿钙减少。肾小管重吸收钙增加是 FHH 的重要特征,也是导致血钙升高和尿钙下降的重要原因,但其发病机制未明。肾小管上皮细胞膜的 CaR 突变使细胞外液 Ca^{2+} 浓度上升,肾曲小管腔内钙不断被过度重吸收。也有部分病例的病情较轻,常具有自限性,呈散发性分布。此外,影响 NSHPT 表现型的因素很多,例如,突变基因量、突变的部位和严重性、宫内时期的细胞外钙浓度(如母亲为高钙血症,患儿的病情相对较轻)、骨和肾对过量 PTH 刺激的敏感性等。因此,FHH(CaR 基因突变杂合子表现型)和 NSHPT(CaR 基因突变纯合子表现型)事实上同为 CaR 缺陷性代谢性骨病,在这种疾病谱中,临床表现可轻可重,具有自限性,轻者无症状,而重者可出现致命性高钙血症与肾损害不等。本病主要依赖 CaR 基因突变分析确立诊断。FHH 和 NSHPT 可表现为弥漫性甲状旁腺增生或甲状旁腺腺瘤,一般不会发生癌变。如为腺瘤,瘤外的甲状旁腺组织仍增生,手术切除后病情不见缓解为本综合征的另一特点。

血钙升高不明显者可用激发试验协助诊断。

本病治疗困难,手术切除增生甲状旁腺的效果亦差。术后常发生甲旁减。如血钙仍明显升高,需考虑做甲状旁腺次全切除。术后用口服钙剂和维生素 D 治疗以维持正常血钙。

二、遗传性高尿钙性低钙血症

对 13 个家族的遗传性低钙血症患者的调查结果表明,常染色体显性遗传性低钙血症患者存在有 CaR 基因的突变,多数患者无临床症状,部分有手足搐搦,多为自发性,主要发生于新生儿期和 3 岁以前儿童。

血钙下降(血总钙 1.5～2.0 mmol/L)伴低镁血症和高尿钙症,血 PTH 多正常。尿钙增多是由于 CaR 有激活性突变,肾小管 Ca^{2+} 的重吸收明显减少所致,患者的尿浓缩功能障碍。用维生素 D 治疗后,尿钙显著增多,甚至发生肾结石症和肾功能损害。停止维生素 D 治疗后,肾功能可恢复,但肾结石症无改善,重症患者有口渴和多尿。现已发现和鉴定了 10 余种钙感受器突变类型,突变点多位于胞膜外区。与 FHH 和 NSHPT 相反,这类基因突变使钙浓度的调定点左移(下降),CaR 的功能增强(兴奋型基因突变),在较低的细胞外液 Ca^{2+} 浓度条件下即兴奋三磷酸肌醇(IP3),抑制 PTH 分泌,导致低钙血症。本症应与甲旁减鉴别。前者用过量维生素 D 治疗

易导致肾损害和肾结石症。

三、甲状旁腺素抵抗综合征

甲状旁腺素抵抗综合征是由于外周靶细胞对 PTH 有抵抗而导致的一种遗传性疾病,由Albright最早发现,又称为假性甲状旁腺功能减退症(pseudohypoparathyroidism,PSHP 或PHP)。本病是一种先天性疾病,是常染色体或 X 性联遗传缺陷病。患者具有甲状旁腺功能低下低钙血症的生化特点;此外,尚有4个特点:①PTH 的靶组织对之不发生反应,PTH 分泌合成不是减少了,而使正常或代偿性增生;甲状旁腺不是萎缩或消失,常常是代偿性增生;②大部分患者是骨、肾对 PTH 无反应,部分患者只有骨或肾无反应;③患者常有躯体的先天发育异常,称为Albright 遗传性骨病,其特点是侏儒、脸圆、粗短身材、拇指及第 4、5 掌骨或跖骨短矬及智力低。患者也可没有躯体畸形,常见皮下或颅内的软组织异位钙化;④注射有活性的 PTH 不能矫正血、尿钙磷的不正常。

(一)病理生理

PTH 对靶组织的作用需通过 PTH 受体-鸟嘌呤核苷酸结合蛋白(G 调节蛋白,GNBG)-腺苷酸环化酶(cAMP)系统进入靶组织内,再经蛋白激酶,底物磷酸化等程序才完成。因此,靶细胞内外的应答是肽激素发生效能的必要条件。由于应答过程中不同阶段的缺陷,假性甲旁减分为Ⅰ型和Ⅱ型。

1.假性甲旁减Ⅰ型

不能合成 cAMP,给以有活性的外源性 PTH 不能测出血尿中 cAMP 浓度升高,又分为Ⅰa 型和Ⅰb型。

PHP Ⅰa 型:G 调节蛋白活性不足。G 调节蛋白也是多种肽激素发挥生理作用所依赖的,因此Ⅰa 型患者还常常伴有其他肽激素的靶器官不反应症,包括 TSH 不敏感(表现为甲状腺功能减退)、ACTH 不敏感(常无临床表现),以及 GnRH 不敏感(闭经)、ADH 不敏感(尿浓缩功能不佳或尿崩症)等。Ⅰa 型都有 Albright 遗传性骨病。

PHP Ⅰb 型:形态正常,没有遗传性骨病,只有对 PTH 抵抗。G 调节蛋白正常,活性 PTH不能引起 cAMP 增高,认为是 PTH 受体的缺陷。

2.假性甲旁减Ⅱ型

PTH 作用于肾脏细胞可形成 cAMP,但 cAMP 未能形成肾脏的排磷效应,因而有高磷血症和低钙血症。患者尿中 cAMP 常高于正常。患者无特殊体型,但有低血钙症所导致的手足搐搦和其他症状、体征,故与特发性甲旁减很相似。

假-假性甲旁减(PPHP)是一种遗传性疾病。多数认为是性连锁显性遗传,但亦有人认为属于常染色体显性或隐性遗传。一个家族也可出现 PHP 与 PPHP,因此认为 PHP 与 PPHP 有相同的发病机制,在一个广谱的症状群中有不同的表现。患者身材矮胖,圆面,短指(趾)畸形,皮下钙化斑与假性甲旁减相同。但是甲状旁腺功能检查均属正常,血/尿钙磷正常,对注射外源性PTH 的反应与正常人反应亦相同。有的患者在随诊观察中或身体需要钙量增加时,血尿生化可转变成为真正的假性甲旁减表现。本病无需特殊治疗。只需随访血钙变化。因无低钙血症,故无需用维生素 D 或其衍生物及钙剂治疗。

(二)临床类型

不同靶器官对 PTH 的不反应性和程度都可以不同,其病理生理改变及临床也各异。骨、肾都对 PTH 不发生反应型:是较多见而且典型的低血钙、高血磷,血尿中羟脯氨酸、骨钙素、钙磷镁都低。

肾对 PTH 不反应,而骨反应正常型:是 PHP 中的一种特殊类型,较少见。患者的肾脏对 PTH 无反应,排磷减少,因而有高磷血症。PTH 亦不能使肾脏产生 $1,25\text{-}(OH)_2D_3$,因而肠道吸收钙减少,导致低钙血症。低钙血症引起 PTH 分泌增加,引起纤维囊性骨炎,称为假性甲状旁腺功能减退-功能亢进症。是否有骨对 PTH 不反应,而肾反应正常,尚不完全确定,临床上也不易诊断。

（三）治疗

其与甲旁减相似,低血钙的纠正较容易,用生理剂量或稍大剂量的维生素 D 或其活性代谢物可奏效。少部分患者增加钙摄入量,或使血循环中钙离子浓度稍高之后,即可通过提高靶细胞内钙离子浓度促成 PTH 发挥生理效能。假性甲旁减Ⅰa型如伴有甲状腺功能减低或性功能低下者,同时用替代治疗。

（孙　金）

第七章

肾上腺疾病

第一节　库欣综合征

一、概述

库欣综合征是由于肾上腺皮质分泌过量的糖皮质激素(主要是皮质醇)所致,主要临床表现为满月脸、多血质、向心性肥胖、皮肤紫纹、痤疮、高血压和骨质疏松等。病因有多种,因垂体分泌ACTH 过多所致者称为库欣病。

二、病因与发病机制

(一)垂体性库欣综合征

垂体性库欣综合征即库欣病,因垂体分泌过量的 ACTH 引起。库欣病患者约占库欣综合征患者总数的 70%。70%～80%患者存在垂体 ACTH 微腺瘤(直径<10 mm),大部分病例发病位置在垂体,切除微腺瘤可治愈;其余为下丘脑功能失调,切除微腺瘤后仍可复发。ACTH 微腺瘤并非完全自主性,此组肿瘤分泌皮质醇可被大剂量地塞米松抑制。约 10%患者存在 ACTH 大腺瘤,可有蝶鞍破坏,并可侵犯邻近组织,极少数为恶性肿瘤,伴远处转移。少数患者垂体无腺瘤,而呈 ACTH 细胞增生,增生的原因尚不清楚,有些可能为下丘脑功能紊乱,CRH 分泌过多所致。此型患者肾上腺增生为双侧性,极少数为单侧性。

(二)异位 ACTH 综合征

垂体以外的肿瘤组织分泌过量有生物活性的 ACTH,使肾上腺皮质增生并分泌过量皮质醇,由此引起的库欣综合征为异位 ACTH 综合征。异位 ACTH 综合征占库欣综合征患者总数的 10%～20%。随着人们对本病认识的提高,本病的发生率会更高。异位分泌 ACTH 的肿瘤可分为缓慢发展型和迅速进展型两种。迅速进展型肿瘤瘤体大,恶性程度高,发展快,肿瘤较易发现。但常常因病程太短,典型的库欣综合征临床表现尚未显现患者已死亡。缓慢发展型肿瘤瘤体小,恶性程度低,发展慢,这类患者有足够的时间显现出典型的库欣综合征临床表现,临床上难以和垂体性库欣综合征鉴别。最常见的是肺癌(约占 50%),其次为胸腺癌和胰腺癌(各约占10%）。

（三）原发性肾上腺皮质肿瘤

原发性肾上腺皮质肿瘤可为腺瘤（约占20%）或腺癌（约占5%）。这些肿瘤的生长和分泌功能为自主性，不受垂体ACTH的控制，此组肿瘤分泌皮质醇一般不被大剂量地塞米松抑制。肿瘤分泌大量皮质醇，反馈抑制垂体ACTH的释放，患者血中ACTH降低，肿瘤外同侧及对侧肾上腺皮质萎缩。引起皮质醇增多症的腺瘤一般较引起原发性醛固酮增多症者为大，直径多为2～5 cm。引起皮质醇增多症的皮质腺癌一般体积较大，晚期可转移至淋巴结、肝、肺等处。切面常具坏死、出血，往往也有核异型和核分裂，但是不能只根据细胞的形态来决定肿瘤是否为恶性，而必须看肿瘤细胞是否浸润或穿过包膜，或侵入淋巴结、血管中。

（四）肾上腺皮质结节样增生

根据发病机制及病理变化特点可分为以下几种。①不依赖ACTH性双侧肾上腺皮质小结节样增生：此病又称原发性色素性结节性肾上腺病或皮质增生不良症。此病少见，患者多为儿童或青年，一部分为家族性。肾上腺皮质总重量不大，有多个小结节。皮质醇分泌过量，超大剂量地塞米松不能将其抑制；血ACTH低或测不到。目前认为此病是一种肾上腺的自身免疫性疾病。②不依赖ACTH性双侧肾上腺皮质大结节样增生：又称腺瘤样增生。表现为双侧性，体积可大于腺瘤，多个结节融合在一起。原因不明，多数学者认为是由于ACTH的过量分泌导致肾上腺皮质在增生的基础上形成结节。这些结节往往具有很强的自主性，血ACTH低或测不到，皮质醇的分泌一般不被大剂量地塞米松抑制。

三、临床表现与并发症

典型的病例比较容易诊断。患者有特殊的外貌，望诊即可明确诊断。有些病例需经过比较详细的实验室检查才能确诊。有些患者可在疾病早期以严重的生殖系统功能障碍为主，如女性出现闭经，男性出现勃起功能障碍。大多数患者因肥胖、乏力就诊。少数患者以高血压及糖尿病起病。以下分述各系统的表现。

（一）特征性外貌

患者大多呈特征性外观：满月面，向心性肥胖，腹部膨出，而四肢显得相对细小，锁骨上及颈背部有脂肪堆集，形成所谓水牛背。本病患者呈向心性肥胖者约占60%，其余患者虽有不同程度肥胖，但不呈典型向心性，少数患者体形正常。大多数患者面部红润光泽，皮脂溢出现象明显，呈多血质外观。多血质外观的主要原因是由于蛋白质分解过度，皮肤变薄，血色易于显露。蛋白质分解过度使毛细血管壁抵抗力减低，皮肤容易发生瘀点及瘀斑。紫纹也为本病特征性表现之一，发生部位多见于下侧腹部、臀部、大腿部。紫纹的形状为中央宽、两端细，呈紫红或淡红色，常为对称性分布。

（二）心血管系统

约75%的库欣综合征患者有高血压。高血压的严重程度不一，50%以上患者舒张压超过16.0 kPa（100 mmHg）。一般在疾病早期，血压只轻微升高。病程长者，高血压的发生率增加，且严重程度也成比例增加。长期高血压可导致心、肾、视网膜的病理变化，心脏可肥大或扩大，但心力衰竭并不多见。经适当治疗，病愈之后，血压下降或恢复正常。

（三）精神症状

约有2/3患者有精神症状。轻者表现为情绪不稳定、烦躁易怒、焦虑、抑郁、注意力不集中及记忆力减退,欣快感较常见,偶尔出现躁狂。患者大多有失眠或早醒。严重者可出现精神变态,包括严重忧郁、幻觉、幻想、妄想狂,甚至企图自杀。

(四)性腺功能障碍

女性多数有月经紊乱或闭经,且多伴有不孕。男性患者睾丸小而软,男性特征减少,性欲减退,勃起功能障碍及前列腺缩小。如肾上腺皮质雄性激素分泌增多,可导致痤疮、女子多毛,严重者表现为女性男性化。

(五)糖代谢紊乱

糖代谢紊乱为本病重要表现之一,约70%病例有不同程度的糖代谢紊乱。其中一部分患者空腹血糖即高于正常,其余患者糖耐量试验显示糖耐量减退。糖皮质激素过多所致糖尿病的特点是,即使血糖很高,发生酮症者甚少,患者对胰岛素不敏感,微血管病变极罕见。皮质醇增多症被控制后,糖耐量可恢复正常。

(六)电解质紊乱

大量的皮质醇有潴钠排钾作用,从而引起高血压、水肿、多尿、低血钾。但明显的低血钾性碱中毒主要见于肾上腺皮质癌和异位ACTH综合征,可能与其分泌大量具有盐皮质激素作用的去氧皮质酮有关。

(七)骨质疏松

由于皮质醇促进蛋白分解,骨基质减少,钙沉着受影响,导致骨质疏松。骨质疏松以胸椎、腰椎及骨盆最为明显,患者常诉腰痛及全身疼痛。骨质疏松严重者,可出现脊椎压缩性骨折。

(八)对感染抵抗力减弱

皮肤真菌感染多见。化脓性细菌感染不易局限化,感染后炎症反应往往不显著,发热不高,易于漏诊。

(九)皮肤色素沉着

多见于异位ACTH综合征患者,因肿瘤产生大量的ACTH、人β-促脂解素、ACTH前身物氨基端肽,其内均包含有促黑色素细胞活性的肽段,使皮肤色素明显加深。

四、诊断与鉴别诊断

(一)临床诊断

库欣综合征的诊断一般分两步:①确定是否为库欣综合征,必须有高皮质醇血症的实验室依据;②进一步检查明确库欣综合征的病因。患者若有满月面、向心性肥胖、水牛背、皮肤紫纹、多血质、皮肤薄等典型临床表现,则可为库欣综合征的诊断提供重要线索。有典型临床表现者约占80%,其余的可只有其中的几项。有些患者表现不典型,须和其他疾病如单纯性肥胖、高血压、糖尿病、多囊性卵巢综合征等相鉴别。有典型临床表现者,亦应除外因长期应用糖皮质激素或饮用乙醇饮料引起的类库欣综合征。

影像检查对库欣综合征的病因鉴别及肿瘤定位是必不可少的。首先应确定肾上腺是否有肿瘤。目前,肾上腺CT薄层扫描及B超检查已为首选。肾上腺放射性核素[131]I-胆固醇扫描对区别双侧肾上腺增生还是单侧肾上腺肿瘤有较大价值。若影像学检查提示肾上腺双侧增生,则应检查是否有垂体瘤或垂体以外的异位ACTH分泌瘤的可能。垂体ACTH瘤中80%~90%为微腺瘤,目前分辨率最好的蝶鞍CT的微腺瘤发现率为60%,蝶鞍MRI检查优于CT。放射介入技术的引入对库欣综合征的病因和定位诊断更为精确。选择性双侧岩下窦取血测定ACTH、肾上腺静脉取血测定皮质醇和醛固酮,以及分段取血测定 ACTH 技术能更加明确垂体 ACTH 瘤、异位 ACTH 瘤或肾上腺肿瘤的诊断。

(二)检验诊断

各型库欣综合征均有糖皮质激素分泌异常、皮质醇分泌增多,失去昼夜分泌节律,且不能被小剂量地塞米松抑制。24 小时尿游离皮质醇和尿 17-羟皮质类固醇排泄升高。血尿常规和生化测定可为本病的诊断提供线索,但确诊依赖皮质醇与 ACTH 的实验室结果与动态试验。

1.血液常规

库欣综合征患者的红细胞和血红蛋白增多,中性粒细胞增高,嗜酸性粒细胞、淋巴细胞减少。

2.血糖、电解质

库欣综合征患者的血清钾偏低,血糖偏高,葡萄糖耐量试验减退。

3.血、唾液皮质醇的测定及其昼夜节律变化

(1)测定方法:放射免疫分析、化学发光免疫分析。

(2)标本:血清、血浆、唾液。血清标本在室温下放置不宜超过 8 小时;如血清标本 8 小时内不能进行检测,则应置 2~8 ℃保存,2~8 ℃冷藏不宜超过 48 小时。超过 48 小时不能检测的标本应置−20 ℃以下保存。避免反复冻融。

(3)参考范围:①血皮质醇在上午 8 时的参考值为 140~690 nmol/L,下午 4 时:80~330 nmol/L;②唾液皮质醇为 8.39~8.99 nmol/L;午夜超过 7.5 nmol/L(0.27 μg/dL),清晨超过 26.7 nmol/L(1.0 μg/dL)即可诊断;但各实验室应建立自己的正常值范围。

(4)临床诊断价值和评价:①库欣综合征患者血浆皮质醇水平增高。②血皮质醇浓度的变化有节律,一般上午最高,下午逐渐下降,夜间及清晨最低。库欣综合征时血中皮质醇虽基本维持正常的昼夜节律形式,但波动甚大,而基础水平高于正常。③因唾液中只存在游离状态的皮质醇,并与血中游离皮质醇浓度平行,且不受唾液流率的影响,故唾液皮质醇水平的昼夜节律改变和午夜皮质醇低谷消失是库欣综合征患者较稳定的生化改变。④血浆皮质醇水平实际上反映体内 ACTH 的水平。因此除近期服用氢化可的松或可的松外,影响血 ACTH 水平的因素如昼夜节律、应激状态、生活事件及激素类用药均可导致血浆皮质醇水平的异常波动。而血浆皮质醇的半衰期为 80 分钟,长于 ACTH,因此血浆皮质醇对外来刺激反应稍滞后于 ACTH。这可影响血浆皮质醇和 ACTH 同步测定的意义。⑤由于雌激素可诱导肝脏皮质醇结合蛋白合成增加,因此孕妇和口服避孕药者日间皮质醇水平往往可达 50 μg/dL,但皮质醇和皮质类固醇结合球蛋白解离速度很快,故应以入睡后 1 小时皮质醇测定值为准。⑥甲状腺素可调节皮质醇的代谢速度,但不影响下丘脑-腺垂体-肾上腺轴的反馈,因此甲亢和甲减时均不影响血浆皮质醇的水平。⑦体重对皮质醇无很大影响,但严重营养不良可影响皮质醇的代谢,使血皮质醇水平升高。年龄与血浆皮质醇水平无关,但出生 9 个月到 1 年的婴儿体内尚未建立昼夜节律,且刚出生几天内血皮质醇水平低于皮质酮,故此时血浆皮质醇水平偏低。

4.24 小时尿游离皮质醇

(1)检测方法:同血皮质醇。

(2)标本:24 小时尿液。塑料容器中预先加入 33%乙酸或盐酸 20 mL,置冰块上,准确留取 24 小时尿,记录尿量,混合后用有盖试管取约 10 mL 置冰盒内送检。

(3)参考范围:88.3~257.9 nmol/24 h。

(4)临床诊断价值和评价:①体内的游离型和结合型皮质激素及它们的代谢产物 90%以上

从尿中排泄,未被蛋白结合的部分(包括葡萄糖醛酸苷、硫酸酯和游离皮质醇)都从尿排出。尿游离皮质醇测定对诊断高皮质醇血症的患者灵敏度高,且患者与健康人的数值几乎没有重叠,仅 1%～2%可能有重叠,尿游离皮质醇排出与血皮质醇呈正比。增多见于皮质醇增多症、甲状腺功能亢进、部分单纯性肥胖者及先天性肾上腺增多症。减少则见于肾上腺皮质功能减退、垂体前叶功能减退、甲状腺功能减退、全身消耗性疾病、恶病质和肝硬化等,结果<27.6 nmol/24 h 可排除库欣综合征,但低值不能诊断皮质功能低下,因留取标本、肾脏疾病等因素可导致错误结果,应做兴奋试验。②24 小时尿游离皮质醇在诊断皮质醇症方面,其特异性及准确性远较 17-羟类固醇及 17-酮类固醇为优。24 小时尿游离皮质醇测定可以避免血皮质醇的瞬时变化,也可以避免血中皮质类固醇结合球蛋白浓度的影响,对库欣综合征的诊断有较大的价值,诊断符合率达90%～100%。值得注意的是,非库欣综合征中也有 7%～8%患者的 24 小时尿游离皮质醇升高,且利尿剂和进高盐饮食,也可使尿游离皮质醇增高。

5.血浆 ACTH

(1)测定方法:放射免疫分析、化学发光免疫分析。

(2)标本:血清、血浆。血浆标本应用塑料管分装,不应用玻璃试管,血清标本在室温下保存不应超过 8 小时,2～8 ℃冷藏不应超过 48 小时,可在－20 ℃以下长期保存,避免反复冻融。血浆 ACTH 的半衰期仅为 8 分钟左右,在室温下不稳定,可被血细胞和血小板的酶降解,并可黏附于玻璃和塑料表面致使所测值偏低。

(3)参考范围:0～18.9 pmol/L。

(4)临床诊断价值和评价:库欣综合征可引起血中 ACTH 升高。患者处于如发热、疼痛、外伤等急性应激状态时,ACTH 分泌均会升高。而严重抑郁症,尤其是老年患者体内的 ACTH 水平也高于健康人。

6.尿 17-羟皮质类固醇(17-OHCS)

(1)方法:液相色谱法。

(2)标本:24 小时尿,以醋酸或盐酸 10 mL 防腐,记录尿量。

(3)参考范围:8 岁以下<4.1 μmol/24 h 尿(1.5 mg/24 h 尿);8～12 岁<12.4 μmol/24 h 尿(4.5 mg/24 h 尿);12～18 岁为 6.4～29.7 μmol/24 h 尿(2.3～10.9 mg/24 h 尿);成年男性为 8.3～33.2 μmol/24 h 尿(3.1～12 mg/24 h 尿);成年女性为 6.9～27.6 μmol/24 h 尿(2.5～10 mg/24 h尿)。

(4)临床诊断价值和评价。

17-OHCS 增多见于:①库欣病、库欣综合征、异位 ACTH 肿瘤;②肾上腺性征异常综合征、11-β 羟化酶缺乏症;③甲状腺功能亢进症、肥胖症、手术、各种应激。

17-OHCS 减少见于:①肾上腺皮质功能减退(原发或继发)、艾迪生病,血浆 ACTH 升高,ACTH 刺激试验无反应或反应减低;②垂体功能减退症,如 ACTH 单独缺乏症、希恩综合征;③先天性肾上腺皮质增生症如 21-羟化酶缺陷症、17-羟化酶缺陷症;④医源性皮质功能减退症,如长期使用类固醇皮质激素、肾上腺皮质失用性萎缩;⑤其他原因,如甲状腺功能减退症、肝硬化、肾功能不全等。

(三)鉴别诊断

1.单纯性肥胖

肥胖可伴有原发性高血压、糖耐量减低、月经稀少或闭经,皮肤也可能出现皮纹、痤疮、多毛,

24 小时尿 17-OHCS 和 17-KS 排出量比正常升高,与库欣综合征表现相似。但单纯性肥胖脂肪分布不是向心性,而是分布对称均匀,无皮肤菲薄及多血质改变,皮纹大多为白色,有时可为淡红色,但一般较细。血浆皮质醇、24 小时尿游离皮质醇、24 小时尿检查均在正常范围;小剂量地塞米松抑制试验大多能被抑制;X 线检查蝶鞍无扩大,亦无骨质疏松;B 超检查双侧肾上腺无异常发现。

2.2 型糖尿病性肥胖

2 型糖尿病可有肥胖、高血压,检查有糖耐量降低、24 小时尿 17-OHCS 偏高,需与之鉴别。但与库欣综合征有下列不同:血浆皮质醇正常,正常昼夜节律存在;24 小时尿游离皮质醇正常;其肥胖亦非向心性。

3.颅骨内板增生症

多见于女性,临床表现有肥胖、多毛症、高血压及神经精神症状,需与之鉴别。但与库欣综合征不同在于:其肥胖以躯干及四肢显著;无皮质醇分泌过多引起的代谢紊乱表现;颅骨 X 线片显示额骨及其他颅骨内板增生,而无蝶鞍扩大改变;无骨质疏松改变。

五、治疗

库欣综合征治疗的目标为:①将每天皮质醇分泌量降至正常范围;②切除任何有害健康的肿瘤;③不产生永久性内分泌缺陷;④避免长期激素替代。

库欣综合征是由脑垂体 ACTH 分泌过多造成的,直接处理垂体似乎更合理,以使库欣综合征患者的临床征象、ACTH 和皮质醇的水平恢复到正常。实际上,除肾上腺皮质腺瘤手术切除有良好的效果外,还没有一种疗法是完美无缺的。当前的主要治疗手段包括手术、放疗及药物治疗。

(一)垂体性库欣综合征

垂体切除术主要用于那些具有较大垂体瘤的库欣综合征患者。如果保留垂体,可能会侵犯视神经或由于压迫周围组织造成神经学上的损伤。全垂体切除的不利之处为常规通过前额途径,是一个大手术,而且随着垂体的切除会导致垂体其他功能的低下。早在 1970 年经蝶垂体瘤摘除术开展前已广泛开展,该手术如果由有经验的外科医师施行,治愈率提高,并发症非常小,而且很少复发。

垂体手术前应先行垂体 CT 检查,做好垂体肿瘤的定位诊断。部分垂体较大腺瘤及可由 CT、MRI 定位的微腺瘤均可通过经鼻经蝶鞍垂体微腺瘤摘除。有人报道 CT 扫描未能找到垂体微腺瘤者,经鼻经蝶手术探查时,90％患者仍能发现微腺瘤。术前测定岩窦下静脉血和周围静脉血 ACTH 比值,以及进一步测定双侧岩窦静脉血 ACTH 的差别,则能帮助确定是否存在垂体微腺瘤及定位垂体腺瘤。患者术后可能出现激素撤退症状,需补充生理剂量的肾上腺糖皮质激素直到下丘脑-垂体-肾上腺(HPA)轴恢复正常;对于症状严重者,可短期静脉内使用超生理剂量的肾上腺糖皮质激素治疗。建议在术后第 1 周内停用肾上腺糖皮质激素或改用小剂量地塞米松,测定上午的血清皮质醇浓度以评估手术效果。如停用激素,必须密切观察患者是否出现肾上腺皮质功能不全症状。

垂体放射治疗一直是作为库欣综合征行肾上腺切除术后,对垂体肿瘤的一种补充治疗。对怀疑垂体肿瘤手术切除不彻底或晚期垂体肿瘤合并心肾功能不全、糖尿病、年老体弱者,也可考虑放射治疗。垂体放射治疗的类型有两种,一种是外照射,通常采用高能直线加速器治疗,也可应用[60]Co 行大剂量垂体照射,此法虽然有一定的疗效,但远期并发症多,如放射性脑病、脑软化等;另一种是内照射,将^{198}Au或^{90}Y植入垂体内行内照射,有效率为65%,一般对垂体功能无明显不良影响。总之,垂体放疗照射定位不精确,照射剂量无法准确控制,容易损伤垂体周围组织,疗程长,疗效出现慢,并发症多,常不被患者所接受。近年来,国内、外兴起的立体定向放射外科治疗技术为垂体腺瘤的治疗开辟了新途径。立体定向放射外科是利用立体定向的方法,选择性地确定正常及病变组织的颅内靶点,使用大剂量管束电离射线,精确地集中照射靶点而产生局灶性组织破坏,达到治疗疾病的目的。

对库欣综合征,在有条件的地区应首选针对垂体ACTH瘤进行治疗,可采用经鼻、经蝶手术或立体定向放射治疗。对垂体手术疗效不满意者或影像学无垂体瘤表现的患者,可针对ACTH的靶器官肾上腺进行手术治疗,通常采取一侧肾上腺全切、另一侧大部切除＋垂体放射治疗。这样一方面去除皮质醇的来源,使库欣病得到缓解;另一方面保留的部分肾上腺仍具有分泌功能,可免除长期替代治疗。垂体肿瘤的积极治疗或放疗又可以预防术后Nelson综合征的发生。常将两侧肾上腺手术分两期进行,先行病变明显的一侧肾上腺全切除,再观察随访。此法既明确了诊断,又可经腰部切口手术,手术风险小。如术后内分泌症状基本缓解,可继续随访;如临床症状和实验室检查指标显示皮质醇增多仍很明显,则应择期对另一侧肾上腺再行大部切除(80%)。有学者主张,在双侧肾上腺全切除后再行部分肾上腺组织自体移植术。但因难以做到带血管蒂移植,往往以组织块种植为主,所以成活率不高。随着临床移植技术的提高,近年来肾上腺组织自体种植的成活率已有所提高。有报道显示,种植成活的肾上腺组织也能有效地分泌部分皮质激素,至少能减少糖皮质激素的替代治疗量。

(二)肾上腺病变的处理

1.肾上腺肿瘤

肾上腺肿瘤包括肾上腺皮质腺瘤和腺癌。

腺瘤的治疗方法简单,只要诊断明确,可行腺瘤切除。术前定位明确者经腰部第10或11肋间切口,术前定位不明确者可经腹切口行双侧肾上腺探查。腺瘤大多有包膜,容易分离,可完整摘除。如边界不清,可行同侧肾上腺切除术。目前,大多数肾上腺腺瘤可行经腹或经后腹腔途径的腹腔镜手术。腹腔镜手术具有创伤小、恢复快等优点,已逐步替代开放性手术成为肾上腺手术的金标准。腺瘤多数为单侧性,而对侧肾上腺往往是萎缩的,所以术后恢复期激素的调整非常重要。由于术中解决应激状态及术后的替代治疗常使用大剂量糖皮质激素,使下丘脑及垂体进一步遭受抑制,所以术后在了解肾上腺皮质功能的条件下,逐渐减少激素用量。单侧肾上腺切除者术中给予氢化可的松100 mg静脉滴注,术后维持1～2天。若对侧肾上腺萎缩者,则在补充皮质激素的同时应用ACTH。一侧全切另一侧部分切除者,应用氢化可的松从300 mg/d逐步减量,一周后改为口服泼尼松,25 mg/d,逐步减量到12.5 mg/d,视情况维持2～3周。在停止替代治疗前应全面了解肾上腺皮质功能,如化验尿17-OHCS、17-KS及血尿皮质醇等。如一年以上肾上腺功能仍不能恢复者,恐怕需要终身替代治疗。双侧肾上腺全切除者需终身服用皮质激素。

肾上腺皮质腺癌也以手术治疗为主,越早越好,早期尚未转移者疗效为佳。对肿瘤局限于肾上腺区域者,行单侧肾上腺根治性切除术;若肿瘤已发生远处转移,原发肿瘤组织和转移处均应尽力切除,这样可提高药物治疗和局部放疗的效果。对肿瘤小、边界清晰者,可经腰背切口。肿瘤较大、界限不清或有浸润者,可取胸腹联合切口或单侧肋缘下弧形切口,将肿瘤、肾上腺、同侧淋巴结一并切除。对侵犯肾脏、下腔静脉壁或腔静脉有瘤栓者,应做同侧肾切除、腔静脉壁的部分切除和腔静脉瘤栓取出术。肾上腺皮质癌发展快,淋巴转移早,发现时约2/3患者已有周围组织的浸润,患者术后 5 年存活率仅 25%,预后差。

2.原发性肾上腺皮质增生

这类患者往往血 ACTH 降低,而影像学检查又无法发现肾上腺区域明显的占位性病变。有学者认为对这类患者应首先行病变严重(即体积较大侧)一侧肾上腺全切除术,如症状缓解满意,则可继续随访观察;如症状仍较严重,可再行另一侧肾上腺大部切除术。此类患者术后预后比较好,常不需终身激素替代措施。

(三)异位 ACTH 综合征

对于异位 ACTH 综合征,首选的治疗方法是切除原发肿瘤,切断异位 ACTH 分泌的来源。但往往明确诊断时,肿瘤已无法切除。此时,一方面可行肿瘤的化疗、放疗,另一方面可应用药物治疗减轻库欣综合征的症状。在以下情况,也可选用双侧肾上腺全切或一侧全切、另一侧次全切以缓解症状:①异位 ACTH 综合征诊断明确,但未找到原发肿瘤;②异位 ACTH 肿瘤已广泛转移,无法切除,而高皮质醇血症症状严重;③异位 ACTH 肿瘤已经找到,但无法切除,患者情况尚能接受肾上腺手术。

(四)药物治疗

药物治疗是库欣综合征治疗的一个重要方面,但只是一种辅助治疗,适用于衰弱或新近心肌梗死不能手术者,以及垂体、异位 ACTH 肿瘤或肾上腺肿瘤未能成功切除者。影响肾上腺分泌的有酮康唑、氨鲁米特、美替拉酮和米妥坦;影响 ACTH 分泌的有赛庚啶和溴隐亭。无论是作用于垂体或肾上腺,均需长期服药,且有一定的不良反应,不能达到完全治愈的效果。

1.皮质醇合成抑制剂

(1)酮康唑:是咪唑类似物,对碳链酶及 17-羟化酶均有抑制作用。用法:每次 0.3 g,每天 3 次口服。皮质醇水平降至正常后适当减量。不良反应包括肾上腺皮质功能不足、肝功能异常和肝脏毒性反应。

(2)氨鲁米特:是格鲁米特的衍生物,主要作用是阻断胆固醇向孕烯醇酮的转变,同时也阻断甲状腺素的合成。用法:每次 0.25 g,每天 3 次口服。用药 1 周后,库欣综合征的临床表现可获得不同程度的缓解。不良反应包括头痛、头晕、皮疹及胃不适等。

(3)美替拉酮:甲吡酮,为 11β-羟化酶的抑制剂。价格昂贵,国内很少应用。用法:每天 1～2 g,分 4 次口服。

2.ACTH 抑制剂

(1)赛庚啶:为 5-羟色胺受体拮抗剂。垂体性库欣综合征患者 ACTH 分泌增加可能与 5-羟色胺的紊乱有关。Krieger 等首先提出用赛庚啶治疗库欣综合征,每天服用 24 mg,3～6 个月后可见血浆 ACTH 及皮质醇下降,临床症状缓解,但不是全部患者都有效。文献曾报道 40 例,取得满意缓解的达 60%。在体外已证实,该药对肿瘤或分泌 ACTH 的异位肿瘤有直接效应。用法:每次 8 mg,每天 3 次口服,连续 6 个月以上。不良反应包括嗜睡、口干、恶心、眩晕等,大剂量时可出现精神错乱和共济失调。

(2)甲磺酸溴隐亭:为多巴胺受体激动剂,大剂量能抑制 CRF、ACTH 分泌。一项研究中,口服 2.5 mg 溴隐亭之后,13 例患者中有 6 例血浆 ACTH 和皮质醇明显下降。1 例异位 ACTH 分泌的支气管类癌患者,ACTH 亦被抑制。用法:5～10 mg,每天分 3～4 次口服。不良反应包括口干、恶心、呕吐、便秘、头晕、直立性低血压、失眠、小血管痉挛等。

(巩长进)

第二节　原发性醛固酮增多症

一、概述

醛固酮增多症分为原发性和继发性两大类。原发性醛固酮增多症(以下简称原醛症)指肾上腺皮质自主性分泌过多醛固酮,病因多数为单侧肾上腺腺瘤,较少为双侧肾上腺皮质增生。继发性醛固酮增多症的病因在于肾上腺皮质以外的因素,如血容量减少或肾脏缺血等原因引起肾素-血管紧张素系统活动增强,导致继发性醛固酮分泌增多。

二、病因与发病机制

(一)醛固酮瘤

醛固酮瘤也叫Conn综合征,占原醛症的35%,以单侧肾上腺腺瘤最多见,双侧或多发性腺瘤较少,本病患者可为一侧腺瘤伴对侧增生。腺瘤直径多为1～2 cm,有完整包膜,切面呈金黄色,腺瘤同侧和对侧肾上腺组织可以正常、增生或伴结节形成,亦可发生萎缩。醛固酮瘤的成因不明,患者血浆醛固酮浓度与血浆ACTH的昼夜节律平行,而对血浆肾素的变化无明显反应。在产生醛固酮腺瘤中,有一种特殊类型,称为肾素反应性腺瘤,此种腺瘤在立位动态试验中的反应不同于一般醛固酮腺瘤,而与特发性增生型原醛症相同,即站立位所引起的血浆肾素变化使血醛固酮明显升高。

(二)特发性醛固酮增多症(特醛症)

近年来国内、外文献报道的特醛症有增多趋势,约占本病60%。特醛症患者肾上腺病变为双侧球状带细胞增生,有时可伴有结节。低血钾较轻,血浆肾素活性不如醛固酮瘤患者那么低,立位时稍见升高。肾上腺全切除不能治愈特醛症的高血压,而醛固酮瘤切除后血压可很快降至正常。特醛症病因不明,发病机制可能是由某种肾上腺外的可兴奋醛固酮分泌的因子所引起;另一种看法认为,特醛症是患者对血管紧张素Ⅱ敏感性增高的结果。有一种特殊类型,称为原发性增生,其病理变化为双侧性肾上腺结节样增生,在病理生理上却不同于伴肾上腺增生的特醛症而类似腺瘤,对兴奋肾素-血管紧张素系统的试验及抑制性试验均无反应。

(三)糖皮质激素可抑制性醛固酮增多症

糖皮质激素可抑制性醛固酮增多症是一种特殊类型的原醛症,较罕见,约占1%。有显著的家族发病倾向,可能为常染色体显形遗传,肾上腺呈大、小结节性增生,血浆醛固酮浓度与血浆ACTH的昼夜节律平行,用生理替代性的糖皮质激素数周后可使醛固酮分泌量、血压、血钾恢复正常。从分子生物学研究方面有学者认为,其与醛固酮合成酶基因的异位表达有关,导致产生一种11β-羟化酶-醛固酮合成酶嵌合体。正常时醛固酮合成酶在肾上腺小球状带表达,11β-羟化酶在束状带表达,后者受ACTH兴奋性调控。上述嵌合型基因的形成导致醛固酮合成酶在束状带异位表达,并受ACTH的调控。

(四)醛固酮癌

肾上腺癌引起原醛症者少见。肿瘤在组织学上与腺瘤的区别是在整个肿瘤内有特征性的厚壁血管。癌组织除分泌大量醛固酮外,往往还分泌其他激素,造成混合性征群。患者血醛固酮可异常增高,而且对立卧位、ACTH 兴奋均无反应。癌的体积甚大,直径常超过 6 cm。

(五)异位醛固酮分泌腺瘤或癌

很罕见,可发生在肾、肾上腺的其余部分或卵巢。

三、临床表现与并发症

(一)高血压

高血压为最常出现的症状,一般不呈恶性演进,少数可表现为恶性进展,随着病情进展,血压渐高,大多数在 22.7/16.0 kPa(170/100 mmHg)左右,高时可达 28.0 /17.3 kPa(210/130 mmHg)。

(二)钾耗损

大量醛固酮作用于肾远曲小管,使钠重吸收和钾排泄增加,钾从尿中丢失,尿钾增高,血清钾下降。低血钾可引起以下临床表现:①肌无力及周期性瘫痪,血钾愈低,肌肉受累愈重;②心律失常,可为期前收缩或阵发性心动过速,严重时可出现心室颤动;③尿多、夜尿多、烦渴,由于长期严重缺钾,肾小管空泡变性使肾浓缩功能障碍造成。

(三)碱中毒

细胞内大量钾离子丢失后,钠、氢离子从细胞内排出的能力下降,导致细胞内钠、氢离子增加,细胞内 pH 下降;细胞外液氢离子减少,pH 升高,出现代谢性碱血症。细胞外液碱中毒时,游离钙减少,可出现肢体麻木及手足搐搦。

(四)其他

儿童患者有生长发育障碍,与长期缺钾等代谢紊乱有关。缺钾时胰岛素释放减少、作用减弱,可出现糖耐量减低。糖皮质激素可抑制性醛固酮增多症患者多数有家族史,常在青少年时发病,有明显的遗传倾向,儿童期发病则影响其生长发育。

四、诊断与鉴别诊断

原醛症患者醛固酮分泌过多可造成肾小管对钠离子的重吸收和钾离子排出的增加,引起水钠潴留及低血钾。血尿醛固酮测定值增高是本病的特征性表现和诊断的关键指标,但多种因素会影响其测定值,因此血肾素、血管紧张素Ⅱ测定、螺内酯试验、低钠试验、高钠试验等可用于辅助诊断。

(一)诊断

1.血(尿)钠、钾、血气分析

(1)大多数患者出现低血钾、高尿钾、高血钠,血钾多为 2～3 mmol/L,严重者更低,可低至 1.5 mmol/L 以下,低血钾多呈持续性,血钾<3.5 mmol/L,尿钾>25 mmol/L,血钾<3 mmol/L,尿钾>20 mmol/L,提示尿路失钾;血钠一般在正常高限或略高于正常。

(2)碱血症:血 pH 和二氧化碳结合力为正常或高于正常。持续性或间歇性低钾血症,血钠在正常范围上界或稍高,血 pH 轻度升高,尿 pH 中性或偏碱。尿钾增多,经常超过 25 mmol/24 h(胃肠道丢失钾所致低钾血症者,尿钾均低于15 mmol/24 h),肾脏浓缩功能减退,夜尿多>750 mL。唾液 Na^+/K^+ 比率<1,如<0.4,则有醛固酮增多症的诊断意义(健康人唾液 Na^+/K^+ 比率>1)。

2.血浆肾素、血管紧张素Ⅱ测定

(1)测定方法:放射免疫法、高效液相-荧光检测法、酶联免疫吸附法。

(2)标本:血浆。首先在清晨静卧 4 小时后采血,测定基础值。继而患者立位 4 小时,并肌内注射呋塞米 20 mg,测血肾素活性和血管紧张素 Ⅱ 水平。肘静脉取血 5 mL,拔出针头后注入酶抑制剂抗凝管中(采血管应有盖或塞),将管口封好后上下颠倒数次,混匀后即刻放入冰水浴中或 4 ℃冰箱中 1～2 小时,取出后 4 ℃离心,分离血浆。

(3)参考值和参考范围。①肾素活性。普通饮食:卧位肾素活性为 0.05～0.79 $\mu g/(L \cdot h)$;立位肾素活性为 1.95～3.99 $\mu g/(L \cdot h)$;低钠饮食:卧位肾素活性为 0.70～5.96 $\mu g/(L \cdot h)$;立位肾素活性为1.13～8.10 $\mu g/(L \cdot h)$。②血管紧张素 Ⅱ。普食:卧位时血管紧张素 Ⅱ 参考值为 15～97 pg/mL;立位时血管紧张素 Ⅱ 参考值为 19～115 pg/mL;低钠:卧位时血管紧张素 Ⅱ 参考值为 36～104 pg/mL;立位时血管紧张素 Ⅱ 参考值为 45～240 pg/mL。

(4)临床诊断价值与评价:①醛固酮/肾素活性是目前最可靠的原醛症筛查实验室指标。目前大多数学者提出用血浆醛固酮与肾素活性的比值来鉴别原醛症或原发性高血压,如 PAC(ng/dL)/PRA[ng/(mL \cdot h)]>25,高度提示原醛症的可能;而 PAC/PRA>35,则可确诊原醛症。如果同时满足 PAC/PRA>30 且 PAC >20 ng/dL,其诊断原醛症的灵敏性为 90%,特异性为 91%。但是腺瘤患者醛固酮分泌也具有波动性,因此计算 PAC/PRA 比值时,最好采用立位 2 小时测定值,其诊断符合率较卧位值高。②患者清晨静卧 4 小时后测定 PRA 和血管紧张素 Ⅱ 水平均明显低于正常范围。立位 4 小时后测血 PRA 和血管紧张素 Ⅱ 水平,两者均无显著升高。健康人两者均显著升高。③原醛症患者血浆醛固酮水平增高而 PRA、血管肾张素 Ⅱ 均降低,在低钠饮食、利尿剂及站立体位等因素刺激下,PRA 也可无明显升高。④药物影响:β受体阻滞剂、血管扩张剂、利尿剂及甾体激素、甘草、甲基多巴、可乐定、利血平等药物均影响体内肾素水平,一般要在停药 2 周后测定 PRA。若用利血平等代谢缓慢的药物,则应在停药 3 周后测定 PRA。不宜停药的患者可改服胍乙啶等降压药。⑤肾素分泌呈周期性变化,高钠饮食时 PRA 分泌减少,低钠饮食时 PRA 分泌增多;同一体位时早晨分泌量最多,中午至下午分泌量最少;肾素的分泌随年龄增加而减少;成年女性卵泡期最少,黄体期最多,并随年龄增加分泌量减少。

3.血、24 小时尿醛固酮测定

(1)测定方法:放射免疫法。

(2)标本:血清、血浆;24 小时尿液,留取 24 小时尿液,内加浓盐酸 10 mL 防腐。

(3)参考范围:①血液醛固酮参考范围如下。卧位:男(218.8 ± 94.2)pmol/L,女(254.8±110.8)pmol/L;立位:男(537.4±177.3)pmol/L,女(631.6±246.5)pmol/L。②24 小时尿液醛固酮参考范围如下。正常钠饮食:6～25 μg/24 h;低钠饮食:17～44 μg/24 h;高钠饮食:0～6 μg/24 h。

(4)临床诊断价值与评价。①血浆中醛固酮含量存在昼夜节律性分泌,一般晨起之前血浆中醛固酮水平最高。原醛症表现为血浆醛固酮明显增高,增生型原醛症患者立位时醛固酮明显增加。说明增生型患者醛固酮对肾素血管紧张素反应增强,而醛固酮瘤者立位时增加不明显,甚至下降。原醛症患者血、尿醛固酮均明显增高,可为参考值的 2～4 倍。②部分原醛症与原发性高血压患者的血浆醛固酮浓度有重叠,因此,仅用 PAC 作为筛选试验具有局限性。③继发性醛固酮增多症如肾性高血压、Bartter 综合征、充血性心力衰竭、肾病综合征、肝硬化腹水和肾素瘤等均可引起继发性醛固酮增多,与原醛症鉴别有赖于血浆肾素活性和血管紧张素水平的测定。④24 小时尿醛固酮:醛固酮降解后的主要产物为四氢醛固酮,均从尿中排出,其水平分别与卧位、立位血醛固酮及卧位、立位醛固酮/肾素活性比值有较好的相关性。

4.18-羟皮质酮

(1)检测方法:放射免疫分析、高效液相色谱。

(2)标本:血清(浆)或 24 小时尿液。

(3)18-羟皮质酮参考范围如下。①血浆:115～550 ng/L;②尿液:1.5～6.5 μg/24 h。

(4)临床诊断价值与评价:18-羟-皮质酮为盐皮质激素,其分泌功能受 ACTH 和肾素-血管紧张素系统双重调节,生物效应主要为潴钠排钾。该结果对鉴别原醛症病理类型有重要价值。腺瘤型原醛症患者血浆 18-羟皮质酮较增生型原醛高;上午立位 4 小时,腺瘤型患者血浆 18-羟皮质酮明显下降,而增生型患者明显上升。原醛症患者的血浆 18-羟皮质酮水平升高,醛固酮腺瘤患者可见浓度＞1 000 ng/L;特发性醛固酮增多症患者仅为 550～1 100 ng/L。

5.18-羟皮质醇

(1)测定方法:放射免疫分析、高效液相色谱。

(2)标本:血清或血浆。

(3)18-羟皮质醇参考范围如下。成人普通饮食:36～168 ng/L;钠钾平衡饮食(上午 8 时):36～105 ng/L。

(4)临床诊断价值与评价:普遍认为,18-羟皮质醇来源于肾上腺。研究发现,体外 18-羟皮质醇与糖皮质激素和盐皮质激素受体的亲和力约为 0.1％,18-羟皮质醇本身无生理活性。国外关于原醛症的研究发现,血浆 18-羟皮质醇水平在糖皮质激素可抑制性醛固酮增多症患者中可升高至正常值的 20～40 倍,腺瘤患者升高 2～10 倍;尿液的含量在 GSH 患者可升高 5～10 倍,腺瘤可升高 1.5～4 倍;而特发性醛固酮增多症的水平与正常值相重叠。原醛症三种亚型的 18-羟皮质醇水平无明显重叠,因此 18-羟皮质醇的测定有助于原醛症亚型之间的鉴别诊断,在原醛症的诊断和鉴别诊断中具有比较重要的意义。手术前后18-羟皮质醇的变化也为原醛症腺瘤患者的手术治疗效果提供了一个较好的随访指标。另外,作为一种简便、快速的方法,18-羟皮质醇的测定有望成为在高血压人群中大规模筛选原醛症腺瘤和 GSH 患者的指标,以期早期诊断和治疗这类疾病。

6.18-氧皮质醇

(1)测定方法:放射免疫法。

(2)标本:血浆。

(3)18-氧皮质醇参考范围如下。普食:36～168 ng/L;成人(上午 8 时)钠钾平衡饮食:36～105 ng/L。

(4)临床诊断价值与评价:皮质激素可抑制性醛固酮增多症,一种常染色体显性病,糖皮质激素可抑制醛固酮分泌,18-氧皮质醇明显增多。

(二)鉴别诊断

原醛症主要需和以下一些可引起高血压和低血钾的疾病相鉴别。

1.原发性高血压因某种原因发生低血钾

原发性高血压因某种原因发生低血钾常见的病因是为降血压应用排钾利尿剂,引起尿钾丧失而未补钾或补钾量不足。需停药 1 个月并补钾,随后再观察药物影响是否清除。

2.伴高血压、低血钾的继发性醛固酮增多症

(1)因肾血管、肾实质性病变引起的肾性高血压,急进型恶性高血压致肾脏缺血而引起伴有

高血压的继发性醛固酮增多症,其大部分患者也可有低血钾。一般来说,此种患者高血压病程进展较快,眼底改变较明显,肾动脉狭窄时腹部可闻到血管杂音,恶性高血压者常有心、脑、肾并发症,测定血浆醛固酮及肾素水平均增高。

(2)分泌肾素的肿瘤,因肾脏存在分泌肾素的肿瘤而致高肾素性醛固酮增多症,多见于青年人,高血压、低血钾甚为严重,血浆肾素活性极高。测定血浆醛固酮水平及肾素活性、行肾脏影像学检查等可确诊。

3.非醛固酮所致盐皮质激素过多综合征

患者呈高血压、低血钾性碱中毒,肾素-血管紧张素系统受抑制,但血、尿醛固酮不高,反而降低。

4.利德尔综合征

利德尔综合征为一种常染色体显性遗传性家族性疾病,表现为肾脏潴钠过多综合征,是因肾小管离子转运异常所致。临床表现为高血压、低血钾、碱中毒、尿钾排泄增多,但醛固酮分泌正常或稍低于正常,口服醛固酮拮抗剂螺内酯不能纠正低钾血症,仅有肾小管钠离子转运抑制剂氨苯蝶啶才可使尿排钠增加,排钾减少,血压恢复正常。故可用上述两种药物的治疗效果来进行鉴别。

五、治疗

(一)饮食治疗

低盐饮食。

(二)手术治疗

肾上腺肿瘤患者应做病侧肾上腺切除术,术前应给予短期低钠饮食和螺内酯治疗,以纠正高血压和低血钾的临床症状,增加手术的安全性和有助于术后肾素-血管紧张素-醛固酮轴的功能恢复。

(三)药物治疗

1.螺内酯

螺内酯为醛固酮的拮抗剂,并有轻度的类固醇合成酶抑制作用,由于特发性醛固酮增多症。开始剂量:250 mg/(m² · d),分 3～4 次口服,血压和电解质正常后减至维持量。主要不良反应为高血钾、低血钠、消化道症状和男性乳房发育,女性月经紊乱等。少数有皮疹,嗜睡及运动失调。

2.卡托普利

卡托普利为血管紧张素转化酶抑制剂,主要用于治疗特发性醛固酮增多症。一般剂量:开始量每天1 mg/kg,最大量每天 6 mg/kg,分 3 次服用。

3.氨苯蝶啶

氨苯蝶啶为钠转运抑制剂,可抑制远曲小管对钠的回吸收,阻抑小管排钾,引起钠利尿,尿钾排出减少。常用剂量:2～4 mg/(kg · d),分 2 次服。主要不良反应是高血钾,偶见眩晕,变态反应,长期服用偶可导致肾结石。

4.硝苯地平

硝苯地平为钙通道阻滞剂,可阻断血管紧张素Ⅱ促进细胞外钙离子进入细胞内的作用,故可减少醛固酮的合成。一般剂量:0.1～0.2 mg/kg,每天 3 次。

5.地塞米松

地塞米松主要用于地塞米松可抑制性醛固酮增多症。剂量:每次 50 μg/kg,每天 3 次,最大量不超过 2 mg/d,服药 10～15 天即可见效,减量维持,需长期服用。多数患者需同时补充盐和小量降压药。

（巩长进）

第三节　继发性醛固酮增多症

继发性醛固酮增多症(继醛症)是由于肾上腺外的原因引起肾素-血管紧张素系统兴奋,肾素分泌增加,导致醛固酮继发性的分泌增多,并引起相应的临床症状,如高血压、低血钾和水肿等。

一、病因

(一)有效循环血量下降所致肾素活性增多的继醛症
(1)各种失盐性肾病:如多种肾小球肾炎、肾小管性酸中毒等。
(2)肾病综合征。
(3)肾动脉狭窄性高血压和恶性高血压。
(4)肝硬化合并腹水及其他肝脏疾病。
(5)充血性心力衰竭。
(6)特发性水肿。
(二)肾素原发性分泌增多所致继醛症
(1)肾小球旁细胞增生(Bartter 综合征)Gitelman 综合征。
(2)肾素瘤(球旁细胞瘤)。
(3)血管周围细胞瘤。
(4)肾母细胞瘤。

二、病理生理特点

(一)肾病综合征、失盐性肾脏疾病
由于缺钠和低蛋白血症,有效循环血量减少,球旁细胞压力下降,使肾素-血管紧张素系统激活,导致肾上腺皮质球状带分泌醛固酮增加。
(二)肾动脉狭窄
肾动脉狭窄时,入球小动脉压力下降,刺激球旁细胞分泌肾素。
(三)醛固酮
85%在肝脏代谢分解,当患有肝硬化时,对醛固酮的清除能力下降,血浆醛固酮半衰期延长,有30分钟延长至 60～90 分钟。同时由于腹水的存在,刺激球旁细胞肾素分泌增多,两者均可导致患者醛固酮水平明显增高。
(四)特发性水肿
特发性水肿是由于不明原因的水盐代谢紊乱所致,水肿所产生的有效循环血量下降刺激肾

素分泌增多,导致醛固酮水平增高。

(五)心力衰竭

心力衰竭可以使醛固酮的清除能力下降,且有效循环血量不足,均可兴奋肾素-血管紧张素系统,使醛固酮的分泌增加。

(六)Batter 综合征(BS)

BS是常染色体显性遗传疾病,是 Batter 于 1969 年首次报道的一组综合征,主要表现为高血浆肾素活性、高血浆醛固酮水平、低血钾、低血压或正常血压、水肿、碱中毒等。病理显示患者的肾小球旁细胞明显增多,主要是肾近曲小管或髓襻升支对氯离子的吸收发生障碍,并伴有镁、钙的吸收障碍,使钠、钾离子重吸收被抑制,引起体液和钾离子丢失,导致肾素分泌增加和继发性醛固酮增多;前列腺素产生过盛;血管壁对血管紧张素Ⅱ反应缺陷;肾源性失钠、失钾;血管活性激素失调。

目前临床上将 BS 分为 3 型。

1.经典型

幼年或儿童期发病,有多尿、烦渴、乏力、遗尿(夜尿增多),有呕吐、脱水、肌无力、肌肉痉挛、手足搐搦、生长发育障碍。不治疗者可出现身材矮小。尿钙正常或增高,肾脏无钙质沉着。

2.新生儿型

多发病于新生儿,也可在出生前被诊断。胎儿羊水过多,胎儿生长受限,大多婴儿为早产。出生后几周可有发热、脱水,严重时可危及生命。部分患儿伴有面部畸形、生长发育障碍、肌无力、癫痫、低血压、多饮、多尿。儿童早期被诊断前通常有严重的电解质紊乱和相应的症状。常因高尿钙,早期即有肾脏钙质沉着。

3.变异型

变异型即 Gitelman 综合征(GS)。发病年龄较晚,多在青春期后或成年起病,症状轻。有肌无力、肌肉麻木、心悸、手足搐搦。生长发育不受影响。部分患者无症状,可有多饮、多尿症状,但不明显。部分患者有软骨钙质沉积,表现为受累关节肿胀疼痛。是 BS 的一个亚型,但目前也有人认为 GS 是一个独立的疾病。

(七)Gitelman 综合征(GS)

1966 年 Gitelman 等报道了 3 例不同于 BS 的生化特点的一种疾病,除了有低血钾性代谢性碱中毒等外,还伴有低血镁、低尿钙、高尿镁。血总钙和游离钙正常。尿钙肌酐比(尿钙/尿肌酐)≤0.12,而 BS 患者尿钙肌酐比>0.12。GS 患者 100% 有低血镁,尿镁增多,绝大多数 PGE_2 为正常。

(八)肾素瘤

肿瘤起源于肾小球旁细胞,也称血管周细胞瘤。肿瘤分泌大量肾素,可引起高血压和低血钾。本病的特点:①患者年龄轻,但高血压严重。②有醛固酮增多症的表现,有低血钾。③肾素活性明显增加,尤其是肿瘤一侧肾静脉血中。④血管造影可显示肿瘤。

(九)药源性醛固酮增多症

甘草内含有甘草次酸,具有潴钠排钾作用。服用大量甘草者,可并发高血压、低血钾,血浆肾素低,醛固酮的分泌受抑制。

三、临床表现

继发性醛固酮症由多种疾病引起,各有其本身疾病的临床表现,下述为本症相关的表现。

(一)水肿

原有疾病无水肿,出现继醛症时一般不引起水肿,因为有钠代谢"脱逸"现象。原有疾病有水肿(如肝硬化),发生继醛症可使浮肿和钠潴留加重,因为这些患者钠代谢不出现"脱逸"现象。

(二)高血压

因各种原因引起肾缺血,导致肾素-血管紧张素-醛固酮增加,高血压发生。分泌肾素的肿瘤患者,血压高为主要的临床表现。而肾小球旁细胞增生的患者,血压不高为其特征。其他继醛症患者血压变化不恒定。

(三)低血钾

继醛症的患者往往都有低血钾。

四、实验室检查与特殊检查

(1)血清钾为 1.0～3.0 mmol/L,血浆肾素活性多数明显增高,在 27.4～45.0 ng/(dL·h)[正常值1.02～1.75 ng/(dL·h)];血浆醛固酮明显增高。

(2)24 小时尿醛固酮增高。

(3)肾上腺动脉造影,目的是了解有否肿瘤压迫情况。

(4)B 超探查对肾上腺增生或肿瘤有价值。

(5)肾上腺 CT 扫描,磁共振检查是目前较先进的方法,以了解肿瘤的部位及大小。

(6)肾穿刺,了解细胞形态,能确定诊断。

五、治疗

(一)手术治疗

手术切除肾素分泌瘤后,可使血浆高肾素活性、高醛固酮症、高血压和低血钾性碱中毒所致的临床症状恢复正常。

(二)药物治疗

1.维持电解质的稳定

低钾的患者补充钾盐是简单易行的方法,口服或静脉输注或肛内注入。手足搐搦或肌肉痉挛者可给予补钙、补镁。

2.抗醛固酮药物

螺内酯剂量根据病情调整,一般每天用量 60～200 mg。螺内酯可以拮抗醛固酮作用,在远曲小管和集合管竞争抑制醛固酮受体,增加水和 Na^+、Cl^- 的排泌,从而减少 K^+、H^+ 的排出。

3.血管紧张素转换酶抑制药

ACEI 应用较广,它可有效抑制肾素-血管紧张素-醛固酮系统,阻断 AT I 向 AT II 转化,有效抑制血管收缩,减少醛固酮分泌,帮助预防 K^+ 丢失。同时还可降低蛋白尿,降高血压等作用。

4.非甾体抗炎药

吲哚美辛应用较广,它可抑制 PG 的排泄,并有效抑制 PG 刺激的肾素增高,保持血压对血管紧张素的反应性。另外,还有改善患儿生长发育的作用。GS 患者因 PGE_2 为正常,故吲哚美辛 GS 无效。

六、预后

BS 和 GS 两者均不可治愈,多数患者预后较好,可正常生活,但需长期服药。 **(孙 金)**

第四节　先天性肾上腺皮质增生症

　　肾上腺皮质是人体内一个重要的内分泌腺体,分泌的激素主要有皮质醇、醛固酮和雄激素。肾上腺皮质分泌皮质醇和雄激素受下丘脑-垂体-肾上腺皮质轴调节,促肾上腺皮质激素(ACTH)促使肾上腺皮质分泌皮质醇和雄激素,ACTH还有一个非常重要的功能即促进肾上腺皮质生长。醛固酮的分泌受肾素-血管紧张素系统调节,血管紧张素能刺激醛固酮的分泌。

　　合成肾上腺皮质激素的原料是胆固醇,它主要来自血液中的低密度脂蛋白(LDL),ACTH能增加肾上腺皮质细胞膜上的LDL受体,从而促进对胆固醇的摄取。肾上腺皮质激素合成的具体步骤见图7-1。

　　参与皮质醇合成的酶有先天性缺陷时,皮质醇分泌不足,垂体前叶ACTH分泌增加,从而导致肾上腺皮质增生,这些由皮质醇合成酶缺陷引起的疾病就被称为先天性肾上腺皮质增生症(CAH)。由于皮质醇合成途径与雄激素合成途径有重叠,因此皮质醇合成酶有缺陷时可伴有雄激素分泌异常。临床上,许多CAH患者因此有性分化异常或性发育异常,男性和女性均可发生CAH。

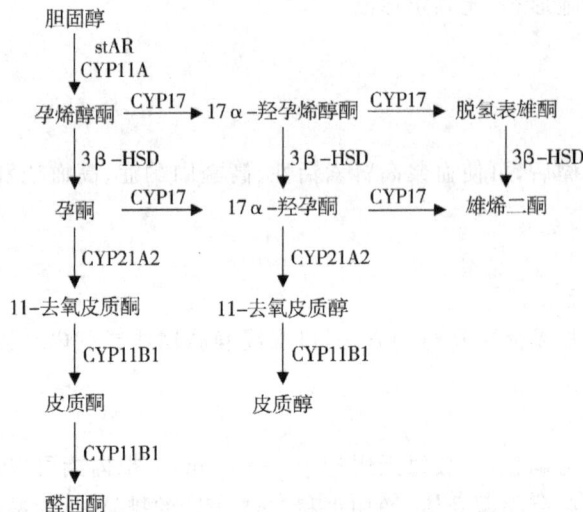

图 7-1　肾上腺类固醇皮质激素的合成途径

一、21-羟化酶缺陷

　　21-羟化酶缺陷(21-hydroxylase deficiency)是最常见的先天性肾上腺皮质增生症,占CAH总数的90%～95%。21-羟化酶缺陷既影响皮质醇的合成,也影响醛固酮的合成。由于21-羟化酶缺陷者的肾上腺皮质可分泌大量的雄激素,因此女性患者表现为性分化或性发育异常。21-羟化酶缺陷是最常见的女性假两性畸形,根据临床表现可分为3种类型:①失盐性肾上腺皮质增生症。②单纯男性化型肾上腺皮质增生症。③非典型肾上腺皮质增生症,又被称为迟发性肾上腺皮质增生症。

（一）发病机制

21-羟化酶（cytochrome P450 21-hydroxylase，CYP21）基因位于人类 6 号染色体的短臂上，由无活性的 CYP21P（假基因）和有活性的 CYP21（真基因）组成，它们均由 10 个外显子组成，真假基因的外显子和内含子的同源性分别达到 98％和 95％。当 CYP21 基因发生突变时，就会引起 21-羟化酶缺陷。

CYP21 的作用是把 17-羟孕酮（17-hydroxyprogesterone）和孕酮分别转化成脱氧皮质醇和去氧皮质酮，CYP21 有缺陷时，皮质醇和皮质酮生成受阻（图 7-2）。因此，患者会出现糖皮质激素功能低下和盐皮质激素功能低下的表现。由于皮质醇对下丘脑-垂体-肾上腺皮质轴的负反馈抑制作用减弱，垂体前叶会分泌大量的 ACTH。在过多的 ACTH 作用下，肾上腺皮质增生并分泌大量的 17-羟孕酮和雄激素。

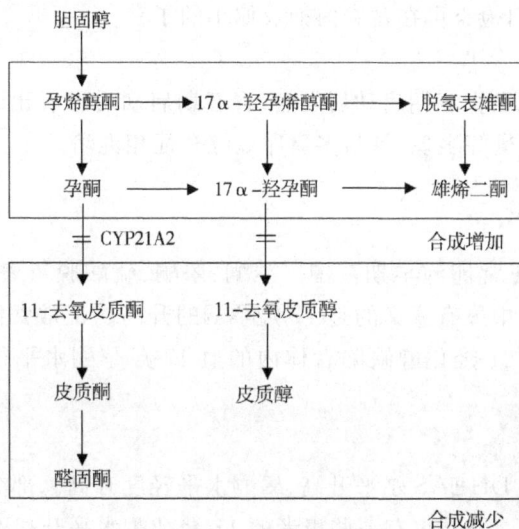

图 7-2　21-羟化酶缺陷者肾上腺类固醇皮质激素合成变化

由于女性外阴的分化发生在孕 20 周前，因此如果在孕 20 周前发病，患者会出现严重的外阴男性化；如果在孕 20 周后发病，患者仅出现轻度外阴男性化。

（二）临床表现

21-羟化酶缺陷的临床表现差别很大，一般来说，21-羟化酶缺陷的表现与其基因异常有关，基因突变越严重，酶活性受损越大，临床表现也越重。根据疾病的严重程度，21-羟化酶缺陷分为以下三种。

1.失盐型

患者的酶缺陷非常严重，体内严重缺少糖皮质激素和盐皮质激素。女婴出生时已有外阴男性化，表现为尿道下裂。患儿在出生后不久就会出现脱水、体重下降、血钠降低和血钾升高，需要及时抢救。目前能在患儿出生后 1～2 天明确诊断，进一步的治疗在儿科和内分泌科进行。

2.单纯男性化型

21-羟化酶缺陷较轻的女性患者，如果在胎儿期发病，表现为性发育异常，临床上称为单纯男性化型。

（1）外阴男性化：临床上一般采用 Prader 方法对外生殖器男性化进行分型。Ⅰ型，阴蒂稍大,阴道与尿道口正常;Ⅱ型,阴蒂增大,阴道口变小,但阴道与尿道口仍分开;Ⅲ型,阴蒂显著增大,阴道与尿道开口于一个共同的尿生殖窦;Ⅳ型表现为尿道下裂;Ⅴ型,阴蒂似正常男性。

(2)其他男性化体征:患者身材矮壮、皮肤粗糙且有较多油脂分泌、四肢有较多毛发、声音低沉、有喉结、乳房小。

(3)体格发育:儿童期过高的雄激素水平可以促进骨骼迅速生长,骨骺提前闭合,因此患者的最终身高较矮。许多患者往往是因为原发性闭经来妇产科就诊,此时她们的骨骺已经闭合,因此任何治疗对改善身高都没有意义。

(4)妇科检查:由于雄激素的干扰,患者有排卵障碍,表现为原发性闭经。另外,由于雄激素对抗雌激素的作用,乳房往往不发育或乳房发育不良。Prader Ⅰ型和Ⅱ型很容易看到阴道,Prader Ⅲ型可通过尿生殖窦发现阴道。Prader Ⅳ型和Ⅴ型在检查时会发现阴囊空虚,阴囊和腹股沟均扪及不到性腺。肛门检查可在盆腔内扪及偏小的子宫。

3.迟发型

迟发型 21-羟化酶缺陷在青春期启动后发病,青春期启动后患者出现多毛、痤疮、肥胖、月经稀发、继发性闭经和多囊卵巢等表现,易与多囊卵巢综合征相混淆。

(三)内分泌激素测定

1.单纯男性化型

患者的促性腺激素在正常卵泡早期范围。孕酮、睾酮、硫酸脱氢表雄酮(DHEAS)和17-羟孕酮(17-OHP)均升高。其中最有意义的是17-羟孕酮的升高。正常女性血17-羟孕酮水平不超过2 ng/mL,单纯男性化型21-羟化酶缺陷者体内的血17-羟孕酮水平往往升高数百倍,甚至数千倍。

2.迟发型

FSH 水平正常、LH 和 DHEAS 水平升高、睾酮水平轻度升高。部分患者的17-羟孕酮水平明显升高,这对诊断有帮助。但是也有一些患者的17-羟孕酮水平升高不明显(<10 ng/mL),这就需要做 ACTH 试验。静脉注射 ACTH60 分钟后,迟发型 21-羟化酶缺陷患者体内的血17-羟孕酮水平将超过10 ng/mL(图7-3)。

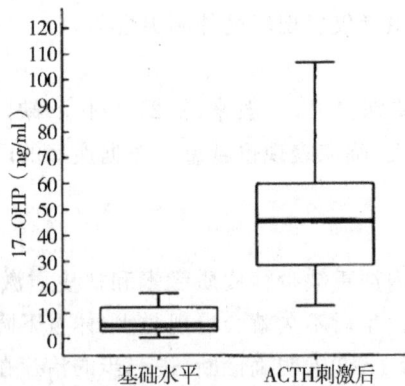

图7-3 迟发型 21-羟化酶缺陷者的基础 17-羟孕酮水平和 ACTH 刺激后的水平

通过前面的介绍,可以看出迟发型 21-羟化酶缺陷与多囊卵巢综合征的临床表现几乎完全一致,因此临床上经常把迟发型 21-羟化酶缺陷误诊为多囊卵巢综合征。

(四)诊断和鉴别诊断

根据临床表现,体格、妇科和超声检查,内分泌激素测定和染色体分析,女性单纯男性化型21-羟化酶缺陷不难诊断。女性单纯男性化型21-羟化酶缺陷最容易与11β-羟化酶缺陷相混淆,后者也有17-孕酮水平的升高。11β-羟化酶缺陷者体内的去氧皮质酮水平升高,因此临床上表现为高血压,而单纯男性化型21-羟化酶缺陷者没有高血压。

迟发型21-羟化酶缺陷需要与多囊卵巢综合征相鉴别。患者初次就诊时,医师一般不诊断为迟发型21-羟化酶缺陷,而是诊断为多囊卵巢综合征。对难治性的多囊卵巢综合征要考虑误诊的可能,此时需要测定17-羟孕酮。如果17-羟孕酮>10 ng/mL,就可诊断为迟发型21-羟化酶缺陷;如果17-羟孕酮<10 ng/mL,还需进一步做ACTH试验。如果静脉注射ACTH 60分钟后,17-羟孕酮>10 ng/mL就可诊断为迟发型21-羟化酶缺陷。

(五)单纯男性化型21-羟化酶缺陷的治疗

1.治疗时机的选择

应尽可能早地治疗单纯男性化型21-羟化酶缺陷。肾上腺皮质分泌过多的雄激素可加速骨骺愈合,因此治疗越晚,患者的最终身高就越矮。另外,早期治疗还可避免男性化体征加重。

2.药物治疗

糖皮质激素是治疗21-羟化酶缺陷的特效药。补充糖皮质激素可以负反馈地抑制ACTH的分泌,从而降低血17-羟孕酮、DHEAS和睾酮水平。

(1)糖皮质激素:常用的糖皮质激素有氢化可的松、泼尼松和地塞米松。儿童一般使用氢化可的松,剂量为每天10～20 mg/m²,分2～3次服用,最大剂量一般不超过每天25 mg/m²。由于泼尼松和地塞米松抑制生长作用较强,因此一般不建议儿童使用。成人使用氢化可的松37.5 mg/d,分2～3次服用;泼尼松7.5 mg/d,分2次服用;或者地塞米松0.4～0.75 mg/d,每晚睡觉前服用1次。

在应激情况下,需要把皮质醇的剂量增加1～2倍。在手术或外伤时,如果患者不能口服,就改为肌肉或静脉给药。应激情况具体用药见表7-1。

表7-1 不同年龄段患者在应激情况下的用药方案

年龄段(岁)	应激情况下用药方案(氢化可的松)
≤3	先静脉注射25 mg,然后25 mg/d,静脉滴注
3～12	先静脉注射50 mg,然后50 mg/d,静脉滴注
青春期及成人	先静脉注射100 mg,然后100 mg/d,静脉滴注

患者怀孕后应继续使用糖皮质激素,此时一般建议患者使用氢化可的松或泼尼松,根据患者的血雄激素水平进行剂量调整,一般将雄激素水平控制在正常范围的上限。如患者曾行外阴整形术,分娩时应选择剖宫产,这样可以避免外阴损伤。分娩前后应该按应激状态补充糖皮质激素。

本症需要终身服药。开始治疗时可采用大剂量的药物,在17-羟孕酮水平下降后逐步减量到最小维持量。不同的患者,最小维持量不同。

(2)盐皮质激素:单纯男性化型21-羟化酶缺陷患者一般不需要补充盐皮质激素。对需要补充盐皮质激素的失盐型患者,使用氟氢可的松(fludrocortisone),儿童期剂量为0.05～0.2 mg/d。在使用氟氢可的松的同时,还需补充NaCl。

（3）定期随访：治疗期间随访体重、血压、骨密度和血 17-羟孕酮、雄烯二酮及睾酮水平。儿童期一般每 3 个月复查一次，成人可 6～12 个月复查一次。对 21-羟化酶缺陷来说，最主要的随访指标是 17-羟孕酮和睾酮水平，目前的观点是并不需要把 17-羟孕酮水平抑制到正常人群的水平。事实上，也很难把 17-羟孕酮水平抑制到正常范围（表 7-2）。

表 7-2　长期皮质醇治疗后患者的 17-羟孕酮和睾酮水平

项　目	结　果
糖皮质激素治疗时间（年）	23.0（16.4～28.5）
氢化可的松剂量（mg/m²）	19.4±1.0
血 17-羟孕酮（ng/mL）	13.4（2.4～272.0）
血睾酮（ng/mL）	0.2（0.1～3.2）

（4）糖皮质激素的不良反应及解决策略：长期使用超生理剂量的糖皮质激素可以造成库欣综合征、骨质疏松和抵抗力低下等并发症（表 7-3），而剂量不足则无法消除高雄激素血症。为解决上述矛盾，可在使用生理剂量糖皮质激素的同时，加用抗雄激素的药物，如螺内酯、环丙孕酮/炔雌醇和非那雄胺等。

表 7-3　长期使用皮质激素治疗的 21-羟化酶缺陷者与正常人群的骨密度比较

骨密度	失盐型	单纯男性化型	正常对照
脊柱骨密度	0.96	1.04	1.13
总骨密度	1.05	1.18	1.20

螺内酯有抗雄激素的活性，所以可用于治疗 21-羟化酶缺陷。螺内酯 20 mg。每天 3 次，口服。在使用螺内酯时应注意电解质代谢情况。

由于环丙孕酮/炔雌醇中所含有的环丙孕酮具有很强的抗雄激素活性，因此环丙孕酮/炔雌醇可用于治疗 21-羟化酶缺陷。治疗方案：从月经周期的第 3～5 天开始每天服用 1 片环丙孕酮/炔雌醇，连服 21 天后等待月经的来潮。

非那雄胺是美国默克公司于 20 世纪 90 年代研制开发的新一类 II 型 5α-还原酶抑制剂，其结构与睾酮相似，临床上主要用于治疗前列腺疾病，近年来也开始用于治疗女性高雄激素血症。非那雄胺每片 5 mg，治疗前列腺增生时的剂量为 5 mg/d，女性用药的剂量较低。目前尚无成熟的治疗经验，需要进一步摸索。

（5）其他治疗：尽可能早地发现 21-羟化酶缺陷并给予糖皮质激素治疗是改善患者最终身高的最佳方法。近年有学者发现在使用糖皮质激素的同时，加用 GnRH-a 和生长激素都能更有效地改善患者的身高（图 7-4）。

3.手术治疗

女性 21-羟化酶缺陷患者不存在性别选择的问题，均应视为女性。外生殖器异常者可通过手术纠正。手术的目的是使阴蒂缩小，阴道口扩大、通畅。阴蒂头有丰富的神经末梢，对保持性愉悦感非常重要，因此应做阴蒂体切除术，以保留阴蒂头及其血管和神经（图 7-5）。

4.生育问题

多数患者经糖皮质激素治疗后，可恢复正常排卵，因此可以正常受孕。对女性患者来说，需终身服药,怀孕期间也不可停药。如果孕期不治疗,即使怀孕的女性胎儿没有 21-羟化酶缺陷,依然会发生女性外阴男性化。经糖皮质激素治疗后,如果患者没有恢复排卵,可以使用氯米芬、HMG 和 HCG 诱发排卵。

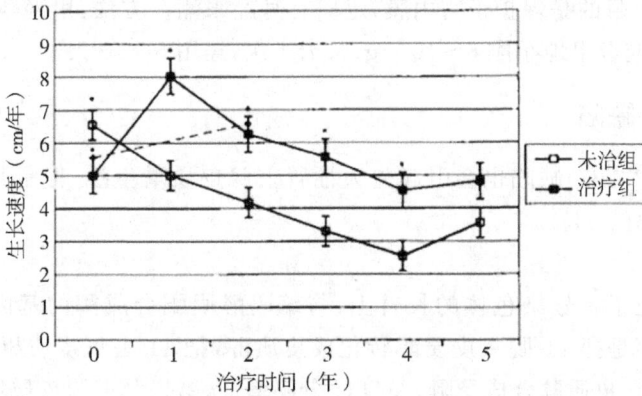

图 7-4　GnRH-a 和生长激素对 21-羟化酶缺陷患者身高的影响

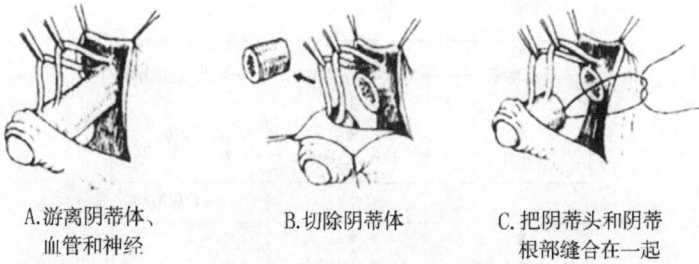

A.游离阴蒂体、　　　　B.切除阴蒂体　　　　C.把阴蒂头和阴蒂
血管和神经　　　　　　　　　　　　　　　　根部缝合在一起

图 7-5　阴蒂体切除术

(六)迟发型 21-羟化酶缺陷的治疗

迟发型 21-羟化酶缺陷的治疗为对症治疗,一般根据患者的年龄、临床表现和有无生育要求选择治疗方案。

1.年轻、无生育要求者

如果患者没有多毛、痤疮、睾酮水平升高等高雄激素血症表现,可以给予孕激素治疗,目的是保护子宫内膜,定期有月经来潮。方法:甲羟孕酮 6～10 mg,每天 1 次,连用 5～10 天;或者甲地孕酮 6～10 mg,每天 1 次,连用 5～10 天。停药 3～7 天后有月经来潮,一般让患者每 30～45 天来一次月经。

如果停药 10 天以上还没有月经来潮,应排除怀孕可能。如果患者没有怀孕,那么应考虑患者体内的雌激素水平偏低,此时改用雌、孕激素序贯治疗或联合治疗,一般多选用复方口服避孕药做雌、孕激素联合治疗。

2.有高雄激素血症但无生育要求者

选择抗雄激素治疗。单用复方口服避孕药(包括环丙孕酮/炔雌醇)或螺内酯可能效果不好,因为过多的雄激素主要来自肾上腺皮质,因此可加用泼尼松或地塞米松。如环丙孕酮/炔雌醇 1 片/天＋泼尼松2.5～5 mg/d,或者环丙孕酮/炔雌醇 1 片/天＋地塞米松 0.4～0.75 mg/d。

3.有生育要求者

往往先给予抗雄激素治疗,使血睾酮水平恢复正常。然后应用氯米芬促排卵治疗。

4.年龄大、无生育要求者

给予孕激素治疗,目的是保护子宫内膜,定期有月经来潮。方法:甲羟孕酮 6～10 mg,每天 1 次,连用 5～10 天;或者甲地孕酮 6～10 mg,每天 1 次,连用 5～10 天。

二、11β-羟化酶缺陷

11β-羟化酶(CYP11B1)缺陷也会引起先天性肾上腺皮质增生症,但是其发病率很低,约为 21-羟化酶缺陷发病率的 5%。

(一)发病机制

CYP11B1 基因位于 8 号染色体的长臂上,与编码醛固酮合成酶的基因(CYP11B2)相邻。CYP11B1 的生理作用是把 11-脱氧皮质醇转化成皮质醇,把 11-去氧皮质酮转化成皮质酮。当 CYP11B1 存在缺陷时,皮质醇合成受阻,ACTH 分泌增加,结果肾上腺皮质增生,雄激素分泌增加(图 7-6)。

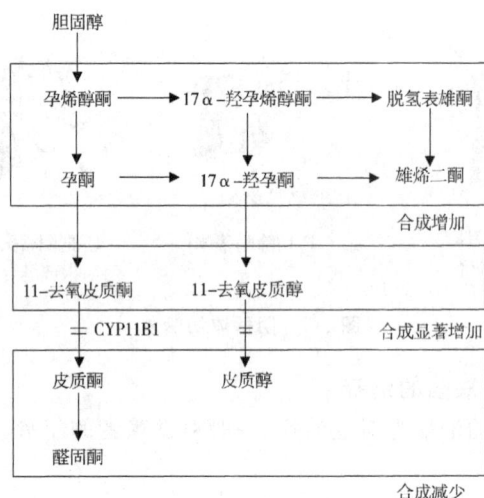

图 7-6 11β-羟化酶缺陷者肾上腺类固醇皮质激素合成变化

目前已发现 30 多种 CYP11B1 基因突变类型,发生率为 1/250 000～1/100 000。在该综合征中,CYP11B2 基因不受影响,而醛固酮的合成将受到影响,但由于 11-去氧皮质酮在体内积聚,11-去氧皮质酮有盐皮质激素活性,因此患者不仅没有脱水症状,反而会出现高血压。

(二)临床表现

11β-羟化酶缺陷的临床表现与 21-羟化酶缺陷的临床表现既有相似之处,也有不同之处。

(1)外阴男性化:根据酶缺陷程度的不同,患者外阴可表现为 Prader I～V 型中的任何一种。

(2)其他男性化体征:如身材矮壮、皮肤粗糙且有较多油脂分泌、四肢有较多毛发、声音低沉、有喉结等。

(3)体格发育:儿童期过高的雄激素水平可以促进骨骼提前生长、骨骺提前闭合,因此患者的最终身高往往较矮。

（4）妇科检查：与 21-羟化酶缺陷一样，在阴囊和腹股沟内扪及不到性腺，肛门检查在盆腔内扪及偏小的子宫。

（5）高血压：由于 11-去氧皮质酮在体内积聚，患者出现水钠潴留和高血压。这是 11β-羟化酶缺陷与 21-羟化酶缺陷在临床表现上的区别。

（三）内分泌激素测定

与 21-羟化酶缺陷相同的是，11β-羟化酶缺陷患者的血促性腺激素水平在正常范围，孕酮、睾酮、硫酸脱氢表雄酮（DHEAS）和 17-羟孕酮水平均升高。

与 21-羟化酶缺陷不同的是，11β-羟化酶缺陷患者的血 11-脱氧皮质醇和去氧皮质酮水平显著升高。

（四）诊断及鉴别诊断

根据临床表现，体格、妇科和超声检查，内分泌激素测定和染色体分析，11β-羟化酶缺陷不难诊断。11β-羟化酶缺陷最容易与 21-羟化酶缺陷相混淆（表 7-4），两者的血 17-羟孕酮水平均升高。11β-羟化酶缺陷患者体内的 11-脱氧皮质醇和去氧皮质酮水平升高，有高血压；而 21-羟化酶缺陷患者没有这些表现。

表 7-4　21-羟化酶缺陷和 11β-羟化酶缺陷的鉴别

疾病	男性化	高血压	17-羟孕酮	去氧皮质酮
21-羟化酶缺陷	有	无	高	低
11β-羟化酶缺陷	有	有	高	高

（五）治疗

11β-羟化酶缺陷的治疗与单纯男性化型 21-羟化酶缺陷的治疗相似，以糖皮质激素治疗为主。如果使用糖皮质激素后，血压仍不正常，需要加用抗高血压药。

1.糖皮质激素

儿童一般使用氢化可的松，剂量为每天 $10\sim20$ mg/m²，分 $2\sim3$ 次服用。成人每天使用氢化可的松 37.5 mg，分 $2\sim3$ 次服用；泼尼松 7.5 mg/d，分 2 次服用；或地塞米松 $0.4\sim0.75$ mg，每晚睡前服用 1 次。需要终身服药。

在应激情况下，需要将剂量增加 $1\sim2$ 倍。在手术或外伤时，如果患者不能口服，就改为肌肉或静脉给药。

2.抗高血压药物

糖皮质激素治疗后，如果患者的血压仍偏高，需要加用抗高血压药。

3.手术治疗

有外阴畸形者需要手术治疗。

4.生育问题

与 21-羟化酶缺陷者一样，11β-羟化酶缺陷者可以正常生育。糖皮质激素治疗后，如果患者恢复自发排卵，就能自然受孕。如果患者没有自发排卵，需要促排卵治疗。

促排卵治疗首选氯米芬，如治疗失败，再选 HMG。怀孕期间应继续使用糖皮质激素。

三、17α-羟化酶缺陷

17α-羟化酶（CYP17）缺陷是先天性肾上腺皮质增生症中非常少见的类型，约占总数的 1%。

(一)发病机制

CYP17 的作用是将孕烯醇酮和孕酮转化成 17-羟孕烯醇酮和 17-羟孕酮,皮质醇、雌激素和雄激素的合成均需要 CYP17,因此,当 CYP17 有缺陷时皮质醇、雌激素和雄激素的合成均受影响。肾上腺皮质醇和雄激素合成受阻时,去氧皮质酮和皮质酮的合成可增加(图 7-7)。

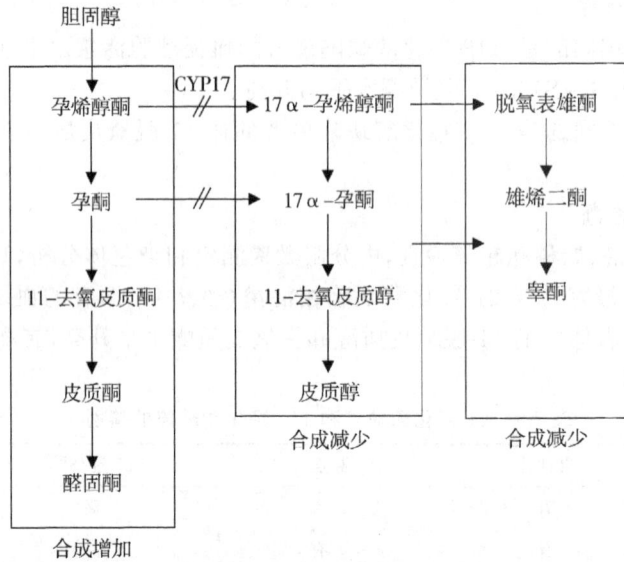

图 7-7 17α-羟化酶缺陷者肾上腺类固醇皮质激素合成变化

对女性来说,17α-羟化酶缺陷也会使卵巢的雌激素合成受阻,因此她们的第二性征发育将受到影响。

(二)临床表现

对女性患儿来说,她们的染色体为 46,XX,性腺是卵巢,性分化不受任何影响,不存在两性畸形。

青春期启动后,由于卵巢不能合成雌激素,因此患者的乳房不发育,外阴为幼稚型,没有排卵和月经。

另外,由于去氧皮质酮合成增加,患者有水钠潴留、高血压和低钾血症。

(三)内分泌激素测定

患者的血促性腺激素水平升高,血睾酮和雌激素水平低,血黄体酮、去氧皮质酮和皮质酮水平升高。

(四)诊断及鉴别诊断

17α-羟化酶缺陷与性腺发育不全和原发性中枢性闭经的区别在于,后两者没有高血压,没有血黄体酮、去氧皮质酮和皮质酮水平升高。与 21-羟化酶的区别在于后者没有性幼稚和高血压;与 11β-羟化酶缺陷的区别在于后者有男性化表现,没有性幼稚(表 7-5)。

表 7-5 17α-羟化酶缺陷的鉴别诊断

疾病	男性化	性幼稚	高血压	睾酮	17-羟孕酮	去氧皮质酮
21-羟化酶缺陷	有	无	无	高	高	低
17α-羟化酶缺陷	无	有	有	低	低	高
11β-羟化酶缺陷	有	无	有	高	高	高

（五）处理

治疗原则是补充糖皮质激素、抗高血压和补充雌、孕激素。17α-羟化酶缺陷患者没有外阴畸形。不需要手术治疗。

1.糖皮质激素

儿童一般使用氢化可的松，剂量为每天 $10\sim20$ mg/m^2，分 $2\sim3$ 次服用。成人每天使用氢化可的松 37.5 mg，分 $2\sim3$ 次服用；泼尼松 7.5 mg/d，分 2 次服用；或地塞米松 $0.4\sim0.75$ mg，每晚睡前服用 1 次。

在应激情况下，需要增加剂量 $1\sim2$ 倍。在手术或外伤时，如果患者不能口服，就改为肌肉或静脉给药。女性患者需要终身服药。

2.抗高血压药物

糖皮质激素治疗后，如果患者的血压仍偏高，需要加用抗高血压药。

3.雌、孕激素治疗

进入青春期后，为促进第二性征的发育，避免骨质疏松，患者需补充雌、孕激素。在骨骺愈合前，如果患者还想继续长高，可先给予小剂量的雌激素，如妊马雌酮（倍美力）$0.15\sim0.3$ mg/d 或戊酸雌二醇 $0.5\sim1mg/d$。如果不需要继续长高，可给予妊马雌酮 $0.3\sim0.625$ mg/d 戊酸雌二醇 $1\sim2$ mg/d。每个周期加用甲羟孕酮 $5\sim10$ 天，$6\sim10$ mg/d。

4.生育问题

由于患者性激素分泌异常，卵泡不能发育，所以无法受孕。

四、3β-羟类固醇脱氢酶缺陷

约 2% 的先天性肾上腺皮质增生症是由 3β-羟类固醇脱氢酶缺陷引起的。

（一）发病机制

3β-羟类固醇脱氢酶（3β-HSD）作用是把类固醇激素合成的 $\triangle^5$ 途径转换成 $\triangle^4$ 途径，人体内有两种3β-羟类固醇脱氢酶，即 3β-羟类固醇脱氢酶Ⅰ型和Ⅱ型。Ⅰ型分布在周围组织，Ⅱ型分布在性腺和肾上腺皮质。引起内分泌紊乱的是Ⅱ型酶缺陷。

当基因缺陷造成Ⅱ型酶缺陷时，睾酮、雌二醇、皮质醇和醛固酮的合成都受阻，体内可以积聚大量的 DHEA 和 $\triangle^5$-雄烯二醇（图 7-8）。女性胎儿可有外阴男性化表现。

（二）临床表现

患者的临床表现差异很大。3β-羟类固醇脱氢酶缺陷严重时，患者会出现肾上腺皮质功能减退、脱水和低血压等，此类患者一般不来妇产科就诊，而是去内分泌科就诊。症状轻者可能无明显异常或有单纯男性化表现。

还有一些不典型的患者，其临床表现类似肾上腺皮质功能早现和高雄激素血症。

妇科检查：外阴有不同程度的男性化，有阴道、子宫和卵巢，阴唇和腹股沟处无性腺。

（三）内分泌激素测定

血 ACTH、17-羟孕烯醇酮和 DHEAS 升高。

（四）诊断及鉴别诊断

测定 17-羟孕烯醇酮/17-羟孕酮比值对诊断和鉴别诊断很有意义（表 7-6）。

胆固醇

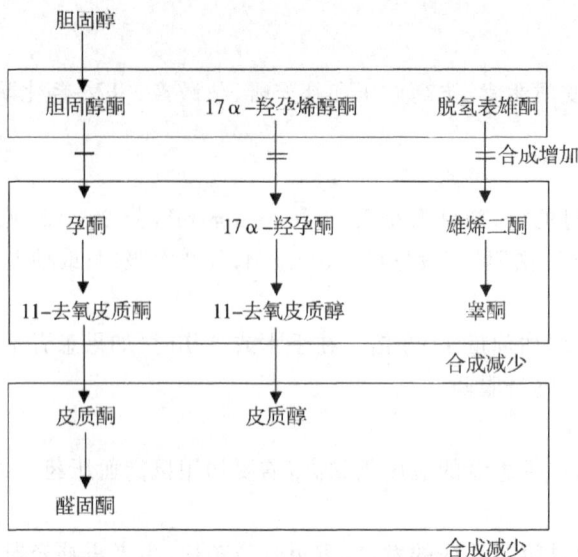

图 7-8 3β-羟类固醇脱氢酶缺陷者肾上腺类固醇皮质激素合成变化

表 7-6 3β-羟类固醇脱氢酶缺陷的鉴别诊断

疾病	男性化	高血压	17-羟孕酮	17-羟烯醇酮/17-羟孕酮
21-羟化酶缺陷	有	无	高	正常
3β-脱氢酶缺陷	有	无	低	高
11β-羟化酶缺陷	有	有	高	正常

（五）治疗

治疗同 21-羟化酶缺陷，需终身补充肾上腺皮质激素，失盐型需补充盐皮质激素。青春期开始加用雌、孕激素治疗。

五、先天性类脂质性肾上腺皮质增生症

先天性类脂质性肾上腺皮质增生症极为罕见，目前全球报道不超过 100 例。

（一）发病机制

由于患者的肾上腺增大并含有大量的胆固醇和其他脂质，因此被称为先天性类脂质肾上腺皮质增生症。过去认为该疾病病因是胆固醇 P450 侧链裂解酶基因（CYP11A1）突变，目前认为病因是 StAR 基因突变，当 StAR 发生基因突变时，胆固醇不能进入到线粒体内，所有的类固醇激素都不能被合成（图 7-9）。

（二）临床表现

患者会出现肾上腺皮质功能减退、脱水和低血压等。女性患儿的性分化不受任何影响，不存在两性畸形。

青春期启动后，由于卵巢不能合成雌激素，因此患者的乳房没有发育，外阴为幼稚型，没有排卵和月经。

（三）内分泌激素测定

患者的类固醇激素水平均非常低。

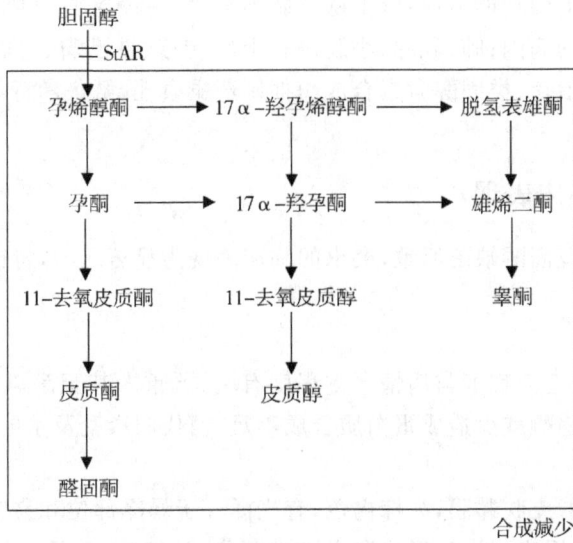

图 7-9 StAR 缺陷者肾上腺类固醇皮质激素合成变化

(四)处理

多数患儿夭折。对幸存者首先要进行抢救,补充肾上腺皮质激素,并需终身服用。青春期加用雌激素。

(陈　晨)

第五节　慢性肾上腺皮质功能减退症

慢性肾上腺皮质功能减退症分为原发性和继发性。继发性是指下丘脑-垂体病变引起,原发性又称艾迪生病,是指由于双侧肾上腺本身病变引起皮质功能绝大部分破坏而致的一组临床综合征。

一、病因

(一)特发性慢性肾上腺皮质功能减退

特发性慢性肾上腺皮质功能减退是由于自身免疫破坏引起,病理常显示特异性自身免疫性肾上腺炎,约 75% 的患者血中检测出抗肾上腺自身抗体,50% 患者伴有其他器官的自身免疫性疾病,称为自身免疫性多内分泌综合征,最常见的是艾迪生病、桥本甲状腺炎和糖尿病三者的组合,称为 Schmidt 综合征。

(二)双侧肾上腺结核

双侧肾上腺结核也为本病常见病因,因血行播散所致。肾上腺皮质和髓质均遭到严重侵袭,肾上腺有干酪样坏死和钙化、纤维化等改变。

(三)其他病因

扩散性真菌感染也可以引起肾上腺炎症性破坏;在 HIV 感染者,巨细胞病毒或 HIV 本身引起的肾上腺炎可导致肾上腺功能衰退；肾上腺脊髓神经病，一种 X 连锁隐性遗传病，也是年轻男性肾上腺皮质功能减退的病因；肺、乳腺、小肠癌肾上腺转移、淋巴瘤、白血病浸润、淀粉样变性、双侧肾上腺切除或放射治疗、类固醇激素合成酶抑制药酮康唑、氨鲁米特等均可导致慢性肾上腺皮质功能减退。

二、病理生理与临床表现

主要由于皮质醇及醛固酮缺乏所致，突出的临床表现为显著乏力，特征性色素沉着和直立性低血压。

(一)乏力

乏力见于所有患者，乏力程度与病情严重程度有关，严重者甚至卧床不起，无力翻身。乏力主要是由于皮质醇和醛固酮减少造成蛋白质合成不足，糖代谢紊乱及水电解质代谢异常引起。

(二)色素沉着

色素沉着见于全身的皮肤黏膜，为棕褐色，有光泽。于暴露部位和易摩擦部位更明显，如面、颈部、手背、掌纹、肘、腕、甲床、足背、瘢痕和束腰带部位；于齿龈、舌下、唇、颊部、阴道、肛周黏膜等处也有色素沉着；在正常情况下有色素沉着的部位如乳晕、腋部、脐部、会阴等色素沉着更加明显；在色素沉着的皮肤常常间有白斑点。色素沉着是垂体 ACTH 及黑素细胞刺激素(MSH)、促脂素(LPH)(三者皆来源于一共同前体 POMC)分泌增多所致。

(三)低血压

由于皮质醇缺乏，对儿茶酚胺升压反应减弱，查体可出现心脏缩小、心音低钝等。

(四)胃肠道症状和消瘦

食欲缺乏、恶心、呕吐、腹胀、腹泻、腹痛、胃酸分泌减少、消化不良。患者均有不同程度的体重减轻，消瘦常见。

(五)低血糖

皮质醇缺乏致糖异生减弱、肝糖原耗损，患者易发生低血糖，尤其在饥饿、创伤、急性感染等情况下更易出现。

(六)其他表现

重者出现不同程度的精神、神经症状，如淡漠、抑制、神志模糊、精神失常等。也伴有男性性功能减退，女性月经失调，腋毛和阴毛脱落。肾上腺皮质低功时常伴有醛固酮缺乏，机体保钠能力降低，引起血容量降低、低钠血症和轻度代谢性酸中毒。由于皮质醇作用使 ADH 释放增多，肾脏对自由水清除减弱，易发生水中毒。

(七)肾上腺皮质危象的病理生理和临床表现

当原有慢性肾上腺皮质功能减退症加重或由于肾上腺皮质破坏(急性出血、坏死和血栓形成、感染严重的应激状态)，会导致肾上腺皮质功能急性衰竭。

正常人在应激时肾上腺皮质可以几倍至几十倍地增加糖皮质激素分泌，以提高机体的应激能力。慢性肾上腺皮质功能减退时，其肾上腺皮质激素贮备不足，当遇到感染、过劳、大量出汗、呕吐、腹泻、分娩、手术、创伤等应激情况时，不能过多分泌肾上腺皮质激素，导致病情恶化，发生危象。而肾上腺皮质破坏、出血患者很快出现肾上腺皮质功能衰竭。临床上表现为严重的糖皮质激素伴(或不伴)盐皮质激素缺乏的综合征。

患者病情危重，出现低血压或休克及高热，体温可达 40 ℃伴脱水表现。同时可伴有精神萎靡,嗜睡甚至昏迷,可有惊厥。恶心、呕吐、腹泻、腹痛、低血糖、低钠血症也经常发生。若不及时抢救,会很快死亡。

三、实验室检查

(1)血生化改变:常有低血钠和高血钾,由于血容量不足常有肾前性氮质血症,可有轻、中度高血钙和空腹低血糖。

(2)血皮质醇水平及 24 小时尿游离皮质醇、17-DH-CS 及 17-KGS 普遍低于正常,且皮质醇昼夜节律消失。轻者由于反馈性 ACTH 增高,上述指标可维持于正常范围内。

(3)血尿醛固酮可以正常或偏低。

(4)ACTH 水平和 ACTH 兴奋试验。原发性肾上腺皮质功能减退者基础 ACTH 明显升高,甚至可达正常人的数十倍,常于 88~440 pmol/L。继发下丘脑或垂体者 ACTH 水平降低。ACTH 兴奋试验:静脉滴注 25 U 的 ACTH,持续 8 分钟,检查尿 17-羟 DHCS 和/或皮质醇变化,正常人在刺激后第 1 天较对照增加 1~2 倍,第 2 天增加 1.5~2.5 倍,或由 3~7 mg/g 肌酐增至 12~25 mg/g 肌酐。快速 ACTH 兴奋实验也常用:静脉注射人工合成 ACTH24 肽(1~24 片断),注射前及注射后 30 分钟测血浆皮质醇,或肌内注射,之前及注射后 60 分钟测血浆皮质醇,正常人兴奋后血浆皮质醇增加 $10\sim20\ \mu g/dL$,而原发性肾上腺皮质功能减退者因肾上腺皮质贮备减少,刺激后血皮质醇上升很少或不上升。继发性肾上腺皮质功能减退者可以上升很少或不上升,病变轻者也可以有正常的反应,这时可以做美替拉酮试验或胰岛素低血糖试验来判断垂体ACTH 的贮备功能,不正常者常见于轻度和初期的继发性肾上腺皮质低功。应用3~5 天连续ACTH 刺激试验,也可鉴别原发性与继发性及完全性与部分性肾上腺皮质功能不全,部分性肾上腺皮质低功或艾迪生病前期者基础值可在正常范围,刺激后第 1 天、第 2 天尿 17-DHCS 上升但不及正常,第 3 天反而下降。继发者基础值很低,以后逐渐上升,第 3~5 天甚至可以到达正常反应水平。

四、诊断与鉴别诊断

多数患者就诊时已有典型慢性肾上腺皮质功能低下的临床表现:皮质黏膜色素沉着、乏力、恶心呕吐、消瘦和低血压等,为临床诊断提供了重要线索,此时要依赖实验室检查和影像学检查排除有关鉴别诊断后方可明确诊断。

血尿皮质醇、尿 17-DHCS 及血 ACTH 浓度、ACTH 兴奋试验为鉴别诊断和病因诊断所必需。肾上腺抗体测定、结核菌素试验及肾上腺和蝶鞍 CT 及 MRI 检查对病因诊断也有重要价值。

五、治疗

(一)疾病教育

疾病教育是必要的,也是治疗成功的关键。主要内容如下。

1.疾病的性质及终身治疗的必要性

需长期坚持激素生理替代治疗。当在手术前、严重感染及发生并发症等应激情况,应及时将糖皮质激素增量至 3~5 倍甚至 10 倍以上,学会注射地塞米松或氢化可的松以应付紧急情况。

2.随身携带疾病卡片

标明姓名、地址、亲人姓名、电话和疾病诊断。尽量让周围人知晓自己的病情和注意事项,告之遇病情危急或意识不清立即送往医院,应随身携带强效皮质激素,如地塞米松等。

(二)饮食

膳食中食盐的摄入量应多于正常人,10～15 g/d。当大量出汗、呕吐、腹泻等情况应及时补充盐分。另外保证膳食中有丰富的糖类、蛋白质和维生素。

(三)皮质激素替代治疗

1.皮质激素

皮质激素是本病的治疗基础。根据身高、体重、性别、年龄、劳动强度等,予以合适的基础量即为生理替代量,并模拟皮质醇的昼夜分泌规律,予以清晨醒后服全日量的 2/3,下午 4:00 服 1/3。应激状态时酌情增至 3～5 倍乃至 10 倍进行应激替代。给药时间以饭后为宜,可避免胃肠刺激。氢化可的松即皮质醇,是最常用替代治疗药物,一般清晨 20 mg,下午 10 mg 为基础量,以后在此剂量上调整。醋酸可的松口服后容易吸收,吸收后经肝脏转化为皮质醇,肝脏功能障碍者不适合应用,基础剂量为早晨 25 mg,下午12.5 mg。泼尼松和泼尼松龙分别为人工合成的皮质醇和可的松的衍生物,与氢化可的松及氟氢可的松等联合治疗,也可有效控制病情,一般泼尼松与泼尼松龙不单独应用治疗艾迪生病,因为它们的保钠作用很弱。常用药物剂量见表 7-7。

表 7-7　治疗慢性肾上腺皮质低功常用药物

种类	药物名称	每片剂量(药效相当,mg)	糖代谢作用	滞纳作用	替代剂量	作用时间及给药次数(次/天)
糖皮质激素	氢化可的松	20	1	1	20～30	短效,2～4
	可的松	25	0.8	0.8	25～37.5	短效,2～4
	泼尼松	5	4	0.8	5～7.5	中效,2～4
	泼尼松龙	5	4	0.8	5～7.5	中效,2～4
	甲泼尼龙	4	5	0		中效,2～4
	地塞米松	0.75	25～30	0	0.5～1.0	长效,1～3
盐皮质激素	氟氢可的松	0.05	10	400	0.05～0.15	长效,1
	去氧皮质酮	油剂,25～50 mg	0	30～50	1～2	长效,1/2～1

糖皮质激素药物的主要不良反应之一是引起失眠,所以下午用药时间一般不晚于 5:00。儿童皮质醇用量一般 20 mg/m² 或＜5 岁 10～20 mg/d,6～13 岁 20～25 mg/d,≥14 岁 30～40 mg/d。

疗效判断:目前还缺乏标准实验指标来衡量替代治疗剂量是否得当。血浆皮质醇本身呈脉冲式分泌,易受应激等各种因素影响,加之服药种类、时间及采血情况的不同,其水平测定对判定疗效几乎没有帮助,血 ACTH 除有昼夜节律变化之外,其替代应用的糖皮质激素种类不同时对 ACTH 的抑制时间、程度的不同,故也无法作为疗效判断标准。

目前,判断糖皮质激素替代治疗是否适当,主要是观察患者的病情变化。皮质醇用量不足时,疲乏等临床症状不见好转,皮肤色素沉着不见减轻,可出现直立性低血压、低血钠、高血钾及血浆肾素活性升高等。而皮质醇用量过大时,体重过度增加,引起肥胖等库欣综合征表现,可出现高血压和低血钾等。皮质醇用量适中时,患者自觉虚弱、疲乏、淡漠等症状消失,食欲好转,其他胃肠道反应消失,体重恢复正常,皮肤色素沉着明显减轻。

2.皮质激素

若患者在经糖皮质激素替代治疗并且予足够食盐摄入后,仍有头晕、乏力、血压偏低等血容量不足表现的,可予加用盐皮质激素。

氟氢可的松是人工合成制剂,可以肌内注射、皮下埋藏或舌下含化。常每天上午 8:00,0.05~0.20 mg 1 次顿服,是替代醛固酮作用的首选制剂。心肾功能不全、高血压、肝硬化患者慎用。

醋酸去氧皮质酮(醋酸 DOCA)油剂,每天 1~2 mg 或隔天 2.5~5.0 mg 肌内注射,适用于不能口服的患者。开始宜小剂量,可根据症状逐渐加量。去氧皮质酮缓释锭剂,每锭 125 mg,埋藏于腹壁皮下,每天可释放约 0.5 mg,潴钠作用可持续 8 个月至 1 年。

中药甘草流浸膏主要成分为甘草次酸,有保钠排钾作用。每天 10~40 mL 稀释后口服,用于无上述药物时。

用药期间应监测血压及电解质。用药剂量适当,则血压遂上升至正常,无直立性低血压,血清钠和钾在正常水平。若盐皮质激素过量,则出现水肿、高血压、低血钾,甚至发生心力衰竭。而用量不足时头晕、疲乏症状无好转,血压偏低,化验血钠偏低而血钾偏高。

3.性激素

以雄激素为主,还具有蛋白质同化作用,可改善倦怠、乏力、食欲缺乏和体重减轻等症状,对孕妇、充血性心力衰竭者慎用。甲睾酮 2.5~5 mg/d,分 2~3 次服用或苯丙酸诺龙 10~25 mg,每周 2~3 次肌内注射。

上述各激素替代治疗剂量为一般完全性艾迪生病患者的需要量。对于肾上腺全部或大部手术切除者,糖皮质激素的替代剂量可适当大些,但不易过大。60 岁以上老年患者激素替代量应适当减少些。对伴有早期糖尿病、肥胖症和溃疡病的患者,激素量应减少 20%~30%。而在发生急性感染、创伤、手术等应激情况时,激素量需增至 3~5 倍以上,必要时改用静脉用药。

对部分性艾迪生病患者,一般无应激时,无需补充糖皮质激素和加大食盐摄入量,在发生感冒、腹泻等轻度应激时,应短期加用小剂量皮质激素治疗。

(四)病因治疗

病因是肾上腺结核者应抗结核治疗。活动性结核应在全量(生理需要量)应用糖皮质激素的同时充分系统地抗结核治疗,这样不会造成结核的扩散,也会改善病情。陈旧性结核在应用糖皮质激素替代时有可能引起结核活动,应于初诊后常规用半年的抗结核药物。

若病因是自身免疫性疾病者,应检查是否存在多腺体受累,并酌情给予相应治疗。若合并甲状腺低功,需先给足糖皮质激素后再补充甲状腺素,若合并胰岛素依赖型糖尿病,可予以胰岛素治疗,注意从小剂量开始逐渐加量,以防低血糖发生。

对真菌感染、肿瘤转移等引起的肾上腺功能低下者也应予相应的病因治疗。

(五)特殊情况下艾迪生病治疗

1.外科手术时

应增加皮质激素的用量,以避免发生肾上腺危象,手术后逐渐减至原来的替代治疗剂量。小手术只需在术前肌内注射醋酸可的松 75~100 mg 即可。在全麻下施行大手术,应静脉给予水溶性皮质激素,直至患者苏醒后继续 2 天。应用剂量根据手术大小和时间长短进行调整。一般手术当日麻醉前静脉注射氢化可的松 100 mg,8 小时后再给予同样剂量,手术当日总量需 200~300 mg,次日剂量减半,第 3 天再减半,以后迅速恢复到基础替代量。如果手术出现并发症,皮质激素剂量应在并发症控制后减量。重症感染和重症外伤时糖皮质激素用量与大手术相同。

2.妊娠及分娩时

妊娠早孕反应和分娩均处于应激状态,应予加大激素药物剂量。妊娠早期出现妊娠剧吐而不能口服者,应改为肌内注射或静脉滴注。如氢化可的松 50 mg/d,注意维持水、电解质平衡,可适当静脉补充氯化钠和葡萄糖,待妊娠反应过后,恢复原来的替代治疗剂量,自妊娠 3 个月起至分娩前,对皮质激素的需要量与妊娠前基本相同或略做调整。与外科手术一样,分娩时为较大的应激反应,皮质激素的需要量明显增加。分娩开始时肌内注射氢化可的松 100 mg,分娩过程中每 8 小时肌内注射 1 次,每次 100 mg,分娩时另肌内注射 100 mg。分娩时注意补充血容量,若无并发症,于第 2～3 天减量至分娩日的一半,第 4～5 天再继续减半,直至恢复原来的替代剂量。

3.肾上腺危象时

采用 5 秒治疗方法。5 秒分别指类固醇激素、盐、糖、支持治疗和寻找诱因。

(1)类固醇皮质激素:首选药物为氢化可的松 100 mg 静脉注射,使血皮质醇迅速达到正常人在发生应激时的水平,以后每 6 小时静脉滴注 100 mg,使最初 24 小时总量约 400 mg。一般 12 小时以内可见病情改善。第 2 天后总量可减至 300 mg,分次静脉滴注。若病情好转,继续减总量至 200 mg,以后 100 mg。呕吐停止,可进食者改为口服。使用类固醇皮质激素应注意:①病情严重者,尤其有较重并发症,如败血症等,大剂量皮质醇治疗持续时间应相对长些,直至病情稳定。②原发性肾上腺皮质功能减退患者,当每天皮质醇口服剂量减至 50～60 mg 时,常需盐皮质激素治疗,应加用氟氢可的松 0.05～0.2 mg/d。③继发性肾上腺皮质功能减退患者,当皮质醇每天口服剂量减至 50～60 mg 时,不必加服氟氢可的松,若有水钠潴留,可应用泼尼松或地塞米松代替皮质醇。④在危象危急期不适合应用醋酸可的松肌内注射,因为该药代谢缓慢,需在肝中转化为皮质醇才发挥生物效应,故不易达到有效的血浆浓度,不能有效抑制 ACTH 水平。

(2)补充盐水:危象患者液体损失量可达细胞外液的 20%～40%,故予迅速补充生理盐水,第 1 天、第 2 天一般予 2～3 L,并根据失水、失钠程度、低血压情况结合患者心肺功能因素进行调整。若低血压明显,可酌情给予低分子右旋糖苷注射液 0.5～1 L,或输入全血或血浆,也可考虑辅用升压药,如多巴胺、间羟胺等。如有酸中毒时可适当给予碱性药物。随着低血容量及酸中毒的纠正及皮质激素的使用,钾离子排出增加及转入细胞内液增多,危象初期的高血钾逐渐解除,此时应注意防止低血钾的发生。遇此情况可予 1 L 中加入氯化钾 2 g 静脉滴注。

(3)补充葡萄糖:危象患者常伴随着低血糖,故应予静脉滴注 5% 葡萄糖注射液,并持续到患者低血糖纠正、呕吐停止、能进食。对于那些以糖皮质激素缺乏为主,脱水不甚严重者,应增加葡萄糖输液量至 1.5～2.5 L,同时补充盐水量适当减少。

(4)消除诱因和支持疗法:发生急性肾上腺危象的最常见诱因是急性感染,感染得不到控制,危象难以消除,故应针对病因选择有效的抗生素,对于存在多脏器功能衰竭也应积极抢救。同时给予全身性的支持疗法,治疗 2 天后仍处于昏迷状态的,可予下鼻饲,以补充流食和有关药物。

六、预后

早期诊断、合理的替代治疗及疾病教育是预后良好的关键。在 20 世纪 50 年代分离出肾上腺皮质激素之前,本病患者存活时间多少于 2 年。在有了快速诊断技术和替代治疗以后,自身免疫性艾迪生病患者可获得与正常人一样的寿命,与正常人一样地生活。而其他原因引起的肾上腺皮质功能减退,其预后取决于原发病。结核病引起者只要经过系统的抗结核治疗,预后也良好,极少数患者甚至可停用或应用很少量糖皮质激素。如病因是恶性肿瘤转移或白血病引起,预后不佳。儿童患者若能得到良好的指导,补充合适剂量激素,可以正常生长发育。

(陈　晨)

第六节　嗜铬细胞瘤

一、概述

嗜铬细胞瘤是来源于肾上腺髓质和肾上腺外嗜铬组织的肿瘤,是内分泌性高血压的重要原因。肿瘤细胞分泌肾上腺素和/或去甲肾上腺素,有的肿瘤分泌多巴胺,这些激素在血液循环中的浓度很高,可引起高血压及其他症状和体征。近年来,由于对本病的认识提高和诊断技术的进步,发现的病例数量也逐渐增多。嗜铬细胞瘤大多为良性,若能早期确诊,良性嗜铬细胞瘤患者经过手术治疗均可痊愈。若未被确诊,可能在分娩及外科手术时发生严重的儿茶酚胺过多的症状,甚至导致死亡。另外,长期未被确诊者可发生双目失明、卒中、心力衰竭及肾衰竭等。

二、病因与发病机制

嗜铬细胞瘤位于肾上腺者占80%～85%,其中70%～80%为单侧,5%～10%为双侧。15%～20%病例位于肾上腺外,包括腹主动脉旁、膀胱内、直肠后、胸内、颈部、颅内等。儿童嗜铬细胞瘤多呈双侧性,并有较多位于肾上腺外。肿瘤大小不一,其直径可为1～25 cm,但大多数直径为3～5 cm,形状多为圆形或椭圆形。肿瘤较大时,瘤体内常有局灶性或大片状出血、坏死、囊性变和钙化。约10%的肾上腺内肿瘤及30%的肾上腺外肿瘤为恶性。恶性诊断标准为包膜浸润,血管内瘤栓的形成或有远处转移。有报道,在嗜铬细胞瘤中,原癌基因*RET*突变致病者达7.8%。

嗜铬系统产生的重要生物活性物质统称儿茶酚胺,包括多巴胺、去甲肾上腺素和肾上腺素。肾上腺髓质分泌的肾上腺素多于去甲肾上腺素和多巴胺;而肾上腺髓质患嗜铬细胞瘤时则大多分泌去甲肾上腺素,次之为肾上腺素和多巴胺。交感神经节后纤维只分泌去甲肾上腺素和多巴胺。这是因为将去甲肾上腺素转变为肾上腺素的苯乙醇胺 N-甲基转移酶需要高浓度的泼尼松才能激活,只有肾上腺髓质及主动脉旁嗜铬体才具备此条件。

嗜铬细胞瘤除产生肾上腺素和去甲肾上腺素外,还可分泌一种水溶性蛋白-嗜铬粒蛋白和其他多种肽类激素,包括 ACTH、促肾上腺皮质激素释放激素、生长激素释放激素、降钙素基因相关肽、心钠素、舒血管肠肽、神经肽 Y 物质、生长抑素、肾上腺髓质素等。这些肽类激素可能引起嗜铬细胞瘤中一些不典型症状,如面部潮红、便秘、腹泻、低血压或休克等。

三、临床表现

嗜铬细胞瘤患者的临床表现主要是由于大量儿茶酚胺作用于肾上腺素能受体所致,以心血管症状为主,兼有其他系统的表现。虽然嗜铬细胞瘤患者平素多有临床症状,但症状轻重不一。有的患者可以一直没有症状,直到死亡后尸检才发现有嗜铬细胞瘤。

（一）心血管系统表现

高血压是嗜铬细胞瘤患者最常见的临床症状,高血压的发作是阵发性、持续性或在持续性高血压的基础上阵发性加重。50%～60%的患者为持续性高血压,其中又有半数患者呈阵发性加重;40%～50%的患者为阵发性高血压。阵发性高血压是嗜铬细胞瘤患者的特征性表现。发作时血压骤升,收缩压可达26.7～40.0 kPa（200～300 mmHg）,舒张压可达20.0～24.0 kPa（150～180 mmHg）。高血压发作时伴有头痛、心悸、多汗"三联症",头痛常常较剧烈,呈炸裂样,主要因血压高所致;心悸常伴有胸闷、憋气、胸部压榨感或濒死感;有的患者平时怕热及出汗多,发作时则大汗淋漓,面色苍白,四肢发凉。

发作持续的时间短则几分钟,长者可达数天,发作次数渐频,可由数月发作一次逐渐缩短为每天发作数次,可于情绪激动、体位变换、扪压肿瘤、活动、排大小便或灌肠时发作,抽烟、饮酒及长期饥饿也可以诱发发作。高血压发作时,患者可出现眼底出血、渗出、视盘水肿以致失明;严重时可发生卒中或严重心、肾并发症,甚至危及生命。

大多数未治疗的持续性高血压及儿茶酚胺水平增高的嗜铬细胞瘤患者常出现明显的直立性低血压,其原因可能与循环血容量减少、肾上腺能受体出现降调节、自主神经功能受损致反射性外周血管收缩障碍等有关。本病可发生血压升高和降低反复交替发作,血压大幅度波动,时而急剧增高,时而骤然下降,甚至出现低血压休克。

大量儿茶酚胺可引起儿茶酚胺性心肌病,伴心律失常,如期前收缩、阵发性心动过速以致心室颤动。部分患者可发生心肌退行性变、坏死、炎性改变。

（二）其他临床表现

患者基础代谢率增高、多汗,也可出现糖耐减退或糖尿病;因肿瘤分泌血管活性肠肽、血清素可致腹泻、低血钾;因分泌甲状旁腺激素样物质可致高钙血症;因分泌红细胞生成素使红细胞增多。另外,本病患者胆石症发生率较高,与儿茶酚胺使胆囊收缩减弱、Oddi括约肌张力增强引起胆汁潴留有关。患者还可伴发甲状腺髓样癌,或多发性内分泌腺瘤病。

四、诊断

（一）一般诊断

由于嗜铬细胞瘤患者的临床表现多种多样而使诊断有一定困难,临床上遇以下情况应考虑嗜铬细胞瘤的可能。

(1)阵发性高血压或持续性高血压阵发性加剧者,伴有头痛、心悸、多汗、面色苍白及胸腹部疼痛、紧张、焦虑、濒死感等症状及高代谢状态。

(2)常用降压药物疗效不佳,尤其在应用β受体阻滞剂后血压反常性升高者。

(3)患急进性或恶性高血压的儿童、青少年。

(4)在运动、排便、挤压腹部、麻醉、插管和分娩过程中出现阵发性高血压者。

(5)有嗜铬细胞瘤、多发性内分泌腺瘤的家族史;有甲状腺髓样癌、神经纤维瘤、黏膜神经瘤或其他内分泌肿瘤的高血压患者。

定性诊断应在全面分析上述临床资料的基础上,结合血、尿儿茶酚胺及其代谢产物的测定,并进行必要的药理试验,则不难排除或确定嗜铬细胞瘤的诊断。但排除诊断需要灵敏度高的检查手段,而确定诊断则需要特异性强的检查、试验。定性后还须进行适当的影像学检查如B超、CT、MRI和[131]I间碘苄胍等技术对肿瘤做定位诊断。

(二)检验诊断

嗜铬细胞瘤能自主分泌儿茶酚胺,包括肾上腺素、去甲肾上腺素。肾嗜铬细胞瘤患者的所有病理生理基础均与肿瘤的这一分泌功能有直接的关系。嗜铬细胞瘤的实验室检查包括血或尿中儿茶酚胺类物质及其代谢产物的测定,以及功能试验。

1.血、尿肾上腺素和去甲肾上腺素测定

(1)测定方法:HPLC法、毛细管电泳法。

(2)标本:血浆或 24 小时尿。收集血液于冷冻并加有抗氧化剂和肝素的试管内,置冰浴中转送,尽快低温离心分离血浆进行测定;24 小时尿标本应以浓盐酸防腐,及时送检。

(3)参考范围:血浆肾上腺素为 0.164～0.546 pmol/L(30～100 pg/mL),去甲肾上腺素为 0.177～2.36 pmol/L(30～400 pg/mL);尿去甲肾上腺素为 89～472 pmol/24 h(15～80 μg/24 h),尿肾上腺素为 0～109 pmol/24 h(0～20 μg/24 h)。

(4)临床诊断价值与评价。

血和尿中的肾上腺素和去甲肾上腺素,特别是肾上腺素是肾上腺髓质功能的标志物。由于肾上腺髓质主要释放肾上腺素和去甲肾上腺素,其中肾上腺素约为去甲肾上腺素的 4 倍,仅分泌微量多巴胺。血液及尿中的肾上腺素几乎全部来自肾上腺髓质分泌,去甲肾上腺素、多巴胺则还可来自其他组织中的嗜铬细胞和未被摄取的少量神经递质。血浆和尿中儿茶酚胺显著升高可有助于嗜铬细胞瘤诊断。如果肾上腺素升高幅度超过去甲肾上腺素,则支持肾上腺髓质嗜铬细胞瘤的诊断。若继发性高血压患者血压波动较大,有典型高血压发作状态,怀疑为嗜铬细胞瘤,可测血、尿儿茶酚胺予以鉴别诊断。但应与心绞痛、不稳定性原发性高血压、绝经期综合征、甲状腺功能亢进症及伴有阵发性高血压的脑瘤、急性血紫质病、铅中毒等相鉴别。

血儿茶酚胺在非发作期也不一定能为诊断提供依据,而 24 小时尿儿茶酚胺已出现明显异常。但尿儿茶酚胺特异性较低,仅作筛选之用,建议配合血儿茶酚胺一并检测。

多数降压药都可能影响儿茶酚胺类激素释放,故在采血前 3～7 天应停用降压药。儿茶酚胺增高的假阳性是由于外源性儿茶酚胺及有关药物如甲基多巴、左旋多巴、柳定心安、拟交感神经药、吗啡等,这些药物可使儿茶酚胺排泄增多长达 2 周以上。受交感神经肾上腺系统刺激,低血糖、精神紧张、伴随颅内压增高的中枢神经系统疾病及可乐定撤停综合征等情况下,内源性儿茶酚胺亦可增加尿中儿茶酚胺的排泄,也可导致假阳性。

血浆和尿儿茶酚胺类激素测定除受所用方法影响外,检测前因素的影响更突出。肾上腺素和去甲肾上腺素都是主要的应激激素,任何应激状态包括对穿刺取血的恐惧、体位改变都可导致其大量释放,如由卧位突然变为立位,血中肾上腺素和去甲肾上腺素会立即升高 2～3 倍。离体标本中的肾上腺素和去甲肾上腺素都极易被氧化破坏,采血后若不立即分离红细胞,室温下 5 分钟内肾上腺素和去甲肾上腺素浓度将迅速下降。因此,推荐在清晨未起床前空腹插入留置式取血导管后,至少让患者保持安静平卧半小时以上。

2.尿甲氧-4-羟杏仁酸测定

(1)测定方法:比色法、毛细管电泳法、高效液相电化学法。

(2)标本:24 小时尿。

(3)参考值。直接香草醛比色法:儿童 0～10 天<5 μmol/24 h,10 天～24 个月<10 μmol/24 h,24 个月～18 岁<25 μmol/24 h;成人为 10～35 μmol/24 h。重氮化对硝基苯胺显色法:成人为 17.7～65.6 μmol/24 h。

(4)临床诊断价值与评价。①体内儿茶酚胺除小部分不经代谢由尿排出外,大部分经降解代谢后排出。儿茶酚胺的降解代谢途径,约 1/3 可先经单胺氧化酶的作用变为 3,4-二羟苦杏酸;2/3 最后转变为3-甲氧-4 羟苦杏仁酸,又称香草基杏仁酸,由尿排出。②尿香草扁桃酸排泄量增多主要见于嗜铬细胞瘤。高血压患者如果血压波动较大,有典型高血压发作状态,怀疑嗜铬细胞瘤者,除可测血、尿儿茶酚胺浓度外,检测发作期 24 小时尿香草扁桃酸量(最好连续测定3 天)可提高阳性率,有助于临床诊断。在非发作期,尿香草扁桃酸排泄量可正常或微偏高。香草扁桃酸作为儿茶酚胺激素的最终代谢产物,由于存在一定的假阴性和假阳性率,故并不作为筛查嗜铬细胞瘤的常用指标。

(三)鉴别诊断

1.原发性高血压

本症患者表现为持续性高血压时与原发性高血压难于鉴别。不同之处在于本症除高血压外常伴有代谢率持续增高表现,如体质下降、出汗较多、颤抖、无力甚至体温升高,有时血糖升高,尿糖出现等,对有上述症状者进一步实验室检查可确诊。

2.血管性高血压

血管性高血压如肾动脉狭窄、先天性主动脉狭窄、多发性大动脉炎等。体检时可分别发现剑突下、上、中腹部等处血管杂音;上肢血压比下肢血压明显增高;无脉症等体征。血管造影可明确诊断。

3.肾性高血压

肾性高血压可由急、慢性肾脏疾病所致,可从病史的采集,肾功能等项检查来加以鉴别。

4.内分泌性高血压

多种内分泌疾病均伴有高血压,如库欣综合征;原发性醛固酮增多症;原发肾素分泌过多症(肾素瘤);先天性肾上腺皮质增生症中 17α-羟化酶缺乏,11α-羟化酶缺乏;甲状腺功能亢进症等。

5.中枢神经系统疾病引起的高血压

有颅内高压症,如脑炎、脑内肿瘤等,可伴有神经系统症状,如嗜睡、意识障碍、惊厥和肢体活动障碍等,手术切除肿瘤为本病的根治措施,术前应用药物控制维持血压稳定在正常或接近正常的水平至少2周。降压药物包括选择性/非选择性的 α/β 受体阻滞剂、钙通道阻滞剂、抑制儿茶酚胺合成的药物、血管紧张素受体阻滞剂等。首选酚苄明可以预防术中儿茶酚胺的突然释放导致的高血压危象。酚苄明从小剂量开始应用,逐渐应用至有效剂量。有些患者单独应用酚苄明不能使血压正常,可能需要与其他降压药物联合应用。酚苄明应用后,血压正常 2 周后手术治疗,避免术中并发症的发生。术中严密监测血压变化,给予必要处理。

五、治疗

(一)药物治疗

嗜铬细胞瘤的诊断一旦成立,患者应立即接受 α 受体阻滞剂治疗,以防出现高血压危象。酚苄明是长效的非选择性 α 受体阻滞剂,是长期治疗和术前准备的首选。起始剂量为 10 mg 每12 小时1 次,然后每数天增加 10 mg,大部分患者需 40～80 mg/d 才能控制血压,少数患者需要200 mg/d 或更大剂量。术前应用酚苄明一般应在 2 周以上,且宜用至手术前 1 天为止。

哌唑嗪、特拉唑嗪和多沙唑嗪都是选择性 α 受体阻滞剂,可用于嗜铬细胞瘤的术前准备。乌拉地尔也是一种 α 受体阻滞剂,且对心率无明显影响,也可用于术前准备。

酚妥拉明是短效的非选择性 α 受体阻滞剂,用于高血压危象发作及术中控制血压,不适用于术前准备。当患者突然出现高血压危象时,应立即静脉推注酚妥拉明 2～5 mg,继之缓慢静脉滴注酚妥拉明以控制血压,必要时可加用硝普钠静脉滴注。高血压危象一经控制,即应改为口服 α 受体阻滞剂直到手术前。

患者应用 α 受体阻滞剂后如心率加快,可酌情给予 β 受体阻滞剂;同时应注意补充血容量,以使原来缩减的血容量恢复正常。

(二)手术治疗

嗜铬细胞瘤的手术方式有经腹肿瘤切除术和腹腔镜下肿瘤切除术两种。一般认为镜下手术的效果优于经腹手术,主要优点是疼痛轻、创伤小、失血少、住院时间短、恢复良好。手术后 1 周内,患者血压仍可偏高,其原因可能是手术后应激状态,或是患者体内仍有大量的儿茶酚胺储存。应在手术后 1 个月左右测定血浆和尿儿茶酚胺及代谢产物水平,以判断治疗效果。少部分患者术后仍有高血压,可能因合并原发性高血压或血管损伤所致。嗜铬细胞瘤有可能为多发性或复发性,因此术后应定期随访观察。

(三)其他治疗

恶性嗜铬细胞瘤较为少见,早期手术切除恶性病灶是治疗的有效方法。对于嗜铬细胞瘤早期、局部无浸润或转移表现,虽然有恶性可能,但腹腔镜手术仍是可选的治疗方式,但术中一旦发现有邻近组织浸润或转移表现,应立即转为开放式手术,以尽可能清除病灶。恶性嗜铬细胞瘤一般对放疗和化疗不敏感,可用抗肾上腺素药作对症治疗。也可用酪氨酸羟化酶抑制剂 α 甲基间酪氨酸阻碍儿茶酚胺的生物合成。[131]I-MIBG可用于手术后消除残余肿瘤组织和预防转移,治疗后血压可下降,儿茶酚胺的排出量减少,但其治疗效果往往是暂时的。

该患者手术指征一旦成立,应积极给予术前准备,尽快在排除禁忌后进行手术治疗。患者应立即接受 α 受体阻滞剂治疗,作为长效的非选择性 α 受体阻滞剂,酚苄明可作为术前准备的首选,一般需应用 2 周以上直至手术。术前应密切关注患者血压及其他生命体征变化,一旦出现高血压危象,则应立即静脉推注酚妥拉明 2～5 mg,继之缓慢静脉滴注酚妥拉明以控制血压,必要时可加用硝普钠静脉滴注。高血压危象一经控制,再改为口服 α 受体阻滞剂直到术前 1 天为止。因应用 α 受体阻滞剂可出现交感反馈性心率加快,可酌情给予 β 受体阻滞剂;同时注意补充血容量,以使原来缩减的血容量恢复正常。手术可选择经腹或腹腔镜下肿瘤切除术两种,一般认为镜下手术效果优于经腹手术,但术中若发现有临近浸润或转移表现,则须立即转为开放式手术清除病灶。若术后 1 周内患者血压仍偏高,可能是应激状态或是残存儿茶酚胺的作用,可酌情采用药物控制血压。术后 1 个月左右若仍有高血压,则需考虑是否有肿瘤残余,也可能是因合并原发性高血压或血管损伤所致。应在术后第 6 周测定患者血、尿儿茶酚胺及代谢产物水平,以判断疗效。恶性嗜铬细胞瘤一般对放疗和化疗不敏感,可用抗肾上腺素药等作对症治疗。[131]I-MIBG 可用于术后消除残余肿瘤组织和预防转移,可有效降压,但其治疗效果往往是暂时的,可选择性作为辅助治疗手段。嗜铬细胞瘤有可能为多发性或复发性,因此术后应对其定期随访观察。

(庞传丽)

第八章

性 腺 疾 病

第一节　功能失调性子宫出血

调节女性生殖的神经内分泌功能紊乱引起的异常子宫出血称为功能失调性子宫出血（dysfunctional uterine bleeding，DUB），简称功血。根据有无排卵功血可分为两类：有排卵的称为排卵型功血，无排卵的称为无排卵型功血。临床上以无排卵型功血为主，约占总数的 85%，而排卵型功血只占 15%。排卵型功血包括黄体功能不足、子宫内膜不规则脱落和排卵期出血等。本节主要介绍无排卵型功血。

一、病理生理机制

无排卵功血多发生在青春期和围绝经期，前者称为青春期功血，后者称为围绝经期功血。虽然青春期功血与围绝经期功血均为无排卵型功血，但它们的发病机制不同。青春期功血不排卵的原因在于患者体内的下丘脑-垂体-卵巢轴尚未成熟；围绝经期功血不排卵的原因是衰老的卵巢对促性腺激素不敏感，卵泡发育不良，卵泡分泌的雌激素达不到诱发雌激素正反馈的阈值水平。

由于不排卵，卵巢只分泌雌激素，不分泌孕激素。在无孕激素对抗的雌激素长期作用下，子宫内膜增生变厚。当雌激素水平急遽下降时，大量子宫内膜脱落，子宫出血很多，这种情况称为雌激素撤退性出血。在雌激素水平下降幅度小时，脱落的子宫内膜量少，子宫出血也少，这种出血称为雌激素突破性出血。另外，当增生的内膜需要更多的雌激素而卵巢分泌的雌激素却未增加时也会出现子宫出血，这种出血也属于雌激素突破性出血。

由于没有孕激素的作用，子宫螺旋动脉比较直，当子宫内膜脱落时螺旋动脉也不发生节律性收缩，血窦不容易关闭，因此无排卵型功血不容易止住。雌激素水平升高时，子宫内膜增生覆盖创面，出血才会停止。孕激素可以使增生的内膜发生分泌反应，子宫内膜间质呈蜕膜样改变，这是孕激素止血的机制。

二、临床表现

临床上患者主要表现为月经失调，即月经周期、经期和月经量的异常变化。

（一）症状

无排卵型功血多见于青春期及围绝经期妇女,临床上表现为月经周期紊乱,经期长短不一,出血量时多时少。出血少时患者可以没有任何自觉症状,出血多时会出现头晕、乏力、心悸等贫血症状。

（二）体征

体征与出血量多少有关,大量出血导致继发贫血时,患者皮肤、黏膜苍白,心率加快;少量出血时无上述体征。妇科检查无异常发现。

三、诊断

无排卵型功血为功能性疾病,因此只有在排除了器质性疾病时才能诊断。超声检查在功血的诊断中具有重要意义,如果超声发现有引起异常出血的器质性病变,则可排除功血。另外,超声检查对治疗也有指导意义。如果超声提示子宫内膜厚,那么孕激素止血的效果可能较好;如果内膜薄,雌激素治疗的效果可能较好。

四、处理

（一）一般治疗

功血患者往往体质较差,因此应补充营养,改善全身情况。严重贫血者(Hb<6 g/dL)往往需要输血治疗。

（二）药物止血

药物治疗以激素治疗为主,青春期功血的治疗原则是止血、调整周期和促进排卵。更年期功血的治疗原则是止血、调整周期和减少出血。

激素止血治疗的方案有多种,应根据具体情况如患者年龄、出血时间、出血量和子宫内膜厚度等来选择激素的种类和剂量。在开始激素治疗前必须明确诊断,排除器质性疾病,尤其是绝经前妇女更是如此。诊刮术和分段诊刮术既可以迅速止血,又可进行病理检查以了解有无内膜病变。对年龄较大的女性来说,建议选择诊刮术和分段诊刮术进行治疗。

(1)雌激素止血:机制是使子宫内膜继续增生,覆盖子宫内膜脱落后的创面,起到修复作用。另外雌激素还可以升高纤维蛋白原水平,增加凝血因子,促进血小板凝集,使毛细血管通透性降低,从而起到止血作用。雌激素止血适用于内膜较薄的大出血患者。

己烯雌酚:开始用量为每次1~2 mg,每8小时一次,血止3天后开始减量,每3天减一次,每次减量不超过原剂量的1/3。维持量为0.5~1 mg/d。止血后维持治疗20天左右,在停药前5~10天加用孕激素,如醋酸甲羟孕酮10 mg/d。停用己烯雌酚和醋酸甲羟孕酮3~7天后会出现撤药性出血。由于己烯雌酚胃肠道反应大,许多患者无法耐受,因此现在多改用戊酸雌二醇或结合雌激素。

戊酸雌二醇:出血多时口服每次2~6 mg,每6~8小时一次。血止3天后开始减量,维持量为2 mg/d。具体用法同己烯雌酚。

苯甲酸雌二醇:为针剂,每支2 mg。出血多时每次注射1支,每6~8小时肌内注射一次。血止3天后开始减量,具体用法同己烯雌酚,减至2 mg/d时,可改口服戊酸雌二醇。由于肌内注射不方便,因此目前较少使用苯甲酸雌二醇止血。

结合雌激素片剂:出血多时采用每次1.25~2.5 mg,每6~8小时一次。血止后减量,维持量为 0.625～1.25 mg/d。具体用法同己烯雌酚。

在使用雌激素止血时，停用雌激素前一定要加孕激素。如果不加孕激素，停用雌激素就相当于人为地造成了雌激素撤退性出血。围绝经期妇女是子宫内膜病变的高危人群，因此在排除子宫内膜病变之前应慎用雌激素止血。子宫内膜比较厚时，需要的雌激素量较大，使用孕激素或复方口服避孕药治疗可能更好。

(2)孕激素止血。孕激素的作用机制主要是转化内膜，其次是抗雌激素。临床上根据病情，采用不同方法进行止血。孕激素止血既可以用于青春期功血的治疗，也可以用于围绝经期功血的治疗。少量出血和中量出血时多选用孕激素；大量出血时既可以选择雌激素，也可以选择孕激素，它们的疗效相当。一般来讲内膜较厚时，多选用孕激素，内膜较薄时多选雌激素。临床上常用的孕激素有醋酸炔诺酮、醋酸甲羟孕酮、醋酸甲地孕酮和黄体酮，止血效果最好的是醋酸炔诺酮，其次是醋酸甲羟孕酮和醋酸甲地孕酮，最差的是黄体酮，因此大出血时不选用黄体酮。

少量子宫出血时的止血：孕激素使增殖期子宫内膜发生分泌反应后，子宫内膜可以完全脱落。通常用药后阴道流血减少或停止，停药后产生撤药性阴道流血，7 天后出血自行停止。该法称为"药物性刮宫"，适用于少量长期子宫出血者。方法：黄体酮 10 mg/d，连用 5 天；或用甲羟孕酮(甲羟孕酮)10～12 mg/d，连用 7～10 天；或甲地孕酮(妇宁片)5 mg/d，连用 7～10 天。

中多量子宫出血时的止血：炔诺酮属 19-去甲基睾酮类衍生物，止血效果较好，临床上常用。每片剂量为 0.625 mg，每次服 5 mg，每 6～12 小时一次(大出血每 6～8 小时 1 次，中量出血每 12 小时 1 次)。阴道流血多在半天内减少，3 天内血止。血止 3 天后开始减量，每 3 天减一次，每次减量不超过原剂量的1/3，维持量为 5 mg/d，血止 20 天左右停药。如果出血很多，开始可用 5～10 mg/次，每 3 小时一次，用药 2～3 次后改 8 小时一次。治疗时应叮嘱患者按时、按量用药，并告知停药后会有撤药性出血，不是症状复发，用药期间注意肝功能。

甲地孕酮：属孕酮类衍生物，1 mg/片，中多量出血时每次口服 10 mg，每 6～12 小时一次，血止后逐步减量，减量原则同上。与炔诺酮相比，甲地孕酮的止血效果差，对肝功能的影响小。

醋酸甲羟孕酮：属孕酮衍生物，对子宫内膜的止血作用逊于炔诺酮，但对肝功能影响小。中多量出血时每次口服 10～12 mg，每 6～12 小时一次，血止后逐渐减量，递减原则同上，维持量为 10～12 mg/d。

(3)复方口服避孕药：是以孕激素为主的雌孕激素联合方案。大出血时每次口服复方口服避孕药 1～2 片，每 8 小时一次。血止 2～3 天后开始减量，每 2～3 天减一次，每次减量不超过原剂量的 1/3，维持量为 1～2 片/天。

大出血时国外最常用的是复方口服避孕药，24 小时内多数出血会停止。

(4)激素止血时停药时机的选择：一般在出血停止 20 天左右停药，主要根据患者的一般情况决定停药时机。如果患者一般情况好、恢复快，就可以提前停药，停药后 2～5 天，会出现撤药性出血。如果出血停止 20 天后，贫血还没有得到很好的纠正，可以适当延长使用激素时间，以便患者得到更好的恢复。

(5)雄激素：既不能使子宫内膜增殖，也不能使增生的内膜发生分泌反应，因此它不能止血。虽然如此，可是雄激素可以减少出血量。雄激素不可单独用于无排卵型功血的治疗，它需要与雌激素和/或孕激素联合使用。临床上常用丙酸睾酮，25 mg/支，在出血量多时每天 25～50 mg 肌内注射，连用 2～3 天，出血明显减少时停止使用。注意为防止发生男性化和肝功能损害，每月总量不宜超过 300 mg。

（6）其他止血剂：如巴曲酶、6-氨基己酸、氨甲苯酸、氨甲环酸（止血环酸）和非甾体抗炎药等。由于这些药不能改变子宫内膜的结构，因此他们只能减少出血量，不能从根本上止血。

大出血时静脉注射巴曲酶 1 kU 后的 30 分钟内，阴道出血会显著减少，因此巴曲酶适于激素止血的辅助治疗。6-氨基己酸、氨甲苯酸和氨甲环酸属于抗纤维蛋白溶解药，它们也可减少出血。

（三）手术治疗

围绝经期妇女首选诊刮术，一方面可以止血，另一方面可用于明确有无子宫内膜病变。怀疑有子宫内膜病变的妇女也应做诊断性刮宫。

少数青春期功血患者药物止血效果不佳时，也需要刮宫。止血时要求刮净，刮不干净就起不到止血的作用。刮宫后 7 天左右，一些患者会有阴道流血，出血不多时可使用抗纤维蛋白溶解药，出血多时使用雌激素治疗。

由于刮宫不彻底造成的出血则建议使用复方口服避孕药治疗，或者选择再次刮宫。

（四）调整周期

对无排卵型功血来说，止血只是治疗的第一步，几乎所有的患者都还需要调整周期。青春期功血发生的根本原因是下丘脑-垂体-卵巢轴功能紊乱，正常的下丘脑-垂体-卵巢轴调节机制的建立可能需要很长的时间。在正常调节机制未建立之前，如果不予随访、调整周期，患者还会发生大出血。

围绝经期功血发生的原因是卵巢功能衰退，随着年龄的增加，卵巢功能只能越来越差。因此，理论上讲围绝经期功血不可能恢复正常，这些患者需要长期随访、调整周期，直到绝经。

目前常用的调整周期方法如下。

（1）序贯疗法：适用于青春期和生育期妇女。月经周期（或撤退性出血）的第 3～5 天开始服用雌激素（戊酸雌二醇 1～2 mg/d 或炔雌醇 0.05 mg/d），连用 22 天，在服药的最后 7～10 天加用孕激素（甲羟孕酮 10 mg/d 或黄体酮 10 mg/d 或甲地孕酮 5 mg/d）。停药 3～7 天会出现撤药性出血。

（2）联合疗法：适用于雌激素水平偏高或子宫内膜较厚者。可服用短效口服避孕药如妈富隆、敏定偶、复方炔诺酮片、避孕Ⅰ号、复方甲地孕酮片避孕Ⅱ号等。此类复合制剂含有雌、孕激素，长期使用使子宫内膜变薄，撤退性流血减少。月经周期（撤退性流血）的第 3～5 天开始服用，连用 21 天。

有高雄激素血症的患者也选择雌、孕激素联合疗法，因为雌、孕激素联合使用可抑制卵巢雄激素的合成。疗效最好的是达英-35。

（3）孕激素疗法：适用于各个年龄段的妇女，但多用于围绝经期妇女。传统的孕激素疗法称为孕激素后半周期疗法，从月经周期的第 14 天开始，每天口服醋酸甲羟孕酮 10 mg，连用 10 天左右。作者认为孕激素后半周期疗法太死板，无法满足不同患者的需要，不符合个体化用药的原则。对大多数患者来说，每 1～2 个月来一次月经就可以避免发生大出血和子宫内膜病变。用法：从月经周期的第 14～40 天开始，每天口服醋酸甲羟孕酮 10 mg，连用 10 天左右。

对青春期和生育年龄的女性来说，一般使用 3～6 个周期后停药观察。如果月经还不正常，需要继续随访治疗。围绝经期妇女应一直随访治疗到绝经。

（五）促卵泡发育和诱发排卵

仅适用于有生育要求的妇女，不主张用于青春期女性，不可用于围绝经期妇女。氯米芬（克罗米芬)是经典促排卵药,月经周期(或撤药性出血)的第 3～5 天起给予 50～150 mg/d,连用 5 天。其他药物还有 HCG 和 HMG,在卵泡发育成熟时肌内注射 HCG 5 000～10 000 U 诱发排卵;HMG,一支含有 FSH 和 LH 各 75 U,可与氯米芬联合使用,也可单独使用。

(吴高峰)

第二节 黄体功能不全

1949 年,Georgeanna Jones 首次提出了黄体功能不全(1uteal phase deficiency,LPD)的概念。LPD 是指由于黄体分泌黄体酮不足或黄体酮对子宫内膜的作用不足导致子宫内膜不能在正确的时间达到正确的状态。由于胚胎种植高度依赖于内膜状态,LPD 会影响妇女受孕及成功妊娠。黄体功能不全的发生率在不孕人群中为 5%～10%,在早期复发性流产的人群中为 10%～25%。而对 LPD 的女性给予孕酮治疗可以提高她们的生殖力。

研究显示,黄体期和早孕期黄体的血流发生变化。高阻血流指数出现在晚卵泡期,黄体期阻力下降,黄体中期血流为低阻,说明此时黄体血运充足。当黄体退化时,血流阻力指数再次升高,血运减少。血流阻力指数与黄体酮的分泌水平呈线性相关。当黄体功能不全时,黄体酮产生减少,血流阻力指数明显升高,血运降低。因此认为充足的孕酮产生和充足的黄体血供相关。黄体酮的产生是否增加血供,或血供增加是否增加黄体酮的产生与分布,目前还不得而知。至妊娠 7～8 周,血流阻力指数持续保持在黄体中期的低水平,当黄体开始退化时阻力增加。这一时期也是黄体-胎盘的转换期。因此从黄体期至妊娠8～10周是决定临床干预的关键时期。

一、黄体功能不全的原因

(1)卵泡生长障碍:垂体分泌 FSH、LH 异常或卵泡对促性腺激素不敏感,卵泡生长障碍,颗粒细胞分泌雌激素水平低,不能诱导正常 LH 峰出现,最终导致形成的黄体功能异常。

(2)颗粒细胞黄素化不充分,孕酮产生量不足或黄体过早衰竭。

(3)子宫内膜对正常水平黄体酮反应欠佳。

黄体功能不全是排卵障碍的一种表现。常见于高龄女性、高催乳素血症和 PCOS 的患者,及出现黄素化不破裂卵泡综合征的周期。

卵泡在发育过程中的异常会影响黄体孕酮的产生。早期研究发现,抑制卵泡生长将导致孕酮水平的下降和 LPD 的发生,诱导多个卵泡发育,则引起黄体期超生理量的孕酮水平产生。此外,卵泡期促性腺激素分泌的微小变化也会影响后期的黄体功能。如卵泡早期 LH 脉冲频率的增加,早卵泡期血清 LH 和 FSH 水平的增加等。

在黄体期 LH 发挥着促黄体的作用,孕酮的分泌也是呈脉冲的形式。LH 脉冲过后紧接着出现孕酮的脉冲分泌,两者成对偶联并在数量上呈正相关。Soules 等对 LPD 女性和正常女性进行比较,观察了两组女性 LH 和 P 的分泌模式。发现:①在早卵泡期 LPD 组 LH 脉冲频率明显高于正常组[(12.8±1.4)pulses/12 h vs.(8.2±0.7)pulses/12 h]。两组平均血清 LH 水平、LH 脉冲幅度、早/晚卵泡期平均血清 FSH 水平未显示差异,正常组在早-晚卵泡期交接处出现 LH 脉冲频率的显著增加,这一现象在 LPD 组没有出现。②LPD 组黄体期 LH 脉冲频率较卵泡期明显下降[(12.9±1.1)pulses/12 h vs.(5.9±0.7)pulses/12 h],同样的情况也见于正常组。LPD组与正常组比较,LH脉冲频率、脉冲幅度和平均血清LH水平没有差异。两组平均孕酮水平和LH脉冲频率没有显示相关性。孕酮的分泌呈脉冲式。在24小时连续采样的过程中,LPD组出现4～12个血清孕酮脉冲,正常组出现5～12个血清孕酮脉冲,两组平均脉冲频率相似[(7.3±0.7)pulses/24 h vs.(9.2±1.2)pulses/24 h]。LPD组平均孕酮脉冲幅度和24小时平均血清孕酮水平明显降低。下丘脑促性腺激素异常也会发生LPD,如过度运动与节食。

二、LPD 的诊断

黄体功能不全的诊断标准一直存有争议,到目前为止没有找到一个准确的可以应用于临床的诊断方法。传统的诊断方法包括以下几种。

(1)基础体温曲线显示高温相过短,对于诊断LPD不敏感,多个连续的BBT显示黄体期短于12天才具有临床价值。

(2)黄体中期血清孕酮水平<10 ng/mL。由于孕酮的分泌模式也呈脉冲式,变异范围大,因此多数学者认为即使是随机的多次的孕酮水平测定也不能作为LPD的诊断标准。

(3)子宫内膜活检,病理学家将子宫内膜根据特定月经周期天数的典型表现进行分期。如果子宫内膜形态与取样时的实际月经周期天数一致,则认为结果正常,子宫内膜为同相;如果偏差≥2天,则子宫内膜为异相。至少需要连续2个月经周期的内膜活检均显示分期延迟,才可考虑LPD的诊断。通过子宫内膜活检进行Noyes分期来诊断LPD已经有50多年的历史,曾被认为是LPD诊断的"金标准"。不同的文献报道对正常生育女性进行内膜活检,内膜成熟延迟的发生率为5%～50%,如此大的差异使应用内膜分期作为临床诊断治疗的依据遭到质疑。Murray等认为内膜组织学分期对于诊断LPD并不准确,也不能指导临床处理。南美国立卫生研究院/美国国立儿童健康和人类发展研究所赞助的一项研究结果认为子宫内膜分期与女性的生殖状态无关。未来的工作将要继续寻找可以用于临床的标志物。

三、孕激素治疗

(一)孕酮的作用

孕酮在妊娠的建立和维持过程中必不可少,同时发挥内分泌效应和免疫效应。

1.孕酮的内分泌效应

(1)使经雌激素刺激后的子宫内膜转换为分泌期,并具有容受性:孕酮可以通过孕酮受体(PR)诱导子宫内膜间质细胞的增生和分化。孕酮受体又受雌激素的调节。PR-A和PR-B是细胞内受体,在2个不同的启动子控制下来源于同一个基因的转录产物。其不同点在于PR-B的N末端包含一段含165个氨基酸的肽链。在不同的发育阶段和不同的激素状态下,PR-A和PR-B的表达存在差异。孕激素如何控制子宫内膜蜕膜化的机制目前还不清楚。在孕激素的作用下,腺体弯曲,具有分泌功能,间质血管化增加,子宫内膜从形态上到功能上为种植做好了准备。内膜容受性受损常见于子宫内膜异位症、PCOS、不明原因不孕和输卵管积液。

子宫内膜具有容受能力出现在蜕膜化的前几天,种植的窗口期开放于LH峰和排卵后6～10天。在这段时间内种植发生的妊娠较此后的种植流产率降低。种植发生于排卵后9天之内的早期胚胎丢失率相似,而发生在第11天和11天之后的流产率分别上升52%和82%。在妊娠维持至6周的女性中,84%的种植发生在排卵后的第8～10天。种植窗口期的开放与黄体分泌的高峰期、内膜 pinopode（胞饮突）和整合素 $\alpha v\beta_3$ 的最大表达同时出现。pinopode 是内膜表面小的指状突起，可以吞噬内膜的液体，增加内膜面积并贴近包裹囊胚。整合素属于细胞黏附分子，是糖蛋白异二聚体，包括 2 个侧链（分别为 α 和 β 亚单位）。它们在细胞表面担任胞外基质受体，介导细胞-细胞，细胞-基质间的黏附。整合素 $\alpha v\beta_3$ 表达于内膜腺腔表面的顶端与骨桥蛋白结合的位点。骨桥蛋白的分泌与整合素 $\alpha v\beta_3$ 的表达同步。骨桥蛋白还被发现与胚胎表面的黏附分子结合，成为胚胎与母体上皮间重要的桥接分子。有学者认为，孕酮在子宫内膜的作用通过 2 个途径：①直接途径（内分泌途径），刺激上皮细胞骨桥分子的基因表达。②间接途径（旁分泌途径），刺激间质细胞生长因子的产生，诱导上皮细胞整合素 $\alpha v\beta_3$ 的基因表达。子宫内膜容受性的降低将导致胚胎种植率的下降。

（2）降低子宫肌的敏感性：Csapo 认为子宫肌肉收缩由两种内源性激素（前列腺素和孕激素）控制，两者作用相反，前列腺素增加子宫肌的敏感性，而孕激素与钙离子结合，提高子宫肌兴奋阈值，使之敏感性降低。不适当的子宫收缩会引起异位妊娠、流产、经血逆流所致的痛经和子宫内膜异位症。Fanchin 等在 B 超下观察了胚胎移植时子宫收缩对妊娠结局的影响，发现胚胎移植过程中高频率的子宫收缩对妊娠结局产生负面影响，可能使胚胎被排出宫腔外。研究还发现，子宫收缩的频率与孕酮水平负相关。

（3）孕激素还可以通过增加蜕膜氮氧化物的合成促进局部血管扩张，增加局部血流和供氧。

2.孕激素的免疫效应

孕激素的免疫效应表现为：诱导淋巴细胞产生孕激素诱导的封闭因子（progesterone induced blocking factor，PIBF）；激发 Th_2 主导的细胞保护性免疫应答；抑制 NK 细胞的活性。

胎儿对于母体而言是半同种异抗原，需逃避母体的免疫识别和排斥才能得以生存。各种免疫因素通过有机协调形成网络，达到母胎间免疫关系的平衡：受精后不久，受精卵的信号传递至母体的免疫系统，诱导母体细胞因子的产生向 Th_2 偏移。因此，Th_1、Th_2 细胞因子的平衡对维持妊娠至关重要。当妊娠发生时，母体内免疫球蛋白合成增加，细胞介导的免疫反应减弱，母体的免疫反应向体液免疫倾斜。研究发现，Th_1 细胞因子介导的细胞免疫对妊娠不利，Th_1 细胞因子的显著升高有可能预示着妊娠的失败。Th_2 细胞因子在母-胎关系中起保护作用。

越来越多的证据显示，孕酮在妊娠早期免疫环境的建立方面的作用不容忽视。孕激素可以诱导 Th_2 型细胞因子的产生，当孕酮出现在蜕膜微环境中时，T 细胞向 Th_2 型细胞因子偏移。

另外，孕酮可以诱导 PIBF 的产生，PIBF 可使 NK 细胞活性降低，并有利于 Th_2 细胞因子的产生。孕酮上调 HLA-G 基因的表达，可以有效地保持 NK 的活性在较低的水平。最后，孕酮通过调节 Hoxa-10 基因，刺激的子宫间质细胞的增殖，并控制 NK 细胞的增殖。

（二）孕激素的分类

孕激素分为天然孕激素和人工合成孕激素。天然孕激素指体内合成的天然黄体酮，可以来自于黄体、胎盘和肾上腺皮质等。接近于天然黄体酮的人工合成孕激素包括孕烷衍生物（17-羟孕酮，C-21）和 19 去甲孕酮衍生物（C-20）。常被用于避孕药中的孕激素成分为 19-去甲睾酮衍生物，根据碳原子的不同又分为雌烷类（C-18）和甾烷类（C-17）。有些化合物属于前体药物，在肝内代谢为有活性的成分而发挥作用。孕激素的分类，如表 8-1 所示。

表 8-1　孕激素的分类

孕激素	代表药物
黄体酮	天然黄体酮
反式黄体酮	地屈孕酮
黄体酮衍生物	美屈孕酮
17α-羟孕酮衍生物(孕烷)	醋酸甲羟孕酮、醋酸甲地孕酮、醋酸氯地孕酮、醋酸环丙孕酮
17α-去羟孕酮衍生物(非孕烷)	己酸孕诺酮、醋酸诺美孕酮
19-去甲孕酮衍生物(非孕烷)	地美孕酮、普美孕酮、曲美孕酮
19-去甲睾酮衍生物(雌烷)	炔诺酮、醋酸炔诺酮、利奈孕酮
19-去甲睾酮衍生物(甾烷)	甲基炔诺酮、左炔诺孕酮、去氧孕烯、孕二烯酮、炔诺肟酯、地诺孕素
螺内酯衍生物	屈螺酮

(三)孕激素的药代动力学

孕激素在体内的生物活性和作用时间取决于药物的吸收、在胃肠道内的代谢和肝的首过效应、在体内脂肪和其他组织中的分布和储存、与血清蛋白的结合、失活等。不同的给药途径,口服或肠道外(阴道、肌肉、经皮),由于代谢途径不同,孕激素表现的效应也不同。口服给药,即使经过微粒化工艺,其在体内的吸收和生物活性也因人而异,差异很大。经口服给药后,人工合成的孕激素被迅速吸收,2～5 小时内达到最高血药浓度,较天然黄体酮具有更长的半衰期,在血中的浓度也更稳定。大多数合成孕激素经肝吸收,从尿液排出。

(四)孕激素的生物活性

孕激素的生物活性取决于其与孕激素受体结合的能力。所有的孕激素都具有孕激素样作用,如可以使在雌激素作用下的子宫内膜发生转换,内膜的转化剂量,见表 8-2。最终的孕激素样活性还取决于给药途径和给药时间。孕激素在胞内的生物效应由胞内甾体激素受体介导。不同的孕激素与孕激素受体的结合能力不同,因而表现出的激素活性也不同一样。这也与孕激素是否与胞内其他甾体激素受体结合有关。几种常见孕激素生物活性的比较,见表 8-3,几种常见孕激素与甾体激素受体及血浆蛋白结合情况,见表 8-4。

表 8-2　几种常见孕激素抑制排卵及内膜转换的剂量

	抑制排卵(mg/d,PO)	内膜转化(mg/cycle)	内膜转化(mg/d)
天然黄体酮(微粒化)	300	4200	200～300
地屈孕酮	＞30	140	10～20
醋酸环丙孕酮	1	20	1
甲羟孕酮	10	80	5～10
屈螺酮	0.2	5	/
炔诺酮	0.5	100～150	/
去氧孕烯	0.06	2	0.15

四、黄体支持

黄体形成,分泌孕激素和雌激素。如果发生受精或种植,滋养细胞分泌 HCG,继续维持黄体及其分泌功能。胎盘甾体激素的合成（黄体-胎盘转化）发生于妊娠 5 周（自末次月经计算）。黄体支持（luteal phase support,LPS）是指给予外源性药物支持胚胎的种植过程。为了能够提高妊娠的成功率,人们在不断地摸索不同的制剂、剂量、给药途径和给药时间,以期找到一个最为优化的黄体支持方案。但目前还没有一个全球公认的指南。

表 8-3　几种常见孕激素生物活性的比较

	孕激素作用	抗 Gn 作用	抗 E 作用	雌激素作用	雄激素作用	抗雄作用	糖皮质激素作用	抗盐皮质激素作用
天然黄体酮	＋	＋	＋	－	－	±	＋	＋
地屈孕酮	＋	－	＋	－	－	±	－	±
醋酸环丙孕酮	＋	＋	＋	－	－	＋＋	＋	－
甲羟孕酮	＋	＋	＋	－	±	－	＋	－
屈螺酮	＋	＋	＋	－	－	＋	－	＋
炔诺酮	＋	＋	＋	＋	＋	－	－	－

表 8-4　几种常见孕激素与甾体激素受体及血浆蛋白结合情况

	PR	AR	ER	GR	MR	SHBG	CBG
天然黄体酮	50	0	0	10	100	0	36
地屈孕酮	75	0	－	－	－	－	－
醋酸环丙孕酮	90	6	0	6	8	0	0
甲羟孕酮	115	5	0	29	160	0	0
屈螺酮	35	65	0	6	230	0	0
炔诺酮	75	15	0	0	0	16	0

注:PR:孕激素受体(普美孕酮＝100%);AR:雄激素受体(美曲勃龙＝100%);ER:雌激素受体(1713 一雌二醇＝100%);GR:糖皮质激素受体(地塞米松＝100%);MR:盐皮质激素受体(醛固酮＝100%);SHGB:性激素结合球蛋白(双氢睾酮＝100%);CBG:皮质激素结合球蛋白(皮质醇＝100%)

(一)黄体支持的原因

早在 1949 年,人们就开始认识到月经提前与黄体功能不全有关,并用外源性黄体酮给予纠正。从原理上讲,对所有黄体功能不全的病例进行黄体支持治疗都是必要的。IVF 的刺激周期存在黄体功能不全,因而导致种植率下降,黄体支持的应用可以大大改善 IVF 的结局。

IVF 刺激周期黄体功能不全的病生理基础包括:①超生理量的雌激素抑制 LH 水平和黄 3β-HSD 的活性,引起黄体过早退化。②多卵泡发育导致超生理量雌激素和孕激素分泌,引起内膜提前发育。③GnRH 激动剂和拮抗剂的使用抑制垂体功能,阻断 LH 的脉冲释放,导致黄体溶解。Csapo 等的早期研究发现,在妊娠 7 周之前切除卵巢将会引起流产,但如果给予外源性孕激素的补充,妊娠可以继续维持。Zhao 等的研究显示 IVF 刺激周期进行黄体支持会改变种植窗期子宫内膜中细胞外基质蛋白和黏附分子的基因表达。

(二)黄体支持的给药途径

黄体支持的给药途径包括口服、肌内注射、阴道给药和直肠给药。

(三)目前常用的黄体酮制剂

目前常用的黄体酮制剂包括口服用药、阴道用药、直肠用药和肌内注射用药。黄体酮经口服给药首先经过肝代谢,导致药物降解。肠道外给药克服了口服给药的缺陷。

1.口服黄体酮

(1)微粒化黄体酮:口服微粒化孕酮用于 IVF 的黄体支持结果不令人满意。Devroey 和 Bourgain 报道,POF 的患者使用口服微粒化黄体酮与肌内注射黄体酮和阴道使用微粒化黄体酮相比不能使内膜发生分泌期转化。这说明口服途径使激素活性将低。一项前瞻性随机研究将口服微粒化黄体酮 200 mg 每天 3 次与肌内注射黄体酮 50 mg/d 相比,两组血清孕酮水平相似,但口服组的种植率下降。

(2)地屈孕酮是反式孕酮,是天然黄体酮的立体异构体。反式孕酮的甲基团从 C10 的 β 位换至 α 位,氢原子从 C9 的 α 位换至 β 位,另外,C6、C7 之间呈双键连接,因此分子结构是弯曲的。由于地屈孕酮的反式结构,它表现为高选择性,更特异地与孕激素受体结合。口服地屈孕酮代谢产物:C20 发生变化产生20-羟基-衍生物;C21 甲基团的羟基化;C16α 的羟基化。代谢产物 70% 经尿排出。所有代谢产物的结构均保持 4,6-二烯-3-酮的构型,保持了反式的甾体结构而不会产生 17α-羟基化。由于它的高选择性,孕激素以外的效应非常小或不存在。地屈孕酮具有很好的口服生物活性,在子宫内膜发挥抗雌激素的作用,能够使内膜发生分泌期转化。20 世纪 80 年代,地屈孕酮开始被用于 IVF 刺激周期的黄体支持。Chakravarty 进行的一项前瞻、随机研究(n=430),对比了口服地屈孕酮与阴道用微粒化黄体酮用于 IVF 黄体支持的有效性、安全性和患者的耐受性,认为两组妊娠率相同。Ganesh 等进行一项随机前瞻性临床研究对 1373 例接受 IVF 的患者进行观察,分别采用地屈孕酮 10 mg,每天 2 次(n=422);阴道用黄体酮凝胶 90 mg,每天 1 次(n=482);阴道用微粒化黄体酮 200 mg,每天 3 次(n=459)进行黄体支持,三组在临床妊娠率和流产率方面没有差异。但还需要更大样本的 RCT 研究。

2.阴道用黄体酮

最近的研究显示,刺激周期的黄体支持阴道用黄体酮与肌内注射黄体酮同样有效。又由于阴道给药途径具有良好的患者满意度,已经被许多应用者作为一线的选择用药。阴道给药后,由于子宫的首过效应而不经肝代谢,子宫局部孕酮的浓度远远高于周围血清浓度。在欧洲市场上有 2 种阴道用黄体酮制剂,微粒化黄体酮 Utrogestanw 为 100 mg 的胶囊,使用剂量为 200 mg,每天 3 次。Crinone 8% 是一种可控的缓释的阴道凝胶,使用剂量为 90 mg,每天 1 次。Cicinelli 等对 14 例准备行子宫切除术的绝经后妇女进行用药观察,一组患者应用 Crinone 8%,另一组患者应用肌内注射黄体酮 50 mg;两组给药时间均为术前一天 8:00 am、8:00 pm 和手术当天 6:00 am,于术前一天 8:00 am 及术中抽取静脉血。子宫切除术后对前壁和后壁的子宫内膜进行检测。发现肌内注射黄体酮获得的平均血清孕酮水平是阴道给药者的 6 倍(29.42 ng/mL *vs.* 4.82 ng/mL),阴道给药者平均子宫内膜中孕酮的浓度是肌内注射者的 2.4 倍(1.05 ng/mg *vs.* 0.43 ng/mg)。Crinone 8% 使用后 5.4 小时血清中孕酮浓度达到最高为15.97 ng/mL,由于持续释放的特点,24 小时使用一次即可以达到稳定水平。100 mg Utrogestanw 使用 2~3 小时后血清中孕酮最高水平达到 9.82 ng/mL,之后迅速下降,因此建议一天 3 次用药。

一项前瞻性随机研究显示,Crinone 8% 90 mg 阴道给药的临床结局与肌内注射黄体酮相似,并显示良好的耐受性。但在非妊娠周期阴道出血的比例增高。Yanushpoisky 等的前瞻性随机研究结果显示同样支持上述结论。

阴道给药的不良反应包括局部刺激,阴道分泌物增多等。

3.肌内注射黄体酮

肌内给药途径是黄体支持最经典的途径。早在 1985 年,Leeton 首次应用 50 mg 黄体酮肌内注射用于 IVF 刺激周期的黄体支持。有报道,应用黄体酮进行黄体支持的剂量,每天 25～100 mg,其临床结局没有差异。

肌内注射常见的不良反应包括注射部位疼痛、皮疹、神经损伤、感染和脓肿形成,还有急性嗜酸性粒细胞性肺炎的个案报道。

Daya 和 Gunby 在 Cochrane 系统综述中认为在继续妊娠率和活婴出生率方面,肌内注射优于阴道给药。

2002 年的一项 Meta 分析纳入了 5 项前瞻性随机对照研究,将肌内注射黄体酮与阴道给药进行比较。包括周期 891 个,肌内注射黄体酮显示了更高的临床妊娠率和分娩率,尽管如此,有学者仍认为,由于肌内注射的给药途径伴随多种不良反应,不推荐作为 IVF 刺激周期黄体支持的首选,而阴道给药途径将成为一种新的选择。

4.直肠用黄体酮

Chakmakijan 和 Zachariah 将微粒化黄体酮分别经口服、阴道、直肠单次给药,观察对象为月经周期正常的女性,用药时间为卵泡期。结果显示,给药后的最初 8 小时内,直肠给药组血清孕酮水平是其余 2 组的2倍。但这种给药途径用于 IVF 周期的黄体支持还缺乏前瞻性对照研究。

(四)不同黄体支持方案的评估

1.黄体支持用于 GnRHa 长方案

1994 年,Soliman 等对黄体支持的研究发表了首篇 Meta 分析,包括 IVF 领域 18 个随机研究,结果显示,P 和 HCG 均可以提高妊娠率,而且 HCG 似乎可以获得更好地妊娠率。

Nosarka 等的分析结果同样认为,黄体期支持可以明显提高妊娠率。在应用 GnRHa 的 IVF 周期中,肌内注射 P、阴道微粒化黄体酮和 HCG 均可使妊娠率显著提高。

2.黄体支持用于 GnRH 拮抗剂方案

关于 GnRH 拮抗剂周期使用或不使用黄体支持缺乏随机对照研究文献。Beckers 等发现 GnRH 拮抗剂周期中如果不使用黄体支持,妊娠率会明显下降。

3.P 与 HCG 比较

Ludwig 前瞻性随机研究对比了 HCG、HCG＋P 阴道给药、单独应用 P 阴道给药用于黄体支持的有效性,发现这三组在继续妊娠率方面没有显示差异。另一项前瞻性随机研究显示,对于既往黄体中一晚期雌激素水平低的患者加用 HCG 后,可以显著提高妊娠率。Araujo 等对比了 HCG 2 000 U 4 次给药和每天给予黄体酮 50 mg 用于黄体支持的效果,认为妊娠率相似,但是 HCG 组 OHSS 的发生率高。因此建议,当 E_2 水平高于 2 700 pg/mL,获卵数多于 10 个时,不使用 HCG 进行黄体支持。Meta 分析也显示 P 和 HCG 用于黄体支持可得到相似的妊娠率,但是 P 组 OHSS 的风险低 OR3.06,95％CI 1.59～5.86。

4.雌激素用于黄体支持

201 例患者接受拮抗剂方案,以每天 200 U rFSH 的同定剂量行卵巢刺激。将患者分为两组进行黄体支持,600 mg 微粒化黄体酮阴道给药(n＝100)及 600 mg 微粒化黄体酮阴道给药＋戊酸雌二醇 4 mg 口服(n＝101)。单用黄体酮组继续妊娠率为 26％,加用雌激素组为 29.7％,两组无差异。因此提示在拮抗剂方案中加用雌激素并不能提高妊娠率。

Fatemi 等使用同样方案,发现两组在 HCG 注射 7 天内内分泌的指标没有变化。

另一项研究包括了166例首次进行IVF治疗的患者,黄体支持从ET日开始,随机分为2组:实验组(n=84),肌内注射黄体酮+雌二醇2 mg,每天2次阴道给药;对照组(n=82),单独使用肌内注射黄体酮。两组在种植率[56/210(26.7%)vs.64/203(31.5%)]和临床妊娠率[42/84(50%)vs.52/82(63.4%)]方面没有差异。这项大样本的随机研究也提示。黄体支持加用雌激素对IVF结局并没有帮助。

一项系统综述和Meta分析纳入了符合标准的4项随机对照研究(n=587),也没有显示加用雌激素进行黄体支持的优势。

5.GnRHa用于黄体支持

Pirard等将IVF周期使用GnRH拮抗剂的患者随机分为2组:HCG 10 000 U诱导排卵,LPS采用阴道微粒化黄体酮,600 mg/d;GnRHa 200 mg喷鼻诱导排卵,LPS使用不同剂量的GnRHa喷鼻给药。结果发现布舍瑞林100 mg每天3次与阴道用黄体酮600 mg获得同样的妊娠率。Tesarik等进行的另一项研究,接受GnRH激动剂和拮抗剂的患者,LPS常规使用阴道上微粒化黄体酮400 mg/d+E_2 4 mg/d,在ICSI第6天使用GnRHa 0.1 mg或安慰剂,结果显示GnRHa组的妊娠率提高。但还需要更大样本的RCT研究。

6.自然周期IVF的黄体支持

目前还没有证据显示自然周期IVF时LPS是否必要。但有文献比较胚胎移植后给予HCG会提高妊娠率。

7.人工授精周期的黄体支持

Maher发现,在促排卵的人工授精周期使用8%黄体酮凝胶阴道给药进行黄体支持可以提高妊娠率。

8.黄体支持的开始时间

Mochtar等随机观察了LPS开始时间对妊娠结局的影响,130例开始于HCG日,128例开始于取卵日,127例开始于移植日,继续妊娠率分别为20.8%、22.7%和23.6%。认为在这3个不同时间开始LPS对妊娠结局没有影响。当将黄体支持的开始时间推迟到取卵后6天,将会导致妊娠率的明显下降。因为,HCG的覆盖时间最多为8天,所以推荐黄体支持的开始时间不要晚于移植日(取卵后3天)。

9.停止黄体支持的时间

从理论上讲,黄体酮的使用填补了外源性HCG的清除和内源性HCG产生这一空缺时将会获益。一旦内源性HCG增加,黄体将会分泌充足的黄体酮。然而很多IVF中心会持续给予黄体酮至妊娠12周或更长的时间。来自全球21个中心的问卷调查,16个中心使用阴道用微粒化黄体酮,1个中心使用口服微粒化黄体酮,3个中心使用肌内注射黄体酮50 mg/d,1个中心使用HCG。所有中心LPS开始于取卵日或ET日。LPS停止时间:8个中心于HCG测定日,4个中心于HCG(+)后2周,5个中心于HCG(+)后2~4周,3个中心分别于妊娠9、10、11周,1个中心于妊娠12周。在一项回顾性研究中,Schmidt等对比了使用LPS 2周或5周的患者,继续妊娠率和分娩率没有显著性差异。同样,来自丹麦的前瞻性随机研究,观察了303例接受IVF/ICSI后妊娠的女性,均使用GnRHa长方案降调节,黄体支持采用阴道用黄体酮200 mg,每天3次,从ET日至HCG(+)共14天。研究组(n=150)自HCG(+)日停用黄体酮,对照组(n=153)继续使用黄体酮3周。结果显示,妊娠7周前、后流产率分别为试验组4.6%和10.0%,对照组3.3%和8.5%。分娩率研究组78.7%,对照组82.4%,两组差异不显著。这项随机研究首次显示了早孕期延长给予黄体酮的时间对流产率、分娩率没有影响,黄体酮在 HCG(＋)日停止是安全的。

一项 RCT 研究采用肌内注射黄体 50 mg/d 进行 LPS,给药自取卵日开始,一组(n＝53)给药 11 天,另一组(n＝48)给药 6 周,两组的临床妊娠率(63.0％ vs.62.7％)、继续妊娠率(58.7％ vs. 51.0％)和活婴出生率(52.2％ vs.49.0％)均没有显著差异。

Proctor 认为,早孕期内源性 HCG 的产生可以弥补 IVF 降调过程中内源性 LH 的缺乏,外源性黄体支持应用至妊娠 7 周并不能提高活产率。

(吴高峰)

第三节　围绝经期综合征

围绝经期综合征习惯称为更年期综合征,是绝经相关的最常见疾病,其表现是多种多样的,涉及人体多个系统、器官,每个个体皆有差异。多发生于 45～55 岁。手术绝经的妇女,在切除双侧卵巢后 1～2 周即可出现围绝经期综合征的症状。严重者可影响情绪、工作、睡眠而降低生活质量。

一、病理生理机制及影响因素

目前对围绝经期综合征的发病机制尚不十分清楚,多数学者认为与卵巢功能减退引起的内分泌紊乱有关,同时也与社会、心理因素有关。

(一)内分泌因素

卵巢功能衰退,性激素水平降低,H-P-O 轴功能失调,导致自主神经中枢功能失调,早期出现血管舒缩症状。潮热是血管舒缩功能不稳定的表现。已知雌激素突然减少、促性腺激素分泌过多是导致潮热的主要原因。有人认为,血管舒缩症状的严重程度与雌激素水平高低无明显相关性,而可能与雌激素波动的幅度有关。

内啡肽及 5-羟色胺水平的变化可能与神经内分泌功能失调及情绪变化密切相关,内啡肽的下降亦可能与潮热有关。一般来说,潮热发生频率夜间比白天高,症状夜间比白天严重。潮热的病理生理过程包括下丘脑体温调节中枢功能失衡、外周及皮下血管舒张、脉搏加快、多汗及以后的中心体温下降。出汗多在胸部以上,潮红在颈部、面部,为一过性。11％～67％的潮热发生在绝经前,症状可持续到绝经后,甚至绝经后 5～10 年仍有潮热出现。

(二)社会、文化因素

近来有研究表明,女性的个体特征、健康状况、精神类型、职业、文化水平、经济环境均与围绝经期综合征的发病及症状严重程度有关。性格开朗、外向且经常参加体力劳动者较少发生围绝经期综合征或症状较轻。

二、临床表现

(一)月经变化

月经紊乱,无排卵周期增加。

（二）血管舒缩症状

潮热、多汗。潮热是血管舒缩症状最突出的表现，可分轻、中和重度三级。轻度有短暂潮热，不出汗，不影响活动；中度有潮热感觉、出汗，不影响活动；重度潮热感觉非常明显，伴出汗，活动受影响。

（三）心血管系统症状

心悸、眩晕、胸闷、轻度高血压和假性心绞痛。

（四）精神、神经症状

患者易激动、烦躁、失眠、焦虑、惊恐、抑郁、多疑等。

三、诊断

（1）激素测定：FSH＞40 IU/L，E_2＜20 pg/mL。

（2）B超、心电图等检查：排除其他器质性病变。

四、鉴别诊断

（1）与引起阴道流血的器质性病变鉴别：子宫内膜癌、子宫内膜息肉、子宫内膜增生症等。

（2）与内科疾病鉴别：甲状腺功能亢进、原发性高血压、冠心病、心绞痛。

（3）与精神疾病鉴别：精神分裂症。

五、一般治疗

根据症状及其严重程度的不同，选择一般的对症治疗或激素治疗。

一般治疗适合症状轻微或不宜采取激素治疗的患者。①进行体育、文娱活动。②选择镇静药物。对于部分睡眠障碍患者，可给予地西泮 2.5～5 mg 睡前口服。

六、激素治疗

激素治疗（HT）是目前公认的最为有效的治疗围绝经期综合征的方法。特别是血管舒缩症状，疗效好的治疗一周就可有效地降低 Kupperman 评分。几乎所有的观察性研究与随机对照研究（包括 WHI 研究）皆证实其有效。因此，对要求缓解绝经相关症状的妇女来说，在无禁忌证的情况下首选激素治疗。通过 Kupperman 评分或简单询问患者潮热等症状的变化即可对其疗效进行评估。

对于治疗时间的长短，目前尚无统一的建议，一般认为使用 4 年以内激素治疗是安全的。但有部分妇女在停药后又可能出现绝经相关症状，此时需要重新评估患者的全身状况及利弊后，才能决定是否给予进一步的治疗。

（一）对绝经期应用激素治疗的共识

中华医学会妇产科学分会绝经学组根据激素治疗的利弊、中国医疗实际情况及绝经相关问题等因素，提出了一些关于国内激素治疗的原则性建议，供临床医师参考，具体如下。

（1）应用激素治疗是针对绝经相关健康问题的必要医疗措施。

（2）绝经及相关症状，是应用激素治疗的首要适应证。

（3）应用激素治疗是预防绝经后骨质疏松症的有效方法。

（4）目前不推荐激素治疗用于心血管疾病的一级预防，更不应该用于冠心病的二级预防。

（5）对于有完整子宫的妇女，在应用雌激素时，应同时加用适量的孕激素以保护子宫内膜。

对于已经切除子宫的妇女,则不必加用孕激素。

(6)应用激素治疗时,应在综合考虑治疗目的和危险的前提下,采用最低有效剂量。

(7)在出现与绝经相关症状时,即可开始应用激素治疗。根据个体情况选择激素治疗方案。

(8)没有必要限制激素治疗的使用期限。应用激素治疗应至少于每年进行一次个体化危险/受益评估,根据评估情况决定疗程的长短,并决定是否继续或长期应用。

(9)出现绝经相关症状并存在其他疾病时,在排除禁忌证后,可于控制并发疾病的同时应用激素治疗。

(10)目前尚无足够证据表明植物雌激素可以作为雌激素治疗的替代物。

(11)性激素疗法需要遵循循证医学的方法,不断完善、修订治疗方案。

(二)激素治疗的临床应用指南

激素治疗临床应用指南所选用证据的分级标准,见表 8-5。

表 8-5　激素治疗选用证据分级标准

证据等级	证据水平	干预
A	1a	随机对照试验的系统评价
	1b	单个随机对照试验
B	2a	队列研究的系统评价
	2b	单个列队研究
	3a	病例-对照研究的系统评价
	3b	单个病例-对照研究
C	4	病例总结
D	5	无明确重要评价或者缺乏基础生理学或规范研究的专家意见

1.适应证

(1)绝经相关症状(A 级推荐):血管舒缩障碍,如潮热、多汗、睡眠障碍、疲倦、情绪不振、易激动、烦躁、轻度抑郁。

(2)泌尿生殖道萎缩相关问题(A 级推荐):阴道干涩、疼痛、排尿困难、反复性阴道炎、性交后的膀胱炎、夜间尿频及尿急。

(3)有骨质疏松症的危险因素(含低骨量)及绝经后骨质疏松症(A 级推荐):循证医学的大量资料证明,性激素治疗能有效降低各年龄组有骨质疏松症危险因素妇女发生脊椎、髋骨等部位骨折的危险,也能降低无低骨量妇女发生骨质疏松性骨折的危险。激素治疗仍是预防绝经后骨质疏松症的合理选择。缺乏雌激素的较年轻的妇女和/或有绝经症状的妇女应该首选激素治疗。

骨质疏松性骨折危险因素:①年龄长。②雌激素缺乏(正在接受激素治疗的妇女不在此范围)。③体重低、早绝经(45 岁以前)或切除双侧卵巢。④骨密度低、绝经前长期闭经(1 年以上)。⑤骨折史。⑥长期低钙摄入。⑦骨质疏松症家族史。⑧酗酒。⑨矫正后仍有视力缺陷。⑩痴呆。⑪吸烟。⑫营养不良。⑬体育运动不足。⑭摔倒史。

2.激素治疗开始应用的时机

在卵巢功能开始减退并出现相关症状后即可应用。

3.禁忌证

(1)已知或怀疑妊娠。

(2)原因不明的阴道流血或子宫内膜增生。

(3)已知或怀疑患有与性激素相关的恶性肿瘤。

(4)患有活动性静脉或动脉血栓栓塞性疾病(最近 6 个月内)。

(5)严重的肝、肾疾病。

(6)系统性红斑狼疮、耳硬化症、血卟啉症。

(7)脑膜瘤(禁用孕激素)。

4.慎用情况

(1)子宫肌瘤、子宫内膜异位症。

(2)尚未控制的糖尿病及严重的高血压。

(3)有血栓形成倾向。

(4)胆囊疾病、癫痫、偏头痛、哮喘、高催乳素血症。

(5)乳腺良性疾病。

(6)有乳腺癌家族史。

5.应用流程

(1)应用激素治疗前的评估。①评估目的：是否有应用激素治疗的适应证；是否有应用激素治疗的禁忌证；是否存在慎用情况。②评估项目：病史；体格检查；常规妇科检查，其余项目可根据需要选择，其中应特别注意对乳腺和子宫内膜的评估。

(2)权衡利弊。应用激素治疗的必要性，应根据：①年龄。②卵巢功能衰退情况(绝经过渡期、绝经早期或绝经晚期)。③使用激素治疗前的评估结果进行综合评价。

根据结果判断是否可以应用激素治疗：①有适应证、无禁忌证时建议使用激素治疗。②无适应证或存在禁忌证时不使用激素治疗。③有适应证同时合并其他疾病时，在排除禁忌证后，可于控制其他疾病的同时使用激素治疗。④症状的发生可能与绝经有关，也可能与绝经无关，难以即刻辨明，并且无禁忌证时，可行短期试验性应用。同时告知患者激素治疗的利弊，使其在知情同意后作出选择。

(3)个体化用药方案。①考虑因素：是否有子宫；年龄；卵巢功能衰退情况(绝经过渡期、绝经早期或绝经晚期)；危险因素。②根据每个妇女的不同情况制订个体化用药方案。在序贯方案中，根据孕激素应用的种类、应用时间应达到 10~14 天。

(4)应用激素治疗过程中的监测及注意事项。①监测目的：判断使用目的是否达到；有无不良反应个体危险/受益比是否发生改变；评价是否需要继续使用激素治疗或调整方案。②根据妇女具体情况确定监测的指标和频度。有研究认为，乳房钼靶摄片中的组织密度可作为激素治疗对乳房影响的一个参考指标。③注意事项，为预防血栓形成，因疾病或手术需要长期卧床者酌情停用。

(三)目前国内用于激素治疗的方案

1.性激素种类

其主要是天然的雌激素，可辅以孕激素。

2.应用模式

(1)单用雌激素：适合子宫已经切除的患者，多采取连续用药方式。常用药物有 17β-雌二醇 0.5~1 mg/d、戊酸雌二醇 0.5~1 mg/d、妊马雌酮 0.3~0.625 mg/d 和尼尔雌醇每 2 周 2 mg。

(2)雌、孕激素联合使用：针对有子宫的妇女，目的是保护子宫内膜。根据雌、孕激素的剂量和疗程不同，分为周期序贯、连续序贯、周期联合和连续联合 4 种疗法。

周期序贯法:每周期使用雌激素21~28天,后半周期加用孕激素10~14天(图8-1),停药后有撤退性阴道流血,适合尚有自然月经来潮或虽有闭经但体内雌激素水平仍达卵泡中期水平的妇女。临床上常用的复合制剂有妊马雌酮/甲羟孕酮、环丙孕酮/戊酸雌二醇(克龄蒙)和地屈孕酮/微粒化雌二醇,妊马雌酮/甲羟孕酮的配伍为妊马雌酮0.625 mg/d,共28天;甲羟孕酮5 mg/d,共14天。环丙孕酮/戊酸雌二醇的配伍为戊酸雌二醇2 mg/d,共21天;环丙孕酮1 mg/d,共10天。地屈孕酮/微粒化雌二醇的配伍为微粒化雌二醇1 mg/d,共28天;地屈孕酮10 mg/d,共14天。根据患者的具体情况,可适当降低雌激素剂量,如戊酸雌二醇0.5 mg/d、妊马雌酮0.3 mg/d等。在使用尼尔雌醇时,一般每3个月加用一次孕激素,如甲羟孕酮10 mg/d,共14天。若体内尚有一定水平的雌激素,可提前加用孕激素;若超声检测子宫内膜厚度≥8 mm,则加用孕激素。

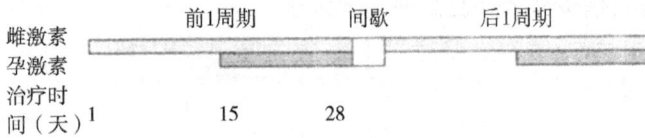

图 8-1　周期序贯法图解

连续序贯法:连续使用雌激素,每周期加用孕激素10~12天,多数患者有撤退性出血(图8-2)。

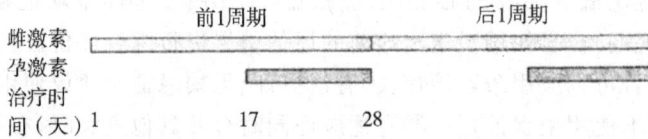

图 8-2　连续序贯法图解

周期联合法:联合使用雌、孕激素21~28天,停药5~7天,部分患者仍有规律性的撤退性出血(图8-3)。常用的复合制剂有妊马雌酮/甲羟孕酮,其配伍为妊马雌酮0.625 mg/d,共28天;甲羟孕酮2.5 mg/d;共28天。在使用联合疗法时,也应选择最低有效剂量的雌激素,如戊酸雌二醇0.5 mg/d、妊马雌酮0.3 mg/d等。在使用低剂量雌激素时,可适当降低孕激素的剂量。

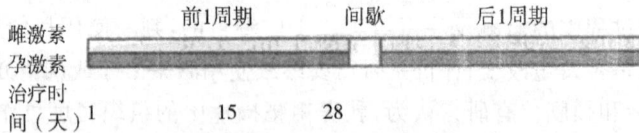

图 8-3　周期联合法图解

连续联合法:联合使用雌、孕激素,连续治疗而不间断(图8-4)。雌、孕激素两者剂量均可适当减少,阴道流血率低,适合已经绝经的妇女。

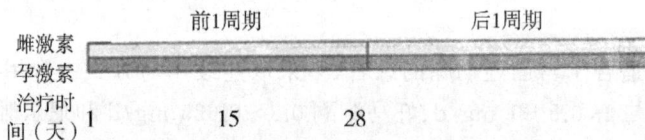

图 8-4　连续联合法图解

　　合用雄激素可以改善患者的性欲、情绪及认知。可选用甲睾酮或十一酸睾酮(安雄)。但由于雄激素对血脂有不利影响,长期使用可能引起肝功能损害和水钠潴留,一般仅做短期、小剂量使用。

　　单用孕激素可使部分潮热症状得到缓解。

　　替勃龙由于其代谢物具有雌、孕、雄3种激素的活性,故使用更为方便,适于已绝经的妇女。少数患者在早期可能有极少量的阴道流血。从某种意义上讲,替勃龙也属于联合疗法,因此从性价比上来说它不适于无子宫的患者。在使用替勃龙时也应遵循最低有效剂量原则,替勃龙剂量为每片 2.5 mg,开始时每天口服 2.5 mg,待症状缓解后可逐步减少剂量,最低剂量每天半片或每周 2 片。

　　3.用药途径

　　用药途径包括口服途径和非肠道途径,非肠道途径包括经皮制剂和局部使用的雌激素。上述介绍的均为口服途径,以下介绍一些非肠道途径药物及其用法。

　　(1)经皮制剂:优点是避免了肝脏首过效应,没有胃肠道刺激作用,目前可供选择的药物有雌二醇贴膜和雌二醇凝胶,商品名为欧适可的雌二醇贴膜每片含 5 mg 或 10 mg 17β-雌二醇,每天可分别向体内释放 25 μg 或 50 μg 的 17β-雌二醇,每周贴 2 片。商品名为得美素的雌二醇贴膜每片含 2 mg 或 4 mg 雌二醇,每天可分别向体内释放 25 μg 或 50 μg 的 17β-雌二醇,每周贴2 片。商品名为爱斯妥凝胶的雌二醇凝胶为 17β-雌二醇透皮吸收制剂,每只含 17β-雌二醇18 mg,每天在皮肤上涂抹。经皮制剂可以用于周期序贯、连续序贯、周期联合和连续联合 4 种中的任何一种,在序贯治疗时一般每周期使用 28 天的经皮制剂,在周期的末 10～14 天加孕激素,如甲羟孕酮 6 mg/d,共 10～14 天。联合疗法时每天加用孕激素,如甲羟孕酮 2～4 mg/d。

　　(2)局部用药:常用的局部使用的雌激素有妊马雌酮软膏和雌三醇(欧维婷)膏剂,适用于泌尿生殖道症状严重者。妊马雌酮软膏每支 14 g,每克软膏含 0.625 mg 妊马雌酮,每次使用 0.5～2 g软膏,治疗老年性阴道炎和外阴炎。雌三醇膏剂每支含15 g 软膏,每克含 1 mg 雌三醇,每天 1 次,每次将 0.5 g 软膏放入阴道内。对以泌尿生殖道症状为主诉者,推荐应用经阴道给药途径。

　　4.激素治疗期间发生不规则阴道出血的处理

　　如果服药期间有不规则的阴道流血,应首选诊断性刮宫。如病理检查发现不同部位的子宫内膜中的间质和腺体发育不同步,则提示可能是孕激素相对不足引起治疗期间的子宫出血,加大孕激素剂量可避免治疗期间的不规则出血。子宫内膜息肉是治疗期间不规则出血的又一个重要原因,子宫内膜息肉一旦确诊,立即行宫腔镜或诊刮术摘除。无不典型增生的子宫内膜增生也能引起不规则出血,孕激素补充治疗能逆转内膜,使之正常。据研究报道,序贯治疗一般不引起子宫内膜癌,治疗期间发现的子宫内膜癌一般在治疗前即已存在。一旦癌组织表面有感染坏死或癌组织浸润到间质,就有不规则阴道流血的表现。子宫内膜癌一经确诊,应立即手术治疗。

　　雌、孕激素联合治疗的前 6 个月内,许多患者有点滴出血或突破性出血,若子宫内膜厚度≤5 mm,一般不主张行诊断性刮宫,因为 6 个月后多数患者(60%～95%)会出现闭经。增加孕激素的剂量能提高闭经的比例,如果点滴出血持续 1 年以上或闭经一段时间后又出现子宫出血,则需行诊断性刮宫以明确诊断。最常见的病理表现为萎缩的子宫内膜,加大孕激素的剂量无助于控制出血,一般建议患者改用雌、孕激素序贯治疗,也有研究表明 3 天雌激素加 3 天雌、孕激素的连续治疗能止血。子宫内膜息肉、子宫黏膜下肌瘤和子宫内膜癌也引起子宫出血,一旦确诊即行手术治疗。

七、高压氧治疗

(一)治疗机制

从临床上可以看到围绝经期综合征经高压氧治疗,可以改善症状,有的月经不规律者重新出现规律的月经。但高压氧治疗本病的机制尚不十分确切。有学者同意以下观点。

(1)减慢卵巢退化和雌性激素衰退的速度,给机体一个适应时期。

(2)调节下丘脑-垂体-卵巢的内分泌活动。

(3)对大脑皮质的高级神经活动功能的调节。

(4)高压氧治疗可作为暗示治疗的一种手段。

(二)治疗方法和注意事项

(1)治疗压力可采用 2～2.5 ATA、每次吸氧 60 分钟、每天 1 次、连续 2 个疗程或临床症状改善即停止。症状反复再进行治疗。

(2)注意宣传疗效,增加患者信心和暗示效果。

八、心理治疗

对以精神、神经症状为主诉的患者在给予有关镇静、抗焦虑、抗抑郁药物治疗,以及性激素辅助治疗的同时,更为重要的是积极开展心理咨询与行为治疗。

(郭　蓉)

第四节　卵巢过度刺激综合征

卵巢过度刺激综合征(ovarian hyperstimulation syndrome,OHSS)是促排卵引起的医源性并发症,常发生在应用 HCG 后,主要原因为毛细血管通透性改变,大量体液转移到组织间隙,从而引起胸腔积液、腹水、血液浓缩和低血容量,后者可致重要脏器灌注不足、低血容量性休克及血栓形成,严重的 OHSS 可危及患者健康和生命,近年来随着辅助生殖技术的广泛开展,促排卵药物的使用越来越普遍,OHSS 的发生呈上升趋势。

一、发生率

OHSS 的发生与患者所用促排卵药物的种类、剂量、治疗方案、患者的易感性、内分泌状况及是否妊娠等因素有关。一般在接受促排卵的患者中,OHSS 的发生率在 1%～14%,重度 OHSS 为 0.1%～0.5%。在妊娠周期中,OHSS 发生率高于非妊娠周期,而 OHSS 患者中妊娠率较非OHSS 患者高。

二、发病机制

OHSS 病因未明,发病机制尚不清楚,目前认为与以下因素有关。

（一）血管内皮生长因子（vascular endothelial growth factor，VEGF）

VEGF 是血管形成因子和血管渗透因子，特异性作用于血管内皮的多功能细胞因子，具有增加微血管与小静脉的通透性，促进血管内皮细胞分裂、增殖等作用。VEGF 在 OHSS 发病中可能起主导作用。在中重度 OHSS 患者的血清、腹水及卵泡液中，VEGF 明显增高，且与病情相关。有研究发现注射 HCG 后发生 OHSS 的患者，其 VEGF 水平较未发生者高。HCG 诱导颗粒细胞通过 Sp1 和 CREB 通路分泌 VEGF，且在体外培养发现 VEGFmRNA 表达与 HCG 呈时间、剂量依赖关系。VEGF 与 VEGF 受体-2 结合促进黄体期血管形成，增加血管通透性。促性腺激素释放激素激动剂（gonadotropin releasing hormone agonist，GnRH-a）及拮抗剂（gonadotropin releasing hormone antagonist，GnRH-ant）均可减少 VEGF 及其受体 mRNA 的表达。VEGF 受体-2 抑制剂 SU5416 可减轻 VEGF 引起的高血管通透性，减少体液渗出，减轻症状，可能为治疗 OHSS 开辟了新途径，但尚存在争议。

（二）炎症介质或细胞因子

各种炎症介质可以调节血管通透性，血管通透性增大是 OHSS 病理生理的基础。白细胞介素（interleukin，IL）可调节卵巢功能、卵泡发育和排卵、黄体生成和解体，研究表明 IL-1、IL-2、IL-6、IL-8 与 OHSS 的发生有关，溶血磷脂酸（lysophosphatidic acid，LPA）在排卵前卵泡液里大量存在，LPA 通过 LPA 受体、核因子 κβ、促有丝分裂蛋白激酶通路调节黄素化颗粒细胞 IL-6、IL-8 的表达，LPA 诱导的IL-6、IL-8 增加单层内皮的血管形成和通透性的改变。但是这些血管活性细胞因子在 OHSS 形成的具体作用机制尚不清楚。另外肿瘤坏死因子（tumor necrosis factor，TNF）具有多种生物学效应，包括介导炎症和免疫反应，促进和抑制多种细胞增生，血管形成及细胞毒性作用，调节血管通透性，还能促进卵泡生长发育，卵巢既是其来源又是其靶器官，并受促性腺激素（gonadotropin，Gn）调节。有报道 OHSS 患者的血清及腹水中 TNF 显著增高，提示 TNF 与 OHSS 患者血管的高通透性有关。

（三）卵巢肾素-血管紧张素-醛固酮系统

卵巢存在与肾脏无关的 R-A-A-S，并可产生肾素原，此系统参与调节卵巢的自身稳定，可被 LH 及 HCG 激活，使无活性的血管紧张素 I 转化为有活性的血管紧张素 II，促进血管生成及毛细血管通透性增加，形成 OHSS 体液外渗的病理变化。在重度 OHSS 患者血清血管紧张素转换酶的活性明显升高，并与 OHSS 病情相关。

（四）激素

OHSS 患者血、尿及卵泡液中雌二醇（E_2）明显升高，但 E_2 并不是引起 OHSS 的原因。无论在动物实验和临床中，给予大剂量雌激素并不能诱导 OHSS 的发生。促排过程中无论血清 E_2 多高，在没有 HCG 激发下，极少发生 OHSS，E_2 仅仅是颗粒细胞活性指标。此外 Pellicer 等报道一例 17/20 碳裂解酶基因突变患者，血清 E_2 很低但仍发生 OHSS。E_2 在预测 OHSS 发生存在一定局限性。在促排后随着黄体形成或妊娠，黄体酮水平上升，末梢静脉存在孕激素受体，高浓度黄体酮可增加毛细血管通透性，孕激素受体拮抗剂可逆转这种作用。

（五）一氧化氮（NO）

在卵泡液中可找到 NO 合成酶，表明卵巢可以合成 NO。NO 对排卵有影响，可抑制 HCG 诱发的排卵，亦可调节细胞因子对各组织器官的作用。NO 可使超氧阴离子失活，后者使细胞膜磷脂过氧化，进而影响膜的完整性和通透性，故 NO 有维持膜稳定性和通透性的作用。低浓度的 NO 使过氧化物对膜的破坏增加，致使膜渗透性增大。有报道 OHSS 患者腹水中 NO 的主要代谢产物亚硝酸盐量很少,推测腹腔中 NO 降低增加了毛细血管的通透性,NO 可能与 OHSS 的发生有关。

OHSS 发生的确切机制尚不清楚,其发生并非由单一机制引起,可能是多因素共同作用的结果。

三、病理生理

OHSS 基本病理生理变化是 Gn 对卵巢的过度刺激所引起的卵巢增大及性激素大量分泌,大量性激素及外源性 HCG 诱导血管活性物质生成,导致全身血管通透性增加使血管内体液外渗造成血容量减少最后导致循环衰竭。在促排中常用 HCG 诱发卵子成熟,而 HCG 是 OHSS 发生的激发因子,其剂量及血浓度维持时间对 OHSS 的严重程度及病程有直接影响。在未使用 HCG 促排者很少发生严重 OHSS。HCG 注射后 3~7 天为 OHSS 血管体液外渗的高峰期,腹水的产生是由于卵巢局部毛细血管甚至静脉,以及腹膜、大网膜毛细血管通透性增加引起,除体液外渗外,还有蛋白质渗出。血管内体液和蛋白质丢失引起低血容量和血液浓缩可并发低血压、血凝增加和肾灌注降低。肾灌注降低又可引起近曲小管的 Na^+、水重吸收增加,因而引起少尿、尿钠减少,由于到达远曲小管的钠降低,H^+-Na^+ 及 K^+-Na^+ 交换减少,导致高钾性酸中毒。随着肾灌注及清除率降低,尿素氮及肌酐上升,肾血流量的减少激活肾素血管紧张素醛固酮系统,进一步恶化病情。若不及时纠正低血容量将并发严重的水电解紊乱、血栓、肾衰竭、弥散性血管内凝血,甚至死亡。

四、临床表现及分级

本病常表现为胃肠道不适症状,如腹胀、恶心、呕吐、腹泻等,卵巢增大的局部腹痛,进行性腹围增大,腹水、胸腔积液、少尿,以及并发症发生后叠加相应的临床症状和体征,形成复杂的综合征。OHSS 通常出现在使用 HCG 后,早发型常发生在注射 HCG 后 3~7 天,晚发型常发生在 HCG 注射后 12~17 天,晚发型与妊娠相关,胚胎着床后滋养细胞产生大量 HCG,诱发和加重 OHSS,晚发型 OHSS 较早发型病情更重,常持续 2~3 个月,严重的 OHSS 常发生在获得妊娠的患者。OHSS 是一种自限性疾病,一旦体内 HCG 消失,激素水平下降,如妊娠失败或流产发生,症状、体征迅速缓解,腹水逐渐消退。无并发症者,进入缓解期的患者一般无需特别的治疗。

OHSS 分级在国际上尚未形成统一标准,在文献上有几种分法被推荐,较常用的是 Golan 分法,它基于使用 B 超检查卵巢大小及腹水。之后 Navot 分法在此基础上进行了改进,此分法更重视临床和实验室各项参数,而不仅仅是卵巢大小;1999 年 Rizk 和 Aboulghar 推荐一种新的分法,此分法除去轻度 OHSS,重度 OHSS 进一步分成 A、B、C 3 个等级,C 级把并发症急性呼吸窘迫症状、静脉栓塞作为评估指标。

五、高危因素

(1)年轻(<35 岁)、瘦小的患者,因为这些患者有大量卵泡募集,高密度的 Gn 受体,故对 Gn 反应更敏感。

(2)对促排卵敏感的卵巢如 PCOS、卵巢多囊样改变(排卵正常),多数小卵泡在促排卵药物的刺激下均可发育,易发生 OHSS,另外 LH/FSH>2、高雄激素血症亦是发生 OHSS 的危险因子。

（3）基础抗苗勒管激素（anti-mullerian hormone，AMH）基础 AMH 升高被认为是发生 OHSS 的一级风险，基础 AMH 超过 3.6 ng/mL 在预测 OHSS 发生的特异度为 81.3%，灵敏度为 90.5%。

（4）E_2 及卵泡数：$E_2>4\ 000$ pg/mL，卵泡数>30 个易发生 OHSS，$E_2>6\ 000$ pg/mL，卵泡数>30 个，重度 OHSS 发生率为 80%，单独 E_2 增高或卵泡数增加并不能预测其发生，只有两种结合才有意义。

（5）应用 HCG 诱导排卵及黄体支持，以及妊娠后内源性 HCG 的产生，均可加重 OHSS，且 HCG 的剂量及血浓度维持时间直接影响 OHSS 病情及病程。

（6）FSH 受体突变、有过敏史亦是发生 OHSS 的高危因素。

六、预防

由于目前缺乏针对性强的有效治疗方法，预防远较治疗更为重要。

（1）慎重选择超促排卵对象，警惕有高危因素的患者，如 PCOS、年轻、瘦小、有 OHSS 病史者，对有 OHSS 倾向的患者应予个体化治疗方案，如用长效 GnRH-a 降调后，推迟开始使用外源性 Gn 的时间，或低剂量 Gn 促排，根据 E_2 水平及募集的卵泡数调整 Gn 剂量。最近一项荟萃分析显示 GnRH-ant 方案较 GnRH-a 方案明显减少重度 OHSS 的发生率，但妊娠率较低。

（2）在促排卵后期疑发生 OHSS 者，可延迟、减少 HCG 注射量诱发卵子成熟，或改用外源性 LH 或使用 GnRH-a 诱发内源性 LH 促卵泡成熟，LH 半衰期明显短于 HCG，故对卵巢持续作用比较弱，可减少 OHSS 的发生。另外在黄体期不用 HCG 而改用孕酮进行黄体支持。

（3）Coasting 疗法：Coasting 不能完全避免 OHSS 的发生，但能有效降低 OHSS 发生风险及减少重度的 OHSS 发生。如患者在促排卵后出现明显的 OHSS 倾向，停止使用 Gn，使雌激素下降到较安全水平，然后再使用 HCG。在停用 Gn 3 天后，63% 的高危患者血清雌激素水平下降。Coasting 开始时间取决于雌激素水平和卵泡数量。当血 $E_2>4\ 500$ pg/mL，成熟卵泡个数在 15～30 个时可考虑开始 Coasting 疗法，并每天监测 E_2 水平，当 E_2 降到<$3\ 500$ pg/mL 时，给予 HCG $3\ 000$～$5\ 000$ IU；如果 $E_2>6\ 500$ pg/mL，成熟卵泡超过 30 个，Coasting 时间超过 4 天，建议取消周期。Coasting 持续 3 天可减少 OHSS 发生率，不影响妊娠率，但持续 4 天或更长时间会降低着床率，可能激素骤降影响内膜容受性。

（4）多巴胺激动剂：动物实验表明多巴胺激动剂能抑制 VEGF 受体-2 磷酸化，进而逆转 VEGF 受体-2 介导的内皮通透性增高，但不影响黄体血管的生成。之后卡麦角林被用于临床试验，取卵后当天给予卡麦角林 0.5 mg/d，连用 3 周，发现两组种植率、妊娠率、流产率无差别，而卡麦角林明显减少早发型 OHSS 的发生率，但不降低晚发型 OHSS 的发生率。另一研究亦发现多巴胺激动剂喹高利特能有效减少早发型中重度 OHSS 的发生，并呈剂量依赖关系，但不降低已获得妊娠者的 OHSS 发生率。

（5）NSAI 类抗炎药：NSAI 类抗炎药可减少炎症渗出，减少 VEGF 的表达，在促排当天始给予小剂量阿司匹林可有效预防 OHSS 的发生。

（6）IVM：IVM 适用于 PCOS 患者，不仅可以避免 OHSS 发生，而且也减少医疗费用，并可取得相对满意的妊娠率。但 IVM 存在未成熟卵子回收率低，活产率较常规体外受精低及未成熟卵母细胞较高的纺锤体及染色体异常导致其在临床应用价值减低，未能成为不孕的主要治疗方法。

（7）在 IVF-ET 周期中，若发生 OHSS，可将胚胎冷冻保存取消移植，待症状缓解后再行冻胚移植，冻胚移植的妊娠率与新鲜胚胎的相近。

（8）清蛋白预防性治疗：在取卵时静脉注射清蛋白可有效减少重度 OHSS 发生。清蛋白可保持胶体渗透压，减少体液外渗，降低游离 E_2，及一些有害因子水平，是目前较常用的预防措施，但其安全性有待进一步评估。

七、治疗

由于发病机制仍未阐明，故对本病仍缺乏明确有针对性的方法，原则上轻度予以密切观察，中度适当干预，重度患者积极治疗。所有 OHSS 患者常规每天记录液体出入量、腹围、体重及观察生命体征，注意心肺功能、水电解质及血凝状态等。患者应卧床休息，防止发生卵巢破裂或扭转，禁止盆腹腔检查、重压及剧烈运动。中重度患者治疗包括以下措施。

（1）首先应注意精神鼓励，以树立克服疾病的信心。通常患者因腹胀、胃纳欠佳，不愿进食，应鼓励患者少食多餐，进食高蛋白饮食。

（2）停用任何促性腺激素包括 HCG，以肌内注射或阴道给予黄体酮替代 HCG 黄体支持。

（3）纠正血容量：维持体液外渗期的血容量和及早纠正低血容量是预防各种循环障碍并发症的关键。依病情采用清蛋白、低分子右旋糖苷扩容或利尿，在少尿期应慎用利尿剂，因其可进一步减少血容量，导致休克或血栓形成，必要时使用肝素抗凝防止血栓形成，同时监测水电解质平衡和血凝状态，病情稳定后，可停止补液，并严格控制水摄入量，保持在 1 L/d，以防止胸腹水增加，加剧病情。

（4）胸腔积液、腹水的处理：胸腹水引起明显腹胀、腹痛及呼吸困难者，可在 B 超诱导下进行胸穿或腹穿，以减轻症状，严重者腹穿时同时抽出卵巢黄素囊肿液以减少进入血循环的 E_2 量。

（5）改善血管通透性：可使用前列腺素拮抗剂如吲哚美辛或抗组胺药物氯苯那敏维持膜通透性的稳定，减少毛细血管渗出，有助于保持血容量。必要时使用糖皮质激素如泼尼松，口服 5 mg，每天三次。

（6）其他药物：OHSS 合并肾衰、休克者，在补充血容量的前提下，可静脉滴注多巴胺，以扩张肾血管，血管紧张素拮抗剂及血管紧张素转换酶抑制剂可减少体液外渗。

（7）一般增大的卵巢无需特殊处理可自行消退，但需注意卵巢囊肿破裂，出血或扭转的发生，必要时手术治疗，应尽量保留卵巢。

（8）身体状况不良时应注意预防感染；严重患者应果断终止妊娠。

八、与 OHSS 相关的并发症

（一）张力性腹水

张力性腹水是毛细血管过度渗漏的一种表现形式。腹部张力升高时，腔静脉受压、腹腔和胸腔间的不平衡，压迫纵隔或膈肌升高、与同时发生的胸腔积液一同导致心排血量减少、呼吸困难、呼吸加快。严重者，同时出现腹水，胸腔积液甚至心包积液，导致循环、呼吸功能严重受损。

（二）肾功能障碍

重度 OHSS 患者严重低血容量，加上张力性腹水，腹部张力升高，肾灌流量下降，引起肾前功能障碍，表现为少尿，尿素氮和肌酐上升。这一过程进一步恶化导致无尿、高血钾和尿毒症。纠正血容量不足、减低腹压，改善循环状况可以改善肾灌注量，恢复泌尿功能。另一方面，由于利尿剂使用不当,有可能加重血容量不足和血液浓缩,并使这种状况恶化。

(三)血栓形成

OHSS 的病理过程可导致血液黏度升高,过高的激素水平又可损伤内皮细胞,若不及时纠正低血容量及高凝状态,多种因素的综合作用导致发生严重的血栓形成,动静脉均可发生。急性心脑肺栓塞死亡率极高。

(四)肝功能障碍

在 OHSS 患者中,肝功能障碍表现为肝细胞障碍和胆汁淤积通常可在一个月内缓解。

(五)卵巢或附件扭转

不规则增大的卵巢各极重量不同,明显腹胀使局部空间增大,如果在不恰当的体位突然转变,极有可能导致卵巢或附件扭转,如复位不成功常需手术治疗。

(六)成人呼吸窘迫综合征

呼吸窘迫综合征常发生在极重度 OHSS 患者,严重威胁患者生命。重度低氧血症合并 OHSS 的其他后果可以导致呼吸、循环功能严重受损。肺毛细血管和肺泡上皮损害导致通透性改变,使血浆和胶体分子外渗,从而引起肺水肿和肺不张。如不及时处理将引起肺间质纤维化,导致呼吸心搏骤停。治疗时采用呼吸机予高压氧给氧,抗血管通透性药物,输入清蛋白或血浆提高胶体渗透压,以及抗生素预防和控制肺炎。伴有成人呼吸窘迫综合征的 OHSS 患者成活率为 50%。

(郭　蓉)

第五节　多囊卵巢综合征

多囊卵巢综合征(polycystic ovary syndrome,PCOS)是常见的妇科内分泌疾病,以长期无排卵和高雄激素血症为基本特征,普遍存在胰岛素抵抗,临床表现异质性,约 50% 的 PCOS 患者超重或肥胖。育龄妇女中 PCOS 的患病率是 5%~10%,而在无排卵性不育症患者中的发病率高达 30%~60%。近年来的研究发现该疾病的功能紊乱远超出生殖轴,由于存在胰岛素抵抗,常发展为 2 型糖尿病、脂代谢紊乱及心血管疾病等;且 PCOS 患者的代谢综合征的患病率为正常人群的 4~11 倍。

一、病因

PCOS 的确切病因至今尚不是很清楚,现有的研究表明,PCOS 发病与遗传因素,如肥胖、2 型糖尿病、脂溢性脱发、高血压等家族史,以及宫内环境、出生后的饮食结构、生活方式等密切相关,提示 PCOS 可能是遗传与环境因素共同作用的结果。

(一)遗传学因素

研究发现 PCOS 患者有明显的家族聚集性,如具有肥胖、2 型糖尿病、脂溢性脱发、高血压等家族史者,其 PCOS 的发生率较高。

目前发现可能与 PCOS 发生有关的基因主要有以下几类:①与甾体激素合成和作用相关的基因,如胆固醇侧链裂解酶 CYP11A、CYP17、CYP21 等;②与促性腺激素作用和调节相关的基因,如 LH 受体基因、卵泡抑素基因、β-FSH 基因等;③与糖代谢和能量平衡相关的基因,如胰岛素基因、胰岛素受体基因、IRS 基因、钙激活酶基因等;④主要组织相容性位点。

这些基因可出现表达水平或单核苷酸多态性变化。另外,研究还发现 PCOS 也存在某些基因 DNA 甲基化的异常,2002 年 Hickey 等首次对雄激素受体(AR)的 CAG 重复序列多态性、甲基化和 X 染色体失活进行了研究,认为 AR(CAG)n 位点甲基化类型可能影响 PCOS 的发生、发展。

(二)PCOS 的环境因素

近年来发现 PCOS 患者的高胰岛素或高血糖血症可能通过影响胎儿宫内环境导致子代出生后生长发育及代谢异常;并且出生后饮食结构、生活方式也可以影响 PCOS 的发生、发展。

二、病理生理

PCOS 病理生理的基本特征有:①长期排卵功能障碍;②雄激素过多;③卵巢呈多囊样改变伴间质增生;④胰岛素抵抗(insulin resistence,IR)。PCOS 存在激素异常的交互影响,但始动因素至今尚未阐明。

以下讨论 PCOS 病理生理机制及相互关系。

(一)雄激素过多症

正常女性循环中的雄激素有雄烯二酮、睾酮、脱氢表雄酮及硫酸脱氢表雄酮,主要来源于卵巢和肾上腺,少部分来源于腺外转化;PCOS 患者的卵巢及肾上腺分泌的雄激素均增多,其机理如下。

1.肾上腺功能初现亢进

早在 1980 年 Yen 就提出了 PCOS 起于青春期的肾上腺功能初现亢进,即 PCOS 患者肾上腺功能初现时,肾上腺产生的雄激素过多。但关于 PCOS 肾上腺功能初现时雄激素分泌过多的机制尚不清楚,可能与肾上腺 P450c17α 酶系统活性增加有关。

2.促性腺激素分泌异常

PCOS 患者垂体 LH 的合成量增加,其脉冲分泌的幅度和频率增加,使循环中黄体生成素(luteinizing hormone,LH)水平增高,而卵泡刺激素(follicle stimulating hormone,FSH)分泌正常或稍低于正常水平,从而使血中 LH/FSH 比值增加。过高的 LH 可促进卵巢内间质及卵泡膜细胞雄激素(包括睾酮和雄烯二酮)分泌过多;LH 也可促进卵巢内 IGF-Ⅰ的活性,而 IGF-Ⅰ与卵巢内卵泡膜 IGF-Ⅰ受体结合是促进卵巢雄激素产生的又一条途径。

但关于 PCOS 促性腺激素 LH 分泌异常的机制,尚未完全阐明。早期的理论认为,过多的雄烯二酮在外周转化为雌酮,后者能促进 LH 的分泌。但是近年的研究发现,给予正常女性及 PCOS 患者外源性雌酮并没有增加基础状态下及 GnRH 刺激下的 LH 的分泌。另外,给予外周芳香化酶抑制剂阻断雄烯二酮向雌酮的转化,未发现 LH 的脉冲频率降低;因此目前的研究资料尚不足以证实雌酮能引起 PCOS 促性腺激素分泌异常的说法。最近有研究显示,过多的雄激素本身能干扰下丘脑-垂体-卵巢轴的正负反馈机制,促进垂体 LH 的释放,从而引起 LH 的异常升高。

因此,LH 是促进 PCOS 卵巢分泌雄激素的主要激素之一;而过高的雄激素又可促进 LH 的释放,从而形成 PCOS 雄激素过多的恶性循环。

3.性激素结合球蛋白(sex hormone binding globin,SHBG)

循环中的 SHBG 由肝脏产生,可与循环中的两种性激素即睾酮和雌二醇结合,从而调控这两种性激素的活性,只有不与 SHBG 结合的游离的性激素才具有生物活性。PCOS 循环中升高的雄激素可抑制肝脏产生 SHBG,从而降低循环中 SHBG,继而使游离睾酮和游离雌二醇水平均增高。PCOS 患者的高雄激素体征除了与雄激素产生过多有关,还与其活性形式——游离睾酮增加有关。因此,雄激素↑→SHBG↓→雄激素活性↑→SHBG↓↓→雄激素活性↑↑,是造成 PCOS 患者雄激素过多症及生物活性增加的又一恶性循环。

4.高胰岛素血症

早在 1980 年 Burghen 等就发现 PCOS 患者的循环中胰岛素水平增高,之后又相继出现类似报道,究其原因胰岛素水平升高是由胰岛素抵抗引起的。在病情早期 PCOS 患者胰岛素 β 细胞通过分泌过多的胰岛素以克服 IR,从而使 PCOS 患者血中的胰岛素水平升高,形成高胰岛素血症。胰岛素是调节糖代谢的激素,也是卵巢行使正常功能的重要激素。但是过高的胰岛素对卵巢和肾上腺两个内分泌腺的雄激素分泌具有促进作用,其机制是胰岛素对卵巢合成雄激素的酶(P450c17α 酶系统)具促进作用,并上调卵巢内卵泡膜细胞的 LH 受体,从而增强 LH 促进雄激素生成的作用。另外,胰岛素也可抑制肝脏 SHBG 的合成,从而使循环中 SHBG 进一步降低,导致游离睾酮的生物学活性进一步升高。

5.IGF-Ⅰ/IGFBPI 系统

卵巢及循环中 IGF-Ⅰ的活性受其结合蛋白(IGFBP-Ⅰ)的调节。PCOS 患者卵巢中 IGF-Ⅰ活性的增加不仅与循环中 LH 过度刺激有关,同时也与高胰岛素血症有关;胰岛素可通过上调卵巢 IGF-Ⅰ受体数目而放大胰岛素自身及 IGF-Ⅰ的作用。胰岛素还可通过抑制卵巢和肝脏产生 IGFBP-Ⅰ,从而进一步导致卵巢局部和循环中游离 IGF-Ⅰ的升高;这样高胰岛素通过自身及 IGF-Ⅰ的作用而促进雄激素分泌。目前的研究显示 IGF-Ⅰ促进雄激素产生的可能机制包括:①IGF-Ⅰ可以促进 GnRH 基因的表达,增加基础的和 GnRH 刺激的促性腺激素的释放。②IGF-Ⅰ协同 LH 刺激雄激素的产生。③由于 IGF-Ⅰ/IGFBP 比率降低,IGF-Ⅰ生物利用度升高,起到类促性腺激素的作用。④促进雄激素合成关键酶细胞色素 P45017 酶 mRNA 和Ⅱ型 3-β 羟甾脱氢酶 mRNA 的表达,导致雄激素的合成增加。

IGF-Ⅰ能增强外周 5α-还原酶的活性,雄激素水平的升高也可以促进 5α-还原酶活性,从而造成外周双氢睾酮(DHT)生成增加,从而加重高雄激素体征。

(二)卵巢多囊样改变

正常卵泡从始基卵泡自主发育到窦前卵泡,再到窦腔卵泡及最后发育到成熟卵泡的过程中,经历初始募集、自主生长,调控生长,分化及最终成熟的 4 个阶段;期间经历 2 次募集,即始基卵泡自主发育的初始募集和窦腔卵泡在 FSH 作用下的周期性募集。PCOS 患者初始募集阶段的卵泡较正常人群明显增多,约是正常者的 6 倍,而其卵泡进一步发育的周期性募集受到抑制。近来的研究发现雄激素在早期卵泡发育中起一定作用,过多的雄激素可刺激早期卵泡的生长,增加窦前卵泡及小窦状卵泡的发育,但是会抑制卵泡的周期募集和成熟。研究发现,超声下 2~4 mm卵泡数量增多与血清雄激素水平呈正相关。雄激素能加速始基卵泡自主发育,但抑制进一步发育的可能机制如下:①雄激素可通过增加卵泡内 Bcl-2 的表达,抑制 Bax 及 p53 的表达,从而抑制了卵泡的凋亡,使小卵泡数目增多;②雄激素可以降低卵泡内的生长分化因子 9(GDF-9)水平,增加循环中的 LH,通过促进卵泡抑素、抗米勒管激素及前列腺组织生长因子的生成,而最终抑制卵泡的生长。

另外,Durlinger 等发现,敲除 AMH 小鼠卵巢的始基卵泡比正常小鼠的始基卵泡过早耗尽;

因此,提出始基卵泡的初始发育受到 AMH 的抑制。免疫组化的证据显示,PCOS 患者早期窦腔卵泡所产生的 AMH 显著低于正常排卵妇女;大量始基卵泡进入初期募集的多囊卵巢形态可能与缺少 AMH 对始基卵泡发育的抑制作用有关。

(三)胰岛素抵抗(IR)

研究表明,PCOS 患者 IR 主要的机制是丝氨酸磷酸化异常增加,一方面胰岛素受体丝氨酸残基异常升高的磷酸化导致胰岛素信号通路受到抑制,进而出现葡萄糖代谢异常,导致 IR;另一方面,雄激素合成酶(P450c17α 酶)丝氨酸磷酸化异常,引起卵巢及肾上腺合成的雄激素增多,导致高雄激素血症。

研究证实导致 PCOS 胰岛素抵抗可能与循环中某些炎症因子和脂肪细胞因子的异常有关:

1.炎症因子

对 PCOS 患者的研究发现,一些炎性因子如血清 C 反应蛋白(CRP)、IL-6、IL-18 及 TNF-α 血清浓度升高,近年研究已经明确这些炎症因子可通过干扰胰岛素信号通路重要分子的表达及活性而引起 IR。

(1)IL-6:是一个多效能的细胞炎症因子,有研究表明,IL-6 与胰岛素抵抗有关,其与胰岛素水平保持着动态平衡,低水平的 IL-6 可以促进胰岛素分泌,而高水平则抑制其分泌。升高的 IL-6 通过以下机制引起 IR:①诱导 SOCS 蛋白的表达,从而通过抑制 IRS21 酪氨酸磷酸化,使胰岛素信号传导受阻;②能降低 GLUT-4 mRNA 的表达,削弱胰岛素刺激的葡萄糖转运功能,升高血清游离脂肪酸,促进脂质氧化,抑制脂肪组织脂蛋白脂酶活性等途径对抗胰岛素作用。

(2)肿瘤坏死因子-α(TNF-α):是一种非糖基化蛋白,由多种炎症细胞合成或分泌,脂肪细胞也是其重要来源。多种机制调节组织释放 TNF-α,而 TNF-α 又通过多种作用机制影响胰岛素的敏感性。PCOS 患者 TNF-α 水平显著高于正常人群,且肥胖者升高更明显。升高的 TNF-α 通过以下机制引起 IR:①减少 IRS-1 的酪氨酸磷酸化,抑制胰岛素信号传导;②促进脂肪分解,增加游离脂肪酸,间接影响胰岛素敏感性;③下调脂肪细胞中多种重要的信号分子或蛋白表达,从而导致 IR。

(3)C 反应蛋白(CRP):是炎症急性期反应蛋白,主要受循环 IL-6 和 TNF-α 的调节。当 CRP 水平升高激活慢性免疫系统,则发生炎症反应。研究表明,PCOS 患者血 CRP 水平明显升高。CRP 导致 IR 的作用机制:主要是促进 TNF-α 释放,干扰胰岛素的早期信号转导;抑制脂肪合成,增加脂肪分解和纤溶酶原激活抑制因子(PAI-1)的分泌;抑制 GLUT 4、PPARγ 的表达,加重 IR。

2.脂肪细胞因子

近十多年以来,脂肪组织为内分泌器官已成为学术界的共识,许多脂肪细胞因子如瘦素、脂联素、抵抗素相继被发现与 IR 有关。近年研究发现这些脂肪因子在 PCOS 患者 IR 的发生中也起一定作用。

(1)瘦素:众多研究证实,瘦素与胰岛素之间具有双向调节作用,胰岛素可刺激体外培养的脂肪组织瘦素 mRNA 表达,瘦素可通过干扰胰岛素信号通路,而加重 IR。Remsberg 等也发现,PCOS 患者 IR、雄激素水平及体重指数(BMI)与瘦素水平有关系。肥胖患者瘦素分泌增加,因此肥胖患者瘦素是加重 IR 的重要因素。

(2)脂联素:通过干预机体糖脂代谢途径,参与了 IR 相关疾病的发生发展过程,低脂联素血症的程度与 IR 及高胰岛素血症具有显著相关性。Carmina 等比较了年龄、BMI 相匹配的 52 名 PCOS 妇女与 45 名正常排卵的妇女性激素水平、IR 参数和脂联素水平,发现患者脂联素水平明显降低,这可能导致患者脂肪分布与功能异常。Ardawi 等认为,无论是肥胖的还是消瘦的 PCOS 患者只要有不同程度的 IR,她们就有低脂联素血症,这表明 PCOS 的 IR 或其他代谢紊乱影响脂联素浓度的调控。

3.雄激素

高胰岛素可引起高雄激素血症如上述,但是研究也证实,高雄激素血症亦可引起 IR。呈中枢性肥胖的女性体内的游离雄激素水平普遍高于正常对照组,且胰岛素抵抗的程度也较正常对照组明显加重。Cohen 等发现,滥用雄激素的女运动员普遍存在胰岛素抵抗。再生障碍性贫血的患者给予雄激素治疗后,可出现葡萄糖耐量异常及胰岛素水平升高。Givens 等发现,分泌雄激素的肿瘤患者存在的黑棘皮病(胰岛素抵抗的重要的临床体征)在手术切除肿瘤后得以明显改善。近年有一项研究发现,高雄激素血症的患者给予螺内酯、氟他胺及 GnRH-a 等降雄激素药物治疗后,其胰岛素抵抗均得到明显改善。高雄激素血症引起 IR 可能机制为:①雄激素可能直接或间接影响体内葡萄糖的代谢而导致高胰岛素血症。②雄激素也可直接抑制外周及肝脏内胰岛素的作用而导致高胰岛素血症。Ciaraldi 等发现,PCOS 患者脂肪细胞上的胰岛素受体及其激酶活性并未见异常,而葡萄糖摄取能力明显下降;故推测 PCOS 患者的胰岛素抵抗是由胰岛素受体后环节缺陷引起的,并可能与雄激素水平升高有关;我院的研究表明,雄激素可通过抑制胰岛素受体后信号通路传导分子的表达而导致胰岛素抵抗。另外,雄激素还可以增加游离脂肪酸的生成,从而抑制肝脏胰岛素的清除而引起高胰岛素血症,进而导致胰岛素抵抗。

(四)排卵障碍

PCOS 排卵障碍的机制包括卵巢的内分泌调控激素及卵巢局部因子的异常。

1.FSH 不足和 LH 过高

PCOS 患者卵泡数量的增多,产生过多的抑制素 B(INH B)及其分泌的雌激素可抑制垂体 FSH 的释放。FSH 是卵泡进入周期募集和进一步发育的关键激素;卵泡不能有突破性生长的主要原因可能是 PCOS 患者循环中 FSH 偏低。另外,PCOS 患者循环中的 LH 持续升高,常促使已发育为窦腔期的卵泡闭锁或过早黄素化。

2.卵巢局部因子比例失衡

研究发现,PCOS 对 FSH 的反应性较正常对照组降低与其卵巢局部产生一些抑制 FSH 作用的因子有关。目前研究比较多的是 AMH,AMH 是由生长卵泡的颗粒细胞分泌,可抑制 FSH 作用,但机制尚不清楚。正常情况下,FSH 与 AMH 之间存在着平衡。当循环中 FSH 水平上升时,FSH/AMH 比例增加,可增强芳香化酶的活性,促进卵泡正常发育及周期募集,最终发育成熟;成熟卵泡分泌的 INH B 反过来又抑制垂体 FSH 的分泌,这样周而复始。在 PCOS 患者体内,AMH 与 FSH 之间失去了这种平衡,使 FSH/AMH 比例降低,从而抑制了芳香化酶的作用,最终抑制卵泡的发育,导致排卵障碍。研究已证实,PCOS 患者血清中米勒管抑制因子(AMH)水平比正常人高出 2～3 倍。

另外,也有研究发现高胰岛素血症能影响颗粒细胞的分化。体外试验证实胰岛素能增加颗粒细胞对 LH 的反应能力,提示 PCOS 无排卵妇女的胰岛素升高可能也是卵泡期促进卵泡闭锁的主要原因之一。

(五)并发症

1.代谢综合征(metabolic syndrome,MS)

MS 包含肥胖、糖尿病、高血压、血脂异常四大组分。

PCOS是发生MS的高风险人群,这主要与胰岛素抵抗有关;胰岛素抵抗是代谢综合征四大组分的中心环节。2005年的一项回顾性研究发现,161名3年以上病史的PCOS患者的代谢综合征的发生率高达43%,而在年龄相匹配的普通人群中代谢综合征的发生率仅为24%。该项研究发现PCOS患者的代谢综合征的各个组分的发生率如下:HDL-C降低的发生率为68%,BMI增高的发生率67%,高血压45%、高TG35%、高血糖4%。

(1)IR与糖尿病:IR失代偿时,可导致糖耐量异常、糖尿病。研究发现,PCOS患者2型糖尿病的发生率为12.6%,较正常女性2型糖尿病的发生率(1.4%)明显增高。PCOS患者表现为全身性IR。高胰岛素血症时,肝糖原的产生及分泌增多,引起空腹血糖升高,导致肝抵抗;骨骼肌对胰岛素的敏感性下降,葡萄糖摄取减少,肌糖原生成、贮存减少,导致肌抵抗;脂解作用增强,游离脂肪酸(FFA)生成增多,使血浆中FFA浓度升高,增高的FFA可同时促进肝糖原异生,并抑制肌肉细胞胰岛素介导的葡萄糖转运脂活动;另外,在IR状态下,胰岛β细胞功能缺陷失代偿时,血糖升高。升高的血糖不仅抑制胰岛素分泌,同时也抑制肌肉细胞胰岛素刺激的葡萄糖转运和肌糖原的合成,进一步加重IR,形成恶性循环。

(2)IR与脂代谢异常:IR可促进极低密度脂蛋白(VLDL)和中间密度脂蛋白(IDL)等富含TG脂蛋白(TRL)的生成,并抑制VLDL的清除,抑制高密度脂蛋白(HDL)的合成,促进HDL的分解,并增加肝脂肪酶(HL)的活性,促进脂解,引起FFA增多,后者刺激肝脏合成及分泌大量的TG。故PCOS IR患者可出现高VLDL血症、低HDL血症及高TG血症等脂代谢紊乱。

(3)IR与心血管疾病:IR早期可使交感神经过度兴奋,心排血量增加,并能收缩外周血管;促进肾素-血管紧张素-醛固酮系统,引起水钠潴留,使血压升高;另外高胰岛素血症使Na^+/K^+-ATP酶的活性降低,造成细胞内高钠导致细胞水肿,同时Ca^{2+}-ATP酶活性降低,细胞内钙浓度增加,提高小动脉血管平滑肌对血管加压物质的反应。后期可由于胰岛素样生长因子刺激动脉壁平滑肌细胞的增生或肥大,使动脉内膜增厚,最终导致器质性动脉硬化性高血压。故PCOS患者发生高血压及冠心病的风险较正常女性明显增高。

2.PCOS子宫内膜癌

PCOS患者由于长期无排卵,子宫内膜在无孕激素保护的雌激素长期作用下,容易发生增生病变,甚至发生子宫内膜癌。研究发现,PCOS患者发生子宫内膜癌的风险是正常人群的4倍,PCOS患者中子宫内膜癌发生率为19%~25%。近年发现PCOS患者的子宫内膜增生病变除了与上述的因素有关还与胰岛素作用下的局部IGF-Ⅰ及其活性的增高有关。有些子宫内膜增生病变的PCOS患者对孕激素治疗不敏感,孕激素治疗不敏感的可能机制:局部生长因子尤其是IGF-Ⅰ,具很强的促有丝分裂作用,并可促进雌激素受体表达,使雌激素作用增强,导致子宫内膜细胞不断增生;另外局部生长因子抑制内膜细胞的凋亡,而且升高的胰岛素样生长因子能增加内膜细胞VEGF合成,促进LHRH和LH释放,降低体内脂联素水平等,因此能抑制孕激素对子宫内膜的保护作用。

三、临床表现

(一)月经失调

月经失调见于75%~85%的PCOS患者。可表现为月经稀发(每年月经次数≤6次)、闭经或不规则子宫出血。

(二)不育症

一对夫妇结婚后同居、有正常性生活(未避孕)1年尚未怀孕者称为不育。须检查排除男方和输卵管异常,并确认无排卵或稀发排卵。

(三)雄激素过多症

1.痤疮

PCOS患者中15%~25%有痤疮,病变多见于面部,前额、双颊等,胸背、肩部也可出现。痤疮的分级为:轻-中度者以粉刺、红斑丘疹、丘脓疱疹为主;重度者以脓疱结节、囊肿、结疤炎症状态为主。

2.多毛症

性毛过多指雄激素依赖性体毛过度生长,PCOS患者中患多毛症者为65%~75%。

(四)肥胖

患者以腹型肥胖为主,临床上以腰围(WR)或腰臀比(腰围cm/臀围cm,WHR)表示肥胖的类型。若女性WHR≥0.8,或腰围≥85 cm可诊断为腹型肥胖。

(五)黑棘皮病

黑棘皮病是严重胰岛素抵抗的一种皮肤表现,常在外阴、腹股沟、腋下、颈后等皮肤皱褶处呈灰棕色、天鹅绒样片状角化过度,有时呈疣状。分为轻、中、重度。

四、诊断

(一)PCOS临床表现异质性

(1)不论症状还是生化异常都呈现种族和个体差异。多年来对PCOS的诊断一直存在争议,近二十年国际上陆续推出3个标准,1990年美国国立卫生研究院(National institute health,NIH)对PCOS诊断标准包括以下两项(按重要性排序):①雄激素过多症和/或高雄激素血症;②稀发排卵。但需排除以下高雄激素疾病,如先天性21羟化酶缺乏、库欣综合征、高催乳素及分泌雄激素的肿瘤等;使标准化诊断迈出了重要的一步。

该标准包括了三种基本表现型:①多毛、高雄血症及稀发排卵;②多毛及稀发排卵;③高雄血症及稀发排卵。

(2)随着诊断技术的进展、阴道超声的广泛应用,许多学者报道超过50%的PCOS患者具有卵巢多囊改变特征,2003年由美国生殖医学会(American Society for Reproductive Medicine,ASRM)及欧洲人类生殖与胚胎协会(European society of human reproduction and embryology,ESHRE)在鹿特丹举办专家会对PCOS诊断达成新的共识,加入了关于卵巢多囊改变的标准,并提出PCOS需具备以下三项中两项:①稀发排卵和/或无排卵;②雄激素过多的临床体征和/或生化指标;③卵巢多囊改变。

同样需排除其他雄激素过多的疾病或相关疾病;此标准较NIH标准增加了两个新的表型:①多囊卵巢、多毛和/或高雄血症,但排卵功能正常;②多囊卵巢、排卵不规则,但没有雄激素增多症。此标准的提出引起医学界广泛争论,支持该标准的一方认为该标准提出新表型,对病因和异质性的认识有帮助;反对的一方则认为,该标准提出的新表型尚缺乏资料,且两种新表型的临床重要性不确定。

(3)2006年美国雄激素过多协会(Androgen Excess Society,AES)对PCOS又提出如下标准,必须具备以下两项:①多毛和/或高雄激素血症;②稀发排卵和/或多囊卵巢。此标准同样需排除其他雄激素过多或相关疾病,与鹿特丹标准不同的是此标准强调必须具备第一条。中华医学会妇产科分会内分泌学组通过多次专家扩大会议确定推荐我国采纳鹿特丹诊断标准,一方面是可与国际接轨,另一方面采用此标准可在我们自己的多中心调研中筛查和确定 PCOS 在我国人群的表型分布。另外,鹿特丹标准未包含青春期及 IR 的诊断内容,因此在中国范围内通过在正常人群按年龄分层对 PCOS 诊断的相关指标的生理值的流行病学调查,并建立相应的评估体系,对 PCOS 及其代谢并发症的早期诊断具有重要意义。

(二)实验室测定

1.雄激素的测定

正常妇女循环中雄激素有睾酮、雄烯二酮、去氢表雄酮及其硫酸盐 4 种。临床上常规检查项目为血清总睾酮及硫酸脱氢表雄酮。目前尚缺乏我国女性高雄激素的实验室诊断标准。

2.促性腺激素的测定(LH、FSH)

研究显示 PCOS 患者 LH/FSH 比值>3,但这一特点仅见于无肥胖的 PCOS 患者。由于肥胖可抑制 GnRH/LH 脉冲分泌振幅,使肥胖 PCOS 患者 LH 水平及 LH/FSH 比值不升高,故此比值不作为PCOS的诊断依据。

(三)盆腔超声检查

多囊卵巢(PCO)是超声检查对卵巢形态的一种描述。根据鹿特丹专家共识 PCO 超声相的定义为:一个或多个切面可见一侧或双侧卵巢内直径 2~9 mm 的卵泡≥12 个,和/或卵巢体积≥10 mL(卵巢体积按 0.5×长径×横径×前后径计算)。

超声检查前应停用口服避孕药至少 1 个月,在规则月经患者中应选择在周期第 3~5 天检查。稀发排卵患者若有卵泡直径>10 mm 或有黄体出现,应在下个周期进行复查。除未婚患者外,应选择经阴道超声检查;青春期女孩应采用经直肠超声检查。

(四)基础体温(BBT)测定

PCOS 患者应于每天早晨醒后立即测试舌下体温(舌下放置 5 分钟),至少一个月经周期,并记录在坐标纸上。测试前禁止起床、说话、大小便、进食、吸烟等活动。根据体温曲线的形状可以了解有无排卵,并估计排卵日期,早期诊断妊娠。

五、性别诊断

(一)迟发型肾上腺皮质增生(21-羟化酶缺陷)

测定 17α-羟孕酮水平以排除肾上腺皮质增生(CAH)。

(二)分泌雄激素的肾上腺、卵巢肿瘤

肾上腺素瘤和癌可引起男性化、高雄激素血症和不排卵。分泌雄激素的卵巢肿瘤也引起相似的临床表现,B超可鉴别。

(三)库欣综合征

库欣综合征可继发于垂体肿瘤、异位肾上腺皮质激素分泌肿瘤、肾上腺肿瘤或癌,库欣综合征患者中近半数有低促性腺激素(Gn)血症,可表现出高雄激素血症临床症状和体征,但雄激素水平可在正常范围,而皮质醇异常升高。

六、治疗

(一)治疗原则

按有无生育要求及有无并发症分为基础治疗、并发症治疗及促孕治疗三方面。基础治疗是指针对 PCOS 患者月经失调、雄激素过多症、胰岛素抵抗及肥胖的治疗,包括控制月经周期治疗、降雄激素治疗、降胰岛素治疗及控制体重治疗四方面。治疗目的:促进排卵功能恢复,改善雄激素过多体征,阻止子宫内膜增生病变和癌变,以及阻止代谢综合征的发生。以上治疗可根据患者的情况,采用单一或两种及以上治疗方法联合应用。并发症的治疗指对已发生子宫内膜增生病变或代谢综合征,包括糖耐量受损、2 型糖尿病、高血压等的治疗。促孕治疗包括药物促排卵、卵巢手术促排卵及生殖辅助技术,一般用于基础治疗后仍未受孕者;但任何促孕治疗应在纠正孕前健康问题后进行,以降低孕时并发症。

(二)治疗方法

1.基础治疗

(1)降体重疗法:肥胖型 PCOS 患者调整生活方式(饮食控制和适当运动量)是一线治疗。早在1935 年,Stein 和 leventhal 就发现肥胖是该综合征的常见症状,但长期以来未将降体重作为该综合征肥胖患者的常规治疗方法。近年很多观察性研究资料发现减重能促进 PCOS 患者恢复自发排卵。一项为期 15 年的对照前瞻性的研究发现,减重能降低 10 年内糖尿病及 8 年内高血压的发病率;并有研究表明限制能量摄入是减重和改善生殖功能最有效的方法,甚至有时在体重仍未见明显下降时,生殖功能已得到了明显的改善,这可能与能量摄入减少有关。最早的一项关于低卡路里饮食摄入的观察性研究发现,20 例肥胖的患者(14 例 PCOS,6 个为高雄激素血症-胰岛素抵抗-黑棘皮综合征患者)予低卡路里饮食 8 个月,明显降低了胰岛素及雄激素水平,随后的多项研究也进一步证实此结果。有证据指出,肥胖患者予低糖饮食有益于改善其高胰岛素血症。2008 年的欧洲生殖与胚胎学会/美国生殖医学会(ESHRM/ASRM)共识建议肥胖型 PCOS 患者首选低糖饮食。2009 年国外学者对 14 项随机对照研究的荟萃分析的资料显示(其中仅 2 项研究为 PCOS 患者),对于肥胖者,不论是否为 PCOS 患者,生活方式的改变(生活习惯及饮食控制)是其一线治疗的方法。但是对不同食物结构组成对减重疗效的评估目前尚缺乏大样本研究,故不同的食物结构对控制体重的效果仍不明确。

运动也是控制体重的方法之一,它可提高骨骼肌对胰岛素的敏感性,但关于单纯运动对 PCOS 生殖功能恢复的作用的研究很少。在一项临床小样本研究中未证实单独运动对减重有效。另外,也有采用药物减重的报道,如采用胰岛素增敏剂——二甲双胍抑制食欲的作用;研究证实二甲双胍治疗肥胖型 PCOS 时,能使体重有一定程度的下降,并能改善生殖功能。一项应用大剂量的二甲双胍(大于 1 500 mg/d)或服用时间大于 8 周治疗肥胖患者的临床研究表明,二甲双胍组比安慰剂组能明显减轻体重。但是改善生活方式联合大剂量的二甲双胍能否达到更好的协同作用尚缺乏大样本的研究。此外,对饮食运动控制饮食效果并不明显者,美国国家心肺循环研究中心及 Cochrane 系统综述建议如下:对于 BMI 大于 30 kg/m² 且无并发症的肥胖患者或 BMI 大于 27 kg/m² 并伴并发症的患者可给予西布他明食欲抑制剂治疗;而对于 BMI 大于 40 kg/m² 的患者可采用手术抽脂减重。但上述方式对生殖功能的影响未见报道。

(2)控制月经周期疗法:由于 PCOS 患者长期无排卵,子宫内膜长期受雌激素的持续作用,而缺乏孕激素拮抗作用,其发生子宫内膜增生性病变,甚至子宫内膜癌的概率明显增高。定期应用孕激素或给予含低剂量雌激素的雌孕激素联合的口服避孕药(oral contraceptive pills,OCPs)能很好地控制月经周期,起到保护子宫内膜,阻止子宫内膜增生性病变的作用。并且定期应用孕激素及周期性应用 COC 能抑制中枢性 LH 的分泌,故停用口服避孕药后,对恢复自发排卵可能有益。因此对于无排卵 PCOS 患者应定期采用孕激素或口服避孕药疗法以保护子宫内膜及控制月经周期,阻止功能失调性子宫出血及子宫内膜增生性病变,并对自发排卵功能的恢复起到促进作用。

单孕激素用药方法:适合于月经频发、月经稀发或闭经的患者,可采用孕激素后半周期疗法控制月经周期。

用药方法:醋酸甲羟孕酮 10 mg/d,每次服药 8～10 天,总量 80～100 mg/周期;地屈孕酮 10～20 mg/d,每次服药 8～10 天,总量为每周期 100～200 mg;微粒黄体酮 200 mg/d,每次服药 8～10 天,总量为每周期 1 600～2 000 mg。

用药时间和剂量的选择根据患者失调的月经情况而定,月经频发的患者一般在下次月经前 3～5 天用药;月经稀发、闭经的患者应至少 60 天用药一次。

口服避孕药疗法:雌孕激素联合的口服避孕药(OCPs),如妈富隆(炔雌醇 30 μg＋去氧孕烯 150 μg)、达英-35(炔雌醇 35 μg＋环丙孕酮 2 mg)、优思明(炔雌醇 30 μg＋屈螺酮 3 mg)等。适用于单孕激素控制周期撤药出血较多者,或月经不规则者及功能失调性子宫出血(功血)患者需先用 OCPs 止血者。

用药方法:调整周期用药方法:在采用孕激素撤药月经第 5 天起服用,每天 1 片,共服 21 天;撤药月经的第 5 天重复使用,共 3～6 个周期为 1 个疗程。

注意事项:OCPs 不会增加 PCOS 患代谢性疾病的风险,但可能加重伴糖耐量受损的 PCOS 患者糖耐量损害程度。因此对有严重胰岛素抵抗或已存在糖代谢异常的 PCOS 患者应慎用 OCPs;必须要用时应与胰岛素增敏剂联合使用。有口服避孕药禁忌证者禁用。

(3)降雄激素疗法:适用于有中重度痤疮、多毛及油脂皮肤等严重高雄激素体征需治疗的患者及循环中雄激素水平过高者。目前 PCOS 患者常用的降雄药物主要为 OCPs、胰岛素增敏剂、螺内酯及氟他胺。

OCPs:除用于 PCOS 患者调整月经周期,保护子宫内膜,还能通过抑制垂体 LH 的合成和分泌,从而有效降低卵巢雄激素的产生,所含的雌激素成分(炔雌醇)可有效地促进肝脏合成 SHBG,进而降低循环中雄激素的活性。某些 OCPs 所含的孕激素成分,如含环丙孕酮的达英-35 及含屈螺酮的优思明,由于这些孕激素还能抑制卵巢和肾上腺雄激素合成酶的活性及在外周与雄激素竞争受体,因此不仅能有效降低卵巢雄激素的生成,而且也能抑制肾上腺雄激素的产生,并可阻止雄激素的外周作用,从而有效改善高雄激素体征。另外,OCPs 还通过抑制 LH 和雄激素水平缩小卵巢体积。

用药方法:撤药月经的第 5 天起服用,每天 1 片,共服 21 天。用药 3～6 个月,50%～90% 的患者痤疮可减少 30%～60%,对部位深的痤疮尤为有效,服药 6～9 个月后能改善多毛。

胰岛素增敏剂——二甲双胍:胰岛素增敏剂能降低循环中的胰岛素水平,进而降低 LH 水平,减少卵巢及肾上腺来源的雄激素的合成,并能解除高胰岛素对肝脏合成 SHBG 的抑制作用,故能有效地降低循环中雄激素水平及其活性,但其降低雄激素的作用治疗效果不如 OCPs 迅速。

用药方法:见下述降胰岛素疗法。

螺内酯及氟他胺:螺内酯通过抑制 17-羟化酶和 17,20 裂解酶(雄激素合成所需的酶),以减少雄激素的合成和分泌;在外周与雄激素竞争受体,并能抑制 5α-还原酶而阻断雄激素作用。单独使用螺内酯可使 50% 的 PCOS 患者多毛症状减少 40%,亦可增加胰岛素敏感性。氟他胺则由于其抑制外周 5α-还原酶而具抗雄激素作用。

用药方法:螺内酯:100 mg/d,应用 6 个月可抑制毛发生长。氟他胺:250 mg,每天 2 次,连续使用 6~12 个月。

不良反应及用药监测:螺内酯是排钠保钾利尿剂,易造成高血钾,使用时应定期监测电解质。螺内酯和氟他胺这两种药物均有致畸作用,因此应用时一般与 OCPs 联合应用,或用药期间避孕。另外,由于氟他胺有肝脏毒性已较少使用。

关于以上药物的降雄作用及安全性的研究有 3 项大的荟萃分析。2008 年的一项荟萃分析发现,胰岛素增敏剂与 OCPs 在改善多毛方面的效力相当,但效果不如螺内酯及氟他胺。与此同时,另一项对 12 个 RCT 研究所做的荟萃分析发现,螺内酯联合 OCPs 的作用明显优于单独应用 OCPs,而氟他胺联合二甲双胍的作用明显优于单独应用二甲双胍。另外,2009 年的一项荟萃分析表明,在调节月经周期和降低雄激素水平上,OCPs 优于二甲双胍,但二甲双胍能明显降低胰岛素和甘油三酯水平;两者对 PCOS 患者空腹血糖及胆固醇的影响无统计学差异。

(4)胰岛素抵抗的治疗:有胰岛素抵抗的患者采用胰岛素增敏剂治疗。可降低胰岛素,从而降低循环中的雄激素水平,从而有利于排卵功能的建立及恢复,并可阻止 2 型糖尿病等代谢综合征的发生。在 PCOS 患者中常选用二甲双胍,对二甲双胍治疗不满意或已发生糖耐量损害、糖尿病者可加用噻唑烷二酮类药物(TZDs)。

二甲双胍:能明显改善有胰岛素拮抗的 PCOS 患者的排卵功能,使月经周期恢复运转和具有规律性。一项随机对照双盲临床试验证实 IR 是二甲双胍治疗后排卵功能恢复的预测指标。另外,二甲双胍可明显增加非肥胖型 PCOS 和青春期 PCOS 患者排卵率(A 级证据)及妊娠率(B 级证据),早孕期应用二甲双胍对胎儿无致畸作用(A 级证据)。

用法:850~1 500 mg/d,胰岛素抵抗改善后逐步减至维持量 850 mg/d。

不良反应及用药监测:胃肠道反应最常见,餐中服用可减轻症状。乳酸性酸中毒为罕见的严重不良反应;用药期间每 3 个月监测肝肾功。

噻唑烷二酮类药物(TZDs):TZDs 为 PPARγ 受体激动剂,能增强外周靶细胞(肝细胞、骨骼肌细胞、脂肪细胞)对胰岛素的敏感性,改善高胰岛素血症。罗格列酮是常用的 TZDs,但罗格列酮改善月经状况的作用较二甲双胍弱,而增加胰岛素敏感性的作用与二甲双胍相同。对于不能耐受二甲双胍的患者,可考虑罗格列酮。但由于其肝脏毒性及胚胎毒性,在服用期间应监测肝功能并注意避孕。

2.并发症治疗

(1)子宫内膜增生病变的治疗:子宫内膜增生病变的 PCOS 患者应选用孕激素转化子宫内膜。对于已发生子宫内膜癌的患者应考虑手术治疗。

(2)代谢综合征的治疗:对于已出现高血压、高脂血症、糖尿病的患者,建议同时内科就诊。

3.促孕治疗

由于 PCOS 患者存在胰岛素抵抗,故在妊娠期发生妊娠糖尿病或妊娠期合并糖尿病、妊娠高血压、先兆子痫、妊娠糖尿病、早产及围生期胎儿死亡率的风险明显增高,故也应引起重视。2008 年,ESHRM/ASRM 关于 PCOS 不孕的治疗已达成共识,认为对 PCOS 患者采用助孕干预开始之前应该首先改善孕前状况,包括通过改善生活方式、控制饮食及适当运动降体重,以及降雄激素、降胰岛素和控制月经周期等医疗干预。部分患者可能在上述措施及医疗干预过程中恢复排卵。多数患者在纠正高雄激素血症及胰岛素抵抗后仍未恢复排卵,此时应该药物诱发排卵。

(1)一线促排卵药物——氯米芬:氯米芬为 PCOS 的一线促排卵治疗药物,价格低廉,口服途径给药,不良反应相对小,用药监测要求不高。其机制是与雌激素竞争受体,阻断雌激素的负反馈作用,从而促进垂体 FSH 的释放。该药排卵率为 75%～80%,周期妊娠率约 22%,6 个周期累积活产率达 50%～60%。肥胖、高雄激素血症、胰岛素抵抗是发生氯米芬抵抗的高危因素。

用药方法及剂量:自然月经或药物撤退出血的第 5 天开始,初始口服剂量为 50 mg/d,共 5 天;若此剂量无效则于下一周期加量,每次增加 50 mg/d;最高剂量可用至 150 mg/d 共 5 天,仍无排卵者为氯米芬抵抗。氯米芬抵抗的 PCOS 患者,可采用二甲双胍联合氯米芬治疗;7 个关于二甲双胍联合氯米芬的观察性研究的荟萃分析表明,二甲双胍联合氯米芬的排卵率较单用氯米芬增加 4.41 倍(B 级证据)。如果氯米芬在子宫和宫颈管部位有明显的抗雌激素样作用,则可采用芳香化酶抑制剂——来曲唑来进行促排卵治疗。来曲唑治疗的排卵率可达 60%～70%,妊娠率达 20%～27%;目前的观察性研究未见来曲唑对胚胎有不良作用,但仍需大样本研究来进一步证实来曲唑对胚胎的安全性。

治疗期限:采用氯米芬治疗一般不超过 6 个周期。氯米芬治疗无效时,可考虑二线促排卵治疗,包括促性腺激素治疗或腹腔镜下卵巢打孔术。

(2)促性腺激素:促性腺激素促排卵治疗适用于氯米芬抵抗者,列为 PCOS 促排卵的二线治疗。促性腺激素促排卵分为低剂量递增方案及高剂量递减方案。较早的研究报道,上述两种方案获得单卵泡发育的成功率均较高,但是目前一项大样本的研究资料显示低剂量递增方案更为安全。低剂量递增方案促单卵泡发育排卵率可达到 70%,妊娠率为 20%,活产率为 5.7%,而多胎妊娠率小于 6%,OHSS 发生率低于 1%。

(3)卵巢手术:早在 1935 年,Stein 和 Leventhal 首先报道了在无排卵 PCOS 女性采用卵巢楔形切除,术后患者的排卵率、妊娠率分别为 80% 和 50%,但之后不少报道术后可引起盆腔粘连及卵巢功能减退,使开腹卵巢手术用于 PCOS 促排卵一度被废弃。随着腹腔镜微创手术的出现,腹腔镜下卵巢打孔手术(LOD)开始应用于促排卵;多项文献的研究结果认为,每侧卵巢以 30～40 W 功率打孔,持续 5 秒,共 4～5 个孔,可获得满意排卵率及妊娠率。5 项 RCT 的研究资料显示,对于氯米芬抵抗的 PCOS 患者 LOD 与促性腺激素两项方案对妊娠率及活产率的影响差异无统计学意义,且 LOD 组 OHSS 及多胎妊娠的发生率小于促性腺激素组。之前的研究认为,对于 CC 抵抗或高 LH 的 PCOS 患者可应用 LOD;但是,近期的研究发现,并不是所有的 CC 抵抗或高 LH 的患者均适用于该手术。日本学者对 40 例 PCOS 不孕患者进行回顾性队列研究发现,睾酮水平高于 4.5 nmol/L 或雄激素活性指数(free androgen index,FAI)高于 15、LH 低于 8 IU/L 或 BMI 大于 35 kg/m² 的 PCOS 患者因其可能有其他致无排卵因素,故不宜采用卵巢手术诱发排卵。另外,较多的文献研究发现,LOD 对胰岛素水平及胰岛素敏感性的改善无效,故卵巢手术并不适用于显著胰岛素抵抗的 PCOS 患者。

(4)体外受精-胚胎移植(IVF-ET):IVF-ET 适用于以上方法促排卵失败或有排卵但仍未成功妊娠,或合并有盆腔因素不育的患者,为 PCOS 三线促孕治疗。近期的一项荟萃分析发现,在 PCOS 患者中采用促性腺激素超促排卵取消周期的发生率较非 PCOS 患者明显增高,且用药持续时间也明显增加,临床妊娠率可达 35%。有一项对 8 个 RCT 的荟萃分析发现,联合应用二甲双胍能明显增加 IVF 的妊娠率,并减少 OHSS 的发生率。

七、临床特殊情况的思考和建议

(一)男性化体征

当高水平的雄激素(血睾酮>1.5 ng/mL)持续较长时间(>1 年)时才会出现男性化体征,

PCOS患者的血睾酮水平很少超过1.5 ng/mL,因此PCOS很少有男性化体征。如果患者出现男性化体征,应考虑分泌雄激素的肿瘤和不典型的先天性肾上腺皮质增生症。

(二)PCOS的鉴别诊断

临床上引起雄激素过多的疾病很多,在诊断PCOS的高雄激素血症时,需要排除这些疾病。

1.先天性肾上腺皮质增生症

引起雄激素过多的先天性肾上腺皮质增生症(CAH)有2种:21-羟化酶缺陷和11β-羟化酶缺陷。21-羟化酶缺陷是最常见的先天性肾上腺皮质增生症,占CAH总数的90%～95%,11β-羟化酶缺陷较罕见。根据临床表现21-羟化酶缺陷可分为3种:失盐性肾上腺皮质增生症、单纯男性化型和非典型肾上腺皮质增生症,后者又被称为迟发性肾上腺皮质增生症;其中容易与PCOS相混淆的是非典型肾上腺皮质增生症。

临床上诊断非典型肾上腺皮质增生症依靠内分泌测定,其中最重要的是血17-羟孕酮水平的测定。非典型肾上腺皮质增生症者的血17-羟孕酮水平升高、FSH水平正常、LH水平升高、睾酮水平轻度升高、DHEAS水平升高。如果血17-羟孕酮水平<2 ng/mL,则可排除非典型肾上腺皮质增生症;如果>10 ng/mL,则可诊断为非典型肾上腺皮质增生症;如果血17-羟孕酮水平为2～10 ng/mL,则需要做ACTH试验。静脉注射ACTH 60分钟后,测定血17-羟孕酮水平,如果>10 ng/mL,则可诊断为非典型肾上腺皮质增生症,否则排除该诊断。

2.分泌雄激素的肿瘤

分泌雄激素的肿瘤有卵巢泡膜细胞瘤、卵巢支持-间质细胞肿瘤、卵巢类固醇细胞肿瘤和肾上腺分泌雄激素的肿瘤。如果存在分泌雄激素的肿瘤,患者体内的雄激素水平会异常升高,通常血睾酮水平超过3 ng/mL。影像学检查可协助诊断,通常会发现肾上腺或卵巢的包块,确诊依赖手术病理检查。

3.库欣综合征

库欣综合征患者也有高雄激素血症,但患者最突出的临床表现是由皮质醇过多引起的,如满月脸、向心型肥胖等。血皮质醇和ACTH水平升高可资鉴别。

(孙佩佩)

第六节　卵　巢　早　衰

卵巢早衰(premature ovarian failure,POF)指月经初潮年龄正常或青春期延迟,第二性征发育正常的妇女,于40岁以前发生的继发性闭经,又称为高促性腺激素性闭经。卵巢早衰患者血清促性腺激素水平升高,特别是血中促卵泡激素(FSH)增高,雌二醇(E_2)水平下降。近年来由于放射免疫技术的开展,染色体分析技术的提高及腹腔镜下取卵泡活检的应用,对卵巢早衰有了较深入的了解,但对其真正的发病机制仍不完全清楚。

卵巢早衰的发生率为全部妇女的0.3%～1%,占继发性闭经的10%,卵巢早衰并非不可逆,有25%的患者可能在1～5年自行恢复卵泡生长。

一、病因

卵巢功能早衰可由多种因素引起。

(一)自身免疫因素

免疫因素是卵巢功能早衰常见的原因,约占 39%。自身免疫疾病,如艾迪生病、甲状腺炎、紫癜、红斑狼疮、重症肌无力等。患者血清中存在抗卵巢抗体,卵巢活检见到有淋巴细胞浸润。虽然已十分清楚卵巢早衰同时伴有免疫疾病,但仍缺乏准确和非损伤性的诊断方法来证实卵巢早衰患者的自身免疫性过程是如何选择性地作用于发育中的卵泡。

(二)促性腺激素及其受体的因素

这类患者卵巢中有正常发育的卵泡,但对促卵泡激素及黄体生成素(LH)不敏感,甚至对升高的 FSH,LH 也不敏感。对 FSH 的反应能力是卵泡成熟过程中必需的,如果反应能力缺乏,可导致卵泡闭锁加快,这是由于卵巢中 FSH、LH 受体缺乏,造成对 FSH 的反应缺乏,或促性腺过度刺激加速卵泡闭锁。

(三)细胞及分子遗传因素

先天性卵巢内卵泡数目不足可引致卵巢早衰。如 Turner 综合征,染色体为 45XO,其原始生殖细胞在正常胚胎发育的第 16 天以前未达到生殖嵴,从而使达到生殖嵴生殖细胞少,患者的卵泡闭锁速度与正常人相同,但因卵泡少,故卵巢发生早衰,或胚胎早期生殖细胞移行到生殖嵴的过程与正常人女性相同,但到第 5 个月时,其卵泡大量变性,从而发生原发或继发闭经。

染色体异常也可发生闭经,如 47XXX,XX/XO,XO/XX/XXX 等嵌合体,或 X 染色体长臂缺失等。Conway 对 46 例自发性卵巢早衰妇女进行脆性 X 染色体突变筛选,结果发现 9 例家族性卵巢早衰患者中有 2 例有脆性 X 染色体突变。

多项研究已显示染色体 Xq 远侧末端缺失与卵巢早衰有关,初步测定卵巢早衰基因定位于 Xq21-3-Xq27 区域内。因此对卵巢早衰妇女应做常规的染色体分析,并利用分子生物学技术从分子基因水平对之进行深入研究。

(四)放射或药物治疗后损伤卵巢

对卵巢的放射剂量超过 8.0 Gy 及大剂量的烷化剂化疗可引致卵巢早衰。

(五)感染及其他

麻疹可引起卵巢萎缩或呈索条状。久治不愈的重症结核患者可引致卵巢功能早衰。

二、病理生理

卵巢衰竭的生理改变是卵巢中的卵泡闭锁所致。卵泡闭锁、雌激素生成减少,又反馈性地引起垂体促性腺激素的分泌增加。大多数患者的卵子早已排完,导致过早闭经;少数患者表现为单纯的卵巢早衰,即有继发性闭经伴高促性腺激素及低雌激素水平,但卵巢活检标本中仍有卵泡存在。个别患者的卵巢活检标本中可见很多始基细胞,淋巴细胞与浆细胞浸润。这些变化被认为可能与卵泡中的受体有关,也可能是自体免疫过程。

无卵泡型卵巢早衰多见于卵细胞迁移缺陷,卵泡闭锁增加,卵泡生成缺陷。

卵泡型卵巢早衰多见于受体缺陷、自体免疫。

三、临床表现

患者月经初潮年龄常有异常,可有月经失调、继发闭经;或开始月经规律,后出现月经失调;也有突发闭经者(曾有妊娠分娩者)。由于雌激素逐渐减少,20%～70%患者出现血管舒缩不稳定症状,即潮热、出汗等,伴随出现精神神经症状,即焦虑、紧张、感情抑郁、易激怒等。卵巢及子宫萎缩、阴道干燥、性欲下降、骨质疏松等。

卵巢早衰患者中约17%有其他内分泌紊乱的表现及综合征,并可进一步发展为多腺体衰竭,特别是合并甲状腺和肾上腺疾病。

四、诊断

根据病史、临床所见、血或尿激素测定为基础,并进行病理组织学检查。

(一)内分泌学检查

妇女在小于40岁以前闭经达半年以上至少两次闭经(间隔至少1个月),血 FSH>40 IU/L,或 LH>50 IU/L、E_2<25 pg/mL、PRL 正常,即可诊断为卵巢早衰。

也有人提出对卵巢早衰患者每天测血 FSH、LH 和 E_2,连续1个月,并做黄体生成素释放激素(LHRH)兴奋试验,若 FSH 有波动性增高或降低,伴一时性 E_2 升高者,可能有机会恢复排卵。或者每周测血 FSH、LH 和 E_2 各一次,连续1个月。若发现血 E_2 值超过绝经期妇女的水平,LH/FSH=2:1者,提示其激素反馈机制存在,予以诱发排卵治疗可能成功。

(二)腹腔镜检查

镜下可见双卵巢萎缩或条索状。取卵巢活检未见卵泡,但镜下活检不能代表卵巢全貌,有其局限性,因有的卵泡深埋在卵巢间质部,以取卵巢深部组织更为适宜。

(三)盆腔超声检查

观察有无发育中卵泡,卵巢早衰与低雌激素性原发闭经不同,后者无自然月经来潮,血 E_2 和 FSH 值均低。

五、治疗

(一)性激素治疗

卵巢早衰并非不可逆,仍有自然缓解、排卵及妊娠的可能。其机制可能是外源性雌激素反馈性地使内源性促性腺激素水平降低,当外源性雌激素停止后,体内促性腺激素可发生一个反应性高峰,有可能触发卵泡成熟并排卵。此外,雌激素治疗可使 FSH 及 LH 受体增加,促使残留卵泡发育。

服药方法:结合雌激素 0.625 mg/d,连服22天,最后10天加服甲羟孕酮 10 mg/d,也可用戊酸雌二醇 2 mg/d 连服22天,最后10天加服环丙孕酮 1 mg/d。

(二)诱导排卵

给予外源性促性腺激素释放激素激动剂(GnRH-a)抑制内源性 FSH 至绝经前水平,促使卵泡生长同步化,停药后抑制撤除,快速升高 FHS 水平可刺激卵泡发育而排卵,此种方法诱导排卵的成功率并不很高。也可用氯酚胺(每天 50 mg,共5天)加雌激素(20天)联合应用促排卵。或氯酚胺(50 mg,共5天)在月经中期注射绒毛促性腺激素(1 000 IU/d,共5天)诱导排卵。

(三)免疫抑制剂

对于由自身免疫引起的卵巢早衰,可采用糖皮质激素治疗。有报道使用性激素治疗的同时加用泼尼松治疗,可使月经恢复。

(四)补充钙剂或降钙素

预防骨质疏松骨折及其他绝经综合征。

卵巢早衰病因复杂,其中以免疫、遗传和高促性腺激素及其受体异常为主要因素。随着分子生物学和免疫学的发展,从分子水平阐明其病因和发病机制,并采用有效的治疗方法,对本病的预后将有很大帮助。

（孙佩佩）

第九章

脂质代谢性疾病

第一节　原发性高密度脂蛋白代谢异常

原发性高密度脂蛋白代谢异常主要包括 Tangier 病、磷脂酰胆碱胆固醇酰基转移酶缺陷症和家族性低 α 脂蛋白血症。

一、Tangier 病

Tangier 病是一种罕见的常染色体遗传性疾病,其病因与 ATP-结合盒转运蛋白 A1(ATP-binding cassette transporter A1,ABCA1)突变(如 R282X 或 Y1532C)或功能障碍有关。研究证实,ABCA1 与细胞内的脂质转运紊乱、血浆高密度脂蛋白代谢有关。Tangier 病表现为血浆高密度脂蛋白降低,大量胆固醇脂沉积于扁桃体、淋巴组织和网状内皮系统的巨噬细胞中。纯合子患者表现为橙黄色扁桃体肿大、淋巴滤泡、咽部黏膜黄色斑、角膜浑浊、周围神经病变、肝脾大和早发冠心病。

二、磷脂酰胆碱胆固醇酰基转移酶缺陷症

磷脂酰胆碱-胆固醇酰基转移酶(lecithin cholesterol acyltransferase,LCAT)缺陷症是一种极其罕见的常染色体隐性遗传性疾病,由 LACT 基因突变所致,呈家族性发病。在生理情况下,LACT 将外周组织中的胆固醇转移至肝脏进行代谢。LCAT 缺陷时,HDL 颗粒内的胆固醇转化成胆固醇酯的量减少,导致游离胆固醇在脂蛋白和外周组织(如角膜、红细胞膜及肾小球)沉积。本症主要表现为角膜浑浊、角膜脂质沉积形成(灰白色散在斑点)、蛋白尿、血尿、正色素性贫血、肾衰竭和血脂谱异常症等。血浆胆固醇水平不一,多数患者的血浆 HDLC 降低,游离胆固醇与酯化胆固醇比率增高,游离胆固醇约占总胆固醇的 1/3,甘油三酯升高,高密度脂蛋白减少。患者常合并早发性动脉粥样硬化。

鱼眼病为 LCAT 缺陷症的一种变异型。其病因亦为 LCAT 基因突变,但其临床表现不及完全型 ACAT 缺陷症严重。患者的血浆 HDLC 降低,角膜浑浊,但无贫血、肾脏病变和早发动脉粥样硬化。LCAT 缺陷症及鱼眼病的临床表现差别在于 LCAT 缺陷症患者 HDL 及含 Apo-B

脂蛋白都缺乏 LCAT。

三、家族性低α脂蛋白血症

家族性低α脂蛋白血症是一种常染色体显性遗传性疾病,主要见于拉丁美洲和墨西哥原居民的祖先,其发病机制未明,但可能与 ATP-结合盒转运蛋白 A1 突变(如 R230C)关联。约 50% 以上的低高密度脂蛋白血症与肝酯酶或 ApoAI/ApoCⅢ/ApoⅣ基因位点有关。血浆高密度脂蛋白降低使胆固醇逆向转运或高密度脂蛋白的其他保护作用受损,加速动脉粥样硬化的发展。临床表现为早发性冠心病和血浆高密度脂蛋白胆固醇降低,一般男性低于 0.8 mmol/L(30 mg/dL),女性低于 1.0 mmol/L(40 mg/dL)。

药物治疗主要集中在升高高密度脂蛋白、降低血浆低密度脂蛋白。升高高密度脂蛋白治疗困难,故降低低密度脂蛋白水平的治疗就成为最常用的手段。

(孟林燕)

第二节　家族性脂蛋白异常症

一、家族性高胆固醇血症

家族性高胆固醇血症分为单基因家族性高胆固醇血症和家族性多基因高胆固醇血症两种。杂合子异常(LDL 受体突变)所致的家族性高胆固醇血症(常染色体显性遗传)的最明显表现是早发性肌腱黄色瘤。患者的血胆固醇自幼升高,并随年龄的增长而进一步升高,肌腱黄色瘤加重,同时可出现扁平黄色瘤、结节疹性黄色瘤或其他皮肤脂性瘤斑。由于纯合子异常(LDL 受体突变)所致的家族性单基因高胆固醇血症亦呈常染色体显性遗传,患病个体的父母均为 LDL 受体突变者。因而病情重,预后不良。血胆固醇 >15 mmol/L(600 mg/dL),有时可高达 30 mmol/L(1 200 mg/dL);多数患者早年即发生心绞痛、主动脉狭窄或冠心病,2 岁即可发生心肌梗死,寿命不超过 30 岁。此外,杂合子 LDL 受体突变携带者(血胆固醇可正常)亦易发生冠心病。

(一)LDL 受体-受体后信号分子突变引起家族性高胆固醇血症

家族性高胆固醇血症是一种相当常见的常染色体显性遗传性疾病。本病是低密度脂蛋白受体(LDL 受体,LDLR)途径(LDL-receptor pathway)变异(如 LDLR、LDLRAP1、PCSK9)所致的低密度脂蛋白代谢病,血浆总胆固醇水平和低密度脂蛋白水平升高,患者常有多个部位黄色瘤及早发冠心病。

1.家族性高胆固醇血症

发病的原因是低密度脂蛋白受体基因的自然突变,包括缺失、插入、无义突变和错义突变。已发现数十种低密度脂蛋白受体基因突变。造成肝及外周组织细胞膜表面的低密度脂蛋白受体功能异常导致血浆总胆固醇水平和低密度脂蛋白水平升高。一般可分为 5 种类型。①Ⅰ类突变:突变基因不产生可测定的低密度脂蛋白受体,细胞膜上无低密度脂蛋白受体存在,是最常见的突变类型。②Ⅱ类突变:突变基因合成的低密度脂蛋白受体在细胞内成熟和运输障碍,细胞膜上低密度脂蛋白受体明显减少,也较常见。③Ⅲ类突变:突变基因合成的低密度脂蛋白受体可到细胞表面,但不能与配体结合。④Ⅳ类突变:此类突变是成熟的低密度脂蛋白受体到达细胞表面后虽能结合低密度脂蛋白,但不能出现内移。⑤Ⅴ类突变:低密度脂蛋白受体的合成、与低密度脂蛋白的结合及其后的内移均正常,但受体不能再循环到细胞膜上。

杂合子家族性高胆固醇血症发生率约为 1/500,典型杂合子家族性高胆固醇血症患者血浆胆固醇较正常升高 2～3 倍,常＞7.8 mmol/L(300 mg/dL),低密度脂蛋白胆固醇＞6.5 mmol/L(250 mg/dL),血浆甘油三酯不升高。但有些杂合子患者的血浆胆固醇可正常或稍升高。男性杂合子患者至 45 岁前后可有冠心病;而杂合子女性患者的发生年龄较男性晚 10 年左右。纯合子患者罕见,患者因体内无或几乎无功能性的低密度脂蛋白受体,血胆固醇显著升高,多数在15.6～26.0 mmol/L(600～1 000 mg/dL),低密度脂蛋白浓度在 14.3～24.7 mmol/L(550～950 mg/dL)。并在 10 岁前出现冠心病,其特征性表现为降主动脉的广泛性动脉粥样硬化,并在20 岁前死于心肌梗死。此外,因血浆低密度脂蛋白被巨噬细胞摄取,胆固醇沉积在动脉壁、肌腱和皮肤,患者几乎都伴有扁平状黄色瘤和角膜弓(胆固醇浸润所致)。

2.家族性混合性血脂谱异常症

家族性混合性血脂谱异常症病因未明。其主要临床特点:①在汉族人群中相对常见。②肥胖、胰岛素抵抗、高尿酸血症和早发性冠心病。③血 TG 和/或胆固醇中度升高,HDL-胆固醇降低。④排除糖尿病、肾病综合征和甲状腺功能减退可能。

(二)根据临床特征和基因突变分析确立家族性脂蛋白异常症诊断

如血浆胆固醇浓度超过 9.1 mmol/L(350 mg/dL),家族性高胆固醇血症的诊断即可成立;若同时发现患者或其一级亲属中有肌腱黄色瘤,第 1 代亲属中有高胆固醇血症或家庭成员有儿童高胆固醇血症,更支持其诊断。杂合子患者的血浆胆固醇为 6.5～9.1 mmol/L(250～350 mg/dL),并同时有上述表现之一者,亦可作出诊断。纯合子患者的诊断依据是父母有高胆固醇血症,患者在儿童暑期的血浆胆固醇超过 13.0 mmol/L(500 mg/dL),并出现黄色瘤。男性杂合子型年龄45 岁可有冠心病,而杂合子女性患者发生的年龄较男性晚 10 年左右。纯合子患者因体内无或几乎无功能性的低密度脂蛋白受体,胆固醇水平很高,多在 10 岁前就出现冠心病的临床症状和体征,降主动脉易发生广泛的动脉粥样硬化,伴肌腱黄色瘤和眼睑扁平状黄色瘤。如不及时有效治疗多在20 岁前死于心肌梗死。

如果为单纯性高胆固醇血症,且血浆胆固醇浓度超过 9.1 mmol/L(350 mg/dL),家族性高胆固醇血症的诊断无困难;若同时发现患者或其一级亲属中有肌腱黄色瘤、第 1 代亲属中有高胆固醇血症、家庭成员有儿童期就被检出有高胆固醇血症者,更支持其诊断。对于杂合子家族性高胆固醇血症,血浆胆固醇浓度为 6.5～9.1 mmol/L(250～350 mg/dL),若同时有上述表现之一者,可作出家族性高胆固醇血症的诊断,但应与家族性载脂蛋白 B100 缺陷症、多基因高胆固醇血症和伴高甘油三酯血症的家族性高胆固醇血症鉴别。

家族性高胆固醇血症需与家族性载脂蛋白 B100 缺陷症、多基因遗传性高胆固醇血症和伴高甘油三酯血症的家族性高胆固醇血症鉴别。在儿童期,多基因遗传性高胆固醇血症者的血浆胆固醇正常,成年期后血胆固醇仅轻度升高,不伴有肌腱黄色瘤。

(三)综合治疗家族性高胆固醇血症

家族性高胆固醇血症的治疗应包括低脂肪饮食、低胆固醇饮食和联合药物治疗。单纯饮食控制,血浆胆固醇降低幅度较小(5%～15%)。他汀类药物是治疗家族性高胆固醇血症患者的首选药物,如洛伐他汀、辛伐他汀等。与其他降脂药物(如胆酸螯合剂)合用可使 70% 的杂合子患者的低密度脂蛋白降至正常。如果本有高甘油三酯血症,可在他汀类药物的基础上,加用烟酸类降脂药物或选择性 PGD2 受体拮抗剂(selective antagonist of PGD2-receptor)如 laropiprant。

纯合子型家族性高胆固醇血症的治疗相当困难,饮食和药物治疗失败者可考虑定期血浆置换治疗或肝移植治疗。

二、家族性载脂蛋白 B100 缺陷症

家族性载脂蛋白 B100 缺陷症(familial defective apolipoprotein B-100)是一种较常见的脂质代谢性疾病。据估计,人群中家族性载脂蛋白 B100 缺陷症的发生率高达 0.5%。

载脂蛋白 B100(Apo-B100)突变造成含缺陷载脂蛋白 B100 的低密度脂蛋白与受体结合障碍,影响低密度脂蛋白在体内的分解代谢,血浆低密度脂蛋白和总胆固醇升高。在正常脑组织中,细胞因子(如 TNF-α 和 IL-1α/β)的表达量很低,而脂质在正常脑组织中的含量高,代谢十分活跃。卒中后,脑组织的炎性反应强烈,细胞因子对脂质代谢和其后的 ROS 生成起了重要作用。磷脂酰胆碱和神经鞘脂属于脂质信号物,而神经鞘脂合酶是联系糖脂和神经鞘脂代谢的关键酶。TNF-α 和 IL-1α/β 能诱导磷脂酶 A2、C、D 和神经磷脂酶、磷脂酰胆碱合酶和神经鞘脂合酶。

临床表现与家族性高胆固醇血症相似,包括血浆总胆固醇和低密度脂蛋白胆固醇浓度中度或重度升高、黄色瘤和早发冠心病。但家族性载脂蛋白 B100 缺陷症所引起的血浆胆固醇水平升高的幅度低于家族性高胆固醇血症者,但较少伴有重度高胆固醇血症。部分伴肌腱黄色瘤、颈动脉粥样硬化和高血压。

根据血浆低密度脂蛋白水平增高,甘油三酯水平正常,特别是有肌腱黄色瘤和早发冠心病家族史可作出临床诊断,必要时,载脂蛋白 B100 基因突变检测可予鉴别。由于家族性载脂蛋白 B100 缺陷症是单基因突变所致(家族性高胆固醇血症为多个基因突变性疾病),因此,载脂蛋白 B100 基因的突变检测是鉴别两者的最有效方法。

三、家族性异常 β 脂蛋白血症

家族性异常 β 脂蛋白血症又称为 III 型高脂蛋白血症。ApoE 常染色体显性突变患者罕见。多数属于 ApoE 常染色体隐性突变,多见于男性。家族性低 β 脂蛋白血症是 ApoB 代谢异常的常染色体显性遗传疾病,以血浆胆固醇和低密度脂蛋白胆固醇明显降低为特征。

(一)病因

大多数患者病因是由于 Apo-B 基因突变导致 Apo-B 蛋白的结构和功能异常,少数患者的病因未明。Apo-B 脂蛋白降低导致血浆胆固醇和甘油三酯减少。Apo-B 缺陷亦引起肠乳糜微粒形成障碍,并进一步影响脂质(包括胆固醇)和脂溶性维生素吸收,其中维生素 E 吸收不良导致退行性神经病变和退行性视网膜病变。

(二)临床表现与诊断

杂合子患者常见,无临床症状,偶伴有脂肪吸收障碍表现,低胆固醇血症多被意外发现,伴 LDLC 降低,而 HDLC 正常或轻度升高。发生冠心病的危险性低于正常人群。纯合子或复合性杂合子患者罕见,因脂肪吸收障碍和血浆胆固醇降低,伴吸收不良综合征、维生素 E 缺乏症、渐进性退行性神经病变、色素沉着性视网膜炎及棘红细胞血症。一些纯合子患者仍能产生足够的有功能的 Apo-B,其病情较轻。

因 Apo-E 基因的缺陷导致脂蛋白分解代谢的异常,其特点是血浆中聚集富含胆固醇的残体颗粒血症,高密度脂蛋白胆固醇正常,低密度脂蛋白胆固醇降低。手掌褶皱处有扁平黄瘤和在肘、膝、臀部皮肤出现黄色瘤。患者易过早发生外周血管病变和冠心病。当家族性异常 β 脂蛋白血症合并有 Sheehan 综合征时,血总胆固醇和低密度脂蛋白-胆固醇可有不同程度下降,但中密度脂蛋白-C 仍明显升高。非肝病者出现掌部的结节状黄色瘤具有诊断价值。琼脂糖凝胶电泳时极低密度脂蛋白迁移到 β 位置与正常的 β 位脂蛋白重叠,形成阔 β 带(阔 β 脂蛋白症)。血浆胆固醇 7.8～10.4 mmol/L(300～400 mg/dL)、甘油三酯 3.4～4.5 mmol/L(300～400 mg/dL)和血清胰岛素明显增高,高密度脂蛋白胆固醇正常,低密度脂蛋白胆固醇降低。手掌褶皱、肘、膝和臀部的扁平黄色瘤较常见,多数伴有早发性动脉粥样硬化、冠心病、周血管病变、肥胖和糖尿病等。

在临床上,血浆胆固醇和甘油三酯升高者应考虑本症可能,如血浆中以富含胆固醇的 β-极低密度脂蛋白和中间密度脂蛋白颗粒升高为特征。极低密度脂蛋白/甘油三酯≥0.3(mg/mg)有确诊意义;结节状黄色瘤对本症有特殊诊断价值,但要首先排除肝病可能。琼脂糖凝胶电泳时极低密度脂蛋白迁移到 β 位置,与正常的 β 位脂蛋白不可分离,故形成阔 β 带(阔 β 脂蛋白症)。等电点聚焦电泳常可发现异常的 Apo-E。

血浆总胆固醇及 LDLC 降低往往提示本病的诊断。血浆胆固醇和甘油三酯水平极低并伴有脂肪吸收障碍时要考虑纯合子型家族性低 β 脂蛋白血症可能,但应与 β-脂蛋白缺陷症和 Anderson 病(乳糜微粒滞留综合征)鉴别。Apo-B 凝胶电泳或基因突变分析可确定其分子病因。杂合子型患者无症状者无须特殊处理,补充脂溶性维生素有一定意义。纯合子型患者应口服大剂量维生素 E[100～300 mg/(kg·d)],以升高组织维生素 E 浓度,防止神经病变的发生。提高饮食中的脂肪含量(常占总热量的 15% 至 20%)。禁忌补充中链甘油三酯(肝中毒)。血清残余脂蛋白-C(serum remnant lipoprotein cholesterol,RLP-C)和甘油三酯(TG)比值(RLP-C/ TG)及 Apo-E/Apo-CⅢ 比值升高可用于Ⅲ型高脂蛋白血症的筛选。

(三)治疗

治疗主要是控制体重,限制脂肪、饱和脂肪酸和胆固醇的摄入量。药物治疗主要是 HMG-CoA 还原酶抑制剂、烟酸和纤维素衍生物。绝经后女性Ⅲ型高脂蛋白血症可加用 tibolone,因其可明显降低血 TG、TC、VLDL-C 和 VLDL-甘油三酯水平。

(孟林燕)

第三节 高 脂 血 症

高脂血症是指血浆中胆固醇(C)和/或甘油三酯(TG)水平升高。由于血浆中胆固醇和甘油三酯在血液中是与蛋白质和其他类脂如磷脂一起以脂蛋白的形式存在,高脂血症实际上是血浆中某一类或几类脂蛋白含量增高,所以亦称高脂蛋白血症。近年来,已逐渐认识到血浆中高密度脂蛋白(HDL)降低也是一种血脂代谢紊乱。因而,有人建议采用脂质异常血症。

高脂血症是一类较常见的疾病,除少数是由于全身性疾病所致外(继发性高脂血症),绝大多数是遗传基因缺陷(或与环境因素相互作用)引起(原发性高脂血症)。遗传方面主要是载脂蛋白、脂蛋白受体和脂酶的先天性基因缺陷所致。而环境因素则主要是指饮食的不合理性,如高胆固醇、高脂肪和高热量摄入等。高脂血症与动脉粥样硬化和冠状动脉粥样硬化性心脏病（冠心病）关系非常密切，是冠心病的独立危险因素。

一、诊断依据

（一）临床表现

高脂血症的临床表现主要包括两大方面：①脂质在真皮内沉积所引起的黄色瘤。②脂质在血管内皮沉积所引起的动脉粥样硬化，产生冠心病和周围血管病等。由于高脂血症时黄色瘤的发生率并不十分高，动脉粥样硬化的发生和发展则需要相当长的时间，所以多数患者并无任何症状和异常体征。

黄色瘤是一种异常的局限性皮肤隆起，其颜色可为黄色、橘黄色或棕红色，多呈结节、斑块或丘疹形状，质地一般柔软。根据黄色瘤的形态、发生部位，一般可分为下列6种。

1.肌腱黄色瘤

肌腱黄色瘤为圆形或卵圆形的皮下结节，质硬，发生在肌腱部位（多见于跟腱、手或足背伸侧肌腱、膝部股直肌和肩三角肌腱），与其上皮肤粘连，边界清楚。常是家族性高胆固醇血症的较为特征性的表现。

2.掌皱纹黄色瘤

掌皱纹黄色瘤发生在手掌部的线条状扁平黄色瘤，呈橘黄色轻度凸起，分布于手掌及手指间皱褶处。对诊断家族性异常β脂蛋白血症有一定的价值。

3.结节性黄色瘤

结节性黄色瘤好发于身体的伸侧，如肘、膝、指节伸处，以及髋、距小腿（踝）、臀等部位，发展缓慢。为圆形状结节，其大小不一、边界清楚，早期质软，后期质地变硬。多见于家族性异常β脂蛋白血症或家族性高胆固醇血症。

4.结节疹性黄色瘤

结节疹性黄色瘤好发于肘部四肢伸侧和臀部，皮损常在短期内成批出现，呈结节状有融合趋势，疹状黄色瘤常包绕着结节状黄色瘤。呈橘黄色，常伴有炎性基底。主要见于家族性异常β脂蛋白血症。

5.疹性黄色瘤

疹性黄色瘤表现为针头或火柴头大小丘疹，橘黄或棕黄色伴有炎性基底。有时口腔黏膜也可受累。见于高甘油三酯血症。

6.疹性黄色瘤

疹性黄色瘤见于睑周，又称睑黄色瘤，较为常见。表现为眼睑周围处发生橘黄色略高出皮面的扁平丘疹状或片状瘤，边界清楚，质地柔软。泛发的可波及面、颈、躯干和肢体。常见于各种高脂血症，但也可见于血脂正常者。

角膜弓和脂血症眼底改变亦见于高脂血症，角膜弓又称老年环，若见于40岁以下者，则多伴有高脂血症，但特异性不很强。脂血症眼底改变是由于富含甘油三酯的大颗粒脂蛋白沉积在眼底小动脉上引起光散射所致，常常是严重的高甘油三酯血症并伴有乳糜微粒血症的特征表现。此外，严重的高胆固醇血症尤其是纯合子家族性高胆固醇血症可出现游走性多关节炎，但较罕见，且关节炎多为自限性。明显的高甘油三酯血症可引起急性胰腺炎。

(二)辅助检查

1.主要检查

(1)血脂:常规测定血浆总胆固醇(TC)和甘油三酯(TG)水平,以证实高脂血症的存在。目前认为中国人血清 TC 的合适范围为低于 5.2 mmol/L(200 mg/dL),5.23~5.69 mmol/L(201~219 mg/dL)为边缘升高,超过 5.72 mmol/L(220 mg/dL)为升高。TG 的合适范围为小于 1.7 mmol/L(150 mg/dL),大于1.7 mmol/L(150 mg/dL)为升高。

(2)脂蛋白:判断血浆中有无乳糜微粒(CM)存在,可采用简易的方法,即把血浆放在4 ℃冰箱中过夜,然后观察血浆是否有一"奶油样"的顶层。高密度脂蛋白胆固醇(HDL-C)也是常检测的项目,HDL-C>1.04 mmol/L(40 mg/dL)为合适范围,小于0.91 mmol/L(35 mg/mL)为减低。血浆低密度脂蛋白胆固醇(LDL-C)可采用 Friedewald 公式进行计算,其公式:LDL-C(mg/dL)=TC-(HDL-C+TG/5),或 LDL-C(mmol/L)=TC-(HDL-C+TG/2.2)。LDL-C 的合适范围为小于 3.12 mmol/L(120 mg/dL),3.15~3.61 mmol/L(121~139 mg/dL)为边缘升高,大于3.64 mmol/L(140 mg/dL)为升高。

2.其他检查

X 线、动脉造影、超声、放射性核素、心电图等检查有助于发现动脉粥样硬化和冠心病。

(三)高脂血症分类

1.病因分类法

病因分类法可分为原发性和继发性高脂血症。原发性高脂血症部分是基因缺陷所致,另一部分病因不清楚。继发性高脂血症指由药物或全身性疾病(如糖尿病、甲状腺功能减退症、肾病等)引起的血脂异常。

2.表型分类法

1970 年世界卫生组织(WHO)提出了高脂蛋白血症分型法(表 9-1)。为了指导治疗,有人提出了高脂血症的简易分型法(表 9-2)。

表 9-1　高脂蛋白血症 WHO 分型法

表型	血浆 4 ℃过夜外观	TC	TG	CM	VLDL	LDL	备注
I	奶油上层,下层清	↑→	↑↑	↑↑	↑↑	↓→	易发胰腺炎
IIa	透明	↑↑	→	→	→	↑↑	易发冠心病
IIb	透明	↑↑	↑↑	→	↑	↑	易发冠心病
III	奶油上层,下层浑浊	↑↑	↑↑		↑	↓	易发冠心病
IV	浑浊	↑→	↑↑		↑↑	→	易发冠心病
V	奶油上层,下层浑浊	↑	↑↑	↑	↑	↓↓	易发胰腺炎

注:↑示浓度升高;→示浓度正常;↓示浓度降低

表 9-2　高脂血症简易分型

分型	TC	TG	相当于 WHO 表型
高胆固醇血症	↑↑		IIa
高甘油三酯血症		↑↑	IV(I)
混合型高脂血症	↑↑	↑↑	IIb(III、IV、V)

注:括弧内为少见类型

3.基因分类法

由基因缺陷所致的高脂血症多具有家族聚集性和遗传性倾向,临床称为家族性高脂血症(表9-3)。

表 9-3　家族性高脂血症的临床特征

常用名	基因缺陷	临床特征	表型分类
家族性高胆固醇血症	LDL 受体缺陷	以胆固醇升高为主,可伴轻度甘油三酯升高,LDL 明显增加,可有肌腱黄色瘤,多有冠心病和高脂血症家族史	Ⅱa 和Ⅱb
家族性载脂蛋白 B_{100} 缺陷症	$ApoB_{100}$ 缺陷		
家族性混合型高脂血症	不清楚	胆固醇和甘油三酯均升高,VLDL 和 LDL 都增加,无黄色瘤,家族成员中有不同类型高脂蛋白血症,有冠心病家族史	Ⅱb
家族性异常 β-脂蛋白血症	ApoE 异常	胆固醇和甘油三酯均升高,乳糜颗粒和 VLDL 残粒及 IDL 明显增加,可有掌皱黄色瘤,多为 $ApoE_2$ 表型	Ⅲ
家族性异常高甘油三酯血症	LPL 缺陷或 ApoCⅡ异常	以甘油三酯升高为主,可有轻度胆固醇升高,VLDL 明显增加	Ⅳ

二、治疗措施

本病应坚持长期综合治疗,强调以饮食、运动锻炼为基础,根据病情、危险因素、血脂水平决定是否或何时药物治疗。对继发性高脂血症应积极治疗原发病。

(一)防治目标水平

1996 全国血脂异常防治对策研究组制订了血脂异常防治建议,提出防治目标如下。

(1)无动脉粥样硬化,也无冠心病危险因子者:TC＜5.72 mmol/L(220 mg/dL),TG＜1.70 mmol/L(150 mg/dL),LDL-C＜3.64 mmol/L(140 mg/dL)。

(2)无动脉粥样硬化,但有冠心病危险因子者:TC＜5.20 mmol/L(200 mg/dL),TC＜1.70 mmol/L(150 mg/dL),LDL-C＜3.12 mmol/L(120 mg/dL)。

(3)有动脉粥样硬化者:TC＜4.68 mmol/L(180 mg/dL),TG＜1.70 mmol/L(150 mg/dL),LDL-C＜2.60 mmol/L(100 mg/dL)。

(二)饮食治疗

饮食治疗是各种高脂血症治疗的基础,可以单独采用,亦可与其他治疗措施合用。目的不仅为降低血脂,并需在根据其性别、年龄及劳动强度的具体情况,保持营养平衡的健康膳食,有利于降低心血管病的其他危险因素。饮食治疗应以维持身体健康和保持体重恒定为原则。合理的膳食能量供应包括:①基础代谢(BMR)所必需的能量,BMR 所需能量＝体重(kg)×100.5 kJ (24 kcal)/d。②食物的特殊动力作用能量消耗,占食物提供总热量的10％。③补充活动时的额外消耗,按轻、中、重体力活动分别需增加30％、40％、50％,相应的能量需要又与体重成比例。

美国国家胆固醇教育计划(NCEP)提出的高胆固醇血症的饮食治疗方案(表9-4),可供我国临床治疗高胆固醇血症时参考。其中为膳食治疗设计的二级方案,旨在逐步地改变饮食习惯、调整膳食结构,以趋于达到严格控制饮食可获得的效果。对于无冠心病的患者,饮食治疗从第一级方案开始,并在 4～6 周和 3 个月时测血清 TC 水平。如第一级饮食疗法方案未能实现血清 TC 和 LDL-C 降低目标,可开始实行第二级饮食疗法方案。对已患冠心病或其他动脉粥样硬化症患者,一开始就采用饮食治疗第二级方案。

表 9-4　饮食疗法的二级方案

营养素	第一级控制方案	第二级控制方案
总脂肪	<30%总热量	<30%总热量
饱和脂肪酸	占总热量 8%～10%	<7%总热量
多不饱和脂肪酸	>10%总热量	>10%总热量
单不饱和脂肪酸	占总热量 10%～15%	占总热量 10%～15%
糖类	占总热量 50%～60%	占总热量 50%～60%
蛋白质	占总热量 10%～20%	占总热量 10%～20%
胆固醇摄入量(mg/d)	<300	<200
总热量	达到和保持理想体重	达到和保持理想体重

合理的饮食习惯和膳食结构主要内容包括以下几方面。

(1)保持热量均衡分配,饥饱不宜过度,不要偏食,切忌暴饮暴食或塞饱式进餐,改变晚餐丰盛和入睡吃夜宵的习惯。

(2)主食应以谷类为主,粗细搭配,粗粮中可适量增加玉米、莜面、燕麦等成分,保持糖类供热量占总热量的 55%以上。

(3)增加豆类食品,提高蛋白质利用率,以干豆计算,平均每天应摄入 30 g 以上,或豆腐干 45 g,或豆腐75～150 g。

(4)在动物性食物的结构中,增加含脂肪酸较低而蛋白质较高的动物性食物如鱼、禽、瘦肉等,减少陆生动物脂肪。最终使动物性蛋白质的摄入量占每天蛋白质总摄入量的 20%,每天总脂肪供热量不超过总热量的 30%。

(5)食用油保持以植物油为主,每人每天用量以 25～30 g 为宜。

(6)膳食成分中应减少饱和脂肪酸,增加不饱和脂肪酸(如以人造奶油代替黄油,以脱脂奶代替全脂奶),使饱和脂肪酸供热量不超过总热量的 10%,单不饱和脂肪酸占总热量 10%～15%,多不饱和脂肪酸占总热量 7%～10%。

(7)提高多不饱和脂肪酸与饱和脂肪酸的比值(P/S),西方膳食推荐方案应达到比值为0.5～0.7,我国传统膳食中因脂肪含量低,P/S 比值一般在 1 以上。

(8)膳食中胆固醇含量不宜超过 300 mg/d。

(9)保证每天摄入的新鲜水果及蔬菜达 400 g 以上,并注意增加深色或绿色蔬菜比例。

(10)减少精制米、面、糖果、甜糕点的摄入,以防摄入热量过多。

(11)膳食成分中应含有足够的维生素、矿物质、植物纤维及微量元素,但应适当减少食盐摄入量。

(12)少饮酒,少饮含糖多的饮料,多喝茶。

(三)改变生活方式

改变生活方式,如低脂饮食、运动锻炼、戒烟、行为矫正等,可使 TC 水平和 LDL-C 水平降低,达到治疗目的。

(四)调节血脂药物治疗

根据 1996 年全国血脂异常防治对策研究组制订的血脂异常防治建议的意见,血脂异常的治疗在用于冠心病的预防时,若对象为临床上未发现冠心病或其他部位动脉粥样硬化者,属一级预防。这些对象在一般治疗后,以下血脂水平应考虑应用调节血脂药物:①无冠心病危险因子者,TC>6.24 mmol/L(240 mg/dL),LDL-C>4.16 mmol/L(160 mg/dL)。②有冠心病危险因子者,TC>5.72 mmol/L(220 mg/dL),LDL-C>3.64 mmol/L(140 mg/dL)。若对象为已发生冠心病或其他部位动脉粥样硬化者,属二级预防,则血脂水平为 TC>5.20 mmol/L(200 mg/dL)、LDL-C>3.12 mmol/L(120 mg/dL)时,应考虑应用调节血脂药物。

调节血脂药物有六大类:胆酸螯合剂或称树脂类、烟酸及其衍生物、羟甲基戊二酸单酰辅酶A(HMG-CoA)还原酶抑制剂(他汀类)、贝特类、鱼油制剂、其他类。其中以他汀类和贝特类最为常见。

1.他汀类

通过抑制 HMG-CoA 还原酶,减少肝细胞内胆固醇合成,使肝细胞内游离胆固醇含量下降,反馈上调肝细胞表面 LDL 受体的数量和活性,因而加速血浆 LDL 清除。他汀类调节血脂药物的降胆固醇作用最强,常规剂量下可使 TC 降低 20%～40%,同时也能降低 TG 20%左右,升高 HDL-C 10%左右。适合高胆固醇血症或以胆固醇升高为主的混合型高脂血症。常用制剂有洛伐他汀 10～40 mg(最大 80 mg)晚饭后顿服;辛伐他汀 5～20 mg(最大量 80 mg),晚饭后顿服;普伐他汀 10～40 mg,晚饭后顿服;氟伐他汀 20～80 mg,晚饭后顿服;阿伐他汀 2.5～10 mg(最大量 80 mg),晚饭后顿服;血脂康(国产他汀类调节血脂药),每次 0.6 g,每天 2 次,有效后改为 0.6 g,每天 1 次维持。他汀类用量宜从小剂量开始,逐渐加量。不良反应有肌痛、胃肠症状、失眠、皮疹、血转氨酶和肌酸激酶增高等。要注意其引起肝肾损害或横纹肌溶解的可能。

2.贝特类

贝特类为贝丁酸衍化物,通过增强脂蛋白脂酶的活性而降低血 TG 20%～50%,也降低 TC 和 LDL-C 10%～15%,而增高 HDL-C 10%～15%。适合于高甘油三酯血症。常用制剂有:非诺贝特(立平脂)100 mg,每天 3 次或其微粒型(微粒化非诺贝特)200 mg,每晚 1 次;吉非贝齐(诺衡)600 mg,每天 2 次或 300 mg,每天 3 次,或缓释型 900 mg,每天 1 次;苯扎贝特(必降脂)200 mg,每天 3 次或缓释型(必降脂缓释片或脂康平)400 mg,每晚 1 次;环丙贝特 100～200 mg,每天 1 次。不良反应有胃肠症状,皮疹,肝肾损害等,偶有肌病。一般不宜与他汀类合用。与抗凝剂合用要减少后者的用量。

3.烟酸及其衍生物

烟酸及其衍生物降脂作用机制尚不十分清楚,可能是通过抑制脂肪组织中激素敏感性脂肪酶的活性,抑制脂肪组织中的脂解作用,并减少肝中 VLDL 合成和分泌。此外,烟酸还可在辅酶 A 的作用下与甘氨酸合成烟尿酸,从而阻碍肝细胞利用辅酶 A 合成胆固醇。可使 TC 降低 10%～15%,LDL-C 降低 15%～20%,TG 降低 20%～40%,HDL-C 稍有增高。适用于高胆固醇血症和/或高甘油三酯血症。常用制剂有:烟酸 0.1 g,每天 3 次,饭后服,逐渐增量至每天 1～3 g;阿西莫可(乐脂平)0.25 g,每天 2～3 次,饭后服。不良反应有皮肤潮红发痒,胃部不适,肝功能受损,诱发痛风、糖尿病等。

4.树脂类

树脂类为一类碱性阴离子交换树脂,在肠道内不会被吸收,而与分泌进入肠道内的胆酸呈不可逆结合,从而阻断胆酸从小肠重吸收进入肝,随粪便从肠道排出的胆酸增加,因此促进肝细胞增加胆酸合成。通过反馈机制,刺激肝细胞膜加速合成 LDL 受体,其结果是肝细胞膜表面的

LDL 受体数目增多,受体的活性也增加,使血 TC 水平降低 10%～20%,LDL-C 降低 15%～25%,但对 TG 无作用或稍有增加。主要适用于单纯高胆固醇血症,但对纯合子型家族性高胆固醇血症无效。常用制剂有:考来烯胺(消胆胺)4～5 g,每天 3 次,用水或饮料拌匀,一般于饭前或饭时服用;考来替泊 5～10 g,每天 3 次,用法同考来烯胺;降胆葡胺 4 g,每天 3～4 次,用法同考来烯胺。不良反应有便秘、恶心、厌食、反流性食管炎、脂肪痢、影响脂溶性维生素的吸收等。

5.鱼油制剂

降脂作用机制尚不十分清楚,可能与抑制肝合成 VLDL 有关。主要降低甘油三酯,并有升高 HDL-C 的作用。适用于高甘油三酯血症。常用制剂有:多烯康胶丸 1.8 g,每天 3 次;脉乐康 0.45～0.9 g,每天 3 次;鱼油烯康 1 g,每天 3 次。不良反应为鱼腥味所致的恶心。

6.其他调脂药

其他调脂药包括弹性酶、普罗布考(丙丁酚)、泛硫乙胺(潘特生)等。这类药物的降脂作用机制均不明确。弹性酶 300 U,每天 3 次口服;普罗布考 0.5 g,每天 2 次,主要适用于高胆固醇血症,尤其是纯合子型家族性高胆固醇血症,不良反应包括胃肠症状,严重不良反应是引起 Q-T 间期延长;泛硫乙胺 0.2 g,每天 3 次,不良反应少而轻。

2001 年 8 月,美国报道了 31 例使用西立伐他汀者发生肌溶致死的病例,其中 12 例与吉非贝齐合用。由此导致西立伐他汀的生产厂商主动提出从全球撤出该药。针对这一事件,中华医学会心血管病学分会和中华心血管病杂志编辑委员会联合发表了《正确认识合理使用调脂药》一文,提出了如下注意点。

(1)与其他国家一样,我国也有血脂异常防治建议,其中设置了治疗血脂的目标值。为达到此要求,希望起始剂量不宜太大,在每 4～6 周监测肝功能与血肌酸激酶(CK)的条件下逐步递增剂量,最大剂量不超过我国批准的药物说明书载明的使用剂量。不应该任意加量追求高疗效。

(2)用药 3～6 个月定期监测肝功能,如转氨酶超过正常上限 3 倍,应减小剂量或暂停给药;肝功能保持良好可每 6～12 个月复查 1 次;如递增剂量则每 12 周检查一次肝功能,稳定后改为每半年 1 次。由药物引起的肝损害一般出现在用药 3 个月内,停药后逐渐消失。

(3)定期监测血 CK,如 CK 超过正常上限 10 倍,应暂停用药。

(4)肌病是肌溶所致的严重不良反应,其诊断为 CK 升高超过正常上限 10 倍,同时有肌痛、肌压痛、肌无力、乏力、发热等症状,肌病时应及时发现并停药,绝大多数肌病停药后症状自行缓解消失。肌溶进一步发展产生肌红蛋白尿,严重者引起肾衰竭。

(5)在用药期间,如有其他引起肌溶的急性或严重情况,如败血症、创伤、大手术、低血压、癫痫大发作等,宜暂停给药。

(6)一般情况下不主张他汀类与贝特类联合应用。如少数混合性高脂血症患者其他治疗效果不佳而必须考虑联合用药时,也应以小剂量开始,严密观察不良反应,并监测肝功能和血 CK。两类药物中不同品种合用要按其安全性和疗效选择,一般可参照产品说明书。

(五)血浆净化治疗

高脂血症血浆净化疗法亦称血浆分离法,意指移去含有高浓度脂蛋白的血浆,也称之血浆清除法或血浆置换。近年来发展起来的 LDL 滤过法由于只去除血浆中的 LDL,而不损失血浆的其他成分,临床应用前景好。

常用方法有常规双重滤过、加热双重滤过、药用炭血灌流、珠形琼脂糖血灌流、肝素-琼脂糖吸附、硫酸葡萄糖酐纤维素吸附、免疫吸附法、肝素沉淀法等。血浆净化治疗已成为难治性高胆固醇血症者最有效的治疗手段之一,尤其是双膜滤过和吸附的方法,可使血浆胆固醇水平降低到用药物无法达到的水平。

其指征为:①冠心病患者经最大限度饮食和药物治疗后,血浆 LDL-C>4.92 mmol/L(190 mg/dL)。②无冠心病的 30 岁以上的男性和 40 岁以上的女性,经药物和饮食治疗后血浆 LDL-C>6.50 mmol/L(250 mg/dL)者,并有一级亲属中有早发性冠心病者,以及有一项或一项以上其他冠心病危险因素,包括血浆脂蛋白(a)>1.03 mmol/L(40 mg/dL)者。③纯合子型家族性高胆固醇血症患者,即使无冠心病,若同时有血浆纤维蛋白水平升高者或者降脂药物治疗反应差而血浆胆固醇水平又非常高者。

(六)外科治疗

能有效地治疗高脂血症的外科手术包括部分回肠末端切除术、门腔静脉分流吻合术和肝移植手术。这些手术疗效肯定,但不是首选治疗措施。其适应证为:①几乎无或完全无 LDL 受体功能。②其他治疗无效。③严格保守治疗中仍有动脉粥样硬化进展。④家庭和经济情况稳定(肝移植手术条件之一)。⑤身体一般情况良好,能耐受外科手术。⑥无影响寿命的其他疾病。

(七)基因治疗

基因治疗已引入治疗高脂血症,Wilson 于 1992 年 12 月首次报道了对一名纯合子家族性高胆固醇血症患者进行体外基因治疗的初步结果,并于 1994 年正式报道了治疗效果,结果显示,接受体外基因治疗 4 个月后其肝活检组织仅原位杂交证明能表达转入 LDL 受体基因的肝细胞已经成活;血浆中 LDL-C 浓度明显降低,HDL-C 略有升高,LDL-C/HDL-C比值由治疗前的 10~13 降至治疗后 5~8,在 18 个月的观察中疗效保持稳定。一系列的心血管造影表明患者的冠脉病变停止进展,未出现任何不良反应或后遗症。基因治疗的关键是进行基因转移,必须将外源性基因准确导入靶细胞,并在其中安全、忠实、长效地表达。根据实施方式不同可分为体外法和体内法。总之,基因治疗是一种有希望的治疗方法,估计在不久的将来该方法会应用于临床。

(孟林燕)

第十章

其他代谢性疾病

第一节 佝偻病和软骨病

佝偻病和软骨病均属于骨前质矿化障碍性骨疾病。佝偻病是指发生在婴幼儿童,即长骨骨骺尚未闭合的骨骺软骨及骨的矿化都有缺陷,主要累及前者,造成干骺端增宽,影响身体增长;软骨病是指发生在骨骺生长板已经闭合的成人骨基质矿化障碍。两者病因和发病机制相似,只是在不同年龄显示不同的临床表现。

一、维生素 D 缺乏性佝偻病与软骨病

(一)病因

1.维生素 D 摄入不足

主要有严重营养不良、长期不合理忌食和偏食、婴幼儿与妊娠和哺乳期需要量增加而供给不足、缺乏日照、户外活动不足、单纯牛奶或其他代用品喂养等导致维生素 D 摄入不足。

2.维生素 D 吸收不良

见于小肠吸收不良综合征、胃肠切除术后、慢性肝胆疾病、胆瘘、胆管梗阻、慢性胰腺炎或糖尿病所致的慢性腹泻等维生素 D 吸收不良。

3.维生素 D 合成障碍

肝肾功能不全、日照不足、户外活动减少等引起维生素 D 合成障碍,内源性维生素 D 合成减少。

(二)发病机制和病理

1.维生素 D 缺乏

维生素 D 缺乏可导致肠钙吸收减少,血钙磷降低,钙磷乘积减少,骨基质缺乏矿物质沉积,新骨生成不足。低钙血症刺激 PTH 分泌,作用于骨和肾小管,促进骨吸收并抑制磷的重吸收,加重骨损害和低磷血症。

2.佝偻病的特征

佝偻病的特征是骨骺矿化不良,类骨质增多和骨畸形。软骨病主要表现为骨质变软,矿物质

缺乏,骨变型和骨折。佝偻病和骨软化病病程迁延时可伴继发性甲状旁腺功能亢进,骨骼呈现纤维囊性骨炎的病理变化。

(三)临床表现

1.佝偻病的临床表现

(1)骨骼变化:①颅骨软化见于3～9个月婴儿、囟门边缘软、闭合迟、颞枕部乒乓球样软化、方颅(额骨、顶骨及枕骨隆起)、头颅变形。②牙生长发育迟。③肋骨骺端肥大、钝圆隆起、串珠状、胸骨下缘凹沟(赫氏沟)、鸡胸畸形。④长骨干骺端肥大:腕似手镯、爬行时上肢弯曲、下肢"O"形腿,"X"形腿。⑤脊柱弯曲。⑥骨盆前后径短、耻骨狭窄。⑦骨折。

(2)神经精神症状:①不活泼。②食欲减退。③容易激动、脾气不好、睡眠不安、夜间常惊醒吵闹。④多汗,头部出汗尤著。⑤神情呆滞、条件反射建立较慢。

(3)发育不良:智能发育迟缓、行走较晚。

(4)手足搐搦。

(5)营养不良:毛发稀疏、枕秃、肌肉无力、贫血、苍白、腹胀膨大、肝脾大。

(6)抵抗力弱、易有感染。

(7)生化检查:血钙下降或正常,血磷下降,血钙磷乘积明显下降,血ALP升高,血PTH多升高等。

(8)X线检查:骨骺骨化中心延迟出现,干骺端边缘模糊不清,呈毛刷状或杯口状改变等有助于佝偻病的诊断。

就疾病发展进程快慢来说,急性佝偻病发展迅速,常见于6个月以下婴儿,骨质软化明显,血钙磷明显降低,ALP显著升高。亚急性佝偻病发生于年龄较大儿童,骨骼以增生为主,症状出现较缓慢。经恰当治疗后,佝偻病进入恢复期,症状、体征与X线像所见有恢复。晚发性佝偻病是维生素D缺乏所致的骨量减少性疾病,日后影响较高峰值骨量的获得,并与成人期OP有密切关系,骨密度检查对晚发性佝偻病有重要诊断价值。复发性佝偻病由于气候与生活环境不利、喂养治疗不当,呈反复发作。

2.软化症临床表现

多见于妊娠、多产妇,体弱多病老年人。患者往往先有腰痛,下肢乏力和疼痛,冬季较明显,夏秋季较轻。如未予治疗,上述症状加重,骨痛持续存在并扩展到骨盆、胸肋以致全身。骨痛的特点是部位不固定,活动后加重,可有骨压痛,但无红肿。坐位起立吃力、上楼困难,重者不能行走,或走路呈"鸭步""企鹅步",蹒跚而两边摆动。伴肌无力、肌萎缩、骨折及假性骨折。软骨病的骨骼X线改变有一定的特异性,是本病诊断的重要依据。X线表现为弥漫性骨质密度减低,骨小梁和骨皮质模糊不清,呈绒毛状。常见骨畸形,下肢长骨弯曲形成髋内翻和膝外翻,髋臼内陷。脊椎椎体上下缘呈半月形凹陷。在耻骨、坐骨、肋骨、股骨上段及尺骨常有假骨折线的形成(Looser带)。

(四)诊断及鉴别诊断

佝偻病与骨软化症的诊断要根据病史、症状、体征、生化检查和X线影像作全面综合考虑。因为任何一种表现或检查结果都无特异性,但综合资料与检查所见可以确诊。对不同原因也应查明。

如本病应与原发性甲状旁腺功能亢进症和骨质疏松鉴别。原发性甲状旁腺功能亢进症血呈高血钙、高尿钙,无手足抽搐发生,有骨吸收的骨X线征象。骨质疏松X线表现为骨密度减低,皮质变薄但边缘清晰,无绒毛状改变,骨小梁清晰可见,血钙磷水平多在正常范围。

（五）治疗

1.一般治疗

一般治疗包括增加运动,多晒太阳,进食富含维生素（B、D、C）及蛋白质的食物。妊娠期、哺乳期和生长发育期注意加强营养供给,满足机体对蛋白质、矿物质（钙、磷、镁等）和多种维生素的需要。

2.原发病的治疗

治疗能够引起维生素 D 吸收和/或合成障碍的原发病,但须同时注意补充维生素 D。

3.补充维生素 D 治疗

维生素 D_2 和 D_3 制剂对本病的疗效基本相同。

（1）维生素 D_2 片剂,每片 5 000 U,30 000 U/d。

（2）维生素 D_2 注射剂,每支 40 万 U,或维生素 D_3 注射剂,每支 30 万 U。肌内注射,每月 1 支维生素 D_2 或维生素 D_3,1～3 次为 1 个疗程。

（3）鱼肝油制剂,必须注意所用制剂的维生素 D 的浓度,有维生素 A、维生素 D 滴剂、胶丸和注射剂,每天服用维生素 D 为 2 U 左右。

（4）如果维生素 D 缺乏是由于脂肪性腹泻,口服维生素 D 的效果就较差,可用 $25-(OH)D_3$ 20～30 $\mu g/d$ 或 $1\alpha,25-(OH)_2D_3$ 0.15～0.5 $\mu g/d$。或用阿法骨化醇（Alpha D_3）,成人 0.25～0.5 $\mu g/d$,老年人 0.5 $\mu g/d$,体重 20 kg 以上儿童起始量 1 $\mu g/d$,维持量 0.25～1 $\mu g/d$。或肌内注射维生素 D_3（胆钙化醇,cholecalciferol）每次 30 万 U,必要时可 2～4 周重复 1 次。因此大剂量维生素 D 可用于佝偻病治疗。一般治疗 1～2 周骨痛减轻,1～2 个月骨痛消失,超过 3 个月见骨质明显修复,6 个月至 1 年可治愈,但已出现的畸形不能消失。

4.补充钙剂

较重患者如有手足抽搐,应先用静脉补充钙剂,继而口服钙剂及用维生素 D 或其生理衍生物治疗以急救。补钙量视病情而定,每天口服元素钙 1.0～1.5 g（元素钙 1.0 g 约相当于葡萄糖酸钙 10.7 g、乳酸钙 7.7 g、氯化钙 3.7 g、碳酸钙 2.5 g）。

5.日光浴或紫外线照射

皮肤中的 T 脱氢胆固醇在日光中紫外线的作用下可转变为维生素 D,可达到补充维生素 D 同样的目的。

6.手术

严重骨骼畸形者,在纠正血生化异常和去除原发病因之后进行手术矫形。

二、维生素 D 依赖性佝偻病

维生素 D 依赖性佝偻病的病因与维生素 D 的遗传性代谢障碍或作用失敏有关,而非维生素 D 供给不足或吸收不良所致。本病有下列几种类型。

（一）维生素 D 依赖性佝偻病Ⅰ型

此病属常染色体隐性遗传,基因定位于 12q14。患者的蜕膜细胞缺乏 1α-羟化酶活性,因而可推论患者肾脏缺乏此酶,不能够将 $25-(OH)D_3$ 转化为 $1\alpha,25-(OH)_2D_3$。给予通常的治疗佝偻病的维生素 D 剂量无疗效,给予超常规剂量方有疗效,且需终身治疗,因此此类疾病被称为"假性维生素 D 缺乏症"。

1.临床特征

本病临床表现与维生素 D 缺乏性佝偻病相似,具有下列特征:①出生后 3～6 个月发病。②血钙磷均降低,伴有手足抽搐、肌无力、发育障碍及骨龄延迟。③骨病变与维生素 D 缺乏性佝偻病相同。④部分患者伴氨基酸尿,尿磷可增加。

2.治疗

本病须终身维生素 D 治疗,维生素 D 缺乏性佝偻病维生素 D 治疗量(1 500～5 000 U/d)可有效,而本病则需要更大的维生素 D 的剂量,为上述剂量的 30～40 倍。每个患者的治疗剂量须个体化,其原则是所用的剂量能使血钙上升至正常,症状体征好转,而又不发生高钙血症。故治疗量有一个探索过程。开始时每数天查血钙血磷 1 次,根据血钙磷情况调整剂量。剂量稳定后,每 1～2 个月查血钙血磷,及时调整剂量。但以 $1\alpha(OH)D_3$ 或 $1\alpha,25-(OH)_2D_3$ 治疗则只需要生理剂量或稍高于生理剂量即可,且更为合理,通常 0.25～3.0 $\mu g/d$。除了用维生素 D 或其生理衍生物,还给予适量的钙剂治疗。

(二)维生素 D 依赖性佝偻病Ⅱ型

在 1978 年 Brooks 报道一个病例:表现为低钙血症、骨软化症、血 $1\alpha,25-(OH)_2D_3$ 高于正常,用大剂量维生素 D 治疗使 $1\alpha,25-(OH)_2D_3$ 进一步提高,且有一定疗效,血钙得以纠正。当时 Brooks 将此病命名为"维生素 D 依赖性佝偻病Ⅱ型"。后来的研究发现此种疾病约有一半患者不管用何种类型的维生素 D 或其衍生物予以治疗均无反应,因此将此病称为"遗传性 $1\alpha,25-(OH)_2D_3$ 抵抗症",与维生素 D 依赖性佝偻病Ⅱ型这一命名同时使用。

1.临床特征

本病属常染色体隐性遗传性疾病,其突变基因亦被定位于 12 号染色体,由于系维生素 D 受体基因的突变,因而 $1\alpha,25-(OH)_2D_3$ 不能起作用。最主要的临床特点:①严重程度不等的佝偻病/骨软化症。②无缺乏维生素 D 及钙的病史及因素。③血钙与血磷水平低。④约 2/3 的患者有秃发。⑤血 $1\alpha,25-(OH)_2D_3$ 水平增高。⑥生理剂量的维生素 D 或其衍生物不能使疾病缓解,大剂量的维生素 D 对有些患者有效,对有些患者无效。

2.治疗

由于有些患者治疗有效,有些患者经治疗无效,为避免长期无效治疗的浪费故须密切观察。应积极治疗 3～5 个月,部分患者有疗效则坚持治疗。治疗包括:①轻型患者用大剂量维生素 D,每天数万单位,重型患者用 $1\alpha,25-(OH)_2D_3$ 或 $1\alpha-(OH)D_3$ 每天 30～60 μg。试选剂量过程中定期查血钙,只要不发生高钙血症就无过量之虞。②每天给钙剂,相当于钙元素 2 g。③坚持治疗 3～5 个月,观察血钙磷及骨 X 线片。以 X 线影像有进步而血钙不超过正常为满意。

(三)Strewler 家族性维生素 D 依赖性佝偻病

患者的血、尿钙降低,但与维生素 D 依赖性佝偻病Ⅰ型或Ⅱ型有不同之处:①血 PTH 多正常。②对大剂量维生素 D 治疗效果较好。③伴有甲状旁腺功能减退症。因此,被认为是另一型维生素 D 依赖性佝偻病。

三、家族性低血磷抗维生素 D 佝偻病

本病多为 X 性连锁显性遗传性疾病,由于近端肾小管对磷酸盐的重吸收障碍而使大量磷从尿中丢失,从而导致血磷低和骨矿化障碍而引起佝偻病或骨软化。患者维生素 D 受体无异常,但用常规剂量的维生素 D 治疗无效,而需补磷和大剂量的维生素 D 治疗,提示本病对维生素 D

作用有部分抵抗。

(一)临床特征

本病临床特点为:①血磷低。②尿排磷增加。③佝偻病或骨软化,有骨畸形或多发性病理性骨折。④血钙正常或稍低。⑤血清 ALP 升高。

(二)诊断

临床诊断根据为:①家族史。②幼儿期发生佝偻病(成年人则发生骨软化)。③血磷明显降低,尿磷排泄增多,TMP/GFR 比值减小。④单独给予大剂量 $1,25-(OH)_2D_3$ 治疗无反应,同时补充磷制剂虽可使儿童佝偻病愈合,但尿中磷酸盐排泄增加和低磷血症仍得不到纠正。

本病应与其他低血磷性抗维生素 D 佝偻病(或骨软化)进行鉴别,如常染色体隐性与显性低血磷性佝偻病与 X-性连锁低血磷性佝偻病、低血磷性抗维生素 D 佝偻病(或骨软化)、肿瘤引起的低血磷性抗维生素 D 骨软化、范科尼综合征。

(三)治疗

本病一旦诊断确定,即给予恰当的治疗,这样虽不能使肾小管重吸收磷减少的遗传性缺陷得到纠正,但可防止骨骼畸形的发生和骨骼生长延迟,使患者的身高能够赶上同性别的儿童。治疗的药物主要是活性维生素 D[即 $1,25-(OH)_2D_3$ 或 $1\alpha-(OH)D_3$]和磷酸盐制剂。前者剂量要大,为药理剂量,但获得疗效所需的剂量个体间有差异。一般 $1,25-(OH)_2D_3$ 或 $1\alpha-(OH)D_3$ 剂量为每天 $1\sim3\ \mu g$,早晨 1 次服。补磷治疗至关重要,目的要使血磷水平恢复到接近正常,以有利于骨骼的愈合。可用磷酸氢二钠(373.1 g)和磷酸二氢钾(6.4 g)配制成 pH 为 7.0 的口服液 1 000 mL,分次口服,每天摄入磷酸盐 $0.7\sim2.1$ g,隔 $4\sim6$ 小时服 1 次。特别应当强调的是由于口服磷制剂必须白天和晚上都得服用,每 $4\sim6$ 小时 1 次,以保持血磷水平稳定。补磷可使血钙下降,如果同时用维生素 D 制剂则可避免。

四、抗癫痫药物性佝偻病、软骨病

长期服用抗癫痫药物如苯妥英钠、丙戊酸钠、扑米酮、丙戊酰胺(癫健安)、卡马西平(酰胺咪嗪)等可诱发肝微粒体混合氧化酶系,使维生素 D 降解增加,活性代谢产物显著减少,血 $25-(OH)D_3$ 和 $1,25-(OH)_2D_3$ 减少,肠钙吸收不良,而导致佝偻病或软骨病。停用药物可自行恢复,加用维生素 D 有助于缩短恢复时间。维生素 D 与抗癫痫药物合用可预防佝偻病及软骨病的发生。抗癫痫药物性佝偻病或软骨病的轻重与应用抗癫痫药物的剂量、疗程、日光照射情况及维生素 D 活性代谢产物下降水平有关。治疗宜补充大剂量维生素 D 及钙剂。

五、肿瘤相关性佝偻病、软骨病

某些肿瘤可伴磷酸盐尿症及进行性低磷血症,发生佝偻病或软骨病,当其肿瘤被切除后代谢异常和代谢性骨病多可好转,1947 年由 McCance 报道第一例,1999 年 Prader 确认肿瘤与佝偻病、软骨病有关。引起佝偻病、软骨病的肿瘤大多数属于间质的肿瘤,但亦见于表皮层或内皮层所发生的癌。也有此病发生于纤维增生异常症,神经纤维瘤等疾病。在大多数情况下肿瘤生长缓慢,比较隐蔽,需要仔细地检查方能发现。其发病机制未明,可能与肿瘤释放排磷素或 1α-羟化酶抑制因子有关。患者有佝偻病或软骨病的临床表现和 X 线特征,而血钙一般正常。切除肿瘤为改善症状最有效的方法,如果肿瘤不能摘除,应补给磷制剂及 $1,25-(OH)_2D_3$。

六、高钙血症与高钙危象

血清蛋白正常时,成人血清钙正常值为 $2.25 \sim 2.75$ mmol/L,高于 2.75 mmol/L 即为高钙血症(hypercalcemia)。按血钙水平可将高钙血症分为轻、中、重度,轻度高钙血症为血总钙值低于 3 mmol/L;中度为 $3 \sim 3.5$ mmol/L;重度时大于 3.5 mmol/L,同时可导致一系列严重的临床征象,称为高钙危象。

(一)病因

一般可根据甲状旁腺细胞功能是否紊乱分为两大类,即甲状旁腺依赖性高钙血症和非甲状旁腺依赖性高钙血症。

1.甲状旁腺依赖性高钙血症

甲状旁腺依赖性高钙血症包括:①原发性甲旁亢。②三发性甲旁亢。③家族性低尿钙高钙血症。④锂盐中毒。

2.非甲状旁腺依赖性高钙血症

非甲状旁腺依赖性高钙血症包括:①恶性肿瘤。②维生素 A、D 中毒。③结节病和其他肉芽肿疾病。④甲亢。⑤肾上腺皮质功能减退。⑥肾脏疾病。⑦Williams 综合征。⑧限制活动。⑨噻嗪类利尿药。⑩Jansen 干骺端软骨发育不良症等。

(二)临床表现

高钙血症临床表现累及多个系统。症状的出现与否及轻重程度与血中游离钙升高的程度、速度及患者的耐受性有关。血钙低于 3.0 mmol/L 时,症状常较轻或无症状,而血钙浓度大于 $3.5 \sim 4.0$ mmol/L时,几乎都有明显的症状,即出现高钙危象。

1.神经精神症状

一般表现有乏力、倦怠、软弱、淡漠。病情继续发展出现头痛、肌无力、腱反射抑制、抑郁、易激动、步态不稳、语言障碍、听觉和视力障碍、定向力丧失、木僵、精神行为异常等神经精神表现。

2.泌尿系统症状

高血钙可致肾小管损害,肾浓缩功能下降,使体液丢失,严重者每天尿量达 $8 \sim 10$ L,致水、电解质及酸碱代谢失衡。

3.消化系统症状

消化系统症状表现有食欲减退、恶心、呕吐、腹痛、便秘,甚至麻痹性肠梗阻。易发生消化性溃疡及急性胰腺炎。

4.心血管系统和呼吸系统症状

心血管系统和呼吸系统症状可发生高血压和各种心律失常及呼吸困难,甚至呼吸衰竭。

(三)诊断依据

一般将高钙血症的诊断分为两步,首先明确有无血钙升高,高于 2.75 mmol/L 即为高钙血症;然后明确高血钙的病因。

(四)治疗

血钙低于 3.0 mmol/L 时可暂不予处理,当血钙高于 $3.5 \sim 4.0$ mmol/L 即达高钙危象时,则须紧急处理降低血钙。高钙危象的处理措施如下。

1.扩容、促进尿钙排泄

扩容、促进尿钙排泄可纠正脱水及增加尿钠、钙排泄。每天补给等渗盐水 $4\,000 \sim 6\,000$ mL

以上。高血钙合并低血钾者并不少见,故需同时补充钾盐。积极输注生理盐水的同时使用髓襻性利尿药,以加强钙的排泄。给予呋塞米(速尿)40～80 mg 静脉注射,每 2～6 分钟注射 1 次。若有疗效,血钙可在 24 分钟内下降0.5～1.0 mmol/L。忌用可使血钙升高的噻嗪类利尿药,因该制剂可增加肾小管钙的重吸收。

2.抑制骨吸收

(1)二磷酸盐:能抑制破骨细胞活性,对破骨细胞、肿瘤细胞均产生抗增生、诱导凋亡作用,能降低血钙并对抗肿瘤的骨转移,治疗恶性肿瘤诱发的高钙血症有效率达 90%。一般治疗高钙危象时须从静脉途径给药,维持输注 4 分钟以上。

(2)氨磷汀:为有机三磷酸盐,为放射治疗或化学治疗中正常组织的保护剂。由于能抑制 PTH 分泌及降低血钙,因而用于原发性甲旁亢及肿瘤所致高钙血症,也能直接抑制骨钙吸收,减少肾小管钙的重吸收。

(3)降钙素:其作用为直接抑制破骨细胞功能,快速抑制骨吸收,促进尿钙排泄,降低血钙。治疗剂量:鲑鱼降钙素 2～8 U/kg,鳗鱼降钙素 0.4～1.6 U/kg,每 6 小时 1 次,肌内注射或皮下注射,使用 6 分钟内可降低血钙 0.25～0.5 mmol/L。

(4)普卡霉素:是细胞毒性抗生素,可抑制 RNA 合成,减少骨吸收并拮抗 PTH 作用。静脉注射25～50 μg/kg,维持 6 分钟,血钙于 36～48 分钟内下降,疗效维持不超过 5 天,必要时 5～7 天后重复应用。

(5)磷制剂:口服中性磷酸盐 40～80 mg,每天 3 次。

3.糖皮质激素

糖皮质激素用于治疗维生素 D 中毒、结节病及血液系统肿瘤所致高钙血症。口服泼尼松40～80 mg/d 至血钙正常,或氢化可的松 200～300 mg/d,静脉滴注 3～5 天。

4.前列腺素抑制药

对少数可能由 PGS 所致的癌性高钙血症有效。通常用吲哚美辛(消炎痛)50～100 mg/d,或阿司匹林 2～3 g/d,经用 5～7 天无效,即可停药。

5.钙螯合剂

依地酸二钠可与钙结合成为可溶性复合物,增加尿钙排出,每天 2～4 g,于糖盐水中静脉滴注 4 分钟以上,故肾功能减退者慎用。

6.透析疗法

经以上治疗无效的重症急性高血钙,尤其是并发严重肾功能不全者。用无钙或低钙透析液做腹膜透析或血液透析有效。

(陈　晨)

第二节　骨质疏松症

骨质疏松症是一种以骨量低下、骨微结构破坏、导致骨脆性增加、易发生骨折为特征的全身性骨病。2001 年美国国立卫生研究院提出骨质疏松症是以骨强度下降、骨折风险性增加为特征的骨骼系统疾病,骨强度反映了骨骼两个主要方面特征的总和,即骨密度和骨质量。该病可发生于不同性别和任何年龄,但多见于绝经后妇女和老年男性。骨质疏松症分为原发性和继发性两大类。原发性骨质疏松症包括绝经后骨质疏松症、老年性骨质疏松症和特发性骨质疏松症 3 种。绝经后骨质疏松症一般发生在妇女绝经后 5~10 年;老年性骨质疏松症一般指老人 70 岁后发生的骨质疏松症;而特发性骨质疏松症主要发生在青少年,病因尚不明。继发性骨质疏松症指由任何影响骨代谢的疾病或药物所致的骨质疏松症。

随着我国老年人口的增加,骨质疏松症发病率处于上升趋势,在我国乃至全球都是一个值得关注的健康问题。截至 2012 年底,我国老年人口数量达到 1.94 亿,是世界上老年人口绝对数量最多的国家。近年来,我国髋部骨折的发生率有明显上升趋势,预计未来几十年中国人髋部骨折率还会明显增长。但也有研究认为,随着生活水平提高、钙剂和维生素 D 补充、抗骨质疏松症药物广泛应用等,髋部骨折率的增长趋势可能逐渐平缓。骨质疏松症的严重后果是发生骨质疏松性骨折(脆性骨折),危害很大,导致病残率和死亡率的增加。如发生髋部骨折后 1 年之内,死于各种合并症者达 20%,而存活者中约 50% 致残,生活不能自理,生命质量明显下降。而且骨质疏松症及骨质疏松性骨折的治疗和护理,需要投入巨大的人力和物力,费用高昂,造成沉重的家庭、社会和经济负担。

一、病因与危险因素

(一)老龄

绝大多数骨质疏松症源自与年龄相关的骨量丢失。人体骨骼的骨量在 30~40 岁达到顶峰。决定骨量峰值的因素包括性别、种族、遗传、营养及体力活动状态等。男性的骨量明显高于女性,黑人骨量高于白人或亚洲人。就某一特定人种群体而言,遗传同样也是决定峰值骨量的一个重要因素。例如,在白人女性中超过一半的峰值骨量变异是由遗传因素决定的。在骨骼生长的高峰阶段钙的摄入是非常重要的。例如,在孪生子研究中发现,青春期补充钙者能显著增加骨量。

人体骨骼在 40 岁以后表现为缓慢的、年龄依赖性的骨量丢失。这种骨量丢失在男性和女性均以相似的速率发展,骨皮质和骨小梁丢失也是相似的,一生中大约各丢失 25%。随着年龄增加,骨量丢失到一定程度后就会大大增加骨折的风险,特别是那些未达到理想峰值骨量的个体更是如此。年龄相关的骨量丢失在不同人种中大致相似。

此外,老龄是骨折风险增加的独立因素。研究表明,同样骨密度但年龄增加 20 岁时,骨折风险增加 4 倍。同时肌肉力量下降也是骨折风险增加的另一原因。

(二)性激素缺乏

绝经后骨量的快速丢失使得女性骨质疏松性骨折的危险性大大高于男性,卵巢早衰则使其危险性更为增高。绝经后 5 年内会有一个显著加速的骨量丢失阶段,每年骨量可丢失 2%~5%,有研究发现从绝经后到 75 岁,女性约丢失全部骨量的 22%。绝经后骨量丢失是不成比例的,骨小梁丢失约 25%,骨皮质丢失约 10%,骨小梁骨质丢失更为明显可以解释女性脊椎骨折比髋部骨折出现更早,因为椎体骨主要由松质骨组成。

性腺功能减退的男性也存在着骨丢失问题,睾酮的替代治疗是有益的。传统观念认为就骨而言,睾酮在男性中的作用与雌激素在女性中的作用同样重要。然而,在罕见的雌激素作用缺陷的男性病例中会出现骨骺闭合延迟、骨量峰值的显著降低等表现。雌激素作用减弱是由雌激素合成最后阶段中芳香化酶的缺乏或雌激素受体的缺陷导致。这表明即使睾酮水平正常的男性,雌激素对于软骨和骨骼的发育也是非常重要的。这也提示性腺衰竭对骨的影响是多因素作用的结果。而近期更有研究表明,对于男性骨质疏松症而言,雌激素作用的缺陷较睾酮水平降低更为重要。

(三)遗传因素

骨质疏松症以白人尤其是北欧人种多见,其次为亚洲人,而黑人少见。骨密度为诊断骨质疏松症的重要指标,骨密度值主要取决于遗传因素,其次受环境因素的影响。有报道青年双卵孪生子之间的骨密度差异是单卵孪生子之间差异的4倍;而在成年双卵孪生子之间骨密度差异是单卵孪生子的19倍。在绝经前女性中,具有绝经后腰椎和髋部骨折家族史者与无此家族史的同龄女性相比,前者腰椎、股骨颈部位的骨密度更低。有研究指出,骨密度与维生素D受体基因型的多态性密切相关。1994年Morrison等报道维生素D受体基因型可以预测骨密度的差异,可占整个遗传影响的75%,经过对各种环境因素调整后,bb基因型者的骨密度可较BB基因型高15%左右;在椎体骨折的发生率方面,bb基因型者可较BB型晚10年左右,而bb基因型者髋部骨折的发生率仅为BB型者的1/4。维生素D受体基因多态性对骨密度影响的研究结果在各人种和各国家间存在很大的差异,最终结果仍有待进一步深入研究。截至目前,全基因组关联研究已发现大约80个基因位点可能影响骨密度水平,而其中绝大部分基因可能影响了Wnt通路或RANK/RANGKL/OPG信号转导通路。

(四)营养因素

已经发现青少年时钙的摄入与成年时的骨量峰值直接相关。钙的缺乏导致甲状旁腺激素(PTH)分泌和骨吸收增加,低钙饮食者易发生骨质疏松症。维生素D缺乏导致骨基质的矿化受损,可出现骨软化症。长期蛋白质缺乏造成骨基质蛋白合成不足,导致新骨生成落后,如同时有钙缺乏,骨质疏松症则出现更早。维生素C在骨基质羟脯氨酸合成中是不可缺少的,能保持骨基质的正常生长和维持骨细胞产生足量的碱性磷酸酶,如缺乏维生素C则可使骨基质合成减少。

(五)废用因素

肌肉对骨组织产生机械力的影响,肌肉发达者骨骼强壮,骨密度值较高。老年人活动减少,使肌肉强度减弱、机械刺激降低、骨量减少,同时肌肉强度的减弱和协调障碍使老年人较易跌倒,伴有骨量减少时则易发生骨折。研究表明50岁以后,肌肉强度每10年可下降10%～20%。老年人患有脑卒中等疾病后长期卧床制动,因废用因素导致骨量丢失,容易出现骨质疏松症。

(六)药物及疾病

抗惊厥药,如苯妥英钠、苯巴比妥及卡马西平,可引起维生素D缺乏及肠道钙的吸收障碍,导致继发性甲状旁腺功能亢进症。过度使用包括铝制剂在内的制酸剂,能抑制磷酸盐的吸收及导致骨矿物质的分解。糖皮质激素能直接抑制骨形成,降低肠道对钙的吸收,增加肾脏对钙的排泄,引起继发性甲状旁腺功能亢进症,短期大量糖皮质激素应用可刺激破骨细胞活性,糖皮质激素还可抑制性腺轴及生长激素-胰岛素样生长因子-1轴的功能。长期使用肝素会出现骨质疏松症,具体机制未明。化疗药,如环孢素A,已证明能增加啮齿类动物的骨转换。长期应用质子泵抑制剂可能通过影响肠道钙的吸收引起或加重骨质疏松症。

肿瘤细胞,尤其是多发性骨髓瘤的肿瘤细胞产生的细胞因子能激活破骨细胞,儿童或青少年的白血病和淋巴瘤导致的骨质破坏常是局灶性的。胃肠道疾病,如炎性肠病导致吸收不良和进食障碍;神经性厌食症导致快速的体重下降及营养不良,并可引起闭经,均与骨质疏松症发病有关。珠蛋白生成障碍性贫血,可出现骨髓过度增生及骨小梁连接处变薄,这类患者中还会出现继发性性腺功能减退症。

(七)其他因素

酗酒对骨有直接毒性作用,与骨的更新减慢和骨小梁体积减小有关。有研究证实,长期酗酒能增加男性和女性髋部骨折的危险性。吸烟对于男性和女性骨密度和骨质丢失速率均有不良影响。吸烟的女性对外源性雌激素的代谢明显快于不吸烟的女性,另外还能造成体重下降并致提前绝经。过量咖啡因的摄入与骨量的减少有关,咖啡因的摄入能增加与骨密度无关的髋部骨折风险。

二、病理生理

以下三方面因素可以导致骨骼脆性增加:在生长期没有达到理想的骨量和骨强度;过度的骨吸收导致骨量减少及骨微结构破坏;骨重建过程中,骨形成不足以代偿过度的骨吸收。

为了维持健康骨骼,骨重建过程不断地将陈旧的骨骼去除,并以新的骨骼替代。骨重建过程是成人骨骼中骨细胞的主要活动,骨重建可以发生在不规则的小梁骨表面的吸收陷窝,也可以发生在相对规则的皮质骨的哈弗氏系统。该过程始于多能干细胞活化为破骨细胞,而这需要与成骨细胞的相互作用才能完成。由于骨重建过程中的骨吸收和逆转阶段非常短暂,而需要成骨细胞完成修复的阶段较长,因此,任何骨重建的加快均会导致骨丢失增加。而且大量未经修复替代的吸收陷窝和哈弗氏管会使骨骼更加脆弱,过度的骨吸收还会导致小梁骨正常结构的彻底丧失。因此,骨吸收增加会通过多种途径导致骨骼变得脆弱。然而,骨吸收增加并不一定导致骨量丢失,比如,骨骼在青春期加速生长期的改变。因此,骨重建过程中骨形成不足以代偿骨吸收才是骨质疏松病理生理过程的关键因素。

老年人的骨量等于青年时(30～40岁)时峰值骨量减去其后的骨量丢失。绝经和老龄会导致骨转换加快及骨量的丢失,从而导致骨折风险增加,而其他与老龄相关的功能下降将进一步放大骨折的风险。当脆弱的骨骼负荷过度时,跌倒或进行某些日常活动时即可能发生骨折。

三、临床表现

许多骨质疏松症患者早期常无明显的症状,往往在骨折发生后经X线或骨密度检查时才发现已有骨质疏松症。骨质疏松症典型的临床表现包括疼痛、脊柱变形和发生脆性骨折。

(一)疼痛

患者可有腰背疼痛或周身骨骼疼痛,负荷增加时疼痛加重或活动受限,严重时翻身、起坐及行走有困难。发生骨折的部位可有明显的疼痛和活动障碍。

(二)脊柱变形、身高变矮

骨质疏松症严重者可有身高缩短、脊柱后突或侧弯畸形和伸展受限。胸椎压缩性骨折会导致胸廓畸形,影响心肺功能;腰椎骨折可能会改变腹部解剖结构,导致便秘、腹痛、腹胀、食欲减低等胃肠道症状。

(三)骨折

脆性骨折是指低能量或者非暴力骨折,如从站高或者小于站高跌倒或因其他日常活动而发生的骨折。发生脆性骨折的常见部位为胸、腰椎,髋部,桡、尺骨远端和肱骨近端。髋部骨折会导致疼痛及功能丧失,患者的功能往往不能完全恢复,许多患者需要永久性护理。腰椎骨折是最常见的骨质疏松症相关性骨折,也会导致疼痛及功能丧失,但症状相对较轻,其中2/3以上的患者可以无相关临床表现,通常通过常规影像学检查而发现,腰椎骨折常常反复发作,后果一般与骨折的次数相关。患者发生过一次脆性骨折后，再次发生骨折的风险明显增加。

四、实验室检查

（一）常规检查

血、尿常规，肝肾功能，钙、磷、碱性磷酸酶、血清蛋白电泳等。影像学检查包括骨骼 X 线片。酌情检查项目血沉、性腺激素、25(OH)D、甲状旁腺激素、尿钙和磷、甲状腺功能、皮质醇、血气分析、血尿轻链、肿瘤标志物、甚至放射性核素骨扫描、骨髓穿刺或骨活检等检查。

（二）骨转换生化标志物

骨转换生化标志物分为骨形成标志物和骨吸收标志物，前者代表成骨细胞活动及骨形成时的代谢产物，后者代表破骨细胞活动及骨吸收时的代谢产物，特别是骨基质降解产物。在正常人不同年龄段，以及各种代谢性骨病时，骨转换标志物在血循环或尿液中的水平会发生不同程度的变化，代表了全身骨骼的动态状况。

五、诊断与鉴别诊断

临床上诊断骨质疏松症应包括两方面：确定骨质疏松症和排除其他影响骨代谢的疾病或药物。

（一）骨质疏松症的诊断

各个国家和专业学会对于骨质疏松症的诊断均基于发生脆性骨折和/或骨密度低下。

（1）脆性骨折是骨强度下降的明确体现，也是骨质疏松症的最终结果及合并症。发生了脆性骨折临床上即可诊断骨质疏松症。

（2）基于骨密度结果的诊断标准，骨质疏松性骨折的发生与骨强度下降有关，而骨强度是由骨密度和骨质量所决定。骨密度约反映骨强度的 70%，若骨密度低同时伴有其他危险因素会增加骨折的危险性。因目前尚缺乏较为理想的骨强度直接测量或评估的方法，临床上仍采用骨密度（BMD）测量作为诊断骨质疏松症、预测骨质疏松性骨折风险、监测自然病程及评价药物干预疗效的最佳定量指标。骨密度是指单位体积（体积密度）或者是单位面积（面积密度）的骨量，能够通过无创技术对活体进行测量。骨密度及骨测量的方法也较多，不同方法在骨质疏松症的诊断、疗效的监测及骨折危险性的评估作用也有所不同。

双能 X 线吸收测定法（DXA）是目前国际学术界公认的诊断骨质疏松症的金标准，可对髋部、腰椎及全身的骨密度进行测定。定量计算机断层照相术（QCT）可以对单位体积的骨密度进行测定，是骨质疏松症科研工作中的重要工具，但在临床工作中的应用远远不如 DXA 普遍。

基于 DXA 测定的骨质疏松症诊断标准采用世界卫生组织（WHO）推荐的诊断标准：骨密度值低于同性别、同种族正常成人的骨峰值不足 1 个标准差属正常；降低 1～2.5 个标准差之间为骨量低下（骨量减少）；降低程度等于和大于 2.5 个标准差为骨质疏松症；骨密度降低程度符合骨质疏松症诊断标准同时伴有一处或多处骨折时为严重骨质疏松症。骨密度通常用 T-Score（T 值）表示，T 值=（测定值－骨峰值）/正常成人骨密度标准差。

目前上述诊断标准主要用于绝经后女性及年龄大于 50 岁的男性。对于儿童、绝经前妇女及小于 50 岁的男性，其骨密度水平建议用 Z 值表示，Z 值=（测定值－同龄人骨密度均值）/同龄人骨密度标准差。国际临床骨密度学会（ISCD）推荐 Z 值小于－2.0 时则考虑骨密度水平降低，需进一步明确其可能病因。

(二)骨质疏松症的鉴别诊断

低骨量或骨痛、骨折等症状不仅见于骨质疏松症,还可见于佝偻病/骨软化症等其他代谢性骨病,需要通过相关检查进行鉴别。骨质疏松症也可由多种病因所致。在诊断原发性骨质疏松症之前,一定要重视排除其他影响骨代谢的疾病或药物(即继发性骨质疏松症),以免发生漏诊或误诊。需要鉴别的疾病包括以下几种。

(1)内分泌疾病:皮质醇增多症、性腺功能低减、甲状旁腺功能亢进症、甲状腺功能亢进症、1型糖尿病等。

(2)风湿性疾病:类风湿性关节炎、系统性红斑狼疮、强直性脊柱炎、血清阴性脊柱关节病等。

(3)恶性肿瘤和血液系统疾病:多发性骨髓瘤、白血病、肿瘤骨转移等。

(4)药物长期超生理剂量:糖皮质激素、甲状腺激素过量,抗癫痫药物,锂、铝中毒,细胞毒或免疫抑制剂(环孢A、他克莫司),肝素,引起性腺功能低下的药物(芳香化酶抑制剂、促性腺激素释放激素类似物),质子泵抑制剂等。

(5)胃肠疾病、慢性肝病(尤其是原发性胆汁性肝硬化)、炎性肠病(尤其是克罗恩病)、胃大部切除术、胃肠吸收不良性疾病等。

(6)肾脏疾病:各种病因导致肾功能不全或衰竭。

(7)遗传性疾病:成骨不全、马凡氏综合征、血色病、高胱氨酸尿症、卟啉病等。

(8)其他:任何原因维生素D不足,酗酒,神经性厌食、营养不良,长期卧床,妊娠及哺乳,慢性阻塞性肺疾病,脑血管意外,器官移植,淀粉样变,多发性硬化,获得性免疫缺陷综合征等。

六、治疗

骨质疏松症的预防和治疗策略较完整的内容包括基础措施、药物干预及康复治疗。

(一)基础措施

1.调整生活方式

(1)富含钙、低盐和适量蛋白质的均衡膳食:在老年人中普遍存在饮食中的钙、维生素D和蛋白质的不足。充足的蛋白质摄入对于维持肌肉骨骼系统是必要的,同时可减少骨折后并发症的发生。但也有研究表明高蛋白质摄入可能增加骨吸收及影响肠钙吸收。

(2)适量负重的体育锻炼和康复治疗:制动是导致骨量丢失的重要因素,在床上制动一周的患者所丢失的骨量可能是非制动患者一年所丢失的骨量。而前瞻性队列研究表明,适量活动可降低老年女性髋部骨折发生率;而一项总结了10项研究的Meta分析表明,与对照组相比,适量活动可降低老年人总体骨折发生率。而目前尚无相关研究表明高强度运动对于升高骨密度或减少骨折发生风险有益处。

(3)避免嗜烟、酗酒,慎用影响骨代谢的药物:有研究显示戒烟的老年女性髋部骨折风险可降低40%。而对于绝经后女性患者,吸烟可能减少激素替代治疗所带来的益处。

(4)90%的髋部骨折与跌倒相关,因此应采取防止跌倒的各种措施。

(5)加强自身和环境的保护措施(包括各种关节保护器)等。

2.骨健康基本补充剂

(1)钙剂:我国营养学会建议,成人每天元素钙摄入推荐量800 mg是获得理想骨峰值、维护骨骼健康的适宜剂量,绝经后妇女和老年人每天元素钙摄入推荐量为1 000 mg,如果饮食中钙供给不足可选用钙剂补充。目前的膳食营养调查显示我国老年人平均每天饮食钙约400 mg,故平均每天应补充元素钙 500～600 mg。钙摄入可减缓骨量的丢失,改善骨矿化。用于治疗骨质疏松症时,应与其他药物联合使用。单纯补钙并不能替代其他抗骨质疏松症药物治疗。钙剂选择要考虑其安全性和有效性,高钙血症时应该避免使用钙剂。此外,应注意避免超大剂量补充钙剂可能增加肾结石和心血管疾病的风险。

(2)维生素 D:促进钙的吸收,对骨骼健康、保持肌力、改善身体稳定性、降低骨折风险有益。维生素 D 缺乏可导致继发性甲状旁腺功能亢进症,增加骨吸收,从而引起或加重骨质疏松症。成年人推荐剂量为普通维生素 D 200 IU(5 μg)/d,老年人因缺乏日照及摄入和吸收障碍常有维生素 D 缺乏,故推荐剂量为 400～800 IU(10～20 μg)/d。维生素 D 用于治疗骨质疏松症时,剂量可为 800～1 200 IU/d,还可与其他药物联合使用。可通过检测血清 25(OH)D 浓度了解患者维生素 D 的营养状态,适当补充维生素 D。国际骨质疏松基金会建议保持老年人血清25(OH)D 水平等于或高于 30 ng/mL(75 nmol/L)以降低跌倒和骨折风险。此外,临床应用维生素 D 制剂时应注意个体差异和安全性,定期监测血钙和尿钙,酌情调整剂量。

(二)药物治疗

抗骨质疏松症药物有多种,其主要作用机制也有所不同。有的以抑制骨吸收为主,有的以促进骨形成为主,也有一些具有多重作用机制的药物。临床上抗骨质疏松症药物的疗效判断应当包括是否能提高骨量和骨质量,最终降低骨折风险。目前国内已批准上市的抗骨质疏松症药物如下。

1.双膦酸盐类

双膦酸盐是焦膦酸盐的稳定类似物,其特征为含有 P-C-P 基团。双膦酸盐与骨骼羟磷灰石有高亲和力的结合,特异性结合到骨转换活跃的骨表面上抑制破骨细胞的功能,促进破骨细胞凋亡,从而抑制骨吸收。不同双膦酸盐抑制骨吸收的效力差别很大,因此临床上不同双膦酸盐药物使用的剂量及用法也有所差异。

(1)阿仑膦酸钠:中国 SFDA 批准用于治疗绝经后骨质疏松症和糖皮质激素诱发的骨质疏松症。有些国家也批准治疗男性骨质疏松症。临床研究证明其能够增加骨质疏松症患者腰椎和髋部骨密度、降低发生椎体及非椎体骨折的风险。用法为口服片剂:70 mg,每周 1 次或 10 mg,每天 1 次;阿仑膦酸钠 70 mg＋维生素 D 32 800 IU 的复合片剂,每周一次。建议空腹服药,用 200～300 mL 白开水送服,服药后 30 分钟内不要平卧,应保持直立体位。另外,在此期间也应避免进食牛奶、果汁等饮料及任何食品和药品。胃及十二指肠溃疡、返流性食道炎者慎用。

(2)依替膦酸钠:中国 SFDA 批准用于治疗原发性骨质疏松症、绝经后骨质疏松症和药物引起的骨质疏松症。临床研究证明其能够增加骨质疏松症患者腰椎和髋部骨密度、降低椎体骨折风险。用法为口服片剂,每次 0.2 g,一天 2 次,两餐间服用。本品需间歇、周期服药,服药两周后需停药十周,然后重新开始第二周期,停药期间可补充钙剂及维生素 D_3。服药二小时内,避免食用高钙食品(如牛奶或奶制品)及含矿物质的营养补充剂或抗酸药。肾功能损害者、孕妇及哺乳期妇女慎用。

(3)伊班膦酸钠:中国 SFDA 批准用于治疗绝经后骨质疏松症。临床研究证明其能够增加骨质疏松症患者腰椎和髋部骨密度、降低发生椎体及非椎体骨折的风险。该药为静脉注射剂,每 3 个月一次间断静脉输注伊班膦酸钠 2 mg,入 250 mL 生理盐水,静脉滴注 2 小时以上。肌酐清除率每分钟＜35 mL 的患者不能使用。

(4)利噻膦酸钠:国内已被 SFDA 批准治疗绝经后骨质疏松症和糖皮质激素诱发的骨质疏松症,有些国家也批准治疗男性骨质疏松症。临床研究证明其能够增加骨质疏松症患者腰椎和髋部骨密度、降低发生椎体及非椎体骨折的风险。用法为口服片剂 5 mg,每天 1 次;或口服片剂 35 mg,每周 1 次。服法同阿仑膦酸钠。胃及十二指肠溃疡、返流性食道炎者慎用。

(5)唑来膦酸:中国已被 SFDA 批准治疗绝经后骨质疏松症。临床研究证明增加骨质疏松症患者腰椎和髋部骨密度、降低发生椎体及非椎体骨折的风险。唑来膦酸静脉注射剂 5 mg,静脉滴注至少 15 分钟以上,每年 1 次。肌酐清除率每分钟<35 mL 的患者不能使用。

长期应用双膦酸盐的罕见不良反应包括颌骨坏死、不典型骨折等,需要在临床应用中给予关注。

2.降钙素类

降钙素是一种钙调节激素,能抑制破骨细胞的生物活性和减少破骨细胞的数量,从而阻止骨量丢失并增加骨量。降钙素类药物的另一突出特点是能明显缓解骨痛,对骨质疏松性骨折或骨骼变形所致的慢性疼痛及骨肿瘤等疾病引起的骨痛均有效,因而更适合有疼痛症状的骨质疏松症患者。目前应用于临床的降钙素类制剂有两种:鲑鱼降钙素和鳗鱼降钙素类似物,临床研究证实均可增加骨质疏松症患者腰椎和髋部骨密度,SFDA 均批准用于治疗绝经后骨质疏松症,两者的使用剂量和用法有所差异。

(1)鲑鱼降钙素:有鼻喷剂和注射剂 2 种。鲑鱼降钙素鼻喷剂应用剂量为每天 200 IU;鲑鱼降钙素注射剂一般应用剂量为每次 50 IU,皮下或肌内注射,根据病情每周 2～7 次。随机双盲对照临床试验显示每天 200 IU 鲑鱼降钙素鼻喷剂降低发生椎体及非椎体骨折的风险。

(2)鳗鱼降钙素:为注射制剂,用量为每周 20 U,肌内注射。此类药物不良反应包括少数患者有面部潮红、恶心等不良反应,偶有过敏现象,可按照药品说明书的要求确定是否做过敏试验。此外,降钙素使用中需警惕肿瘤发生风险。

3.狄诺塞麦

RANKL 是破骨细胞活化的必要因素,当 RANKL 与其受体结合时会刺激破骨细胞生成增加。狄诺塞麦是 RANKL 的单克隆抗体,可降低破骨细胞生成。研究表明,该类药物可增加骨密度水平,降低绝经后妇女骨折发生率。

4.雌激素类

雌激素类药物能抑制骨转换,阻止骨丢失。临床研究已证明激素疗法(HT),包括雌激素补充疗法(ET)和雌、孕激素补充疗法(EPT)能阻止骨丢失,降低骨质疏松性椎体、非椎体骨折的发生风险,是防治绝经后骨质疏松症的有效措施。在各国指南中均被明确列入预防和治疗绝经妇女骨质疏松症药物。有口服、经皮和阴道用药多种制剂。药物有结合雌激素、雌二醇、替勃龙等。激素治疗的方案、剂量、制剂选择及治疗期限等应根据患者情况个体化选择。其适应证为 60 岁以前的围绝经和绝经后妇女,特别是有绝经期症状(如潮热、出汗等)及有泌尿生殖道萎缩症状的妇女,以及无法耐受其他抗骨质疏松症药物者。禁忌证包括雌激素依赖性肿瘤(乳腺癌、子宫内膜癌)、血栓性疾病、不明原因阴道出血及活动性肝病和结缔组织病为绝对禁忌证。子宫肌瘤、子宫内膜异位症、有乳腺癌家族史、胆囊疾病和垂体催乳素瘤者慎用。需注意严格掌握实施激素治疗的适应证和禁忌证,绝经早期开始用(60 岁以前),使用最低有效剂量,规范进行定期(每年)安全性检测,重点是乳腺和子宫。

5.甲状旁腺激素

甲状旁腺激素(PTH)是当前促进骨形成药物的代表性药物,小剂量 rhPTH(1-34)有促进骨形成的作用。国内已批准治疗绝经后严重骨质疏松症。临床试验表明 rhPTH(1-34)能有效地治疗绝经后严重骨质疏松症,提高骨密度,降低椎体和非椎体骨折发生的危险。用法为 20 $\mu g/d$,皮下注射。用药期间应监测血钙水平,防止高钙血症的发生。治疗时间不宜超过 2 年。有动物研究报告,rhPTH(1-34)可能增加成骨肉瘤的风险,因此对于合并骨骼疾病放射治疗史、肿瘤骨转移及合并高钙血症的患者,应避免使用。

6.选择性雌激素受体调节剂类

选择性雌激素受体调节剂类(SERMs)不是雌激素,其特点是选择性地作用于雌激素的靶器官,与不同形式的雌激素受体结合后,发生不同的生物效应,在骨骼上与雌激素受体结合,表现出类雌激素的活性,抑制骨吸收,而在乳腺和子宫上则表现为抗雌激素的活性,因而不刺激乳腺和子宫。国内已被 SFDA 批准的适应证为治疗绝经后骨质疏松症。临床试验表明雷洛昔芬可降低骨转换至女性绝经前水平,阻止骨丢失,增加骨密度,降低发生椎体骨折的风险;降低雌激素受体阳性浸润性乳癌的发生率。雷洛昔芬用法为 60 mg,每天 1 片,口服。少数患者服药期间会出现潮热和下肢痉挛症状,潮热症状严重的围绝经期妇女暂时不宜用。国外研究报告该药轻度增加静脉栓塞的危险性,国内尚未发现类似报道。故有静脉栓塞病史及有血栓倾向者如长期卧床和久坐期间禁用。

7.锶盐锶

锶盐锶是人体必需的微量元素之一,参与人体许多生理功能和生化效应。锶的化学结构与钙和镁相似,在正常人体软组织、血液、骨骼和牙齿中存在少量的锶。人工合成的锶盐雷奈酸锶,是新一代抗骨质疏松症药物。国内已被 SFDA 批准治疗绝经后骨质疏松症。体外实验和临床研究均证实雷奈酸锶可同时作用于成骨细胞和破骨细胞,具有抑制骨吸收和促进骨形成的双重作用。临床研究证实雷奈酸锶能显著提高骨密度,改善骨微结构,降低椎体骨折及所有非椎体骨折风险。用法为每天口服 2 g,睡前服用,最好在进食 2 小时之后。不宜与钙和食物同时服用,以免影响药物吸收。不推荐在肌酐清除率<30 mL/min 的重度肾功能损害的患者中使用。具有高静脉血栓(VTE)风险的患者,包括既往有 VTE 病史的患者,应慎用雷奈酸锶;2012 年欧洲药监局已明确规定对合并静脉血栓的患者不可使用雷奈酸锶。2013 年 7 月新增禁忌证:缺血性心脏病、外周动脉疾病、脑血管疾病、高血压控制不佳者不能使用。此外,部分患者可能出现严重的皮肤反应,包括中毒性表皮坏死性炎等,如出现上述表现,也应立即停药并不再使用。

8.维生素 K_2(四烯甲萘醌)

四烯甲萘醌是维生素 K_2 的一种同型物,是 γ-羧化酶的辅酶,在 γ-羧基谷氨酸的形成过程中起着重要的作用。γ-羧基谷氨酸是骨钙素发挥正常生理功能所必需的。动物试验和临床试验显示四烯甲萘醌可以促进骨形成,并有一定抑制骨吸收的作用。中国已获 SFDA 批准治疗绝经后骨质疏松症,临床研究显示其能够增加骨质疏松症患者的骨量,预防骨折发生的风险。用法为口服 15 mg,一天 3 次,饭后服用(空腹服用时吸收较差,必须饭后服用)。少数患者有胃部不适、腹痛、皮肤瘙痒、水肿和转氨酶暂时性轻度升高。服用华法林者禁忌使用。

七、预后

骨质疏松症的防治需要筛选合适的人群,减少危险因素,规律体力活动,补充钙剂和维生素 D,在次基础上根据个体差异给予个体化治疗,最终达到防止骨折、延缓疾病进展的目的。

(陈　晨)

第三节 低血糖症

低血糖症是一组由于各种病因导致的血浆葡萄糖浓度过低所致的临床症候群。一般认为在非糖尿病患者的血糖浓度低于 2.8 mmol/L(约为 50 mg/dL)时可认为是低血糖,在糖尿病患者中,目前倾向于血糖浓度低于 3.8 mmol/L(约为 70 mg/dL)时就可以定义为低血糖症。但在低血糖症患者中是否会出现临床症状个体差异非常大。血糖过低时可对机体的各个器官造成损害,尤其是神经系统,主要是自主神经兴奋性增高和中枢神经系统功能障碍,早期给予葡萄糖或食物可迅速缓解,抢救不及时可致中枢神经系统不可逆性损害,甚至死亡。导致低血糖症的病因复杂,在非糖尿病者中最常见者为不明原因功能性低血糖症,胰岛素瘤是器质性低血糖症中最常见病因,其他较常见病因有内分泌疾病性低血糖症、肝源性低血糖症、遗传性肝酶系异常等。

一、病因分类

(一)空腹低血糖症

1.胰岛功能亢进

(1)胰岛素瘤(胰岛 β 细胞瘤)、胰岛腺瘤、胰岛微腺瘤等。

(2)胰岛 β 细胞增生(特发性、婴幼儿、胰管细胞新生胰岛)。

(3)多发性内分泌腺瘤Ⅰ型伴胰岛细胞瘤。

2.内分泌源性低血糖症

内分泌源性低血糖症主要原因是拮抗胰岛素的激素分泌不足所致,包括:①垂体前叶功能减退;②肾上腺皮质功能不全;③甲状腺功能减退症;④胰岛 α 细胞功能低下。

3.肝病源性低血糖症

(1)各种获得性肝病,包括重型肝炎(病毒性、中毒性)、肝硬化晚期、肝淤血、肝内瘀胆型肝炎。

(2)肝酶系缺乏,包括肝糖原累积病、肝糖异生酶缺乏、磷酸烯醇或丙酮酸激酶缺乏、肝糖原合成酶缺乏、遗传性果糖不耐受症、半乳糖血症。

4.肿瘤源性低血糖症

(1)来自中胚层间质细胞组织的肿瘤,包括梭状细胞肉瘤、平滑肌肉瘤、横纹肌肉瘤、脂肪肉瘤、间质细胞瘤、神经纤维瘤、网状细胞肉瘤。

(2)各种腺癌,包括肝细胞癌、胆管细胞癌、胃癌、结肠癌、肺癌、乳腺癌、胰腺癌、肾上腺皮质癌、卵巢癌。

(3)其他肿瘤,包括类癌、嗜铬细胞瘤、神经母细胞瘤、交感神经节瘤、肾母细胞瘤(Wilms 瘤)。

5.肾源性低血糖症

肾源性低血糖症包括家族性肾性糖尿、肾小管酸中毒、慢性肾功能不全尿毒症期。

6.特发性低血糖症

特发性低血糖症包括自体免疫性低血糖、酮症性低血糖症、Reye 综合征。

7.葡萄糖摄入不足、利用(丧失)过多

葡萄糖摄入不足、利用(丧失)过多包括哺乳、妊娠、剧烈运动、发热、年老衰弱、神经性厌食、长期慢性腹泻。

(二)餐后(反应性)低血糖症

1.滋养性低血糖症

滋养性低血糖症包括胃大部切除术及胃肠吻合术后、迷走神经切断术后。

2.原因不明的反应性低血糖

原因不明的反应性低血糖包括功能性低血糖症、2型糖尿病早期、遗传性果糖不耐受症、半乳糖血症、家族性亮氨酸过敏性低血糖症等。

(三)药物性低血糖症

(1)糖尿病患者治疗过程中,降糖药使用不当。

(2)对葡萄糖代谢有影响的药物,包括抗微生物药物(抗疟疾药、喹诺酮类、β内酰胺类、治疗病毒性肝炎的药物、异烟肼等)、β₂受体兴奋剂、治疗心律失常的药物(利多卡因、奎尼丁、酚妥拉明等)及对氨基水杨酸钠、可乐定、乙醇、某些中药。

(四)其他原因

1.中枢神经系统疾病

某些中枢性疾病,包括下丘脑病变、脑干病变、大脑发育不全、交通性脑积水等,可以导致低血糖症。

2.感染性疾病

某些感染性疾病如恶性疟疾、流行性出血热、绿脓杆菌败血症等,有可能导致低血糖症。

二、临床特点

(一)临床表现

低血糖典型的症状以自主神经系统表现为主,尤其是交感神经兴奋为主,表现为发病时可有心慌、心悸、饥饿、软弱、手足颤抖、皮肤苍白、出汗、心率增快、血压轻度升高等,更严重的或没有得到有效治疗的低血糖常伴有中枢神经系统功能障碍的表现,如精力不集中,思维和语言迟钝,头晕、嗜睡、视物不清,步态不稳;可出现幻觉、躁动、易怒、行为怪异等精神失常表现。病情进一步加重,可出现神志不清,动作幼稚,肌肉震颤及运动障碍,甚至出现癫痫样抽搐,瘫痪,并出现病理反射,昏迷、体温降低、瞳孔对光反射消失等。

在非糖尿病患者中,低血糖多起病缓慢,早期症状较轻,可自然进食后缓解,以后发作次数增多,症状逐步加重。

在胰岛素瘤(胰岛β细胞瘤)中,可以有Whipple三联征:①自发性反复发作的低血糖症状,包括一般的症状到严重的脑功能障碍的表现,每天单次或多次在空腹或劳动后发作;②发作时血糖低于2.8 mmol/L;③口服含糖食物或葡萄糖,以及静脉注射葡萄糖后,上述症状可以迅速消失。

(二)导致血糖过低的相关疾病的病史及体征

糖尿病患者应用各种降糖药,包括胰岛素和口服降血糖药治疗过程中出现低血糖反应,是临床最常见的低血糖症,其症状轻重与药物剂量或病情轻重有关,也与是否合并有糖尿病自主神经病变有关,很多患者可以无任何交感神经兴奋表现,直接进入昏迷或猝死。但一般可以问到糖尿病病史或应用各种降糖药物的病史。

非糖尿病者中以功能性(餐后、反应性)低血糖最常见,低血糖症发作病史可较长,但症状轻、持续时间短,常在餐后 2～4 小时发作,虽多次发作但无进行性加重,无昏迷病史。部分患者有胃肠手术史。如低血糖症病史较久,进行性加重,常在空腹期或运动后发作,以脑功能障碍为主,多为器质性低血糖症。胰岛素瘤是器质性低血糖症中最常见病因。

还要注意患者有无肝病史、内分泌疾病史、饮食情况及饮酒史、慢性消耗性疾病(肿瘤、结核史、长期发热等)、胃肠疾病及手术史等。

体态较胖的中年女性应注意功能性低血糖症。如有全身皮肤色素加深,暴露处、摩擦处、乳晕、瘢痕等处尤为明显,黏膜色素沉着,体重减轻、四肢无力等要高度怀疑艾迪生病;如体态消瘦、皮肤色素减少、毛发脱落、性腺及乳房萎缩常提示垂体前叶功能低下;黏液性水肿体征提示甲状腺功能减退的存在;阵发性或持续性高血压伴阵发性加剧应除外嗜铬细胞瘤的存在;皮肤、淋巴结、胸腹部检查对肝源性低血糖、胰腺内或外肿瘤等的诊断常提供重要依据。

三、实验室检查、功能试验及影像学检查

(一)血糖测定(血浆葡萄糖)

非糖尿病患者多次测定空腹或发作时血糖等于或低于 2.8 mmol/L(约 50 mg/dL);糖尿病患者血糖等于或低于 3.8 mmol/L(约 70 mg/dL)。

(二)常规或延长口服葡萄糖耐量试验(OGTT)

于清晨空腹时,采血检测静脉血浆葡萄糖。将 75 g 无水葡萄糖(或 82.5 g 含 1 分子水的葡萄糖)溶于 250～300 mL 温开水中,嘱患者于 5 分钟内饮完。从饮用第一口糖水开始计时,于饮糖水后 1～5 小时每小时采血一次检测静脉血浆葡萄糖。儿童患者的葡萄糖量按每公斤体重 1.75 g 计算,总量不超过 75 g。结果判断见表 10-1。

表 10-1　几种常见低血糖病因的口服葡萄糖耐量试验结果比较

病因	空腹血糖	血糖高峰	曲线下降情况
2 型糖尿病早期	高	高	服糖后 2 小时仍高,至 3～5 小时可出现低血糖反应
胰岛素瘤	低	低	服糖后 2 小时,血糖低
滋养性低血糖症	正常	较高	服糖后 2 小时左右可出现低血糖反应
功能性低血糖症	正常	正常	服糖后 2～3 小时可有低血糖反应
肝源性低血糖症	较低或很低	高	服糖后 2 小时后较高

(三)血浆胰岛素测定

不同实验室有不同的正常参考值。胰岛素瘤患者胰岛素分泌呈自主性,其浓度常高于正常,可达 160 mU/L。高胰岛素血症也见于肥胖症、2 型糖尿病早期(肥胖者)、肢端肥大症、皮质醇增多症、妊娠后期等,故血糖及胰岛素须同时采血反复测定才有助鉴别。

可以计算胰岛素释放指数＝胰岛素(μU/mL)/血糖(mg/dL),或胰岛素释放修正指数＝血清胰岛素(μU/mL)×100/血浆血糖－30(mg/dL)。当血浆血糖值＜2.8 mmol/L 时,正常人胰岛素释放指数＜0.3 μU/mg;胰岛素瘤者则＞0.4 μU/mg。对某些血糖很低而胰岛素不很高的患者,应计算修正指数:正常人＜50 μU/mg,胰岛素瘤者＞85 μU/mg。

(四)饥饿试验

协助诊断胰岛素瘤。适用于疑诊胰岛素瘤,临床无发作且空腹血糖又不低者。

1.具体方法

禁食 72 小时法:从晚餐开始后禁食至 72 小时止,若无低血糖发作,可运动 2 小时诱发低血糖发作。低血糖发作时,抽静脉血测血糖并同时测胰岛素、C 肽,计算胰岛素释放指数,对某些血糖很低而胰岛素不很高的患者,应计算胰岛素释放修正指数。

2.结果分析

当血浆血糖低于 2.8 mmol/L 时,正常人血浆免疫反应胰岛素释放指数<0.3 μU/mg;胰岛素瘤者则>0.4 μU/mg。也可用胰岛素释放修正指数。正常值<50 μU/mg,胰岛素瘤者>85 μU/mg。若 C 肽水平低,而胰岛素水平高,则外源性胰岛素所致低血糖可能性大。

(五)肝功能、肾功能、有关内分泌腺功能检测

对肝源性、肾源性、内分泌性低血糖症诊断有帮助。血钙、磷、碱性磷酸酶、尿钙、尿磷检测对 MEN-1 伴有胰岛素瘤的诊断有帮助。各种肿瘤标志物的检测对非胰岛素瘤的肿瘤性疾病导致的低血糖症的诊断有一定的作用。

(六)遗传性酶系异常的检测

(1)糖原累积症中Ⅰ、Ⅲ、Ⅵ、Ⅸ型伴发低血糖症:①胰高糖素 0.5~1 mg 肌内注射后,除Ⅲ型(脱支酶缺乏)于高糖饮食后有升糖反应外,其余反应均较差或无反应。②肝活检及各种相应的酶测定有阳性发现。③界限糊精试验:肝脏、肌肉、红细胞、白细胞中有界限糊精存在(Ⅲ型)。

(2)其他肝糖酶的异常,包括肝糖异生酶(果糖 1,6-二磷酸酶、丙酮酸羧化酶、磷酶烯醇式丙酮酸羧激酶)缺乏;肝糖原合成酶缺乏;果糖 1-磷酸醛缩酶缺乏导致的遗传性果糖不耐受;半乳糖 1-磷酸尿嘧啶核苷转换酶或半乳糖激酶缺乏导致的半乳糖血症等,都可以用分子诊断的方法,发现患者有关酶系的基因突变位点或缺失,帮助诊断相关疾病。

(七)影像学检查

1.一般检查

B 超、CT、MRI、ECT、X 线拍片及胃肠造影等有助于肿瘤定位诊断。胰岛素瘤定位诊断困难时也可以选用超声内镜进行无创性的检查,以提高胰岛素瘤的定位准确性。

2.特殊检查

胰岛素瘤定位诊断困难时选用下列检查。

(1)腹腔动脉和胰动脉造影:有学者认为胰岛素瘤血运丰富,血管造影可显示瘤直径>0.5 cm 的肿瘤,阳性率 80%。借此可显示肿瘤数目、大小、位置。

(2)经肝门静脉穿刺插管(PTPC),从胰、脾、门静脉分段取血测定胰岛素,以确定胰岛素的来源。

(3)选择性动脉钙刺激静脉取血(ASVS)测定胰岛素:选择性腹腔动脉造影后,可行胃十二指肠动脉、肠系膜上动脉和脾动脉插管注射葡萄糖酸钙(Ca^{2+} 1 mg/kg),分别于注射后 30 秒、60 秒、120 秒时从肝静脉取血测胰岛素,一般到 120 秒时胰岛素含量已开始下降,胰岛素瘤患者血清胰岛素含量仍明显增高。

四、诊断

低血糖症的诊断分为低血糖的诊断、低血糖的病因诊断及有关肿瘤的定位诊断。①低血糖症的诊断：非糖尿病患者多次测定空腹或发作时血糖等于或低于 2.8 mmol/L（约 50 mg/dL）；糖尿病患者血糖等于或低于 3.8 mmol/L（约 70 mg/dL）。②低血糖的病因诊断：参见低血糖症病因。其中，糖尿病低血糖症需要有糖尿病的确定诊断；胰岛素瘤需要有胰岛素不适当分泌增加的依据；其他各种肿瘤导致的低血糖症，需要有关肿瘤的诊断依据。

（一）胰岛素瘤

胰岛素瘤为成人器质性低血糖症较常见病因，多为良性腺瘤，90％为单个，少数为多个。腺癌次之，体积较大，诊断时多有局部淋巴结及肝脏转移。低血糖多在晨空腹发作，饥饿、劳累、精神刺激、饮酒、月经来潮、发热等均可诱发。症状由轻渐重，由偶发到频发。早期以交感神经兴奋及肾上腺素分泌过多症群为主，病情随病程延长而加重，后期多以脑功能障碍为主。久病者血糖可降至 2.24 mmol/L 以下，甚至 1.1 mmol/L（20 mg/dL）。给予葡萄糖后症状很快消失。久病多次发作常影响智力及记忆力、定向力等。腺癌者低血糖症更严重，伴消瘦、肝大、腹块、腹痛等。多发性内分泌腺瘤 Ⅰ 型（MEN-Ⅰ 型）伴胰岛素瘤者，除低血糖症外常伴有甲状旁腺功能亢进、肢端肥大症、皮质醇增多症、甲状腺腺瘤、胰岛 D 细胞瘤等症状和体征。本病诊断依据：①存在 Whipple 三联症；②空腹（基础）血浆胰岛素（放射免疫法，IRI）＞30 mU/L（甚至 160 mU/L）；③发作时血糖＜1.6 mmol/L（30 mg/dL）；④胰岛素释放指数＞0.4，修正指数＞85 μU/mg（正常＜50 μU/mg）；⑤胰岛素原和胰岛素类似物（PLC）值超过所测胰岛素浓度的 25％。定位诊断借助于 B 超、CT、MRI、ECT 等。

（二）内分泌性低血糖症

1.垂体前叶功能减退症

诊断依据：①有垂体前叶功能减退的病史及体征；②垂体前叶激素测定值低于正常；③甲状腺激素（T_3、T_4）、血尿皮质醇、性激素（E_2、T）低于正常；④低血糖症诊断确立。

2.甲状腺功能减退症

诊断依据：①甲状腺功能减退病史及体征存在；②T_3、T_4 测定值低于正常，TSH 水平增高；③发作时血糖＜2.8 mmol/L，给予葡萄糖后症状消失。

3.慢性肾上腺皮质功能减退症

诊断依据：①低血糖症诊断明确；②艾迪生病病史及体征；③血、尿皮质醇低于正常；④血浆 ACTH 增高；⑤有结核病史或自身免疫性疾病史等。

4.嗜铬细胞瘤伴低血糖症

本病时释放大量儿茶酚胺，诱发高血糖，后者又刺激胰岛素分泌过多而致低血糖症。恶性嗜铬细胞瘤伴有肝转移时，产生一种胰岛素样活性物质（NSILA），引起低血糖发作，其发作程度酷似胰岛素所致低血糖危象，病死率较高。诊断依据有：①有阵发性高血压或者持续性高血压阵发性加重等病史及体征；②24 小时尿 VMA 增高；③血尿儿茶酚胺水平增高；④糖耐量异常或糖尿病曲线；⑤B 超、CT 等检查证实肾上腺（髓质）肿瘤或双侧增生。

5.胰岛 α 细胞功能减退

胰岛 α 细胞分泌胰高血糖素不足，使胰岛素的降糖作用缺少了拮抗激素而致低血糖症。临床表现类似于胰岛素瘤。本病诊断有赖于胰腺组织病理检查：α/β 细胞比例低于正常。

（三）胰岛素自身免疫综合征性低血糖症

体内出现针对胰岛素抗体，抗胰岛素抗体可逆性地结合大量胰岛素，与抗体结合的胰岛素可逐渐解离出来发挥其生物活性，引起严重的低血糖症。部分患者体内出现胰岛素受体抗体，具有模拟胰岛素样作用,比胰岛素的降血糖作用强,引起严重低血糖症。诊断依据:血浆胰岛素测定(放射免疫法,IRI)总胰岛素明显升高,常在 1 000 mU/L 以上,甚至超过 10 000 mU/L。伴有自身免疫性疾病,如毒性弥漫性甲状腺肿、红斑狼疮、肾炎、自身免疫性血小板减少、恶性贫血、萎缩性胃炎、黑棘皮病等。部分可由药物诱发,如抗甲状腺药物甲巯咪唑等。

五、鉴别诊断

低血糖症的鉴别诊断:由于低血糖时可以出现各种精神神经症状,因此要与脑血管痉挛、脑血管意外、偏瘫、精神分裂症、癔症、癫痫等鉴别。也需要与糖尿病急性并发症,如糖尿病酮症酸中毒、乳酸性酸中毒昏迷、糖尿病高渗综合征等鉴别。

六、治疗

出现自主神经功能症状和早期中枢神经系统症状时给予口服葡萄糖或含葡萄糖食物时通常能够缓解。在糖尿病患者中,使用胰岛素或磺脲药治疗时若突然出现意识混乱,行为异常,建议饮用一杯果汁或加 3 匙糖的糖水。也可食用任何含糖较高的食物。建议胰岛素治疗患者随时携带糖果或含有葡萄糖的其他食物。接受促胰岛分泌药物治疗的患者,尤其是服用长效药物者,可在数小时或数天内反复发生低血糖。当口服葡萄糖不足以缓解低血糖时,可静脉推注葡萄糖,或使用糖皮质激素及胰高血糖素。

当症状严重或患者不能口服葡萄糖时,应静脉推注 50% 葡萄糖 50~100 mL,继而 10% 葡萄糖持续静脉滴注(可能需要 20% 或 30% 葡萄糖)。开始 10% 葡萄糖静脉滴注几分钟后应用血糖仪监测血糖,以后要反复多次测血糖,调整静脉滴注速率以维持正常血糖水平 24~48 小时。对有中枢神经系统症状的儿童,开始治疗用 10% 葡萄糖,以每分钟 3~5 mg/kg 速率静脉滴注,根据血糖水平调整滴速,保持血糖水平正常。

也可以采用胰高血糖素治疗。对急症治疗很有效。成人常用剂量是 0.5~1 U,皮下、肌肉或静脉注射;儿童为 0.025~0.1 U/kg(最大剂量 1 U)。若胰高血糖有效,低血糖症的临床症状通常在 10~25 分钟内缓解。若患者对 1 U 胰高血糖素在 25 分钟内无反应,再次注射有效的可能性较小,故不主张第二次注射。主要不良反应是恶心、呕吐。胰高血糖素的疗效主要取决于肝糖原储存量,胰高血糖素对饥饿或长期低血糖患者几乎没有疗效。

如果仍不能够维持血糖的平稳,可以考虑加用糖皮质激素,并反复多次测定血糖,维持正常血糖水平 24~48 小时。

自身免疫综合征性低血糖症者,可使用糖皮质激素,剂量依患者反应而定,原则为用最小有效剂量。

由于摄入果糖,半乳糖或亮氨酸激发的低血糖症,治疗方法是限制或阻止这些物质的摄入。发生在胃肠道术后或特发性饮食性低血糖需要少量、多餐高蛋白、低碳水化合物饮食。荤素兼吃,合理搭配膳食,保证摄入全面充足的营养物质;宜适当多吃富含蛋白质食物;伴有食少食欲缺乏者,宜适当食用能刺激食欲的食物和调味品。

其他导致低血糖的肿瘤疾病手术切除是最好的方法。最多见单个胰岛素瘤,切除可治愈,但肿瘤定位困难(约 14% 胰岛素瘤为多发性),常需再次手术或胰腺部分切除。术前使用二氮嗪和奥曲肽可用于抑制胰岛素分泌。有胰岛素分泌的胰岛细胞癌患者一般预后差。

（庞传丽）

第四节　糖原贮积病

一、概论

1932 年是 Bischaff 等首先发现,糖原贮积病是由先天性酶缺陷所造成的糖原代谢障碍疾病。多数属常染色体隐性遗传,发病因种族而异,较为罕见。根据欧洲资料,其发病率为 0.004% ～ 0.005%。这类疾病有一个共同的生化特征,即是糖原贮存异常,绝大多数是糖原在肝脏、肌肉、肾脏等组织中贮积量增加。仅少数病种的糖原贮积量正常,而糖原的分子结构异常。对各类型糖原贮积病的诊断,最近在 Duke 医学中心遗传科已能提供有关肝脏或肌肉组织酶的分析。该实验室对羊膜细胞培养成功,使三种类型的糖原贮积病(Ⅱ、Ⅲ和Ⅵ型)产前诊断也成为可能。

二、类型

糖原合成和分解代谢中所必需的各种酶至少有 8 种。由于这些酶缺陷所造成的临床疾病有两大类 12 型。一类为Ⅰ、Ⅲ、Ⅳ、Ⅵ、Ⅸ型以肝脏病变为主的肝型糖原贮积病;另一类为Ⅱ、Ⅴ、Ⅶ型以肌肉组织受损为主的肌型糖原贮积病。临床以Ⅰ型糖原贮积病最多见,常见类别及其主要临床表现见表 10-2。

表 10-2　糖原贮积病分类

类别	酶缺陷	受累组织	临床表现
0	糖原合成酶	肝	低血糖、高血酮、耐受频繁喂饲、早期死亡
Ⅰa	葡萄糖-6-磷酸酶	肝	肝大和进行性肾衰竭、空腹低血糖、酸中毒、血小板功能紊乱
Ⅰb	微粒体膜葡萄糖-6-磷酸移位酶	肝	如Ⅰa,另外有复发性中性白细胞减少症、细菌感染
Ⅰc	微粒体膜磷酸-转运器	肝	如Ⅰa
Ⅱ	溶酶体酸性糖苷酶	全身组织	幼儿型:早年发病,进行性肌张力降低、心力衰竭,两岁前死亡 青年型:迟发性肌病伴有不同程度心脏受累 成年型:肢体肌肉营养不良样表现
Ⅲ	淀粉-1,6-糖苷酶(脱支酶)	肝、肌肉心脏	空腹低血糖,婴儿期肝脏大,部分有肌病表现,罕见有临床心脏表现
Ⅳ	淀粉-1,4-1,6-转糖苷酶(分支酶)	肝、肌肉白细胞	肝脾大,一般于婴儿期死于肝硬化,可有迟发性肌病
Ⅴ	肌磷酸化酶	肌肉	运动后肌痛、痉挛和进行性衰弱,50%呈肌红朊尿
Ⅵ	肝磷酸化酶	肝、白细胞	肝大、轻度低血糖,预后好
Ⅶ	磷酸果糖激酶	肌肉、红细胞	如Ⅴ型,此外有中等度溶血性贫血
Ⅸ	磷酸化酶 b 激酶	肝、白细胞	如Ⅵ、X-链遗传
Ⅹ	cAMP 依赖激酶	肝、肌肉	肝大、轻度低血糖

三、发病机制

糖原贮积病至少分成 12 种类型之多,其中 0 型(糖原合成障碍)和Ⅳ型(淀粉-1,4-1,6-转葡萄糖苷酶缺乏)都会导致肝硬化和肝功能衰竭。Ⅰ型(葡萄糖-6-磷酸酶缺乏)可发展为良性肝腺瘤和腺癌。Ⅲ型(淀粉-1,6-葡萄糖苷酶缺乏、脱支酶缺乏)可发展为肝纤维化或肝硬化。

四、病理学

电镜超微结构特点主要为肝细胞胞质内见大量糖原堆积及大小不等的脂滴形成,线粒体有浓聚现象,内质网等细胞器数量减少且有边聚现象,部分肝血窦狭窄,腔内偶见糖原沉积。

(一)糖原贮积病Ⅲ型

本型的特点是肝内纤维隔及无脂肪沉积,肝硬化往往发生在两个酶以上同时缺陷,即除脱支酶缺陷外,还有磷酸酶和/或磷酸激酶的缺陷。超微结构示脂肪滴小且少。除肝脏病变外,心、骨骼、肌肉也有糖原累积。缺乏淀粉-1,6-葡萄糖苷酶。肝大伴肝细胞粒细胞等胞浆内糖原贮积。后果表现肌压力、心功能不全及容易感染。

(二)糖原贮积病Ⅳ型

本型肝脏呈小结节性肝硬化,伴有宽纤维束围绕或插入肝小叶。门脉区胆管轻度增生。白色的两染性物质或嗜碱性染色物质沉积在肝细胞、心肌、骨骼肌和脑细胞。肝小叶周边细胞内可发现嗜酸性或无色包涵体沉积在细胞质,把肝细胞核推向一侧,构成了 GSD-Ⅳ 的特征性病变。组织化学染色显示肝细胞内沉积物系异常糖原。

五、临床表现

临床症状表现为肝大,患儿体型较矮小,脸圆,腹大,颊、臀部脂肪堆积,常因感染诱发酸中毒、酮尿、高脂血症、乳酸血症、血尿酸增高等。除酸性麦芽糖酶、分支酶和一些特异性肌酶缺乏外,往往都伴有低血糖,且可因低糖血症而致智能低下。肌型糖原贮积病以运动后肌肉酸痛、痉挛、伴肌红朊尿等为主要表现。特别是Ⅱ型,分为Ⅱa或Ⅱb两型,Ⅱa又称乳儿型,生后数月内发病,表现为心肌大生糖原堆积,肌无力,2岁左右死亡。Ⅱb为青年型,发病晚,以肌无力为主,有家族史。

六、诊断

(一)生化检查

Ⅰ型患者空腹血糖降低至 $2.24 \sim 2.36$ mmol/L,乳酸及血糖原含量增高,血脂酸、尿酸值升高。

(二)白细胞酶的测定

对Ⅲ、Ⅳ、Ⅵ、Ⅸ型患者可能有帮助。

(三)糖代谢功能试验

1.肾上腺素耐量试验

注射肾上腺素 60 分钟后,0、Ⅰ、Ⅲ型患者血糖均不升高。

2.胰高血糖素试验

0、Ⅰ、Ⅲ、Ⅳ型患者示血糖反应低平,餐后 $1 \sim 2$ 分钟重复此试验,0、Ⅲ型血糖可转为正常。

3.果糖或半乳糖变为葡萄糖试验

Ⅰ型患者在负荷果糖或半乳糖时不能使葡萄糖升高,但乳酸明显上升。

4.糖耐量试验

呈现典型糖尿病特征。

(四)肌肉组织或肝组织活检

活检组织做糖原定量和酶活性测定,可作为确诊的依据,但损伤性大。

(五)分子生物学检测

目前研究较多的为葡萄糖-6-磷酸酶(G-6-Pase)基因,G-6-Pase 缺乏可引起Ⅰ型 GSD。G-6-Pase基因位于第 17 号染色体,全长 12.5 Kb、包含 5 个外显子,目前已检测出多种 G-6-Pase 基因突变,其中最多见于 R83C 和 Q347X,约占Ⅰ型 GSD 的 60%。但有地区差异,中国人群以 nt327G→A(R83H)检出频率最高,其次为 nt326G→A(R83C),因此 G-6-Pase 基因第 83 密码子上的 CpG 似乎是突变的热点。应用 PCR 结合 DNA 序列分析或 ASO 杂交方法能正确地鉴定 88%Ⅰ型糖原累积症患者携带的突变等位基因。基因检测可避免侵害性的组织活检,亦可用于携带者的检出和产前诊断。

七、治疗

预防低血糖、高乳酪血症、高尿酸血症和高脂血症,常血糖水平、提高食欲。胰高血糖素、各种类固醇激素、甲状腺素对改善症状皆可有暂时的疗效。外科方法如做门-腔静脉吻合术,使肠吸收的葡萄糖越过肝,直接进入血液循环,可能术后肝缩小,生长加速,但长期效果并不肯定。亦有报道做肝移植者,效果不明且不易推广。其他有采用酶替代治疗等,但效果并不佳。总之,对本症主要是饮食治疗和对症处理,使患儿能度过婴幼儿期,因 4 岁后机体逐步适应其他代谢途径,临床症状可减轻。

(孙 金)

第五节 肥 胖 症

肥胖症指体内脂肪堆积过多和/或分布异常、体重增加,是包括遗传和环境因素在内的多种因素相互作用所引起的慢性代谢性疾病。肥胖易发生在能量代谢异常的个体,机体摄入的热量大于其消耗的热量。肥胖尽管被等同于体重增加,但肌肉发达的人可过重却不伴脂肪增加,因此不应机械地按标准诊断肥胖,应按照肥胖的定义及其相关疾病发病率和死亡率的关联判定是否为肥胖症。

目前,肥胖症及其相关疾病在全世界呈日益流行的趋势,2005 年世界卫生组织(WHO)发布报告,全球约有 16 亿成人超重,至少 4 亿成人肥胖。我国肥胖人群也逐渐增加。2002 年中国居民营养与健康状况报告显示,我国成人超重率为 22.8%,肥胖率为 7.1%,估计人数分别为 2.0 亿和 6 000 多万。儿童肥胖率已达 8.1%。与 1992 年全国营养调查资料相比,成人超重率上升 39%,肥胖率上升 97%,其上升速度令人担心。我国人群超重和肥胖患病率总体来说北方高于南方,城市高于农村,经济发达地区高于不发达地区。超重和肥胖是心脑血管病、糖尿病、某些肿瘤和其他一些慢性疾病的重要危险因素。肥胖症可损害人的身心健康,使生活质量下降、预期寿命缩短,已经成为世界性的健康问题。

一、病因

肥胖症按发病机制可分为原发性肥胖和继发性肥胖。原发性肥胖也叫单纯性肥胖,指目前方法不能找到继发性因素者,又可分为体质性肥胖和过食性肥胖。前者发生的原因多与家族遗传有关,即家族中大多是肥胖者,尤其是父母双方都肥胖。这类人的物质代谢过程较慢,代谢率较低,物质的合成代谢超过了分解代谢,使能量聚集于体内,且脂肪细胞不断增生而导致肥胖。其特点是自幼肥胖,一般从半岁起至成年,食欲良好,脂肪分布均匀,并且与家族成员的肥胖形式大致相同。控制饮食及运动等减肥治疗效果欠佳。后者也叫获得性肥胖,是由于饮食过度,摄入的热量超过机体消耗的热量,多余的热量转化为脂肪,堆积到皮下和内脏,导致肥胖。与前者相比,获得性肥胖成年发病,以四肢肥胖为主,饮食及运动治疗效果较好。

继发性肥胖症是由于下丘脑-垂体性病变、皮质醇增多症等器质性疾病引起的肥胖。鉴别原发性肥胖症和继发性肥胖症非常重要,否则会延误病因诊断,造成严重后果。

神经中枢和内分泌系统通过影响能量摄取和消耗的效应器官发挥对体重的双重调节作用。大脑,主要是下丘脑,是调节能量平衡最主要器官,各种影响食欲中枢的信号如神经传入(主要是迷走神经)、激素(瘦素、胰岛素、缩胆囊素等)和代谢产物(如葡萄糖、游离脂肪酸)等传入下丘脑中枢,影响各种下丘脑肽的表达和释放,通过神经-体液途径传出信号作用于效应器官,从而维持能量和体重平衡。

长期的能量摄入大于能量消耗使脂肪合成增加而导致肥胖症,但是引起能量失衡的神经内分泌系统调节机制复杂,其具体机制尚不明确。肥胖症被认为是包括遗传和环境因素在内的多种因素相互作用的结果。

(一)环境因素

环境因素是过食性肥胖的决定因素,绝大部分肥胖患者由此所致。环境因素包括:①饮食因素:能量和脂肪摄入过多,如不吃早饭或漏餐导致下一餐进食过多、害怕浪费而摄入过多的食物;进食行为不良,如经常性的暴饮暴食、夜间进餐、喜欢甜腻的零食,尤其是在看书看电视等静坐状态下吃零食,进食过快使传入大脑摄食中枢的信号较晚而不能做出即时的反应,没有饱胀感而进食过多。②体力活动减少:如久坐、体育锻炼少、过多使用节省体力的交通工具等。③其他因素:研究表明,文化程度低的人易发生超重和肥胖,因为文化因素可以影响食物摄入量、食物构成、体育活动强度和形式。另外,胎儿期母体营养不良,或出生时低体重婴儿,在成年后饮食结构发生变化时,也容易发生肥胖症。

(二)遗传因素

遗传因素是体质性肥胖的重要因素,不是肥胖患者的主要原因。遗传性肥胖症是多基因疾病,因此目前尚无特别的突破。肥胖的发生存在遗传异质性,研究表明,双亲中一方有肥胖症,其子女肥胖发生胖率为50%,双亲中双方均有肥胖症,其子女肥胖发生率高达80%。

其他情况是遗传和环境因素相互作用的结果。在这部分病因中遗传因素起一定作用,但不具决定性,更多的是取决于饮食、体力活动、文化因素、社会心理因素等,因此肥胖是多基因多环境因素共同作用所致的复杂性疾病。

二、病理生理

遗传和环境因素如何引起脂肪堆积过多的确切机制目前还不完全清楚。瘦素是脂肪组织分泌的一种蛋白激素,当脂肪细胞产生甘油三酯增加,脂肪细胞体积变大,引起瘦素分泌增加,进入下丘脑后与室旁核和弓状核上的受体结合,使下丘脑的阿片-促黑素细胞皮质素原合成增加,进而抑制食欲的关键性的神经肽 α-促黑素细胞激素(α-MSH)产生增加。α-MSH 刺激黑皮质素受体 4 而抑制食欲,同时使交感神经分泌儿茶酚胺增加,作用于脂肪细胞肾上腺素能受体,使脂肪细胞内线粒体解偶联蛋白的表达增加,进而消耗能量。反之,当脂肪细胞产生甘油三酯减少,脂肪细胞体积变小时,瘦素分泌较少,下丘脑弓状核上的 NPY 合成增加,兴奋迷走神经,使胰岛素分泌增加,食欲亢进,脂肪蓄积。

激素在脂肪代谢过程中起重要的作用,如胰岛素和前列腺素 E_1 主要促进脂肪合成,而儿茶酚胺、胰高血糖素、甲状腺激素、生长激素、皮质醇等为促进脂肪分解、抑制其合成的激素。

因此,脂肪代谢受到复杂的神经内分泌网络系统调控,当上述网络各环节出现障碍,都有可能引起脂肪积聚和肥胖症的发生。

肥胖症可引起一系列代谢紊乱。高胰岛素血症、胰岛素抵抗、血脂紊乱等促进糖尿病、动脉粥样硬化、冠心病的发生。肥胖症的患者由于体内大量脂肪堆积,体重增加,活动时消耗的能量及耗氧量均增加。尽管肥胖患者总摄氧量是增加的,但单位体表面积耗氧量则比非肥胖患者低。同时由于胸腹部脂肪较多,膈肌抬高,换气受限,故肥胖患者可出现 CO_2 潴留及缺氧。肥胖患者的循环血容量增加,心脏负荷增高,同时心肌内外脂肪沉着,容易发生心肌劳损。

三、临床表现

本病可见于任何年龄,以中青年居多,60～70 岁以上亦不少见。肥胖症的病因不同,其临床表现也不同,继发性肥胖症除肥胖外还有原发病的特殊临床表现。男性脂肪分布以内脏和上腹部皮下为主,称腹型、苹果型或向心性肥胖;女性则以下腹部、臀部、股部皮下为主,称梨型或外周性肥胖,向心性肥胖者发生代谢综合征的危险性较大。

轻度肥胖症多无症状,中、重度肥胖者活动时感觉气喘,行动困难,怕热多汗,下肢轻重不等的浮肿,有的患者日常生活如弯腰穿袜提鞋均感困难。主要临床体征有身材胖、浑圆,脸部上窄下宽、双下颏圆,颈粗短,肋间隙变窄,乳房增大,站立时腹部向前凸出而高于胸部平面。手指、足趾粗短,手背掌指关节骨突处皮肤凹陷,骨突不明显。明显肥胖者在下腹部两侧、大腿内外侧、臀部外侧可见细紫纹或白纹。肥胖者可伴随或合并其他疾病,具体表现如下。

(一)内分泌代谢异常

空腹及餐后血浆胰岛素可增加,出现高胰岛素血症和胰岛素抵抗,其程度和体重呈正相关,肥胖与 2 型糖尿病关系密切,有数据显示,与体重正常者相比,严重肥胖症发生 2 型糖尿病的风险在男性增加 42 倍,女性高达 93 倍。国际生命科学学会中国肥胖问题工作组综合 24 万人资料作的横断面分析认为,将 BMI 控制在 24 kg/m^2 以下,可防止人群中 33％～37％发生糖尿病。患糖尿病的风险与腹部脂肪量、腰围及腰臀比正相关。肥胖是糖尿病的重要危险因素,80％的糖尿病患者伴有肥胖。肥胖者早晨空腹血皮质醇可增高,但午夜唾液皮质醇正常,24 小时尿游离皮质醇一般也正常,昼夜节律存在,过夜或小剂量地塞米松抑制试验正常。女性常有闭经不孕、男性化、多毛等症候群,可伴有多囊卵巢综合征,表现为不排卵,月经稀少,卵巢雄激素分泌过多。

男性可有阳痿不育、类无睾症,血浆游离睾酮常下降而雌激素水平上升。

(二)肥胖低换气综合征

肥胖患者的胸壁、肺的顺应性较正常人下降,呼吸做功增加,CO_2生成增加,肺活量及功能残气量减少,体内大量脂肪堆积,增加了对胸壁和胸廓的压力,腹壁增厚,膈肌抬高,导致肺泡通气不足,换气功能下降,CO_2潴留,严重者可形成继发性红细胞增多症、肺动脉高压及肺心病。肥胖还可引起阻塞性睡眠呼吸暂停综合征,呼吸暂停原因大多为阻塞性的,也有中枢性或混合性的。患者睡眠时出现呼吸暂停,伴打鼾、嗜睡等症状,可随体重下降而减轻。

(三)心血管疾病

Framingham心脏研究表明,肥胖是心力衰竭、高血压、冠心病等心血管疾病的独立危险因素。我国流行病学资料显示,随着BMI的增加,人群血压水平、高血压患病率呈明显的上升趋势,在多数BMI分组中,男女性腰围(WC)与血压均值和高血压患病率间存在明显的线性相关关系。男女性不同BMI组及WC组高血压患病率分别为16.5%、14.1%(BMI<24 kg/m^2,男/女:WC<85/80 cm),29.8%、20.6%(BMI<24 kg/m^2,男/女:WC≥85/80 cm),57.5%、43.3%(BMI≥28 kg/m^2,男/女:WC≥85/80 cm)。肥胖者心排血量、外周血管阻力增加,心脏负担加重,血总胆固醇(TC)、低密度脂蛋白胆固醇(LDL-C)和甘油三酯(TG)升高而高密度脂蛋白胆固醇降低(HDLC),故易于发生冠心病、脑血管病及左心衰竭等。

(四)其他

肥胖是多种癌症的重要危险因素,男性肥胖与食管癌、胰腺癌、前列腺癌、结肠直肠癌,女性肥胖与胆囊癌,乳腺癌、宫颈癌、子宫内膜癌、卵巢癌的死亡率增加有关。肥胖者胆道胆汁分泌增加,胆汁中胆固醇过饱和,故胆石症的患病率增加。肥胖也增加麻醉和手术的风险性。肥胖者因长期负重引起关节结构异常,易患骨关节病。皮肤褶皱处易发生皮炎甚至擦烂,易发生黑棘皮病,表现为颈部、肘部、手足背侧皮肤褶皱处皮肤色素沉着、粗糙增厚,可随体重下降而减轻。

四、实验室检查

辅助检查有助于尽早明确原发性与继发性肥胖症及是否有并发症出现。可进行以下辅助检查。①血脂检查:常规的血脂测定包括总胆固醇、甘油三酯、低密度脂蛋白胆固醇、高密度脂蛋白胆固醇;②肝功能检查、B超:有助于了解有无脂肪肝、胆石症及肾上腺、甲状腺、胰腺、性腺肿瘤;③CT和磁共振检查:怀疑有垂体瘤等颅内肿瘤、肾上腺、胰腺等部位肿瘤时,可进行此检查;④多导睡眠图监测:当严重肥胖伴发睡眠呼吸暂停综合征,要进行此项监测;⑤心电图、心脏活动平板试验、冠脉CT或造影:有助于明确有无心血管疾病;⑥内分泌功能检查:怀疑糖尿病或胰岛素瘤时可测定空腹血糖,进行口服葡萄糖耐量试验(OGTT)、C肽及胰岛素释放试验、糖化血红蛋白、饥饿试验等。考虑甲状腺功能减退症时需要测定血清TSH、总T_3、总T_4、游离T_3、游离T_4。24小时尿游离皮质醇测定和小剂量地塞米松抑制试验有助于鉴别单纯性肥胖和皮质醇增多症。有性功能低下者可测定血清睾酮、雌二醇、LH、FSH,LHRH兴奋试验有助于鉴别性腺功能低下的发病部位。

五、诊断与鉴别诊断

肥胖症的评估包括身体肥胖程度、体脂总量和脂肪分布。肥胖症临床表现没有特异性,诊断标准虽然不理想,但简单实用的指标是根据体质指数和腰围界限值与相关疾病的危险程度及大规模流行病学调查人群统计数据而制定。

(一)BMI

通过 BMI 测量身体肥胖程度,主要反映全身性肥胖水平,简单易测量,不受性别的影响,但在具体应用时有局限性,在不同个体同一 BMI 值并不总是代表相同的脂肪含量或肥胖程度。虽然 BMI 不是金标准,但目前仍是全球认可的判断肥胖简便可操作性强的首选指标。

美国内分泌医师协会(AACE)提出肥胖诊断定义应从"以 BMI 为中心"转变为"以肥胖相关并发症为中心"。将所有人群分为 5 个阶段:①正常体重(BMI＜25 kg/m²,某些种族人群中 BMI＜23 kg/m²);②超重(BMI 25～29.9 kg/m²,无肥胖相关并发症);③肥胖 0 级(BMI≥30 kg/m²,无肥胖相关并发症);④肥胖 1 级(BMI≥25 kg/m²,至少存在 1 种轻度至中度肥胖相关并发症);⑤肥胖 2 级(BMI≥25 kg/m²,至少存在 1 种重度肥胖相关并发症)。在某些种族人群中超重、肥胖 1 级和 2 级中的 BMI 可调整为 23～25 kg/m² 但腰围增加。

(二)腰围

简单可靠,反映脂肪总量和脂肪分布最重要的简易临床指标,可间接反映腹内脂肪。受试者站立位,双足分开 25～30 cm,体重均匀分配,在正常呼气末测定髂前上棘和第 12 肋下缘连线中点的围长,读数应精确到 mm。不同学术组织的判定标准见表 10-3。

表 10-3　以腰围为基础判断成年人向心性肥胖的标准(cm)

性别	WHO(1997 年)	亚太地区(2005 年)	中国人群(2003 年)
男性	＞94	≥90	≥85
女性	＞80	≥80	≥80

(三)其他诊断指标

CT 或 MRI 测量皮下脂肪厚度或内脏脂肪面积,是评估体内脂肪分布最准确的方法。用 CT 或 MRI 扫描腹部第 4～5 腰椎间水平面计算内脏面积时,一般以腹内脂肪面积≥100 cm² 作为判定腹内脂肪增多的切点。超声可测量腹内脂肪厚度。另外,还可以采用身体密度测量法、生物电阻抗测定法、双能 X 线(DEXA)吸收法测定体脂总量等。但这些仪器设备比较昂贵或技术性强,因此不作为常规检查,常用于科研。

(四)原发性与继发性肥胖症的鉴别

原发性与继发性肥胖症的区别非常重要,否则容易漏诊或误诊继发性肥胖症,延误肥胖的病因治疗,影响预后。首先,详细询问病史以分析引起肥胖的原因,如肥胖发生的时间、长胖的速度、有无肥胖家族史,以及近期有无外伤、手术史、是否使用过引起肥胖的药物、是否生活方式发生改变等。原发性者一般缓慢长胖(除女性分娩后长胖外),如短时间内迅速长胖应多考虑继发性肥胖症。同时要注意询问有无伴随或合并相关疾病的病史,如皮质醇增多症表现为高血压、满月脸、水牛背、月经较少、闭经;甲状腺功能减退症常有怕冷、少汗、嗜睡、浮肿;糖尿病可出现口干、多饮及多尿等。在体格检查方面,要测量血压、身高、体重,观察体形、皮肤颜色、有无水肿、有无紫纹、脂肪分布,观察第二性征发育,必要时应进行视力、视野检查等。

(五)并发症与伴发病的筛查

原发性肥胖症对身体的危害除了肥胖本身引起的内分泌代谢等疾病外,肥胖常导致或伴发其他疾病,这些疾病常为肥胖患者死亡的原因。如高血压、糖尿病、血脂紊乱、高尿酸血脂与痛风、脂肪性肝病、胆石症、阻塞性呼吸睡眠暂停综合征、脑心血管病、慢性骨关节炎及肿瘤等。应依据病史及体征等相关线索分别进行相应的筛查。继发性肥胖症原因繁多,除了按照原发性肥胖症筛查肥胖共有的并发症与伴发症外,还须按照不同疾病进行相应的筛查。

六、治疗

肥胖症的治疗原则是以行为、饮食及运动等生活方式干预为主的综合治疗,强调个体化,必要时辅以药物或手术治疗,各种并发症及伴随病应给予相应处理,从而减少糖尿病、心脑血管病及各种并发症的发生。继发性肥胖症应针对病因给予相应的治疗。

(一)行为治疗

对患者进行教育,提高患者对肥胖本身及各种并发症或伴随疾病风险性的认识,树立自信,改变不良的生活习惯,建立正确的生活方式,如具有节食意识,每餐达到七分饱;避免暴饮暴食;细嚼慢咽有助于减少进食量,长期坚持饮食控制和体育锻炼,这些是肥胖症治疗的基础。

(二)饮食治疗

根据活动强度、年龄、标准体重及身体健康状况计算每天所需要的热量,制定个体化的饮食方案,鼓励摄入低能量、低脂肪、适量蛋白质、碳水化合物和盐、富含微量元素和维生素的膳食,摄入量持续低于机体的消耗量以达到减轻体重的目的。为使体重缓慢地降低到目标水平,最好使其每天膳食中的热量比原来日常水平减少约 1/3,即女性为 1 000~1 200 kcal/d,男性 1 200~1 600 kcal/d,这样有望每周能降低体重 0.5 kg;避免较长时间用极低热量膳食(即能量总摄入低于每天 800 kcal 的膳食),可能导致明显的酮症和微量营养素缺乏等;注意饮食的能量密度(能量密度系指一定体积的膳食所产生的能量),即选择体积较大而所含的能量相对低一些的食物,蔬菜和水果的体积大而能量密度较低,又富含人体必需的维生素和矿物质,以蔬菜和水果替代部分其他食物能给人以饱腹感而不致摄入过多能量;饮食的结构要合理,蛋白质、碳水化合物和脂肪提供的能量比,应分别占总能量的 15%~20%、60%~65% 和 25% 左右(动物性蛋白质应占总蛋白质的 1/3,动物性脂肪摄入量不超过总热量的 10%)。少食煎炸食品、零食等,限制甜食和盐,适当增加膳食纤维、补充适量的维生素和微量元素。

饮食治疗常见的误区之一是极低热量饮食(VLCD),长期 VLCD 使脂肪过度提供热量,对以葡萄糖供能为主的大脑和心肌代谢会带来不利影响,甚至发生心肌损伤致心源性猝死;同时肝肾代谢负荷过重,因肥胖常伴脂肪性肝病,也常伴高血压甚至肥胖性肾病,因此长时间可能加重肝肾损害。误区之二是不进食或极少进食碳水化合物,后果与 VLCD 相似。误区之三是不进食动物脂肪,因为相当部分必须脂肪酸需要动物脂肪提供,因而没有动物脂肪摄入会造成脂肪酸代谢失衡。由此可见,合理的热量与合理的饮食措施才是科学的治疗,不能采用极端的方法。误区之四是仅饮食治疗,不与运动配合。肥胖伴胰岛素抵抗,要改善胰岛素抵抗除了减少热量外,必须配合运动,否则减轻胰岛素抵抗的作用会不明显。

(三)运动治疗

要与饮食治疗同时进行,提倡有氧运动,并有大肌肉群(如股四头肌、肱二头肌等)参与的运动,如走路、骑车、打球、跳舞、游泳、划船、慢跑等。创造尽量多活动的机会,多行走少静坐,宜选择中等强度的运动,一般要求每周进行 3~5 天,每天 30~45 分钟的运动。运动方式和运动量应适合患者具体情况,注意循序渐进,量力而行并持之以恒。各种形式的运动方式对不同患者应有选择性,最重要的是心血管安全性和关节的保护,即应评估所选运动方式对心血管和关节的影响,其次是运动本身的风险评估。

（四）药物治疗

减肥药是饮食、运动治疗的辅助手段,应在医师指导下应用。根据《中国成人超重和肥胖预防控制指南(试用)》,药物减重的适应证为：①食欲旺盛,餐前饥饿难忍,每餐进食量较多；②合并高血糖、高血压、血脂异常和脂肪肝；③合并负重关节疼痛；④肥胖引起呼吸困难或有阻塞性睡眠呼吸暂停综合征；⑤BMI≥24 kg/m^{2}有上述并发症情况,或 BMI≥28 kg/m^2,不论是否有并发症,经过 3～6 个月单纯饮食和增加活动量处理仍不能减重 5%,甚至体重仍有上升趋势者,可考虑用药辅助治疗。下列情况不宜应用减重药物：①儿童；②孕妇、乳母；③对该类药物有不良反应者；④正在服用其他选择性血清素再摄取抑制剂者。

迄今为止,全球著名的美国和欧洲药监部门批准且在我国上市销售的减肥药极少。奥利司他因抑制脂肪吸收,用药后发生脂肪泻且自发从肛门溢出,弄脏裤子,严重影响生活质量,加之会发生致命性肝损害,因此国外生产商已主动撤市,停止销售。

但根据一些大型临床研究发现二甲双胍有确切的减重作用。美国肥胖学会已将二甲双胍和阿卡波糖作为减肥药。二甲双胍作为减重药物,其疗效呈剂量依赖关系,在安全的前提下用量每天应在 2 000～2 500 mg。另一种对部分患者有减重作用的药物是 α 葡萄糖苷酶抑制剂——阿卡波糖。减重机制不明,可能与减少肠道糖类吸收及改变肠道菌群及激素等有关。阿卡波糖 300 mg/d 的减重疗效优于二甲双胍 1 500 mg/d。

现已发现,二甲双胍联合阿卡波糖减重效果更明显。将两者单用或合用作为一线减肥药的循证医学证据较充分,在需要药物辅助控制体重的患者可试用这两种药物,特别是二甲双胍,也是可以考虑的一种选择。近年新研发已上市的降糖药胰高血糖素样肽-1 受体激动剂艾塞那肽和利拉鲁肽(也称胰高血糖素样肽-1 类似物)已被证明有确切的减重疗效,但尚未获准用于治疗不伴糖尿病的肥胖症。该类药物有望成为减重药,在知情同意的情况下也可考虑试用。

（五）手术治疗

研究表明,肥胖患者减重后可改善其血糖、血脂、血压及伴发的睡眠呼吸暂停等状况,改善生活质量,但是通过改变生活方式和/或药物治疗很难达到明显的效果,尤其是重度肥胖患者难以坚持长期治疗,而且目前获批准且市售的减肥药物非常少。有数据显示,肥胖患者施行减重手术后分别随访 2 年和 10 年,与对照组相比,糖尿病和其他伴随疾病显著改善,糖尿病的发病率也明显下降。手术治疗应该在具备资质的医疗单位进行,需要有经验的内分泌专业医师、营养师及胃肠外科医师等多学科的合作,患者与医方必须进行充分的沟通,医方必须向患者讲明手术可能发生的近期和远期风险,正确评估患者的效益风险十分重要。国外多数学术机构推荐手术治疗不伴糖尿病的肥胖症的 BMI≥40 kg/m^2,IDF 推荐伴 2 型糖尿病的肥胖患者 BMI≥35 kg/m^2(亚洲人为≥32.5 kg/m^2),经药物及改变生活方式等措施治疗后糖尿病及其他合并症难以控制者考虑减重手术治疗。中国肥胖病外科治疗指南(2007)建议有以下①～③之一者,同时具备④～⑦情况的,可考虑行外科手术治疗：①确认出现与单纯脂肪过剩相关的代谢紊乱综合征,如 2 型糖尿病、心血管疾病、脂肪肝、脂代谢紊乱、睡眠呼吸暂停综合征等,且预测减重手术可以有效治疗。②腰围：男≥90 cm,女≥80 cm；血脂紊乱：甘油三酯≥1.70 mmol/L；和/或空腹高密度脂蛋白胆固醇：男性<0.9 mmol/L,女性<1.0 mmol/L。③连续 5 年以上稳定或稳定增加的体重,BMI≥32 kg/m^2(应指患者正常情况下有确认记录的体重及当时的身高所计算的系数,而如怀孕后 2 年内等特殊情况不应作为挑选依据)。④年龄 16～65 岁。⑤经非手术治疗疗效不佳或不能耐受者。⑥无酒精或药物依赖性,无严重的精神障碍、智力障碍。⑦患者了解减肥手术术式,理

解和接受手术潜在的并发症风险,理解术后生活方式、饮食习惯改变对术后恢复的重要性并有承受能力,能积极配合术后随访,但国内相当多的内分泌代谢医师认为此指南标准太低且循证医学证据不够充分。根据减轻体重的原理不同,手术方式分限制摄入、减少吸收或两者兼有三类。目前,共有五种治疗肥胖症的手术方法得到临床验证,即可调节胃绑带术、垂直绑带式胃减容术和袖状胃切除术(限制摄入)、胃短路术(限制摄入和减少吸收)、胆胰旷置术与十二指肠转位术(减少吸收)。手术有一定效果,部分患者获得长期疗效,但手术可能并发吸收不良、贫血、管道狭窄等,有一定危险性,因此手术治疗后需终身随访。

(六)并发症、伴发病及病因治疗

肥胖者有并发症与伴发病时应进行相应的治疗;继发性肥胖症应针对不同的病因给予相应的治疗。

七、预后

肥胖症可称为一种慢性疾病,该疾病可明显增加患者的死亡率,增加致残率,同时影响生活质量。肥胖症与心血管疾病及某些类型肿瘤的死亡明显相关,尤其在肥胖程度相对严重的患者中。欧洲的研究认为超重和肥胖是造成大约80%的2型糖尿病,35%的缺血性心脏病和55%的高血压的原因,每年会引起超过100万人的死亡。美国的研究发现,肥胖所造成的死亡甚至超过吸烟、酒精和贫困。如果肥胖患病率持续增加,肥胖可能很快将取代吸烟成为美国可预防的死亡的首要原因。

对肥胖患者进行干预,可明显改善肥胖相关的并发症。减重的获益常与体重减轻的程度相关。体重在原有基础上仅减轻5%时,就可因减重获益。减重也可以减少肥胖症患者发生新的肥胖相关并发症的风险。合并2型糖尿病的肥胖症患者,减重可改善患者的胰岛素敏感性及血糖控制。减重也可以降低肥胖患者的甘油三酯、总胆固醇、低密度脂蛋白胆固醇水平且升高高密度胆固醇水平。在不限制盐摄入的情况下,减重即可同时降低肥胖患者的收缩压及舒张压。减重也可以改善肥胖患者的肺功能、阻塞性睡眠呼吸暂停和其他的肥胖相关低通气综合征等。减重是否可降低死亡率尚存在争议。近期的干预性研究表明,通过减重手术可提高肥胖患者的长期生存。

在存在心力衰竭等心血管疾病的患者中是否积极干预体重是有争议的,因有为数不少的研究发现同样患心血管疾病的肥胖患者较比他们瘦的患者临床预后更好,这称为"肥胖悖论"。尽管如此,目前仍然推荐对存在心血管病的肥胖患者中进行体重干预,尤其是严重肥胖的患者。

(孙 金)

第六节 老年高尿酸血症与痛风

高尿酸血症是血尿酸水平高于正常标准的一种状态,可以伴或不伴有临床症状。痛风为嘌呤代谢紊乱和/或尿酸排泄障碍所致血尿酸增高的一组临床症候群。其临床特征是高尿酸血症,表现为反复发作的关节炎、痛风石沉积和特征性的关节畸形,可累及肾脏引起慢性间质性肾炎和尿酸性肾石病。在临床上,高尿酸血症主要见于慢性酒精中毒、肥胖和代谢综合征。老年是高尿酸血症的高发人群,高尿酸血症的发生具有增龄效应,年龄是影响老年人血尿酸水平的因素之一,随年龄的增高,血尿素氮和肌酐水平的增高,以及很多老年人因高血压经常服用利尿剂,均是导致高尿酸血症及痛风的独立危险因素。研究显示,约90％的原发性老年高尿酸血症患者是由于肾脏的尿酸排泄减少所致,仅有少数患者存在内源性尿酸生成增多。原因是肾脏排泄尿酸的能力随年龄的增长而下降。此外,老年人发生慢性肾功能损伤的比率高于年轻人,这也是导致高尿酸血症发病率增高的原因,尤其在老年女性中多。

痛风曾一度被认为是少见疾病,且多流行于欧美国家,但随着社会富裕程度的提高,饮食结构的改善,饮食行为所导致的营养相关性疾病日益增加,痛风作为其中一员,如同肥胖、糖尿病、高血压一样,呈现进一步增加的趋势,尤其在类似中国这样的快速发展国家。痛风在世界各地均有发病,因种族和地区不同而有差异,饮食与饮酒、职业与环境、受教育程度、个人智能和社会地位等均影响其发病。此外,血尿酸水平增高不仅增加了痛风的患病率,而且也增加了心血管疾病的发病风险。不同年龄组间高尿酸血症与痛风的患病率有明显的差异,原发性者多见于中年人,占90％以上,40～50周岁为发病高峰,平均发病年龄为44周岁,而在儿童和老年患者中继发性高尿酸血症与痛风患病率较高,但近年的研究显示老年人群中原发性高尿酸血症与痛风的患病率显著增加。原发性痛风患病率在两性之间也存在差异,男女痛风之比为20：1;男女高尿酸血症之比为2：1,痛风的高发年龄男性为50～59周岁,女性在50周岁以后。研究显示,高尿酸血症和痛风也是心肌梗死和外周血管病变的危险因素之一。

一、病因和发病机制

尿酸是嘌呤代谢的终产物,主要由细胞代谢分解的核酸和其他嘌呤类化合物及食物中的嘌呤经酶的作用分解而来。人体内,内源性尿酸占总尿酸的80％。

嘌呤代谢的速度受磷酸核糖焦磷酸(PRPP)、谷氨酰胺、鸟嘌呤核苷酸、腺嘌呤核苷酸和次黄嘌呤核苷酸对酶的负反馈控制来调节。人体内尿酸生成的速度主要决定于细胞内PRPP的浓度,而PRPP合成酶、磷酸核糖焦磷酸酰胺移换酶(PRPPAT)、次黄嘌呤-鸟嘌呤磷酸核糖转移酶(HGPRT)和黄嘌呤氧化酶(XO)对尿酸的生成又起着重要的作用。

高尿酸血症痛风可分为原发性和继发性两大类。

(一)原发性高尿酸血症

1.肾脏排尿酸减少

痛风患者中80％～90％的个体具有尿酸排泄障碍,而尿酸的生成大多数正常,老年患者尤其如此。随着年龄的增加,肾功能逐渐减退,且同时多种疾病并存,应用多种药物,部分药物影响尿酸排泄。肾小球滤出的尿酸减少、肾小管排泌尿酸减少或重吸收增加,均可导致尿酸排泄减少,引起高尿酸血症。其中大部分由于肾小管排泌尿酸能力下降,少数为肾小球滤过减少或肾小管重吸收增加。其病因为多基因遗传变异,具体机制尚待阐明。

2.尿酸生成增多

若经过5天的限制嘌呤饮食(<3 mg/d)后,24小时尿中的尿酸排泄量超过3.57 mmol(600 mg),提示可能存在体内尿酸生成增多的情况。仅有10％以内的患者是由于尿酸生成增多所致高尿酸血症,原因主要为嘌呤代谢酶缺陷。

3.家族性肾病伴高尿酸血症

家族性肾病伴高尿酸血症是一种常染色体显性遗传疾病,与UMOD基因突变有关。主要表现是高尿酸血症、痛风、肾功能不全和高血压,但表现不均一。肾脏损害以间质性肾病为特点。

(二)继发性高尿酸血症

1.继发于先天性代谢性疾病

一些先天性的代谢紊乱,如 Lesch-Nyhan 综合征因存在 HPRT 缺陷,导致次黄嘌呤和鸟嘌呤转化为次黄嘌呤核苷酸和鸟嘌呤核苷酸受阻,引起 PRPP 蓄积,使尿酸的生成增多;糖原贮积症 1 型是由于葡萄糖-6-磷酸酶的缺陷,使磷酸戊糖途径代偿性增强,导致 PRPP 产生增多,并可同时伴有肾脏排泄尿酸较少,引起高尿酸血症。

2.继发于其他系统性疾病

骨髓增生性疾病如白血病、多发性骨髓瘤、淋巴瘤、红细胞增多症、溶血性贫血、癌症等可导致细胞的增殖加速,肿瘤的化疗和/或放疗后引起机体细胞大量破坏,均可使核酸的转换增加,造成尿酸的产生增多。

慢性肾小球肾炎、肾盂肾炎、多囊肾、铅中毒、高血压晚期等由于肾小球的滤过功能减退,使尿中的尿酸排泄减少,引起血尿酸浓度升高。慢性铅中毒可造成肾小管的损害而使尿酸的排泄减少。

在糖尿病酸中毒、乳酸性酸中毒及酒精性酮症等情况下,可产生过多的 β-羟丁酸、游离脂肪酸、乳酸等有机酸,从而抑制肾小管的尿酸排泌,可出现一过性的高尿酸血症,但一般不会引起急性关节炎的发作。

3.继发于某些药物

噻嗪类利尿剂、呋塞米、乙胺丁醇、小剂量阿司匹林、烟酸、乙醇等药物可竞争性抑制肾小管排泌尿酸而引起高尿酸血症。有 30%～84% 的肾移植患者可发生高尿酸血症,可能与长期使用免疫抑制剂而抑制肾小管尿酸的排泄有关。

4.其他

乙醇和铁对尿酸的合成与排泄及关节炎症的发生发展均有明显的影响。饥饿对脂肪分解增多,可抑制肾小管排泌尿酸,引起一过性高尿酸血症。

二、病理生理

(一)痛风性关节炎

痛风性关节炎是因尿酸盐在关节和关节周围组织以结晶形式沉积而引起的急性炎症反应。局部损伤、寒冷、剧烈运动、酗酒使血尿酸达到饱和浓度以上时,血浆清蛋白及 α_1 和 α_2 球蛋白减少,局部组织 pH 和温度降低,尿酸盐的溶解度下降,尿酸盐容易以无定形或微小结晶的形式析出并沉积于组织中。尿酸盐被白细胞所吞噬,引起细胞死亡而释放溶酶体酶类,导致急性关节炎症,产生关节肿痛。滑膜内衬细胞也参与炎症过程,释放出白三烯 B_4（LTB_4）、白介素-1（IL-1）、白介素-6（IL-6）、白介素-8（IL-8）、前列腺素 E_2、溶酶体酶、血浆素、肿瘤坏死因子（TNF-α）等细胞因子导致局部炎症反应和发热等全身反应。

下肢关节尤其是跖趾关节,常为痛风性关节炎的好发部位。最容易发生尿酸盐沉积的组织为关节软骨,可引起软骨退行性改变,晚期可导致关节僵硬和关节畸形。

老年患者,应注意患者同时合并的骨关节退行性变、骨质疏松症等骨关节本身病变。

(二)痛风石

痛风特征性损害是痛风石,它是含一个结晶水的尿酸单钠细针状结晶的沉淀物,周围被反应性单核细胞、上皮肉芽肿异质体和巨大细胞所围绕着。痛风石常见于关节软骨、滑膜、腱鞘及其他关节周围结构、骨骼、皮肤皮下层和肾间质部位。关节软骨是尿酸盐最常见的沉积部位,甚至有时是唯一的沉积处。尽管沉积物在表面,但实际上是嵌入到细胞基质内。X线摄片常见的穿凿样骨损害代表骨髓痛风石沉积物,它可通过在软骨的缺损与关节表面的尿酸盐层相连。在椎体,尿酸盐沉积物侵蚀邻近椎间盘的骨髓腔,同时也侵蚀椎间盘。

(三)痛风性肾脏病变

痛风肾唯一特征性的组织学表现仅是在肾髓质或乳头处有尿酸盐结晶,其周围有圆形细胞和巨大细胞反应。在痛风患者的尸体解剖中这些表现的比率较高,并常伴有急性和慢性间质炎症性改变、纤维化、肾小管萎缩、肾小球硬化和肾小动脉硬化。最早期肾脏改变是间质反应和肾小管损害。在无痛风石的肾脏,间质反应一般不损害髓质和近髓质的皮质。尽管在痛风中肾石病常见,但一般较轻且进展缓慢。间质性肾病的原因仍未明了。如果缺乏与高尿酸血症有关的结晶样沉积物,甚至间质性肾病也难以确定。其他可能的因素包括肾动脉硬化、尿酸性肾石病、尿道感染、老化及铅中毒等。结晶样沉积物可发生在远曲小管和集合管。其组成成分可能是尿酸,并与管内尿酸浓度和尿液 pH 有关;它们可导致近曲小管扩张和萎缩。间质内沉积物的成分是尿酸钠,它的形成与血浆和间质液中升高的尿酸盐浓度有关。

三、临床表现

原发性高尿酸血症和痛风发病高峰年龄为 40 岁左右,以男性患者多见,女性约占 5%,多见于更年期后发病,常有家族遗传史。随着人口的老龄化,老年原发性高尿酸血症和痛风的发生率逐年增加,并成为高尿酸血症和痛风的主要人群。高尿酸血症多无典型临床症状,痛风根据不同的临床表现,可分为无症状期、急性关节炎期、间歇期和慢性关节炎期四个阶段。

(一)无症状期

仅有血尿酸持续性或波动性升高,无任何临床表现。由无症状的高尿酸血症发展至临床痛风,一般需历时数年至数十年,有些可终身不出现症状。但随年龄增长出现痛风的比率增加。通常,高尿酸血症的程度及持续时间与痛风症状的出现密切相关。导致高尿酸血症进展为临床痛风的确切机制尚不清楚。多数情况下,长期无症状的高尿酸血症一般不会引起痛风性肾病或肾石病。此外,无症状的高尿酸血症还可反映胰岛素诱导的肾小管对尿酸重吸收情况,故可作为监测胰岛素抵抗和肾血管疾病的一项观察指标。

(二)急性关节炎期

典型的发作起病急骤,多数患者发病前无先兆症状。常有以下特点:①于夜间突然发病,并可因疼痛而惊醒。症状一般在数小时内发展至高峰,受累关节及周围软组织突然出现红、肿、热、痛和功能障碍症状;②患者可出现发热、头痛等症状,伴有血白细胞增高,血沉增快;③初发本病呈自限性,经过数天或数周可自行缓解;④伴有高尿酸血症;⑤关节液白细胞内有尿酸盐结晶,或痛风石针吸活检有尿酸盐结晶,是确诊本病的依据。初次发病时绝大多数仅侵犯单个关节,其中以踇趾关节和第一跖趾关节最常见,偶可同时发生多关节炎。大关节受累时可伴有关节腔积液。症状反复发作可累及多个关节。

通常,急性关节炎症状在春季较多见,秋季发病者相对较少。关节局部的损伤如扭伤、着鞋过紧、长途步行及外科手术、饥饿、饮酒、进食高嘌呤食物、过度疲劳、寒冷、受凉、感染等均可诱发痛风性关节炎的急性发作。

(三)间歇期

急性痛风性关节炎发作缓解后,患者症状可以全部消失,关节活动完全恢复正常,此阶段称为间歇期,可持续数月至数年。患者受累关节局部皮肤出现瘙痒和脱屑为本病的特征性表现,但仅部分患者可见。多数患者于 1 年内症状复发,其后每年发作数次或数年发作一次。少数患者可终身仅有一次单关节炎发作,其后不再复发。个别患者发病后也可无明显的间歇期,关节炎症状长期存在,直至发生慢性痛风性关节炎。

(四)痛风石慢性关节炎期

未经治疗或治疗不规则的患者,尿酸盐在关节内沉积增多,炎症反复发作进入慢性阶段而不能完全消失,引起关节骨质侵蚀缺损及周围组织纤维化,使关节发生僵硬畸形、活动受限,受累关节可逐渐增多,严重者可累及肩、髋、脊柱、骶髂、胸锁、下颌等关节及肋软骨,患者有肩背痛、胸痛、肋间神经痛、坐骨神经痛等表现,少数可发生腕管综合征。此外,持续高尿酸血症导致尿酸盐结晶析出并沉积在软骨、关节滑膜、肌腱及多种软组织等处,形成黄白色,大小不一的隆起赘生物即痛风结节(或痛风石),为本期常见的特征性表现。痛风石一般位于皮下结缔组织,为无痛性的黄白色赘生物,以耳郭及跖趾、指间、掌指、肘等关节较为常见。浅表的痛风石表面皮肤受损发生破溃而排出白色粉末状的尿酸盐结晶,溃疡常常难以愈合,但由于尿酸盐具有抑菌作用,一般很少发生继发性感染。此外,痛风石可浸润肌腱和脊柱,导致肌腱断裂、脊椎压缩和脊髓神经压迫。产生时间较短的质软痛风石在限制嘌呤饮食,应用降尿酸药物后,可以逐渐缩小甚至消失,但产生时间长的、质硬结节,由于其纤维增生,故不易消失。

四、实验室和其他检查

(一)血液检查

1.血尿酸测定

尿酸作为嘌呤代谢的最终产物,主要由肾脏排出体外,当肾小球滤过功能受损时,尿酸即潴留于血中,故血尿酸不仅对诊断痛风有帮助,而且是诊断肾损害严重程度的敏感指标。

尿酸通常采用尿酸氧化酶法进行测定,男性正常值为 $380\sim420\ \mu mol/L(6.4\sim7\ mg/dL)$,女性为 $300\ \mu mol/L(5\ mg/dl)$。影响血尿酸水平的因素较多,患者血尿酸水平与临床表现严重程度并不一定完全平行,甚至有少数处于关节炎急性发作期的患者其血尿酸浓度可以正常。应在清晨空腹抽血检查血中尿酸(即空腹 8 小时以上)。进餐,尤其是高嘌呤饮食可使血尿酸偏高。患者在抽血前一周,应停服影响尿酸排泄的药物。抽血前避免剧烈运动,因为剧烈运动可使血尿酸增高。由于血尿酸有时呈波动性,一次检查正常不能排出高尿酸血症,必要时应反复进行。

虽然尿酸值越高者患痛风的概率越大,但仍有高达 30% 的痛风患者尿酸值在正常范围。另外,急性痛风关节炎发作的前、中和后期,人体血液中的尿酸含量可以没有大幅度的变化,这是由于身体通过自我调节加速了尿酸的排出。

2.酶活性测定

可测定患者红细胞中 PRPP 合酶、PRPPAT、HPRT 及黄嘌呤氧化酶的活性,将有助于确定酶缺陷部位。

3.其他

关节炎发作期间可有外周血白细胞增多,血沉加快。尿酸性肾病影响肾小球滤过功能时,可出现血尿素氮和肌酐的升高。

(二)尿尿酸测定

尿液中尿酸浓度,在痛风所致的肾脏损害中有重要作用。尿尿酸的测定可用磷钨酸还原法和尿酸氧化酶-过氧化物酶偶联法。通过尿液检查可了解尿酸排泄情况,有利于指导临床合理用药。

正常人经过 5 天限制嘌呤饮食后,24 小时尿尿酸排泄量一般不超过 3.57 mmol(600 mg)。由于急性发作期尿酸盐与炎症的利尿作用,使患者尿尿酸排泄增多,因而此项检查对诊断痛风意义不大。但 24 小时尿尿酸排泄增多有助于痛风性肾病与慢性肾小球肾炎所致肾衰竭的鉴别。有尿酸性结石形成时,尿中可出现红细胞和尿酸盐结晶。尿酸盐结晶阻塞尿路引起急性肾衰竭时,24 小时尿尿酸与肌酐的比值常>1.0。

(三)滑囊液检查

滑囊液晶体分析是痛风诊断的重要方法。通过关节腔穿刺术抽取滑囊液,在显微镜下可发现白细胞中有针形尿酸钠结晶。关节炎急性发作期的检出率一般在 95% 以上。

(四)痛风石活检

对表皮下的痛风结节可行组织活检,通过偏振光显微镜可发现其中有大量的尿酸盐结晶。也可通过紫尿酸铵试验、尿酸氧化酶分解及紫外线分光光度计测定等方法分析活检组织中的化学成分。

(五)肾脏检查

1.肾穿刺活检

痛风常累及肾脏,使其体积变小,肾穿刺活检可见被膜腔下肾表面有颗粒及颗粒瘢痕,皮质变薄,髓质和椎体内有小的白色针状物,呈放射状的白线表示有尿酸钠结晶(MSU)沉着椎体减少,尿道可察见肾脏内尿酸盐结石,显微镜下肾小管变性、萎缩及肾小球硬化等改变。

2.腹部平片

可见肾内尿酸结石,透光,平片上不显影。但如果钙化,肾区或相应部位可见结石阴影。长期慢性痛风的患者腹部平片可见肾脏影缩小,此时常有明显的肾功能损害。

3.静脉肾盂造影

如果发现静脉注射造影剂 10 分钟后摄片两侧肾影密度增高,至 20、40 分钟后,仅两侧肾实质密度增高,肾盂、肾盏不能清楚显影,输尿管上段隐约显影,说明肾脏功能较差,排空延迟。

(六)特殊检查

采用高效液相电化学分析(HPLC-ED)测定唾液中的尿酸含量,同时与单个或多个电极的安培电化学测定系统比较,发现唾液中的尿酸可作为诊断的一个参考依据。

五、诊断与鉴别诊断

(一)诊断

(1)多为中年肥胖男性,少数见于绝经后女性,男女之比为 20∶1。

(2)主要侵犯周围单一关节,常反复发作,首次发作多为第一跖趾关节,此后可累及跗、踝、腕关节,呈游走性。

(3)起病突然,关节红肿热痛,活动受限,一天内可达高峰,晨轻暮重。

(4)反复发作,关节肥厚畸形僵硬。

(5)在耳郭关节附近骨骼中,腱鞘软骨内,皮下组织等可存在痛风结节。

(6)高尿酸血症,血尿酸大于 420 μmol/L(7 mg/dL)。

（7）发作可自行终止。

（8）对秋水仙碱反应特别好。

（9）X线摄片检查可见关节附近骨质中有整齐的穿凿样圆形缺损。

鉴于老年患者高尿酸血症和痛风的高发，第一条标准并不重要。而诊断高尿酸血症仅需要血尿酸水平大于同性别参考值上限即可。

（二）鉴别诊断

本病需与下列可累及关节的疾病进行鉴别。

（1）原发性痛风与继发性痛风的鉴别。

（2）与关节炎鉴别包括类风湿关节炎、化脓性关节炎与创伤性关节炎、关节周围蜂窝织炎、假性痛风、其他类型的关节炎等。急性关节炎期尚需与系统性红斑狼疮、复发性关节炎及 Reiter 综合征鉴别，慢性关节炎期还应与肥大性骨关节病、创伤性及化脓性关节炎的后遗症等进行鉴别。通常，血尿酸测定有助于以上疾病的鉴别诊断。

对于老年患者，与骨关节病变鉴别尤为重要。

六、治疗

（一）老年无症状性高尿酸血症的治疗

老年高尿酸血症中只有少部分发生痛风，而绝大多数患者为无症状性高尿酸血症。高尿酸血症与胰岛素抵抗及糖代谢异常、心血管事件、终末期肾损害密切相关，而上述情况本身与增龄相关，因此，其治疗成为预防代谢综合征及痛风的新切入点。临床医师应该意识到高尿酸血症是一些类型肾病及心、脑血管疾病不良预后的可能标志，更重要的是作为识别代谢综合征的早期标志。目前推荐的高尿酸血症饮食包括限制嘌呤、蛋白质和乙醇的摄入及减轻体质量。但是研究表明，不仅要限制热量和碳水化合物的摄入，而且要增加摄入不饱和脂肪酸来替代蛋白质和饱和脂肪酸，对胰岛素抵抗（IR）患者有益，可增强胰岛素的敏感性，能降低血尿酸和血脂水平。过去一直强调低嘌呤饮食，但目前的研究则显示，再严格的饮食控制也只能降低约 $60\ \mu mol/L$ 的血清尿酸，对于本来食量就不多的老年患者，已不再如以往强调低嘌呤饮食。对饮食控制等非药物治疗后血尿酸浓度仍＞$475\ \mu mol/L$，24小时尿酸排泄量＞$654\ mmol/L$，或有明显高尿酸血症和痛风家族史者，即使无症状也应使用降低尿酸的药物，包括促尿酸排泄药（如苯溴马隆）和抑制尿酸生成的药物（如别嘌醇）等。

（二）老年有症状高尿酸血症的治疗

痛风是部分老年高尿酸血症所谓的"典型症状"。原发性痛风目前尚无根治方法，但通过控制高尿酸血症通常可有效地减少发作，使病情逆转。本病的治疗目标为：①尽快终止急性关节炎发作；②防治关节炎复发；③慢性高尿酸血症者的治疗目标是使血尿酸维持在 $360\ \mu mol/L$（$6.0\ mg/dL$）以下；④控制尿酸性肾病与肾石病，保护肾功能。

1.一般治疗

控制饮食总热量；限制饮酒和高嘌呤食物，如动物的内脏（心、肝、肾、脑），部分鱼类，牡蛎，牛羊肉等；每天饮水 $2\,000\ mL$ 以上以增加尿酸的排泄；慎用抑制尿酸排泄的药物；避免诱发因素和积极治疗相关疾病等。

2.急性关节炎期的治疗

此期的治疗目的是迅速终止关节炎发作。首先应绝对卧床休息，抬高患肢，避免受累关节负重,持续至关节疼痛缓解后 72 小时方可逐渐恢复活动。同时,应尽早予以药物治疗使症状缓解。延迟用药会导致药物疗效降低。

(1)秋水仙碱:对控制痛风急性发作具有非常显著的疗效,为痛风急性关节炎期的首选用药。它的作用机制包括对化学因子的调控、前列腺素的合成和中性粒细胞及内皮细胞黏附分子的抑制作用,而这些黏附分子参与了关节炎症的发生和发展。该药常规剂量为成人每次 0.5 mg,每小时 1 次;或每次 1 mg,每 2 小时 1 次,直至关节疼痛缓解或出现恶心、呕吐、腹泻等胃肠道不良反应时停药。达到治疗量一般为 3～5 mg,48 小时内剂量不得超过 7 mg。通常用药后 6～12 小时内可使症状减轻,约 80% 的患者在 24～48 小时内症状可完全缓解。该药对胃肠道有刺激作用。有肾功能减退者,24 小时总剂量应控制在 3 mg 以内。该药可静脉应用,但如果静脉注射时药物外漏,可引起组织坏死。除了胃肠道的不良反应以外,部分患者使用秋水仙碱治疗后,可发生骨髓抑制、肝功能损害、脱发、精神抑郁、上行性麻痹、呼吸抑制等。因此,有骨髓抑制及肝肾功能损害者使用该药时,剂量应减半,并密切观察不良反应的情况。秋水仙碱的不良反应与药物的剂量有关,口服较静脉注射安全性高。极少数患者使用秋水仙碱后,可发生急性心力衰竭和严重的室性心律失常而导致死亡。反复应用秋水仙碱控制痛风或家族型地中海热症状后,可抑制成骨细胞矿化功能,导致骨矿化不良和骨折不愈合,有时还可引起异位骨化。老年,尤其是高龄老年患者的资料缺乏,尤其需要注意老年患者应用该药的毒副作用,谨慎地给予成人剂量的一半或更小剂量。

(2)非甾体抗炎药(nonsteroidal anti-inflammatory drug,NSAID):无并发症的急性痛风性关节炎发作可首选非甾体抗炎药物,特别是不能耐受秋水仙碱的患者尤为适用。非甾体类抗炎剂与秋水仙碱合用,可增强止痛效果。此类药物应在餐后服用,以减轻药物对胃肠道的刺激。常用的药物包括吲哚美辛,开始时剂量为 50 mg,每 6 小时 1 次。症状减轻后逐渐减为 25 mg,每天 2～3 次;或布洛芬,0.2～0.4 g,每天 2～3 次,通常可使症状 2～3 天内得到控制。老年患者酌情减量。

(3)糖皮质激素:一般使用秋水仙碱或非甾体消炎镇痛药物治疗急性痛风性关节炎均有效,不必全身性应用促肾上腺皮质激素(ACTH)或糖皮质激素。尽管糖皮质激素对急性关节炎发作具有迅速的缓解作用,但停药后症状容易复发,且长期服用易致糖尿病、高血压病等并发症,故不宜长期应用。仅适用于少数急性痛风反复发作十分严重的患者,对于秋水仙碱、非甾体抗炎药治疗无效或有禁忌证者可考虑短期使用。糖皮质激素具有很强的抗炎作用,对各种因素(包括细菌性、化学性、机械性和过敏性等)所引起的炎症反应,均有明显抑制作用。一般用泼尼松 10 mg,每天 3 次。或地塞米松 10～20 mg 静脉滴注,应用 3～5 天症状缓解后逐渐减量至停药,以免症状复发。减量应慢,以免出现"反跳"现象。严重的精神病和癫痫、溃疡病、骨折、创伤修复期、角膜溃疡、肾上腺皮质功能亢进症、严重的高血压、糖尿病、孕妇、水痘、真菌感染等患者禁用。

(4)其他药物:少数关节疼痛剧烈者,可口服可待因或肌内注射哌替啶。降低血尿酸的药物在用药早期可使进入血液中的尿酸增多,有诱发急性关节炎的可能,故在痛风急性期不宜使用。

3.慢性期的治疗

间歇期及无症状高尿酸血症的治疗,目的是使血尿酸维持在正常范围内,以预防急性关节炎的发作,防止痛风结节及泌尿系统结石发生与发展,使病情长期稳定。因此,降低血尿酸药物为本期治疗的主要用药,治疗目标为血尿酸水平维持在 360 μmol/L(6 mg/dL)以下。应用降低血尿酸药物的适应证包括:①经饮食控制后血尿酸仍超过 416 μmol/L(7 mg/dL)者;②每年急性发作在 2 次以上者;③有痛风石或尿酸盐沉积的 X 线证据者;④有肾石病或肾功能损害者。

降低血尿酸的药物主要包括抑制尿酸合成与促进尿酸排泄两大类,通常根据患者的肾功能及 24 小时尿酸排泄量的情况进行药物选择。对肾功能正常、24 小时尿尿酸排泄量<3.75 mmol 者,可选用促进尿酸排泄的药物;如果患者的肾功能减退、24 小时尿尿酸排泄量>3.75 mmol,则应用抑制尿酸合成的药物。

(1)抑制尿酸合成药物。

别嘌醇:为黄嘌呤氧化酶的抑制剂,可控制高尿酸血症。适用于:①原发性和继发性高尿酸血症,尤其是尿酸生成过多引起的高尿酸血症;②反复发作或慢性痛风者;③痛风石;④尿酸性肾结石和/或尿酸性肾病;⑤伴有肾功能不全的高尿酸血症。该药主要通过抑制黄嘌呤氧化酶,使次黄嘌呤和黄嘌呤不能转换为尿酸。药物进入体内后,一方面被逐渐氧化,生成易溶于水的异黄嘌呤,随尿液排出;另一方面在有 PRPP 存在的情况下,可转变成相应的核苷酸,使 PRPP 的消耗增加,并可抑制 PRPPAT,使尿酸的合成进一步减少。因而可迅速降低血尿酸浓度,抑制痛风石及尿酸性结石的形成。别嘌醇与促进尿酸排泄药物合用可加快血尿酸降低的速度,并动员沉积在组织中的尿酸盐,使痛风石溶解。

成人常用剂量为 100 mg,2～4 次/天。每周可递增 50～100 mg,至每天 200～300 mg,分 2～3 次服用。每 2 周检测血和尿尿酸水平,如已经达到正常水平,则不再增量,如仍高可再递增。但最大量一般不大于每天 600 mg。

该药不良反应患病率为 5%～20%,其中约有半数需要停药,停药后一般均能恢复正常。少数患者有发热、过敏性皮疹、腹痛、腹泻、白细胞和血小板数较少等症状。通常不良反应多见于有肾功能不全者,因此伴有肾功能损害的患者,使用时剂量应酌情减少。

尽管别嘌醇排泄并不会随年龄增长而逐渐减少,但其活性代谢产物氧嘌醇的排泄量与年龄呈负相关,因而老年患者用药后更容易发生不良反应,应严密观察并酌减剂量。

Febuxostat:一种选择性的黄嘌呤氧化酶抑制剂,较别嘌醇降低血尿酸的作用更显著。每天 1 次,常用剂量为 10～100 mg/d,最大剂量为 240 mg/d。该药的主要不良反应包括腹泻、恶心、呕吐等消化道反应,也有关于该药能增加心血管事件发生的不良反应的报道。此外,该药慎用于肾功能不全的患者,老年患者资料缺乏。

(2)促进尿酸排泄药物:此类药物主要通过抑制肾小管对尿酸的重吸收,增加尿尿酸排泄而降低血尿酸。适用于肾功能正常、每天尿尿酸排泄不多的患者。对于 24 小时尿尿酸排泄>3.57 mmol(60 mg)或已有尿酸性结石形成者,有可能造成尿路阻塞或促进尿酸性结石的形成,故不宜使用。为避免用药后因尿中的尿酸排泄急剧增多而引起肾脏损害及肾石病,用药时应注意从小剂量开始。在使用排尿酸药物治疗时,应每天服用碳酸氢钠以碱化尿液;并注意多饮水,以利于尿酸的排出。

丙磺舒:初始剂量为 0.25 g,2 次/天。服用 1 周后增至 0.5 g,2 次/天。最大剂量不应超过 2 g/d。

磺吡酮:该药不良反应较少,一般初始剂量为 50 mg,每天 2 次。后逐渐增至 100 mg,每天 3 次,最大剂量为 600 mg/d。

苯溴马隆:具有较强的利尿酸作用。常用剂量为 25～100 mg,1 次/天。上述药物在老年患者中应用均应酌情减少剂量。

4.其他治疗

伴有肥胖、高血压、冠心病、尿路感染、肾衰竭等的患者,需进行相应治疗。关节活动有障碍者,可适当进行理疗。有关节畸形者可通过手术矫形。

如果用一般药物控制血尿酸的效果不理想,尤其对于伴有血脂异常和高血压病的患者,可使用血管紧张素Ⅱ受体拮抗剂、非诺贝特或阿托伐他汀治疗,有助于降低血尿酸水平,其作用机制可能与促进肾小管对尿酸排泌的作用有关。

(三)继发性痛风的治疗

继发性高尿酸血症及痛风的治疗最关键的是积极治疗原发病,因为原发病往往比痛风更严重、预后更差。一般的治疗原则:①积极治疗原发病;②在治疗原发病同时,仔细分析、比较后选择药物和治疗手段;③尽快控制急性痛风性关节炎的发作;④一般首选抑制尿酸合成的药物;⑤一般不提倡使用促尿酸排泄药物;⑥肾移植术后高尿酸血症在较长时间内可以无任何症状,但不能忽视对痛风和尿路结石的预防及对血尿酸的控制;⑦控制饮食,限制嘌呤摄入和忌酒;⑧多饮水和服用碳酸氢钠等,积极稀释和碱化尿液;⑨注意生活习惯,避免饥饿、劳累、感染和其他刺激;⑩积极治疗原发性高血压、糖尿病、肥胖症等并发症,减少高胰岛素血症的影响。老年患者更应关注治疗的有效性及肝肾功能变化、药物可能的毒副作用。

（王　涛）

第十一章

内分泌疾病的中医治疗

第一节 阴阳失衡

中医学非常重视平衡,包括阴阳平衡、气血平衡、五行生克制化平衡、营卫平衡等。其中最有概括意义的就是阴阳平衡。阴阳平衡,即为健康,阴阳两方面一旦失去平衡,就必然导致疾病。这在内分泌代谢系统功能疾病中表现得尤为突出。

阴阳失衡,进而可导致寒热病变。阳虚则阴盛,阴盛则寒,包括肾阳虚、心阳虚、脾阳虚,或表现为心肾阳虚,脾肾阳虚,甚至表现为肾之元阳不足,命门火衰,一身阳虚,严重者可发生阳衰气脱、亡阳厥脱之变。可见于垂体前叶功能减退症、肾上腺皮质功能减退症、甲状腺功能减退症等。阴虚则阳盛,阳盛则热,热反过来又伤阴,则或阴虚内热之证,包括肾阴虚、心阴虚、肝阴虚、肺阴虚、胃阴虚,或表现为心肾阴虚、肝肾阴虚、肺肾阴虚,甚至表现为肾之元阴不足,命门水亏,五脏之阴俱虚,严重者可发生阴竭液脱、亡阴厥脱之变。可见于皮质醇增多症、甲状腺功能亢进症、糖尿病、高血压等,糖尿病酮症和高渗综合征等重症,常有阴竭阳脱之变。

临床上还有阴阳俱虚,而且不平衡者,最常见于妇女更年期综合征和部分糖尿病自主神经并发症、部分高血压等。阴阳两虚,因虚而失衡,阴虚则热,阳虚则寒,所以可表现为烘热汗出而腰膝酸冷,或上半身热而下半身冷,或手足心热而手足背冷,易寒易热等情况。或阴阳两虚,阳气不能潜藏,虚阳浮越,龙火上腾,可表现为头晕目眩、两颧红赤如妆、心烦躁扰、腰腿冷痛、四末冷凉等,可见于高血压、糖尿病和某些内分泌疾病重症。

(罗若兰)

第二节 脏腑功能失调

脏腑是人体生命活动的主题,所以疾病的发生与脏腑功能失调有关。其实,也正因为如此,脏腑病机才如此受到中医界重视。"五脏者,藏精气而不泄,故满而不能实;六腑者,传化物而不藏,故实而不能满"。就内分泌代谢疾病来说,与精气不足关系密切,所以在脏腑之中与五脏功能密切相关。肾藏精,主生殖,主一身之气化,为先天之本,收五脏六腑之精而藏之,内藏元阴、元阳。"五脏六腑之阴,非此不能滋;五脏六腑之阳,非此不能发"。所以在全身各脏腑中,肾居于特别重要地位。而肝主疏泄,主藏血,主一身之气机条达;脾主运化水谷,主升清,脾胃共为气血生化之源。内分泌代谢系统功能以肾为总舵主,与肝脾也很有关系。

而命门藏明火,为性命之根;三焦为元气之别使,主气化,水道出焉;冲脉为血海;任脉主持诸阴,主胞胎。所以,内分泌代谢疾病与这些脏腑经络功能失调也有关系。其中肾命三焦系统可以说是内分泌系统的轴心。肾命之元气不足、真精不足、元阴不足、元阳不足,则五脏精气虚、五脏阴虚、阳虚,以致阴阳俱虚。气虚可表现为心肾气虚、肺肾气虚、脾肾气虚,见于多种内分泌疾病、糖尿病心肾并发症等。阳虚可表现为心肾阳虚、脾肾阳虚,甚至五脏阳气俱虚,见于席汉综合征、肾上腺皮质功能减退症、甲状腺功能减低等。阴虚可表现为肝肾阴虚、心肾阴虚、脾肾阴虚、肺肾阴虚,甚至五脏之阴俱虚,见于甲状腺功能亢进症、糖尿病、皮质醇增多症等。阳气不足,尤其常见肾阳气虚。而三焦作为元气之别使,气化不行,水道不利,则可影响肾命所藏元阴、元阳正常敷布全身,从而影响一身气化之功能,可影响肺之宣发肃降、通调水道,影响到脾之运化水湿,敷布津液,影响到膀胱之气化功能,所以常可导致崩漏、痰饮、水肿等。

以肝主气机,主情志,所以气滞证、气逆证与肝关系密切。包括肝郁气滞及脾胃气滞、胸中气滞、胃肠气滞、膀胱气化不行在内,也包括肝气横逆、胃气上逆等。因为气为血帅,气滞日久则血瘀,并可在气滞基础上,内生痰阻、食停、湿郁,更可郁而化热,导致热灼血分,肝不藏血,甚至发生出血之变。可见于甲状腺疾病、更年期综合征、糖尿病合并眼底出血等发生发展过程之中。肝肾不足,冲任失调,则可发生月经不调,不孕不育。

以脾主运化水湿、输布津液,为气血生化之源。脾胃不健,则水湿运化不行,则可成为水肿、痰饮;脾胃不能化生气血,则可成为血虚证。另外,脾有统血功能,脾不统血,也常成为血证之病因。脾胃为后天之本,脾虚也可影响到先天肾以至全身各个脏腑的功能,所以脾胃病机在内分泌代谢疾病,尤其是代谢疾病发生发展过程中,也具有比较重要的地位。

(罗若兰)

第三节　气血津液代谢异常

气血是人体生命活动的重要物质基础。津液是人体正常水液的总称,也是维持人体正常生理活动的重要物质。气血不足和气血运行异常,可导致气主煦之、血主濡之的功能异常,或成气滞、气逆、或成血瘀、出血等。津液的生成、输布、排泄任何一个环节失常,即可发生津亏、液竭或痰阻、积饮、水停诸证。当然,气血津液病证的产生与脏腑功能失调具有十分密切的关系。

气之病机,有气虚、气陷、气滞、气逆之分。气虚证,包括脾气虚、肺气虚、心气虚、肾气虚或心肾气虚、心肺气虚、脾胃气虚、脾肾气虚,也可表现为卫气不固、宗气不足、肾气不固,或表现为脾虚气陷、胸中大气下陷。可见于糖尿病及其并发症患者。如糖尿病心脏病心功能不全可表现为心气虚、宗气不足。气虚进一步发展,则可发生血虚,导致气血两虚。糖尿病肾病肾功能不全,肾性贫血,就存在气血两虚。气虚也可进一步发展为阳虚,包括脾阳气虚、心阳气虚、肾阳气虚,甚至发生五脏阳气俱虚。如席汉综合征、肾上腺皮质功能减退症、甲状腺功能减低均可见阳气不足,尤其常见肾阳气虚。而气滞就更为多见,气滞多与情志抑郁有关,包括肝郁气滞、脾胃气滞、胸中气滞、胃肠气滞、膀胱气化不行,可见于肥胖症、糖尿病及其并发症、甲状腺疾病,更年期综合征。皮质醇增多症有时也可表现为气机阻滞。金元名医朱丹溪云:"气血冲和,百病不生,一经怫郁,诸病生焉。"由于气滞进一步发展,可成血瘀,或致痰阻、食停、湿郁,更可郁而化热,变生百证。甲状腺疾病、糖尿病及其并发症、更年期综合征等病症,均可存在以上病机。至于气逆证,有肝气逆、胃气逆、肺气逆之分,在内分泌代谢系统疾病中,前两者比较多见。

血之病机,有血虚、血瘀、血热、出血之别。血虚证,有心血虚、肝血虚、心脾血虚等,可有气虚不能生血,或肾精不足、精不生血,或大失血引起。如席汉综合征,又称产后血枯经闭,常见血虚,常继发于产后大出血。至于血瘀,多见于久病患者,如糖尿病血管并发症患者、更年期妇女月经不调者。糖尿病微血管病变,久病入络,则可表现为络脉血瘀。吕仁和教授曾提出糖尿病肾病"微型癥瘕"形成的病机,是痰热郁瘀互相胶结而成。更有血热者,可见疮疖、皮肤灼热瘙痒,也可表现为崩漏、尿血、咳血等。而血热、血瘀或脾气失于统摄,均可导致出血。更年期综合征就可表现为血瘀崩漏或脾不统血崩漏等。

津液之病机,有津液不足、痰湿、留饮、停水之异。津液不足,不能滋润、充养机体,可表现为皮肤干燥、咽干、口燥、舌少津液等,可表现为肺津不足、胃热津伤等,严重者可发生津亏液竭,甚至进一步发生气随津脱、液竭阳脱。这在糖尿病尤其是酮症、高渗综合征等急性代谢紊乱患者中非常多见。而肺、脾、肾三脏功能失常,三焦水道不利,膀胱气化不利,则水液代谢功能异常,津液不归正化,津液宣发,输布失常,或肾气不固,津液下流,则可见口渴饮水不止,尿频量多,发为尿崩症的不幸。津液不归正化,更可内生痰湿、痰饮、水湿之邪。反过来痰饮、水湿、水饮又可阻滞气机,损伤阳气,所以终可成痰阻气郁、水饮阻隔、气滞水停和阳虚饮聚之证。糖尿病心脏病支饮咳喘、甲状腺功能低下水肿、糖尿病肾病水肿等,即常有以上病机。

(罗若兰)

第四节　消　渴

消渴是以多饮、多食、多尿、形体消瘦为主要临床表现的一类疾病。消渴的临床表现及发病规律与西医学的糖尿病基本一致。消渴是由于先天禀赋不足,素体阴虚,复加过食肥甘,形体肥胖,活动减少,情志失调,外感六淫,劳欲过度所致。其病变过程可分为3个阶段,即脾瘅期(糖尿病前期)、消渴期(糖尿病期)、消瘅期(糖尿病并发症期)。脾瘅期大多表现为形体肥胖、食欲旺盛,其他症状不明显;典型的消渴期可出现多饮、多尿、多食、形体消瘦、疲乏无力等临床表现,但目前由于健康查体使消渴早期发现,大多症状不明显或无症状;消瘅期常伴有心、脑、肾、视网膜、神经及下肢血管病变,严重可导致失明、肾衰竭、截肢。其基本病机是阴虚燥热,以阴虚为本,燥热为标。故治疗以养阴生津,清热润燥为基本原则。

根据国际糖尿病联盟(IDF)2017年统计数据显示:全球糖尿病成人患者约有4.25亿,全球20～79岁女性的糖尿病患病率约为8.4%,男性患病率约为减肥9.1%。预计到2045年,糖尿病患者可能达到6.29亿。我国糖尿病患病率也呈快速增长趋势,2017年,中国20～79岁人群中糖尿病患者有 1.144 亿,居世界首位。但是,我国糖尿病的诊断率仅有 30%～40%,即每 10 个糖尿病患者中,只有 3～4 人知道自己有糖尿病。目前,中国糖尿病患者估计达 1.18 亿,位列世界第一。我国 2 型糖尿病的患病率为 10.4%,男性和女性患病率分别为 11.1% 和 9.6%,男性高于女性。肥胖和超重人群的糖尿病患病率显著增加。空腹静脉血浆葡萄糖(简称空腹血糖)和口服葡萄糖耐量试验(oral glucose tolerance test,OGTT)负荷后 2 小时血糖是诊断 2 型糖尿病的主要指标。其治疗是以生活方式干预结合控制体重、降糖、降压、调脂、抗血小板治疗等多方面的综合管理。

中医预防与治疗糖尿病有悠久的历史,积累了较为丰富的经验,具有鲜明的特色,尤其在诊治糖尿病慢性并发症方面具有一定优势。形成了包括中药、针灸、食疗、体育、推拿按摩等独特的治疗方法。

中医防治糖尿病的研究,从临床治疗经验的汇总、发掘,到循证医学理论指导下的大样本证候学特点的系统化研究,再到中医综合治疗方案的规范化临床试验,从基础理论到临床实践的研究均取得较大的进展。已经完成的国家"九五""十五"攻关课题结果显示,中医治疗糖尿病微血管并发症疗效显著,中医综合治疗方案已经建立,并在初步的临床实践中得到验证,展示了中医综合治疗糖尿病及其并发症的良好前景。

一、诊断标准

(一)中医诊断标准

(1)口渴多饮,多食易饥,尿频量多,形体消瘦。

(2)初起可"三多"症状不著。病久常并发眩晕、肺痨、胸痹、中风、雀目、疮疖等。严重者可见烦渴、头痛、呕吐、腹痛、呼吸短促,甚或昏迷厥脱危象。

(3)查空腹、餐后 2 小时尿糖和血糖,尿比重,葡萄糖耐量试验。必要时查尿酮体,血尿素氮、肌酐、二氧化碳结合力及血钾、钠、钙、氯化物等。

(二)西医诊断标准

1.糖尿病的诊断标准

(1)糖尿病诊断是依据空腹、任意时间或 OGTT 中 2 小时血糖值。空腹指 8～14 小时内无任何热量摄入;任意时间指 1 天内任何时间,与上次进餐时间及食物摄入量无关;口服葡萄糖耐量试验(OGTT)是指以 75 g 无水葡萄糖为负荷量,溶于水内口服(如为含 1 分子水的葡萄糖则为 82.5 g)。

(2)在无高血糖危象,即无糖尿病酮症酸中毒及高血糖高渗性非酮症昏迷状态下,一次血糖值达到糖尿病诊断标准者必须在另一天按三个标准之一复测核实。如复测未达到糖尿病诊断标准,则需在随访中复查明确。再次强调,对无高血糖危象者诊断糖尿病时,绝不能依据一次血糖测定值进行诊断。

(3)糖耐量减低(IGT)诊断标准:空腹血浆血糖 < 7 mmol/L,OGTT 2 小时血糖 ≥7.8 mmol/L,<11.1 mmol/L。

(4)空腹血糖受损(IFG)诊断标准:空腹血浆血糖 ≥6.1 mmol/L,<7.0 mmol/L,OGTT 2 小时血糖 <7.8 mmol/L。

(5)IGT 和 IFG 统称为糖调节受损(IGR)。

(6)以上血糖水平均指静脉血浆葡萄糖,用葡萄糖氧化酶法测定。

(7)急性感染、创伤或其他应激情况下可出现暂时血糖升高,不能依此诊断为糖尿病,须在应激消除后复查。

(8)儿童的糖尿病诊断标准与成人一致。

(9)妊娠妇女的糖尿病诊断标准长期以来未统一,建议亦采用 75 g OGTT。

2.糖尿病的分型

糖尿病分型包括临床阶段及病因分型两方面。

(1)临床阶段:指无论病因类型,在糖尿病自然病程中患者的血糖控制状态可能经过以下阶段:①正常血糖至正常糖耐量阶段。②高血糖阶段。后一阶段中又分为两个时期:糖调节受损期和糖尿病期。糖尿病进展中可经过不需用胰岛素、为控制糖代谢而需用胰岛素及为了生存而需用胰岛素 3 个过程。

(2)病因分型:根据目前对糖尿病病因的认识,将糖尿病分为 4 大类,即 1 型糖尿病、2 型糖尿病、其他特殊类型糖尿病及妊娠糖尿病。

二、鉴别诊断

(一)口渴症

口渴症是指口渴饮水的症状,可出现于多种疾病过程中,外感热病之实热证为多见,或失血后,或其他原因导致的阴液耗伤后,与本病的口渴有相似之处。但口渴症无多食、多尿、消瘦等临床表现,一般随原发病的好转,口渴能缓解或消失,且血糖、尿糖检查呈阴性。

(二)瘿病

瘿病中气郁化火、阴虚火旺型,以急躁易怒、多食易饥、形体日渐消瘦、心悸、眼突、颈前一侧或两侧肿大为特征。其中的多食易饥、消瘦,类似消渴的中消。但瘿病还有心悸、多汗、眼突、发热、颈部一侧或两侧肿大等症状和体征,甲状腺功能检查异常等,无明显的多饮、多尿症状及血糖偏高。两者一般不难区别。

三、证候诊断

为了便于临床诊治,根据《黄帝内经》记载,将本病分为Ⅲ期。发展到Ⅲ期即为合并症期,根据各种合并症的严重程度,又分为Ⅲ早、Ⅲ中、Ⅲ晚期。

(一)Ⅰ期

消渴(糖尿病)隐匿期(脾瘅)。

1.临床特征

(1)多为肥胖形体,体质尚壮,食欲旺盛,耐久力有所减退,舌红,脉数。

(2)血糖偏高,常无尿糖,应激状态下血糖明显升高,出现尿糖。血脂多数偏高(胆固醇、甘油三酯,其中 1 项高即是)。

2.病机特点与证候

阴虚为主。常见以下 3 种证候:①阴虚肝旺证。食欲旺盛,便干尿黄,急躁易怒,舌红苔黄,脉弦细数。②阴虚阳亢证。阴虚加头晕目眩。③气阴两虚证。气虚加阴虚。

(二)Ⅱ期

消渴(糖尿病)期(消渴)。

1.临床特征

(1)常有多尿、多饮、多食、消瘦、怕热,口舌咽干,尿黄便干,舌红苔黄,脉数。

(2)血糖、糖化血红蛋白、尿糖均高,血脂偏高。

2.病机特点与证候

阴虚化热为主。常见以下 5 种证候:①胃肠结热证。大便干结,消谷善饥,口咽干燥,多饮多尿,怕热喜凉,舌红苔黄,脉数有力。②湿热困脾证。胸脘腹胀,纳后饱满,渴不欲饮,肌肉酸胀,四肢沉重,舌胖嫩红,苔黄厚腻,脉滑数。③肝郁化热证。胸胁苦满,急躁易怒,常有太息,口苦咽干,头晕目眩,易于疲乏,舌质黯红,舌苔薄黄,脉沉弦。④燥热伤阴证。口咽干燥,多饮多尿,大便干结,怕热喜凉,舌红有裂,舌苔糙黄,脉细数。⑤气阴两伤,经脉失养证。气虚+阴虚+肢体酸软、不耐劳作。

(三)Ⅲ期

消渴(糖尿病)并发症期(消瘅)由于个体差异并发症的发生不完全相同,可单一出现,也可两种以上并见,严重程度也不尽相同,可能心病在早期,而眼病已进入中期或晚期。所以在研究各种并发症时,尚需拟定各种并发症发展到早、中、晚期的具体指标,总体上以全身病变及主要脏器的损害程度分辨。

1.Ⅲ早期

(1)主要病机:气阴两虚,经脉不和。

(2)临床特征:气阴两虚加腰背或肢体酸疼,或有胸闷、心悸、心痛、记忆力减退,头晕,手足麻疼,性功能减退等。但其功能仍可代偿,即维持原有的工作和生活。

2.Ⅲ中期

(1)主要病机:痰瘀互结,阴损及阳。

(2)临床特征:神疲乏力,胸闷心悸,咳有黏痰,心悸气短,头晕目眩,记忆力减退,下肢水肿,手足发凉,口唇舌黯,脉弱等。如视网膜病变进入Ⅲ~Ⅳ期,冠心病心绞痛频发,肾功能失代偿致血红蛋白下降,肌酐、尿素氮升高,脑血管病致脑供血不全而眩晕,记忆力减退不能正常工作,因神经疼痛,血管坏疽,肌肉萎缩致不能正常生活和工作。

3.Ⅲ晚期

(1)主要病机:气血阴阳俱虚,痰湿瘀郁互结。

(2)临床特征:在Ⅲ中期基础上发展成肢体残废,脏器严重受损甚至危及生命。如冠心病发展为心肌梗死、严重的心律失常、心力衰竭。肾衰竭尿毒症期。视网膜病变Ⅱ~Ⅳ期。脑血栓形成或脑出血等。

四、病因

消渴的发生与诸多因素有关,是一复合病因的综合病症。发病的内因为素体阴虚,禀赋不足。外因有饮食不节,过食肥甘;形体肥胖,体力活动减少,精神刺激,情志失调;外感六淫,邪毒侵害;化学毒物损害或嗜服温燥药物;劳欲过度,损耗阴精等。外因通过内因而发病。

(一)素体阴虚,五脏虚弱

素体阴虚,五脏虚弱是消渴发病的内在因素。素体阴虚是指机体阴液亏虚及阴液中某些成分缺乏。其主要原因是先天禀赋不足,五脏虚弱。后天阴津化生不足。

(二)饮食不节,过食肥甘

长期过食肥甘,醇酒厚味,损伤脾胃,脾胃运化失司,积热内蕴,消谷耗液,损耗阴津,易发生消渴。

(三)活动减少,形体肥胖

富贵人由于营养丰盛,体力活动减少,形体肥胖,故易患消渴。随着经济的发展,生活水平提高,由于长期摄取高热量饮食,或过多膳食,加之体力活动的减少,身体肥胖,糖尿病的发病率也逐渐增高。

(四)精神刺激,情志失调

长期过度的精神刺激,情志不舒,或郁怒伤肝,肝失疏泄,气郁化火,上灼肺胃阴津,下灼肾阴;或思虑过度,心气郁结,郁而化火,心火亢盛,损耗心脾精血,灼伤胃肾阴液,均可导致消渴的发生。

(五)外感六淫,毒邪侵害

外感六淫,燥火风热毒邪内侵散膏(胰腺),旁及脏腑,化燥伤津,也可发生消渴。

(六)久服丹药,化燥伤津

在中国古代,自隋唐以后,常有人为了壮阳纵欲或养生延寿而嗜服用矿石类药物炼制的丹药,致使燥热内生,阴津耗损而发生消渴。现服石药之风不复存在,但长期服用温燥壮阳之剂,也可导致燥热伤阴,继发消渴。

(七)长期饮酒,房劳过度

长期嗜酒,损伤脾胃,积热内蕴,化燥伤津;或房事不节,劳伤过度,肾精亏损,虚火内生,灼伤阴津可发生消渴。

五、病机

(一)发病

消渴可发生于任何年龄。中年以后发病者所占比例较大,多数起病缓慢,病势由轻渐重;青少年患消渴者所占比例较小,但发病急骤,病势较重。

(二)病位

病位在肺胃肾,涉及肝脾二脏,晚期则侵及五脏六腑,筋脉骨髓。

(三)病性

消渴以本虚标实、虚实夹杂为特点。本虚以气阴两虚为主,标实以燥热内结、瘀血内停和痰浊中阻为多见。

(四)病势

突发者重,缓发者轻;年少发病者重,年老发病者轻;单发本病者轻,出现变证者重。

(五)病机转化

1.病变早期,阴津亏耗,燥热偏盛

消渴是一个复合病因的病证。素体阴虚,五脏虚弱是消渴发病的内在因素;过食肥甘、形体肥胖、情志失调、外感六淫、房劳过度为消渴发病的重要环境因素。过食肥甘,醇酒厚味,损伤脾胃,积热内蕴;精神刺激,气郁化火;外感六淫,毒邪侵害,均可化燥伤津,发生消渴。消渴早期,基本病机为阴津亏耗,燥热偏盛,阴虚为本,燥热为标。

消渴虽有在肺、脾(胃)、肾的不同,但常相互影响,如肺燥津伤,津液失于敷布,则脾不得濡养,肾精不得滋助;脾胃燥热偏盛,上可灼伤肺津,下可耗损肾阴;肾阴不足则阴虚火旺,也可上灼肺胃,终至肺燥胃热脾虚肾亏常可同时存在,而多饮、多食、多尿三多症状常可相互并见。

2.病程迁延,久病入络,气阴两伤,络脉瘀阻

若病程迁延,阴损耗气,燥热伤阴耗气而致气阴两虚,脏腑功能失调,津液代谢障碍,气血运行受阻,痰浊瘀血内生。消渴中阴虚的形成已如前述,气虚主要由于阴损耗气,燥热伤气,先天不足、后天失养,过度安逸,体力活动减少所致;痰浊主要由于过食肥甘厚味,损伤脾胃,健运失职,聚湿成痰所致;瘀血主要由于热灼津亏,气滞血瘀、气虚血瘀、阳虚寒凝、痰湿阻络而致。气阴两虚,痰瘀阻络,久病入络导致络病,从而产生络气郁滞、络脉瘀阻、络脉绌急、络脉瘀塞、络脉瘀结、络虚失荣等主要病理变化,而导致多种慢性并发症的发生。

(1)消渴心病:气阴两虚,心之络脉瘀阻则出现胸痹、心痛、心悸、怔忡等心系并发症,上述并发症病位在心,继发于消渴,因此称为消渴心病。其病机特点是心络郁滞或心络虚滞为发病之本,基本病理环节为心络瘀阻、心络绌急、心络瘀塞。气阴两伤,心络郁滞则气机不畅,故胸中憋闷;若心络虚滞则心痛隐隐,心悸、怔忡、气短、活动后加重;若心络瘀阻则心胸憋闷疼痛,痛引肩背内臂,胸痛以刺痛为特点;若受寒或情志刺激可诱发心络绌急,猝然不通,则见突然性胸闷胸痛发作;若心络瘀塞则气血完全阻塞不通,则突发胸痛,痛势剧烈,不能缓解,伴有大汗淋漓、口唇青紫;若病情进一步发展,心气虚衰,血运无力,络脉瘀阻、津运失常,湿聚为水而见水肿,可伴有心悸、胸闷、呼吸困难、不能平卧。

(2)消渴脑病:肝肾气阴两虚,脑之络脉瘀阻则出现眩晕、中风偏瘫、口僻、健忘、痴呆等脑系并发症,上述并发症病位在脑,继发于消渴,因此称为消渴脑病。其基本病机为肝肾气阴两虚,风痰瘀血阻滞脑络所致,基本病理环节为脑络瘀阻、脑络绌急、脑络瘀塞。若肝肾阴虚,水不涵木,肝阳上亢则头晕目眩;若痰瘀阻滞脑络,脑神失养,则健忘、反应迟钝或痴呆;若脑络绌急,气血一过性闭塞不通,脑神失用则偏身麻木、视物昏花、一过性半身不遂、语言謇涩;若脑络瘀塞,脑神失去气血濡养而发生功能障碍,而见半身不遂,口眼㖞斜,语言謇涩;若病程迁延日久,络气虚滞,络脉瘀阻,肢体筋脉失去气血濡养,则出现肢体瘫软无力,肌肉萎缩等后遗症。

(3)消渴肾病:肝肾气阴两虚,肾络瘀阻则出现尿浊、水肿、腰疼、癃闭、关格等肾系并发症,上述并发症病位在肾,继发于消渴,因此称为消渴肾病。其基本病机以肝肾气阴两虚,肾络瘀滞为发病之本,基本病理环节为肾络瘀阻、肾络瘀结。发病之初,病在肝肾,气阴两虚,肾络瘀滞。肾主水,司开阖,消渴日久,肾阴亏损,阴损耗气,而致肾气虚损,固摄无权,开阖失司,尿频尿多,尿浊而甜;肝肾阴虚,阴虚阳亢,头晕、耳鸣,血压偏高。病程迁延,阴损及阳,脾肾虚衰,肾络瘀阻。脾肾虚衰,肾络瘀阻,水液代谢障碍则水湿潴留,泛溢肌肤,则面足水肿,甚则胸腔积液腹水;阳虚不能温煦四末,则畏寒肢冷。病变晚期,肾络瘀结,肾体劳衰,肾用失司,浊毒内停,五脏受损,气血阴阳衰败。肾阳衰败,水湿泛滥,浊毒内停,变证蜂起。浊毒上泛,胃失和降,则恶心呕吐,食欲缺乏;脾肾衰败,浊毒内停,血液化生无源,则见面色萎黄,唇甲舌淡,血虚之候;水湿浊毒上犯,凌心射肺,则心悸气短、胸闷喘憋不能平卧;肾元衰竭,浊邪壅塞三焦,肾关不开,则少尿或无尿,已发展为关格病终末阶段。

(4)消渴眼病:肝肾亏虚,目络瘀滞,则出现视物模糊,双目干涩,眼底出血,甚则目盲失明等眼部并发症,上述并发症病位在眼,继发于消渴,因此称为消渴眼病。肝肾亏虚,目络瘀滞,精血不能上承于目则视物模糊,双目干涩;病变早期,目络瘀滞,血流瘀缓,眼底可见目之络脉扩张形成葡萄珠样微血管瘤;病变中期,肝肾阴虚,阴虚火旺,灼伤目之血络,血溢脉外则眼底出血,视物模糊;病变晚期,肝肾亏虚,痰瘀阻塞目络,络息成积,目络瘀结,精血完全阻塞,不能濡养于目,则目盲失明。

(5)消渴痹痿:肝肾阴虚,络气虚滞,经脉失养,早期出现肢体麻木,疼痛,感觉障碍,晚期出现肌肉萎缩等肢体并发症,上述症状类似中医学的"痹证""痿证",继发于消渴,因此称为消渴痹痿。肝肾阴虚,络气虚滞,则温煦充养功能障碍,可见下肢麻木发凉;痰浊瘀血瘀阻四肢络脉,不通则痛,故见肢体疼痛、窜痛、刺痛、电击样疼痛;病程日久,肾虚真精亏乏,肝虚阴血不足,肝主筋,肾主骨,络虚失荣,髓枯筋痿,则出现下肢痿软,肌瘦无力,甚则腿胫肉脱,步履全废。

(6)消渴脱疽:肝肾亏虚,肢体络脉瘀阻,则出现肢端发凉,患肢疼痛,间歇跛行,甚则肢端坏疽等足部并发症,上述症状类似于中医学的"脱疽",继发于消渴,因此称之为消渴脱疽。肝肾亏虚,肢体络脉瘀滞,筋脉失养,则肢端发凉,肤温降低;病程进展,肢体络脉瘀阻,血流不畅,则出现患肢疼痛,间歇跛行,肤色黯红;病程日久,肢体络脉瘀塞,气血完全阻塞不通,患肢缺血坏死,肢端焦黑干枯;若肢体络脉瘀阻,气血壅滞,热腐成脓,则出现肢端坏疽,腐黑湿烂,脓水臭秽,甚则腐化筋骨,足残废用。

综上,消渴慢性并发症是消渴日久,久病入络所致,络病是广泛存在于消渴慢性并发症中的病理状态,其病理环节虽有络气瘀滞、络脉瘀阻、络脉细急、络脉瘀塞、络脉毒结等不同,但是"瘀阻"则是其共同的病机。因此,从络病论治消渴慢性并发症,应以通为用,化瘀通络是其重要治则,在消渴慢性并发症中,络病常是络虚与络瘀并存,治疗当以通补为宜。

3.病变后期,阴损及阳,阴阳俱虚

消渴之本在于阴虚,若病程迁延日久,阴损及阳,或因治疗失当,过用苦寒伤阳之品,终致阴阳俱虚。若脾阳亏虚,肾阳衰败,水湿潴留,浊毒内停,壅塞三焦则出现全身水肿,四肢厥冷,纳呆呕恶,面色苍白,尿少尿闭等症;若心肾阳衰,阳不化阴,水湿浊邪上凌心肺则出现胸闷心悸,水肿喘促,不能平卧,甚则突然出现心阳欲脱,气急倚息,大汗淋漓,四肢厥逆,脉微欲绝等危候;若肝肾阴竭,五脏之气衰微,虚阳外脱,则出现猝然昏仆,神志昏迷,目合口张,鼻鼾息微,手撒肢冷,二便自遗等阴阳离决之象。临床资料表明消渴晚期大多因并发消渴心病、消渴脑病、消渴肾病而死亡。

另有少数消渴患者发病急骤,病情严重,迅速导致阴津极度损耗,阴不敛阳,虚阳浮越而出现面赤烦躁,头疼呕吐,皮肤干燥,目眶下陷,唇舌干红,呼吸深长,有烂苹果样气味。若不及时抢救,则真阴耗竭,阴绝阳亡,昏迷死亡。

六、辨证论治

(一)辨证思路

1.辨病位

本病病位在肺、胃、脾、肾,日久五脏六腑、四肢五官均可受累。口干舌燥,烦渴多饮,病在肺;多食善饥,多饮多尿,神疲乏力,病在脾胃;尿频量多,尿浊如膏,腰酸耳鸣,病在肾;病久视物模糊,雀目内障,病在肝;胸闷气短,胸痛彻背,病在心;神志昏迷,肢体偏瘫,偏身麻木,病在脑;肢体水肿,腰酸乏力,尿浊如膏,病在脾肾。

2.辨病性

消渴之病性为本虚标实。阴津亏耗为本虚,燥热偏盛为标实。烦渴多饮,多食善饥,大便干结,舌红苔黄,为阴虚热盛;口干欲饮,腰酸乏力,舌胖有齿印,脉沉细,为气阴两虚;口干欲饮,倦怠乏力,舌胖质黯,舌有瘀斑瘀点,为气阴两虚兼瘀血阻络;尿频量多,腰膝酸软,头晕耳鸣,舌红少苔,为肾阴亏虚;饮多溲多,手足心热,畏寒肢冷,为阴阳两虚。

消渴的基本病机是阴虚燥热,以阴虚为本,燥热为标。故治疗以养阴生津,清热润燥为基本原则。治疗应在此基础上,根据肺、胃、脾、肾病位的偏重不同,阴精亏损,阴虚燥热,气阴两虚证候的情况,配合清热生津、益气养阴及润肺、养胃、健脾、滋肾等法为治。病久阴损及阳,阴阳俱虚者,则应阴阳俱补。夹瘀者则宜活血化瘀。合并心脑疾病、水肿、眼疾、痈疽、肺痨、肢体麻木等病证者,又当视具体情况,合理选用补肺健脾、滋养肝肾、益气养血、通络祛风、清热解毒、化瘀除湿等治法。

(二)分证论治

1.阴津亏虚

症舌脉:口干欲饮,尿频量多,形体消瘦,头晕耳鸣,腰膝酸软,皮肤干燥瘙痒,舌瘦红而干,苔薄少或黄或白,脉细。

病机分析:阴津亏虚不足,脏腑失去濡养,脾胃阴虚则见口干欲饮,脾主肌肉,病久则见形体消瘦;后天之本亏虚,则五脏失去精微物质濡养,日久则肝肾亏虚,头晕耳鸣,腰膝酸软;津液不能上达于肺,则见肺燥,肺主皮毛,见皮肤干燥瘙痒;舌瘦红而干,苔薄,脉细均为阴津亏虚之征象。

治法:滋阴增液。

常用方:六味地黄丸(《小儿药证直诀》)加减。生地、山萸肉、怀山药、牡丹皮、茯苓、泽泻、麦冬、北沙参。加减:阴虚肝旺,加柴胡、赤白芍、牡丹皮、栀子;阴虚阳亢加天麻、钩藤、赤白芍、菊花、枸杞子、石决明。

常用中成药:六味地黄丸每次20～30粒,每天2次。滋阴补肾。用于肾阴亏损、头晕、耳鸣、腰膝酸软、骨蒸潮热、盗汗遗精、消渴者。杞菊地黄丸每次1丸,每天1次。滋肾养肝。用于肝肾阴亏的眩晕,耳鸣,目涩畏光,视物昏花者。

针灸:①治法。滋阴生津。②配穴。膈俞、脾俞、胰俞、肾俞、足三里、曲池、太溪。③操作。平补平泻,得气为度,留针15～20分钟。④方义。膈俞、脾俞、胰俞、肾俞等背阳穴从阳引阴,使阴生而燥热除,足三里为胃足阳明之合穴,可使气升津生,曲池、太溪泄热益阴。

临证参考:此证型多见于消渴前期,血糖偏高,多见于40岁以上的中老年患者,临床症状多不明显,仔细询问才有腰酸乏力,口干等症状,临床需结合舌象和脉象进行辨证。

2.阴虚热盛

症舌脉:烦渴多饮,多食易饥,尿频量多,舌红少津、苔黄而燥,脉滑数。

病机分析:饮食不节,积热于胃,胃热熏灼于肺,肺热伤阴,阴津耗伤,欲饮水以自救,故烦渴多饮;胃主腐熟水谷,今胃热内盛,腐熟力强,则多食易饥;肺主宣发,今肺热内盛,则肺失宣降而治节失职,饮水虽多,但不能敷布全身,加之肾关不固,故而尿频量多;舌红少津、苔黄而燥,脉滑数,均为阴虚热盛征象。

治法:滋阴清热。

常用方:增液汤(《温病条辨》)加白虎汤(《伤寒论》)加减。生地、玄参、麦冬、生石膏、知母、葛根、花粉、黄连、枳实、甘草。加减:胃肠结热,合小承气汤;肝郁化热,合大柴胡汤。

常用中成药:玉泉丸每次9g,每天4次,3个月为1个疗程。生津消渴,清热除烦,养阴滋肾,益气和中。虚热烦咳,多饮,多尿,烦躁失眠等症。用于因胰岛功能减退而引起的物质代谢、碳水化合物代谢紊乱,血糖升高之糖尿病。麻仁软胶囊每次3～4粒,每天2次。润肠通便。用于津亏肠燥之便秘。

针灸:①治法。养阴清热。②配穴。膈俞、脾俞、胰俞、肾俞、足三里、曲池、太溪、肺俞、胃俞、丰隆。③操作。平补平泻,得气为度,留针 15～20 分钟。④方义。膈俞、脾俞、胰俞、肾俞等背阳穴从阳引阴,使阴生而燥热除,足三里为胃足阳明之合穴,可使气升津生,曲池、太溪泄热益阴,肺俞生津止渴,胃俞、丰隆泄热通便。

临证参考:此证型多见于消渴血糖明显升高的患者,一般血糖在 13.9 mmol/L 以上,可出现明显的三多一少症状,但目前在城市中三多一少症状并不明显,可能与健康查体早期发现糖尿病有关,而在农村由于缺少健康查体,血糖升高明显,此证型多见。

3.气阴两虚

症舌脉:典型的多饮、多尿、多食症状不明显,口干咽干,神疲乏力,腰膝酸软,心悸气短,舌体胖或有齿印、苔白,脉沉细。

病机分析:消渴日久,阴精亏虚,同时燥热日久伤及元气而致全身五脏元气不足,阴液不足,不能上承口咽而见口干咽干,脾气亏虚则神疲乏力,肾虚无以益其府故腰膝酸软,心气不足则见心悸气短;舌体胖或有齿印、苔白,脉沉细均为气阴两虚征象。

治法:益气养阴。

常用方:生脉散(《医学启源》)加增液汤(《温病条辨》)加减。黄精、太子参、麦冬、五味子、生地、玄参。加减:气虚明显者,加党参、黄芪;夹有血瘀证者,加桃仁、红花、丹参、赤芍、牡丹皮等活血化瘀药。

常用中成药:消渴丸每天 3 次,初服者每次 5 丸,逐渐递增至每次 10 丸,出现疗效后,再逐渐减少为每天 2 次的维持量。滋肾养阴,益气生津,用于多饮,多尿,多食,消瘦,体倦无力,眠差腰痛,尿糖及血糖升高之气阴两虚型消渴症。注:每 10 丸消渴丸中含有 2.5 mg 格列本脲,服用本品时禁止再服用磺胺类降糖药。可乐定胶囊每次 4 粒,每天 3 次,3 个月为 1 个疗程。益气养阴,生津止渴。用于 2 型糖尿病。降糖甲片每次 6 片,每天 3 次,1 个月为 1 个疗程。补中益气,养阴生津。用于气阴两虚型消渴(2 型糖尿病)。

针灸:①治法。益气养阴。②配穴。中脘、气海、足三里、脾俞、肾俞、地机、三阴交。③操作。平补平泻,得气为度,留针 15～20 分钟。④方义。中脘、气海、足三里、脾俞健脾益气,肾俞、三阴交滋补肝肾。

临证参考:本型多见于血糖控制较好的消渴患者,是临床上消渴最常见的证型,本型多与瘀血阻络证候合并出现,此时大多有消渴早期合并症。临床研究显示,益气养阴,活血化瘀治则不仅可以治疗并发症,而且可以预防并发症。

4.脾虚痰湿

症舌脉:形盛体胖,身体重着,困乏神疲,晕眩,胸闷,口干,舌胖、苔腻或黄腻,脉弦滑。

病机分析:形盛体胖,而肥人多痰湿,故湿浊内盛,湿郁肌肤故身体重着;湿浊内盛日久损伤脾气,故见困乏神疲;湿浊中阻,清阳不升,可致眩晕;消渴久入络,瘀血阻滞,气血运行不畅,阻于胸中则可见胸闷不舒;舌质黯、苔腻或黄腻,脉弦滑,均为湿浊痰瘀征象。

治法:健脾化湿。

常用方:六君子汤(《校注妇人良方》)加减。党参、白术、茯苓、生甘草、陈皮、半夏、砂仁、泽泻、瓜蒌。加减:化热加小陷胸汤。

针灸:①治法。健脾化痰。②配穴。足三里、脾俞、胰俞、丰隆、中脘。③操作。平补平泻,得气为度,留针 15～20 分钟。④方义。中脘、胰俞、足三里、脾俞健脾益气,丰隆化痰。

临证参考:本证型多见于消渴早期及消渴并发症期,消渴早期空腹血糖或餐后血糖偏高,但达不到糖尿病诊断标准,辨证以体胖,苔腻,倦怠为主要辨证依据,在消渴并发症期多见于消渴腹泻和消渴肾病,辨证以苔腻,舌胖为主要辨证依据。

5.阴阳两虚

症舌脉:小便频数,夜尿增多,浑浊如脂膏,甚至饮一溲一,五心烦热,口干咽燥,神疲乏力,耳轮干枯,面色黧黑,腰膝酸软,畏寒肢凉,阳痿,下肢水肿,舌淡,苔白,脉沉细无力。

病机分析:阴阳互根互用,病程日久,阴损及阳,造成阴阳两虚。阴阳两虚,肾之固摄失常,则见小便频数,夜尿增多,甚至饮一溲一;大量水谷精微下泄,则尿如膏脂;肾开窍于耳,五色主黑,肾阴阳两亏,可见耳轮干枯,面色黧黑;肝肾同源,肾阴阳两虚致肝主筋功能受到影响,则腰膝酸软,阳痿;肾损及脾,脾运化失司,则见神疲乏力,下肢水肿;肺主皮毛,卫阳不足则见畏寒肢凉;舌淡,苔白,脉沉细无力亦为阴阳亏虚的征象。

治法:滋阴补阳。

常用方:金匮肾气丸(《金匮要略》)加减。附子、肉桂、熟地、山萸肉、怀山药、牡丹皮、茯苓、泽泻。加减:阴虚明显者加生地、玄参、麦冬;阳虚明显者加重肉桂附子用量,选加鹿茸、仙茅、淫羊藿等;阳虚水泛者,合用真武汤。

常用中成药:金匮肾气丸每次20~30粒,每天2次。温补肾阳,化气行水。用于肾阳虚之消渴,腰膝酸软,小便不利,畏寒肢冷。

针灸:①治法。滋阴补阳。②配穴。气海、关元、中脘、足三里、地机、肾俞、脾俞、三阴交、尺泽。③操作。均用补法,得气后留针30分钟。阳虚寒盛者灸气海、关元、中脘各5壮。④方义。气海、中脘、关元为腹阴之穴,从阴引阳,壮阳补虚,肾俞、三阴交补益肝肾,足三里、地机、脾俞、尺泽助脾胃之运化,肺之输布,诸穴相配,共奏健脾温肾,调补阴阳之功效。

临证参考:本证型多见于消渴并发症的中晚期阶段,常见于消渴肾病、消渴眼病、消渴心病、消渴脱疽、消渴痹痿等多种并发症同时并见,临床治疗应根据各并发症的轻重程度,在调补阴阳的基础上,结合辨病遣方用药。

(三)兼夹证

1.血瘀

临床表现:肢体麻木或疼痛,下肢紫黯,胸闷刺痛,中风偏瘫,或言语謇涩,眼底出血,唇舌紫黯,舌有瘀点瘀斑,或舌下青筋显露,苔薄白,脉弦涩。

病机分析:消渴日久入络,气阴两虚,气虚无力推动血行,阴虚则血失化源,而致瘀血阻络。瘀阻于肢体,则见肢体麻木或疼痛,下肢紫黯;阻于清窍,则见中风偏瘫,或言语謇涩;阻于目络,则见眼底出血;阻于胸胁,则见胸闷刺痛;血瘀之象在舌脉则表现为舌有瘀点瘀斑,或舌下青筋显露,脉弦涩。

治法:活血化瘀。

(1)常用方:桃红四物汤(《医宗金鉴》)加减。桃仁、红花、丹参、生地、当归、赤芍、牡丹皮。

(2)常用中成药:丹七片每次2片,每天2~3次。活血化瘀。用于血瘀气滞,心胸痹痛,眩晕头痛,经期腹痛。亦适用于消渴见血瘀证表现者。复方丹参滴丸每次10粒,每天3次。活血化瘀。理气止痛。用于胸中憋闷,心绞痛。亦适用于消渴见血瘀证表现者。苦碟子注射液:40 mL加入0.9%氯化钠注射液250 mL中,静脉滴注,每天1次,14天为1个疗程。苦碟子注射液适用于消渴瘀血闭阻者。

临证参考:血瘀证病机贯穿于消渴始终,随着消渴病程的延长,血瘀证的表现也越来越重,血瘀证常常与气阴两虚和阴阳两虚证同时并见,活血化瘀治法常常贯穿于消渴治疗的始终,临床上单独运用活血化瘀法比较少,常与益气养阴、健脾化痰、调补阴阳等治法配合使用。

2.气滞

临床表现:胸闷不舒,喜叹息,以一呼为快,胁腹胀满,急躁易怒,或情志抑郁,口苦咽干,脉弦。

病机分析:消渴日久,痰浊、瘀血内生,阻碍气机;肝体阴而用阳,肝阴虚导致肝用失司,失于疏泄,肝郁气滞,可见胸闷不舒,胁腹胀满,喜叹息,以一呼为快,口苦咽干;肝主情志,肝郁则急躁易怒,或情志抑郁;脉弦亦为肝郁气滞的征象。

治法:疏肝理气。

(1)常用方:四逆散(《伤寒论》)加减。柴胡、赤白芍、枳实、生甘草。

(2)常用中成药:逍遥颗粒每次1袋,每天2次。疏肝健脾,养血调经。用于肝气不舒所致胸胁胀痛,头晕目眩,食欲缺乏。

临证参考:气滞也是消渴最常见的兼夹证候之一,可见于消渴前期、消渴期和消渴并发症期,在消渴前期和消渴期以肝郁化热多见,而在消渴并发症期以肝郁脾虚为多见,临床研究证实,疏肝理气可以改善临床症状,同时可以降低血糖。

七、变证治疗

(一)消渴痹痿

肝肾阴虚,络气虚滞,经脉失养,早期出现肢体麻木,疼痛,感觉障碍,晚期出现肌肉萎缩,甚则腿胫肉脱,步履全废等并发症,因继发于消渴,故称为消渴痹痿。

1.分证论治

(1)气血两虚,络脉失荣:步履欹侧,或站立不稳,两足如踩棉花,手足指趾麻木,甚或手指不能摄物,肌肤不仁,触之木然,腓肠触痛,肌肉瘦瘪,且觉无力,张力减退。舌胖嫩红,边有齿痕,苔薄净,脉濡细。

治法:益气养血,调和营卫。

常用方:黄芪桂枝五物汤(《金匮要略》)合当归补血汤(《内外伤辨惑论》)加减。

生黄芪、当归、白芍、桂枝、白术、川牛膝、木瓜。

(2)气阴两虚,络脉瘀阻:始觉足趾发冷,渐次麻木,年经月累,上蔓至膝,渐及上肢,手指麻木,甚或痛如针刺,或如电灼,拘挛急痛,或如撕裂,昼轻夜重,轻轻抚摸,即觉疼痛,肌肤干燥,甚或皲裂,乏力,口干喜饮,大便干燥,四末欠温。舌黯红,舌体胖大,苔薄而干或少苔,脉弦细或数。

治法:益气养阴,活血通络。

常用方:生黄芪、生地黄、山萸肉、丹参、鬼箭羽、赤芍、狗脊、牛膝、木瓜、枸杞子、当归、全蝎、蜈蚣。

(3)肝肾亏虚,络虚风动:腰尻腿股剧烈疼痛,犹如刀割电灼,无时或休,入夜尤甚,腿股无力,张力低下,肌肉萎缩,久坐之后,未能站立。腰酸腿软,头晕耳鸣,骨松齿摇,舌淡,少苔或有剥裂,脉弦细无力。

治法:滋补肝肾,益精填髓。

常用方:狗脊、续断、牛膝、木瓜、杜仲、熟地黄、当归、枸杞子、菟丝子、丹参、赤白芍、炙龟甲、地龙。

2.其他治疗

(1)中成药:丹参注射液 20 mL 溶于 0.9％氯化钠溶液 250 mL 中,静脉滴注,每天 1 次。

(2)按摩:双下肢按摩可促进局部血液循环,改善症状,但用力应轻柔,或局部穴位按摩,取双侧足三里、环跳、委中、承山、三阴交、涌泉穴,每次 15 分钟,每天 1～2 次,具有滋养肝肾,疏通脉络,调畅气血的功能。

(二)消渴脱疽

糖尿病日久,耗气伤阴,五脏气血阴阳俱损,肌肤失养,血脉瘀滞,日久化热,灼伤肌肤和/或感受外邪致气滞、血瘀、痰阻、热毒积聚,以致肉腐骨枯所致。病情发展至后期则阴损及阳,阴阳两虚,阳气不能敷布温煦,致肢端阴寒凝滞,血脉瘀阻,发为脱疽。

临证辨治要分清标本,强调整体辨证与局部辨证相结合,注意扶正与祛邪并重。内治法重在整体辨证,结合局部辨证;外治法以局部辨证为主。

1.分证论治

(1)湿热毒盛,络脉瘀阻:患趾腐黑湿烂,脓水色败臭秽,坏疽有蔓延趋势,坏死部分向近心端扩展并累及旁趾,足部红肿疼痛,边界不清,甚者肿及小腿,可伴有发热。舌质黯红或淡、苔黄腻,脉沉滑。

治法:清热利湿,解毒通络。

常用方:四妙丸(《成方便读》)加减。

苍术、黄柏、牛膝、薏苡仁、萆薢、银花、生地、白花蛇舌草、蒲公英、川连、红花、忍冬藤、赤芍、牡丹皮、丹参。

(2)气阴两伤,络脉瘀毒:患足红肿消退,蔓延之势得到控制,患趾干黑,脓水减少,臭秽之气渐消,坏死部分与正常组织界线日趋清楚,疼痛缓解,口干,乏力,舌胖,质黯,苔薄白或薄腻,脉沉细。

治法:益气养阴,祛瘀托毒。

常用方:托里消毒散(《外科正宗》)加减。

生黄芪、太子参、丹参、白花蛇舌草、鹿衔草、麦冬、五味子、白术、桃仁、红花、地龙、川芎、丝瓜络、忍冬藤。

(3)气血两虚,络脉瘀阻:截趾创面脓腐已去,腐化筋膜组织减少,并逐渐内缩,新生肉芽红润,上皮新生,疮面渐收,足部无红肿疼痛,全身情况平稳。

治法:益气养血,化瘀通络。

常用方:生黄芪、当归、太子参、丹参、鹿衔草、鸡血藤、茯苓、山萸肉、红花、地龙、川芎、丝瓜络。

2.其他疗法

(1)局部处理:局部清创的方法有一次性清法和蚕食清法两种。一次性清法适应于:生命体征稳定,全身状况良好;湿性坏疽(筋疽)或以湿性坏疽为主,而且坏死达筋膜肌肉以下,局部肿胀明显、感染严重、血糖难以控制者。蚕食清法适应于:生命体征不稳定,全身状况不良,预知一次性清创难以承受;干性坏疽(脱疽)分界清楚者或混合型坏疽,感染、血糖控制良好者。

(2)外敷药:①湿热毒盛期。疮面糜烂,脓腔,秽臭难闻,肉腐筋烂,多为早期(炎症坏死期),宜祛腐为主,方连九一丹等。②正邪纷争期。疮面分泌物少,异味轻,肉芽渐红,多为中期(肉芽增生期),宜祛腐生肌为主,选红油膏等。③毒去正胜期。疮面干净,肉芽嫩红,多为后期(瘢痕长皮期),宜生肌长皮为主,方选生肌玉红膏等。

(3)中药浸泡熏洗:①清化湿毒法。适用于脓水多而臭秽重、引流通畅者,药用土茯苓、马齿苋、苦参、明矾、黄连、重楼等煎汤,温浸泡患足。②温通经脉法。适用于阳虚络阻者,药用桂枝、细辛、红花、苍术、土茯苓、黄柏、百部、苦参、毛冬青、忍冬藤等煎汤,温浸泡患足。③清热解毒、活血化瘀法。适用于局部红、肿、热、痛明显,热毒较甚者,药用大黄、毛冬青、枯矾、马勃、元明粉等煎汤,温浸泡患足。中药浸泡熏洗时,应特别注意引流通畅和防止药液烫伤。

(三)消渴阳痿

糖尿病日久,肝脾肾受损,气血阴阳亏虚,阴络失荣导致宗筋不用而成。本病的病位在宗筋,主要病变脏腑为肝、脾、肾。病理性质有虚实之分,且多虚实相兼。

1.分证论治

(1)肾阳不足:阳痿阴冷,精薄精冷,头晕耳鸣,面色㿠白,精神萎靡,腰膝酸软,畏寒肢冷,短气乏力,舌淡胖润、或有齿痕,脉沉细尺弱。

治法:温补肾阳。

常用方:右归丸(《景岳全书》)加减。

鹿角胶、附子、肉桂、熟地、菟丝子、当归、杜仲、怀山药、山萸肉、枸杞子。

(2)心脾两虚:阳痿不举,精神不振,心悸气短,乏力自汗,形瘦神疲,夜寐不安,胃纳不佳,面色不华,舌质淡,脉沉细。

治法:补益心脾。

常用方:归脾汤(《济生方》)加减。

黄芪、白术、茯神、龙眼肉、人参、木香、当归、远志、甘草、酸枣仁。

(3)湿热下注:阳痿茎软,阴囊潮湿,臊臭或痒痛,下肢酸困,小便短赤,舌苔黄腻,脉濡数。

治法:清热利湿。

常用方:龙胆泻肝汤(《医方集解》)加减。

龙胆草、黄芩、栀子、泽泻、车前子、当归、柴胡、生地、薏苡仁、甘草。

加减:阴部瘙痒、潮湿甚加地肤子、蛇床子。

(4)肝郁气滞:阳痿失用,情志抑郁或易激动,失眠多梦,腰膝酸软,舌黯苔白,脉沉弦细。

治法:疏肝理气,兼以活血。

常用方:四逆散(《伤寒论》)加减。

柴胡、枳实、枳壳、当归、白芍、蜈蚣、甘草、佛手、刺猬皮。

(5)气滞血瘀:阳痿不举,龟头青黯,或见腰、小腹、会阴部位刺痛或不适,舌质紫黯或有瘀斑瘀点,脉弦涩。

治法:行气活血,化瘀起痿。

常用方:少腹逐瘀汤(《医林改错》)加减。

小茴香、干姜、延胡索、当归、川芎、肉桂、赤芍、生蒲黄、五灵脂。

2.其他疗法

(1)中成药:五子衍宗丸水蜜丸每次 6 g,小蜜丸每次 9 g,大蜜丸每次 1 丸,每天 2 次。补肾益精。用于肾虚精亏所致的阳痿不育、遗精早泄等。参茸丸水蜜丸每次 5 g,大蜜丸每次 1 丸,每天 2 次。滋阴补肾,益精壮阳。用于肾虚肾寒,腰腿酸痛等。

(2)针灸:①取穴神阙、气海、关元、肾俞、命门、百会、太溪、足三里。前三穴用灸法,余用针刺施以补法,使腹部穴热感传至阴部。②主穴取大赫、命门;配穴取足三里、气海、关元。操作采用"探刺感传法",随意轻微使捻转,使针感传向阴茎;取"烧山火"补法,作龙眼推使,完毕,左手拇、示指用力夹住针柄上端,不使针向回松动,以右手拇指指甲从上向下刮动针柄。退针时,用左手拇、示指向下轻压,待针下松弛时,右手将针快速撤出,急速揉按针孔。③主穴取中极、归来、大赫;配穴取风池、内关。操作:针刺中极、归来、大赫时,需使针感传至尿道;针刺风池时,应是针感放射至整个头部。适用于各型患者。若命门火衰者,加腰阳关、命门、关元;心脾受损者,加脾俞、足三里、神门;肝气郁结者,加肝俞、太溪、阳陵泉;惊恐伤肾者,加心俞、志室、神门;湿热下注者,加足三里、膀胱俞、丰隆。

(四)消渴汗证

糖尿病泌汗异常病位在皮肤腠理,病位虽在表,却是体内脏腑功能失调的表现。病性为本虚标实。汗出过多主要为气虚不固或热逼汗出;汗出过少则主要为阴津亏虚。

1.分证论治

(1)阴阳失调:上半身多汗,下半身少汗或无汗,怕冷又怕热,失眠多梦,每遇情绪波动时,常易自汗,甚则汗出淋漓,舌黯苔白,脉沉细。

治法:调和阴阳。

常用方:桂枝加龙骨牡蛎汤(《伤寒论》)加减。

桂枝、白芍、五味子、龙骨、牡蛎、浮小麦、炙甘草。

(2)脾肺气虚:心胸头面汗出,进食尤甚,面色㿠白,气短乏力,心悸健忘,纳呆便溏,舌质淡嫩,脉象虚弱。

治法:补益脾肺,固表止汗。

常用方:玉屏风散(《丹溪心法》)加减。

黄芪、白术、防风、党参、黄精、炙甘草、生龙牡。

(3)心肾阴虚:心胸汗出,虚烦失眠,心悸健忘,头晕耳鸣,咽干舌燥,腰酸膝软,多梦遗精,骨蒸潮热,小便短赤,舌红苔白,脉象细弱。

治法:补益心肾,敛阴止汗。

常用方:六味地黄丸(《小儿药证直诀》)加减。

山萸肉、熟地、怀山药、茯苓、牡丹皮、泽泻、五味子、银柴胡、陈皮。

2.其他疗法

(1)中成药:玉屏风颗粒每次5g,每天3次。益气,固表,止汗。用于表虚不固,自汗恶风等。知柏地黄丸水蜜丸每次6g,小蜜丸每次9g,大蜜丸每次1丸,每天2次。滋阴降火。用于阴虚火旺、潮热盗汗等。

(2)外治:以麻黄根、牡蛎火煅,与赤石脂、龙骨共为细末,以绢袋贮存备用。将皮肤汗液擦干后,以此粉扑之。

八、护理与调摄

(1)宣传消渴知识,使患者及其家属对本病有基本的认识,解除心理负担,配合医师对消渴进行合理、全面的治疗和监测。

(2)节饮食:节制饮食在消渴的调护中占有相当重要的位置。对于消渴患者来讲,无论采取何种治疗措施,不管形体、年龄、证候类型如何,合理的饮食控制是治疗成功的关键。主要包括对饮食数量、品种及规律饮食进行合理的安排。

（3）调情志：中医学认为，消渴的发生和情志异常有密切关系。发生消渴后，若情志不遂可加重病情，而调节情志可以消除内部之火，解除消渴诱发因素。日常生活中，消渴患者应避免太过或不及的情志变化，保持平和的心态，使精神内守。切忌恼怒、郁闷、忧思等不良情绪。

（4）慎起居：消渴患者平常应保持生活规律，起居有常，睡觉充足，动静结合，劳役适度，避免外邪侵入肌体。同时，保持适当、规律、定时的体育锻炼，增强体质，提高抗病能力。

（5）坚持治疗：消渴难痊愈。治疗后虽症状或有所缓解，但疾病多未痊愈，此时应注意监测病情，坚持服药治疗而万不可中断。

十、预后与转归

目前认为消渴尚无法根治，但是通过多种措施，可使本病得到良好的控制，控制良好的患者与正常人的寿命及生活质量接近，而控制不良的患者寿命缩短，生活质量明显降低。消渴常病及多个脏腑，病变影响广泛，最终引发各种并发症，形成消渴与其他病证共见的复杂局面。其预后与多种因素相关：①各项相关指标控制的好坏，血压、血糖、血脂、体重及临床症状 5 个指标不仅是消渴控制好坏的指标，而且也是并发症发证的重要危险因素，这五个指标控制良好者，预后较好，控制不佳者则易于发生变证，预后较差；②是否合并有并发症及其病变的程度，若并发症较少或不严重，则预后尚可，若并发症较多且较重，则预后，病情较重。

（罗若兰）

第五节　肥　　胖

肥胖是指以体内膏脂堆积过多，体重异常增加为主要临床表现的一种病证，常伴有头晕乏力、神疲懒言、少动气短等症。

肥胖病早在《黄帝内经》中就有记载，《素问·阴阳应象大论》有"肥贵人"及"年五十，体重，耳目不聪明"的描述。《灵枢·逆顺肥瘦》记载了"广肩腋项，肉薄厚皮而黑色，唇临临然，其血黑以浊，其气涩以迟"的证候。

《素问·奇病论》中认为本病的病因是"喜食甘美而多肥"。《灵枢·卫气失常》将肥胖病分为"有肥，有膏，有肉"3 种证型。

在此基础上，后世医家认识到肥胖的病机还与气虚、痰湿、七情及地理环境等因素有关。如《景岳全书·杂证谟·非风》认为肥人多气虚，《丹溪心法》《医门法律》则认为肥人多痰湿。

在治疗方面，《丹溪心法·中湿》认为肥胖应从湿热及气虚两方面论治。《石室秘录·肥治法》认为治痰须补气兼消痰，并补命火，使气足而痰消。此外，前人还认识到肥胖与消渴、仆击、偏枯、痿厥、气满发逆等多种疾病有关。《女科切要》中指出："肥白妇人，经闭而不通者，必是痰湿与脂膜壅塞之故也。"

现代医学的单纯性（体质性）肥胖病、继发性肥胖病（如继发于下丘脑及垂体病、胰岛病及甲状腺功能低下等的肥胖病），可参考本节进行辨证论治。

一、病因病机

肥胖多由年老体弱、过食肥甘、缺乏运动、先天禀赋等病因,导致气虚阳衰、痰湿瘀滞形成。

(一)年老体弱

中年以后,阴气自半,脏气功能减退;或过食肥甘,脾之运化不及,聚湿生痰;或脾虚失治,阳气衰弱,久之损及肾阳,而致脾肾阳虚,脾虚不能运化水湿,肾虚不能化气行水,水湿痰浊内停,浸淫肌肤而成肥胖。

(二)饮食不节

饮食不节,或暴饮暴食,或饥饱失常,损伤脾胃,中焦失运,积热内滞;或嗜食辛辣煎炸之品,助阳助火,心肝火旺,横犯中土,胃热偏盛则食欲亢进,脾失健运则水湿不化;或喜食肥甘厚腻,困遏脾气,湿聚成痰,留滞机体而成肥胖。或妇女孕期产后,脾气不足,过食鱼肉,营养过剩,加之活动减少,运化不及,食物难消,水湿停积,脂膏内生,留滞肌肤,亦容易发生肥胖。

(三)运动缺乏

喜卧好坐,缺乏运动,气血运行不畅,脾胃呆滞,运化失常,不能布散水谷精微及运化水湿,致使湿浊内生,蕴酿成痰,化为膏脂,聚于肌肤、脏腑、经络而致肥胖证候。

(四)先天禀赋

禀赋不同,体质有异。若阳热体质,胃热偏盛者,食欲亢进,食量过大,脾胃运化不及,易致痰湿膏脂堆积,而成肥胖。

此外,肥胖的发生与性别、地理环境等因素都有关,由于女性活动量少于男性,故女性肥胖者较男性为多。

肥胖之病位主要在脾与肌肉,而与心、肺、肝、肾有关。肾虚不能化气行水,易酿水湿痰浊;心肺功能失调,肝失疏泄,亦每致痰湿瘀滞。病机总属气虚阳衰,痰湿偏盛,膏脂内停。

肥胖之病性属本虚标实之候。本虚多为脾肾气虚,标实为痰湿膏脂内停,临床常有偏于本虚及标实之不同。虚实之间常可发生转化,如食欲亢进,过食肥甘,湿浊积聚体内,化为膏脂,形成肥胖,但长期饮食不节,可损伤脾胃,致脾虚不运,甚至脾病及肾,导致脾肾两虚,从而由实转虚;而脾虚日久,运化失司,湿浊内生,或土塞木郁,肝失疏泄,气滞血瘀,或脾病及肾,肾阳虚衰,不能化气行水,而致水湿内停,泛溢于肌肤,阻滞于经络,使肥胖加重,从而由虚转实或呈虚实夹杂之证。

二、诊断

(一)症状

体重超出标准体重{标准体重(kg)=[身高(cm)−100]×0.9}(Broca 标准体重)20%以上,或体质指数[体质指数=体重(kg)/身高(m)^2](正常为 18.5~23.9)超过 24 为超重,≥28 为肥胖。排除肌肉发达或水分潴留因素,即可诊断为本病。男性腰围≥90 cm、女性腰围≥85 cm 为腹部肥胖标准。轻度肥胖仅体重增加 20%~30%,常无自觉症状。中重度肥胖常见伴随症状,如神疲乏力,少气懒言,气短气喘,腹大胀满等。

(二)检查

肥胖患者一般应做相关检查,如:身高、体重、血压;血脂;空腹血糖、葡萄糖耐量试验、血清胰岛素、皮质醇;抗利尿激素;雌二醇、睾酮、黄体生成素;心电图、心功能、眼底及微循环;以及 T$_3$、

T$_4$、TSH、头颅X线摄片或头颅、双肾上腺CT扫描等测定,以排除内分泌功能异常引起肥胖的可能性。

(三)世界卫生组织的肥胖诊断标准

世界卫生组织(WHO)最近制订了新的肥胖诊断标准,新的肥胖症诊断标准把体质指数(BMI)为25以上者定为肥胖。内脏脂肪型肥胖的诊断标准是,经CT检查内脏脂肪面积达100 cm^{2}以上者。

WHO规定,BMI把体重划为6类,BMI<18.5、18.5～25.5、25.5～30、30～35、35～40、≥40,分别定为低体重、普通体重、肥胖1、2、3、4度。

肥胖症的诊断,首先BMI达25以上,如合并有与肥胖有关联的健康障碍10项(2型糖尿病、脂质代谢异常、高血压、高尿酸血症、冠心病、脑梗死、睡眠呼吸暂停综合征、脂肪肝、变形性关节炎、月经异常)中的1项以上,即可诊断为肥胖症。

作为预测合并危险因子的指标,已明确用腰围做指标。WHO的标准:因肥胖而伴有危险因子增加者,男性为94 cm,女性为80 cm以上。

三、鉴别诊断

(一)水肿

水肿严重时,体重亦增加,也可出现肥胖的伴随症状,但水肿以颜面及四肢水肿为主,严重者可出现腹部胀满,甚至全身皆肿,与本病症状有别。水肿经治疗病理性水湿排出体外后,体重可迅速减轻,降至正常,而肥胖患者体重减轻则相对较缓。

(二)黄胖

黄胖由肠道寄生虫与食积所致,以面部黄胖肿大为特征,与肥胖迥然有别。

四、辨证

本虚标实为本病之候。本虚有气虚、阳虚之别,标实有痰湿、水湿及瘀血之异,临证当辨明。本病有在脾、在胃、在肾、在肝、在心、肺的不同,临证时需详加辨别。

肥胖病变与脾胃关系最为密切,临床症见身体重着,神疲乏力,腹大胀满,头沉胸闷,痰多者,病变主要在脾。若食欲旺盛,口渴恶心者,病变在胃;症见腰膝酸软疼痛,动则气喘,嗜睡,形寒肢冷,夜尿频多,下肢水肿,病在肾;若心烦善怒,失眠多梦,病在心、肝;症见心悸气短,少气懒言,神疲自汗,病在心、肺。

(一)胃热滞脾

证候:多食易饥,形体肥胖,脘腹胀满,面色红润,心烦头昏,嘈杂,得食则缓,舌红苔黄腻,脉弦滑。

分析:胃火亢盛则消谷善饥,多食,嘈杂,得食则缓;食积气滞中焦则脘腹胀满;脾失健运,痰湿内停则形体肥胖;胃火上冲扰心则面色红润,头昏心烦;舌红苔黄腻,脉弦滑为湿热内盛之象。

(二)痰湿内盛

证候:形盛体胖,身体重着,肢体困倦,胸膈痞满,痰涎壅盛,头晕目眩,口干而不欲饮,嗜食肥甘厚味,神疲嗜卧,苔白腻或白滑,脉滑。

分析:痰湿内盛,充斥肌肤则形盛体胖,内阻气机则胸膈痞满,痰涎壅盛,上蒙于头则头晕目眩;湿困脾阳,则身体重着,肢体困倦,神疲嗜卧;痰湿中阻,津不输布则口干而不欲饮;苔白腻或白滑,脉滑为痰湿内盛之象。

(三)脾虚不运

证候:肥胖臃肿,神疲乏力,身体困重,胸腹胀闷,四肢轻度水肿,晨轻暮重,劳累后明显,饮食如常或减少,既往多有暴饮暴食史,小便不利,大便秘结或溏薄,舌淡胖,边有齿印,苔薄白或白腻,脉濡细。

分析:脾气虚弱,运化失健,水湿流溢肌肤,则肥胖臃肿,四肢轻度水肿,晨轻暮重;气虚则神疲乏力,劳则耗气,则诸症劳累后明显;湿困中焦则身体困重,胸腹胀闷;津液不布则饮食偏少,便秘;水湿趋下则小便不利,便溏;舌淡胖,边有齿印,苔薄白或白腻,脉濡细为气虚湿盛之象。

(四)脾肾阳虚

证候:形体肥胖,颜面水肿,神疲嗜卧,气短乏力,腹胀便溏,气喘自汗,动则更甚,形寒肢冷,下肢水肿,小便昼少夜频,舌淡胖,苔薄白,脉沉细。

分析:脾肾阳虚,不能化气行水,水液泛溢肌肤则形体肥胖,颜面水肿,下肢水肿;阳气不足则神疲嗜卧,气短乏力;肾阳不能温煦脾阳,水谷不化则腹胀便溏;肾不纳气则自汗气喘,动则更甚;阳虚肢体失温则形寒肢冷;肾阳虚弱则小便昼少夜频;舌淡胖,苔薄白,脉沉细为阳虚之象。

五、治疗

肥胖具有本虚标实的特点,治疗当以补虚泻实为原则。补虚常用健脾益气;脾病及肾,结合益气补肾。泻实常用祛湿化痰,结合行气、利水、通腑、消导、化瘀等法,以祛除体内病理性痰浊、水湿、膏脂、瘀血等。其中祛湿化痰法是治疗肥胖的最常用的方法,贯穿于肥胖治疗过程的始终。

(一)中药治疗

1.胃热滞脾

治法:清泻胃火,佐以消导。

处方:小承气汤合保和丸加减。

前方通腑泄热,行气散结,用于胃肠积热,热邪伤津而见肠有燥屎者;后方重在消食导滞,用于食积于胃而见胃气不和者。两方合用,有清热泻火、消食导滞之功,使胃热除,脾湿化,水谷精微运化归于正化。

方中大黄泻热通腑;连翘、黄连清泻胃火;枳实、厚朴行气散结;山楂、神曲、莱菔子消食导滞;陈皮、半夏理气和胃化痰;茯苓健脾利湿。

若肝胃郁热,症见胸胁苦满,急躁易怒,口苦舌燥,腹胀纳呆,月经不调,脉弦,可加柴胡、黄芩、栀子;肝火旺致便秘者,加更衣丸;食积化热,形成湿热,内阻肠胃,而致脘腹胀满,大便秘结,或泄泻,小便短赤,苔黄腻,脉沉有力,可用枳实导滞丸或木香槟榔丸;湿热郁于肝胆,可用龙胆泻肝汤;风火积滞壅积肠胃,表里俱实者,可用防风通圣散。

2.痰湿内盛

治法:燥湿化痰,理气消痞。

处方:导痰汤加减。

方中半夏、制南星、生姜燥湿化痰和胃;枳实、橘红理气化痰;冬瓜皮、泽泻淡渗利湿;决明子润肠通便;莱菔子消食化痰;白术、茯苓健脾化湿;甘草调和诸药。

若湿邪偏盛者,可加苍术、薏苡仁、防己、赤小豆、车前子;痰湿化热,症见心烦少寐,食少便秘,舌红苔黄,脉滑数,可酌加竹茹、浙贝母、黄连、黄芩、瓜蒌仁等,并以胆南星易制南星;痰湿郁久,壅阻气机,以致痰瘀交阻,伴见舌暗或有瘀斑者,可酌加当归、赤芍、川芎、桃仁、红花、泽兰、丹参等。

3.脾虚不运

治法:健脾益气,渗湿利水。

处方:参苓白术散合防己黄芪汤加减。

前方健脾益气渗湿,适用于脾虚不运之肥胖;后方益气健脾利水,适用于气虚水停之肥胖。两方相合,健脾益气作用加强,以助恢复脾的运化功能,杜生湿之源,同时应用渗湿利水之品,祛除水湿以减肥。

方中黄芪、党参、白术、茯苓、大枣健脾益气;桔梗性上浮,兼补益肺气;山药、扁豆、薏苡仁、莲子肉健脾渗湿;陈皮、砂仁理气化滞,醒脾和胃;防己、猪苓、泽泻、车前子利水渗湿。

若脾虚湿盛,肢体肿胀明显者,加大腹皮、桑白皮、木瓜,或加五皮饮;腹胀便溏者,加厚朴、陈皮、广木香以理气消胀;腹中畏寒者,加干姜、肉桂等以温中散寒。

4.脾肾阳虚

治法:温补脾肾,利水化饮。

处方:真武汤合苓桂术甘汤加减。

前方温肾助阳,化气行水,适用于肾阳虚衰,水气内停之肥胖;后方健脾利湿,温阳化饮,适用于脾虚湿聚饮停之肥胖。两方合用,共奏温补脾肾,利水化饮之功。

方中附子、桂枝温补脾肾之阳,助阳化气;茯苓、白术健脾利水化饮;白芍敛阴;甘草和中;生姜温阳散寒。

若气虚明显,伴见气短,自汗者,加人参、黄芪;水湿内停明显,症见尿少水肿,加五苓散,或泽泻、猪苓、大腹皮;若见形寒肢冷者,加补骨脂、仙茅、淫羊藿、益智仁,并重用肉桂、附子以温肾祛寒。

临床本型肥胖多兼见并发症,如胸痹、消渴、眩晕等,遣方用药时亦可参照相关疾病辨证施治。

(二)针灸治疗

1.基本处方

中脘、曲池、天枢、上巨虚、大横、丰隆、阴陵泉、支沟、内庭。

中脘乃胃募、腑会,曲池为手阳明大肠经的合穴,天枢为大肠的募穴,上巨虚为大肠的下合穴,四穴合用可通利肠腑,降浊消脂;大横健脾助运;丰隆、阴陵泉分利水湿、蠲化痰浊;支沟疏调三焦;内庭清泻胃腑。

2.加减运用

(1)胃热滞脾证:加合谷、太白以清泻胃肠、运脾化滞。诸穴针用泻法。

(2)痰湿内盛证:加水分、下巨虚以利湿化痰。诸穴针用平补平泻法。

(3)脾虚不运证:加脾俞、足三里以健脾助运,针用补法,或加灸法。余穴针用平补平泻法。

(4)脾肾阳虚证:加肾俞、关元以益肾培元,针用补法,或加灸法。余穴针用平补平泻法。

(5)少气懒言:加太白、气海以补中益气。诸穴针用平补平泻法。

(6)心悸:加神门、心俞以宁心安神。诸穴针用平补平泻法。

(7)胸闷:加膻中、内关以宽胸理气。诸穴针用平补平泻法。

(8)嗜睡:加照海、申脉以调理阴阳。诸穴针用平补平泻法。

3.其他

(1)皮肤针疗法：按基本处方及加减选穴，或取肥胖局部穴位，用皮肤针叩刺。实证重力叩刺，以皮肤渗血为度；虚证中等力度刺激，以皮肤潮红为度。2天1次。

(2)耳针疗法：取口、胃、脾、肺、肾、三焦、饥点、内分泌、皮质下等穴。每次选3～5穴。毫针浅刺，中强刺激，留针30分钟，每天或隔天1次；或用埋针法、药丸贴压法，留置和更换时间视季节而定，其间嘱患者餐前或有饥饿感时，自行按压穴位2～3分钟，以增强刺激。

(3)电针疗法：按针灸主方及加减选穴，针刺得气后接电针治疗仪，用疏密波强刺激25～35分钟。2天1次。

六、预防及护理

在药物治疗的同时，积极进行饮食调摄，饮食宜清淡，忌肥甘醇酒厚味，多食蔬菜、水果等富含纤维、维生素的食物，适当补充蛋白质，宜低糖、低脂、低盐，养成良好的饮食习惯，忌多食、暴饮暴食，忌食零食，必要时有针对性地配合药膳疗法。

适当参加体育锻炼或体力劳动，如根据情况可选择散步、快走、慢跑、骑车、爬楼、拳击等，也可做适当的家务等体力劳动。运动不可太过，以防难以耐受，贵在持之以恒，一般勿中途中断。

减肥须循序渐进，使体重逐渐减轻接近或达到正常体重，而不宜骤减，以免损伤正气，降低体力。

（罗若兰）

参 考 文 献

[1] 黄显丰.内分泌疾病临床诊疗思维[M].上海:上海交通大学出版社,2019.

[2] 薛君.实用内分泌疾病诊治学[M].开封:河南大学出版社,2020.

[3] 刘振杰.内分泌科[M].北京:科学出版社,2020.

[4] 田芳.临床内分泌诊疗学[M].天津:天津科学技术出版社,2020.

[5] 刘平平.实用内分泌代谢疾病诊断与治疗[M].长春:吉林科学技术出版社,2019.

[6] 冯海霞.实用妇科内分泌疾病的诊断与治疗[M].汕头:汕头大学出版社,2019.

[7] 李蓉.实用临床内分泌科疾病诊疗学[M].长春:吉林科学技术出版社,2020.

[8] 宁静.临床内分泌诊疗技术[M].天津:天津科学技术出版社,2019.

[9] 李志红.内分泌代谢科精要[M].北京:中国纺织出版社,2019.

[10] 府伟灵,张忠辉.内分泌与代谢系统疾病[M].北京:人民卫生出版社,2020.

[11] 庞国明.内分泌疾病临床用药指南[M].北京:科学出版社,2020.

[12] 石佩,易建,李亚.内分泌系统疾病诊疗技术[M].上海:上海交通大学出版社,2018.

[13] 刘静.临床内分泌科学新进展[M].北京:金盾出版社,2020.

[14] 张磊.常见内分泌疾病治疗要点及预后[M].天津:天津科学技术出版社,2020.

[15] 倪青.内分泌代谢病中医诊疗指南[M].北京:科学技术文献出版社,2021.

[16] 李菲.实用内分泌疾病与代谢性疾病诊治[M].沈阳:沈阳出版社,2020.

[17] 罗晖.内分泌疾病临床治疗学[M].哈尔滨:黑龙江科学技术出版社,2019.

[18] 伍俊妍,王燕.内分泌代谢疾病[M].北京:人民卫生出版社,2020.

[19] 江梅菊.实用内分泌疾病诊疗策略[M].上海:上海交通大学出版社,2019.

[20] 薛艳梅.内分泌代谢性疾病诊治学[M].福州:福建科学技术出版社,2019.

[21] 仲维莉.内分泌系统疾病诊疗学[M].武汉:湖北科学技术出版社,2018.

[22] 王天平.现代内分泌疾病诊疗实践[M].昆明:云南科技出版社,2019.

[23] 陈德清.临床实用内分泌学[M].西安:西安交通大学出版社,2018.

[24] 徐春.内分泌病例诊治精选[M].北京:科学出版社,2020.

[25] 毛玉山.内分泌疾病临床诊断与治疗[M].长春:吉林科学技术出版社,2020.

[26] 丁丽萍.内分泌疾病诊疗新进展[M].长春:吉林大学出版社,2019.

［27］陆诗清.内分泌科常见病诊疗进展［M］.长春:吉林科学技术出版社,2019.

［28］于文娟.现代内分泌疾病诊疗新进展［M］.上海:上海交通大学出版社,2018.

［29］陈新霞.临床内分泌疾病诊疗新进展［M］.哈尔滨:黑龙江科学技术出版社,2020.

［30］肖新华.内分泌代谢疾病病例精解［M］.北京:科学技术文献出版社,2020.

［31］胡文净.实用内分泌疾病诊治精要与护理［M］.北京:中国纺织出版社,2019.

［32］杨军.内分泌科常见病诊疗新进展［M］.长春:吉林科学技术出版社,2020.

［33］董立红.内分泌疾病临床诊疗学［M］.哈尔滨:黑龙江科学技术出版社,2019.

［34］荣青峰.常见内分泌疾病诊疗手册［M］.太原:山西科学技术出版社,2020.

［35］宋敏.新编内分泌疾病诊断与治疗［M］.长春:吉林科学技术出版社,2019.

［36］郑文,潘少康,刘东伟,等.糖尿病肾病治疗进展［J］.中华肾脏病杂志,2020,36(6):476-480.

［37］王鑫,崔向丽,王诗卉,等.高脂血症患者个体化用药的应用研究［J］.中国临床药理学杂志, 2019(11):1192-1194,1210.

［38］季芳.糖尿病药物治疗的研究进展［J］.山西医药杂志,2020,49(19):2582-2584.

［39］陈静,彭琳.甲状腺疾病中甲状腺石蜡切片与冰冻切片的病理诊断价值比较［J］.中国医药科 学,2020,10(13):145-147.

［40］单祎娜,王莉.骨质疏松症诊断和治疗进展［J］.医学综述,2019,25(18):3652-3656,3661.